TRAITÉ

DE

PATHOLOGIE INTERNE

ET DE

THÉRAPEUTIQUE

A L'USAGE DES MÉDECINS ET DES ÉTUDIANTS

PAR

LE Dr HERMANN EICHHORST

PROFESSEUR DE PATHOLOGIE INTERNE ET DE THÉRAPEUTIQUE
DIRECTEUR DE LA CLINIQUE MÉDICALE DE L'UNIVERSITÉ DE ZURICH

PREMIER VOLUME

MALADIES DE L'APPAREIL CIRCULATOIRE, ET DES ORGANES DE LA RESPIRATION

TRADUIT SUR LA TROISIÈME ÉDITION ALLEMANDE

PAR LES DOCTEURS

G. Budor, ancien interne des hôpitaux de Paris
A. Ruault, chargé de la clinique laryngologique à l'Institution nationale des Sourds-Muets
Et **A. Martha**, ancien interne des hôpitaux

Avec **140** gravures sur bois.

PARIS

G. STEINHEIL, ÉDITEUR

2, RUE CASIMIR-DELAVIGNE, 2

1889

TRAITÉ
DE
PATHOLOGIE INTERNE
ET DE
THÉRAPEUTIQUE

I

IMPRIMERIE LEMALE ET Cie, HAVRE

TRAITÉ
DE
PATHOLOGIE INTERNE
ET DE
THÉRAPEUTIQUE

A L'USAGE DES MÉDECINS ET DES ÉTUDIANTS

PAR

LE DR HERMANN EICHHORST

PROFESSEUR DE PATHOLOGIE INTERNE ET DE THÉRAPEUTIQUE
DIRECTEUR DE LA CLINIQUE MÉDICALE DE L'UNIVERSITÉ DE ZURICH

PREMIER VOLUME

MALADIES DE L'APPAREIL CIRCULATOIRE, ET DES ORGANES DE LA RESPIRATION

TRADUIT SUR LA TROISIÈME ÉDITION ALLEMANDE

PAR LES DOCTEURS

G. Budor, ancien interne des hôpitaux de Paris
A. Ruault, chargé de la clinique laryngologique à l'Institution nationale des Sourds-Muets
Et **A. Martha,** ancien interne des hôpitaux

PARIS

G. STEINHEIL, ÉDITEUR

2, RUE CASIMIR-DELAVIGNE, 2

1889

PRÉFACE

En rédigeant le présent ouvrage, je me suis surtout efforcé de le rendre pratique. Les descriptions qui y sont données sont le résultat immédiat de l'observation clinique, et par conséquent destinées aux praticiens. On n'y trouvera pas de longues digressions théoriques et des hypothèses à perte de vue, et la partie historique n'y occupe qu'une place peu importante.

Dans les indications thérapeutiques, j'ai donné la préférence aux prescriptions dont l'efficacité m'a été prouvée par mon expérience personnelle.

H. EICHHORST.

TABLE DES MATIÈRES

CONTENUES DANS LE TOME Ier

MALADIES DE L'APPAREIL CIRCULATOIRE ET DES ORGANES DE LA RESPIRATION

LIVRE PREMIER

Maladies de l'appareil circulatoire.

PREMIÈRE PARTIE

DEUXIÈME PARTIE

TROISIÈME PARTIE

QUATRIÈME PARTIE

CINQUIÈME PARTIE

LIVRE II

Maladies de l'appareil respiratoire.

PREMIÈRE PARTIE

DEUXIÈME PARTIE

TROISIÈME PARTIE

QUATRIÈME PARTIE

CINQUIÈME PARTIE

SIXIÈME PARTIE

SEPTIÈME PARTIE

HUITIÈME PARTIE

LIVRE PREMIER

MALADIES DE L'APPAREIL CIRCULATOIRE

PREMIÈRE PARTIE

MALADIES DE L'ENDOCARDE

1. — Endocardite septique aiguë.

Endocardite ulcéreuse, maligne, diphtéroïde, mycosique, gangréneuse, destructive aiguë, infectieuse, bactéridienne.

I. **Étiologie**. — L'endocardite aiguë septique est une affection phlegmasique de l'endocarde produite par la fixation sur cette membrane et la pullulation de colonies bactéridiennes. Elle appartient donc essentiellement à la classe des maladies infectieuses. Virchow un des premiers reconnut qu'elle pouvait être la conséquence d'une infection puerpérale. Il eut même le pressentiment de son origine parasitaire. L'existence de micrococques fut pour la première fois démontrée nettement par Hjalmar-Heiberg et Winge, peu après parurent les recherches plus complètes d'Eberth. Habituellement, c'est une plaie qui sert de porte d'entrée aux schizomycètes, de telle sorte que la plupart des endocardites septiques aiguës sont secondaires et se rangent dans les maladies infectieuses d'origine traumatique.

Souvent les blessures les plus insignifiantes suffisent pour produire cette maladie dont les suites sont si terribles; c'est par exemple l'ouverture d'un petit abcès dû à la suppuration d'un cor (Winge), ou un furoncle (Gerber, Birch-Hirschfeld), ou des engelures (2 observations d'Eichhorst), ou même de légères égratignures, de simples érosions superficielles de la peau. Comme source très fréquente d'endocardite septique, il faut admettre la fièvre puerpérale déjà mentionnée plus haut, à laquelle prédispose le développement incomplet de l'appareil circulatoire (hypoplasie de Virchow). Après celle-ci viennent les endocardites septiques aiguës qui se montrent dans le cours des maladies infectieuses, tels que le rhumatisme articulaire aigu, la scarlatine et les autres pyrexies exanthématiques, la diphtérie, le typhus abdominal, la périostite, l'ostéomyélite, le mal de Pott. Schedler en a publié une observation dans laquelle on lui assigne pour origine une blennorrhagie, et j'ai rencontré un fait semblable chez un malade de la clinique de Zurich. Les deux cas se terminèrent par la mort. Suivant Lancereaux le mal se développerait souvent sous l'influence de la malaria. Rappelons aussi que tout dernièrement Wilks a reconnu pour cause d'une endocardite septique aiguë un empyème et Orth une pyélonéphrite.

Il existe en outre des cas où l'étiologie reste inconnue, on les désigne d'ordinaire sous le nom d'endocardite idiopathique ou protopathique. Dans cette classe rentrent aussi ces faits dans lesquels les sujets ont pris froid, à la suite d'efforts violents et couverts de sueurs. On admet que dans ces circonstances les schyzomycètes ont pu pénétrer à travers les canaux aériens ou les tractus intestinaux et arriver dans l'appareil circulatoire sans qu'on puisse retrouver d'autres traces de leur passage.

L'endocardite infectieuse aiguë est plus fréquente chez les femmes que chez les hommes; ceci est dû probablement à ce que les premières sont sujettes à la fièvre puerpérale, cause fréquente d'endocardite septique aiguë. Il semble que cette affection se manifeste surtout entre 20 et 40 ans, cependant elle n'est pas impossible dans l'enfance, et Cayley vient tout dernièrement d'en rapporter un cas chez un enfant de 9 ans.

C'est ici le moment de s'appesantir sur une particularité de l'endocardite septique aiguë. Quand on parcourt les observations qui s'y rapportent on est étonné de voir combien souvent il est fait mention du rhumatisme articulaire aigu et avec quelle fréquence on rencontre, à côté des lésions ulcéreuses, de vieilles lésions de l'endocarde. On en arrive à penser que de semblables altérations créent une véritable prédisposition en vertu de laquelle les bactéries qui sont dans le torrent sanguin, trouvant l'occasion favorable, vont se fixer et se multiplier sur l'endocarde; l'hypoplasie agirait, d'après Virchow, dans le même sens. Enfin rappelons que sur sept cas d'endocardite septique aiguë observés par nous à la clinique de Zurich, quatre furent admis du mois de mai au mois d'août 1884, époque à laquelle Zurich se trouvait être éprouvée par une épidémie de typhus intense. Ajoutons que ces quatre malades avaient été reçus à la clinique comme atteints de typhus.

II. Lésions anatomiques. — La forme septique aiguë atteint surtout, comme les autres espèces d'endocardites, l'endocarde du ventricule gauche, probablement parce que cet endroit est d'ordinaire le siège d'altérations anciennes, lesquelles créent un terrain propice à la fixation et à la multiplication des schyzomycètes.

Pourtant on a vu parfois les lésions localisées au cœur droit. C'est ainsi que Paget a publié une observation dans laquelle la valvule tricuspide seule était malade. D'autre part Lehmann et Van Deventer, Eichhorst, Bernhardt et tout récemment Litten ont rapporté des cas où la maladie existait uniquement au niveau de l'orifice pulmonaire, et Langer une observation où les valvules pulmonaires et tricuspides étaient prises simultanément. J'ai pu moi-même observer un fait fort rare en août 1884 : il s'agissait d'un serrurier, âgé de 19 ans, chez lequel tous les orifices étaient atteints par l'endocardite septique aiguë. Règle générale : les altérations se produisent principalement sur les valvules du cœur, tandis que l'endocarde pariétal est bien plus souvent respecté.

Au niveau des valvules, les endroits les plus touchés sont les lignes de contact et les parties de l'endocarde qui sont le siège des frottements et des irritations mécaniques les plus fortes. Ainsi quand les valvules semi-lunaires sont prises, la face la plus altérée est celle qui regarde la cavité ventriculaire, tandis que les valvules auriculo-ventriculaires sont surtout malades du côté qui regarde la cavité de l'oreillette. On a essayé d'expliquer ce phénomène de la façon suivante : les bactéries comprimées à ce niveau contre l'endothélium, quitteraient le sang pour pénétrer dans la couche superficielle de la séreuse cardiaque et par suite dans l'intérieur des tissus.

Les lignes de contact sont faciles à reconnaître, ce sont celles qui se touchent au moment de la fermeture de l'orifice, ce qui n'a pas lieu pour le bord libre. Ainsi pour ce qui concerne les valvules semi-lunaires les lignes dont nous parlons ne se confondent avec ce dernier qu'au niveau du nodule d'Arantius; dans le reste de la valvule elles s'éloignent de celui-ci d'un à deux millimètres environ. Au niveau des valvules ventriculaires l'écartement est de un millimètre, c'est-à-dire qu'il correspond juste au point d'insertion des cordages tendineux.

Les lésions initiales de l'endocardite septique aiguë se présentent comme des dépôts d'une couleur mate. Ils sont veloutés, on dirait un semis de petits grains. Si on racle ces dépôts et que par le lavage on les fasse disparaître, on trouve au-dessous d'eux une ulcération superficielle de l'endocarde, ulcération dont les bords sont taillés à pic et dont le fond est recouvert d'un magma gris rougeâtre ou gris jaunâtre. Le pourtour est un peu surélevé et de couleur plus rosée. Dans les endroits où le processus est plus avancé, on trouve sur l'endocarde de vastes dépôts thrombosiques formés par des masses friables d'un brun rougeâtre ou d'un gris tirant sur le rouge, le volume de ces masses peut aller jusqu'à la grosseur d'une cerise et même plus.

Si on les enlève, on trouve au-dessous une perte de substance plus ou moins grande. Assez souvent on trouve dans les environs de celle-ci des excroissances. Très fréquemment aussi on rencontre d'anciennes lésions valvulaires, telles que, épaississement, dégénérescence graisseuse, dépôts calcaires, froncement. Il faut noter aussi avec soin le caractère destructif et ulcéreux du processus; de cette tendance ulcérative résultent des conséquences très importantes. Une perte de substance vient-elle à se produire sur une valvule, les parties qui restent ne tardent pas à subir une dilatation anévrysmale sous l'influence de la pression exercée par le courant sanguin. Il se forme une sorte de sac rattaché à l'orifice par un collet étroit. Cette poche peut atteindre la grosseur d'une noix et contient soit du sang, soit des couches thrombosiques anciennes. On peut prévoir d'avance la direction qu'elle prendra. Au niveau des valvules semi-lunaires elle plongera dans la cavité ventriculaire, tandis que au niveau des valvules ventriculaires elle sera tournée vers la cavité auriculaire. On en comprendra facilement la raison : elle résulte du fonctionnement de ces valvules et de la direction de la pression qu'exerce sur elles le courant sanguin.

La paroi d'une de ces cavités anévrysmales n'est-elle plus en état de résister au courant sanguin, elle finit par se rompre, ce qui donne lieu à une insuffisance ou à un manque d'occlusion de la valvule malade. Cette insuffisance peut encore se produire par des mécanismes différents. Au niveau des valvules ventriculaires, par exemple, elle peut survenir par une altération des tendons et des cordages valvulaires (endocardite choriale ou papillaire) qui les détruit, et les parties valvulaires attenantes devenues libres s'enfoncent à chaque systole dans la cavité auriculaire. Quant aux valvules semi-lunaires, le processus ulcéreux gagne parfois les insertions, les affaiblit et donne ainsi occasion aux parties malades d'être entraînées, pendant la diastole, de l'artère pulmonaire ou de l'aorte dans la cavité ventriculaire droite ou gauche.

A-t-on affaire à une endocardite pariétale toujours consécutive et produite par le mécanisme suivant : application des parties malades des valvules sur l'endocarde pariétal pendant les mouvements de celui-ci et infection de ce dernier par les bactéries, le processus gagne le myocarde et détermine la formation d'un abcès aigu du cœur.

Parfois l'altération de ce muscle va si loin qu'il s'établit des communications entre les cavités du cœur. Il peut aussi arriver que les processus ulcéreux, cheminant entre les deux surfaces endothéliales du cœur, arrivent jusqu'au myocarde et y produisent les troubles déjà signalés sur les valvules pulmonaires.

Déjà Virchow avait démontré que le fond de l'ulcération et les couches qui le constituent sont formés d'une substance granuleuse qui ressemble beaucoup aux produits nécrobiotiques (diphtéroïdes). Avec de forts grossissements et des réactifs appropriés on a reconnu récemment qu'on avait affaire à des schizomycètes, ayant tantôt la forme de petites sphères, tantôt celle de petits bâtonnets. Tantôt les micrococques sont disséminés au milieu des bactéries, tantôt ils sont en colonnes, tantôt ils sont en séries. Souvent leur nombre dépasse de beaucoup celui des schizomycètes en bâtonnets. Il ne s'agit pas ici de phases différentes d'un même microphyte, mais bien d'espèces différentes dont la présence détermine l'endocardite septique aiguë. En effet Orth et Wyssokowitsch ont découvert dans un cas d'endocardite ulcéreuse le staphylococcus aureus à l'intérieur des couches des valvules malades (Rosenbach), et Weichselbaum a retrouvé chez le même malade le staphylococcus aureus, le staphylococcus albus et le streptococcus pyogène ; le même auteur ne retrouva une autre fois que le streptococcus pyogène et dans un autre cas il ne trouva plus que le staphylococcus pyogenes aureus. Les expériences de Orth et Wyssokowitsch semblent démontrer que d'autres schizomycètes encore peuvent produire les lésions de l'endocardite septique aiguë.

En voyant l'endocardite septique aiguë survenir dans le cours de maladies infectieuses, et en se rappelant que la plupart de celles-ci sont produites par des organismes bien déterminés, on peut se demander si ce ne sont pas ces champignons spécifiques qui se sont fixés et multipliés sur l'endocarde. Mais on sait depuis quelque temps, que, dans le cours des maladies infectieuses, il se produit assez fréquemment une invasion par le staphylococcus et le streptococcus pyogène qui déterminent des phlegmasies.

Avant même qu'on eût pu reconnaître les formes spécifiques des champignons que l'on trouve dans les foyers inflammatoires de l'endocarde, Eberth avait déjà fourni expérimentalement la preuve du pouvoir infectieux considérable de ces masses mycosiques, car dès qu'il mettait celles-ci en contact avec la cornée des lapins il se produisait aussitôt une opacité et une gangrène de celle-ci. Cette donnée est très importante, car elle explique pourquoi dans cette affection tant d'organes sont aussi malades et atteints d'inflammations intenses, parce que le sang entraîne de l'endocarde des embolies septiques.

Dans beaucoup de cas le tissu propre de la séreuse est à peine atteint. On n'y découvre qu'un léger gonflement avec mortification ou disparition de quelques cellules. Mais par contre on rencontre aussi des cas où les lésions inflammatoires sont manifestes et où les couches superficielles de l'endocarde sont infiltrées par des cellules rondes, de telle sorte qu'on y découvre la structure des tissus embryonnaires. Köster a trouvé, dans une observation, les vaisseaux de l'endocarde oblitérés par des trombus mycosiques; on a décrit aussi la dilatation des vaisseaux. On a noté l'envahissement et la distension des vaisseaux lymphatiques par les champignons, et dans certaines préparations le fait est pour ainsi dire régulier.

Dans ces derniers temps on est arrivé nombre de fois à déterminer expérimentalement chez les animaux l'endocardite septique aiguë. Orth et Wyssokowitsch y sont arrivés de la façon suivante. Ils enfoncent une canule par la carotide d'un lapin jusqu'au niveau de la mitrale et injectent alors un liquide de culture contenant, dans une dissolution de sel de cuisine, des staphylococci aurei pyogenes. Une seule injection ne suffisait pas toujours, même avec blessure des valvules, et d'autre part une simple blessure des valvules a pu amener une endocardite infectieuse, même sans injection préalable du liquide de culture. En outre du staphylococcus aureus, une espèce de streptococcus se montra également agissante, tandis que d'autres schizomycètes, le micrococcus tetragmus, par exemple, le pneumocoque, les champignons de la septicémie du lapin restèrent sans effets.

Weichselbaum a pu aussi dans un cas produire des endocardites septiques aiguës chez les animaux avec des produits empruntés à une endocardite ulcéreuse de l'homme, mais seulement lorsque la sonde avait blessé les valvules. Ribbert y est arrivé en injectant dans le sang un mélange grossier de pomme de terre écrasée et de bacilles élevés sur ces tranches de pomme de terre, et cela sans blesser les valvules. Mais il s'est probablement produit alors des phénomènes mécaniques qui ne doivent pas avoir été sans importance pour la fixation des bacilles microphytes.

Les expériences ont démontré dans leur ensemble que les microbes quittent le sang pour se fixer sur les valvules. Il est nécessaire d'insister là-dessus, parce que Köster a soutenu que chez l'homme il faut d'abord une infection bactéridienne des artères coronaires et une oblitération des artères des valvules pour que les microphytes se fixent à la surface de l'endocarde. Cette opinion est déjà combattue par ce fait que le tissu des valvules est très pauvre en vaisseaux. La grande tendance à la nécrose que présentent les produits inflammatoires expose au danger de fréquentes embolies mycosiques qui souvent envahissent de nombreux organes. Ceci donne à l'endocardite septique quelque chose de spécial non seulement au point de vue anatomique, mais encore au point de vue clinique.

En effet non seulement ces embolies agissent mécaniquement en obturant les vaisseaux, mais encore elles deviennent le point de départ, grâce à leurs qualités infectieuses, de nouveaux foyers inflammatoires importants.

On retrouve déjà dans le cœur ces embolies mycosiques de la grosseur d'un grain de millet ou d'une tête d'épingle, arrondies, d'un gris terne, entourées par une zone hémorrhagique. Leur nombre peut être très considérable, de telle sorte que le myocarde en est comme farci. Bien qu'au début elles ne soient pas autre chose qu'une embolie infectieuse, elles peuvent se transformer plus tard, par les progrès de l'inflammation, en abcès du cœur. On trouve très souvent ces sortes d'embolies dans la rate et dans les reins. Dans ces derniers, on les retrouve soit dans la substance corticale, soit dans la portion médullaire, notamment dans les papilles rénales, où on en observe souvent un grand nombre pressées, les unes contre les autres, en couches grisâtres *(néphrite papillaire mycosique)*. Les recherches microscopiques démontrent qu'au niveau de la substance corticale ces embolies occupent le glomérule. Elles peuvent pénétrer dans la substance médullaire et produire dans les papilles les lésions que nous venons de décrire. (Voyez vol. 2, abcès des reins.) Des embolies microbiennes se produisent encore dans le foie, l'estomac, l'intestin, les ganglions mésentériques, la muqueuse des voies urinaires, dans le testicule et les vésicules séminales, dans la moelle des os, dans la glande thyroïde, dans la muqueuse des canaux aériens, de la bouche, du pharynx, dans la rétine, dans la choroïde, dans l'iris, dans le cerveau et la moelle (Leyden), les séreuses, la peau, les muscles striés, le diaphragme, en un mot dans presque tous les organes et presque tous les tissus de l'économie. L'aspect des lésions est identique à ce que nous avons déjà décrit pour le cœur.

Au début tout se borne à l'oblitération du vaisseau et à l'interruption de la circulation du sang à son intérieur, mais plus tard, l'embolus détermine tout autour de lui de l'inflammation, de la suppuration, de la gangrène. Ainsi Edler a publié un cas dans lequel il existait des ulcérations laryngées et trachéales ; la muqueuse intestinale était probablement atteinte aussi.

J'ai observé chez une de mes malades, pendant que je la soignais, une perte de substance étendue de la luette et des parties voisines. Il survient des inflammations purulentes dans les séreuses articulaires, pleurales, péricardiques et même méningées ; on rencontre souvent des schizomycètes dans l'épanchement, soit libres, soit dans l'intérieur des globules de pus (Lehmann et Deventer). Les *yeux* peuvent être aussi le siège de processus suppuratif et ulcéreux qui vont parfois jusqu'à la fonte du globe oculaire. Ce ne sont pas seulement des embolies microscopiques, mais des lambeaux d'endocarde, qui peuvent se détacher et être entraînés par le courant sanguin dans les parties périphériques. Si c'est dans les artères du cerveau que l'embolus s'arrête, il détermine des phénomènes paralytiques. Ces troubles nerveux peuvent résulter aussi d'embolies microscopiques, quand celles-ci sont nombreuses et rapprochées. Elles suppriment alors totalement les fonctions d'une partie de l'encéphale. Comme l'endocardite septique aiguë, ainsi que nous l'avons dit plus haut, évolue assez souvent sur des terrains qui ont été déjà touchés par l'endocardite verruqueuse, on ne s'étonnera pas de voir auprès d'embolies toutes récentes, des infarctus plus anciens ; le plus souvent ce sera dans les reins ou dans la rate et alors le dépôt aura une forme conoïde. Parfois même on trouve dans les viscères des abcès qui ont été produits par la suppuration de ces infarctus conoïdes de vieille date.

Cependant il faut se garder de ramener aux embolies mycosiques tous les extravasats sanguins que l'on découvrira dans les viscères, dans les muqueuses, les séreuses, la peau. En effet, il existe des signes de dissolution du sang, qui se marquent par un accroissement dans la perméabilité des petits vaisseaux pour les corpuscules sanguins. L'erreur est d'autant plus facile, que ces dépôts présentent eux aussi, ainsi que Litten l'a démontré pour les extravasats de la rétine, un centre clair et d'un blanc jaunâtre où des recherches microscopiques démontrent la présence de schizomycètes.

Beaucoup d'auteurs ont insisté sur la couleur fumée du sang : souvent aussi ce dernier est d'une fluidité extraordinaire.

Virchow ayant examiné le sang d'un sujet le surlendemain de la mort, trouva que ce liquide avait une réaction *acide*, et après qu'il eût enlevé l'albumine, il vit se déposer de la leucine et de la tyrosine.

L'examen des organes démontre qu'il y a infection générale intense et fébrile ; on trouve soit un état trouble, soit un état graisseux des cellules. La dégénérescence graisseuse est très marquée sur le myocarde, on y trouvera dans bien des cas la cause prochaine de la mort. On peut observer aussi la dégénérescence cireuse. D'autres fois on trouve le muscle cardiaque absolument intact, mais cela n'arrive que dans les cas où l'affection a évolué très rapidement. La rate est presque toujours aussi augmentée de volume.

La consistance de l'organe ainsi tuméfié est molle et presque diffluente.

Beaucoup des phénomènes visibles pendant la vie disparaissent après la mort, par exemple l'exanthème roséolique et érythémateux.

III. Symptomatologie. — Les symptômes de l'endocardite septique aiguë nous offrent une richesse de formes étonnante, ce qui est aisé de comprendre puisqu'ils peuvent participer aux troubles morbides dans une mesure plus ou moins marquée. On peut affirmer sans exagération, que c'est à peine si un cas ressemble à un autre cas.

Néanmoins pour se retrouver dans ce dédale de possibilités, il ne sera pas sans avantage d'admettre trois formes principales au point de vue symptomatologique, une forme *typhoïde*, une forme *intermittente* et enfin une forme *régionale* où les perturbations de tel ou tel organe semblent jouer le rôle principal. Dans la forme typhoïde, on dirait que les patients sont atteints d'une dothiénentérie grave. La température est élevée et continue, et le tracé thermométrique peut assez bien se rapporter à celui d'un typhus abdominal; les malades sont apathiques, souvent aussi délirants et les yeux à demi fermés. Le pouls est accéléré, plein, dépressible et dicrote (voyez fig. 24), la langue est sèche.

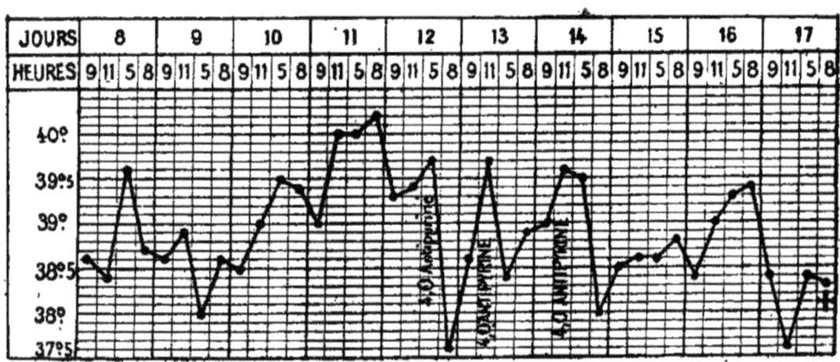

FIG. 1. — *Tracé sphygmographique d'un cas d'endocardite septique aiguë primitive terminé par la mort, avec symptômes typhoïdes, chez un homme de 19 ans.* (Obs. personnelle. Clinique de Zurich.)

La langue est sèche, recouverte d'un enduit jaunâtre ou brunâtre. La pointe est parfois d'un rouge éclatant, à une période plus avancée, elle est fréquemment fendillée, sanguinolente et fuligineuse. Le ventre paraît météorisé. La rate semble tuméfiée. Il y a de la diarrhée, souvent sanguinolente, et parfois il reste des taches rosées sur le ventre qui semblent confirmer l'idée d'un typhus abdominal. Dans bien des cas, les troubles cardiaques sont complètement méconnus.

Si par la percussion on décèle l'existence d'une dilatation du cœur droit (augmentation de la matité sur le sternum), ou bien même s'il existe des souffles soit à la pointe du cœur soit à tous les orifices, ce sont des phénomènes qui s'observent quelquefois dans la dothiénentérie. Il peut s'écouler des jours et même des semaines avant qu'on se prononce entre le diagnostic de typhus abdominal et celui d'endocardite septique, et c'est alors parce que l'on a eu la chance de retrouver dans le sang ou dans les selles les bacilles typhogènes. Dans d'autres cas, le diagnostic de typhus abdominal affirmé d'abord avec un sentiment de certitude, est renversé tout à coup par l'apparition de phénomènes nouveaux et échangé pour celui d'endocardite septique aiguë. Les phénomènes emboliques ont une grande importance au point de vue du diagnostic différentiel. Mais comme à cause de leur caractère microscopique les embolies ne peuvent déterminer aucune perturbation fonctionnelle dans les viscères, il faut tourner surtout son attention sur la peau, la muqueuse de la gorge et sur la rétine. Sur la peau, les embolies prennent l'aspect d'ecchymoses, le centre, d'un jaune clair, laisse voir l'endroit où existe le bouchon mycosique. Il existe aussi parfois des manifestations pustuleuses ou pemphigoïdes qui paraissent se rattacher à un processus embolique de la peau. Dans certaines circonstances il peut se produire des gangrènes cutanées limitées ou diffuses.

Dans une observation de Bouchut il y eut suppuration de la matrice des ongles des doigts. Il y a encore d'autres modifications de la peau produites par les embolies, nous voulons parler des exanthèmes roséolique, morbilleux, scarlatineux, érythémateux ou érysipélateux.

Parfois il se forme sous l'œil même de l'observateur des extravasats cutanés qui s'augmentent et finissent par se confondre. S'il y a des sueurs abondantes il survient de la miliaire. L'herpès facial et principalement l'herpès labial se rencontrent assez fréquemment. Enfin, la peau a une grande tendance à se gangréner (décubitus).

FIG. 2.

FIG. 3.

FIG. 4.

Pouls hyperdicrote de l'artère radiale droite dans l'endocardite septique aiguë. 13e, 14e et 15e jour de la maladie.

La muqueuse des lèvres, des joues, des gencives, de la langue, du gosier, est fréquemment le siège de petits extravasats sanguins qui, à cause de leur centre blanchâtre, se décèlent comme embolies.

Dans un premier cas j'ai observé des ulcérations superficielles de la muqueuse de la cavité buccale. Dans un 2e cas j'ai trouvé des gangrènes étendues sur la luette et les parties voisines de la gorge. Dans un 3e cas il se produisit des épistaxis abondantes et tenaces.

Il est important pour le diagnostic de faire l'examen des yeux, dont les modifications pathologiques ont été récemment bien étudiées par Litten. On trouve fréquemment sous la conjonctive des extravasats sanguins produits par l'obturation embolique des vaisseaux. Très souvent l'examen ophtalmoscopique démontre la présence d'hémorrhagies sur la rétine, la disposition de ces extravasats et leur centre blanchâtre trahit suffisamment leur origine, mais il peut se produire aussi des ecchymoses dont le mécanisme n'est pas celui de l'embolie, mais que l'on confondra facilement avec elles, parce qu'elles présentent parfois aussi un centre plus clair. Ces hémorrhagies peuvent se produire en très peu de temps. Ainsi il arrive parfois que l'on trouve des ecchymoses sur une rétine que l'on avait trouvée intacte quelques heures auparavant. Notons ici les taches de Roth, qui se présentent à l'examen ophtalmologique comme des taches jaunâtres. Kahler et Litten ont observé des cas de gangrène de la rétine à la suite d'embolies, de schizomycètes. Ajoutons à tous les phénomènes déjà cités la panophtalmie purulente.

L'*urine* contient souvent de l'albumine, plus rarement du sang. Les affirmations de Martini sur l'existence de champignons dans les cylindres rénaux demandent, pour être admises, un contrôle exact et rigoureux. La terminaison fatale survient au milieu de symptômes d'une infection générale grave, ou bien à la suite d'une paralysie du cœur, d'une péricardite (embolique), d'une complication importante cérébrale (méningite embolique, paralysies, contraction), de phénomènes pulmonaires (pneumonie et pleurésie embolique). Parfois on observe une augmentation post mortem de la température, qui peut aller à 43° C.

Nous devons maintenant insister sur certaines *complications* qui donnent à l'affection un caractère tout particulier.

Au début de la maladie il peut survenir des vomissements et une diarrhée si intense que l'on pourrait penser au choléra asiatique. Cette endocardite cholériforme peut très rapidement se terminer par un collapsus mortel. Chez d'autres malades il existe des phénomènes ictériques. Dans bien des cas on pensera alors à un simple catarrhe du canal cholédoque propagateur d'un catarrhe du duodénum. D'autres fois l'ictère apparaissant au milieu de phénomènes inquiétants d'infection du sang, on pourra songer à l'ictère grave; les corpuscules à cause de l'infection générale se dissolvent dans le liquide sanguin, perdent leur matière colorante qui prend une teinte analogue à celle de la bile. Il se produit ainsi un ensemble clinique semblable à celui de l'atrophie jaune du foie.

L'endocardite septique aiguë à forme intermittente, simule, à un examen superficiel, la fièvre palustre. Les principaux symptômes sont le gonflement de la rate et le frisson suivi de chaleur fébrile (voyez fig. 5); la fièvre se termine parfois au bout de quelques heures par des sueurs exactement comme dans la fièvre intermittente, transpirations qui donnent souvent lieu à une éruption miliaire abondante; les frissons peuvent revenir périodiquement. Le type peut être tantôt quotidien, tantôt tierce, quarte, etc. En dehors des accès fébriles les patients se trouvent relativement assez bien.

Ils paraissent être très pâles, ont peu d'appétit, mais demandent néanmoins, comme j'ai pu l'observer chez une jeune fille de 17 ans, à la clinique de Zurich, pendant des semaines entières, à quitter le lit sans se douter le moins du monde quel formidable et sournois ennemi a envahi leur cœur.

L'examen de cet organe ne fournit aucuns résultats certains, tantôt les phénomènes morbides manquent totalement, tantôt on observe une légère dilatation du cœur droit et des bruits systoliques aux orifices du cœur, que l'on mettra le plus souvent sur le compte de l'anémie.

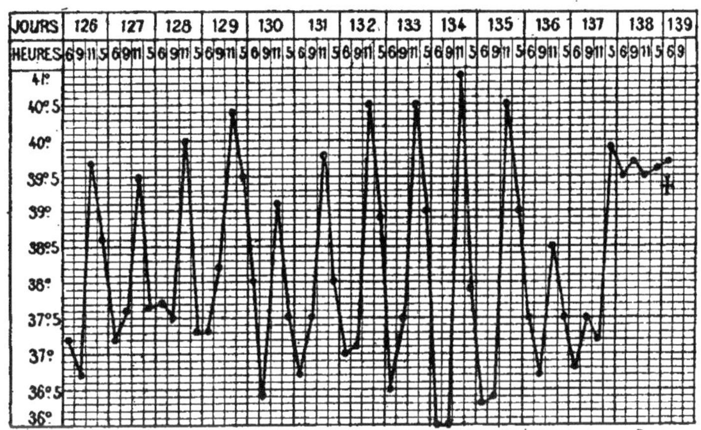

FIG. 5. — *Courbe de la température dans l'endocardite septique aiguë de forme intermittente chez une jeune fille de 14 ans.* — *Mort.* (Obs. personnelle. Clinique de Zurich)

Le diagnostic différentiel entre l'endocardite septique aiguë et la fièvre intermittente peut être longtemps en suspens, surtout quand on tombe sur une endocardite septique primitive. Le cas deviendra d'autant plus suspect que la disparition de la fièvre sera moins complète, que les frissons reviendront de plus en plus irrégulièrement et que l'emploi de la quinine restera sans effet. Dans d'autres cas on est éclairé par les douleurs de reins, par une hématurie qui dirigent l'attention vers une endocardite septique. L'état du cœur doit aussi être surveillé avec soin, le souffle que l'on aura découvert deviendra de plus en plus fort, la dilatation du ventricule droit augmente, le bruit produit au niveau de l'orifice pulmonaire est claquant, en d'autres termes il s'est produit sous les yeux de l'observateur des symptômes d'insuffisance mitrale. Aussi certains seront les souffles qui se produisent subitement au moment d'une systole ou d'une diastole.

Le caractère singulièrement intermittent de la fièvre peut durer des semaines, mais insensiblement celle-ci prend un type de plus en plus continu, es malades perdant leurs forces ; il se produit fréquemment, comme dans les autres formes de l'affection, ces modifications de la peau, des muqueuses, des yeux, dues à un processus embolique. Il n'est pas rare non plus d'observer aussi à la suite d'embolies cérébrales, des paralysies et des contractures. Vers la fin de la maladie le type intermittent de la fièvre peut prendre absolument le type typhoïde et amener la mort au milieu des phénomènes décrits à l'occasion de cette forme.

La *durée* de la maladie est souvent de plusieurs semaines. Dans un cas d'endocardite septique à forme intermittente et dont le diagnostic fut confirmé à l'autopsie, la mort ne survint qu'au commencement de la 8e semaine et dans l'observation dont on trouve la courbe thermométrique à la figure 5, la vie ne cessa qu'au début du 8e mois. On se demande alors si le nom d'endocardite septique est bien mérité.

Il nous reste encore à décrire une troisième forme, remarquable par l'intensité que prennent certains phénomènes locaux, qui occupent si bien l'attention que souvent la véritable nature du mal passe inaperçue. Il s'agit en général d'une endocardite en quelque sorte latente, et dont les conséquences frappent davantage l'esprit que le fond même de l'affection. Si on essayait d'en donner une description fastidieuse, il faudrait mettre à la suite les unes des autres une série d'observations isolées.

Nous nous contenterons des quelques exemples suivants. Dans un premier groupe de faits, il s'agit des phénomènes cardiaques eux-mêmes. Les patients se sont peut-être plaints de faiblesse du cœur, de palpitations, et sont admis à cause de leur manque d'appétit ou de leur aspect pâle. Mais l'examen n'a révélé que l'existence de souffles et d'une dilatation du cœur droit, chose que l'on est porté à mettre sur le compte de l'anémie. Mais tout d'un coup il s'est produit pendant la nuit un bruit diastolique, ou bien il s'est montré subitement en un point du cœur un nouveau souffle, choses qui ne peuvent s'expliquer que par des modifications rapides de l'endocarde et ne peuvent consister qu'en une altération brusque des valvules. Il y a quelques mois je soignais un homme, qui présentait tout d'abord des signes d'insuffisance aortique. Dans l'espace de 8 jours, les phénomènes devinrent de plus en plus ceux d'un rétrécissement de l'aorte. Pendant la nuit se produisit un souffle présystolique à la pointe, qui le matin devint manifestement systolique. Quand le patient succomba, quelques jours après, on trouva à l'aorte des lésions importantes. De l'une des valvules sigmoïdes l'inflammation avait passé à la valvule mitrale et avait, sans intéresser beaucoup le tissu de celle-ci, déterminé un rétrécissement de l'orifice et plus tard gêné le jeu de cette dernière.

Dans d'autres cas il s'agit de suppuration dans une séreuse, dont la nature embolique n'est relevée qu'à l'autopsie, et on reconnaît une endocardite restée jusqu'alors latente! Il y a quelques années je fus appelé près d'un marchand de vin habitant Uelzen dans le Hanovre, qui depuis 15 jours était atteint d'une pleurésie gauche avec liquide. La ponction que je fis pour éclairer le diagnostic donna du pus. J'étais frappé par l'aspect pâle et l'état général grave de ce malade, mais cela se comprenait vu la nature et la durée de l'affection. Le cœur semblait intact; le professeur König, de Göttingen, fit sur ma demande l'empyème et la résection des côtes. Il en résultat un bien-être notable avec chute de la fièvre. Mais 3 jours après l'opération le malade se plaint tout à coup d'une douleur indéfinissable au côté droit du ventre et se met à vomir ; la douleur se répand peu à peu dans tout l'abdomen qui se gonfle. Signes évidents d'une péritonite. Mort au bout de 36 heures. A l'autopsie on trouva une endocardite ulcéreuse des valvules de l'aorte avec une altération valvulaire si peu marquée que la gêne fonctionnelle de celle-ci n'était pas à prévoir, d'où péritonite et certainement aussi pleurésie gauche embolique. Chez 2 autres de mes malades il y avait en outre d'une pleurésie une pneumonie embolique.

Harmes a publié une observation où l'affection simulait une méningite cérébro-spinale. Il en fut aussi ainsi chez une blanchisseuse âgée de 52 ans que je soignais en mai 1885 à la clinique de Zurich ; cette malade fut prise 2 jours avant son entrée de symptômes fébriles violents. La maladie fut d'emblée générale. Délire continuel, mouvements des bras et des mains pour saisir quelque chose en l'air. La raideur de la nuque était telle, qu'on soulevait tout le corps en élevant l'occiput comme si le corps de la patiente s'était transformé en bâton. La température oscillait entre 40° et 42°. Rétention d'urine, forte albuminurie. Mort subite le lendemain, c'est-à-dire le 4e jour après le début de sa maladie. En outre d'une endocardite ulcéreuse récente de l'aorte et de la valvule mitrale, ainsi que des embolies sur la plèvre pulmonaire et sur la muqueuse des bronches, auxquelles s'ajoutaient des infarctus de la rate et des reins, on rencontrait de nombreux extravasats sanguins sur la face interne de la dure-mère, sur la pie-mère, surtout sur celle-ci au niveau des circonvolutions du centre. Il existait en outre une hydropisie ventriculaire assez marquée. La mort était survenue plus brusquement que cela n'a lieu dans une vraie méningite.

Parfois l'endocardite septique aiguë prend le masque d'une péricardite ou d'une péritonite purulente. J'ai vu chez une femme des gonflements articulaires multiples douloureux. Quelquefois il s'agit d'une hémiplégie subite ; on ouvre le cadavre et on trouve que la cause était une endocardite ulcéreuse, ayant déterminé une vaste thrombose et par suite l'oblitération d'une grosse artère du cerveau. Eberth a publié une observation de ce genre. Dans d'autres cas la paralysie cérébrale n'atteint que certains nerfs, par exemple le facial. Elle est produite en général par des embolies très petites, mais qui par leur nombre ont l'importance d'une grosse lésion. Il nous reste enfin à parler de ces faits où prédominent les troubles mentaux. Sioli a rapporté un cas d'endocardite septique ayant évolué comme un délire aigu, le malade succomba dans un asile d'aliénés, où on avait dû le renfermer. Westphal avait déjà observé des symptômes semblables chez une femme en état puerpéral.

IV. Diagnostic. — Le diagnostic d'une endocardite septique aiguë offre en général de grandes difficultés. On doit pour y arriver ne pas s'appuyer uniquement sur un seul symptôme déterminé, mais tirer ses conclusions de l'ensemble des phénomènes et de la marche de l'affection. Il faut surtout insister sur les troubles d'origine embolique, autant qu'il sera possible de les reconnaître par l'examen. Litten affirme que l'existence d'extravasats sanguins dans le fond de l'œil est utile pour le diagnostic différentiel entre la dothiénentérie et l'endocardite septique, et bien que cet auteur aille un peu loin, ainsi que Lebert l'a fait remarquer, la présence d'hémorrhagies rétiniennes, quand elles existent, doit faire rejeter l'idée de fièvre typhoïde. Dans les cas douteux on pourra conclure à la dothiénentérie quand on trouvera dans le sang des taches, ou dans les selles les bacilles typhiques. Weichselbaum a émis l'hypothèse que la présence de streptococcus pyogènes dans le suc splénique doit faire pencher en faveur de l'endocardite ulcéreuse. Mais sans compter que l'on n'enfoncera pas toujours volontiers une seringue de Pravaz dans la rate, du vivant du malade, pour avoir du suc splénique, il faut savoir que le streptococcus peut exister dans d'autres maladies infectieuses encore que l'endocardite septique aiguë. Il n'en est pas de même quand la ponction de la rate donne des bacilles tuberculeux pour le diagnostic, dans les cas douteux, de la tuberculose miliaire aiguë et d'endocardite ulcéreuse.

Les autres points importants pour le diagnostic ont été déjà abordés dans le courant de cet article.

V. Pronostic. — Il est défavorable dans l'endocardite septique aiguë ; la mort est presque fatale. Dans bien des cas, l'état général est si sérieux, que le pronostic à tirer est évident. Je n'ai vu la guérison survenir qu'une seule fois. Il s'agissait d'une femme de 36 ans, qui dans les premiers jours d'avril. en 1884, fut prise après sa délivrance des phénomènes d'une endocardite ulcéreuse à caractère typhoïde. Plus tard, apparurent des ecchymoses cutanées, du gonflement douloureux multiple des articulations, et des phénomènes d'origine embolique dans les reins. La convalescence survint peu à peu et ne fut complète que vers le milieu de septembre, moment où la patiente quitta guérie la clinique de Zurich, avec les signes d'une insuffisance mitrale.

VI. Traitement. — La thérapeutique consiste à relever les forces et à détruire les schizomycètes ; il faut combattre l'inflammation et se garer des parties ulcérées de l'endocarde, qui produisent plus tard les embolies.

Pour relever les forces, il faut instituer une diététique rationnelle, consistant en lait, œufs, bouillies, vins, liqueurs alcooliques.

Se produit-il par exemple du collapsus, on aura recours au camphre. Huile camphrée 3 fois par jour en injections sous-cutanées), au musc, à l'éther (5 gouttes sur du sucre toutes les heures ou toutes les 2 heures, ou bien en injections sous-cutanées, de 2 à 3 fois), à la liqueur ammoniacale anisée (5 gouttes sur du sucre toutes les heures ou toutes les deux heures), à la teinture éthérée de valériane (10 gouttes sur du sucre toutes les heures, etc.)

Pour tuer les microphytes on donne à l'intérieur du salicylate de soude ou de l'acide salicylique (toutes les heures jusqu'à bourdonnement) ; on doit administrer l'alcool larga manu pour favoriser l'établissement de sueurs abondantes et pour éviter que les médicaments employés n'amènent de la prostration.

Beaucoup préfèrent le benzoate de soude au salicylate de soude. On les donne aux mêmes doses. Si le malade est très affaibli on s'adressera au chlorhydrate de quinine. Le sublimé a été employé aussi avec quelques succès par les médecins de la Grande-Bretagne.

J'ai guéri il y a quelque temps une femme entrée à la clinique de Zurich, avec le diagnostic provisoire de fièvre typhoïde, en associant la quinine au sublimé (Rp. chlorhydrate de quinine 5.0. Sublimé 0,2. Poudre d'althea q. s. f. 20 pil. D. S. 3 fois dans le jour, 1 pilule à chaque repas).

Tous ces médicaments sont antifébriles, et comme ils ralentissent les mouvements du cœur, on ne peut en même temps leur refuser une action antipyrétique. On soutient efficacement la lutte contre la phlegmasie en faisant appliquer une vessie de glace sur la région précordiale. Si les mouvements du cœur sont trop brusques la digitale ou le nitrate de soude sont indiqués. (Rp. infusion de feuilles de digitale 20 : 180, nitrate de soude 10.0, sirop simpl. 20.0 M.D.S., toutes les 2 heures une cuillerée à bouche.

Calmer le cœur est du reste le meilleur moyen d'éviter les embolies.

Certains symptômes inquiétants demandent une médication spéciale. Nous signalerons comme tels l'hyperthermie, qui d'après notre expérience personnelle et comme la figure 1 le démontre, est combattue efficacement par l'antipyrine (4.0 dans 50 d'eau tiède en lavements) ; la thalline mérite aussi d'attirer l'attention, d'autant plus qu'on lui attribue un pouvoir antiparasitaire (0,25 toutes les heures jusqu'à disparition de la fièvre, on l'administre de nouveau dès que la température remonte à 38° C.).

Il sera parfois nécessaire, dans certaines formes d'endocardite ulcéreuse où les troubles locaux prédominent, d'employer contre ceux-ci les moyens habituels.

2. — Endocardite végétante subaiguë.

Endocardite villeuse ou papillaire.

I. **Étiologie.** — L'endocardite végétante est-elle, comme l'endocardite infectieuse, d'origine parasitaire ; c'est là un point fort contestable. En tout état de cause on doit en distinguer deux formes, l'une primitive, l'autre secondaire.

La *forme primitive* comprend les cas dans lesquels la maladie reconnaît pour cause un *traumatisme*. Dans ces derniers temps, Chvostek a publié un fait de ce genre. Chez un soldat qui mourut six jours après une chute de cheval, on trouva des traces d'endocardite récente sur les valvules pulmonaires. Un brusque refroidissement peut aussi être incriminé comme cause d'endocardite verruqueuse.

L'*endocardite secondaire* survient presque toujours pendant le cours d'une maladie contagieuse. Nous devons insister avant tout sur la grande fréquence avec laquelle on observe l'endocardite dans les cas de rhumatisme articulaire aigu; tantôt elle se développe seule, tantôt elle coïncide avec une péricardite ou une myocardite.

Cette fréquence a été certainement exagérée et les Français notamment ont rapporté à l'existence d'une endocardite chaque souffle et même chaque irrégularité du cœur qu'ils observaient pendant le cours du rhumatisme articulaire aigu.

On doit accorder plus de confiance à la statistique de Bamberger qui admet 20 endocardites pour 100 cas de rhumatisme. Toutefois, comme il faut tenir compte des influences locales et individuelles, ne nous étonnons pas de voir des médecins également dignes de foi donner des chiffres supérieurs ou inférieurs au précédent. S'il était vrai, comme l'ont avancé dernièrement des auteurs français et Van Pfeufer, que toujours l'endocardite est la première en date, et que les arthrites ne surviennent qu'à titre secondaire, il est évident qu'on ne pourrait admettre de rhumatisme sans endocardite. Mais c'est là une opinion visiblement erronée.

D'une façon générale, l'endocardite est d'autant plus à craindre dans le rhumatisme, que le nombre des jointures prises est plus considérable et leur inflammation plus marquée. L'âge des malades n'est pas non plus sans influence. Ainsi, bien que le rhumatisme s'observe moins souvent chez les enfants que chez les adultes, l'endocardite y est plus fréquente. Elle survient habituellement du 6e au 14e jour de la maladie. Il est très rare de voir l'endocardite précéder le rhumatisme.

Les affections articulaires chroniques déterminent très rarement de l'endocardite. Néanmoins les lésions goutteuses elles-mêmes ne semblent pas sans influence.

On en peut dire autant du rhumatisme musculaire chronique, les médecins d'enfants ont appelé l'attention sur la coïncidence fréquente de l'endocardite et du rhumatisme musculaire de la nuque.

Dans la littérature médicale contemporaine de la France on rencontre souvent l'expression d'endocardite rhumatismale d'emblée. On veut dire par là que les articulations sont restées intactes et que la maladie s'est bornée à frapper l'endocarde. C'est là une hypothèse bien hardie.

Parfois l'endocardite se développe pendant le cours d'une *fièvre typhoïde*, mais elle n'est en aucune façon une complication fréquente de la fièvre typhoïde.

Il est encore plus rare de la rencontrer dans le typhus exanthématique et la fièvre *récurrente*. D'après quelques auteurs l'endocardite s'observerait assez fréquemment dans les cas où cette dernière maladie se développe chez les enfants.

La syphilis peut également donner naissance à une endocardite végétante, cependant les anciens auteurs ont exagéré cette coïncidence, parce qu'ils concluaient de l'analogie des lésions avec les végétations condylomateuses à l'identité de la cause.

L'endocardite verruqueuse a été aussi plusieurs fois observée dans le cours de la blennorrhagie. Dans la majorité des cas l'inflammation de l'endocarde est presque toujours précédée par les arthrites gonorrhéiques. Néanmoins l'endocardite peut survenir à l'état isolé. Dans les 10 observations rassemblées par Marty, les lésions de la membrane endothéliale du cœur sont survenues seules 2 fois et 8 fois elles ont précédé les manifestations articulaires. Morel a soutenu dernièrement que l'endocardite survient surtout de la 4e à la 5e semaine de la blennorrhagie.

Il existe des observations qui semblent prouver que d'autres maladies infectieuses encore peuvent produire l'endocardite végétante subaiguë, mais les données acquises ne sont pas encore assez nombreuses pour qu'on puisse déclarer leur exactitude irrécusable. Les auteurs français, par exemple, ont bien des fois insisté sur l'influence pernicieuse de la malaria. Isham a dit qu'il avait vu récemment une endocardite survenir dans le cours d'une parotidite. On l'a encore mentionnée dans le cours du cancer et de la phtisie tuberculeuse chronique.

Par contre l'endocardite végétante subaiguë est une manifestation concomitante assez fréquente des exanthèmes infectieux aigus; il faut citer parmi ceux-ci la scarlatine en première ligne. Naturellement il faut tenir compte du jeune âge des sujets; il paraît néanmoins que les épidémies de scarlatine s'accompagnent fréquemment d'inflammations de l'endocarde. Le rapport peut être direct ou indirect. Dans certains cas l'endocardite survient dès les premiers jours de la maladie, dans d'autres quand la scarlatine a déjà atteint les jointures. Dans le premier cas elle apparaît au moment de l'éruption, dans le second elle semble être une complication tardive. Moulinier estime que l'endocarde est frappé dans 10 pour cent des cas de scarlatine.

Immédiatement après la scarlatine vient la variole. En général l'endocardite se montre dans le cours de cette affection vers la fin de la période d'éruption ou au début de la période de suppuration. Cette phlegmasie de la séreuse interne du cœur est relativement fréquente dans la variole hémorrhagique, cela tient probablement à ce que la variole hémorrhagique témoigne toujours d'une infection profonde de l'organisme. Il est exceptionnel de rencontrer une endocardite pendant une varioloïde.

Il est moins fréquent que pour la variole d'observer une inflammation de l'endocarde dans le cours d'un érysipèle, mais parmi tous les exanthèmes celui qui y est le moins sujet est la rougeole, et on se demande encore si l'endocardite peut survenir chez un adulte à la suite de cette infection.

C'est ici le lieu de rappeler les remarques de Busch et Charm; d'aprés ces auteurs des brûlures étendues de la peau peuvent s'accompagner d'endocardite végétante subaiguë.

Cette dernière maladie s'observe plus fréquemment chez les hommes que chez les femmes. Même chez les enfants, le chiffre des garçons l'emporte sur celui des jeunes filles. Cela résulte évidemment de ce que le rhumatisme joue le rôle principal dans l'étiologie de l'endocardite végétante subaiguë; or l'occasion de contracter un rhumatisme s'offre plus souvent aux hommes qu'aux femmes. Le plus souvent la maladie apparaît de 20 à 30 ans.

II. Lésions anatomiques. — La caractéristique de l'endocardite végétante aiguë consiste dans ces verrucosités, dans ces excroissances qui s'élèvent sur les parties inflammées de l'endocarde : ce sont là les végétations endocardiques. Leur grosseur varie depuis le volume d'un grain de pavot jusqu'à celui d'une lentille et même davantage ; leur nombre est aussi très variable.

Tandis que dans un certain nombre de cas, les lignes de contact (de fermeture) des valvules sont couvertes de fines végétations, on n'y découvre d'autres fois que quelques végétations volumineuses. Mais il est facile

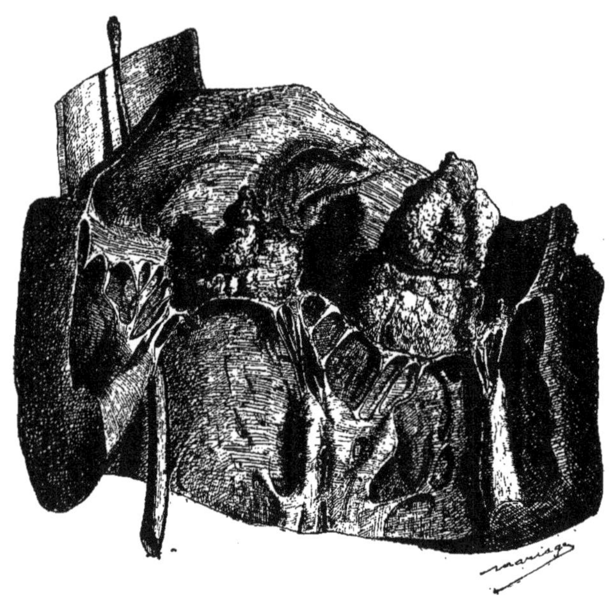

FIG. 5 *bis*. — *Lésions de l'endocardite végétante* (1).

de comprendre que dans tous ces cas le fonctionnement des valvules se trouve entravé, soit parce que l'occlusion complète est gênée, soit parce que la présence de ces végétations rétrécit fortement l'orifice valvulaire. Grâce à l'agglomération des petites végétations ou à la surface raboteuse et fendillée des grosses végétations, on a un aspect tout spécial que l'on a comparé à celui de larges condylomes, de choux-fleurs, framboises, d'une crête de coq, etc. Parfois aussi on rencontre des végétations longuement et finement pédiculées ressemblant à un polype, et qui, s'insérant sur une valvule ou sur une paroi du cœur, plongent dans la cavité ventriculaire. Les auteurs ont fait de cette variété de végétations une endocardite polypeuse.

Les végétations récentes et de petit volume se signalent surtout par leur couleur grise transparente et par leur consistance molle, en quelque sorte

(1) Nous empruntons cette figure qui répond parfaitement à la description que donne Eichhorst des lésions de l'endocardite végétante. Voir la communication de M. Bouisson, interne des hôpitaux, à la Société anatomique, séance du 19 oct. 1888.

gélatineuse. Si les végétations sont un peu anciennes elles deviennent plus dures et prennent une couleur blanche analogue à celle des tendons. On peut diviser ces végétations en deux classes. La première, la plus importante, est formée par la prolifération du tissu de l'endocarde, tandis que la deuxième est constituée par des thromboses encapuchonnées par la membrane endothéliale.

L'examen microscopique rend ces différences faciles à saisir : la dissociation avec les pinces ne réussissant que dans les cas récents.

Les végétations constituent pour ainsi dire le point culminant de l'inflammation de l'endocarde ; il nous reste à décrire leur mode de production.

Les premières observations importantes sont dues à Virchow. On a affirmé à plusieurs reprises que l'inflammation de l'endocarde s'accompagne d'hyperhémie. On a émis cette affirmation plutôt par analogie avec ce qui se passe dans d'autres organes qu'à la suite d'une observation directe, bien que l'on ait vu les vaisseaux dilatés au-dessous des végétations. Il faut surtout éviter de confondre les imbibitions rougeâtres que l'on rencontre sur le cadavre, dans les infections générales, avec la congestion, ainsi qu'on l'a fait très fréquemment jadis : la couleur d'un rouge diffus, l'étendue de la teinte dans des cas d'imbibition mettront facilement le médecin en garde contre de pareilles méprises.

Les premières altérations visibles de l'endocarde sont de nature parenchymateuse, le ciment interstitiel commence à gonfler et à prendre une consistance gélatineuse, l'altération envahit aussi les cellules du tissu conjonctif. Grâce au processus morbide, les parties malades sont surélevées sur les parties environnantes restées saines, de telle sorte qu'au début on prendrait ces lésions pour des végétations. Elles frappent d'ordinaire le regard par leur aspect trouble et terne, ce qui est dû en partie à la chute de l'endothélium.

Peu après surviennent une multiplication active des cellules connectives et une diapédèse des globules blancs qui passent à travers les vaisseaux voisins. Le tissu atteint est donc plus riche en cellules que le tissu normal et la croissance des végétations s'en trouve favorisée.

La prolifération a surtout lieu dans les régions les plus superficielles de l'endocarde.

On ne s'étonnera pas alors de voir l'intégrité de l'endothélium souffrir de ces changements anatomiques ; on y observera le gonflement, l'aspect trouble, la dégénération graisseuse et la destruction de certaines cellules en voie de multiplication. Depuis les recherches de Brücke sur la division des corpuscules du sang de la tortue, on sait que l'intégrité des cellules endothéliales de la tunique interne est très importante pour le maintien de l'état fluide du sang. D'autre part, Zahn a démontré par des expériences sur les animaux aussi simples que concluantes, que l'altération des cellules endothéliales amène des thromboses à leur niveau, et on ne s'étonnera plus de voir les parties enflammées de l'endocarde déterminer sur place des concrétions sanguines. Les avis sont partagés sur l'origine microbienne ou non microbienne de ces altérations anatomiques. Klebs et Köster se sont montrés les partisans les plus déclarés de la théorie mycosique. Le premier a même établi des différences botaniques entre les microphytes qui produisent les deux sortes d'endocardite aiguë. Klebs sépare l'endocardite végétante des formes septiques caractérisées par des monades. Il trouve que chez elle les microphytes sont plus gros, non brunâtres, rangés en chaînettes, et placés dans une sorte de matière gélatineuse qui forme à chacun d'eux une sorte de capsule claire.

Après que Hamburg, sur 15 cas d'endocardite végétante, n'eût retrouvé que 4 fois des schizomycètes dans les enduits enflammés, Köster soutint qu'en outre des difficultés techniques considérables, le résultat de ses recherches avait été vicié par sa façon de procéder : en mettant les doigts dans les orifices, pour reconnaître la sténose ou l'insuffisance des orifices, il avait pu entraîner malgré lui les schizomycètes. Dans ces derniers temps, malgré toutes les précautions qu'ils avaient prises, Orth et Wyssokowitsch n'ont pas été plus heureux dans les recherches des schizomycètes de l'endocardite verruqueuse, soit en procédant à l'examen microscopique, soit en essayant d'obtenir une culture. Quoique Weichselbaum ait, par contre, dans un cas d'endocardite végétante, obtenu une culture abondante de streptococcus pyogènes, ce succès peut être dû à une cause toute fortuite. En tout cas on s'étonnera à juste titre de voir le même contage produire deux maladies si différentes au point de vue anatomique et clinique, tantôt l'endocardite septique aiguë, tantôt l'endocardite verruqueuse. Chez les nouveau-nés et chez les enfants il faut se garder de prendre pour des végétations endocarditiques les petites productions qui sont connues sous le nom de noyaux d'Albini. Ce sont des productions physiologiques sans signification. On les trouve sur le bord libre des valvules ventriculaires au nombre de 6 à 10, et elles sont de la grosseur d'un grain de millet. Au point de vue histologique elles sont constituées par des cellules fusiformes et des fibres élastiques, on les a regardées comme des débris de portions fœtales des valvules (Bernays). Von Luschka et Reuss ont attiré l'attention sur les concrétions sanguines que détermine la présence de ces productions, et dont la couleur est tantôt rouge, tantôt brunâtre à la suite d'une modification de la matière colorante. Elsässer a retrouvé les noyaux d'Albini chez plus de la moitié des nouveau-nés dont il a fait l'autopsie.

Dans beaucoup de cas d'endocardite verruqueuse, les végétations peuvent se détacher, être entraînées par le courant sanguin et former à la fin une embolie dans les artères périphériques. On trouve ces dernières surtout dans les reins, puis dans la rate, dans le cerveau et dans les artères des extrémités. Mais il y a ici une différence essentielle avec l'endocardite septique, on n'a affaire qu'à des troubles mécaniques et les propriétés infectieuses de ces embolies n'existent pour ainsi dire jamais. Ils produisent un infarctus hémorrhagique ou anémique, mais généralement pas de suppuration.

Presque toujours l'endocardite verruqueuse subaiguë devient chronique, les végétations s'organisent, deviennent plus dures et plus fermes, et forment des épaississements cartilagineux et des excroissances sur les valvules, qui ont une grande tendance à se plisser et à se rétracter. Les déformations aiguës des valvules se perpétuent ainsi pendant toute l'existence. Les dégénérescences calcaires ou graisseuses peuvent se produire également dans les points malades, les reliquats d'une endocardite ancienne ont une grande tendance à devenir, sous le prétexte le plus futile, le siège d'une nouvelle inflammation.

Presque toujours l'endocardite verruqueuse se développe dans le cœur gauche. On a plusieurs fois il est vrai décrit des endocardites du cœur droit, mais celles-ci restent toujours néanmoins une surprise d'autopsie. Ce n'est que pendant la période fœtale que les inflammations de l'endocarde sont plus fréquentes à droite qu'à gauche. On a essayé d'expliquer ce fait en rappelant qu'à cette époque de la vie le cœur droit reçoit le sang artériel et a un travail plus considérable à accomplir. Les lignes de contact sont le siège favori des lésions; les végétations sont dirigées le plus souvent dans le sens contraire au cours du sang. Chez l'enfant il est assez fréquent de voir ces dernières se développer dans les points où existaient autrefois un passage pour le sang. L'endocardite se développe principalement sur la valvule mitrale et de préférence sur la partie droite de cette valvule.

Il est remarquablement rare de voir les valvules sigmoïdes de l'aorte malades. On peut dresser de la façon suivante l'échelle de probabilité pour les parties atteintes : Valvule mitrale, valvules sigmoïdes de l'aorte, bien plus rarement la valvule tricuspide et tout à fait exceptionnellement les valvules sigmoïdes de l'artère pulmonaire. Les parois du cœur et les tendons sont les moins fréquemment atteints de tous. Par rapport à l'endocardite pariétale voici en série décroissante les parties les plus souvent atteintes : Oreillette gauche, oreillette droite, ventricule gauche et enfin ventricule droit ; quand l'endocarde pariétal est pris, l'inflammation peut diffuser dans le muscle et y déterminer, comme le ferait une endocardite septique aiguë, un abcès ou un anévrysme aigu du cœur.

III. Symptômes. — Les endocardites végétantes ne se revèlent que par les perturbations fonctionnelles des valvules. Les phénomènes importants au point de vue clinique consistent en ce qu'il se produit sous les yeux de l'observateur un défaut dans le jeu des valvules, lequel ne demande que peu de jours ou peu de semaines pour se constituer. Si les végétations ne sont pas assez fortes pour donner lieu à ces modifications, comme cela a lieu pour les excroissances miliaires et pour l'endocardite pariétale, rien ne peut faire établir le diagnostic ni même mettre sur la voie.

Il résulte de ce qui vient d'être dit, que le diagnostic n'est fondé que sur l'examen du cœur ; les phénomènes subjectifs pourront manquer plus ou moins complètement, ou bien ils seront d'une nature si indéterminée qu'ils n'ont aucune importance. Il faut avant tout, quand on aura affaire à un rhumatisme articulaire aigu, ne pas négliger d'examiner soigneusement tous les jours le cœur.

Quant aux sensations subjectives, nous dirons que beaucoup de malades se plaignent d'un sentiment de lourdeur, de tension, d'oppression à la région précordiale. Il est rare que la gêne soit plus accentuée, il peut s'y joindre de la dyspnée tantôt continue, tantôt survenant par accès. Il est assez fréquent alors de voir des accès de palpitations, tantôt purement subjectives, tantôt objectives. Parfois il survient une douleur qui, partant du cœur, se propage à l'épigastre, à l'ombilic ou au bras gauche. Il y a souvent augmentation de la température. En même temps le pouls devient plus rapide et fréquemment il prend un caractère irrégulier.

Les premiers symptômes cardiaques consistent dans l'apparition d'un souffle systolique dont le maximum est à la pointe; on ne doit rien en conclure, s'il existe en même temps une dilatation du cœur droit, parce que ces phénomènes sont souvent produits par un état fébrile et anémique, sans qu'il existe d'altérations de l'endocarde. On ne peut affirmer le diagnostic d'endocardite verruqueuse que quand la dilatation du cœur droit est consécutive à deux autres symptômes; en d'autres termes, quand le claquement diastolique des valvules pulmonaires est exagéré et prolongé! Il s'est produit alors, ainsi qu'il est facile de le reconnaître, une insuffisance mitrale. Nous avons pris comme exemple les cas qui se présentent les plus fréquemment; mais il est facile de comprendre que les symptômes varieront un peu quand d'autres valvules seront atteintes ou bien quand les végétations endocarditiques auront produit un rétrécissement et non une insuffisance de l'orifice ventriculaire.

L'établissement progressif d'un souffle diastolique est particulièrement important, parce que ce phénomène n'est presque jamais accidentel et d'une nature indifférente; on peut conclure de sa présence à l'existence d'une endocardite sans avoir même besoin de se préoccuper des perturbations fonctionnelles du myocarde.

Bien souvent l'endocardite et la péricardite sont concomitantes ou se suivent à court intervalle de temps. D'autre part un exsudat abondant du péricarde, ou un frottement péricardique intense peuvent masquer complètement le souffle de l'endocardite, de telle sorte qu'on a l'aspect clinique suivant: plus les symptômes de la péricardite s'atténuent, plus les signes de l'endocardite deviennent évidents.

L'inflammation de l'endocardite se complique-t-elle d'embolies, il sera souvent bien difficile de reconnaître l'existence de ces dernières. Des embolies un peu volumineuses des reins se trahiront par une douleur subite dans les lombes et par de l'hématurie, signes auxquels s'ajouteront des frissons et fréquemment des vomissements. Les embolies de la rate détermineront des douleurs dans la région splénique et le plus souvent on pourra reconnaître une tuméfaction de l'organe.

Les embolies des artères des membres détermineront la cessation du pouls au-dessous du point oblitéré, une sensation de froid dans le territoire atteint, du refroidissement, de la tension, même des crampes, des douleurs lancinantes et des phénomènes parétiques. Les embolies cérébrales enfin s'accompagneront le plus souvent de perte de connaissance et d'hémiplégie. Parfois l'endocardite verruqueuse subaiguë amène des *complications* spéciales. Notons-en deux principales: l'érythème noueux et la danse de St-Guy. On a cru pouvoir rapporter ces affections aux embolies de l'endocarde. L'érythème noueux serait produit par l'obstruction des vaisseaux cutanés, et la chorée par l'oblitération des artères de certaines régions cérébrales. Ces vues ne sont pas bien généralement admises et nous renvoyons pour plus amples détails à la partie de notre ouvrage où ces questions sont traitées (volume III).

L'endocardite simple aiguë laisse presque toujours, ainsi que nous l'avons dit plus haut, une perturbation fonctionnelle des valvules comme trace de son passage. Elle passe à l'état chronique et persiste le restant de la vie; la transition entre l'état aigu et l'état chronique qui lui fait suite est cliniquement impossible à constater.

IV. Diagnostic. — Le diagnostic de l'endocardite aiguë simple est facile à faire quand l'inflammation a atteint les valvules, et qu'il se développe pendant la période d'observation une perturbation fonctionnelle de ces dernières. Mais aussi longtemps qu'il n'en est pas ainsi, on est forcé de suspendre tout jugement. Les souffles, l'arythmie du cœur, l'exagération dans la fréquence des battements, ne suffisent pas à faire porter le diagnostic d'endocardite, et l'on s'exposerait à avoir aussi souvent tort que raison.

V. Pronostic. — L'endocardite verruqueuse ne guérit pas, et on ne peut pas plus la prévenir que la faire disparaître.

On trouvera plus loin ce qui concerne le pronostic de chacune de ces altérations valvulaires du cœur. Il faut encore être très réservé à un autre point de vue. Il peut se faire que certaines maladies infectieuses qui jusqu'alors avaient paru avoir un cours bénin, présentent subitement et après un intervalle de plusieurs mois les signes d'une endocardite et d'un trouble fonctionnel des valvules. Il faudra donc se rappeler que des endocardites insignifiantes en apparence ont pu amener à la longue une déformation notable des valvules et constituer ainsi un trouble fonctionnel permanent.

VI. Traitement. — Les mesures prophylactiques sont sans influence; on a cru parfois pouvoir prévenir dans le cours d'un rhumatisme articulaire aigu la production d'une endocardite en administrant l'acide salicylique ou le salicylate de soude. On a même dit que ces médicaments font disparaître l'inflammation commençante de l'endocarde ; mais tout cela n'a pas été confirmé.

S'il y a des raisons pour croire à l'existence d'une endocardite, on place en permanence une vessie de glace sur la région précordiale, qui, en outre de ses propriétés antiphlogistiques, a le pouvoir de calmer le cœur. On se servira d'une vessie en caoutchouc bien fermée et, dans la clientèle pauvre, d'une vessie d'un animal quelconque. On remplira celle-ci de morceaux de glace peu volumineux. On ne la posera pas directement sur la peau, mais on se servira de l'intermédiaire d'un linge. Il ne faut pas non plus que la vessie de glace soit trop pesante ; il vaut mieux la remplir chaque fois que cela sera nécessaire, car la glace fondant rapidement et l'eau s'échauffant à la température du corps, on obtiendrait de la chaleur au lieu de froid, si on n'y prenait garde, la chaleur agit défavorablement sur le cœur. Si l'on n'a pas de glace, on recourra aux affusions d'eau froide, à condition que celles-ci soient suffisamment renouvelées. Dans les cas de fièvre intense, on prescrira les antipyrétiques. Nous donnons la préférence à l'antipyrine (4 gr. dans un lavement, voir vol. I, p. 15). Ce n'est que dans les cas de rhumatisme articulaire aigu que l'on recourra à l'acide salicylique (1 gr. toutes les heures jusqu'à apparition des bourdonnements d'oreille). Si les mouvements du cœur sont très rapides on s'adressera à la digitale à doses convenables pour calmer ceux-ci. Lorsque le trouble fonctionnel des valvules s'est établi d'une façon permanente on a cherché à déterminer la résorption des parties végétantes en ordonnant de l'iodure de potassium (10 p. 200, 3 fois par jour 1 cuillerée à bouche après le repas), de l'iodure de fer. Mais, à vrai dire, tout cela n'a pas donné grand résultat.

Nous renvoyons, pour le traitement particulier de chacune des lésions des orifices cardiaques, à la 4e partie de ce volume.

Quant aux complications qui peuvent survenir, on les traitera comme il convient.

Gerhardt a obtenu des succès merveilleux en faisant des inhalations de carbonate de soude. Déjà au bout de 3 ou 4 séances d'une inhalation au 1/50e, il aurait eu une amélioration notable, et dans 3 cas il aurait obtenu une guérison complète. Des auteurs anglais soutiennent que le chlorhydrate d'ammoniaque jouit aussi des mêmes propriétés.

3. — Endocardite chronique. Endocarditis chronica retrahens.

I. Étiologie. — Très souvent l'endocardite chronique se greffe sur une endocardite subaiguë (voyez vol. I, p. 15). Elle reconnaît donc les mêmes causes que cette dernière, c'est-à-dire en première ligne les maladies infectieuses, puis et moins fréquemment le traumatisme et les refroidissements. Dans d'autres cas où elle semble s'établir sourdement et sans raison apparente, elle est produite par des facteurs différents. Bien des fois il s'agit d'une altération sénile. Les lésions de l'endocarde ressemblent alors beaucoup aux lésions que produit sur la tunique interne des artères l'artério-sclérose sénile.

Les efforts violents et répétés ne paraissent pas non plus être dépourvus d'influence. Du moins les médecins militaires anglais et américains ont très souvent signalé chez les soldats et principalement chez les jeunes recrues une quantité insolite de lésions valvulaires consécutives à de l'endocardite chronique. Dans beaucoup de cas aussi cette dernière est la conséquence d'une néphrite. Von Frerichs dans le cours de ses recherches sur le mal de Bright avait déjà rencontré 99 fois sur 292 cas une hypertrophie du cœur, produite dans 41 cas (14 0/0) par une lésion valvulaire, principalement par le rétrécissement de l'orifice mitral. On ne s'éloignera pas beaucoup de la vérité en attribuant ces altérations anatomiques à une rétention dans le sang de certains principes de l'urine qui font sentir leur action irritante sur l'endocarde.

Beaucoup d'auteurs ont incriminé la syphilis, l'emphysème, le cancer dans l'étiologie de l'endocardite chronique, et aussi la goutte, à laquelle il faudrait, suivant Hueter, ajouter l'arthrite déformante.

Lécorché insiste sur la fréquence de l'endocardite dans le cours du diabète sucré, il explique ce phénomène en rappelant les propriétés irritantes du sucre contenu dans le sang. Birch-Hirschfeld pense qu'il existe un rapport de cause à effet entre la scrofule et l'endocardite.

Certains auteurs français attribuent à l'intoxication saturnine une influence positive. Émise pour la première fois par Duroziez, cette opinion a été soutenue ces derniers temps par Roblot. L'action de l'alcoolisme paraît beaucoup mieux établie, et il faut décidément compter l'endocardite chronique parmi les conséquences morbides de l'ivrognerie.

II. Lésions anatomiques. — Les portions de l'endocarde qui sont atteintes par l'inflammation se distinguent du reste de la séreuse par leur épaississement et leur aspect terne ; cet accroissement d'épaisseur et de résistance a valu à cette endocardite le surnom de fibreuse et de scléreuse.

L'altération siège-t-elle sur les valvules, celles-ci souffrent naturellement dans leurs mouvements et par suite dans leurs fonctions. Les troubles sont d'autant plus marqués que les lésions subissent davantage la calcification et même l'ossification au lieu de s'en tenir à un processus hyperplasique. D'autre part, le défaut dans le jeu de valvules tend d'autant plus à s'accentuer, que le tissu pathologique nouveau a une tendance naturelle à la rétraction et au froncement. C'est pourquoi Virchow a donné à cette endocardite le nom de rétractile (endocarditis chronica retrahens).

La dégénérescence graisseuse est moins importante, elle peut aboutir à la déchirure, comme cela a lieu dans l'athérome des artères.

L'inflammation a-t-elle envahi les valvules semi-lunaires, on voit alors celles-ci rester raides et immobiles au niveau de l'orifice artériel. Pendant la systole cardiaque, elles opposent une résistance considérable au cours du sang, parce que c'est à peine si on y remarque quelques mouvements de latéralité ; parfois ceux-ci manquent complètement et alors on a un rétrécissement aortique.

D'autre part, comme elles ne sont plus flexibles et déplissables, pendant la diastole, le sang reflue en frôlant leurs bords immobiles dans le ventricule gauche. En un mot on a une insuffisance aortique. Au point de vue clinique un de ces deux phénomènes peut prédominer sur l'autre, de telle sorte que la symptomatologie ne paraît pas toujours d'accord avec l'aspect des lésions. Parfois des adhérences s'établissent entre deux ou trois ou des valvules semi-lunaires, de telle sorte que les sinus de Valsalva se confondent en une cavité unique. Il existe presque toujours alors un fort degré de sténose. Au niveau des orifices ventriculaires les lésions seront d'autant plus accentuées que les altérations se limiteront moins aux valvules proprement dites et envahiront les cordages tendineux. On peut résumer les troubles qui se produisent sur les tendons du cœur, en disant qu'ils sont transformés en cordons épais et rigides. Quelquefois il survient également des rétractions et des changements qui relèvent d'une myocardite scléreuse. Les muscles papillaires du cœur se transforment alors en des sortes de colonnes courtes, épaisses et fibreuses.

La sténose des orifices peut aller si loin que c'est à peine dans certains cas s'il reste pour le sang un passage gros comme le petit doigt. Enfin l'épaississement des bords libres peut encore augmenter la gêne de la circulation.

Il faut répéter pour le siège des lésions ce que nous avons dit pour l'endocardite verruqueuse subaiguë. Le plus souvent c'est la valvule mitrale qui est atteinte, puis viennent, mais moins souvent, les valvules aortiques, enfin, mais beaucoup plus rarement encore, les valvules tricuspides et pulmonaires.

L'endocardite chronique pariétale s'observe moins fréquemment que l'endocardite valvulaire et elle est sans importance au point de vue clinique. Souvent l'inflammation passe de l'endocarde dans le myocarde. Il se produit alors une endo-myocardite. Lépine assure qu'il a trouvé toujours des traces de cette inflammation dans la paroi postérieure de l'oreillette gauche, et il cherche à expliquer ce fait par certaines conditions mécaniques du cours du sang. Ce n'est que quand la vieillesse ou l'artério-sclérose sont en jeu que la maladie frappe plutôt l'orifice aortique que l'orifice mitral. Il y a alors très probablement un processus d'endartérite dans les valvules semi-lunaires. Ainsi s'explique ce fait signalé depuis longtemps par les cliniciens, que les altérations mitrales surviennent surtout de 15 à 30 ans, et les affections aortiques principalement pendant l'âge mûr.

Lorsque l'endocardite chronique se localise à un endroit et n'y détermine pas de troubles trop considérables, elle peut être sans importance au point de vue fonctionnel, les autres parties restées saines suppléant les parties malades en s'allongeant suffisamment. Gowers a publié récemment une observation de ce genre dans laquelle une valvule mitrale était considérablement rétractée, mais où la valvule restée saine s'était remarquablement hypertrophiée et allongée. Naturellement la compensation n'était pas tout à fait parfaite.

Nous avons signalé déjà les tendances aux rechutes à marche aiguë. Virchow a caractérisé la chose par le nom d'endocardite chronique rétractile *récidivante*.

Les altérations du myocarde sont pour ainsi dire constantes. C'est de la dilatation et de l'hypertrophie cardiaque. La sclérose est également fréquente et aboutit en général à un anévrysme du cœur. Rindfleisch a été jusqu'à dire que toutes les altérations fibreuses chroniques du muscle cardiaque avaient pour origine une endocardite chronique. Y a-t-il rupture de certaines parties altérées des valvules, il se produit alors une embolie.

Le tableau suivant emprunté à Sperling, et composé avec les résultats fournis par les autopsies de l'institut de Virchow, montrera la fréquence avec laquelle les différentes valvules du cœur sont frappées et celle avec laquelle se produisent les embolies.

300 cas d'endocardite de 1868-1870.

208 fois = 89 0/0 les lésions s'étaient localisées au cœur gauche.

3 — = 1 0/0 — — au cœur droit.

29 — = 10 0/0 les lésions avaient envahi les deux parties du cœur.

Un seul orifice atteint 200 fois = 66,7 0/0.
Là-dessus :

Orifice mitral.	seul	157 fois	= 78.5	0/0
— aortique	—	40 —	= 20	0/0
— tricuspidien.	—	3 —	= 1.5	0/0
— pulmonaire	—	0 —	= 0	0/0

Lésions mixtes :

Mitral et aortique	71 —	= 71	0/0
Mitral et tricuspidien.	9 —	= 9	0/0
Mitral et pulmonaire.	2 —	= 2	0/0
Aortique et pulmonaire.	1 —	= 1	0/0
Aortique et tricuspidien.	0 —	= 0	0/0
Mitral aortique tricuspidien.	16 —	= 16	0/0
Mitral aortique pulmonaire	0 —	= 0	0/0
Tricuspidien pulmonaire et mitral . .	0 —	= 0	0/0
Tricuspidien pulmonaire et aortique .	0 —	= 0	0/0
Les 4 valvules.	1 —	= 1	0/0

Embolies, 84 cas = 28 0/0.
Dont l'origine venait :
76 fois de gauche, 6 fois du cœur droit.

Embolies rénales.	57 fois
Embolies de la rate.	39 —
Embolies du cerveau	15 —
Foie et intestins	5 —
Peau	4 —

III. **Symptômes et Diagnostic.** — On ne diagnostique l'endocardite chronique que par les troubles qu'elle apporte dans le jeu des valvules. Symptômes, diagnostic, pronostic, traitement se confondent donc avec ceux des affections valvulaires proprement dites, qui seront traitées dans le chapitre prochain. Aussi les auteurs englobent-ils en général l'étude de l'endocardite chronique dans celle des différentes affections valvulaires. Mais comme d'autres causes encore que l'endocardite chronique, quoique ces dernières soient bien rares en comparaison de la première, produisent aussi ces affections valvulaires, nous avons cru devoir les traiter séparément en deux chapitres distincts.

4. — Affections valvulaires acquises du cœur.

I. **Étiologie.** — On donne la désignation clinique d'affection valvulaire à toute impuissance fonctionnelle apparente des valvules du cœur, que celle-ci soit un rétrécissement, une insuffisance ou tous les deux à la fois, ainsi que cela se produit souvent. Presque toujours dues à une inflammation de l'endocarde, ces perturbations fonctionnelles peuvent donc être généralement prises comme synonymes d'endocardite chronique. Mais il n'en est pas toujours ainsi. Certaines affections valvulaires sont produites par de violents efforts musculaires pendant la durée desquels une valvule sigmoïde de l'aorte peut être arrachée de ses points d'insertion ou une rupture avoir lieu au niveau de l'appareil tendineux de la bicuspide: l'orifice atteint se trouve alors devenu brusquement le siège d'une insuffisance. On a vu des phénomènes de cet ordre se produire lorsqu'on soulevait un poids extrêmement lourd, pendant une course prolongée, etc. Peter a publié l'observation d'un homme qui mordu par un cheval et essayant de toutes ses forces d'échapper à l'animal furieux, éprouva subitement une déchirure d'une valvule sigmoïde de l'aorte, et par suite une insuffisance aortique. On a cité aussi l'exemple d'un certain nombre de personnes qui, menacées de tomber de haut et cherchant à se retenir avec énergie à un point résistant, eurent tout à coup une rupture valvulaire. Les deux premières observations de ce genre sont dues à Corvisart. Ces accidents se produiront d'autant plus facilement qu'ils rencontreront un terrain prédisposé par des lésions antérieures. Cependant lorsque la pression du sang devient énorme ils peuvent aussi se produire au niveau de valvules parfaitement saines. Les phénomènes qui en résultent et qui sont surtout d'ordre hydraulique, sont ceux qui surviendraient dans les cas d'affection valvulaire à établissement progressif, mais naturellement les symptômes du début ne sont pas les mêmes. Le plus souvent les malades ont la sensation bien nette de quelque chose qui se serait déchiré dans leur poitrine ou dans leur cœur. Parfois ils tombent par terre sans connaissance, ou bien il sont pris de violents battements de cœur, de dyspnée, etc. Habituellement le patient ressent aussi de violentes douleurs dans la région précordiale. Il se produit subitement un souffle au cœur, puis au bout d'un temps variable de la dilatation et de l'hypertrophie du myocarde, comme le démontre l'examen anatomique. Si la compensation fait défaut ou reste insuffisante, le malade mourra d'asystolie. Dans d'autres cas au contraire, ces lésions demeurent longtemps compatibles avec l'existence.

Les déchirures atteignent de préférence les valvules sigmoïdes de l'aorte, puis la valvule mitrale, la valvule tricuspide ; quant à l'orifice pulmonaire, je ne sais pas s'il a été jamais atteint.

Nous donnons, ci-joint, 2 tableaux dont l'un est dû à Peacock et l'autre tout récent à Barié.

Peacock, 17 cas	V. aortique.	10 fois	(58,8 0/0)
	V. mitrale.	4 —	(23,5 0/0)
	V. tricuspidienne. . .	3 —	(17,7 0/0)
Barié, 35 cas	V. aortique.	16 —	(45,7 0/0)
	V. mitrale.	16 —	(45,7 0/0)
	V. tricuspidienne. . .	3 —	(8,6 0/0)

Parfois ce sont des néoplasmes qui mettent entrave au libre jeu des valvules. Bamberger a cité un cas de sténose de l'orifice mitral due à un myxome développé dans l'oreillette gauche qui avait gagné la valvule auriculo-ventriculaire gauche. J'ai observé pour mon compte personnel un fait à peu près semblable.

Il s'agit d'un homme, qui était entré à la clinique de Zurich avec les signes d'une pleurésie gauche séreuse. La résorption ne se produisit pas bien que l'on eût employé tous les moyens thérapeutiques imaginables en pareille occurrence. Le patient devenait de plus en plus cachectique, une nouvelle ponction donna, au lieu du liquide séreux primitif, un exsudat mucilagineux et visqueux. A l'examen histologique il renfermait un grand nombre de noyaux cellulaires graisseux et des cellules polynucléées à forme si spéciale qu'on porta le diagnostic de cancer de la plèvre avec inflammation secondaire. Sur ces entrefaites parut au cœur un bruit systolique, mais qui se changea progressivement en un souffle de plus en plus présystolique. On porta le diagnostic de rétrécissement mitral suite d'un cancer secondaire. Le malade étant mort au 7e mois de sa maladie, on trouva en effet à son autopsie un cancer de la plèvre, une pleurésie d'origine carcinomateuse, une propagation cancéreuse aux bronches, aux veines pulmonaires et à l'oreillette gauche, ayant fini par intéresser l'orifice mitral.

En outre de ces cas de tumeurs, les affections valvulaires peuvent encore être la conséquence d'un anévrysme valvulaire ou d'une thrombose cardiaque.

Signalons d'une manière spéciale l'insuffisance fonctionnelle *pure*. On veut dire par cette expression que la valvule est peut-être absolument saine, mais qu'elle ne peut plus fermer exactement l'orifice, parce que celui-ci est notablement dilaté. C'est principalement au niveau de l'orifice tricuspidien que l'on trouve cette sorte d'insuffisance. Elle survient quand la pression s'élève beaucoup dans l'artère pulmonaire à la suite d'une inflammation des poumons et surtout d'une affection mitrale. Les valvules aortiques peuvent aussi devenir insuffisantes dans les cas d'inflammation aiguë de l'aorte. Moxon a publié une observation où à la suite d'une aortite aiguë les parois du vaisseau étaient tellement dilatées, que les valvules sigmoïdes ne se trouvaient plus en état de fermer l'orifice. Quant à l'orifice pulmonaire, la science possède des cas où il s'est produit brusquement une insuffisance à son niveau par suite d'une oblitération du tronc ou du moins d'une des branches importantes de l'artère pulmonaire par des kystes échinocoques ou autres embolies. A la suite de cette obturation il y a en effet dilatation de la partie du vaisseau située en amont. Aussi on comprend que Litten ait recommandé de se servir de ce souffle pulmonaire dans le diagnostic des embolies de l'artère pulmonaire.

D'après certains auteurs, notamment d'après les médecins militaires anglais et américains, des efforts musculaires exagérés amèneraient de l'insuffisance valvulaire. Ce fait s'observerait assez souvent chez les jeunes recrues. Nous devons rappeler à ce propos que les efforts musculaires violents déterminent de l'artério-sclérose de telle sorte qu'il est facile de saisir les rapports qui peuvent exister entre les efforts trop prolongés et l'insuffisance.

Perls a remarqué que les valvules sigmoïdes présentaient dans un âge avancé une tendance naturelle à devenir insuffisantes. Cela s'explique par la dilatation que subissent dans la vieillesse, les parois qui donnent insertion à ces valvules. Certes les insuffisances déterminées par ce mécanisme doivent être rares, mais on comprend cependant qu'il s'en produise lorsque les valvules sigmoïdes sont tant soit peu altérées et recroquevillées ; ces affections valvulaires purement d'origine fonctionnelle entraînent forcément les mêmes conséquences que les insuffisances reconnaissant une autre origine. Les principaux parmi ces effets sont la dilatation et l'hypertrophie du cœur. Il est utile d'en parler, parce que beaucoup d'auteurs, notamment ceux de nationalité française, concluent très facilement à l'existence de ces insuffisances purement fonctionnelles.

Lorsque dans ces différents états, il se produit de la dilatation du cœur, l'hypertrophie manque au lieu de survenir, ainsi que cela a lieu dans toute véritable insuffisance. On n'est donc pas autorisé à conclure à l'existence de celle-ci lorsqu'on constate la présence d'un souffle systolique et d'une dilatation du cœur.

Neukirch a insisté ces derniers temps sur une sténose relative des orifices cardiaques qui se produirait de la façon suivante : L'orifice et son appareil valvulaire resteraient parfaitement intacts, il se produirait même une dilatation assez marquée des cavités cardiaques, qui contiendraient une quantité anormale de liquide sanguin ; il y aurait sténose relative des orifices pour cette masse sanguine ainsi augmentée en volume ?

Bamberger a appelé dernièrement l'attention sur les insuffisances d'origine pariétale. Il comprend sous cette désignation les cas dans lesquels les valvules ne sont nullement altérées, mais où l'occlusion de ces valvules est néanmoins gênée par suite de la dégénérescence graisseuse des muscles papillaires. Certains troubles d'innervation de ces mêmes muscles papillaires pourraient conduire, d'après des auteurs plus anciens, à une perturbation fonctionnelle identique.

Il semble résulter de tout ce que nous venons de dire, que l'insuffisance valvulaire ne repose pas sur un substratum anatomique toujours semblable, et qu'elle peut être déterminée par bien des mécanismes différents. Néanmoins la plupart des cas de cette affection valvulaire relèvent de l'endocardite chronique. Il n'est donc pas étonnant de voir que c'est surtout le cœur gauche qui est frappé et que dans le cœur droit les lésions soient presque toujours d'origine fœtale.

L'orifice mitral est le plus fréquemment atteint, puis après lui vient l'orifice aortique. Beaucoup plus rares sont les affections valvulaires de l'orifice tricuspide. Enfin l'orifice pulmonaire est pris exceptionnellement.

Dans beaucoup de cas les altérations se localisent à un seul de ces orifices, dans d'autres il y a plusieurs affections valvulaires concomitantes. Le plus souvent ce seront les orifices mitraux et aortiques qui auront subi ces perturbations fonctionnelles, parce que grâce à leurs rapports étroits de voisinage l'inflammation passe assez souvent d'une valvule dans l'autre. Comme nous l'avons dit plus haut, il est fréquent aussi de constater la présence simultanée d'une insuffisance mitrale et d'une insuffisance tricuspidienne, cette dernière, d'après les recherches récentes de Friedreich, accompagnerait assez souvent les affections valvulaires de l'orifice aortique. Il est rare que trois des orifices du cœur ou même tous les quatre soient atteints en même temps.

Rappelons à ce sujet qu'il peut y avoir impuissance fonctionnelle de plusieurs orifices, lorsque cependant un seul de ceux-ci se trouve le siège de lésions anatomiques. J'ai eu dans ces dernières années à faire une remarque de ce genre chez un homme qui pendant sa vie présentait au point de vue clinique de l'insuffisance aortique avec rétrécissement mitral ; à son autopsie on ne trouva des végétations endocardiques que sur l'orifice aortique, mais elles étaient très développées, pénétraient jusque dans l'orifice mitral et avaient changé la configuration de celui-ci, du reste parfaitement sain.

Le genre de vie, l'âge, le sexe ne sont pas sans influence sur la production et la localisation de ces affections vasculaires. Tandis que de 15 à 30 ans l'endocardite amène surtout des affections mitrales, il se produit de 40 à 60 des altérations artério-scléreuses qui conduisent surtout à l'insuffisance aortique. Les femmes sont plus sujettes que les hommes aux affections valvulaires. On retrouve chez elles plutôt les affections mitrales et chez les hommes plutôt les affections aortiques (à cause des efforts auxquels ils se livrent et de l'artério-sclérose qui en est la conséquence). Ce n'est pas sans raison que certains médecins soutiennent que ces malades peuvent être héréditaires. J'ai connu des familles où plusieurs générations furent successivement atteintes d'affections valvulaires, sans que l'on pût retrouver chez elles les causes habituelles de ces sortes de perturbations fonctionnelles.

II. Lésions anatomiques. — Beaucoup d'organes peuvent être atteints dans le cours de ces affections valvulaires, il en résulte que la description de leurs lésions anatomiques renferme une foule de types et de nuances particulières.

Veut-on s'occuper des altérations cardiaques, il faut alors se rappeler que tout épaississement et toute altération anatomique des valvules ne conduit pas fatalement à des troubles apparents dans le fonctionnement des valvules. On comprendra donc pourquoi il existe beaucoup plus d'affections valvulaires au point de vue anatomique qu'au point de vue clinique.

D'autre part, ainsi que nous l'avons dit plus haut, bien des perturbations fonctionnelles des orifices ne s'accompagnent d'aucune altération anatomique des valvules, par exemple à la suite d'une dilatation de l'orifice, d'un resserrement de celui-ci par une tumeur, ou des dépôts sanguins, ou lorsqu'il y a congénitalement un trop grand ou un trop petit nombre de valves à l'appareil valvulaire. L'observation clinique donne ici des résultats plus certains que l'examen anatomique.

On démontre de la façon suivante, sur le cadavre, l'existence d'une insuffisance aortique. On coupe les vaisseaux de la base le plus haut possible, on sectionne le cœur dans le sens de sa longueur, on en résèque un morceau triangulaire, puis on fait tomber d'une certaine hauteur un jet d'eau dans l'aorte. Si les valvules semi-lunaires sont normales elles se déplissent, se rapprochent et ne laissent écouler l'eau qu'avec lenteur. S'il y a insuffisance aortique, l'eau au contraire passe aussitôt entre les valvules.

Il est généralement facile de reconnaître anatomiquement une sténose de l'orifice aortique, parce que les lésions sont palpables et d'une nature suffisamment reconnaissable. Rappelons que les orifices auriculo-ventriculaires admettent facilement un doigt dans leur intérieur (l'index ou le médius). On appréciera facilement ainsi les dilatations ou les sténoses de ces derniers. Brinton a cherché assez inutilement à démontrer l'insuffisance mitrale par les procédés que l'on emploie dans l'insuffisance aortique. Les recherches de Cruveilhier, Bouillaud, Bizot, Peacock, Luschka, etc., ont permis de fixer les dimensions des divers orifices du cœur. Il existe du reste de grandes variétés individuelles, et le plus souvent la mensuration ne fournit pas de résultats meilleurs que ceux fournis par les méthodes plus grossières décrites plus haut.

Luschka donne les chiffres suivants :

Circonférence de l'orifice aortique et pulmonaire = 7 centim.

Circonférence de l'orifice auriculo-ventriculaire gauche = 8 centim.

Circonférence de l'orifice auriculo-ventriculaire droit = 10 centim.

La plupart des auteurs admettent que l'orifice pulmonaire est un peu plus grand que l'orifice aortique. Suivant Peacock cette différence s'élèverait à un centimètre.

L'insuffisance valvulaire peut être produite par les mécanismes suivants :

1° Déchirure des valvules à leur point d'insertion ou rupture de leurs cordages tendineux ; il est rare qu'il y ait insuffisance par déchirure s'étendant du bord libre à l'anneau ;

2° Anévrysme valvulaire et pertes de substance dans la continuité des valves ;

3° Soudure des valves aux parois du ventricule de l'aorte ou de l'artère pulmonaire ;

4° Épaississement des valvules accompagné le plus souvent de rétraction du tissu valvulaire, rétraction des cordages tendineux et dégénérescence scléreuse des muscles papillaires ;

5° Végétations volumineuses de l'endocarde venant entraver le libre jeu des valvules.

Les sténoses des orifices sont déterminées par :

1° Des végétations endocardiques à la surface des valvules ;

2° La soudure des valves entre elles ;

3° L'épaississement et la dégénérescence calcaire des valvules ; en effet dans ces cas les valvules ne se laissent plus déplacer par le courant sanguin ;

4° La rétraction au point d'insertion ou seulement au niveau du bord libre.

Plusieurs de ces causes peuvent se combiner entre elles, ainsi que cela a lieu pour l'insuffisance. Le rétrécissement peut être tel que c'est à peine s'il admet le passage d'une sonde à travers la fente étroite que laissent subsister les valves de l'orifice. En dehors des lésions qui existent au niveau des valvules, on rencontre sur l'endocarde pariétal des opacités, des épaississsements connus sous le nom de taches scléreuses. D'après le genre d'affection valvulaire auquel on a affaire, l'hypertrophie et la dilatation frappent telle ou telle partie du cœur. Les maladies du myocarde ne sont pas rares.

En passant en revue les organes qui peuvent être atteints dans le cours d'une affection valvulaire, nous déclarons d'avance que nous n'entreprendrons pas d'en donner un tableau anatomo-pathologique complet, et nous nous bornerons à citer en gros les diverses altérations qui peuvent se produire. Le plus souvent il s'agit d'accidents produits par une embolie ou par de l'asystolie. Les phénomènes asystoliques ont-ils fait leur apparition, les veines subissent une dilatation énorme, et la quantité de sang qui s'en écoule est telle qu'on pourrait croire à une augmentation réelle de la masse sanguine. Le liquide sanguin est noirâtre, peu épais : il contiendrait, d'après les recherches de Becquerel et Rodier, peu de matériaux solides et notamment une très petite quantité d'albumine; le péricarde, la plèvre, le péritoine contiennent souvent dans leur intérieur une proportion notable d'un liquide clair et de couleur ambrée. Parfois cependant son aspect est rougeâtre, surtout quand il y a eu pendant la vie des phénomènes de dissolution du sang. Les sérosités opaques se rencontrent rarement et sont alors dues à des phénomènes de transsudation ou à un processus d'exsudation.

Les voies aériennes sont le siège d'un catarrhe bronchique, d'un œdème pulmonaire ou sus-glottique, ou d'altérations à caractère pneumonique. Souvent aussi le bord antérieur des poumons présente de l'emphysème. Le tissu pulmonaire est souvent teinté en brun par le pigment sanguin, épaissi et, ainsi que le démontre l'examen microscopique, atteint d'une sclérose, infiltrée par le pigment du sang. Les capillaires paraissent sinueux et fortement dilatés, de telle sorte qu'ils font procidence dans les cavités aériennes. Les dépôts de pigment se font soit dans l'endothélium alvéolaire, soit librement dans l'intérieur des alvéoles elles-mêmes, soit dans le tissu cellulaire. Dans une observation due à Orth, les capillaires et même des vaisseaux de plus fort calibre se trouvaient complètement obturés par ces masses pigmentaires. On donne à ces infiltrations le nom d'induration brune ou d'induration pigmentaire des poumons. Parfois l'on rencontre dans l'intérieur de ceux-ci des extravasats sanguins. Buhl a démontré qu'à la suite d'affection valvulaire il y a souvent dégénérescence graisseuse des petits vaisseaux pulmonaires, et on peut rapprocher avec raison de ce fait la fréquence des infarctus hémorrhagiques dans le cours des maladies du cœur. Il ne faut pas confondre ces derniers avec les infarctus d'origine embolique, qui s'en distinguent déjà par leur forme conique, d'où le nom d'infarctus conique que l'on leur a donné. La base du côté est tournée vers la périphérie, la pointe vers le pédicule pulmonaire. A toutes ces altérations anatomiques il faut encore joindre des grangrènes pulmonaires qui peuvent atteindre la plèvre et déterminer, après perforation de celle-ci, l'établissement d'un pneumothorax.

Il se produit assez souvent, ainsi que nous l'avons dit plus haut, de l'œdème à l'entrée du larynx, mais il faut se rappeler que, visible pendant la vie, il peut devenir insaisissable sur le cadavre.

Souvent la rate est tuméfiée, mais il est rare de constater une hypermégalie notable, parce que la circulation hépatique est en général assez active pour empêcher la stase dans le système de la veine porte et par conséquent dans le tissu splénique. La capsule de la rate est fréquemment épaissie et parfois adhérente aux régions voisines. La consistance de cet organe semble augmentée à la coupe, ce qui est dû à l'existence d'un processus scléreux. Il est fréquent de rencontrer là aussi des infarctus conoïdes, dont l'aspect variera beaucoup suivant l'époque à laquelle ils remontent et les phénomènes qu'ils ont déterminés.

Les tuméfactions catarrhales de la muqueuse stomacale et de la muqueuse intestinale sont loin aussi d'être exceptionnelles. On y trouvera également des érosions hémorrhagiques, des infiltrations sanguines diffuses ou même du sang dans l'intérieur des cavités qu'elles limitent. A propos du rectum signalons la dilatation des veines hémorrhoïdales.

Les altérations du foie sont très importantes. Cet organe paraît très augmenté de volume et gorgé de sang. Sa consistance est scléreuse, sa couleur brunâtre. La veine lobulaire centrale est dilatée par une grande quantité de liquide sanguin, les coupes donnent un aspect étoilé caractéristique. On a comparé cet aspect à celui que donnerait une feuille de chêne ou une noix muscade, d'où le nom de foie muscade cyanotique. On trouve à l'examen microscopique la veine centrale lobulaire et les vaisseaux intralobulaires très élargis, parfois les cellules hépatiques sont atrophiées, très souvent elles sont graisseuses, de telle sorte que le centre rougeâtre du lobule tranche d'une manière frappante sur la couleur gris jaunâtre des parties périphériques. Lorsque l'asystolie a persisté un certain temps, il survient à la suite de cette dilatation vasculaire une prolifération du tissu conjonctif, qui se rétractera plus tard. Le foie paraîtra alors plus petit, son tissu très ferme, granuleux, inégal à la surface. Néanmoins la dilatation de la veine hépatique intralobulaire est encore très manifeste, on dit alors qu'il s'est produit un foie muscade atrophique ; il faut cependant se garder de confondre ce processus avec les véritables cirrhoses, erreur commise bien des fois par les anciens auteurs, qui soutenaient en conséquence que les affections valvulaires prédisposaient à la cirrhose du foie. La muqueuse de la vésicule lobaire est en général tuméfiée et atteinte de catarrhe. La bile est très peu dense et comme aqueuse.

L'hypermégalie peut atteindre aussi bien les reins que le foie. Ces organes peuvent être pareillement augmentés de volume et hyperhémiés. La capsule paraît fortement tendue, mais elle a conservé sa transparence et se laisse facilement décortiquer. Les étoiles de Verhayen que l'on aperçoit à la surface sont très dilatées et leurs divisions les plus fines deviennent accessibles à l'œil. La différence d'aspect à la coupe qui existe entre les deux substances médullaires est très accentuée, le centre de l'organe revêt une teinte noirâtre ou d'un brun rougeâtre. La teinte bleuâtre est plus accentuée dans les portions basales que dans les portions papillaires. Les glumérules de Malpighi et même les canaux urinaires se montrent épaissis dans leur tunique propre. Ils ont souvent un aspect très caractéristique. Les épithéliums des canaux urinaires ont très souvent leurs noyaux malades, parfois ils subissent la dégénérescence graisseuse et même la fonte totale.

Parfois on trouve dans les canaux urinaires des grains de pigment ou même de véritables aiguilles d'hématine. La dégénérescence graisseuse est d'autant plus marquée dans l'épithélium rénal que les phénomènes asystoliques ont persisté plus longtemps. Souvent il y a sclérose généralisée du parenchyme qui peut aboutir à la période de rétraction ; le tissu de l'organe devient alors ferme, dur, l'hypermégalie disparaît, la surface lésée donne une sensation granuleuse, de telle sorte qu'on est exposé à confondre ce processus avec celui d'une véritable néphrite interstitielle.

Les infarctus conoïdes n'y sont pas rares, ils reconnaissent une embolie comme point de départ et présentent différents stades de développement. Rappelons que les affections vasculaires peuvent être dues parfois aux néphrites.

On observe des tuméfactions inflammatoires et des hémorrhagies sur la muqueuse des conduits urinaires.

Quant à ce qui a trait aux organes génitaux, il est fréquent de rencontrer dans le tissu utérin de vieux infarctus.

Le pancréas peut être le siège d'une congestion passive ou d'hémorrhagies.

On découvre souvent sur la tunique interne de l'aorte des dégénérescences graisseuses et des altérations dues à l'athérome.

Les modifications qui se produisent du côté du système nerveux central sont très importantes. Il est ordinaire de voir les méninges, les ventricules et les espaces sous-arachnoïdiens distendus par de la sérosité. Le tissu de la pie-mère peut présenter aussi un gonflement œdémateux. Il n'est pas rare de voir les méninges épaissies et opaques ; ces lésions se remarquent parfois aussi du côté de l'épendyme ventriculaire. Les vaisseaux de la pie-mère, les sinus de la dure-mère sont dilatés, gorgés de sang, les coupes du cerveau montrent du piqueté sanguin. Enfin on peut rencontrer des hémorrhagies cérébrales et méningées à différentes périodes d'état.

On trouve fréquemment des embolies dans les artères qui se distribuent au parenchyme. Produites par le détachement des concrétions de l'endocarde elles sont entraînées par le courant sanguin et finissent par s'arrêter dans un vaisseau, mais sans l'obturer tout à fait, leur pointe aiguë blesse les parois et détermine l'apparition d'un faux anévrysme d'origine traumatique (anevrysma sparium). Si ces anévrysmes, reconnaissables à l'embolie que l'on retrouve fixée sur le col de la poche, se crèvent il peut survenir une hémorrhagie fort abondante.

III. Symptômes. — On peut diviser les symptômes des affections valvulaires en phénomènes généraux et phénomènes locaux. Dans la dernière classe rentreront toutes les perturbations pathologiques que l'on remarque dans le cœur ou dans les vaisseaux. Elles sont la conséquence directe, immédiate des affections valvulaires ; elles présentent beaucoup d'importance, car leur présence suffit pour affirmer l'existence d'une affection valvulaire. Les symptômes généraux comprennent les troubles fonctionnels multiples qui peuvent se produire dans les différents organes de l'économie ; ils sont plutôt secondaires et dépendent des modifications survenues dans le cours du sang.

Comme conséquence immédiate des affections valvulaires, il faut ranger la dilatation et l'hypertrophie de certaines portions du cœur. Elles résultent du travail exagéré qu'ont à supporter ces portions du cœur à la suite d'une affection valvulaire. C'est par suite de ces modifications que les troubles apportés à la circulation par l'affection valvulaire peuvent être en quelque sorte atténués. On donne à ces phénomènes le nom de compensateurs. N'apparaissent-ils pas, sont-ils insuffisants? La compensation est détruite et il survient de l'asystolie. Toutes les affections valvulaires produisent les mêmes perturbations hydrauliques, c'est-à-dire un ralentissement de la circulation, un abaissement dans la pression sanguine des artères. La tension s'élève par contre dans le système des veines caves.

Ces changements sont forcés dans les cas de sténose, car un rétrécissement ne peut naturellement que ralentir le cours du sang et abaisser la tension artérielle. Quant aux insuffisances, un moment de réflexion démontrera que les phénomènes de régurgitation sanguine propres à ce genre d'affection conduiront forcément aux perturbations que l'on remarque dans les cas de rétrécissement. La mort naturellement ne se ferait pas attendre si les phénomènes compensateurs ne balançaient pas également les troubles qui se sont produits dans la circulation.

Le chapitre suivant démontrera amplement la valeur diagnostique des *symptômes locaux*.

A. — Insuffisance aortique.

Les valvules sigmoïdes sont-elles insuffisantes, le sang au moment de la diastole peut refluer de l'aorte dans le ventricule gauche. Ce mouvement de reflux est favorisé en partie par les lois de la pesanteur et en partie aussi par l'aorte dont les parois se resserrent. Dès que le sang a quitté ce vaisseau, où il se trouvait relativement à l'étroit pour rentrer dans la cavité ventriculaire largement dilatée au moment de la diastole, il se produit un tourbillonnement qui donne naissance à un souffle diastolique aigu. Les phénomènes de remous s'accentuent d'autant plus qu'il y a rencontre de deux courants sanguins allant dans des directions différentes, un qui revient sur ses pas, c'est le courant de tout à l'heure, et un autre qui quitte l'oreillette pour entrer à l'instant même dans la cavité ventriculaire.

Le ventricule gauche est donc forcé à chaque systole de recevoir une quantité plus notable de sang qu'à l'état normal, car il s'ajoute à la masse sanguine provenant de l'oreillette, celle qui reflue à travers l'orifice aortique. Il est donc obligé de s'élargir, d'où dilatation du ventricule gauche, et celle-ci est en général proportionnelle au degré de l'insuffisance aortique.

Pour que la circulation se continue avec quelque régularité, il faut que le ventricule gauche lance dans l'aorte à chaque systole une quantité de sang qui est exagérée pour les raisons indiquées plus haut. Cet accroissement de travail nécessite un accroissement égal dans la force du myocarde, et il s'établit alors une hypertrophie du ventricule gauche. Pour comprendre les phénomènes qui se produiront dans les artères périphériques, on doit se rappeler que le système artériel tout entier reçoit, par le fait de l'insuffisance, une quantité exagérée de sang au moment où se produit la systole du ventricule gauche. D'autre part ces vaisseaux se vident avec une rapidité également anormale, parce que le sang ne s'échappe plus seulement par les artères périphériques, mais encore reflue en partie dans le ventricule gauche. Il ne faut donc pas s'étonner si le pouls radial est plein et rapide et si on aperçoit les battements de certains vaisseaux qui échappent à l'état normal à cause de la petitesse des pulsations.

Les prémisses que nous venons d'exposer expliqueront facilement tous les signes physiques qui apparaissent à la suite d'une insuffisance aortique. Exposons-les tels qu'ils s'observent par les différentes méthodes de recherche.

Inspection. — Il semble que la région précordiale est plus bombée que d'habitude (voussure du cœur) ; c'est la suite naturelle de la dilatation et de l'hypertrophie du ventricule gauche, elle s'observe plus nettement chez les femmes et chez les enfants dont le thorax a conservé sa souplesse. Cette voussure dépasse parfois la région du cœur et s'étend aux parties voisines, par exemple à la région axillaire gauche. On peut la mesurer avec le ruban métrique, en se rappelant toutefois que le côté droit chez l'homme sain a 2 centimètres et demi de plus que le côté gauche. On peut se servir avec avantage du cystomètre pour faire ces mensurations (voir fig. 6.)

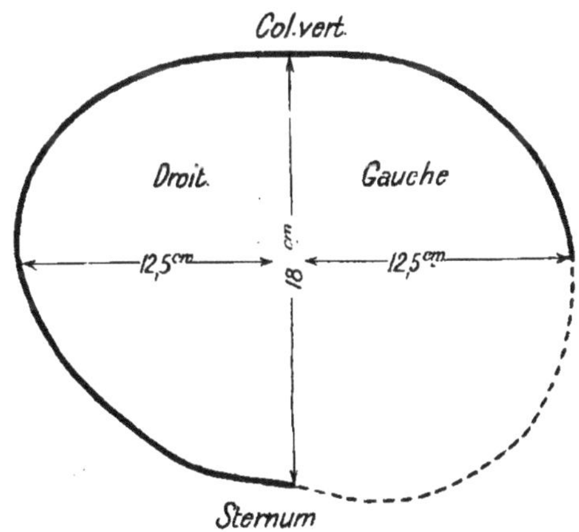

FIG. 6. — *Courbe cystométrique chez une jeune fille de 18 ans, atteinte d'insuffisance aortique.* La ligne pointillée représente la voussure précordiale. (Obs. personnelle.)

La région précordiale est le siège d'ondulations facilement perceptibles. Le bord antérieur du poumon gauche étant fortement rejeté en dehors par le ventricule gauche hypertrophié, si la peau est maigrement pourvue de graisse les espaces intercostaux larges et les muscles intercostaux minces, les battements du cœur deviennent visibles dans plusieurs de ces espaces, la paroi se soulève même à chaque systole en dehors du bord gauche du sternum. L'ébranlement de la région précordiale que produisent les mouvements d'un cœur dont la force s'est exagérée, est souvent perceptible à travers les vêtements et peut faire soupçonner à un œil exercé l'existence probable d'une insuffisance aortique. Les battements de la pointe présentent des modifications importantes. Ils ont quitté le mamelon gauche pour se porter en dehors, parfois jusque dans la région axillaire. En même temps ils semblent s'effectuer sur une plus large étendue, on les sent non plus dans le 5e espace intercostal, mais dans le 6e, le 7e et même parfois dans le 8e. Tous ces changements doivent être rapportés à la dilatation du cœur gauche. La pointe bat aussi avec plus de violence et lorsqu'on appelle la palpation à son secours, on sent que ces battements sont plus forts et plus résistants. Ces phénomènes sont dus à l'hypertrophie du ventricule gauche.

Parfois des pulsations assez marquées apparaissent dans le 2e espace intercostal droit. On les attribue généralement à la dilatation de l'aorte ascendante.

Lorsqu'on examine les parties latérales du cou, on observe dans les carotides des battements d'une force exagérée. Ils produisent un mouvement ondulatoire de toute la région carotidienne, et des secousses qui peuvent se propager à la tête. On dirait que toute la partie supérieure du corps est ébranlée à chaque systole du cœur.

On aperçoit aussi ces soulèvements systoliques au niveau de la fosse jugulaire, ils sont produits par la tension exagérée qu'éprouve l'aorte au niveau de la crosse ; en enfonçant les doigts dans la fosse on arrive souvent jusqu'au vaisseau animé de ces pulsations. Celles-ci sont visibles non plus seulement sur les grosses artères, mais encore sur les branches les plus fines, ainsi on les observe aux artères temporale, coronaire, labiale, aux artères des doigts, etc. Ces phénomènes sont dus en partie à la quantité exagérée de sang qui pénètre dans les artères, en partie à l'accroissement de la tension sanguine produite par l'hypertrophie du ventricule gauche.

Quincke a appelé l'attention sur un symptôme particulier, sur le pouls capillaire ; on le rencontre sur la matrice de l'ongle au niveau où les parties blanches touchent les parties rouges. Mais il faudrait se garder d'en faire toujours un signe d'insuffisance aortique, car on l'a observé chez des sujets sains, principalement quand ceux-ci lèvent la main. Il faut enfin pour le reconnaître un œil exercé, il faut même habituer ses yeux à constater le phénomène.

Parfois les pulsations se transmettent par l'intermédiaire des capillaires des artères aux veines, et on a un pouls veineux récurrent. Cela s'observe encore chez l'homme sain. Quincke remarqua le premier que dans le cas d'insuffisance aortique les battements de la rétine devenaient visibles. Ses recherches ont été reprises et poursuivies par Becker. Plus l'insuffisance est pure, plus elle est marquée et plus ces phénomènes sont apparents. Mais ils ne s'observent pas dans tous les cas de cette affection valvulaire, ils ne lui sont pas non plus particuliers, puisqu'on peut les rencontrer dans d'autres circonstances, par exemple dans la maladie de Basedow (goitre exophtalmique). Dans beaucoup de cas les pulsations ne s'observent que dans les images droites ; quand les images sont renversées les battements artériels doivent être assez forts pour être perçus.

On voit alors la ligne rougeâtre qui traverse la rétine être animée de pulsations qui coïncident avec le pouls radial ; les vaisseaux artériels paraissent à chaque systole dilatés et sinueux, tandis que les veines rétiniennes paraissent vides quand les artères sont pleines, pleines quand ces vaisseaux sont vides. Si le phénomène n'est pas spontané, on peut en déterminer artificiellement la production en pressant sur le globe oculaire. Les battements se montrent surtout très nets sur les limites de la papille optique.

Parfois les pulsations ne s'observent que dans un seul œil ou sur une seule artériole rétinienne, Fitzgerald en a fourni un exemple.

O. Rosenbach dit avoir trouvé dans 2 cas des pulsations hépatiques. Ce symptôme ne survient guère que lorsque les plus fines artérioles du parenchyme hépatique sont fortement dilatées.

Gerhardt a observé à plusieurs reprises chez des rates tuméfiées chroniquement ou non des pulsations appréciables à la palpation ; on entendait en même temps un bruit sourd systolique au niveau de la tumeur splénique.

Guéneau de Mussy a observé bien des fois que les malades atteints d'insuffisance aortique recherchent le décubitus dorsal, tandis que les patients porteurs de lésions mitrales préfèrent la situation verticale. Il explique cette prédilection, par ce fait que dans les cas d'insuffisance aortique les lois de la pesanteur favorisent la régurgitation du sang dans le ventricule lorsque le malade est debout.

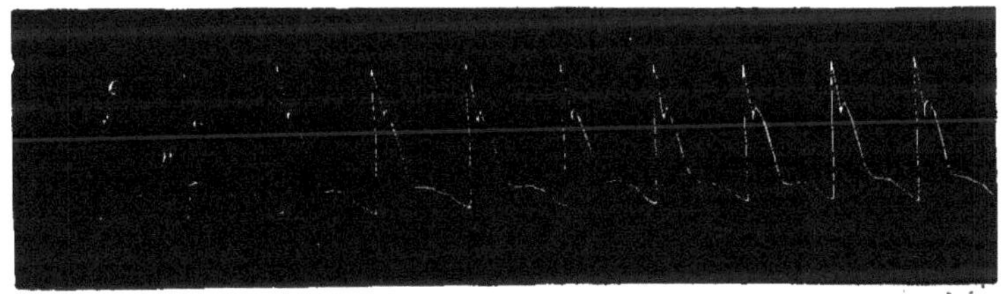

FIG. 7. — *Tracé sphygmographique de la radiale droite.* (Obs. personnelle.)

Palpation. — L'accroissement considérable de la force des battements de la pointe a été déjà signalé plus haut. Dans quelques cas la main appliquée sur la région précordiale perçoit une sorte de ronflement vibratoire au niveau de la base du cœur, qui diminue à mesure que l'on se rapproche de la pointe. Il correspond aux souffles diastoliques. Il manque souvent ou ne survient que lorsque le cœur est excité par des efforts corporels ou intellectuels. Il est d'autant plus intense que le souffle diastolique est plus fort, mais parfois le rapport est inverse.

On observe dans le pouls radial des modifications caractéristiques. Il est extraordinairement plein, rapide et dur (pulsus altus, celer, durus). Le tracé sphygmographique présente aussi des singularités remarquables sur lesquelles Marey a insisté le premier. La ligne d'ascension est presque perpendiculaire et très élevée, la partie qui suit la ligne d'ascension à la ligne de descente est réduite à un crochet très aigu. La ligne d'ascension est d'abord presque verticale à son origine. Le soubresaut dû au retour des artères sur elles-mêmes est peu accentué, et Landois a expliqué sa persistance dans le cas d'insuffisance aortique de la manière suivante : Le mouvement vibratoire produit par le reflux du sang à travers l'orifice aortique dans le cœur gauche, se transmettrait de proche en proche jusqu'à l'observateur. On comprendra facilement que les mêmes phénomènes se montreront dans toutes les artères.

Mais pour qu'ils se produisent il faut qu'il ne survienne pas de modifications du côté des autres orifices du cœur. L'insuffisance artérielle, par exemple, est-elle le résultat d'une artério-sclérose généralisée à d'autres artères encore qu'à l'aorte, les phénomènes se modifient aussitôt et l'on a un pouls lent à cause de la diminution d'élasticité des vaisseaux.

Les malades affectés de cette insuffisance aortique ont-ils de la fièvre, le soubresaut s'augmente notablement.

FIG. 8. — *Tracé sphygmographique de la radiale droite. Haut degré d'insuffisance aortique avec artério-sclérose généralisée.*

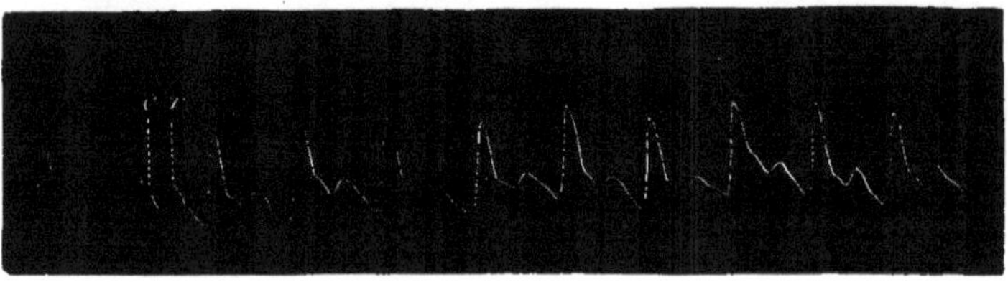

FIG. 9. — *Tracé sphygmographique de la radiale droite. Homme atteint d'insuffisance aortique marquée. Fièvre et manifestations articulaires multiples.*

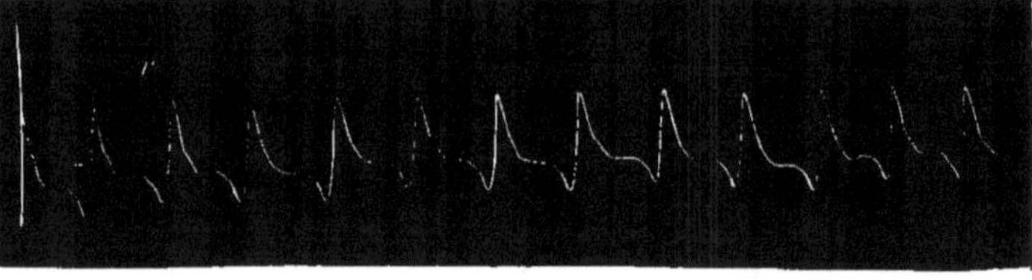

FIG. 10. — Même tracé un mois après la disparition de la fièvre.

Les anciens auteurs (Corrigan, Aran, Stokes) disent que lorsque le bras est élevé, le pouls radial devient plus plein et plus rapide. Parmi les auteurs plus récents (Friedreich) les uns nient l'exactitude du phénomène, les autres disent avoir fait la même observation dans d'autres circonstances (Bamberger). D'après ma propre expérience le phénomène ne se produit que dans quelques cas seulement, et je l'ai retrouvé d'autre part aussi nettement chez de

FIG. 11. — *Radiale droite chez un adolescent de 14 ans atteint d'insuffisance aortique.* (Obs. personnelle.)

simples fébricitants et dans certaines anémies. Il suffit de jeter les yeux sur les tracés sphygmographiques de la figure 11 et de la figure 12 pour voir que le pouls n'est pas plus rapide, ni plus tendu dans la position élevée du bras que dans la position horizontale, ou lorsque le membre est tout à fait abaissé. La palpation de la carotide donne souvent une sensation vibratoire, qui n'est autre chose que le frémissement vasculaire du vaisseau, il coïncide avec le souffle vasculaire qui se produit lors de la systole.

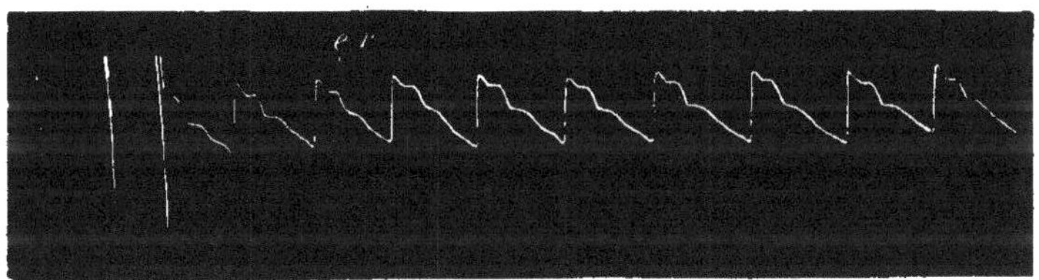

FIG. 12. — Même tracé la main tenue horizontale.

FIG. 13. — Même tracé la main tenue verticale le bras levé.

Mais il faut éviter de comprimer le vaisseau, parce qu'autrement on déterminerait une sténose artificielle et on occasionnerait un remou dans le cours du sang et par conséquent la formation d'un souffle. Davison a observé souvent des différences dans le pouls des deux carotides. L'aorte abdominale que l'on peut suivre jusqu'au sacrum présente aussi des frémissements systoliques. On remarque nettement le caractère rapide du pouls dans les artères de la moitié inférieure du corps, moins nettement cependant que dans celles de la moitié supérieure.

Puisque la vue permet déjà d'apprécier les battements des petites artères, à plus forte raison peut-on les sentir à la palpation. Dans beaucoup de cas le pouls semble en retard sur la pointe du cœur. Tripier qui a étudié récemment ce symptôme, a retrouvé sur 26 observations, 14 fois ce phénomène; suivant cet auteur il faudrait en rechercher la cause dans le retard qu'amène au début de la systole la rencontre du courant qui est poussé hors de la cavité ventriculaire avec le courant de retour venant de l'aorte.

Percussion. — La percussion du cœur démontre qu'il y a augmentation dans le volume du ventricule gauche. Ainsi la ligne de matité (relative) dépasse en dehors la ligne mamillaire, elle commence très haut, souvent à partir du 2e cartilage intercostal gauche, et descend aussi plus bas que d'habitude, jusqu'à la 7e, parfois même jusqu'à la 9e côte. A droite on n'observe pas de changements anormaux. La matité est dirigée principalement d'après une ligne verticale et forme une surface ovalaire (voyez fig. 14).

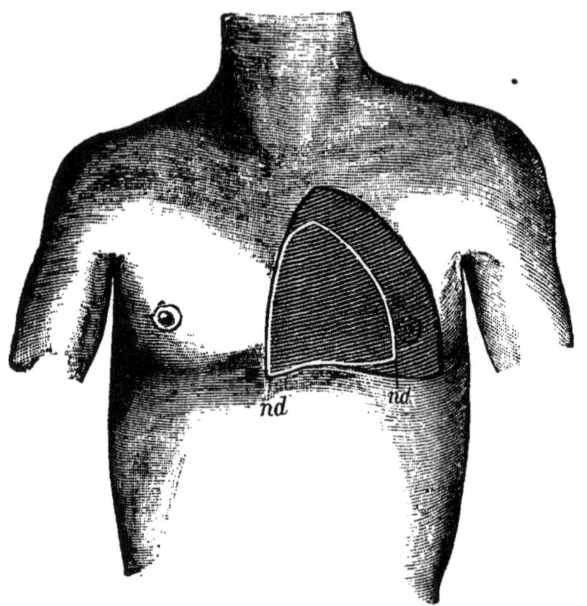

FIG. 14.— *Ligne de matité dans l'insuffisance aortique.* La ligne blanche indique les limites de la matité normale.

Botkin a attiré l'attention sur le fait suivant : la matité parfois s'arrête un peu au-dessous de la pointe du cœur. Rosenstein a fait la même remarque. Il est plus rare de constater une augmentation de volume du côté du ventricule droit, la grande ligne de matité (la relative) dépasse alors le bord droit du sternum dans l'étendue de 2 centimètres environ. Ces modifications peuvent survenir en dehors des troubles de compensation, sans qu'il y ait asystolie, et on en est encore à se demander quel en est le mécanisme.

Parfois la percussion décèle une matité de quelques centimètres de largeur au niveau du 2e espace intercostal droit, tout près du bord du sternum, et qui est due à une dilatation de l'aorte.

Auscultation. — Le signe le plus important est la présence d'un souffle diastolique à la région du cœur. Celui-ci n'est pas toujours le plus marqué, au siège d'élection où l'on pratique l'auscultation de l'aorte, c'est-à-dire au niveau du 2e espace intercostal droit : au contraire. En général son maximum d'intensité est derrière le sternum, tout près du bord gauche de cet os. On a essayé d'expliquer la chose en disant que le tourbillonnement du sang et, par conséquent, le souffle qui en résulte ne se produit pas à l'orifice aortique, mais bien dans le ventricule gauche. Ce bruit a les caractères d'un jet de vapeur à tonalité peu élevée. Le bruit de scie, les notes élevées (musicales) sont rarement observés. Presque toujours le souffle diastolique peut s'entendre au niveau de l'orifice pulmonaire. J'ai même vu quelques cas, confirmés à l'autopsie, où il atteignait à cet endroit son maximum d'intensité.

Il manque complètement à la pointe du cœur, ou du moins il est faible. Balfour remarque que lorsque le bruit se propage à la pointe et même parfois atteint à cette place son maximum d'intensité, c'est la valvule sigmoïde postérieure de l'aorte qui est insuffisante. Cette idée demande confirmation. Parfois le bruit devient si fort qu'on peut l'entendre à distance.

Dans un cas rapporté par Burney-Yeo, où l'insuffisance était survenue brusquement par déchirure des valvules sigmoïdes pendant un grand effort musculaire, le souffle diastolique pouvait s'entendre à un mètre du malade.

Il peut se propager, à la suite de certaines circonstances, dans les régions voisines du cœur, et même devenir perceptible dans le dos.

L'insuffisance ne se produit-elle que sur une ou deux valvules sigmoïdes de l'aorte, pendant que le reste se déplisse comme à l'ordinaire, on peut entendre à la naissance du vaisseau, outre le bruit habituel, un ton diastolique. Le bruit est-il très fort, il masquera parfois ce ton ; on fait bien alors d'écarter un peu l'oreille du stéthoscope ou d'oblitérer en partie le pavillon de l'oreille, de telle sorte qu'une partie du bruit se perde et que le ton (son musical) dont la propagation se fait plus facilement à distance devienne plus net. On pourrait se demander si ce n'est pas un bruit de l'orifice pulmonaire propagé à l'aorte, mais on écartera cette hypothèse en auscultant une carotide. Si on perçoit dans ce vaisseau un bruit diastolique, c'est que le souffle est bien d'origine aortique.

Les sensations acoustiques que fournissent les autres orifices du cœur sont souvent normales, à moins qu'il n'y ait lésion valvulaire compliquée. Dans beaucoup de cas cependant le bruit de la pointe est très faible et peut manquer même complètement, ce que Traube a utilisé très habilement, sinon d'une façon irréfutable, pour soutenir que ce bruit n'était qu'un phénomène acoustique propagé d'origine valvulaire, du moins à l'état normal. Parfois on a à ce niveau un souffle systolique. H. Jakobson a donné avec raison l'explication suivante de ce symptôme. Les fibres musculaires du cœur gauche étant trop dilatées n'entrent plus en oscillations périodiques et par conséquent ne peuvent plus déterminer un son. Mais dans la majorité des cas, c'est un phénomène acoustique venant de l'aorte. Il est rare que le premier bruit de la pointe soit augmenté. Comme le bruit de l'orifice aortique peut se propager à la pointe, en dehors des conditions pathologiques, on devrait penser qu'il manque dans les insuffisances de l'aorte ou qu'il est remplacé par un souffle, puisque les affections de ce genre, en outre de leur souffle diastolique, ont encore un sifflement musical. Les faits ne concordent pas tout à fait avec ce raisonnement théorique, et il y a plusieurs circonstances qui favorisent la production d'un ton diastolique à la pointe du cœur. C'est par exemple un souffle propagé de l'orifice pulmonaire ; ou bien il peut être produit par un reflux de sang qui, régurgitant avec abondance à travers les valvules sigmoïdes insuffisantes, vient rencontrer les parois du ventricule qui regardent l'orifice aortique. Traube a encore pensé que pendant la diastole la valvule mitrale, en présence du reflux pouvait se fermer en partie et donner naissance à des phénomènes acoustiques. Très souvent le souffle aortique se change en un bruit, sans que l'on soit autorisé pour cela à dire qu'il y a rétrécissement en même temps qu'insuffisance.

On doit alors penser, suivant toute probabilité, qu'en présence de la dilatation et de la tension extrême que présente l'aorte au moment de la systole, il se produit des mouvements moléculaires anormaux dans la masse sanguine, d'où apparition de ce phénomène.

La carotide est très souvent le siège d'un bruit systolique, qui est probablement un phénomène propagé de l'orifice aortique. Mais il y a aussi des souffles carotidiens systoliques qui sont en quelque sorte autochthones, que l'on est bien forcé d'admettre, quand l'on ne perçoit rien d'analogue à la base du cœur. Il en est de même pour le frémissement systolique carotidien. On a attribué ces phénomènes aux vibrations des parois de ces vaisseaux produites par une tension exagérée de la pression sanguine. Mais Talma a essayé de leur assigner le mécanisme des bruits vasculaires habituels. Souvent on n'entend rien au niveau des carotides pendant la diastole du cœur. D'autres fois on perçoit un souffle propagé dont l'origine est dans le ventricule gauche, parfois aussi il provient de l'orifice aortique et fournit alors la preuve qu'une des valvules semi-lunaires au moins est encore capable de se déplisser.

Parmi tous les phénomènes acoustiques que l'on peut percevoir dans les artères périphériques, celui qui est le plus constant est le bruit appelé « souffle de Corrigan ». On entend, en mettant doucement et avec précaution le stéthoscope sur le vaisseau, un bruit strident se produisant et disparaissant avec rapidité, qui ne se produit jamais chez l'homme sain. Ce phénomène dont le peu de durée est comparable au choc rapide d'une chiquenaude, se perçoit dans l'artère temporale superficielle, dans la radiale et même dans les arcades palmaires. Une compression plus énergique avec cet instrument, il se change en un souffle artificiel dû à la sténose du vaisseau.

La pression augmente-t-elle, l'on aura un son systolique dit souffle de compression. Il faut se rappeler que ce dernier phénomène n'appartient pas en propre à l'insuffisance aortique, on le retrouve encore dans certains états anémiques et fébriles. On a fait des recherches très complètes et très nombreuses sur le souffle crural. En pesant légèrement sur le stéthoscope, on n'entend dans beaucoup de cas qu'un bruit systolique que l'on doit attribuer à la tension de l'artère crurale. En augmentant progressivement et prudemment la compression, on arrive bientôt à un moment où le bruit se prolonge tout en restant toujours systolique. Il est composé de deux portions distinctes réunies par une sensation acoustique beaucoup moins puissante. Il ne faudrait pas confondre cette sorte d'étranglement en deux parties du bruit systolique avec le phénomène de Duroziez. Da Costa Alvarenga et plus tard Duroziez ont appelé l'attention sur le symptôme suivant : En exerçant une certaine compression sur l'artère avec le stéthoscope, on obtient, au lieu d'un simple souffle systolique ou d'un souffle systolique à deux maxima, un souffle systolique et diastolique. On peut l'attribuer, ainsi que l'a fait Duroziez, quand même l'on n'exercerait aucun effort sur le stéthoscope, à une compression du vaisseau avec les doigts par exemple, même si l'on presse à une certaine distance du lieu d'auscultation. Duroziez a donné une explication très plausible de ce phénomène acoustique. La compression déterminerait une sorte d'étranglement du vaisseau, il doit survenir en conséquence un souffle au moment de la systole cardiaque qui trahit les remous d'un courant essayant de lutter contre l'obstacle que l'on vient de créer. Mais la dilatation anormale du système artériel par une quantité exagérée de sang, et la régurgitation facile de ce même liquide sanguin dans le ventricule gauche, déterminent au moment de la diastole un courant inverse vers les parties centrales : d'où, au moment où le sang passe à travers l'étranglement, un souffle diastolique.

Au demeurant, le signe de Duroziez n'est nullement pathognomonique d'une insuffisance aortique. Il se retrouve, ainsi que Duroziez l'avait déjà remarqué lui-même chez des personnes atteintes de cachexie saturnine, chez des gens anémiques ou fébricitants, dans la néphrite interstitielle et même dans le cours des affections mitrales et dans l'anévrysme de l'aorte.

Le phénomène dit de Traube est complètement différent du phénomène de Duroziez, il s'en distingue déjà par son mode d'apparition. C'est un véritable souffle et même un souffle d'origine vasculaire, et il faut, pour l'observer, éviter toute compression du vaisseau avec le stéthoscope. On entend un souffle unique pendant la systole et la diastole. Suivant Traube cela serait dû à la brusque distension du vaisseau pendant la systole et à sa non moins brusque déplétion pendant la diastole. On a essayé d'en donner encore d'autres explications, qui ne sont ni meilleures ni plus persuasives. Traube croyait que ce signe ne survient que dans les insuffisances aortiques très marquées, mais plus tard Fräntzel l'a retrouvé dans des cas légers de cette affection vasculaire. En tout cas, il faut qu'il existe les conditions exposées par Riegel pour la première fois : hypertrophie cardiaque considérable, élasticité normale des artères, absence de cœur graisseux et de dégénérescence athéromateuse dans les vaisseaux. Friedreich a avec raison attiré l'attention sur la confusion possible du phénomène avec les souffles qui ont lieu dans la veine crurale, ou avec les sensations acoustiques mixtes produites à la fois dans l'artère et dans la veine. Schreiber a publié plusieurs exemples de ces sortes de confusion. Il faut se garder de cette erreur, principalement dans les cas d'insuffisance tricuspide, car alors il se produit des souffles veineux spontanés. Il y avait probablement quelque chose de semblable dans les observations où les auteurs parlent de souffle présystolique et systolique ou d'un souffle systolique avec un bruit diastolique. Ces bruits, ces souffles doubles ne s'observent pas seulement dans l'artère crurale, mais encore dans l'artère sous-clavière, l'axillaire, etc. (Friedreich et von Bamberger). Ce ne sont pas des phénomènes constants, ni même bien fréquents.

On les a retrouvés dans d'autres affections; ils ne sont donc pas caractéristiques de l'insuffisance aortique.

Les auteurs français se sont demandé à plusieurs reprises, comment se faisait la nutrition du myocarde dans le cas d'affection de ce genre. La plupart regardent comme impossible que le sang puisse pénétrer dans les artères coronaires au moment de la diastole, et croient en conséquence que, contrairement à la règle, ces vaisseaux se remplissent au moment de la systole cardiaque. Pendant que les uns y voient le motif de dégénérescences graisseuses précoces du myocarde, d'autres y trouvent la cause du retard de ces mêmes lésions dans le cours d'une insuffisance aortique. Nous admettons pour notre compte que l'entrée du sang dans les coronaires peut se faire à des stades différents suivant les cas, et par conséquent que la nutrition du muscle s'effectuera également d'une façon variable, suivant que l'insuffisance sera plus ou moins accentuée. Parfois on a vu chez des malades longuement observés les signes d'une insuffisance aortique disparaître peu à peu et la guérison de cette affection survenir au point de vue clinique. Cela ne peut naturellement se produire que quand une ou deux tout au plus des valvules sigmoïdes sont seules malades. Les portions restées saines de l'appareil valvulaire s'étendent alors à un degré qui leur permet de suppléer au jeu insuffisant des parties malades. D'autres fois ce sont des végétations endocardiques qui ont pris de plus en plus de développement et permettent alors une occlusion parfaite des valvules. J'ai vu moi-même un cas de ce genre.

Un officier supérieur ayant voulu contracter une assurance avec une société d'assurance sur la vie, on repoussa ses offres, parce qu'à la suite d'un rhumatisme il présentait un souffle diastolique intense à l'orifice aortique avec hypertrophie et dilatation du cœur gauche. Un an après, j'eus l'occasion de réexaminer cet homme, et à ma grande surprise les symptômes d'une insuffisance aortique avaient complètement disparu. Un 3e examen n'a pas fourni plus de résultats; le cœur était toujours sain. D'autres fois l'insuffisance aortique se transforme peu à peu en une sclérose du même orifice. Il faut incriminer encore les végétations de ce méfait qui, en même temps qu'elles permettent l'occlusion, rétrécissent la lumière de l'orifice.

B. — Rétrécissement de l'orifice aortique. Stenosis ostii aortici.

En se rétrécissant l'orifice aortique offre au passage du sang, pendant la systole du ventricule gauche, une résistance anormale. Pour la surmonter il faut que le ventricule gauche se dilate et s'hypertrophie, mais si le rétrécissement est pur, moins que cela serait nécessaire en cas d'insuffisance où le ventricule gauche a à se débarrasser d'une quantité de sang exagérée ; en général insuffisance et rétrécissement se trouvent combinés.

La présence d'un rétrécissement à l'orifice artériel, détermine un mouvement de remous dans le sang, qui est chassé du ventricule gauche, dès que cette masse sanguine a réussi à franchir l'obstacle et à pénétrer dans la cavité de l'aorte relativement beaucoup plus large. Il se produit un phénomène acoustique, un souffle systolique dont le siège paraît être à l'orifice aortique. Il résulte encore de l'existence d'une semblable affection valvulaire, qu'il entre moins de sang dans l'aorte pendant le même espace de temps, que cela a lieu à l'état normal, malgré que l'hypertrophie du ventricule gauche tende à restreindre le plus possible cette différence. Il faut donc que la durée de la systole se prolonge.

Par conséquent, le pouls radial est lent et petit.

L'examen clinique par les diverses méthodes d'investigation physique donne les résultats suivants.

Inspection. — L'ébranlement de la pointe manque ou est peu marqué dans beaucoup de cas, ainsi que Traube l'a fait remarquer. En effet, le rétrécissement aortique diminue beaucoup le mouvement de recul du cœur dont l'importance sur la pathogénie du choc est considérable. Chez d'autres malades, au contraire, l'ébranlement de la paroi est plus appréciable à l'extérieur et plus fort, comme c'est la règle lorsqu'il y a hypertrophie du ventricule gauche ; souvent il y a déplacement en dehors et en bas, mais pas autant que dans l'insuffisance aortique. Friedreich a observé un cas où la pointe était au contraire déplacée en dedans, ce qu'il attribua à un manque de laxité de la crosse de l'aorte gênant le déplacement du cœur en dehors au moment de la systole.

[Fig. 15. — *Tracé sphygmographique de la radiale droite chez une femme de 35 ans atteinte de rétrécissement aortique.* (Obs. personnelle.)

La voussure précordiale s'observe en général chez les personnes dont le thorax a conservé sa flexibilité.

Palpation. — Très souvent on perçoit un frémissement cataire dont le maximum est à la base du cœur et plus explicitement dans le deuxième espace intercostal droit, mais il peut se propager à la pointe et même dans toute l'étendue de la région précordiale.

Le pouls radial semble le plus souvent en retard sur la pointe du cœur.

Il est peu fréquent. Suivant Traube ce serait parce que le myocarde dans le rétrécissement aortique reçoit moins de sang des artères coronaires et par conséquent est moins souvent incité à se contracter. Le pouls est petit, mais grâce à l'hypertrophie du ventricule gauche il se laisse difficilement déprimer et est dur. Son caractère est essentiellement lent, il se produit lentement et s'en va lentement. On peut apprécier nettement les qualités de ce pouls, la rareté, la durée, la petitesse sur le tracé sphygmographique de la figure 15. A-t-on affaire à des malades dont le choc de la pointe est énergique, la petitesse du pouls devient par comparaison si singulière, que l'on est porté par cela même à soupçonner l'existence d'un rétrécissement aortique.

Percussion. — Par la palpation on reconnaît une augmentation légère de la matité cardiaque de haut en bas et de droite à gauche.

Auscultation. — On entend un souffle systolique dont le maximum se trouve dans le 2e espace intercostal droit, et dont les propriétés acoustiques sont un caractère de sifflement, de ronflement ou même celui d'un véritable son musical. Il peut se manifester aussi au niveau des autres orifices, être perçu même dans les carotides, quelquefois jusqu'à la hauteur de la tête, dans le dos et, dans certains cas, être sensible même à distance. Il se propage enfin parfois aux objets qui sont en contact immédiat avec le malade. Il faut se garder de conclure de l'intensité du son à l'intensité du rétrécissement. Stokes à publié une observation où, du vivant du malade, il y avait à l'orifice aortique un souffle si marqué qu'on l'entendait à distance, cependant à son autopsie on trouva les valvules sigmoïdes peu malades.

Le deuxième bruit (bruit systolique) est faible ou fait complètement défaut; s'il y a en même temps que du rétrécissement, de l'insuffisance, on percevra un souffle diastolique. Le deuxième bruit est également diminué à la pointe, ce qui n'est pas étonnant, puisque c'est un phénomène acoustique propagé de la base. Les autres bruits du cœur ne présentent aucun changement, à moins de complications, mais ils sont en partie couverts et dissimulés par le souffle éclatant que l'on perçoit au moment de la systole au niveau de l'orifice aortique.

L'auscultation de la carotide fait entendre presque sans exception les phénomènes acoustiques perçus à la base et qui se sont propagés dans ce vaisseau. Mais le deuxième bruit manque presque toujours.

C. — Insuffisance mitrale.

Lorsqu'il y a insuffisance mitrale, le sang reflue en partie pendant la systole du ventricule gauche de la cavité ventriculaire dans la cavité auriculaire. Par suite, l'oreillette gauche reçoit du sang de deux côtés à la fois, des veines pulmonaires qui lui amènent le sang des poumons et du ventricule gauche, dont une partie de la masse sanguine reflue à travers l'orifice mitral. Cela ne peut naturellement que déterminer une dilatation à travers la bicuspide devenue insuffisante, il se produit forcément des phénomènes de stase dans les veines pulmonaires.

Ceux-ci fatalement ne s'y limiteront pas, ils feront sentir leur influence aux capillaires du poumon, à l'artère pulmonaire et même au ventricule droit. Toutes ces parties seront donc obligées de se dilater, et on aura devant soi tout le tableau clinique d'une dilatation du ventricule droit. Mais comme toute dilatation suppose une augmentation de la pression sanguine, il faudra que l'hypertrophie se joigne à la dilatation, car il faut que l'énergie de la portion droite du myocarde corresponde à l'augmentation de la pression sanguine dans l'artère pulmonaire.

Contrairement à ce que l'on voit dans les affections aortiques, c'est le ventricule droit qui établit la compensation. Si celle-ci n'a pas lieu, la stase envahit l'oreillette droite et de là le système des veines caves. La circulation tout entière est troublée. En effet, pendant que les veines caves et leurs branches se gorgent de sang, ce dernier est très peu abondant dans l'aorte à cause de la régurgitation partielle de la masse sanguine du ventricule gauche à travers l'orifice mitral au moment de la systole. En conséquence la tension artérielle devient extrêmement faible.

Il n'est pas rare, quoique cela soit loin d'être constant, d'observer en même temps une légère dilatation avec un peu d'hypertrophie du ventricule gauche. Ce phénomène est d'autant plus marqué que l'insuffisance aortique s'est accusée davantage et que le cœur s'est plus dilaté et hypertrophié. Il en faut rechercher les causes dans ce fait que l'hypertrophie du ventricule droit entraîne une augmentation de pression dans le domaine de l'artère pulmonaire, par conséquent dans les capillaires pulmonaires et dans les veines pulmonaires. Comme le sang qui provient de ces veines arrive avec une forte pression dans l'oreillette gauche et de celle-ci dans le ventricule de même nom, ce dernier est forcé de se dilater et de s'hypertrophier légèrement.

Pour faire mieux comprendre les différentes parties du tableau clinique de l'insuffisance mitrale, montrons nettement pourquoi l'établissement d'une semblable affection valvulaire entraîne forcément la production d'un souffle dans l'oreillette gauche. Pendant la systole, le sang contenu dans le ventricule gauche reflue en partie, à travers l'orifice mitral devenu insuffisant, dans l'oreillette gauche très élargie, il doit donc se produire un tourbillonnement et par conséquent un souffle, d'autant mieux que le remou est encore favorisé par la rencontre de deux courants sanguins dirigés en sens inverse, celui qui vient des veines pulmonaires et celui qui s'échappe par l'orifice mitral.

Les symptômes cliniques sont les suivants :

Inspection. — La région précordiale est très souvent bombée, même quand l'hypertrophie n'existe que dans le ventricule droit. Le choc de la pointe du cœur peut se faire au niveau normal. Il faut que le ventricule gauche soit très dilaté et hypertrophié pour qu'il y ait déplacement vers la gauche, par exemple, en dehors de la ligne mamillaire.

S'il y a en même temps hypertrophie du ventricule gauche avec un peu de dilatation, la pointe peut se trouver parfois très à gauche, par exemple, dans la région axillaire. Le choc se fait sur une étendue souvent remarquable, surtout vers la droite et dépasse quelquefois le bord droit du sternum. La dilatation du cœur droit est ici le principal facteur du phénomène, tandis que le soulèvement brusque et violent du sternum à chaque systole est produit par l'hypertrophie. Souvent ces mouvements tumultueux se propagent à l'épigastre qui devient le siège de pulsations perceptibles.

Dans beaucoup de cas des mouvements pulsatils se font aussi sentir dans le 2ᵉ espace intercostal gauche. Ils surviennent quand l'artère pulmonaire fortement dilatée, repoussant le bord antérieur du poumon gauche, se met directement sous le sternum. On observe fréquemment encore à ce niveau, pendant la diastole, un ébranlement léger et très rapide qui au point de vue de la palpation se comporte comme un choc très rapide et très léger, et au point de vue de l'auscultation, comme un bruit vasculaire diastolique renforcé et dont le siège serait dans l'artère pulmonaire. Tous ces signes sont l'expression d'une pression sanguine qui s'est accrue, et d'un ventricule droit qui s'est hypertrophié.

On a quelquefois rencontré à l'état isolé, dans le cours d'une insuffisance mitrale, un véritable pouls veineux, surtout quand la fosse ovalaire n'ayant pas subi son occlusion habituelle est encore largement ouverte. Grâce à cette disposition anatomique, l'oreillette gauche peut se débarrasser en partie du sang qui régurgite à travers l'orifice mitral pendant la systole du ventricule gauche, en l'envoyant dans l'oreillette droite, et de là dans la veine cave supérieure et les veines du cou. (Reisch, Rosenstein.)

Palpation. — Souvent l'on découvre dans la région de la pointe un frémissement systolique. Parfois ce phénomène ne survient que lorsque le cœur est fortement excité à la suite d'efforts physiques ou intellectuels. En conséquence, on pourra l'observer après une marche rapide ou en faisant osciller rapidement le corps dans diverses directions, lorsqu'on voudra en déterminer l'apparition ou le renforcer s'il est trop faible. Il devient plus net aussi quand le malade se couche sur le côté gauche.

FIG. 16. — *Artère radiale. Insuffisance mitrale. Jeune fille de 16 ans.*

Le choc de la pointe et diffusé. Il s'étend beaucoup sur la droite. On perçoit souvent les pulsations du cœur d'une force inaccoutumée sous la moitié inférieure du sternum. Dans le 2ᵉ espace intercostal gauche le doigt qui palpe sent souvent, notamment quand il exerce une certaine pression, un choc court et claquant qui alterne avec celui de la pointe. Il se produit par le claquement exagéré des valvules semi-lunaires de l'artère pulmonaire, suite nécessaire de l'hypertrophie du ventricule droit. C'est ce que l'on appelle le claquement sensible des valvules pulmonaires. Met-on l'index de la main droite dans le lieu où se fait le choc, et l'index de la main gauche dans le 2ᵉ espace intercostal gauche, les deux doigts reçoivent chacun alternativement une secousse.

Le pouls radial est souvent normal. Marey s'est trompé en disant que le pouls est toujours irrégulier. Même quand la compensation de l'insuffisance mitrale commence à ne plus se faire, le pouls peut garder son type régulier. Le tracé sphygmographique montre que la tension sanguine est faible, le soubresaut dû aux parois vasculaires est très marqué, mais perd en netteté. Naturellement il faut pour que ces phénomènes se produisent qu'il y ait compensation et que l'insuffisance mitrale soit simple ; le pouls n'est pas assez caractéristique pour faire porter le diagnostic d'insuffisance mitrale.

Percussion. — Les résultats fournis par la percussion varient, suivant que la dilatation et l'hypertrophie ont atteint seulement le ventricule droit, ou bien ont envahi aussi le ventricule gauche. Dans le premier cas la matité est surtout transversale, et la figure qui représenterait les limites de cette matité aurait l'aspect d'un quadrilatère arrondi. La grande ligne de matité (matité relative) dépasse le bord sternal droit et atteint à 4 centim. au moins de distance le 4ᵉ cartilage intercostal droit (voyez fig. 17).

Le ventricule gauche a-t-il pris part à l'hypertrophie et à la dilatation du ventricule droit, la matité est augmentée dans toutes les directions, notamment de haut en bas et aussi vers la gauche.

Auscultation. — L'insuffisance de la valvule mitrale détermine la production à la pointe du cœur d'un souffle systolique, qui se propage souvent à l'orifice tricuspidien et à l'orifice pulmonaire, mais rarement à l'orifice aortique. Dans beaucoup de cas, il est même plus perceptible à l'orifice pulmonaire qu'à la pointe du cœur. Skoda connaissait déjà cette anomalie et il l'attribuait à ce fait que la tension exagérée de la paroi du vaisseau déterminait déjà par elle-même un souffle systolique dans l'artère pulmonaire. Bamberger explique le choc par des oscillations très rapides de cette même paroi. Meyer croit qu'il s'agit d'un souffle prenant naissance dans l'oreillette. Mais c'est Naunyn qui a fourni la véritable explication.

Nous avons dit plus haut que l'insuffisance de l'orifice mitral détermine un tourbillonnement du sang qui reflue à travers l'orifice dans l'oreillette gauche et, par conséquent, un souffle.

Naunyn a démontré que cette oreillette surmonte en grande partie l'origine de l'artère pulmonaire et, par conséquent, est en état de transmettre le souffle ainsi produit à la paroi thoracique antérieure. Parfois il y a propagation aux organes voisins, tels que le foie ou la rate. Dans certains cas le souffle ne se produit que quand le cœur est excité. D'autres fois il disparaît pour un temps plus ou moins long dans le cours d'une maladie intercurrente ou d'un épuisement momentané des forces. On peut en conclure que le souffle a besoin pour exister d'un reflux sanguin animé d'une vitesse suffisante, sans laquelle le remou et, par conséquent, le phénomène acoustique est impossible. Enfin il se peut que le souffle n'apparaisse que dans certaines attitudes, ou du moins qu'il soit renforcé par elles. Aussi Waldenburg a recommandé dernièrement et avec raison d'ausculter un cœur malade en faisant prendre au corps différentes positions. Ce que nous venons de dire explique que l'on découvre à l'autopsie des insuffisances mitrales qui avaient passé inaperçues par suite de l'absence d'un souffle systolique à la pointe. Avec ce souffle systolique coïncide presque toujours à la pointe du cœur un son également systolique ; les 2 phémonènes acoustiques se produisent en général en même

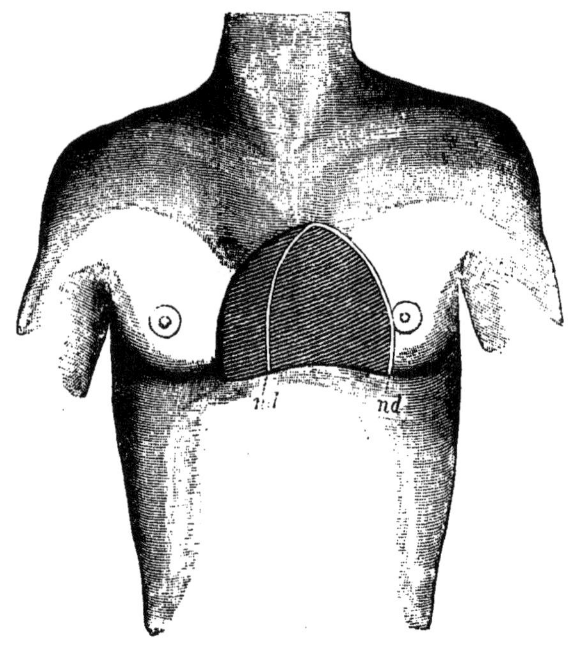

Fig. 17. — *Matité relative du ventricule droit dilaté et hypertrophié à la suite d'insuffisance mitrale.* — nd : Matité normale. (Obs. personnelle.)

temps, il ne faut pas en conclure qu'une partie de la valvule mitrale est encore en état de fonctionner et, par conséquent, de vibrer car ce bruit musical peut être déterminé par la contraction du venticule gauche, ou n'être qu'un son propagé de l'orifice tricuspide ; le son systolique est d'autant plus net que l'on soulève un peu le stéthoscope ou qu'on le penche un peu sur sa base, ce qui fait disparaître le souffle.

En même temps que le souffle systolique, signalons encore l'importance du renforcement du 2e bruit pulmonaire (bruit diastolique). Skoda a attiré déjà l'attention sur la valeur diagnostique de ce signe. Il l'attribue à une augmentation de pression dans le domaine de l'artère pulmonaire et à l'hypertrophie du ventricule droit. Ce phénomène acoustique est remarquablement clair, claquant et on l'a comparé avec raison au choc que produirait un petit marteau. Matterstock affirme qu'il l'a rencontré parfois avec une netteté surprenante dans la sous-clavière et l'artère axillaire du côté gauche.

Les autres bruits du cœur peuvent être parfaitement normaux. Matterstock fait remarquer que le souffle systolique se propage souvent dans l'artère sous-clavière et dans la carotide. Les cas d'insuffisance mitrale qui, au point de vue anatomique, seraient absolument purs, sont extrêmement rares. Presque toujours il y a, avec insuffisance de la valvule bicuspide, un rétrécissement de l'orifice mitral. Les symptômes cliniques peuvent du reste être exclusivement ceux d'une insuffisance.

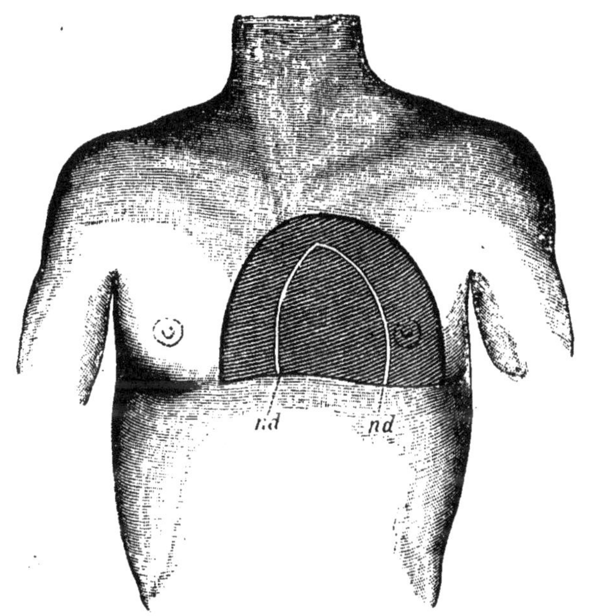

Fig. 18. — *Matité relative des deux moitiés du cœur, dilatées et hypertrophiées à la suite d'insuffisance mitrale.* — *nd* : Limite de la matité normale. (Obs. personnelle.)

Mais il ne manque pas de cas où les phénomènes, après avoir été ceux d'une insuffisance, deviennent ensuite ceux d'un rétrécissement mitral pur. On a essayé d'expliquer cela en disant que la valvule tricuspide en se rétractant et en se rétrécissant diminue le calibre de l'orifice mitral, et devient ainsi capable de fermer cet orifice qui semble dès lors atteint d'un rétrécissement.

Andrew dit avoir observé plusieurs cas de guérison d'insuffisance mitrale ? tandis que le rétrécissement mitral serait, lui, au contraire incurable.

Nous montrerons dans le prochain chapitre qu'il n'en est pas toujours ainsi pour ce dernier. J'ai vu moi-même la guérison survenir, dans un cas d'insuffisance mitrale, chez un homme âgé de 36 ans. A la suite d'un rhumatisme articulaire aigu, ce malade fut atteint d'une insuffisance mitrale; sur mes conseils il se rendit à Nauheim. A la suite d'un premier séjour il revint déjà très amélioré; un 2e séjour à Nauheim a fait si bien disparaître tous les phénomènes pathologiques, qu'il a pu faire un contrat avec une compagnie d'assurance sur la vie très scrupuleuse en pareille matière, parce qu'il ne présentait plus rien de morbide.

Beaucoup d'auteurs, principalement les français, ont insisté sur la fréquence des insuffisances mitrales relatives. Garcin est revenu sur cette idée tout dernièrement encore. Mais si on considère que le diagnostic d'une insuffisance mitrale ne repose pas seulement sur un souffle systolique à la pointe du cœur et sur la dilatation du cœur droit, phénomènes qui peuvent survenir en dehors de l'insuffisance mitrale dans l'emphysème, l'anémie, la fièvre, mais encore et surtout sur le renforcement du deuxième bruit de l'orifice pulmonaire, on verra que les idées reçues reposent sur une base mauvaise, et que la fréquence de cette affection valvulaire a été exagérée.

D. — Rétrécissement mitral.

La présence d'un rétrécissement mitral met obstacle pendant la diastole cardiaque au passage du sang de l'oreillette gauche dans le ventricule de même nom. Il en résulte que le ventricule gauche et, par suite, l'aorte reçoivent dans le même espace de temps moins de sang et se remplissent moins vite que cela a lieu à l'état normal, d'où diminution de la pression artérielle. Dans cet instant même l'oreillette gauche gorgée de sang est forcée de s'élargir, d'où dilatation de l'oreillette gauche. Comme dans l'insuffisance mitrale, la stase envahit l'artère, les capillaires, les veines pulmonaires et finalement le ventricule droit, qui est obligé de se dilater et de s'hypertrophier. La principale différence qui existe entre le rétrécissement et l'insuffisance de l'orifice mitral consiste dans la manière dont se comporte le ventricule gauche, car tandis que dans la première de ces affections valvulaires il peut se dilater et s'hypertrophier, dans la seconde, ne recevant que peu de sang, dont la pression est en outre très faible, il se rapetisse de plus en plus.

D'autre part, les phénomènes acoustiques sont différents. En effet, en arrivant dans un ventricule en diastole vide et large, après avoir franchi l'étroit passage que lui offre l'orifice mitral rétréci, le sang tourbillonne et il en résulte un souffle diastolique. Nous avons dit que ce ventricule met beaucoup de temps à se remplir, il en résulte que ce souffle diastolique est très prolongé.

Les symptômes qui caractérisent le rétrécissement mitral sont les suivants.

Inspection. — Les changements appréciables concordent grosso modo avec ceux que l'on observe dans l'insuffisance mitrale.

C'est ainsi qu'il y a de la voussure précordiale, qui ici est produite uniquement par l'hypertrophie et la dilatation du ventricule droit, un choc de la pointe s'étendant sur une plus large surface, principalement à droite, et présentant une intensité anormale. Parfois le 2e espace intercostal gauche est le siège de mouvements pulsatils dus à une dilatation considérable de l'artère pulmonaire et à un accroissement anormal dans le claquement des valvules sigmoïdes de ce vaisseau. La pointe est déviée légèrement à gauche, en effet, grâce à la dilatation et à l'hypertrophie du ventricule gauche le cœur est comme couché horizontalement sur le diaphragme.

Palpation. — Le signe le plus important est l'existence d'un frémissement cataire présystolique, plus rarement diastolique. Il semble limité à la pointe ; souvent on le sent mieux du côté gauche. Parfois il est intermittent et on ne le perçoit que quand le cœur est agité par des efforts corporels, quelquefois ceux-ci ne font que le renforcer. Si comme c'est l'habitude on a affaire à un frémissement cataire présystolique, il disparaît dès que la pointe bat. On remarque dans ce frémissement des pauses, des interruptions sensibles, surtout au début et à la période terminale. D'autres fois il ne commence à se manifester que quand la pointe est toute prête à se mettre en mouvement. On distinguera facilement ce frémissement systolique d'un frémissement diastolique, ce dernier étant séparé du choc de la pointe par un intervalle de temps toujours appréciable. Comme ces phénomènes concordent absolument avec les souffles, on peut en tirer la conclusion que ceux-ci ne sont pas toujours identiques entre eux. On observe assez souvent dans le 2e espace intercostal gauche un choc qui, comme dans l'insuffisance mitrale, est dû à un claquement exagéré des valvules pulmonaires, c'est-à-dire à une hypertrophie du ventricule droit. La diffusion du choc à droite, et sa force exagérée est aussi sensible à la main que visible aux yeux. Le pouls radial est souvent irrégulier, même lorsqu'il n'y a aucun trouble dans la compensation. Comme les artères n'ont que peu de sang, il est en général petit et faible. Ces caractères se reproduisent sur les tracés sphygmographiques (voyez fig. 19).

FIG. 19. — *Artère radiale droite chez une femme de 28 ans atteinte de rétrécissement mitral.*

On reconnaît facilement sur ces tracés que malgré le peu d'élévation du pouls, le soubresaut d'origine artérielle est bien marqué, tandis que le crochet dû à la réaction élastique est très petit ou a même disparu complètement. Malgré tout cela, ce pouls n'est pas assez caractéristique pour faire porter à lui seul le diagnostic de rétrécissement mitral.

Percussion. — La percussion indique qu'il y a augmentation de la matité cardiaque à droite, et ses limites forment une sorte de quadrilatère arrondi (voyez fig. 17).

Auscultation. — En général on entend à la pointe un souffle présystolique. Ce dernier se reconnaît à ce qu'il finit au moment où le ventricule gauche commence à se contracter. Après le bruit systolique vient une pause, puis le bruit diastolique. Ce souffle est surtout intense vers son commencement et vers sa fin, ce qui concorde avec les phénomènes de circulation. En effet, plus un souffle est intense, plus la rapidité du courant sanguin est grande, on comprend donc facilement que dans un rétrécissement mitral, le sang doit, au début de la diastole, passer plus vite dans un ventricule, qui est encore complètement vide, et que ce même liquide doit de nouveau accélérer sa marche vers la fin de la diastole par la contraction de l'oreillette qui chasse avec force dans ce même ventricule la quantité de sang qui reste encore dans son intérieur. Souvent la première partie du bruit présystolique passe complètement inaperçue, et on ne perçoit ce phénomène acoustique que dans sa période terminale, c'est-à-dire peu avant la contraction du ventricule. Le souffle purement diastolique est bien plus rare, dans ce cas la phase présystolique manque et il existe une pause entre ce souffle et le bruit systolique du ventricule gauche.

Remarque importante, l'intensité du souffle est soumise à de grandes variations. Parfois on ne l'entend que quand les battements du cœur sont précipités à la suite d'un effort physique ou intellectuel, mais même dans ces circonstances il peut faire complètement défaut, et le rétrécissement est méconnu pendant la vie du malade. Il peut en être ainsi même dans les cas de rétrécissements très accentués. Hilton Fagge, qui a insisté tout récemment sur ces faits, a trouvé à l'autopsie 40 cas de ces rétrécissements ainsi inaperçus, dont certains étaient très marqués. Mais en outre de ce souffle présystolique le diagnostic pourra s'appuyer avec avantage sur l'exagération du claquement des valvules sigmoïdes de l'artère pulmonaire (bruit diastolique), car ce phénomène prouve que la force du ventricule droit est augmentée et qu'il y a hypertrophie. D'après Matterstock le claquement se propage souvent très nettement dans les artères sous-clavières et axillaires. En opposition avec ce phénomène acoustique les bruits qui siègent à l'orifice aortique sont très faibles, parce qu'il ne pénètre que peu de sang dans l'aorte. Les bruits tricuspidiens sont normaux quand il n'existe pas de complications ; souvent le souffle de la pointe se propage à l'orifice auriculo-ventriculaire droit.

Il n'est pas rare d'observer une augmentation dans l'intensité du ton de la pointe. Traube explique ce phénomène de la manière suivante. Pendant la systole et la diastole la tension de la valvule mitrale serait très inégale, car le ventricule se remplissant avec lenteur, la tricuspide n'a pas encore atteint à la systole le degré de tension qu'elle possède habituellement ; le ton diastolique peut complètement manquer à la pointe, car en général c'est un son propagé de l'orifice aortique, mais si le claquement pulmonaire est très éclatant il peut se propager à cette partie du cœur et alors on entend un ton fort et clair pendant la diastole. D'autre part le bruit tricuspidien peut aussi se propager à la pointe.

Parfois, ainsi que l'a fait observer Geigel, on entend à l'aorte et l'artère pulmonaire un bruit comme segmenté pendant la diastole dont la 1re portion appartient à l'occlusion de l'aorte et la 2e plus forte à l'occlusion de l'artère pulmonaire. Geigel a attribué ce phénomène à la différence très considérable de pression qui existe entre ces vaisseaux et qui doit rendre leur occlusion impossible ; à ce même moment là où la pression est plus faible (aorte) la fermeture se fait plus vite que là où elle est forte) (artère pulmonaire). Si cela est moins fréquent dans l'insuffisance aortique, il faut se rappeler qu'il n'y a pas ces différences de pressions entre les deux vaisseaux qui existent dans le rétrécissement mitral, surtout quand à l'hypertrophie et à la dilatation du cœur droit se sont ajoutés des phénomènes analogues du côté du cœur gauche. On perçoit souvent un souffle systolique dans la carotide et l'artère sous-clavière, ainsi que Matterstock l'a fait remarquer.

Les observations de sténoses mitrales pures sont très rares, car presque toujours il y a en même temps de l'insuffisance, et souvent les phénomènes de celle-ci sont tellement accentués qu'ils masquent ceux produits par le rétrécissement. Mais alors les symptômes de l'insuffisance peuvent peu à peu faire place à ceux de la sténose, ainsi que nous l'avons dit plus haut, quand l'orifice se rétrécissant de plus en plus les valvules insuffisantes arrivent de nouveau à déterminer son occlusion. Comme le ventricule droit est seul à faire les frais de la compensation, le pronostic est plus grave que dans l'insuffisance mitrale. Néanmoins et malgré l'opinion d'Andrew, le rétrécissement est susceptible d'une guérison spontanée. J'en ai un exemple tiré de ma pratique personnelle. Chez une jeune fille de 14 ans il s'était développé, dans le cours d'un rhumatisme articulaire aigu, les signes d'un rétrécissement mitral. J'eus pendant deux ans l'occasion de voir souvent cette malade, qui était un bel exemple des troubles occasionnés par cette lésion valvulaire. Tout d'un coup le souffle disparut et les symptômes subjectifs s'évanouirent peu à peu. Pendant un an je tins encore la jeune fille en observation, néanmoins pendant toute cette période je ne pus plus constater rien d'anormal au cœur.

E. — **Insuffisance pulmonaire.**

L'insuffisance pulmonaire détermine du côté du ventricule droit des changements analogues à ceux que nous avons déjà décrits du côté du ventricule gauche à la suite d'insuffisance aortique. Ainsi que cela a lieu pour cette dernière affection, le sang reflue en partie à chaque diastole du ventricule dans l'oreillette, à travers l'orifice pulmonaire insuffisant. Le ventricule droit est donc forcé de se dilater, puisqu'il doit recevoir en outre de la quantité habituelle de liquide qui lui vient de l'oreillette droite, un surplus qui a régurgité pendant la diastole dans la cavité auriculaire. Cette régurgitation donne naissance dans la cavité du ventricule droit à des phénomènes de remous qui déterminent la production d'un souffle diastolique. D'autre part, le ventricule ayant à envoyer dans l'artère pulmonaire une quantité exagérée de sang, il a plus de travail à accomplir et en conséquence il doit s'hypertrophier; il se forme donc une hypertrophie du ventricule droit. Enfin l'artère pulmonaire et ses branches recevant plus de sang que d'habitude s'élargissent.

Symptomatologie. Inspection. — Par suite de l'hypertrophie et de la dilatation du ventricule droit, le choc de la pointe plus diffus s'étend davantage à droite, de telle sorte qu'on peut l'apercevoir en dehors du bord droit du sternum. Si les changements survenus dans sa moitié droite sont très marqués, le cœur prend une direction plus horizontale et la pointe entraînée en dehors dépasse légèrement la ligne mamillaire. Dans quelques cas on remarque des pulsations dans le 2e espace intercostal gauche, elles sont dues à la dilatation de l'artère pulmonaire.

Palpation. — Dans beaucoup de cas on peut reconnaître par le palper la diffusion du choc vers la droite, lorsque le phénomène est invisible aux yeux. La main perçoit dans le deuxième espace intercostal gauche (siège d'auscultation de l'orifice pulmonaire) un frémissement cataire. Dans une observation de Bamberger on sentait le frémissement cataire, quand on comprimait à l'épigastre le ventricule gauche qui était accessible à cet endroit. Le choc de la pointe et le pouls radial sont normaux s'il y a pas de complications spéciales. J'ai remarqué sur le tracé sphygmographique des oscillations de la radiale chez une femme de 31 ans tous les caractères du pouls lent. L'affection valvulaire était survenue quand la malade avait 9 ans à la suite d'un rhumatisme articulaire aigu.

Percussion. — La matité est augmentée à droite ainsi que la résistance.

Auscultation. — On entend dans le 2e espace intercostal gauche un souffle diastolique. Habituellement on peut le percevoir encore dans la moitié inférieure du sternum, et il peut se propager à l'orifice, mais il disparaît complètement à la pointe ou y est peu perceptible. Le bruit diastolique manque à l'orifice pulmonaire. S'il existe, c'est alors un phénomène propagé de l'orifice aortique; pour qu'il se produise sur place il faut qu'une valvule sigmoïde de l'artère pulmonaire puisse encore se déplisser et par conséquent vibrer. Par suite, le 2e bruit de l'orifice tricuspide, qui n'est qu'une sensation acoustique propagée de l'orifice pulmonaire, subit des modifications parallèles. Il manque, il est transformé en souffle ou il est peu perceptible.

FIG. 20. — *Artère radiale droite chez une fille de 31 ans atteinte d'insuffisance de l'orifice pulmonaire.* (Obs. personnelle. Clinique de Zurich.)

Le bruit systolique de l'orifice pulmonaire est assez souvent changé en un souffle, parce que les parois très tendues de l'artère pulmonaire se mettent à vibrer. Il ne faut donc pas toujours conclure à l'existence concomitante d'un rétrécissement. Les autres bruits du cœur peuvent être réguliers. Von Dusch a fait remarquer que le souffle diastolique peut se propager dans les vaisseaux cervicaux. D'après les nouvelles recherches de Matterstock et Thomas le phénomène se produit surtout dans la moitié gauche du cou.

L'insuffisance pure de l'orifice pulmonaire est très rare ; le plus souvent il y a en même temps insuffisance et rétrécissement. En général c'est une affection valvulaire congénitale ; il est moins fréquent qu'elle soit acquise, et alors elle survient sous l'influence d'un traumatisme (von Bamberger, Weiss), d'une artério-sclérose (Coupland) ou d'un rhumatisme articulaire aigu (Roeber). Le cas cité par Coupland se rapporte à un homme âgé de 75 ans.

F. — Rétrécissement de l'orifice pulmonaire.

Lorsqu'il y a rétrécissement de l'orifice pulmonaire, le sang qui au moment de la systole du ventricule droit est projeté dans l'artère pulmonaire, rencontre une résistance anormale. Il en résulte que le ventricule droit est forcé de se dilater, et comme il a plus de travail à accomplir, il faut qu'il s'hypertrophie. En même temps l'artère pulmonaire ne se remplit plus que lentement et avec du sang dont la pression est faible. Lorsque le liquide sanguin, après avoir franchi la passe étroite formée par l'orifice pulmonaire rétréci, se trouve dans la cavité de l'artère pulmonaire relativement très large, il en résulte des remous, d'où formation d'un souffle systolique.

Signes physiques. Inspection. — Le plus souvent il y a de la voussure précordiale, d'autant plus que l'affection est presque toujours congénitale ; très marquée à droite elle est produite par la dilatation et l'hypertrophie du ventricule droit, très fréquemment aussi la moitié inférieure du sternum est soulevée par les mouvements systoliques. Le choc de la pointe est faible et parfois disparaît complètement, parce que le recul du cœur est peu marqué à cause de la faible tension de l'artère pulmonaire qui dans les cas normaux détermine ce phénomène.

Palpation. — Presque toujours il existe du frémissement cataire, dont le maximum est situé dans le 2e espace intercostal gauche ; assez souvent cependant il envahit toute la région précordiale et même les régions voisines, de telle sorte qu'on finit par le percevoir dans le dos. Parfois il est intermittent et il ne devient perceptible que quand le cœur est agité. Ce que nous avons dit plus haut fait suffisamment prévoir ce que donnera la palpation de la pointe. Le pouls radial n'est pas modifié.

Percussion. — Augmentation dans l'étendue de la matité à droite.

Auscultation. — Le signe caractéristique est l'existence d'un souffle systolique dans le deuxième espace intercostal gauche, parfois très intense et qui peut revêtir un caractère sifflant ou musical tout particulier. Le plus souvent il se propage aux autres orifices et même aux régions voisines.

Le bruit diastolique de l'orifice pulmonaire fait défaut ou est très amoindri. En effet le sang étant à une pression très faible dans l'artère pulmonaire, les valvules sigmoïdes de celle-ci se referment au moment de la diastole avec une force moindre que cela a lieu habituellement.

Les autres bruits du cœur peuvent être normaux, avec cette réserve que le bruit se fera entendre avec moins d'intensité au niveau du ventricule droit, parce que c'est un phénomène propagé de l'orifice pulmonaire.

Le souffle systolique se laisse assez souvent entendre, ainsi que l'ont récemment fait remarquer Matterstock et Thomas, dans les artères sous-clavières, axillaires et carotides, principalement dans celle du côté gauche, c'est une sensation acoustique propagée. Von Dusch pense que l'existence de celle-ci doit faire penser à un retrécissement pulmonaire congénital, car il croit que le souffle se transmet à ces vaisseaux après avoir pris naissance dans les parties encore subsistantes du septum ventriculorum.

Il se produit souvent au siège du rétrécissement des bruits accidentels d'une intensité extraordinaire. Si en même temps il y a de la cyanose et une légère dilatation du cœur droit, on peut se demander si on a réellement affaire à un rétrécissement de l'orifice pulmonaire. Il faut se rappeler que ces bruits anormaux ne s'accompagnent pas de frémissement cataire. Mais ici encore il n'y a pas de règle sans exception. Ainsi Schreiber a publié une observation, confirmée à l'autopsie, de frémissement cataire produit par un bruit absolument accidentel. D'autre part, il n'est pas nécessaire qu'un souffle systolique de l'orifice pulmonaire s'accompagne d'un frémissement cataire.

Les observations de rétrécissement pulmonaire acquis sont très rares. Le plus souvent il s'agit d'une affection valvulaire congénitale. Mais cette distinction n'est pas toujours facile. Habituellement les personnes atteintes de rétrécissement pulmonaire congénital présentent depuis leur enfance de la cyanose. Néanmoins ce symptôme n'est pas constant ; on trouve aussi, à l'autopsie, les voies de la circulation fœtale conservés en partie (foramen ovale, septum membranaceum, septum ventriculorum, ductus arteriosus Botalli). Mais il n'en est par toujours ainsi. D'un côté le foramen ovale peut rester ouvert chez des hommes sains, et de l'autre, Meyer s'appuyant sur une observation prise à la clinique de Bäumler, a essayé de prouver que le rétrécissement pulmonaire acquis pouvait déterminer l'ouverture d'un septum ventriculorum auparavant fermé. Nous réservons pour un prochain chapitre la description complète des sténoses pulmonaires congénitales.

G. — Insuffisance tricuspidienne.

Quand il y a insuffisance tricuspidienne le sang ne pénétre qu'en partie du ventricule droit dans l'artère pulmonaire, pendant que l'autre partie reflue dans la cavité auriculaire droite. Pendant donc que l'artère pulmonaire reçoit moins de sang que d'habitude, l'oreillette droite en est gorgée et il faut en conséquence qu'elle s'élargisse en proportion de la quantité de sang qui revient ainsi du ventricule, c'est-à-dire en proportien du degré de l'insuffisance tricuspidienne. Il y a donc dilatation de l'oreillette droite. Il en résulte une stase dans la circulation des veines caves, et la pression sanguine s'y accroît. En même temps qu'elle se dilate l'oreillette droite est forcée de s'hypertrophier, et comme le sang qui entre dans le ventricule droit est à une forte pression, il survient du côté de ce ventricule de la dilatation et de l'hypertrophie. Le sang contenu dans la cavité ventriculaire reflue-t-il au moment de la systole dans l'oreillette droite, il se forme des remous d'autant plus forts qu'il y a rencontre de deux courants à direction opposée, l'un venant des veines caves, l'autre du ventricule. Il se produit donc dans cette oreillette droite un souffle systolique. Le ventricule et l'oreillette sont-ils suffisamment puissants, il se forme une onde rétrograde dans les veines caves supérieures et inférieures, et on voit apparaître le pouls veineux et le pouls hépatique.

L'examen physique donne les résultats suivants.

Inspection. — La voussure précordiale n'est pas rare, surtout si l'on a affaire à une affection congénitale. Le choc de la pointe paraît diffusé à droite. Ces deux phénomènes doivent être mis sur le compte de la dilatation et de l'hypertrophie du ventricule droit.

Le vrai pouls veineux est un signe très important, il est produit par l'onde rétrograde partie du cœur. On le retrouve principalement dans les veines du cou, et il est plus précoce dans la veine jugulaire interne que partout ailleurs. Mais il se localise dans la portion la plus inférieure de ce vaisseau, celle qui est située immédiatement au-dessus de la clavicule. En d'autres termes, seul le bulbe de la veine prend part aux pulsations. On aperçoit nettement les pulsations de ce bulbe quand il est situé plus haut que d'habitude. Dans certains cas le pouls veineux est très étendu, et se retrouve dans les veines jugulaires externes, thyroïdiennes, faciales, temporales, frontales, auriculaires, dans les veines cutanées des extrémités supérieures et inférieures, dans les veines du thorax et de l'abdomen.

Le vrai pouls veineux se traduit sous la forme d'une dilatation et d'une pulsation qui semblerait se propager du centre à la périphérie. Le plus souvent on perçoit dans les veines du cou un double choc, dont le premier est plus faible que le second. Il faut se garder de confondre ce phénomène avec des phénomènes analogues qui peuvent se produire dans les veines. On distingue le pouls veineux de la dilatation veineuse qui coïncide avec la respiration, parce que la cessation des mouvements respiratoires ne le modifie aucunement. Dans beaucoup de cas les pulsations des artères sous-jacentes se communiquent aux veines (carotide, sous-clavière); on évite cette cause d'erreur en comprimant le bout central de l'artère. S'il s'agit de mouvements communiqués, les pulsations des veines disparaissent avec les pulsations artérielles. D'autre part, comprime-t-on ces veines en leur milieu, le bout central s'affaisse et les mouvements disparaissent entièrement ou en grande partie, tandis qu'ils deviennent plus apparents dans le segment supérieur par suite de la dilatation de ce dernier. Si l'on a affaire au contraire à un vrai pouls veineux, le doigt qui comprime sent à chaque systole l'onde rétrograde. Enfin dans le faux pouls veineux l'expansion des veines est plus brève et la période de collapsus beaucoup plus longue que quand on a véritablement affaire au phénomène précité. Riegel a démontré qu'à côté du vrai pouls veineux il en existait un autre qui le simulait (pouls veineux négatif des Allemands, faux pouls veineux des Français). On rencontre ce dernier chez beaucoup de personnes saines, il s'observe particulièrement bien chez les gens maigres. Il n'est pas produit, comme le véritable pouls veineux, par une onde sanguine partant du cœur, mais résulte du mécanisme suivant : une contraction brusque de l'oreillette droite arrête brusquement l'arrivée du sang veineux au cœur. Son maximum coïncide donc avec la diastole du ventricule droit, tandis que le maximum du vrai pouls veineux est franchement systolique. Chez ce dernier les battements de la jugulaire coïncident avec ceux de la carotide, tandis que lorsqu'il s'agit de faux pouls veineux, les battements des deux vaisseaux s'alternent.

Parfois aussi la durée du battement de la jugulaire dépasse celle de la carotide, ce qui ne s'observe pas quand il y a faux pouls veineux.

Tant que la valvule qui ferme en haut le bulbe de la jugulaire interne est intacte, fonctionne bien, l'onde rétrograde partie du cœur vient s'y briser, et elle ne pénètre dans les veines périphériques que quand les valvules, par suite de l'énorme dilatation du vaisseau, sont devenues relativement insuffisantes. Aussi le pouls veineux qui est perçu dans les veines du cou est-il aussi bien un témoignage de l'insuffisance des valvules vasculaires que de l'insuffisance de la valvule tricuspidienne. On voit facilement, après tout ce que nous venons de dire, ce qui facilitera la production ou du moins l'intensité de ce phénomène. Il est renforcé dans la situation horizontale, affaibli pendant les grandes inspirations. Geigel a démontré qu'on pouvait le rendre plus net en comprimant la veine cave inférieure à travers l'abdomen. Pasteur est arrivé au même résultat en comprimant le foie. Parfois on n'observe le pouls veineux qu'à droite, ce qui est d'accord avec le trajet plus vertical et plus direct du tronc veineux brachio-céphalique droit, ainsi qu'au calibre plus considérable de ses branches. Ce signe peut disparaître quand l'action du cœur s'affaiblit et que l'onde rétrograde ne pénètre plus par suite dans les veines périphériques. L'administration de la digitale peut alors le faire reparaître. Souvent il disparaît quand la terminaison fatale s'approche. Des conditions analogues à celles qui existent dans les veines du cou se retrouvent aussi dans le domaine de la veine cave inférieure. Comme cela a lieu pour la jugulaire, l'onde sanguine rétrograde vient se briser sur une valvule de la veine crurale située au niveau du ligament de Poupart et la pulsation veineuse se fait dans la profondeur sous l'arcade crurale, de même que les battements des bulbes de la jugulaire interne se faisaient derrière la clavicule. La valvule devient-elle insuffisante à la suite de l'élargissement du calibre de la veine, l'onde pénètre alors jusque dans la saphène interne.

Les pulsations du foie relèvent du même mécanisme ; l'onde sanguine arrivant au niveau du foie, l'organe se gonfle comme le ferait un véritable tissu érectile. Comme l'a fait remarquer Friedreich, les pulsations hépatiques précédent quelquefois les battements de la jugulaire. Jusqu'ici l'insuffisance tricuspidienne seule semble capable de produire ces pulsations hépatiques.

Rappelons, à ce sujet, que Rosenbach dit avoir observé des battements hépatiques pendant le cours d'une insuffisance aortique et par suite d'une dilatation anormale, au moment de la systole du ventricule gauche, des artères du foie. Il sera toujours facile de distinguer l'un de l'autre les deux phénomènes. Lebert, longtemps auparavant, avait décrit déjà des battements hépatiques d'origine artérielle dans la maladie de Basedow.

Parfois on voit et on sent battre à droite de la ligne blanche la veine cave inférieure, ainsi que l'a fait observer Geigel.

Palpation. — Habituellement le choc de la pointe est diffus et s'étend vers la droite. Dans certains cas la main perçoit un frémissement cataire systolique derrière la moitié inférieure du sternum. En palpant le bulbe de la

FIG. 21. — *Insuffisance tricuspidienne.* Veine jugulaire gauche, femme de 51 ans. (Obs. personnelle.)

veine jugulaire interne, on sent fréquemment un choc qui est dû à l'obturation brusque de la valvule située à ce niveau. Quand cette valvule est insuffisante, on peut constater l'existence d'un frémissement cataire ; le doigt appuyé sur la veine pulsatile sent celle-ci se remplir abondamment à chaque systole, et se dilater largement, surtout sur les côtes. On a parfois la sensation d'une artère qui serait en train de battre. L'élargissement, principalement des parties latérales, peut avoir de l'importance pour le diagnostic, lorsque l'on veut savoir si les battements sont communiqués ou autochthones. Souvent on sent deux maxima, l'un qui coïncide avec la contraction de l'oreillette, l'autre avec la systole du ventricule et dont la force est par conséquent plus considérable.

Les mêmes phénomènes peuvent s'observer dans les veines des extrémités inférieures.

Place-t-on les deux mains sur le foie, l'une avant l'autre en arrière, ou l'une à droite, l'autre à gauche, on sent qu'elles s'éloignent à chaque systole véntriculaire. Ce fait sépare nettement le véritable pouls hépatique des battements propagés assez fréquents dans les cas d'hypertrophie du foie et de pulsations violentes de l'aorte abdominale. Si les doigts appliqués sur le foie se réunissent pour former une sorte de creux, on sent également qu'ils s'écartent pendant la systole, les uns des autres. Comme il faut un certain temps à l'onde rétrograde pour pénétrer dans les parties éloignées du cœur, on comprend qu'il y ait un petit retard entre le pouls veineux de la jugulaire et le pouls hépatique. Les tracés sphygmographiques du pouls veineux montrent toujours

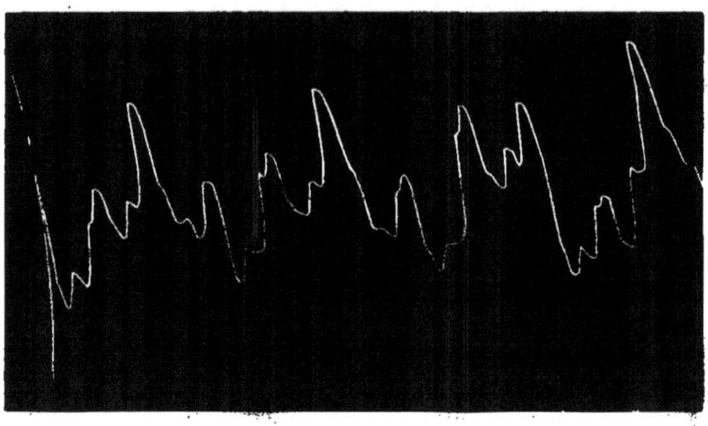

FIG. 22. — *Crise dyspnéique chez la même malade.*

de l'*anadicrotisme*. La contraction de l'oreillette se traduit en effet par un petit ressaut sur la ligne ascendante qui sera d'autant plus net que l'on prendra en même temps le pouls de la carotide (fig. 21). Il peut encore y avoir ressaut sur la ligne ascendante. Les causes de ce phénomène ne sont pas bien connues. Friedreich l'attribue à une onde réfléchie partie du ventricule droit. Le tracé est peu net quand il y a dyspnée et qu'aux troubles cardiaques se sont joints des troubles pulmonaires (fig. 22).

Le tracé sphygmographique du pouls hépatique présente les mêmes caractères. Ainsi il peut être monocrote, anadicrote, catadicrote ou en même temps cata et anadicrote.

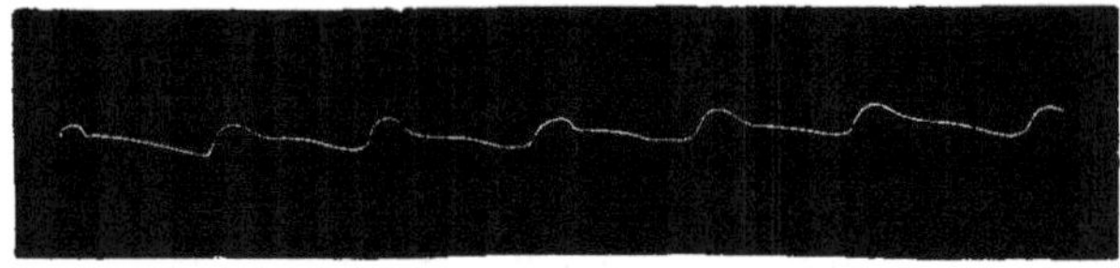

FIG. 23. — *Insuffisance tricuspidienne.* D'après MAREY.

Le pouls radial se distingue par son peu d'amplitude et de tension, qualités que l'on retrouve sur les tracés sphygmographiques (fig. 23).

Percussion. — La matité et la résistance au doigt qui percute sont très étendues sur la droite, elles sont ce que l'on doit attendre d'une hypertrophie et d'une dilatation de l'oreillette et du ventricule droits.

Auscultation. — On entend au niveau de l'orifice tricuspide un souffle systolique dont le maximum est le long du bord droit du sternum entre le 2e et le 4e cartilage intercostal. Il peut se propager aux autres orifices ou même aux régions voisines du cœur (Lublinsky) ; le 2e bruit pulmonaire et le bruit diastolique du ventricule droit sont en général très affaiblis, parce qu'il arrive peu de sang dans l'artère pulmonaire.

Au niveau du bulbe de la jugulaire et sur la veine crurale s'entend, tant que les valvules ne sont pas insuffisantes, un bruit court et éclatant que Bamberger a appelé claquement des vaisseaux. Celui-ci aussi peut présenter deux redoublements, l'un présystolique, l'autre systolique. Si les valvules sont devenues insuffisantes, l'on y perçoit un souffle présystolique ou systolique, qui peut devenir musical quand les parois veineuses sont excessivement tendues. L'insuffisance de la valvule veineuse peut se produire dans un temps très court ; Friedreich l'a vue survenir dans l'espace d'une nuit.

L'insuffisance tricuspidienne est rare à l'état isolé. Sur 230 cas d'affections valvulaires réunis par Bamberger, cet auteur n'a trouvé que 2 insuffisances tricuspidiennes (0,8 0/0) à l'état isolé. Le plus souvent il s'agit alors de lésions congénitales. Mais l'insuffisance tricuspidienne est assez fréquente à la suite d'une affection mitrale ou d'une maladie chronique des poumons, souvent aussi à la suite d'une insuffisance aortique.

Quand elle est ainsi compliquée, naturellement son aspect clinique change. Lorsque l'orifice auriculo-ventriculaire droit est très élargi, le souffle peut manquer. Dieulafoy a signalé un cas de ce genre où les limites entre la cavité ventriculaire et l'infundibulum de l'artère pulmonaire avaient presque complètement disparu. En effet, les causes qui produisent le remou du sang (rétrécissement ou élargissement subit sur le parcours du courant sanguin) font alors défaut.

H. — Rétrécissement tricuspidien. Sténose de l'orifice auriculo-ventriculaire droit.

Les rétrécissements tricuspidiens purs existent à peine. Presque toujours ils sont accompagnés d'insuffisance et le plus souvent il y a en même temps des lésions sur la valvule mitrale. Il y a en conséquence une multitude de phénomènes appartenant aux complications, de telle sorte que l'on a fait la description clinique du rétrécissement tricuspidien bien plus en s'appuyant sur la théorie que sur la pratique.

Lorsque l'orifice auriculo-ventriculaire droit est atteint de rétrécissement, le sang doit traverser, au moment où il passe de l'oreillette dans le ventricule droit, un orifice rétréci. Il survient par suite des phénomènes de *stase* dans l'oreillette droite, qui s'hypertrophie et se dilate en conséquence. Pendant que la pression s'accroît dans les veines caves, elle s'abaisse notablement dans le ventricule droit et dans l'artère pulmonaire, le ventricule gauche et l'aorte reçoivent donc le contre-coup de ces troubles circulatoires. On a des observations où, à l'exception de l'oreillette droite fortement dilatée et hypertrophiée, toutes les autres cavités du cœur étaient manifestement petites et les deux tissus artériels d'un calibre très réduit. En franchissant l'orifice rétréci le sang de l'oreillette droite, lorsqu'il a atteint le ventricule droit, tourbillonne, d'où souffle diastolique ou présystolique. Le souffle manque quand le courant sanguin n'a pas la rapidité suffisante pour déterminer un remou. Il est facile de comprendre qu'alors l'affection valvulaire reste méconnue pendant la vie du malade.

Comme signes physiques à noter, signalons l'étendue plus grande de la matité à droite, à cause de la dilatation de l'oreillette droite, un souffle diastolique ou présystolique au niveau de l'orifice tricuspidien, l'affaiblissement du deuxième bruit pulmonaire à cause du peu de sang qui arrive dans l'artère pulmonaire.

Les conditions hydrauliques sont très favorables à la production d'un faux pouls veineux.

I. — Rétrécissement des infundibulum artériels. Sténose vraie du cœur.

Parfois la sténose, au lieu de siéger au niveau des orifices artériels, est située au-dessous d'eux dans l'infundibulum pulmonaire ou aortique. Il s'agit le plus souvent d'une myocardite scléreuse qui, en se rétractant, a formé une sorte d'étranglement annulaire. Le plus souvent congénitales, ces lésions peuvent cependant être acquises, par exemple, à la suite d'un traumatisme. Dittrich a donné à ces sténoses le nom de rétrécissements vrais du cœur; ils sont très rares à l'infundibulum aortique (nous n'en possédons que les exemples rapportés par Leyden, Albi, Lauenstein, Lindmann, Riegel et Rollet). Les symptômes rappellent tout à fait ceux des rétrécissements ordinaires, mais tandis que ces derniers se compliquent en général d'insuffisance, les seconds s'accompagnent d'un bruit diastolique net, preuve que les valvules ferment bien.

D'après Balfour, quand il y a sténose de l'infundibulum pulmonaire, le bruit serait même renforcé à l'orifice artériel droit. Il s'y joint habituellement des phénomènes qui prouvent en général que l'affection est congénitale.

K. — Affections valvulaires multiples.

Dans les cas d'affections valvulaires combinées (multiples) on a deux choses à considérer, tantôt une insuffisance avec rétrécissement à l'une des valvules, tantôt l'existence de troubles fonctionnels à un autre ou à plusieurs autres orifices.

La combinaison de sténose et d'insuffisance au même orifice est très fréquente. On est peut-être en droit, en se fondant sur des considérations anatomiques, de soutenir que ce fait est la règle, quoiqu'il n'en soit pas toujours ainsi en clinique ; l'un de ces états lorsqu'il est plus marqué domine en effet complètement la scène, de telle sorte qu'on peut sans erreur affirmer un rétrécissement ou une insuffisance. La chose est particulièrement fréquente à l'orifice mitral. Il s'y trouve des rétrécissements très considérables qui ne déterminent aucun symptôme, l'on croit seulement avoir affaire pendant la vie à une insuffisance de la tricuspide et ce n'est qu'à l'autopsie que l'existence d'une sténose frappe l'attention. Le diagnostic d'une lésion de ce genre demande certaines réserves. Cela est surtout vrai pour les orifices artériels.

Comme nous l'avons dit plus haut, la présence d'un souffle systolique à l'orifice aortique, dans le cours d'une insuffisance des valvules sigmoïdes de ce dernier, n'autorise nullement à conclure à la présence concomitante d'un rétrécissement, puisque ce souffle peut encore être produit par des vibrations irrégulières des parois très tendues de l'aorte. Dans ces cas, il faut examiner tout particulièrement le pouls ; plus il est retardé, plus la sténose prédomine. On reconnaîtra sans peine l'exactitude de cette assertion sur le tracé sphygmographique de la figure 24.

FIG. 24. — *Insuffisance aortique avec sténose de l'orifice artériel. Homme de 22 ans.* (Obs. personnelle.)

En général il y a plus d'insuffisances et de rétrécissements cliniquement purs aux orifices artériels qu'aux orifices auriculo-ventriculaires. Les combinaisons de ce genre sont tantôt antérieures à l'observation, tantôt se développent sous les yeux mêmes du médecin. Parfois il se produit des sortes de cas intermédiaires, et une affection valvulaire qui commence comme une insuffisance finit, comme un rétrécissement. Nous avons insisté plus haut sur la possibilité d'un pareil événement.

La *présence simultanée* d'une insuffisance et d'une sténose au même orifice n'est pas du tout un fait défavorable, car les troubles qu'ils entraînent étant contradictoires, il en résulte qu'ils s'éliminent en partie. Pour démontrer en peu de mots l'exactitude de cette assertion, choisissons par exemple les cas où il existe simultanément à l'orifice aortique de l'insuffisance et du rétrécissement. Pendant la diastole la présence d'un rétrécissement empêche le sang de refluer aussi abondamment et aussi librement qu'il le ferait, s'il n'y avait qu'une insuffisance. D'autre part, pendant la systole du ventricule gauche, les troubles produits par le rétrécissement sont modifiés par l'insuffisance. Inversement cependant le retour du sang dans le ventricule est toujours possible, ce qui n'a pas lieu dans les cas de sténose pure.

Dans les cas où il y a plusieurs affections valvulaires simultanées, deux formes principales sont à distinguer au point de vue étiologique : une combinaison mécanique et une combinaison d'effets anatomiques.

Comme conséquence mécanique citons l'insuffisance tricuspidienne qui survient à la suite d'une affection mitrale. Nous avons signalé plus haut la fréquence d'une pareille coïncidence. Le processus est ici le suivant. A la suite d'une lésion mitrale, le ventricule droit et l'orifice tricuspide se dilatent au point que l'appareil valvulaire de celui-ci, quoique intact, ne suffit plus à assurer la fermeture. Dans les cas où il s'agit d'une combinaison d'effets anatomiques semblables, l'endocardite a fait sentir son influence sur plusieurs orifices à la fois.

Ces faits se voient bien plutôt dans les autopsies qu'au lit du malade. Tantôt les valvules ont été malades en même moment et sous l'influence de la même cause, tantôt l'inflammation s'est propagée d'une valvule à l'autre. Il est très fréquent de voir des lésions morbides de l'orifice aortique envahir l'orifice mitral et entraîner comme conséquence un trouble fonctionnel durable. Dans beaucoup de cas l'inflammation semble secondaire pour les autres valvules et dû simplement à un excès de travail. Sur la limite entre les affections valvulaires combinées de cause mécanique et les affections valvulaires combinées d'origine anatomique, on trouve certains cas dont nous avons fourni plus haut un exemple. Nous voulons parler des végétations endocardiques des valvules aortiques faisant saillie dans l'orifice mitral et déterminant l'apparition d'un rétrécissement tricuspidien à la suite de la sténose que leur présence détermine (v. fig. 5 *bis*). Le nombre des combinaisons possibles est très grand, car il y a 4 orifices au cœur et chacun de ces orifices peut être atteint de 2 façons différentes ; si on se souvient que ces lésions peuvent être accentuées à des degrés très différents et que leur tableau clinique varie en conséquence suivant que l'affection valvulaire est primitive ou secondaire, on comprendra facilement qu'il en résulte un aspect symptomatique si varié que nous devons nous contenter d'en fournir quelques exemples.

L'influence qu'exerce une combinaison de plusieurs affections valvulaires simultanées sur la circulation est tantôt *favorable*, tantôt *défavorable*. Comme type des premiers, citons la présence simultanée d'une insuffisance aortique et d'un rétrécissement mitral. Le ventricule gauche recevant peu de sang du fait de la sténose de son orifice auriculo-ventriculaire, les conséquences nuisibles de l'insuffisance aortique sont diminuées par ce fait. D'autre part le temps considérable que ce ventricule met alors à se remplir prévient la distension trop marquée du système artériel, et d'un autre côté les effets nuisibles qu'exerce la lésion mitrale sur le ventricule droit, puisque la présence d'un ventricule gauche puissant et hypertrophié suffit mieux à assurer le dégorgement rapide de l'oreillette gauche que ne le ferait une dilatation et une hypertrophie du ventricule droit qui existeraient à l'état isolé.

Comme type des secondes nous pouvons signaler au contraire l'existence concomitante d'un rétrécissement aortique et d'une insuffisance mitrale. En effet, du fait de la sténose aortique il arrive déjà fort peu de sang dans l'aorte. Cette quantité de sang sera encore plus faible par le fait de l'insuffisance de la tricuspide qui permet à une partie du liquide sanguin de refluer dans l'oreillette droite, phénomène qui aura d'autant plus de tendance à se produire que l'hypertrophie du ventricule sera plus considérable. Le rétrécissement de tous les orifices du cœur, sauf de l'orifice pulmonaire, ne produit pas grands changements, comme l'a montré von Bamberger, même si la sténose est assez considérable. Le cœur reste à peu près ce qu'il était auparavant, seule la circulation se trouve ralentie.

Ces *affections mixtes* siégeant à plusieurs orifices à la fois ne peuvent se reconnaître que par la combinaison de certains signes physiques. Si les altérations sont de telle sorte qu'une lésion d'un orifice produise un souffle systolique et une autre un souffle présystolique ou diastolique, le diagnostic s'en trouve singulièrement facilité. Lorsque au contraire les souffles se produisent à la même phase des révolutions du cœur, on court risque de prendre pour autochthones des souffles propagés et vice versâ. Il faut insister alors sur le timbre, sur la force et sur la propagation de ces souffles.

En effet s'il s'agit d'un phénomène autochthone de ce genre à l'orifice aortique ou tricuspidien il persiste dans les régions voisines du cœur. Il s'éteindrait au contraire s'il était propagé. On peut dire la même chose pour les souffles des orifices pulmonaires et mitraux; croit-on à la possibilité d'une affection mitrale compliquée, on doit s'informer où le claquement des valvules pulmonaires est plus éclatant, ou, dans les cas de sténose, s'il existe un souffle présystolique. On reconnaîtra s'il y a insuffisance tricuspidienne au pouls veineux, malheureusement ce dernier n'est pas un phénomène constant.

Nous pouvons encore recourir aux tracés sphygmographiques, pour démontrer que quand il existe deux affections valvulaires simultanées, par exemple une insuffisance aortique et une insuffisance mitrale, les caractères du pouls se perdent, car on peut facilement se rendre compte que ce tracé offre plus l'aspect d'un pouls rapide, comme c'est le cas pour le pouls de l'insuffisance aortique pure (voir fig. 7).

Symptômes généraux des affections valvulaires.

Les symptômes généraux des affections valvulaires sont presque tous la conséquence des troubles circulatoires. Tant qu'une affection valvulaire est compensée, ils manquent ou du moins ils sont peu développés. Au contraire ils se prononcent de plus en plus et finissent par entraîner la mort quand la force du cœur s'affaiblit à la suite d'une sclérose ou d'une dégénérescence graisseuse du myocarde laissant les affections valvulaires produire toutes leurs conséquences. Ces troubles de compensation se révèlent surtout par la gêne de la circulation veineuse, qui fait sentir son influence jusque dans les capillaires et même dans le système artériel. Les lésions des orifices peuvent faire ressentir leurs effets sur toutes les parties de l'organisme. Parfois les souffrances de tel ou tel organe dominent tellement la scène qu'on court le risque de commettre une grosse erreur si l'on examine le cœur superficiellement et avec négligence. Ainsi on peut croire à une affection pulmonaire, en voyant le malade cracher, tousser et se plaindre d'étouffer. D'autres fois ce sont les troubles stomacaux qui attirent l'attention; on peut alors, en présence de l'intensité de ceux-ci, croire à l'existence d'une gastralgie ou même d'un ulcère de l'estomac, tandis que les perturbations de cet organe sont simplement dues à une affection valvulaire du cœur. Leared a démontré la possibilité de ces confusions par de probantes observations.

Certains symptômes généraux dépendent plus particulièrement de certaines affections valvulaires. Ils se produisent surtout dans le cours de ces derniers et possèdent en quelque sorte une valeur diagnostique. Jamais cependant ils ne sont absolument spécifiques, aussi nous croyons-nous autorisé à en embrasser l'étude dans un chapitre unique.

FIG. 25. — *Insuffisances aortique et mitrale combinées. Radiale droite.* (Obs. personnelle.)

Nous avons dit que les symptômes *subjectifs* pouvaient absolument faire défaut dans les affections valvulaires bien compensées, ce fait se retrouve surtout dans les insuffisances aortiques dans lesquelles l'hypertrophie du ventricule établit, comme on le sait, la compensation; celle-ci est durable à cause de l'épaisseur considérable de la couche musculaire de cette cavité. Les malades se livrent sans inconvénients aux plus violents efforts musculaires, j'en ai vu qui avaient pu continuer leur métier de manœuvre ou supporter les fatigues d'une campagne. D'autres fois certains symptômes pénibles, tels que palpitations, dyspnée, sensation de constriction, douleur précordiale, ne surviennent qu'à l'occasion d'efforts fatigants physiques ou intellectuels. Ils se produisent aussi pendant la course, les évolutions rapides, la danse, l'ascension d'un escalier ou d'une montagne, lorsqu'on monte à cheval, quelquefois aussi à la suite de l'ingestion de café, de thé, pendant qu'on fume un cigare, après un repas trop copieux ou dans certaines attitudes du corps. Le décubitus sur le côté gauche détermine souvent de la dyspnée et des palpitations. Certains malades souffrent en permanence de ces symptômes subjectifs, même lorsque la lésion valvulaire est suffisamment compensée.

Lorsque ces affections frappent des hommes faits, elles ébranlent la constitution. Si ce sont des enfants qui en sont atteints, le développement du corps reste incomplet, et cela est facile à comprendre quand on songe aux troubles qui surviennent dans les fonctions nutritives. La nutrition s'altère aussi chez les adultes tant que l'affection vasculaire subsiste, et notamment tant et aussi souvent que la compensation est troublée.

Il peut survenir une cachexie très marquée à laquelle Andral a donné le nom de *cachexie cardiaque*. Rappelons la conformation spéciale des articulations des doigts, que l'on retrouve surtout quand les troubles fonctionnels des orifices du cœur remontent à l'enfance. Les phalanges unguéales sont noueuses et les doigts forment des sortes de serres.

La *peau* se distingue presque toujours par son aspect cyanosé. La cyanose est d'autant plus marquée que la circulation pulmonaire est plus troublée. Aussi est-elle plus grande dans les affections mitrales que dans les affections aortiques. Les maladies de l'orifice pulmonaire entraînent toujours un haut degré de cyanose. Celle-ci est d'autant plus intense que les troubles de la compensation sont plus considérables. Lorsque ceux-ci sont faibles la teinte rougeâtre de la face et des muqueuses sera souvent prise pour un signe de bonne santé, et ce n'est qu'à un œil exercé que la nuance bleuâtre suspecte de cette rougeur n'échappera pas.

En outre de cette couleur cyanique on rencontre assez souvent un aspect *ictérique* de la peau. Parfois la teinte jaunâtre se limite à la conjonctive, dans d'autres cas elle se répand sur toute l'enveloppe cutanée et lui donne, en se combinant avec la cyanose, une teinte jaune sale ou même grisâtre, c'est l'*ictère verdâtre*. L'ictère se développe en général peu à peu et dure longtemps. Dans des circonstances plus rares il survient tout à coup et avec beaucoup d'intensité, il est alors le résultat d'embolies qui se sont arrêtées dans les vaisseaux hépatiques. Il est assez fréquent de constater des *dilatations variqueuses* sur le nez et sur les joues, auxquelles se joignent parfois des processus inflammatoires conduisant à l'*acné rosacea*.

Les grosses veines cutanées sont parfois aussi considérablement dilatées et sinueuses, elles peuvent devenir variqueuses et être le siège de complications morbides, telles que l'ulcération. On peut aussi rencontrer des suffusions sanguines sur la peau dont l'origine est due par exemple à une embolie, quoique les embolies soient rares dans l'endocardite chronique, ou à une hémorrhagie véritable. Dans les premiers cas on reconnaîtra le processus embolique à la tache blanche qui reste au centre de l'extravasat sanguin ; lorsque les malades sont très affaiblis, il peut survenir une véritable *diathèse hémorrhagique*. Il se produit pendant des jours et pendant des semaines de petits épanchements de sang dans la peau et dans les muqueuses et l'on a à peu près l'aspect clinique de la maladie de Werlhoff. Beaucoup d'auteurs ont rapporté faussement ces cas à une dyscrasie scorbutique.

L'*œdème* est une des manifestations les plus constantes et les plus fréquentes des affections valvulaires. Plusieurs facteurs peuvent déterminer son apparition. Le plus important de tous est la stase ou, ce qui revient au même, l'élévation de la pression sanguine dans les veines. Ces troubles se répercutent forcément sur les lymphatiques, puisque ces derniers se déversent dans le système veineux. Les changements de composition du sang sont assez fréquents. Ce liquide est plus pauvre en principes solides, par exemple en albumine, en conséquence la paroi valvulaire s'altère et devient plus perméable.

Le plus souvent l'œdème apparaît d'abord dans le tissu cellulaire sous-cutané. C'est dans les extrémités inférieures qu'il se manifeste tout d'abord, ainsi que cela se produit dans la stase veineuse. Au début ce sont les chevilles qui sont envahies, le gonflement disparaît souvent la nuit quand le malade est dans une position horizontale. Plus tard il devient permanent, gagne peu à peu la totalité des membres inférieurs, les parties génitales, la peau du ventre et du thorax, et finalement celle des membres supérieurs, du cou et de la face.

Lorsque les malades ont l'habitude de se coucher toujours sur le même côté, c'est cette partie latérale qui est œdématiée, pour une raison toute mécanique. L'œdème affaiblit l'organisme à cause de la déperdition des sucs nutritifs. Il augmente, par la compression qu'il détermine sur les vaisseaux cutanés, la gêne de la circulation artérielle. Enfin il peut être la cause d'altérations très graves de la peau. En effet cette membrane s'enflamme souvent et devient le siège de processus érysipélateux. Dans d'autres cas des cloques pleines de liquide apparaissent à sa surface qui crèvent et déterminent à leur niveau un écoulement de sérosité au dehors. Signalons encore des ulcérations et des gangrènes. Lorsque l'œdème a récidivé souvent dans la peau, celle-ci s'épaissit et il se forme une sorte d'éléphantiasis.

Après l'œdème cutané nous rencontrons, par ordre de fréquence dans ces manifestations hydropiques, les *épanchements* dans la cavité des diverses séreuses. L'ascite est un des plus précoces, puis vient l'hydrothorax, l'hydropéricarde l'œdème du tissu cellulaire sous-arachnoïdien et l'hydropisie des ventricules cérébraux; les complications sont naturellement très importantes, car l'ascite, l'hydrothorax, l'hydropéricarde augmentent les résistances que le cœur a à surmonter, tandis que l'épanchement de sérosité qui se fait dans les organes contenus dans le crâne peut déterminer des phénomènes paralytiques redoutables.

Les *articulations* deviennent assez souvent le siège de tuméfactions douloureuses, même quand le rhumatisme n'a pas été la cause des affections valvulaires existantes. Ce gonflement peut être fébrile ou apyrétique. La température du corps dans beaucoup de cas est normale ou bien elle est abaissée.

Y a-t-il aux extrémités de la stase veineuse se révélant par de la cyanose et de l'œdème, les membres inférieurs sont alors d'un froid de glace.

Ce phénomène dépend évidemment d'un ralentissement de la circulation. On constate souvent une augmentation de la température à la suite d'embolies qui se sont faites dans le parenchyme des organes internes.

On a signalé aussi à la suite d'extravasats sanguins dans les poumons de l'hyperthermie (fièvre de résorption du sang; Gerhardt, Penzold). Le pouls subit des modifications générales, en outre des changements spécifiques que peuvent lui imposer certaines affections valvulaires. S'il y a rupture de l'équilibre de compensation le pouls devient fréquent et irrégulier comme durée et comme force. Très souvent il est intermittent, c'est-à-dire qu'il ne se produit pas après chaque systole ventriculaire, celles-ci ne suffisant pas toujours à pousser le sang dans la radiale, de sorte qu'en auscultant le cœur on y entend plus de battements qu'on ne perçoit de pulsations dans les artères.

En même temps le pouls perd de sa force, il est mou et peu tendu. Ces irrégularités du pouls se retrouvent très clairement sur les tracés sphygmographiques.

Les *palpitations* sont un symptôme des plus fréquents ; il y en a de deux sortes, d'*objectives* et de *subjectives*. L'accélération des battements du cœur n'est perceptible que dans les dernières, tandis que les premières s'accompagnent, il est vrai, d'un sentiment pénible, mais sans qu'elles déterminent des symptômes objectifs d'excitation cardiaque. Tantôt ces palpitations sont continues, tantôt elles ne surviennent qu'après une fatigue corporelle ou intellectuelle. Tantôt enfin elles deviennent un symptôme avant-coureur de la rupture de l'équilibre de compensation. Parfois elles

FIG. 26. — *Pouls irrégulier et intermittent d'une insuffisance mitrale non compensée. Homme de 27 ans.* (Obs. personnelle.)

déterminent un sentiment de tension et de constriction dans la région du cœur.

Dans d'autres cas elles produisent des sensations fort douloureuses qui s'irradient, dans le bras gauche, le cou, l'ombilic et qui simulent à s'y méprendre l'angine de poitrine. Ces phénomènes sont assez fréquents dans le cours de l'insuffisance aortique et ils peuvent souvent être déterminés par la compression qu'exercerait l'aorte distendue sur le plexus cardiaque. Michel Peter a rapporté des cas où ce plexus était manifestement malade.

La circulation est-elle ralentie, et survient-il notamment des altérations dans l'endothélium de l'endocarde ? il peut se produire des concrétions sanguines, c'est-à-dire des thromboses du cœur. Ces dépôts se rencontrent principalement dans l'oreillette ou entre les trabécules du ventricule. Leur apparition est grave, car ils peuvent en se développant rétrécir la lumière des orifices cardiaques voisins, ou bien il peut s'en détacher des particules qui, entraînées dans les artères, y peuvent déterminer des embolies. Si elles partent du cœur droit elles peuvent pénétrer dans les gros vaisseaux pulmonaires et quand la branche ainsi atteinte est très importante déterminer la mort immédiate. Celle-ci peut survenir aussi quand l'embolie a obturé un orifice du cœur.

Dans des cas plus rares, la mort arrive à la suite d'une rupture du cœur ou d'une paralysie subite de cet organe produite soit par une excitation des centres nerveux ou des nerfs et quelquefois aussi par une distension excessive du myocarde. Les troubles de compensation se décèlent parfois par une modification spéciale des mouvements du cœur. Il ne sont pas complètement irréguliers mais ils ont un rythme spécial auquel on a donné le nom d'*allorythmie* (Sommerbrodt). Il s'observe relativement assez souvent dans le cours des affections mitrales, surtout dans l'insuffisance, principalement quand celle-ci est compliquée d'insuffisance tricuspidienne. Voici en quoi il consiste. Il y a deux battements cardiaques assez rapides, séparés des deux battements suivants par une pause assez longue et ainsi de suite. C'est ce que

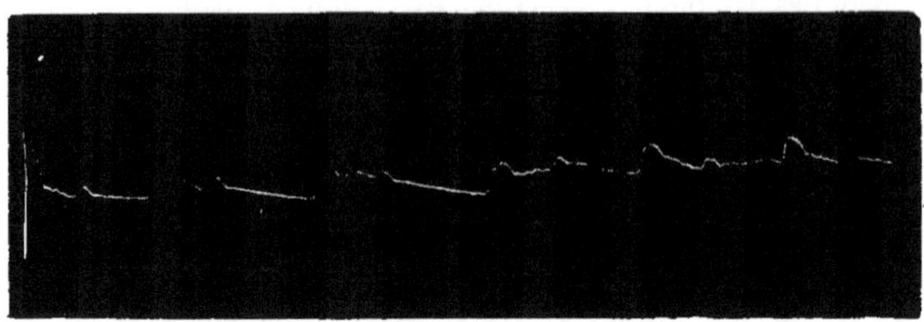

FIG. 27. — *Pouls bigéminé dans l'insuffisance mitrale. Femme de 32 ans.* (Obs. personnelle.)

l'on appelle « les *battements bigéminés* » ; ce deuxième battement se distingue du premier en ce qu'il est plus court et moins fort, de telle sorte qu'il ne détermine dans la radiale qu'une pulsation très faible et celle-ci peut même faire complètement défaut (voyez fig. 28). Pendant qu'il y a deux battements per-

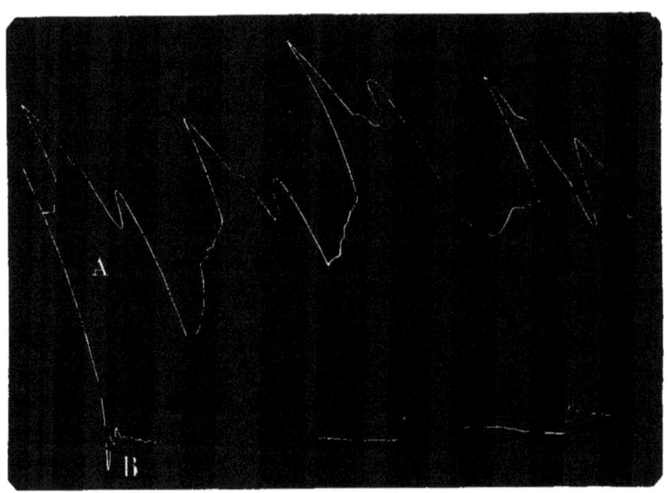

FIG. 28. — *Battements bigéminés dans une insuffisance mitrale. Homme de 33 ans.* (Obs. personnelle.)
A. Choc de la pointe du cœur. — B. Pouls radial.

ceptibles à l'auscultation il n'y a donc qu'une pulsation appréciable à l'artère radiale. Chez le malade dont nous avons donné le tracé dans la figure 28 les battements géminés se montrèrent pendant une semaine environ, alternèrent souvent avec d'autres irrégularités dans les mouvements du cœur, et ils sparurent ensuite complètement, pendant les 4 mois du moins que le patient sta encore en observation. Chez d'autres sujets je ne pus constater ce phé- mène que fort peu de temps pendant quelques minutes. En revanche il paraissait plusieurs fois par jour. Le pouls trigéminé n'est pas non plus ès rare (voyez fig. 29).

Il semble qu'il faille ranger sous les dénominations précédentes beaucoup ces faits auxquels Leyden avait donné autrefois le nom d'hémisystole. et auteur comprend sous ce nom les cas où les ventricules semblent se ntracter isolément et alternativement, de telle sorte que, quand c'est le droit a bien, dans les cas d'insuffisance tricuspidienne, une pulsation veineuse ais non une pulsation artérielle. Les battements bigéminés donnent à peu ès la même sensation, surtout quand les contractions du ventricule gauche nt trop faibles pour produire une pulsation artérielle et que la 2e contraction i ventricule droit est encore assez forte pour déterminer une pulsation vei- use.

Parmi tous ces symptômes, les *embolies* et les *thromboses* doivent sur- ut attirer l'attention. L'embolus part-il du cœur droit, il s'engage dans s artères pulmonaires et va produire dans le poumon les altérations que ous avons décrites sous le nom d'infarctus hémorrhagique. Si une partie s valvules ou une concrétion sanguine se détache du cœur droit, elle ira éterminer le plus souvent une embolie dans les extrémités inférieures, dans rate, les reins, le cerveau, plus rarement dans les artères mésentériques, épatiques, centrales de la rétine ou dans les petites artérioles de la peau.

FIG. 29. — *Pouls trigéminé dans l'insuffisance mitrale. Radiale droite. Homme de 18 ans.* (Obs. personnelle.)

Les embolies des extrémités inférieures s'annoncent par des douleurs sou- aines dans cette région, par une sensation de faiblesse, de froid, d'engour- issement, par de la diminution de la sensibilité et par de la paresthésie. En essous de l'embolie on ne perçoit plus le pouls. Ces phénomènes dispa- aissent insensiblement à mesure que la circulation collatérale s'établit. Si elle-ci fait défaut, ou si elle n'est pas suffisante, les parties atteintes sont rcément vouées à la gangrène.

Le processus a-t-il envahi comme c'est la règle un membre inférieur, les rteils et le dos du pied subissent une gangrène sèche (momifiante), pen- ant que la cuisse se couvre de bulles caractéristiques et devient la proie 'une gangrène humide. En général une seule extrémité est atteinte et la gauche de préférence ainsi que l'a fait remarquer Virchow. C'est que l'artère iliaque gauche continue mieux la direction de l'aorte que ne le fait la droite et que l'embolus tend toujours à prendre une direction rectiligne. Lorsque les deux membres inférieurs sont pris c'est que l'obturation siège dans l'aorte et il faut chercher l'embolus au-dessus du point de bifurcation. Cependant, comme dans le cas de Bamberger, les deux iliaques primitives peuvent être chacune le siège d'un embolus.

Lorsque l'embolie s'est faite dans les artères des membres supérieurs le pouls présente une différence d'intensité dans les deux extrémités homonymes qui se conserve souvent pendant toute la vie du malade. En cherchant attentivement où cette différence commence à se faire sentir, on arrive quelquefois à déterminer avec précision le siège de l'embolie. Mais il faut savoir que parfois l'artère *radiale* présente des anomalies qui exposent à des erreurs.

Les embolies de la *rate* se traduisent par des frissons, suivis d'élévation de la température et de sueurs. Parfois il survient des vomissements, enfin il y a des douleurs dans la région splénique et une tuméfaction de la rate.

Les frissons, l'hyperthermie, les sueurs, les vomissements se retrouvent aussi dans les embolies des artères *rénales*. A ces phénomènes se joignent des douleurs néphrétiques et de l'hématurie. Mais si les embolies sont petites elles peuvent passer complètement inaperçues.

Les embolies des artères *mésentériques* supérieures et inférieures s'annoncent par des douleurs subites dans le ventre, des phénomènes péritonitiques, des selles sanglantes, un collapsus rapide et mortel, tandis que les embolies du *foie* déterminent des symptômes analogues à ceux de l'atrophie jaune aiguë.

Les embolies *cérébrales* se font surtout dans le domaine de la carotide gauche, car la carotide droite forme un angle presque droit avec la crosse de l'aorte tandis que la gauche suit mieux la direction de celle-ci. Souvent, mais sans que cela soit une règle, les embolus s'arrêtent dans l'artère sylvienne et déterminent un aspect clinique facilement reconnaissable, dont les traits principaux sont l'aphasie et une hémiplégie droite. L'établissement d'une embolie se traduit presque toujours par une attaque d'apoplexie. Les malades tombent subitement sans connaissance et se trouvent, quand ils reviennent à eux, paralysés d'une moitié du corps.

Les embolies de la *rétine* sont facilement décelées par l'emploi de l'ophtalmoscope. Elles sont rares parce que l'artère ophtalmique se détache presque à angle droit de la carotide interne, et que cet angle se retrouve dans la façon dont l'artère centrale de la rétine s'éloigne de l'artère ophtalmique. L'embolie rétinienne s'annonce par une cécité subite. A l'examen ophtalmoscopique on constate que les artères rétiniennes sont devenues très étroites, parfois même leur calibre devient si faible qu'elles deviennent invisibles, la macula lutea apparaît comme une tache d'un rouge cerise, les veines se rapetissent comme les artères et il est très difficile de distinguer la nature de ces deux ordres de vaisseaux; la colonne sanguine qu'elles forment paraît parfois interrompue. Von Graefe a vu la papille devenir quelquefois dans ces pas le siège de pulsations. La rétine est trouble au pourtour de la papille optique et de couleur blanchâtre, il se peut qu'il y ait une atrophie des branches du nerf optique. Virchow et Knapp ont cité un exemple dans lequel une seule des branches artérielles de la rétine était le siège d'embolie. On a signalé encore des embolies dans les artères ciliaires (Knapp).

Il se forme parfois des *thromboses* dans les gros troncs veineux; s'il s'en détache des particules, elles sont entraînées par le courant sanguin dans le cœur droit, et de là dans les poumons. Le malade succombe si l'embolie a oblitéré une grosse branche de l'artère pulmonaire. M. Seidel a rapporté un bel exemple de ce genre d'accident. Il s'agissait d'un homme atteint d'une insuffisance aortique, chez lequel s'était fait une thrombose de la veine iliaque primitive, d'où s'était détaché un embolus qui avait obturé le tronc de l'artère pulmonaire et déterminé une mort subite.

Nous parlerons plus tard de la fragilité des petits vaisseaux dont les parois sont atteintes de dégénérescence graisseuse ou d'artério-sclérose.

Bäblich et Lender soutiennent que lors de la rupture de l'équilibre de compensation les coefficients d'extinction dans l'examen spectroscopique du sang, restent au-dessous de ceux que l'on retrouve à l'état de santé!

La plupart des malades se plaignent de manquer d'air, tantôt cette sensation est continue, tantôt combinée avec des palpitations, elle n'apparaît qu'après des efforts corporels ou intellectuels, tantôt enfin elles ne se montrent qu'à certains moments, par exemple dans la nuit. Les causes de cette *dyspnée* ne sont pas toujours les mêmes et souvent celle-ci reconnaît en même temps plusieurs facteurs étiologiques. Il faut notamment mettre en ligne de compte la compression mécanique qu'exerce sur les poumons un cœur très gros, principalement sur la languette antéro-inférieure du poumon gauche. Cette cause mécanique est encore plus puissante quand il s'ajoute de l'hydrothorax et de l'ascite qui viennent encore rétrécir le champ respiratoire. Les repas copieux sont loin aussi d'être sans influence sur cette dyspnée. Mais dans beaucoup de cas il faut incriminer le ralentissement de la petite circulation, qui provient soit du fait du cœur, ou résulte des modifications anatomiques qu'a pu subir le parenchyme pulmonaire dont l'expansion et le vide ne viennent plus au secours de la circulation.

L'établissement de cette dyspnée peut encore être favorisé par un catarrhe bronchique ou la production d'infarctus hémorrhagiques étendus du poumon. King et Friedreich ont rapporté des cas où la bronche gauche était aplatie par l'oreillette gauche très dilatée, il en résultait forcément des conséquences graves pour le poumon intéressé. L'état du poumon gauche se reconnaissait à ce qu'il prenait faiblement et tardivement part à la respiration, par la faiblesse des bruits respiratoires à ce niveau, par l'existence d'un souffle résultant de la présence du rétrécissement; lorsque l'oblitération partielle de la bouche est très marquée, les espaces intercostaux s'enfoncent à chaque inspiration et le frémissement respiratoire est fortement affaibli.

Le *catarrhe bronchique* est très fréquent chez les gens atteints d'affections valvulaires, principalement d'affections mitrales. Il dure souvent pendant des mois et même des années; les rechutes et les améliorations se suivent nombreuses et rapides.

Les mêmes causes qui ont amené le catarrhe, notamment une augmentation de pression dans les veines pulmonaires, déterminent l'arrivée d'une hémoptysie. Ce phénomène est produit plus souvent par les embolies des artères pulmonaires; les crachats peuvent être très larges, subsister longtemps et conduire même à la mort. On donne à ces dépôts le nom d'*infarctus hémoptoïques*. Beaucoup de patients présentent pendant leur existence un grand nombre de ces infarctus; ceux-ci surviendraient surtout dans les rétrécissements aortiques et aussi dans le rétrécissement mitral d'après les recherches de Bamberger.

Si ces infarctus sont petits, ils peuvent passer complètement inaperçus. Parfois cependant au bout de quelques jours les crachats se teintent de noir et rappellent un peu l'aspect des crachats pneumoniques. Cette teinte peut subsister des jours et des semaines entières et elle doit son existence à la décomposition que subit le pigment sanguin des hématies extravasées dans le parenchyme pulmonaire.

L'examen microscopique des crachats démontre l'existence de grosses cellules remplies d'une matière finement granulée, et dans le centre desquels on aperçoit souvent un gros noyau ovalaire; le pigment qui les imprègne est tantôt jaunâtre, tantôt brunâtre, on y découvre aussi de petites aiguilles brunâtres et de petites plaques rhomboédriques. Le plus souvent ces cellules appartiennent à l'épithélium des alvéoles pulmonaires, mais une partie au moins de celles-ci sont des cellules rondes amiboïdes, des leucocytes, ainsi que l'a démontré Rindfleisch. A certains endroits, on rencontre dans les matières expectorées, des grains de pigment, des aiguilles et des plaques d'hématoïdine à l'état libre. A mesure que les matières hémoptoïques vieillissent, elles prennent un aspect brunâtre, qu'elles conservent dans la suite. D'autres fois les crachats sont pendant quelques jours incolores, puis la teinte brunâtre apparaît.

Des médecins français ont soutenu que la distinction entre les crachats sanglants d'origine hémoptoïque et ceux dus aux affections pulmonaires peut se faire déjà par leur simple inspection. Ainsi Guéneau de Mussy soutient que dans plus de 40 cas il a remarqué qu'ils répandaient une odeur alliacée et acide. Il dit même que l'odeur alliacée de l'haleine suffit pour reconnaître des infarctus hémoptoïques restés latents. Je puis affirmer avec Rosenstein que je n'ai remarqué rien de semblable, quoique j'aie fixé sérieusement mon attention sur ce point. Hyde Salter donne beaucoup d'importance diagnostique à l'aspect granuleux et bleuâtre des crachats qui ne participent pas à l'aspect habituel des crachats de l'hémoptysie.

L'*œdème pulmonaire* est une cause très fréquente de mort, on reconnaît sa présence aux râles sous-crépitants fins, très nombreux et très disséminés, ainsi qu'à l'aspect séreux de l'expectoration s'il a été précédé par des infarctus pulmonaires; les crachats sont en outre brunâtres et on dit que l'œdème pulmonaire est *brun*. Les recherches expérimentales de Cohnheim et de Welch ont fait regarder comme probable qu'il s'agissait alors d'un œdème pulmonaire pur, produit par la paralysie du ventricule gauche, tandis que le ventricule droit reste intact.

Les phlegmasies emportent aussi bon nombre de malades, en effet, les affections valvulaires prédisposent tout spécialement à ce genre de maladie.

Rappelons encore la possibilité de la mort par œdème de la glotte, quoique le fait soit peu fréquent.

Parmi les affections de l'appareil respiratoire, signalons encore le saignement de nez, l'*épistaxis*. Il peut survenir à l'improviste ou être annoncé par des phénomènes de congestion céphalique, tels que, vertiges, bourdonnements d'oreille, scintillements dans les yeux, étourdissements, etc. Comme ces symptômes cessent souvent après l'hémorrhagie nasale, celle-ci

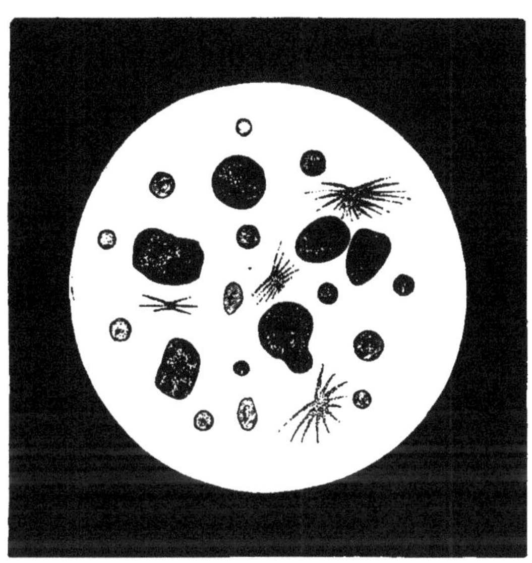

FIG. 30. — *Crachats d'une femme de 32 ans atteinte d'insuffisance mitrale avec rétrécissement*, 14 *jours après le début de l'hémoptysie*. — Cristaux et plaques d'hématoïdine renfermés dans les cellules épithéliales pulmonaires. Gross. 275 fois. (Obs. personnelle.)

joue alors le rôle de phénomène critique ; lorsque les épistaxis se répètent ou qu'ils sont de longue durée, ne s'arrêtant qu'avec peine, il en résulte de l'anémie, de la faiblesse, et une altération de constitution.

Les dérangements de l'appétit et les *troubles digestifs* sont fréquents ; ils sont produits par une inflammation catarrhale de la muqueuse stomacale qui va parfois jusqu'à l'érosion, jusqu'à l'extravasat sanguin. S'il y a des phénomènes de dissolution du sang, on retrouvera ces ecchymoses sur la muqueuse buccale.

Nous avons déjà dit précédemment que la *gastralgie* peut être si violente qu'un examen superficiel peut faire méconnaître l'affection valvulaire et faire penser à une maladie de l'estomac. Certains patients vomissent pendant des jours entiers et même pendant des semaines, phénomène qui peut faire songer à la possibilité d'un ulcère stomacal. Les repas copieux sont nuisibles en ce qu'ils provoquent souvent des palpitations et une sensation d'angoisse. La constipation est la règle, la diarrhée est rare ; quant aux selles sanglantes, elles sont dues surtout aux hémorrhagies intestinales ou à la présence d'hémorrhoïdes et beaucoup plus rarement à des embolies dans le domaine de l'artère mésentérique supérieure ou de l'artère mésentérique inférieure. Les personnes atteintes d'affections valvulaires sont très souvent atteintes de dilatations variqueuses, d'hémorrhoïdes et il peut en résulter de sérieux inconvénients (voir dans le volume II l'article *Hémorrhoïdes*).

On trouve en général le foie plus ou moins augmenté de volume, c'est le *foie cardiaque*. Les malades se plaignent fréquemment d'un sentiment de tension, de pression, de pesanteur et même de douleur à l'hypochondre droit, le bord inférieur du foie est le plus souvent accessible, obtus, dur et résistant. L'affection valvulaire est-elle ancienne, le foie peut à la fin se rapetisser, le bord inférieur devient de plus en plus dur et reprend sa forme tranchante.

L'hypertrophie de la *rate* est moins fréquente que celle du foie, et il semble que la disposition du système porte affaiblit les phénomènes de stase qui existent dans les veines caves ou du moins en préserve en grande partie la rate.

L'*urine* présente des modifications tellement importantes que la quantité qui en est excrétée et sa composition chimique permettent même d'apprécier l'intensité des troubles de compensation. Plus la pression sanguine faiblit dans le système artériel, plus elle augmente dans le système veineux et plus l'urine prend les caractères d'une urine asystolique. Son excrétion diminue notablement, elle prend en même temps une apparence rouge caractéristique. Les principes solides et par conséquent le poids spécifique de ce liquide augmentent à cause de la concentration de l'urine; celle-ci, quand elle refroidit, laisse déposer des urates sous forme de dépôts rougeâtres rappelant la couleur des briques (sedimentum lateritium) facilement reconnaissables à ce qu'ils disparaissent sous l'influence de la chaleur, et reparaissent sous l'influence du froid. La quantité d'urée semble augmentée en apparence, mais elle serait diminuée si on mettait en compte l'excrétion des 24 heures d'après les recherches de Leube; suivant Daremberg la proportion des sels serait 8 fois plus considérable; ceux-ci diminuent quand il y a œdème. L'urine contient fréquemment de petites quantités d'albumine, on y trouve aussi parfois des cylindres rénaux et des corpuscules sanguins.

L'*hématurie* est rare, elle est due, quand elle existe, tantôt à l'existence de néphrites, tantôt à la production d'embolies rénales. Parfois l'urine est celle du mal de Bright; rappelons que dans le cours de celui-ci peuvent apparaître des lésions valvulaires du cœur.

Les inflammations catarrhales du bassinet, des uretères, de la vessie se trahissent par la présence de mucus et de globules de pus dans l'urine, mais elles ne sont pas très fréquentes.

Les femmes ont dans beaucoup de cas de la *leucorrhée*. La menstruation est aussi plus abondante et il peut y avoir des métrorrhagies. Les phénomènes dysménorrhéiques sont plus rares.

Chez les hommes on observe parfois une dilatation des veines testiculaires (*varicocèle*), ou bien il se développe un épanchement dans la séreuse vaginale (*hydrocèle*). En outre des embolies que nous avons mentionnées plus haut, les yeux sont parfois le siège de véritables hémorrhagies rétiniennes avec inflammation (rétinites hémorrhagiques). Parfois les épanchements sanguins se font dans le corps vitré. La cause de ces extravasats hémorrhagiques n'est pas toujours la même, car tantôt ils sont dus à des phénomènes de stase, tantôt à une pression artérielle exagérée résultat de l'hypertrophie ventriculaire jointe à une altération des parois vasculaires. Nous avons déjà parlé de la coloration ictérique des conjonctives. Ces dernières peuvent être en outre le siège de suffusions sanguines.

Les *perturbations nerveuses* ne sont pas une rareté ; tantôt elle sont la conséquence d'un état anémique, tantôt le résultat d'une hyperhémie, d'une embolie, d'une hémorrhagie. Les manifestations de l'anémie cérébrale sont surtout la lypothymie et les syncopes, accidents assez fréquents dans le cours du rétrécissement aortique, parce que cette lésion valvulaire empêche le système artériel d'être à l'état de plénitude normal.

Ces syncopes surviennent assez souvent quand les malades, après être restés assez longtemps dans le décubitus dorsal, se mettent subitement dans une position verticale. La même chose peut survenir aussi dans l'insuffisance aortique quand le ventricule gauche est devenu graisseux et que la force du cœur est devenue très faible. Friedreich cite l'exemple d'une femme qui, atteinte de cette affection, avait une syncope chaque fois qu'elle quittait le décubitus dorsal pour prendre la station verticale.

Les phénomènes d'hyperhémie cérébrale se traduisent par du vertige, des scintillements, des bourdonnements d'oreille, de l'étourdissement, etc.

Nous avons décrit précédemment les troubles qui surviennent à la suite d'une embolie cérébrale ; ce sont, lorsque l'embolus est arrêté dans la sylvienne, de l'aphasie avec hémiplégie droite.

Rappelons cependant que l'aphasie n'est pas toujours due à une embolie et peut être produite par de simples perturbations circulatoires. Ainsi Gryan a rapporté l'exemple d'une aphasie qui, développée dans le cours d'une insuffisance avec rétrécissement de l'orifice mitral, dura huit jours et disparut ensuite complètement. Le malade ayant succombé 7 semaines après, on fit son autopsie et on ne trouva rien d'anormal dans son cerveau.

L'*hémorrhagie cérébrale* n'a pas la fréquence qu'on lui assignait autrefois. Cependant la dégénérescence graisseuse des parois vasculaires ou leur altération par l'artério-sclérose constitue une prédisposition évidente aux épanchements sanguins. Les hémorrhagies dues uniquement à une pression sanguine exagérée sont exceptionnelles; car le myocarde n'a plus la force nécessaire pour produire de tels accidents.

On a cité souvent des accès épileptiformes.

Lorsque les affections valvulaires sont congénitales ou qu'elles se sont développées dans la première enfance, l'intelligence des malades peut en souffrir. Ils sont apathiques, moroses, apprennent difficilement et se tiennent à l'écart. Lorsqu'ils sont plus grands ils deviennent parfois hypocondriaques. Selon d'Astros les affections mitrales prédisposeraient notamment à la mélancolie, tandis que les affections aortiques favoriseraient plutôt l'éclosion d'une manie. Du reste ces maladies mentales sont rares dans le cours des affections valvulaires. Parfois cependant il survient du délire et des symptômes maniaques, qui suivant Peter se montrent surtout la nuit; ainsi que Corvisart l'avait déjà affirmé, ils sont d'un pronostic très sérieux. On tend à les mettre sur le compte d'une hyperhémie cérébrale. Le système nerveux central joue un rôle dans la façon dont se termine la maladie, puisque nous avons dit plus haut que les patients succombent parfois à une paralysie du cœur, mais celle-ci est-elle purement nerveuse ou dépend-elle de l'état anatomique du viscère? il est souvent difficile de se prononcer.

Si maintenant nous abordons l'étude des rapports qui existent entre les affections valvulaires et les autres maladies, il nous faut tout d'abord poser comme axiome que toute maladie intercurrente a chez un cardiaque un pronostic très sérieux, notamment les fièvres. On sait en effet qu'une augmentation de température compromet la nutrition du myocarde. Or si une maladie fébrile peut rendre un cœur sain incapable de remplir ses fonctions, à plus forte raison cet accident se montrera chez un cœur malade obligé de se surmener pour permettre la continuation de l'existence.

Les affections pulmonaires sont tout particulièrement graves; elles apportent au cœur droit déjà fatigué par l'excès de besogne que détermine une affection valvulaire un surcroît de travail, et il peut très bien arriver que le cœur succombe à la peine.

Nous arrivons maintenant à l'influence réciproque qu'exercent l'une sur l'autre la *grossesse* et une affection valvulaire. La grossesse et l'accouchement sont fréquemment une cause de mort subite. Les maladies mitrales ont en particulier une action très défavorable. Les effets ne sont pas toujours les mêmes. Löhlein a dit avec raison que la parturition prédispose aux rechutes d'endocardite aiguë; il en résulte une source nombreuse de dangers. S'il y a dégénérescence graisseuse du cœur à ce moment, cet organe peut se déchirer subitement pendant le travail. Spiegelberg insiste aussi sur le surcroît de travail qu'amène la circulation placentaire et sur la perturbation que détermine plus tard son décollement.

Citons maintenant certaines maladies dont les unes se développent souvent dans le cours des affections valvulaires pendant que les autres y sont exceptionnelles. On a parlé souvent de la fréquence avec laquelle survient pendant l'évolution des maladies du cœur la *chorée* ou danse de St-Guy, on attribue notamment une grande influence aux lésions mitrales sur le développement de cette dernière. Cette fréquence a été exagérée par les médecins français et anglais, néanmoins il ne faut pas nier qu'il y a aussi relation de cause à effet et que la chorée peut résulter soit d'une embolie cérébrale soit d'une excitation réflexe partie du cœur (excitation du nerf phrénique par le cœur hypertrophié?).

Quant à l'érythème noueux et à la péliose rhumatismale, on possède des faits prouvant que ces affections peuvent résulter d'une embolie partie de l'endocarde, mais tous ces cas sont douteux et il semble que ce soit plutôt l'exception que la règle.

Berger et Rosenbach ont trouvé fréquemment des cas de tabes dorsal dans le cours d'une insuffisance aortique. Grasset et Letulle (15 cas) ont confirmé leurs affirmations.

On a soutenu autrefois que les affections valvulaires étaient *incompatibles* avec la fièvre typhoïde, le cancer et la phtisie tuberculeuse chronique. Les recherches récentes n'ont pas confirmé cette doctrine pour le cancer et pour la fièvre typhoïde. Quant à l'influence des affections cardiaques sur la tuberculose, éliminons d'abord le rétrécissement pulmonaire. Frerichs a dit le premier, et cette idée a été confirmée depuis de toute part, que la sténose de l'orifice pulmonaire constitue une forte prédisposition à la phtisie pulmonaire chronique. Leyden a insisté avec raison sur le peu de sang qui entre alors dans le parenchyme pulmonaire, fait qui prédispose à la sécheresse de ce tissu, à une infection bacillaire et à la transformation caséeuse des produits inflammatoires. Cette tendance à la tuberculose se retrouve aussi dans les autres affections valvulaires. Frommelt a trouvé 22 cas de tubercules, à l'autopsie de 277 cas de personnes atteintes d'affections valvulaires, ce qui fait 8 pour 100. Les dégénérescences tuberculeuses se produisent plus souvent dans le cours d'affections aortiques que pendant l'évolution d'affections mitrales.

Traube avait déjà insisté sur les conditions favorables qu'offre au développement de la tuberculose un parenchyme pulmonaire largement imbibé de sérosité. Néanmoins on ne saurait méconnaître que les affections cardiaques (à l'exception du rétrécissement pulmonaire) exercent une action défavorable sur l'éclosion de la phtisie pulmonaire. Car si des tuberculeux peuvent acquérir des affections valvulaires, les cardiaques, même lorsqu'ils y sont disposés par l'hérédité, ne contractent presque jamais la tuberculose; si les lésions ont atteint plusieurs orifices, les altérations phymateuses ne se montrent jamais, quand bien même il y aurait rétrécissement de l'orifice pulmonaire. Nous avons prouvé par plusieurs exemples que les affections valvulaires pouvaient guérir au point de vue clinique, mais cet événement est si exceptionnel qu'on n'a guère à en tenir compte dans le pronostic.

Jaksch était plus optimiste et croyait qu'un allongement suffisant des valves restées intactes pouvait complètement masquer le défaut des valves malades, bien que des années fussent parfois nécessaires pour obtenir un pareil résultat. Les faits constatés par cet auteur à la salle d'autopsie ne concordent pas avec l'observation clinique. Si dans la grande majorité des cas les lésions d'orifice sont incurables, elles peuvent du moins se modifier au point de vue fonctionnel. Ainsi une sténose peut se transformer à la longue en une insuffisance pure, quand les végétations endocardiques, causes du rétrécissement, disparaissent au point de ne plus gêner le cours du sang, tout en gênant suffisamment le jeu de la valvule pour l'empêcher de se fermer complètement.

La *durée* de l'affection valvulaire dépend de sa nature et de l'état des forces du malade. En général les affections aortiques sont plus compatibles avec une longue existence que les autres maladies du cœur. Tout dernièrement encore Fothergill a rappelé un cas d'insuffisance aortique d'une durée de

25 ans. Cette différence s'explique par la musculature puissante du ventricule gauche qui le met bien plus que le droit en état de résister à un surcroît de besogne. Lorsque les orifices deviennent malades pendant l'enfance, l'affection suit le plus souvent une marche rapide, parce qu'à cette époque de la vie la croissance s'empare de la plupart des ressources de l'organisme. Chez les personnes faibles, où la compensation des lésions valvulaires est difficile ou même impossible, la mort peut survenir au bout de quelques semaines ou de quelques mois. La terminaison fatale est amenée en général par l'augmentation continue des troubles de compensation. La rupture de l'équilibre de compensation est produite par une dégénérescence graisseuse du myocarde qui entraîne des conséquences désastreuses et fort pénibles. La mort peut encore être produite par un œdème pulmonaire, une paralysie du cœur ou un affaiblissement de celui-ci. Dans certains cas elle se produit à l'improviste. Ainsi on a vu des malades tomber raides morts pendant une longue promenade à pied, une danse, ou un voyage en chemin de fer.

Le patient peut encore succomber à une rupture du cœur, à une hémorrhagie ou à une embolie cérébrale. Enfin le décès peut encore être occasionné par une maladie intercurrente qui agit soit par elle-même soit en modifiant défavorablement l'état du cœur.

IV. Diagnostic. — Le diagnostic d'une affection valvulaire repose entièrement sur les données qu'a fournies l'examen physique et nous renvoyons pour plus amples détails au chapitre précédent. Nous nous contenterons ici de résoudre les difficultés que le diagnostic est exposé à rencontrer.

En général les lésions d'orifice qui produisent un souffle diastolique sont plus facilement et plus sûrement reconnues que celles qui déterminent un souffle systolique. Ainsi l'insuffisance aortique et le rétrécissement mitral échappent moins à l'attention des médecins que le rétrécissement aortique et l'insuffisance mitrale. En effet, les souffles diastoliques ne se montrent presque jamais en dehors des affections valvulaires, tandis que l'on rencontre des souffles systoliques accidentels dans des états fébriles et dans l'anémie.

Lorsqu'il y a souffle systolique on ne pensera donc à une lésion d'orifice que quand il existera en même temps une dilatation et une hypertrophie du cœur. S'il y a seulement souffle systolique et dilatation cardiaque, cela ne suffit pas, car les mêmes phénomènes peuvent se reproduire assez souvent chez les malades fébricitants ou anémiques ou dans le cours d'un emphysème pulmonaire, sans pour cela que les orifices soient atteints. Quand il y a dilatation emphysémateuse des aréoles pulmonaires, le diagnostic d'une dilatation et d'une hypertrophie du cœur ne sera certes pas commode à faire et peut présenter des difficultés très sérieuses. Mais lorsqu'il y aura hypertrophie du ventricule droit, le 2e bruit pulmonaire (bruit diastolique) sera renforcé, et s'il y a hypertrophie du ventricule gauche le pouls radial présentera une tension d'une intensité anormale. Quant aux caractères tirés du souffle lui-même on peut affirmer en général que les souffles accidentels ne produisent pas de frémissements, mais cette règle n'est pas sans exception.

Les erreurs de diagnostic peuvent encore se produire quand, le cours du sang étant ralenti, les souffles endocardiques ne se produisent pas à toutes les révolutions cardiaques. On court alors le risque de regarder comme sain un homme qui présente une lésion valvulaire grave.

On évitera cette méprise, si on se pose comme règle de suspendre son diagnostic tant qu'on n'est pas arrivé par des moyens artificiels à déterminer de l'excitation cardiaque. Pour précipiter les battements du cœur on fera promener rapidement le patient dans sa chambre, on lui dira de s'asseoir et de se lever rapidement plusieurs fois de suite, de respirer vite et profondément. On l'auscultera couché, assis, debout, pendant une inspiration et pendant une expiration, et on réussira de cette façon à rendre évident un souffle endocardique resté latent jusqu'alors.

Pour localiser exactement les souffles on se servira de l'axiome de Skoda : les souffles se produisent là où ils sont les plus intenses. Mais il y a des exceptions à cette règle. L'insuffisance aortique, en effet, nous l'avons rapporté plus haut, produit assez souvent un souffle diastolique dont le maximum est plutôt vers le milieu du sternum qu'à l'aorte même.

Dans l'insuffisance mitrale le souffle peut être plus intense au niveau de l'orifice pulmonaire qu'à son foyer d'auscultation. Ces anomalies sont expliquées, comme nous l'avons dit précédemment, par le lieu où se fait le tourbillonnement sanguin.

Parfois des souffles pulmonaires propagés simuleront des souffles aortiques, ou des souffles tricuspidiens des souffles mitraux.

Pour éviter cette erreur, faites attention à l'hypertrophie et à la dilatation localisée à un seul segment du cœur et aux autres phénomènes concomitants (pulsus durus et celer dans les insuffisances aortiques, pouls veineux et hépatique dans les insuffisances tricuspidiennes). Qu'on se souvienne en outre de la règle suivante posée par von Oppoltzer : les souffles des orifices pulmonaires et mitraux doivent subsister comme tels, pendant qu'on éloigne le stéthoscope vers la gauche, tandis que les bruits anormaux de ces orifices disparaissent quand il s'agit de souffles propagés.

Le diagnostic rencontrera des difficultés toutes spéciales quand il existe dans le même cœur plusieurs orifices malades. Il faut alors insister sur le timbre des souffles, car quand on entend au niveau de plusieurs orifices des souffles concomitants mais de timbre différent, on aura raison de croire que l'on n'a pas affaire à des souffles propagés, mais bien à des souffles distincts et autochthones.

Quant à savoir si l'infection valvulaire a été produite par une endocardite, une artério-sclérose, un anévrysme valvulaire, une tumeur, etc., cela n'a pas l'importance du diagnostic des troubles fonctionnels, et c'est tout au plus si on peut soupçonner avec quelque vraisemblance la cause de ceux-ci.

V. Pronostic. — Le pronostic des affections valvulaires est défavorable ; s'il y a quelques guérisons spontanées, le fait n'en reste pas moins exceptionnel, et les médicaments n'y sont pour rien. Les dangers qu'entraînent ces maladies sont innombrables. Réussit-on à les éviter, on en viendra cependant toujours à un moment où le myocarde deviendra insuffisant et où la rupture de l'équilibre de compensation déterminera la mort ; dans la majorité des cas celle-ci est amenée par une dégénérescence graisseuse du cœur.

Quant au pronostic particulier de chacune de ces maladies, il reposera sur la nature même de l'affection. Celles de l'orifice aortique sont plus favorables que les autres, parce que le ventricule gauche, grâce à sa musculature puissante, établit plus facilement la compensation. Les lésions de l'orifice pulmonaire sont tout particulièrement défavorables, car en outre des périls propres aux affections valvulaires, la terminaison fatale peut encore être produite par une phtisie tuberculeuse.

Lorsque plusieurs orifices sont atteints, le pronostic est plus défavorable que lorsqu'il n'existe qu'un seul appareil valvulaire malade. En effet, dans ces cas le cœur a un surcroît tout particulier de travail à fournir.

La situation sociale du malade n'est pas un détail qu'il faille négliger, car plus celui-ci peut se donner des soins et du repos, plus on peut espérer reculer la rupture de l'équilibre de compensation, et si cela arrive, faire disparaître les troubles asystoliques.

La constitution et l'âge du sujet ont aussi de l'importance; plus le patient est robuste, et plus on peut s'attendre à voir le muscle cardiaque faire face à l'excès de besogne et résister longtemps à ce travail exagéré.

L'affection valvulaire survient-elle dans l'enfance, on a à craindre une rupture précoce de l'équilibre de compensation et par conséquent une mort prochaine. Les auteurs ont souvent insisté sur certains symptômes dont le pronostic est particulièrement sombre. Mentionnons ici la *cardialgie* dont Leared a montré tout dernièrement encore la fâcheuse signification. Les accès répétés de palpitations de cœur, la dyspnée croissante, une irrégularité de plus en plus marquée dans les mouvements du cœur (delirium cordis), l'intermittence du pouls, quand certaines systoles cardiaques n'ont pas la force nécessaire pour pousser le sang dans l'artère radiale ou que le ventricule ne se vide pas complètement (asystolie de Beau), l'affaiblissement dans l'accentuation de certains bruits du cœur, par exemple du 2e bruit pulmonaire dans le cours d'une insuffisance mitrale, la dilatation progressive du cœur, le choc plus diffus et plus faible de la pointe sont aussi d'un fâcheux augure, parce qu'ils sont une menace pour l'équilibre de compensation ou même indiquent que celui-ci n'existe plus.

VI. Thérapeutique. — Les devoirs de la thérapeutique sont plus faciles à énoncer qu'à remplir. Elle doit prévenir la rupture de l'équilibre de compensation et combattre les troubles asystoliques existants. Il ne faut guère s'attendre à voir une affection valvulaire guérie par les médicaments. On a autrefois recommandé l'usage prolongé de l'iode, et on a pensé en administrant pendant longtemps l'iodure de potassium pouvoir déterminer la résorption des produits inflammatoires de l'endocarde, mais l'expérience n'a pas confirmé les résultats heureux plusieurs fois annoncés. On peut dire la même chose du mercure et du traitement par épuisement, qui consiste surtout en des saignées répétées.

Gerhardt a employé les inhalations de carbonate de soude (1-1,5 0/0, de 2 à 4 fois par jour pendant un quart d'heure) et il affirme qu'il en a obtenu de bons effets dans l'endocardite chronique. Certains auteurs anglais se sont bien trouvés de l'emploi du sel ammoniac; il aurait une action résorbante. Johnson vante l'usage de vésications fréquemment renouvelées sur la région précordiale, il les applique autant que possible au niveau même des orifices du cœur.

Sauf pour l'iodure de potassium, qui peut être nuisible, on pourra employer tous ces moyens faute d'en avoir de meilleurs et de plus sûrs à sa disposition; seulement il faut se garder soigneusement d'espoirs aventureux. Beneke a recommandé dernièrement les bains de Sool comme faisant disparaître les végétations récentes de l'endocarde. Groedel et Schott se sont prononcés dans le même sens. On peut aussi essayer d'une cure à Nauheim (Hesse-Darmstadt), à Rehme, en Westphalie ou à Kissingen (Bavière). Il y a 2 ans un malade, que j'avais envoyé à Nauheim pour la seconde fois, est revenu guéri de son affection valvulaire; deux autres de mes malades atteints des mêmes lésions, et qui avaient eu des désordres asystoliques très sérieux, ont retiré aussi du séjour dans cette station un profit marqué et durable.

Dans la majorité des cas on dirigera ses efforts thérapeutiques de façon à conserver le plus longtemps possible l'équilibre de compensation. On atteint sûrement ce but par des prescriptions diététiques, et on doit se poser comme axiome de ne recourir aux médicaments que dans les cas de nécessité. Les cardiaques éviteront toute fatigue intellectuelle ou corporelle. Ils ne doivent pas danser, aller à cheval, courir, se livrer à des mouvements forcés et irréguliers, par exemple à l'ascension d'une montagne. Les marches forcées peuvent devenir l'occasion de symptômes très pénibles. Morgagni avait déjà signalé dans un fait semblable un cas de mort subite. J'ai vu à Meran, il y a quelque temps, un homme âgé de 35 ans qui était atteint d'une insuffisance mitrale, mourir subitement pour avoir voulu gravir malgré nos avis le sommet d'une montagne. Les longs voyages en chemin de fer peuvent avoir une action nuisible analogue. Néanmoins les malades feront bien de prendre l'air chaque jour, mais ils se comporteront prudemment et n'étendront pas assez loin leur promenade pour qu'il leur survienne des palpitations, de la dyspnée et une sensation pénible de tension précordiale.

L'usage des bains froids réclame une grande circonspection. Les bains d'eau douce et les bains de mer doivent être pris autant que possible en présence d'autres personnes, les meilleurs nageurs feront même bien d'éviter les grands fonds. J'ai pu voir plusieurs fois des cardiaques être pris à la suite d'un bain froid d'une angoisse subite, de palpitations de cœur, de douleurs précordiales, manquer d'étouffer et être près en réalité de succomber à ce genre de mort. L'influence qu'exerce l'eau froide sur les vaisseaux cutanés et par eux sur toute la circulation, peut entraîner des conséquences très fâcheuses. Il faut se rappeler aussi que tous les malades ne supportent pas également bien les bains d'eau chaude. Les affusions d'eau froide sont à recommander, quand elles n'amènent aucun inconvénient.

Qu'on évite dans les repas tous les mets flatueux et d'une digestion difficile. Nous recommandons tout particulièrement l'usage du lait, des œufs, du bouillon, les viandes maigres, les fruits cuits au four et les aliments d'une composition analogue. On aura soin en même temps que les repas ne soient pas trop copieux, ils ne doivent pas non plus être prolongés trop longtemps, car alors, si même ils sont peu abondants, ils déterminent des palpitations de cœur, de la dyspnée et de l'angoisse précordiale. On peut permettre l'usage modéré de la bière ou de vins légers, on le recommandera même quand il s'agit de sujets ayant l'habitude d'une nourriture forte et copieuse. Le café et le thé fort, ainsi que les liqueurs spiritueuses agissent d'habitude défavorablement et il faut en cesser l'usage dès qu'ils produisent des inconvénients. On mesurera avec soin la quantité des boissons, pour que la circulation et les tissus ne se trouvent pas envahis par une trop forte proportion de sérosité ; on la réglera autant que possible sur l'état de la sécrétion urinaire. Le patient ne doit pourtant pas quitter tout à fait ses anciennes habitudes, seulement qu'il ne boive que quand il a vraiment soif, car chaque surcharge de la circulation apportera un surcroît nouveau de besogne au myocarde déjà fatigué par l'excès de travail que lui impose une lésion valvulaire.

On facilitera les évacuations quotidiennes et on s'adressera de préférence pour atteindre ce but aux fruits cuits au four, tels que pommes, prunes, etc., on emploiera, quand cela sera nécessaire, des purgatifs légers. On fait souvent aussi usage des eaux amères (Friedrichshaleer, Pullna, surtout de l'eau d'Hunyadi-Janos; on en prend le matin la valeur d'un verre de table, ou bien on s'adresse aux eaux de Marienbad (Bohême), Nimbourg (Prusse), Kissingen (Bavière), Rehme (Westphalie), Sedlitz (Bohême), Tarasp (Engadine), Birmensdorf (canton d'Argovie). La cure de raisins et la cure au petit lait présentent les mêmes avantages.

Les changements fréquents de séjour sont très recommandables, les cardiaques se trouvent bien d'un endroit montagneux bien ombragé, mais pas trop élevé comme altitude, il faut cependant s'enquérir si les environs offrent des lieux de promenade suffisamment plats. Le séjour aux bords de la mer doit être conseillé avec beaucoup de circonspection, parce qu'il détermine des malaises chez beaucoup de malades. Les contrées méridionales offrent des avantages pendant les mois d'hiver. On choisira pendant l'automne ou le printemps Meran, Gries, Arco (Tyrol-Sud), Gœrz (Autriche, près de Trieste), Cardenabbia ou Bellagio (sur le lac de Côme), Pallanza (sur le lac Majeur), Riva (sur le lac de Garde), Lugano (sur le lac Lugano), Montreux, Vevey, Bex (sur le lac de Genève), pendant l'hiver, Venise, Pise, Menton, Nice, Cannes, Hyères, San-Remo, Nervi, la Spezzia; Pau (sud de la France, près des Pyrénées), Ajaccio (en Corse), Palerme (en Sicile), Malaga (sud de l'Espagne), Alger, le Caire, Madère.

Existe-t-il des signes indiquant la rupture de la compensation, on doit se demander s'il s'agit d'une faiblesse passagère du cœur ou d'une dégénérescence graisseuse du myocarde. Dans le 1er cas on s'adressera aux médicaments qui relèvent l'action du cœur, dans le 2e cas aux excitants. Les feuilles de digitale et leurs préparations pharmaceutiques (teinture de digitale, teinture éthérée de digitale, extrait de digitale, vinaigre de digitale), méritent assurément le plus de confiance parmi toutes les substances de la 1re classe. Elle est particulièrement utile dans les cas de folie du cœur, d'asystolie, parce que la digitale exerce sur le cœur une action régularisante et renforce en même temps sa pression musculaire.

On donne une infusion de feuilles de digitale (0,5 à 2 : 200 à laquelle on ajoute dans les cas de constipation opiniâtre : bitartrate de potasse 10,0 ou lorsque la diurèse est insuffisante, nitrate de soude 10,0 ou liqueur acétate potasse 30,0). Quand les fonctions urinaires sont très diminuées, nous recommandons la formule suivante :

Rp. Carbonate de potasse, 0,5.
Suc de citron jusqu'à saturation.
Infusion feuilles de digitale, 0,5 à 2 p. 150.
Toutes les heures une cuillerée à bouche.

Il faut cependant contrôler soigneusement tous les jours l'action de la digitale, car souvent il faut s'arrêter quelque temps au bout de la 2e ou de la 3e bouteille d'infusion. On reconnaît qu'il y a intoxication au ralentissement marqué du pouls, à l'irrégularité de celui-ci, maux de tête, au scintillement dans les yeux, aux bourdonnements d'oreille, aux vomissements, aux douleurs à l'épigastre, à la diarrhée, et enfin aux phénomènes de collapsus. Souvent aussi les malades voient doubles les objets qui semblent parfois colorés : enfin il peut exister du délire.

On a recommandé dans ces derniers temps certains médicaments, destinés comme la digitale à relever et à régulariser l'action du cœur, notamment quand il y a intoxication par la digitale, nous voulons parler de la caféine ; de l'adonis vernalis et de la convallaria maialis.

Nous avons très souvent ordonné la caféine sous la forme de benzoate de caféine sodée et nous nous en sommes très bien trouvé. Cette substance ralentit, régularise et renforce l'action du cœur, elle détermine souvent en outre une abondante diurèse. On peut sans inconvénient en continuer l'emploi pendant des semaines, mais il y a bien vite accoutumance au médicament, comme cela se voit pour la digitale, et alors les doses primitives restent sans effet. Beaucoup de malades ressentent à l'endroit de la piqûre de vives douleurs qui disparaissent au bout d'une heure environ.

En outre de la caféine (benzoïco-sodée) on a employé de la caféine salicylato-sodée et de la caféine cynamono-sodée ; on les donne aux mêmes doses que la précédente.

On n'ordonne pas la caféine pure parce qu'elle est peu soluble et par conséquent peu absorbée.

L'adonis vernalis, d'après mon expérience très étendue à ce sujet, agit comme la caféine, mais d'une façon moins sûre. Quelques malades se sont plaints d'envies de vomir et de maux de ventre. Chez d'autres la diurèse ne s'est produite qu'à la 3e ou à la 5e bouteille d'infusion.

Quant à la convallaria maialis nous la regardons tout au moins comme très infidèle. On l'a prescrite sous forme d'infusion (5 à 10: 150, toutes les 2 heures une cuillerée à bouche), de teinture (5 fois par jour 20 gouttes), extrait aqueux (4 fois par jour de 5 à 12 gouttes). En tout cas on n'a rien de défavorable à en craindre.

Clifford-Allbutt a vanté comme succédané de la digitale le **Prunus** Virginiana en teinture ou en infusion.

La quinine passe à bon droit pour régulariser et renforcer l'action du cœur, quand on la donne à petite dose. Papilland emploie l'arsenic et l'antimoine, il se loue particulièrement de l'arséniate d'antimoine, il en donne tous les jours en 2 fois une pilule de 0,001. Cheral donne la préférence à l'arséniate d'antimoine et il en donne 0,01 deux fois par jour. D'après Valdenbourg on a essayé plusieurs fois avec succès l'air comprimé et aussi l'air raréfié. Fenoglio recommande l'usage de ce dernier surtout dans les affections aortiques. Mentionnons encore les douches et les affusions d'eau froide (Hirtz, Siffermann) même la gymnastique suédoise (Nycander) dont on a vanté l'usage dans les affections valvulaires du cœur.

Chez les anémiques on ordonnera le fer qui peut être associé à la digitale ou à la quinine. L'emploi d'eaux ferrugineuses peut avoir des avantages, notamment celles qui sont dissolvantes et renferment, par exemple, du sel de Glauber telles que les eaux d'Eslt (Voigtland saxon), Cudona (Silésie), Petersthal (Baden), Griesbach (Baden), Rippoldsau (Baden), Franzensbad (Bohême), Marienbad (Bohême), Tarasp (Engadine), ou bien des sels muriatiques (Kissingen (Bavière), Homberg (Prusse). Scholz affirme que les eaux carbonatées ferrugineuses, quelle que soit leur température, agissaient plus que la digitale.

A-t-on des raisons pour attribuer à une dégénérescence du cœur les troubles de compensation, on n'aura pas grand'chose à attendre de la digitale.

Dans des cas semblables il vaut mieux recourir à une médication excitante. On prescrira du thé fort, des vins spiritueux (souvent on ordonne du champagne) et les médicaments tels que la valériane, l'éther, le camphre, le castoréum, etc.

Souvent on est forcé de traiter spécialement certains symptômes particulièrement menaçants. Les malades se plaignent de palpitations de cœur très pénibles, on placera sur la région précordiale une vessie de glace. Les palpitations sont-elles continues, il sera avantageux de mettre en permanence devant le cœur une bouteille remplie d'eau froide. Les palpitations s'accompagnent-elles d'une sensation d'étranglement ou même de douleurs véritables, une piqûre de morphine amènera souvent un changement magique dans l'état du malade. Mais il n'y faut recourir qu'au dernier moment et comme ressource suprême. L'emploi des narcotiques dans les maladies du cœur n'est pas sans dangers, d'autant plus qu'on est obligé bientôt d'augmenter les doses, si on veut produire un effet véritable sur cet organe. Lorsqu'il y a dégénérescence graisseuse du myocarde, la morphine peut déterminer des troubles sérieux dans l'innervation des muscles respiratoires (respiration de Cheyne-Stokes). (Voyez l'article Dégénérescence graisseuse du cœur).

Les symptômes pulmonaires deviennent-ils le trait saillant du tableau clinique, ils réclament alors un traitement spécial. On donnera des expectorants dans les cas de catarrhe bronchique ; on y joindrait les excitants dans les cas d'œdème ou d'inflammation du poumon. Les styptiques sont indiqués s'il existe des crachats hémoptoïques, on fera en outre une injection sous-cutanée d'ergotine, on prescrira d'avaler des morceaux de glace et on mettra sur la poitrine une vessie de glace.

Très souvent on aura à combattre un œdème sous-cutané devenu gênant par son volume. Les diurétiques proprement dits ne produisent pas de grands résultats, parce que la diminution de la diurèse dépend de la faiblesse du cœur et de l'abaissement de la pression sanguine qui en résulte. On évitera aussi le plus souvent les drastiques, à cause du mauvais état des forces. Du

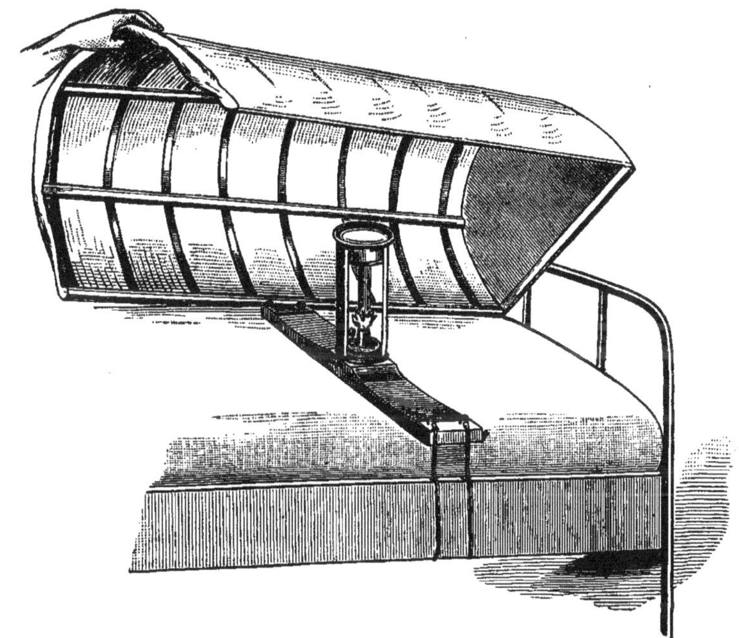

FIG. 31. — *Caisse pour bains d'air chaud.*

reste on peut retirer très bien l'eau de la peau elle-même par les sudorifiques locaux, les diaphorétiques ou les ponctions. Nous n'employons pas la pilocarpine, parce que nous avons des motifs pour croire que ce médicament peut déterminer du collapsus. Nous recourons au contraire très souvent aux bains d'air chaud, très bien supportés même des malades qui se trouvent mal des bains d'eau chaude.

La *caisse sudorifique* telle que je l'ai fait établir pour la clinique de Zurich présente les dispositions qu'indique la figure 31.

La longueur de l'appareil doit être suffisante pour partir des pieds et aller jusqu'à la hauteur des mamelons. Une toile cirée se recourbe en demigouttière sur les cerceaux et ferme l'appareil au pied du lit. Au niveau des pieds, fixée sur une petite planchette et munie en haut d'un couvercle en plomb qui limite la flamme, est une lampe à alcool. La petite planchette est attachée à chacune de ses extrémités solidement au lit à l'aide de lacs, la lampe est située entre les jambes du malade. La température monte rapidement à 50 et même 55°. Bientôt la sueur commence à apparaître ; on peut continuer le bain pendant une heure et même plus. La transpiration est abondante et dure quelque temps encore après la balnéation ; on garde le patient sous les couvertures de laine une heure encore après celle-ci. Il survient parfois au début un peu de malaise, mais ces phénomènes disparaissent aux bains suivants. La transpiration va en augmentant avec le nombre des bains d'air, dont les premiers peuvent parfois rester sans action. Des pesées exactes faites sur les malades m'ont démontré qu'un cardiaque peut perdre en 2 heures facilement de 500 à 1,000 gr. de liquide. Voici ce que perdit successivement en 18 jours, un de mes malades âgé de 36 ans : 500, 600, 750, 650, 1,200, 900, 750, 750, 800, 700, 750, 650, 650.

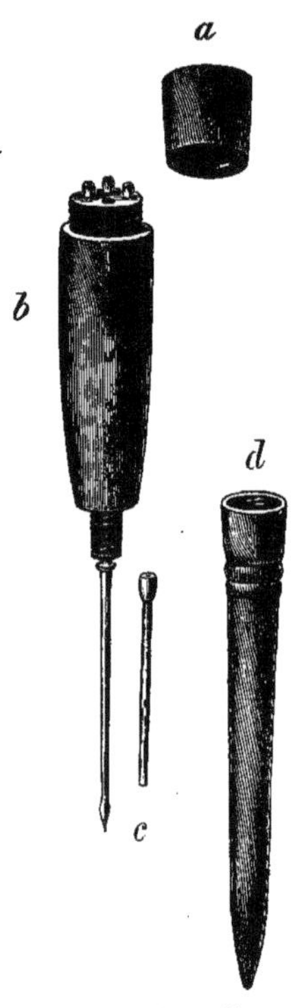

FIG. 32. — *Appareil pour ponctionner la peau dans l'œdème.* D'après SOUTHEY. Grandeur naturelle.

Mais plus que jamais il faut contrôler ce que les patients gagnent et perdent chaque jour en sérosité si l'on ne veut pas voir survenir des accidents désagréables. Chez beaucoup de malades cette méthode ne réussit pas, ou elle n'est pas supportée, et il ne reste guère alors comme dernier moyen qu'à faire des ponctions sur la peau.

On se servira avec avantage pour pratiquer ces ponctions cutanées d'un petit instrument inventé par Southey (voyez fig. 32).

Il consiste en un étui en os composé de 2 parties qui se dévissent, l'une supérieure, l'autre inférieure. Cette dernière loge un petit trocart, tandis que la première renferme 2 petites canules à renflement olivaire et munies entre leur ouverture antérieure de petits trous latéraux. On ponctionne avec le trocart et la canule, on introduit la canule jusqu'au renflement olivaire, on relève le trocart et on met sur le bout olivaire des canules un peu de taffetas gommé ; on laisse alors la sérosité s'écouler librement au dehors par les canules. Il n'est pas rare, lorsqu'on place une canule dans chaque cuisse et dans chaque jambe, de voir le patient perdre dans l'espace d'un jour jusqu'à 10 litres de sérosité et même plus. Malheureusement l'œdème reparaît vite, même si on laisse les canules plusieurs jours en place, ce qui ne peut se faire que quand elles sont en argent, puisque les canules en acier sont exposées à la rouille.

Dans beaucoup de cas il faut bientôt interrompre ces ponctions parce qu'elles déterminent de la lypothymie, des nausées et des signes menaçants d'anémie cérébrale, on a même vu une fois survenir un collapsus mortel. Par contre il y a des malades qui supportent très bien cette petite opération et la perte de l'albumine qui s'en va avec la sérosité ne les incommode guère. Pour donner au lecteur une idée exacte de la déperdition de sérosité et par conséquent d'albumine, je donnerai le résultat de 2 ponctions chez un malade entré à la clinique de Zurich pour une insuffisance mitrale.

Comme dans tous les actes chirurgicaux on devra veiller avec la plus scrupuleuse attention à l'asepsie parfaite des instruments, on désinfectera ceux-ci au préalable dans une solution d'acide phénique à 5 0/0. Lorsqu'on enlèvera les canules on recouvrira les petites plaies d'emplâtres adhésifs, mais on rejettera l'emplâtre anglais qui tombe bientôt à cause de sa grande hygrométrie.

DATES	ENDROITS PONCTIONNÉS	QUANTITÉ de sérosité écoulée	ALBUMINE pour %	ALBUMINE ABSOLUE en grammes
3.2.86	Cuisse droite	1500	0.431	6.7
	Jambe droite	2600	0.401	10.0
	Cuisse gauche	2650	0.431	11.4
	Jambe gauche	2800	0.326	10.1
	Total	9600		38.6
10.2.86	Cuisse droite	2900	0.468	13.6
	Jambe droite	1300	0.459	6.0
	Cuisse gauche	900	0.621	5.6
	Jambe gauche	2100	0.380	7.0
	Total	7200		33.2

On prescrira contre le gonflement douloureux des articulations l'acide salicylique ou le salicylate de soude (1 gr. toutes les heures jusqu'à bourdonnements d'oreille) d'autant plus qu'on peut ainsi pour longtemps augmenter la diurèse.

5. — Lésions valvulaires congénitales.

Cyanosis congenita. Morbus cœruleus.

I. **Étiologie.** — Les lésions valvulaires ne surviennent pas uniquement après la naissance ; elles peuvent encore se produire pendant la vie fœtale. Les cas qui rentrent dans cette dernière catégorie, constituent ce que l'on appelle les affections congénitales du cœur. Beaucoup moins fréquentes que celles qui sont acquises, on les regarde non sans raisons comme des raretés pathologiques. Celles qu'on rencontre le plus souvent sont les altérations de l'orifice pulmonaire, de telle sorte qu'il est rationnel, lorsqu'on soupçonne la possibilité d'une affection valvulaire congénitale, de penser tout d'abord à une lésion de ce genre.

Si les affections valvulaires acquises frappent surtout le cœur gauche, les affections valvulaires congénitales siègent de préférence dans le cœur droit. Il ne faut cependant pas oublier que ces dernières peuvent envahir le cœur gauche, comme les premières atteindre par exception le cœur droit.

Les affections valvulaires congénitales ne se localisent pas toujours uniquement aux orifices, elles se diffusent dans bien des cas sur les parois des oreillettes et des ventricules, ainsi que sur le trou de Botal. Il est rare qu'il n'y ait qu'un orifice de malade, le plus souvent plusieurs sont atteints en même temps et c'est même cette multiplicité des lésions qui permet à la circulation de continuer à se faire.

La pathogénie de ces lésions est encore très discutée. Les vues qui régnaient à cet égard ont dû subir dans ces derniers temps des changements considérables. A une certaine période on était porté à attribuer la majorité des faits observés à une endocardite fœtale; tandis qu'actuellement on tend de plus à y voir un arrêt de développement, une phase immobilisée de la croissance du cœur, un état fœtal persistant.

On n'ignore pas en effet les multiples et profondes différences que présente le cœur à ses différentes périodes de développement. Il ne faut donc pas s'étonner d'y voir se produire facilement des perturbations, des arrêts. Néanmoins on ne saurait nier qu'on rencontre très fréquemment des traces évidentes d'endocardite ; sans cela du reste la théorie ancienne n'aurait pas eu de raison d'être. Mais von Dusch a fait remarquer avec raison, que ces altérations morbides ont pu se produire consécutivement, et l'expérience a démontré que la persistance des voies fœtales de la circulation favorise l'établissement du processus inflammatoire au niveau des communications anormales. D'ailleurs il est fort difficile, en s'appuyant uniquement sur des faits anatomo-pathologiques, de dire si les lésions sont dues à une endocardite ou à un arrêt de développement. Cependant il est aisé de comprendre que quand les troubles relèvent de ce dernier, souvent d'autres points sont pris en même temps, parce que le développement de l'un de ceux-ci est lié forcément au développement des autres. Il ne faudrait pas cependant affirmer lorsqu'il en est ainsi, que l'arrêt de développement ne relève jamais d'une endocardite fœtale, quoique cela soit peu fréquent, beaucoup moins certainement qu'on ne le croyait il y a peu de temps encore.

On a expliqué non sans motif la prédominance des lésions dans le cœur droit, en faisant remarquer que c'est pendant la vie fœtale celui qui a le plus de travail. C'est lui qui pousse le sang qui s'est artérialisé dans le placenta. En un mot il joue à cette période de la vie le rôle qui plus tard est dévolu au cœur gauche.

L'expérience a appris que les lésions congénitales du cœur sont plus fréquentes chez les enfants mâles que chez les petites filles. L'hérédité se fait souvent sentir. Il y a des familles qui ont pendânt plusieurs générations certains de leurs membres atteints de malformations valvulaires. J'en puis fournir l'exemple suivant, tiré de ma pratique personnelle. Un homme eut deux enfants de deux lits différents atteints tous deux d'affections du cœur congénitales. La plupart du temps les causes de ces anomalies restent cachées. On a invoqué les traumatismes et les émotions morales chez la mère?

II. **Anatomie pathologique.** — Les lésions morbides des affections valvulaires congénitales ont été étudiées avec grand soin, leurs descriptions comprennent un nombre considérable de recherches de détails. Nous devons nous contenter de rapporter ici seulement ce qui est d'un intérêt clinique.

A. — Parmi les lésions valvulaires congénitales, le rétrécissement ou atrésie de l'orifice pulmonaire est celle qui a attiré le plus l'attention. Les altérations ne se localisent pas toujours uniquement à l'orifice, et il faut distinguer une sténose de l'infundibulum, une sténose de l'orifice et un rétrécissement du tronc de l'artère pulmonaire. Mais toutes produisent les mêmes effets hydrauliques.

L'atrésie de l'infundibulum pulmonaire existe à l'origine de celui-ci ou tout près des valvules sigmoïdes, ou bien dans toute l'étendue de l'infundibulum. Dans le premier cas celui-ci forme comme une troisième poche ou chambre du cœur droit séparée du ventricule par un étranglement. On observe souvent concurremment, une malformation des valvules semi-lunaires, qui sont inégalement développées ou en nombre anormal, ou présentent des traces d'endocardite. L'étranglement est formé parfois par une bride annulaire de tissu fibreux, ce qui pourrait faire croire à une origine inflammatoire. D'autres fois la séparation est effectuée par des saillies musculaires.

B. — Lorsque la sténose siège à l'orifice même, les lésions des valvules ne manquent jamais. On y trouve des altérations dues à une endocardite, des dégénérescences graisseuses ou calcaires. Parfois les valvules confondues entre elles forment une sorte de diaphragme tendu au niveau de l'origine de l'artère pulmonaire. On peut observer aussi des rétractions, des épaississements.

C. — Les atrésies de l'artère pulmonaire s'accompagnent le plus souvent d'altérations des valvules. Dans les cas extrêmes le vaisseau est transformé en un cordon fibreux faisant suite à l'orifice pulmonaire. Les altérations s'étendent parfois aux deux branches de bifurcation.

Habituellement ces états s'accompagnent d'anomalies dans les parois du cœur et de persistance des voies fœtales de la circulation.

Le rétrécissement pulmonaire remonte-t-il par exemple au deuxième mois de la vie fœtale, époque où la partie supérieure du septum ventriculaire n'existe pas encore, la cloison reste incomplète. Il en résulte qu'une partie du sang peut passer librement du ventricule droit dans le ventricule gauche. Assez souvent la cloison musculaire interventriculaire se trouve tellement déviée du côté gauche, que l'aorte s'abouche partie dans le ventricule droit, et partie dans le ventricule gauche ou même tout à fait dans le ventricule droit. D'autres fois enfin la paroi en question est si peu développée qu'elle ressemble à une simple saillie.

La cloison interventriculaire est-elle complètement formée, ce qui a lieu au bout du 2e mois, s'il survient à ce moment un rétrécissement pulmonaire le sang ne pourra se rendre du cœur droit dans le cœur gauche, que si la cloison interauriculaire est encore imparfaite. Le plus souvent il s'agit d'une persistance du foramen ovale, plus rarement de trous anormaux dans cette paroi. Très souvent ceux-ci portent des végétations endocardiques, ils présentent des indurations fibreuses ou calcaires, il peut s'agir même d'une endocardite aiguë qui passera plus tard à l'état chronique et produira sur les malformations valvulaires les lésions ordinaires des affections valvulaires acquises.

Du reste il n'existe pas nécessairement des ouvertures sur les parois interventriculaires ou interauriculaires. En même temps que ce développement incomplet du septum interventriculaire, on trouve presque toujours le canal artériel ouvert, qui amène le sang de l'aorte dans les 2 branches de l'artère pulmonaire. Ainsi se trouve augmenté le peu de sang qui peut se rendre aux poumons.

Il s'agit naturellement ici d'un courant sanguin qui a emprunté la voie fœtale, mais marche en sens contraire de la direction physiologique, puisqu'il est bien connu que le sang va des artères pulmonaires à l'aorte. Mais ce canal de Botal (canal artériel) peut être fermé ou même manquer totalement, et il peut en être ainsi sans que l'existence en soit pour cela interrompue. Dans ce cas le sang arrive au poumon par les branches de l'aorte, par exemple par les artères bronchiques, péricardiques, œsophagiennes. Weiss a publié un cas où une artère anormale établissait un peu au-dessus du diaphragme une communication entre l'aorte et les artères pulmonaires.

Si l'on remarque que ces diverses malformations peuvent se combiner entre elles de façons fort différentes, on comprendra facilement que le tableau anatomo-pathologique doit être très variable, et que son exposition didactique n'est pas sans présenter quelques difficultés.

Quant au myocarde, on trouve ordinairement le ventricule droit hypertrophié et si, comme cela a lieu habituellement, l'insuffisance se combine avec le rétrécissement, on peut observer en même temps de la dilatation. Au contraire le ventricule droit sera petit et atrophié quand l'orifice pulmonaire est oblitéré et que le septum ventriculaire est bien développé. On observera souvent des altérations sur les autres valvules et on rencontrera fréquemment aussi des anomalies dans l'origine des gros vaisseaux, etc.

Les malformations de la cloison interauriculaire consistent en la persistance du trou ovale ou dans l'existence de solutions de continuité du tissu même de la cloison. Rokitansky divise ces défauts en primaires et en secondaires.

La persistance du trou ovale est très fréquente, Wallmann et Klob ont trouvé sur 800 cadavres 356 fois (44,5 0/0) cette anomalie. Habituellement on observe à la paroi antérieure de la fosse ovale une fente à travers laquelle une sonde peut pénétrer de l'oreillette droite dans l'oreillette gauche. Les anomalies par contre font parfois absolument défaut. Dans d'autres cas la malformation consiste en une perforation de la paroi membraneuse de la fosse ovale. Les solutions de continuité peuvent être multiples et faire ressembler la cloison à un crible ou on voit çà et là quelques ouvertures en forme de fente, ou bien la paroi inter-auriculaire reste incomplète et n'arrive pas à fermer la fosse ovale ; parfois celle-ci a un tel développement que la cloison quoique d'étendue normale reste insuffisante. L'ouverture peut être assez considérable pour permettre facilement l'introduction du doigt. On doit craindre l'existence de cette anomalie, quand il existe des troubles circulatoires après la naissance. On sait que chez le fœtus le foramen ovale reste béant de façon à permettre au sang de l'oreillette droite de refluer en partie dans l'oreillette gauche. Mais après la naissance le foramen ovale se ferme parce que la pression dans l'oreillette gauche égale la pression dans l'oreillette droite, de telle sorte que la valvule devient suffisante pour interrompre le cours du sang dans cette direction.

Pendant les premières semaines de l'existence la valve antérieure de la fosse ovale s'agrandit; elle reste stationnaire si la pression du sang dans l'oreillette gauche est très faible. La même chose se produit quand, par suite d'une pneumonie ou d'un état atélectasique du poumon, le sang arrive en petite quantité dans l'oreillette gauche pendant les premiers jours de la naissance. Dans d'autres cas on trouve l'arrêt de développement de la cloison lié à une malformation des valvules et des orifices, par exemple l'oblitération ou le rétrécissement des orifices auriculo-ventriculaires, l'oblitération ou la sténose des orifices artériels, la transposition des gros vaisseaux, le cœur unicavitaire. Lorsqu'il en est ainsi, l'ouverture du septum auriculaire permet seule à la circulation de continuer à se produire, ou du moins la favorise considérablement. Il y a enfin un dernier groupe de faits où il se produit un arrêt de développement de la cloison sans que les troubles circulatoires soient en cause.

Les solutions de continuité dans le septum qui est le premier à apparaître sont très rares. Elles peuvent être uniques ou multiples, et être si étendues que la paroi de séparation des oreillettes manque complètement. Elles se produisent toutes par un manque de développement du septum atriorum qui ne peut atteindre le septum ventriculorum (cloison interventriculaire).

Les malformations du septum ventriculorum ont été bien étudiées ces derniers temps notamment par Rokitansky. Cet auteur a démontré qu'il est faux de dire comme on l'avait soutenu que ces dernières frappent surtout le septum membranaceum. Les solutions de continuité peuvent être uniques ou multiples. Dans certains cas la cloison est réduite à un simple relief. Parfois le reste du cœur est normal, de telle sorte qu'il faut songer à un arrêt de développement primitif. D'autres fois il existe en même temps des modifications pathologiques des orifices auriculo-ventriculaires ou artériels, de telle sorte que la solution de continuité du septum ventriculaire est favorable à la circulation. Dans un troisième ordre de faits on observe sur les bords de ce trou des scléroses du myocarde, des indurations, des dégénérescences calcaires, des végétations endocardiques ; on a alors l'impression d'une malformation qui serait due à un processus inflammatoire.

Parfois il y a en même temps malformation du septum ventriculorum et du septum atriorum. Le plus souvent la solution de continuité siège derrière la valvule sigmoïde droite de l'orifice aortique et elle conduit dans l'infundibulum pulmonaire. Elle peut aussi être placée de telle sorte qu'elle fasse communiquer un ventricule avec l'oreillette du côté opposé, ou même établisse cette communication en même temps avec les 4 cavités cardiaques. Cruveilhier et plus tard Heschl ont décrit des cas où la malformation formait une sorte de canal étroit faisant aboutir l'origine de l'aorte tout près de la pointe du cœur.

D. — Parmi les affections congénitales de l'orifice auriculo-ventriculaire droit il faut ranger, l'atrésie, le rétrécissement de ce même orifice et l'insuffisance tricuspidienne. On ne connaît que trois exemples de cette dernière (Ebstein, Steffen, Rauchfuss), il s'agissait dans tous ces cas d'un arrêt de développement de la valvule. L'atrésie, le rétrécissement sont produits par une endocardite fœtale ou par une malformation. L'orifice est-il complètement fermé, on trouve toujours un trou sur le septum ventriculaire, grâce auquel le ventricule et, par conséquent, les artères pulmonaires peuvent recevoir du liquide sanguin. Il existe en même temps une communication qui permet au sang d'une oreillette de passer dans l'autre; lorsque l'orifice pulmonaire est atteint avec l'orifice auriculo-ventriculaire, le poumon ne reçoit du sang que par le reflux d'une partie de celui-ci de l'aorte dans les artères pulmonaires à travers le canal de Botal (canal artériel). L'atrésie de l'orifice tricuspidien détermine l'atrophie du ventricule droit, qui est d'autant plus marquée lorsqu'il s'y joint une atrésie ou rétrécissement de l'orifice pulmonaire.

E. — Les affections congénitales du conduit de Botal sont sa fermeture précoce ou au contraire sa persistance.

Dans les conditions normales, la fermeture du canal artériel se fait très peu de temps après la naissance. Elle est produite par la chute de la pression sanguine que déterminent dans l'artère pulmonaire les mouvements inspiratoires et le déplissement du poumon, de telle sorte que le sang n'a plus de tendance à passer de ces vaisseaux dans l'aorte. L'oblitération se fait peu à peu par la prolifération de la tunique interne et de la tunique moyenne.

Débutant au milieu du canal, ce processus s'étend ensuite vers l'extrémité pulmonaire et vers l'extrémité aortique. Au bout de la 3e semaine le conduit n'est plus pratiquable et au bout de la 4e semaine l'oblitération est partout complète.

On rencontre parfois l'occlusion prématurée du canal artériel quand il y a atrésie de l'orifice pulmonaire, parce que dans ce cas le conduit reçoit si peu de sang que son occlusion devient possible.

Quant à la permanence de cette voie de communication, elle reconnaît tantôt des causes mécaniques, tantôt une anomalie qui fait que les parois vasculaires sont peu disposées à produire l'oblitération. Rokitansky a observé un canal de Botal muni encore de ses trois tuniques artérielles, et on doit ici rappeler que, d'après Gerhardt, ce conduit peut subsister pendant assez longtemps. Nous avons parlé déjà à plusieurs reprises des causes mécaniques; nous avons dit, en effet, que ce canal persiste nécessairement quand certaines malformations des orifices ne laissent au sang que cette voie pour pénétrer dans les artères pulmonaires. On a vu aussi qu'un état atélectasique du poumon ou une pneumonie pendant les premiers jours de la vie favorisaient sa persistance en obligeant une partie du sang des artères pulmonaires à s'écouler dans l'aorte.

L'apparence de ce conduit est souvent normale dans beaucoup de cas, néanmoins il subit une dilatation anévrysmale. Parfois il est élargi et infundibuliforme à son extrémité aortique. Plus rarement sa brièveté peut être telle que l'aorte et l'artère pulmonaire semblent communiquer par une solution de continuité.

Remarquons du reste en passant que ces communications peuvent exister sans qu'il s'agisse du conduit de Botal, on en doit un bel exemple à Fräntzel.

F.—Les *sténoses* et les *atrésies de l'orifice aortique* ne sont pas fréquentes. Rauchfuss, qui en a donné en 1869 une monographie, a pu en réunir 33 observations. Tantôt il s'agit d'une endo et d'une myocardite fœtale, tantôt d'un arrêt de développement ou d'une disposition anormale de l'aorte. Suivant Rauchfuss le septum ventriculaire reste fermé dans le premier cas, tandis que le foramen ovale demeure nécessairement ouvert, pour permettre au sang de passer en partie du cœur gauche dans le cœur droit. Il faut pour qu'il en soit ainsi que l'inflammation se produise vers le 3e mois de la vie utérine. S'agit-il d'un arrêt de développement, la paroi interventriculaire reste béante; presque toujours il existe alors de l'atrésie, plus rarement de la sténose au niveau de l'orifice aortique. Habituellement il y a en même temps un rétrécissement de l'orifice auriculo-ventriculaire gauche avec produits inflammatoires ou malformations du côté de la valvule mitrale.

Quand il y a atrésie de l'orifice aortique, il se produit une atrophie du ventricule gauche. Elle sera très marquée s'il existe en outre un rétrécissement mitral. La circulation ne peut se continuer dans l'aorte que grâce à l'existence du conduit artériel qui amène le sang de l'artère pulmonaire dans la partie descendante de ce vaisseau et par reflux dans la crosse. L'oreillette et le ventricule droits sont hypertrophiés à cause du surcroît de travail qu'ils ont alors à fournir.

G. — Les lésions congénitales de l'orifice auriculo-ventriculaire gauche sont rares. Le rétrécissement et l'atrésie peuvent parfois se combiner avec l'insuffisance. Le plus souvent on trouve en même temps des vices de conformation dans les septum ventriculaire et auriculaire.

On donne le nom de *transposition des orifices du cœur* à une disposition anormale d'après laquelle l'aorte s'ouvre dans le ventricule droit et l'artère pulmonaire dans le ventricule gauche. Le foramen ovale est béant, car son ouverture seule permet au sang, en passant de l'oreillette droite dans l'oreillette gauche, de venir artérialiser les poumons. Les malformations de la cloison interventriculaire sont également fréquentes.

La circulation est peu gênée quand à la transposition des vaisseaux s'ajoute une transposition des orifices auriculo-ventriculaires.

Parfois cette dernière seule existe et la circulation n'est possible qu'avec une béance du foramen ovale.

Nous renvoyons pour plus amples détails sur les autres anomalies, aux traités d'anatomie pathologique.

III. **Symptômes et Diagnostic.** — Nous diviserons les symptômes, comme nous l'avons fait pour les lésions valvulaires acquises, en généraux et en locaux. L'ensemble des premiers détermine à un haut degré la cyanose, comme on la voit rarement en dehors de ces malformations congénitales.

Néanmoins ce phénomène dominant n'existe pas toujours. Tandis que dans certains cas il attire l'attention dès les premières heures de la naissance, il peut d'autres fois n'apparaître qu'au bout de quelques années, ou d'une manière intermittente, à la suite d'une fatigue intellectuelle ou morale, ou bien quand les malades se sont exposés au froid.

Habituellement la cyanose est très intense, on dirait que la peau est recouverte d'une teinte de couleur bleuâtre ou même transformée en une étoffe bleue. Cet aspect frappe le vulgaire ; aussi dans les petits endroits ou dans leur entourage les malades en reçoivent un sobriquet caractéristique. Dans la cyanose c'est bien plus les fines veinules que les grosses veines de la peau qui sont dilatées.

Très souvent les enfants atteints de rétrécissement pulmonaire congénital viennent au monde en état d'asphyxie et le corps bleuâtre. A mesure que l'enfant respire cette couleur s'affaiblit et elle ne s'accentue que pendant les cris. La cyanose peut disparaître aussi pendant le cours de maladies anémiantes. Les bébés qui appartiennent à cette catégorie sont exposés aux convulsions. Ils peuvent avoir des accès de dyspnée et d'étouffement simulant l'asthme, et pouvant aboutir à la mort.

On a attribué la cyanose à l'excès de pression veineuse et au ralentissement du sang dans les veines caves. D'autres auteurs ont pensé qu'elle résultait du mélange du sang veineux du ventricule droit avec le sang artériel du ventricule gauche à travers une solution de continuité des septums.

On pourrait objecter à cette théorie que si la cyanose survient dans des cas où le septum ventriculaire manque complètement, par contre elle peut se montrer chez des personnes qui ne présentent pas cette anomalie. On peut encore citer une observation de Breschet, dans laquelle l'artère sous-clavière gauche partait de l'artère pulmonaire, de sorte que le bras gauche ne recevait uniquement que du sang veineux ; il ne présentait pas néanmoins de cyanose. Le pouls radial est peu ample, dans certains cas il a été trouvé plus faible à gauche qu'à droite (Biermer).

Le plus souvent le développement du corps est en retard ; les sujets qui sont atteints de ces lésions valvulaires congénitales sont grêles, maigres, pauvrement musclés. On peut reconnaître manifestement aussi un arrêt de développement du côté des organes génitaux. L'esprit souffre également, les malades vivent à l'écart et dans l'apathie. Parfois les yeux restent grands ouverts. Les lèvres prennent fréquemment une teinte bleuâtre, et le nez fait souvent une saillie démesurée.

Bouchut et Gatti ont étudié la rétine ; la papille présente de la congestion, les veines sont ditatées, sinueuses, les artères présentent la même couleur rouge que les veines.

Dans beaucoup de cas les mains ont leur phalange unguéale renflée en massue, de telle sorte qu'on a comparé les doigts à des baguettes de tambour, souvent aussi ces derniers sont recourbés en forme de serre. La cyanose est aussi très marquée sous les ongles. Ceux-ci paraissent longs, durs, épaissis. Il y a prédisposition aux panaris.

Les malades se plaignent souvent de violents frissons, leur peau est froide, et la température de leur aisselle exceptionnellement basse. Il faut toutefois des recherches ultérieures pour décider si la température rectale est véritablement abaissée.

Beaucoup de malades trahissent une tendance marquée aux épistaxis, aux saignements des gencives, aux hémorrhagies bronchiques et pulmonaires. Les patients sont très exposés à contracter une tuberculose, et un grand nombre en meurent. Elle débute à gauche et y reste plus marquée qu'à droite. Mais souvent les sujets succombent à des phénomènes de stase et d'œdème.

L'aspect d'une cyanose congénitale est si frappant qu'il fait soupçonner d'emblée l'existence d'une lésion valvulaire d'origine fœtale. Quant à sa nature, les phénomènes locaux seuls permettent de la déterminer. Ce sont ces symptômes aussi qui pourront seuls la faire reconnaître quand la cyanose manque; il faut dire cependant que leur signification peut être ambiguë, qu'ils peuvent manquer tout à fait et que l'existence des lésions cardiaques est alors une surprise d'autopsie.

A.—La *sténose* ou l'*atrésie* congénitale de l'*infundibulum pulmonaire*, de l'orifice pulmonaire ou de l'artère pulmonaire déterminent les phénomènes que nous avons décrits à l'article *Rétrécissement pulmonaire*. On a donc un souffle systolique dont le maximum existe dans le 2e espace intercostal gauche et souvent aussi un frémissement cataire systolique, ainsi que de la dilatation du ventricule droit (grande ligne de matité débordant à droite le sternum) accompagnée d'hypertrophie (fréquemment voussure précordiale); le souffle est rarement assez fort pour se propager aux régions voisines du cœur et se faire entendre au niveau du dos.

Parfois cependant il est perceptible dans les artères cervicales et notamment plus fréquent et plus intense du côté gauche. Il peut disparaître quand la circulation se ralentit.

S'il y a, en même temps que rétrécissement, insuffisance, on reconnaît cette dernière à un souffle diastolique au niveau du 2e espace intercostal droit. Au contraire quand la sténose est pure le 2e bruit pulmonaire est excessivement faible. Mais si le rétrécissement siège au niveau de l'infundibulum pulmonaire ce même bruit, d'après Clifford-Albutt, est particulièrement retentissant.

B.—Les *vices de conformation de la paroi interauriculaire* ne déterminent souvent aucun trouble pendant l'existence du malade et cela même lorsqu'ils sont considérables. Duroziez, par exemple, qui a réuni un grand nombre de cas semblables, a retrouvé par hasard une grosse solution de continuité de cette paroi chez une femme de 76 ans qui avait succombé à un érysipèle. Dans d'autres circonstances, les symptômes de ces lésions valvulaires congénitales sont si frappants qu'on peut songer avec probabilité à un arrêt de développement du septum ventriculaire, mais non le diagnostiquer sérieusement.

Dans un troisième groupe de faits, plus rares que les précédents, ce sont certains phénomènes suspects qui éveillent l'attention. Ainsi Reisch a décrit un cas d'insuffisance mitrale dans laquelle on observait du pouls veineux. Celui-ci ne résultait pas d'une insuffisance tricuspidienne concomitante, mais bien de ce que le sang, refoulé dans l'oreillette gauche au moment de la systole ventriculaire, refluait ensuite dans l'oreillette droite à travers le foramen ovale resté béant et de là dans la veine cave supérieure. Rosenstein a vu un fait analogue. Cohnheim a rapporté un cas où une embolie sylvienne détachée d'une thrombose d'une veine des membres inférieurs, avait déterminé la mort. La persistance du trou de Botal avait permis à l'embolus de pénétrer de l'oreillette droite dans l'oreillette gauche et de là dans le système aortique. Il peut exister enfin des souffles coïncidant avec la systole auriculaire, et par conséquent présystoliques, dont le maximum est au niveau des 3e et 4e cartilages costaux, bien qu'ils se propagent assez souvent aux orifices cardiaques.

C. — On pouvait supposer déjà théoriquement que ces phénomènes sont intermittents et ne se montrent que quand la pression dans l'oreillette droite ou gauche est exceptionnellement élevée, par exemple quand il y a stase dans le système aortique ou dans celui des artères pulmonaires, de telle sorte que le sang passe avec beaucoup de force d'une oreillette dans l'autre à travers le foramen ovale. Pour avoir une idée nette de la symptomatologie qu'entraîne un vice de conformation de la paroi, il faut ne se servir, comme il est facile de le comprendre, que des cas où la malformation est à l'état isolé. Les phénomènes sont plus difficiles à apprécier quand il y a encore d'autres parties du cœur malades, ou qu'il existe en même temps des altérations inflammatoires. Or les cas purs ne sont pas très fréquents. Lorsque la malformation est peu accentuée, elle ne détermine aucun symptôme, et c'est le hasard qui l'a fait rencontrer, si on fait l'autopsie du patient.

Des trous assez gros du septum ventriculaire ne déterminent parfois aucun phénomène.

Y a-t-il des troubles circulatoires, ils consistent en un reflux du sang du ventricule gauche dans son congénère du côté droit. On a alors les signes d'une insuffisance mitrale, mais sans les perturbations qui surviennent d'ordinaire dans les vaisseaux pulmonaires, et le retentissement se fait directement sentir sur le ventricule droit, qui est forcé de se dilater et de s'hypertrophier. Il existe en même temps un souffle systolique au niveau de ce segment du cœur, mais ce signe est d'une signification trop douteuse pour qu'on puisse en tirer une conclusion certaine pour le diagnostic.

D.—L'*insuffisance tricuspidienne congénitale* produit un souffle systolique et du pouls veineux. Le rétrécissement ou l'absence de l'orifice auriculo-ventriculaire droit détermine également un phénomène acoustique semblable.

On pourrait donc confondre cette lésion valvulaire avec une sténose de l'orifice pulmonaire congénitale, s'il n'y avait pas défaut d'hypertrophie et de dilatation du ventricule droit et si le maximum du souffle n'était pas entre le 4e et le 5e cartilage intercostal, au lieu de siéger dans le 2e espace intercostal gauche.

E. — Les troubles circulatoires résultant de la *persistance du canal artériel*, sont faciles à établir théoriquement. Chaque systole du cœur refoulera le sang de l'aorte dans l'artère pulmonaire ; celle-ci sera surchargée d'une quantité anormale de sang. La pression s'y élèvera. Le ventricule droit devra en conséquence s'hypertrophier et se dilater et le 2e bruit pulmonaire (diastolique) deviendra plus éclatant. Il se peut aussi qu'un souffle systolique apparaisse, mais ce symptôme ne sera pur que quand la malformation dont nous nous occupons existe seule.

Il faudra insister sur l'étendue plus considérable de la matité à droite, le soulèvement plus violent de la moitié inférieure du sternum, le renforcement du bruit pulmonaire diastolique, le souffle systolique, le frémissement cataire. Le souffle peut se propager dans les artères du cou, et plutôt dans la carotide gauche que dans la carotide droite. Parfois on observe, comme l'a fait remarquer Gerhardt, dans le 2e espace intercostal gauche une voussure intermittente et une matité notable, qui est due à la dilatation et aux pulsations énergiques de l'artère pulmonaire. La tension exagérée de ce vaisseau peut déterminer la production, à ce niveau, d'un souffle et d'un frémissement cataire.

Quand il y a dilatation anévrysmale du conduit artériel, il y a souvent modification de la voix, que l'on a attribuée à une compression du nerf récurrent. Ces phénomènes apparaissent immédiatement après la naissance, ou bien ils se produisent plus tard à l'occasion d'un incident morbide. Il faudrait encore s'attendre à trouver une différence marquée entre le pouls radial et le pouls crural, puisqu'en bas de l'aorte le sang n'arrive plus qu'en quantité plus minime. Peut-être pourrait-on utiliser ce signe dans les cas difficiles.

Quant aux autres lésions congénitales du cœur, elles sont pour la plupart impossibles à reconnaître du vivant du malade.

IV. Pronostic. — Le pronostic des vices de conformation du cœur n'est pas favorable, la mort peut survenir très tôt, souvent immédiatement après la naissance. La terminaison fatale dans les cas de sténoses pulmonaires se fait en général dans la 2e décade de l'existence, et il est exceptionnel que les sujets qui en sont atteints dépassent 25 ans. Ces lésions sont inguérissables et bientôt les troubles de la circulation prennent le dessus.

Une partie des malades succombent à la tuberculose, les autres à l'asystolie, à une maladie intercurrente, etc. Parfois ceux-ci sont emportés par des attaques convulsives.

V. Thérapeutique. — Il faut surtout recourir aux prescriptions diététiques. Le patient doit éviter toute fatigue corporelle ou morale ; on lui donnera des aliments légers mais nourrissants, on essayera de prévenir tout refroidissement par des vêtements appropriés et en évitant toutes les occasions de prendre froid.

Quant aux indications spéciales, on les remplira surtout par une médication en rapport avec le symptôme. On a recommandé dans les cas de cyanose l'emploi de l'oxygène et de l'air comprimé.

6. — Thrombose du cœur.

I. **Lésions anatomiques.** — Dans presque toutes les autopsies on retrouve des caillots dans les cavités cardiaques. Tantôt ils ont l'aspect cruorique, teinté de sang, leur consistance est molle, tantôt au contraire ce sont des concrétions gris jaunâtre, élastiques ressemblant à de la couenne ou à de la fibrine. Le plus souvent on les rencontre dans le cœur droit, ils peuvent manquer fréquemment dans le cœur gauche, à moins que l'agonie ne se soit prolongée longtemps.

Leur abondance est très variable ; ils sont particulièrement fréquents lorsque le malade a succombé à une affection respiratoire, surtout à une pneumonie fibrineuse. Ils peuvent remplir alors à ce point le cœur droit, que celui-ci s'en trouve distendu, et souvent ils se prolongent fort loin dans la lumière des gros vaisseaux du cœur; on reconnaît parfois à leur surface la trace des valvules semi-lunaires, ou, quand ils siègent dans les ventricules, celles d'une colonne charnue du cœur. Dans beaucoup de cas la couleur rouge disparaît complètement, dans d'autres ils paraissent infiltrés de sang et filamenteux ; on retrouve souvent à leur extrémité inférieure une bande rougeâtre de substance cruorique. Ils n'ont pas la même disposition dans toutes les maladies. Un examen même superficiel fait remarquer des différences de couleur, de transparence, de consistance. Dans les ictères ces caillots ont par exemple une couleur manifestement ictérique, tandis que dans la leucémie ils ont un aspect purulent, une teinte blanchâtre, une consistance molle, onctueuse, grumeleuse.

Ces caillots n'ont aucune signification clinique. Ils se produisent pendant l'agonie ou tout de suite après la mort, quand la paralysie du myocarde favorise le dépôt de ces concrétions fibrineuses. On les a désignés très heureusement sous le nom de *caillots agoniques*.

On n'a pas toujours professé la présente théorie sur l'origine de ces concrétions sanguines, et les médecins des siècles précédents leur prêtaient une importance extrême et les regardaient comme des productions fort dangereuses. Ils s'en servaient souvent pour expliquer certains cas de mort à pathogénie obscure ; la fantaisie se donna tellement carrière sur ce sujet, qu'on regarda ces dépôts comme des vers, comme des polypes du cœur. On les désignait vulgairement sous cette dernière dénomination, les comparant aux excroissances que l'on rencontre dans le nez et dans l'utérus.

Les *thromboses* dont nous allons nous occuper n'offrent rien de commun avec ces caillots agoniques. Elles aussi ont reçu le nom de « polypes du cœur ». C'étaient les « vrais polypes » par rapport aux concrétions sanguines précédentes « les faux polypes ». Il est généralement facile de distinguer ces deux espèces de caillots. Les caillots agoniques se détachent partout avec facilité des parois du cœur ; même là où ils envoient des ramifications entre les colonnes charnues du cœur on les sépare sans peine des parties sous-jacentes sans endommager en aucune manière l'endocarde. Au contraire les thromboses sont intimement soudées avec cette membrane. Il faut déployer de la force pour les enlever et il en résulte une perte de substance de l'endocarde. Leur *aspect*, leur *consistance* est aussi très différente. Elles sont dures, filamenteuses, cassantes, d'une teinte gris rougeâtre, rouge brunâtre ou d'un gris mat. Plus elles vieillissent, plus elles se décolorent ; en conséquence leurs couches superficielles les moins âgées sont d'un rouge couleur de sang. Leur surface paraît comme cannelée à cause des périodes successives où s'est effectué le dépôt fibrineux.

Parfois leur intérieur se creuse de petites cavités qui se remplissent d'un liquide puriforme ou d'apparence vineuse, chocolat, etc., de telle sorte que le thrombus ressemble à un kyste ; et en effet on a parlé autrefois de kystes purulents, de kystes fibrineux du cœur. Mais il ne s'agit pas le moins du monde d'un processus de suppuration. L'examen microscopique ne démontre la présence que de quelques cellules en petit nombre, graisseuses, qui viennent du thrombus ramolli. On y trouve encore une quantité plus ou moins considérable d'hématoïdine sous forme de grains ou de cristaux, et des détritus grumeleux. Il est rare que ces thromboses subissent la *dégénérescence calcaire* ; ce sont ces cas que l'on a pris autrefois pour des « pierres du cœur ».

Les thromboses du cœur affectent certaines régions, on les trouve principalement dans les oreillettes, et surtout au niveau des orifices cardiaques. Dans la cavité ventriculaire elles se montrent surtout vers la pointe du cœur. La moitié droite de cet organe est le siège de prédilection de ces sortes de dépôts, bien que le fait ait été contredit. Le *nombre* de ces thromboses est variable, et on a cité des faits où on en a trouvé plus de 40 dans une seule cavité cardiaque (Lebert). Il est fréquent que ces thrombus présentent à leur partie centrale un ramollissement. Leur volume est très différent suivant les cas, car de la grosseur d'une tête d'épingle ou d'une lentille elles peuvent aller jusqu'à celle d'un œuf, et retrécir très dangereusement la cavité du cœur.

Certains petits dépôts se cachent si bien derrière les colonnes charnues de cet organe qu'on ne les découvre qu'en faisant des compressions sur le myocarde. Ils ne se localisent pas toujours à la cavité où ils ont pris naissance, mais envahissent parfois l'orifice et arrivent à faire saillie dans la cavité voisine. Ainsi Rindfleisch a publié une observation dans laquelle un thrombus né dans l'oreillette gauche avait fait hernie à travers l'orifice mitral où il présentait une sorte d'étranglement, dans la cavité ventriculaire gauche dans lequel il se renflait de nouveau notablement. Ce n'est pas tout, le développement de ces dépôts fibrineux peut aller beaucoup plus loin. Nobiling a extrait des leçons pratiques de Buhl le fait suivant : Un thrombus cardiaque avait pénétré dans l'aorte jusqu'à sa bifurcation terminale, il envoyait aussi des bifurcations dans les branches latérales.

L'*aspect* des thrombus est variable ; tantôt pédiculés, globuleux, ils semblent mériter le nom de polypes du cœur ; ils partent souvent du septum atrium pour se rendre dans le foramen ovale. Tantôt, sous forme de boules, de gros noyaux, ils envoient de nombreux prolongements entre les colonnes charnues du cœur. L'apparence aplatie, en plaques est la plus rare, on a alors affaire à une sorte de tapis, à un revêtement pseudo-membraneux étendu sur la surface interne du cœur. Von Recklinghausen a décrit le premier des thrombus libres dans les oreillettes, appelés thrombus en boule. Plus récemment Hertz a rencontré des faits semblables. En outre de ces produits on retrouve souvent sur ces sujets des embolies, qui, d'après le siège des thrombus, existent tantôt dans le système de l'artère pulmonaire, tantôt dans le système aortique.

II. **Étiologie.** — L'endothélium de l'endocarde prend une très grande part à la formation de ces thromboses. Tant qu'il est intact, les dépôts fibrineux ne peuvent s'effectuer ; ceux-ci apparaissent au contraire dès que l'endothélium, devenu graisseux, se détruit par places. Il est facile de comprendre qu'on retrouve *ces* thrombus dans une foule de maladies du cœur, puisque l'endocarde joue un rôle dans ces affections.

Cette dégénérescence graisseuse, cette chute des cellules endothéliales peut se produire aussi dans les affections de longue durée et cachectisantes. Certaines conditions favorisent encore la formation de ces thromboses. Il faut mettre en première ligne le *ralentissement* de la circulation du sang, car les concrétions fibrineuses de cette nature se produisent là où une certaine stagnation du liquide sanguin est possible, par exemple dans les auricules, dans le tissu caverneux du cœur. D'autre part il est très possible que ce ralentissement du sang endommage la vitalité de l'endothélium, de telle sorte que les cellules s'altèrent secondairement et que la thrombose devient possible. Beaucoup d'auteurs regardent encore comme circonstance favorable l'augmentation du chiffre de la fibrine dans le sang (*hyperinose*) et une tendance anormale de cette matière à se coaguler (*inopexie*). Mais on ne connaît rien de certain là-dessus.

On rencontre des thromboses cardiaques dans une foule de maladies du cœur, les péricardites, les dégénérescences graisseuses du myocarde, les anévrysmes du cœur, les anévrysmes valvulaires et l'endocardite. Lorsqu'il y a inflammation de l'endocarde, la fibrine recouvre les végétations, comme nous l'avons dit plus haut.

Il faut d'autant plus s'attendre à l'apparition de ces dépôts que la circulation est plus ralentie, et il peut se faire que la digitale, en relevant l'action du cœur, prévienne ces thromboses. Les maladies fébriles et non fébriles qui déterminent une grande déperdition des sucs, s'accompagnent au niveau du cœur, aussi bien qu'au niveau des veines de la périphérie, de thromboses marastiques.

Bamberger suppose que le noyau du thrombus est formé d'un embolus parti des veines périphériques et qui s'arrête dans le cœur droit; cela est combattu par des auteurs récents. Mais, tout en admettant la plausibilité de cette hypothèse, nous croyons aussi à l'influence des agents mécaniques et chimiques.

III. Symptomatologie. — Dans beaucoup de cas les thrombus du cœur restent latents, et constituent des surprises d'autopsie. D'autres fois ils se cachent derrière les signes de faiblesse cardiaque : battements de la pointe peu intenses, bruits obscurs, mouvements irréguliers, lypothymie, vertiges, scintillements dans les yeux, ouïe diminuée, bourdonnements d'oreille, sensation de froid aux extrémités, fourmillements, froideur, pâleur, aspect livide de la peau, dyspnée sans modifications appréciables des poumons.

Dans une 3e catégorie de faits, il se produit des embolus qui vont former des infarctus hémorrhagiques dans le parenchyme pulmonaire ou se loger dans les artères des extrémités, des reins, de la rate, du cerveau (voyez plus haut).

Il se peut encore que ces dépôts simulent une affection valvulaire lorsque le thrombus vient rétrécir un orifice et gêner la fermeture de sa valvule.

Parfois enfin il y a mort subite, quand un morceau détaché du thrombus vient obturer un des orifices du cœur, ou lorsque le développement de ces concrétions sanguines est tel que cet orifice ne peut plus remplir ses fonctions.

La durée de cette affection n'est souvent que de quelques jours, mais par contre dans d'autres cas elle persiste pendant des mois.

IV. Diagnostic. — Il est à peu près impossible de reconnaître d'une façon certaine l'existence d'une de ces thromboses, de telle sorte qu'on ne dépasse pas un degré plus ou moins grand de probabilité. Pourtant Richardson et Gerhardt ont essayé d'établir des signes diagnostiques ; mais il est évident que le premier de ces auteurs n'a pas toujours su se délivrer de conceptions artificielles, et que les symptômes invoqués par le second ne sont pas tout à fait dépourvus d'ambiguïté.

Quand on a pu suivre soigneusement jour par jour un malade, il est certes possible, en tenant compte des circonstances étiologiques, de l'apparition d'embolies multiples, d'un rétrécissement subit d'orifice, de faire un diagnostic très vraisemblable. Gerhardt a attaché beaucoup d'importance à la production d'un frémissement et d'un souffle pulmonaire systolique, qu'il rattache à un excès de pression dans le cœur gauche rempli, et dilaté par des thrombus. Comme ces deux phénomènes sont rares, on comprend que ce n'est qu'exceptionnellement qu'on pourra tenter de faire ce simple diagnostic de probabilité.

V. Pronostic. — Le pronostic est défavorable, parce que le médecin ne peut rien pour la guérison ; d'autre part ces thrombus cardiaques montrent de la tendance à s'accroître, et une embolie ou une oblitération subite d'un orifice du cœur, peuvent se produire d'un instant à l'autre. Lorsque le volume de ces concrétions est petit, l'embolisation d'artères peu importantes doit être regardée comme une sorte de guérison naturelle. Malheureusement de nouveaux dépôts viennent bientôt remplacer les morceaux détachés, et fournir la possibilité de nouvelles embolies.

VI. Traitement. — Il est à peine permis de parler de traitement là où le diagnostic demeure si incertain. On se bornera, dans la majorité des cas, à combattre la faiblesse du cœur par les excitants, et à faire de la médecine de symptômes. Les anciens auteurs recommandaient l'emploi de médicaments dissolvants tels que le carbonate d'ammoniaque, les sels de potasse ou de soude. Il est permis de rester incrédule devant ce prétendu pouvoir; d'autre part ces substances ne remplissent aucune indication déterminée.

APPENDICE

A. — *Tumeurs de l'endocarde.* — On a décrit des myxomes, des gommes, des sarcomes et des enchondromes de l'endocarde; leur diagnostic est le plus souvent impossible; car, ou bien ils restent latents en raison de leur petit volume et de leur situation, ou bien ils envahissent les orifices et y déterminent de la sténose ou de l'insuffisance dont la cause véritable reste inconnue; à la fin il s'en détache des morceaux qui vont former des embolies.

B. — Les *dégénérescences* de l'endocarde (graisseuse, calcaire, gélatineuse) sont sans importance clinique.

C. — Il en est de même pour les *processus atrophiques*. Ils déterminent l'état fenêtré des valvules, des déchirures entre le bord libre de ces mêmes valvules et les lignes de contact, ce qui n'a pas de conséquences puisque ces parties ne concourent pas à la fermeture de l'orifice.

D. — Nous avons dit, quand nous nous sommes occupé des affections congénitales, que les valves pouvaient être ou *trop nombreuses* ou en un *nombre insuffisant*, ou arrêtées dans leur développement. Les valves surnuméraires sont assez fréquentes; elles se rencontrent plus souvent aux orifices artériels qu'aux orifices auriculo-ventriculaires, et, d'après Cruveilhier, plus souvent à l'aorte qu'à l'artère pulmonaire. On a trouvé cette dernière munie parfois de 5 valves sigmoïdes. On remarque souvent des déformations; certaines sont réduites à n'être plus qu'une petite saillie rudimentaire Enfin les valves peuvent être situées à des hauteurs différentes. Ces dispositions anatomiques peuvent s'accompagner d'une insuffisance de l'orifice. On se rappelle que d'autres anomalies encore peuvent exister en même temps, mais il est impossible de les reconnaître du vivant du malade. Quand le nombre des valves est diminué, si les parties subsistantes sont assez volumineuses pour compenser cette absence, il n'en résulte aucun trouble, autrement il y a insuffisance. Celle-ci aussi peut être compliquée d'autres malformations. Enfin l'appareil valvulaire d'un orifice peut faire complètement défaut. Ainsi Ebstein a publié une observation, où il existait à peine quelques traces de la valvule tricuspide. La valvule de Thébésius et celle d'Eustache ne sont pas à l'abri des malformations. Lauenstein a retrouvé sur 100 autopsies 5 cas de fusion de ces 2 valvules.

Terminons en disant que les muscles papillaires et les tendons peuvent être irréguliers comme origine et comme nombre, anomalies qui peuvent avoir leur retentissement sur le jeu des valvules.

DEUXIÈME PARTIE

MALADIES DU PÉRICARDE

1. — Inflammation de la bourse séreuse du cœur. Péricardite.

I. Étiologie. — On doit admettre, au point de vue étiologique, deux sortes de péricardites, l'une *primitive* (idiopathique, protopathique), et l'autre *secondaire* (deutéropathique, symptomatique).

Les péricardites primitives se réduisent presque aux inflammations de la bourse séreuse du cœur qui sont déterminées par un traumatisme ayant porté au niveau de la région précordiale.

Le plus souvent il s'agit d'un coup, d'une chute, d'un choc, d'une meurtrissure. On a fait aussi rentrer jadis dans cette classe les péricardites à frigore (*péricardite rhumatismale*) ; mais les efforts rationnels de la nouvelle médecine, qui tendent à limiter l'influence étiologique attribuée au rhumatisme et à rattacher beaucoup d'affections que l'on croyait auparavant causées par le froid à l'action de micro-organismes, tels que les champignons de la classe des schizomycètes, font qu'on se demande si ces péricardites rhumatismales ne seraient pas dues à un contage animé ; en tout cas elles sont rares, on les rencontre le plus souvent pendant le printemps et pendant l'automne et on a remarqué fréquemment qu'elles peuvent se succéder en assez grand nombre dans un court intervalle de temps, à la manière d'une épidémie.

Les péricardites *secondaires* sont de beaucoup les plus fréquentes, principalement celles qui naissent dans le cours d'une maladie infectieuse et surtout d'un rhumatisme articulaire aigu. Les adultes hommes contractent ces inflammations séreuses beaucoup plus fréquemment que les femmes et les enfants, moins exposés au rhumatisme. Bamberger avait déjà remarqué que les péricardites se montrent surtout dans les formes de cette maladie où beaucoup d'articulations sont atteintes, ou bien où les manifestations morbides oscillent rapidement d'un endroit dans un autre. Les chiffres que l'on a donnés de la fréquence des péricardites dans le rhumatisme articulaire aigu varient entre 14 0/0 (Bamberger) et 37,3 0/0 (Ormerod) ; l'expérience a démontré que les enfants atteints par ce dernier ont une grande tendance à avoir des complications du côté du péricarde.

Elle survient le plus souvent du quatrième au quatorzième jour du rhumatisme articulaire aigu ; on connaît cependant des cas, peu fréquents il est vrai, où la péricardite a précédé les manifestations articulaires. Comme le rhumatisme articulaire aigu doit sans aucun doute être rangé parmi les maladies infectieuses, et produites par des schizomycètes déterminés, on doit expliquer la relation qui existe entre lui et l'inflammation de la bourse séreuse du cœur par un apport dans le péricarde de ces micro-organismes qui y sont entraînés par le courant sanguin et qui y déterminent ainsi des processus phlegmasiques.

L'analogie qui existe, au point de vue anatomique et au point de vue fonctionnel, entre le péricarde et les synoviales articulaires explique, sans qu'on ait besoin de s'en étonner, cette coïncidence et cette similitude de lésions. Rappelons ici néanmoins que l'on a récemment découvert dans le cours des maladies zymotiques des infections secondaires, notamment par le streptococcus pyogène. Il se peut donc que le fond de l'affection et sa complication ne soient pas de même nature.

Comme nous l'avons dit plus haut, les maladies infectieuses s'accompagnent fréquemment de péricardites secondaires. Elles se produisent pendant l'évolution des pyohémies, des septicémies, de la fièvre récurrente, du typhus exanthématique, rarement du typhus abdominal, et aussi dans le choléra, la dysenterie, la variole, la scarlatine, la rougeole, l'érysipèle, la diphtérie, la méningite cérébro-spinale, les affections malariennes, parfois dans la blennorrhagie et dans la syphilis (*péricardite gommeuse*). Lanceraux, Orth). Bednar dit qu'il a vu souvent des inflammations de la bourse du cœur après la vaccination.

D'après Charcot cette affection apparaîtrait assez souvent à la suite du rhumatisme articulaire chronique.

Dans nombre de cas la péricardite survient dans certains états cachectiques. Ainsi on la trouve assez souvent dans le cours d'un mal de Bright aigu ou chronique, d'un cancer, d'une phtisie tuberculeuse. On la rencontre de même chez les ivrognes, les scorbutiques, les gens atteint de purpura ou maladie de Werlhoff.

Il nous reste à parler d'un dernier groupe de péricardites secondaires, celles qui sont la propagation d'une *inflammation de voisinage*. Ainsi on en observe fréquemment dans le cours d'une endocardite ou d'une myocardite. On peut dire la même chose des affections de l'aorte ou de l'artère pulmonaire.

Lorsqu'il y a *pleurésie* ou *pneumonie fibrineuse*, on voit souvent se développer des inflammations de la bourse séreuse du cœur, principalement quand il y a, comme l'a fait remarquer Stokes, une pleurésie gauche. Les cavernes situées très superficiellement peuvent donner naissance à des péricardites, quand leur contenu se verse dans la cavité du péricarde; les inflammations surviennent parfois par le même mécanisme à la suite de caries des côtes, du sternum, de la colonne vertébrale, de ramollissements purulents des glandes lymphatiques des bronches et du médiastin; on trouve alors un trajet fistuleux caractéristique. Certaines affections du tube digestif déterminent des péricardites, par exemple les dégénérescences cancéreuses, les ulcérations produites par la présence de corps étrangers, quand ces processus morbides déterminent à la fois la perforation de l'œsophage et celle du sac péricardique.

Les maladies des organes abdominaux peuvent aussi faire sentir leur influence sur la poche séreuse du cœur ; des collections purulentes péritonéales, encapsulées sous le diaphragme, provenant d'abcès ou de kystes hydatiques du foie, de la rate, d'inflammations périhépatiques, d'ulcères ou de cancer stomacaux, peuvent en effet venir s'ouvrir dans cette séreuse.

Certaines inflammations d'origine cutanée ou mammaire peuvent enfin atteindre le sac péricardique et y déterminer un processus semblable.

Parfois la péricardite évolue sous l'influence d'une autre affection du péricarde, par exemple de la tuberculose, du cancer et on a, en conséquence, distingué une péricardite *tuberculeuse* et une péricardite *cancéreuse*.

La péricardite se montre surtout de 15 à 30 ans. Elle est rare dans l'enfance, surtout avant la 7e année, quoiqu'on ait des exemples de péricardites fœtales. Les hommes y sont plus sujets que les femmes, probablement par ce qu'ils s'exposent davantage aux causes qui déterminent ce genre d'affection.

II. **Lésions anatomiques.** — D'après l'étendue des lésions on divise la péricardite en *circonscrite* et en *diffuse*. La première se limite en général à la base et dans le voisinage des gros vaisseaux. Dans les cas de péricardite diffuse l'inflammation est toujours plus prononcée sur le feuillet viscéral que sur le feuillet pariétal.

Nous décrirons seulement les lésions de la deuxième espèce de péricardite, celles de la première espèce étant identiques.

Les premières manifestations sont constituées par une rougeur et une injection anormale de la séreuse. Les vaisseaux du tissu cellulaire sous-séreux et séreux apparaissent souvent sous la forme d'étoiles ou d'arborisations, dans d'autres parties la rougeur et l'hyperhémie sont diffuses et se font également sentir dans tous les points. On rencontre aussi d'ordinaire çà et là de petits extravasats sanguins ; le péricarde perd habituellement très vite son éclat miroitant. A la suite du gonflement et aussi de la chute partielle de l'endothélium, il paraît opaque et rude, boursouflé, semblable à du velours. On est frappé aussi par la friabilité des tissus, qu'a déterminée l'exsudation.

Au bout de peu de temps ces premiers phénomènes inflammatoires disparaissent. Il se produit des sortes de pellicules sur la séreuse, qui se laissent facilement détacher par le raclage. Peu à peu elles augmentent d'épaisseur, prennent une couleur gris jaunâtre ou noirâtre, acquièrent plusieurs millimètres d'épaisseur, et offrent, à l'ouverture du péricarde, une surface étonnamment inégale, réticulaire ou au contraire unie et formée de couches parallèles.

On a comparé le premier aspect tantôt à celui d'une éponge, de rayons de miel, de la muqueuse du 2e estomac des ruminants, tantôt à l'apparence d'une pomme de pin, ou de deux tartines de beurre qu'on séparerait après les avoir comprimées l'une contre l'autre.

Ces comparaisons sont justifiées par les modifications que peuvent subir les couches fibrineuses des deux feuilles de la séreuse sous l'influence des mouvements du cœur. On dirait parfois que cet organe est muni de sortes de touffes, d'où le nom de cœur *villeux*, cœur *poilu*, *tomenteux*. On donne à ces lésions spéciales le nom de *péricardite fibrineuse*, de *péricardite sèche*.

En même temps que se produisent ces altérations, il se développe généralement une collection liquide plus ou moins abondante. D'après la nature de l'exsudat on divise l'épanchement en séreux, purulent ou hémorrhagique; à ces divisions correspondent des péricardites *séreuses*, péricardites *purulentes*, péricardites *hémorrhagiques*. Quel qu'il soit, l'exsudat refoule le cœur en arrière devant la colonne vertébrale, de sorte que le liquide le déborde en avant et sur les côtés.

Dans la péricardite *séreuse*, ou plutôt *séro-fibrineuse*, l'épanchement est clair, pauvre en cellules; il possède une teinte gris jaunâtre ou gris verdâtre et est parsemé de petites concrétions fibrineuses plus ou moins abondantes suivant les cas.

Dans la péricardite *suppurative* (péricardite purulente, pyopéricardite) le liquide est riche en cellules opaques et présente l'aspect gris jaunâtre du pus. Sa quantité peut dépasser parfois trois litres. Dans ce cas la bourse séreuse du cœur apparaît, quand on a enlevé le sternum et les cartilages costaux, sous la forme d'une tumeur ovalaire à grand diamètre vertical et fortement tendue; des secousses très légères suffisent à y démontrer de la fluctuation. Il est facile de comprendre que la dilatation du péricarde ne doit pas rester sans influence sur les organes voisins; la languette inférieure du poumon gauche notamment est aplatie et privée d'air.

Ici aussi l'épanchement n'est pas uniquement purulent, il est encore fibrineux, et la fibrine se dépose à la surface des feuillets de la séreuse ou flotte librement sous la forme de filaments ou de flocons dans l'intérieur du liquide. Ces inflammations purulentes surviennent quand la cause en est pyohémique, ou quand il se produit une ouverture du sac péricardique par où se décharge une collection purulente du voisinage.

L'étiologie des péricardites *hémorrhagiques* est surtout dyscrasique. Elles se voient surtout dans le cours d'un cancer, d'une tuberculose, d'un scorbut, d'une maladie de Werlhoff, dans les formes hémorrhagiques de la variole, de la rougeole, de la scarlatine et plus rarement pendant l'évolution d'un mal de Bright. Dans les cas récents, la poche séreuse du cœur est remplie de sang en partie normal, en partie coagulé, et en si grande quantité que les autres parties de l'organisme présentent des traces manifestes d'anémie. Dans les cas plus anciens on a affaire à un liquide plus brunâtre dans lequel les corpuscules sanguins se sont dissous en grande partie, en laissant leur pigment à l'état libre. Il existe en outre des combinaisons et des passages insensibles d'une forme à l'autre de ces différentes péricardites. Ainsi certaines péricardites séro-fibrineuses renferment une proportion inaccoutumée de globules rouges.

Un épanchement séreux ou purulent peut de même être teinté de rouge par un mélange plus ou moins marqué avec du sang.

Parmi toutes ces espèces la péricardite séro-fibrineuse est la plus fréquente. Voici le tableau dressé par Breitung de 324 cas de péricardite observés à la salle d'autopsie de l'hôpital de la Charité de Berlin, entre les années 1866 et 1876.

Péricardite séro-fibrineuse	. . . .	108 cas
— hémorrhagique	. . . .	30 —
— purulente	. . . .	24 —
— tuberculeuse deutéropathique	. . . . .	24 —
— tuberculeuse idiopathique	. . . .	2 —
— pariétale adhésive	. . . .	111 —
— totale	. . . .	23 —
— ossifiante	. . . .	2 —
Total	. . . . . .	324 cas

Comme dans tout processus phlegmasique l'état des vaisseaux et de leur contenu doit préoccuper tout d'abord. L'élargissement des vaisseaux, la transsudation de la partie liquide du sang, la diapédèse des corpuscules sanguins sont les principaux signes de cette inflammation. Une partie des globules du pus peuvent, d'après les recherches de Chapmann, de Münch, de Rindfleisch, provenir de la prolifération des cellules endothéliales. A l'examen microscopique les masses fibrineuses paraissent filamenteuses ou granuleuses, et elles renferment un nombre plus ou moins considérable de cellules rondes, principalement dans les couches les plus profondes des dépôts étendus à la surface de la séreuse. Le tissu propre du péricarde est rempli de cellules de pus d'autant plus abondantes qu'on se rapproche plus de la cavité.

Dans les épanchements séreux et purulents, les globules de pus sont prédominants. Ils présentent fréquemment des traces de dégénérescence graisseuse. On trouve en outre des noyaux libres, des détritus nucléaires, des gouttelettes de graisse isolées en un amas; çà et là on rencontre des cellules endothéliales.

Dans les épanchements hémorrhagiques récents les corpuscules sanguins sont intacts, mais ils se détruisent à la longue, et il se forme alors des détritus graisseux ainsi que des cristaux d'hématoïdines.

Peter dit qu'il a vu, à la suite de péricardites, les nerfs phréniques au niveau du sac s'épaissir, présenter des sugillations sanguines dans leur gaine qui prolifère.

Presque toujours on observe des modifications appréciables du myocarde situées au-dessous du feuillet viscéral. Ces portions sont pâles, d'un aspect fauve, parfois parsemées de jaune et comme marbrées, et frappent par leur consistance flasque et molle. L'examen histologique démontre qu'il y a un haut degré de dégénérescence graisseuse, de telle sorte que certaines fibres musculaires sont si pleines de gouttelettes graisseuses que leur structure n'est plus visible. Cet aspect diminue peu à peu et se change en une apparence trouble, à mesure que l'on s'éloigne du péricarde. Il n'est pas rare non plus de rencontrer dans les parties sous-jacentes à la séreuse une prolifération abondante des éléments connectifs et de la sclérose.

Dans la péricardite purulente il se forme, dans certaines circonstances, des ulcérations du péricarde qui pénètrent souvent dans les couches superficielles du muscle cardiaque. Parfois même, mais bien rarement, la collection purulente s'étant évacuée au dehors, il en résulte une fistule péricardique. Le pus suit des chemins souvent singuliers. Sabatier, par exemple, a signalé dans un cas l'ouverture de l'exsudat purulent de cette séreuse dans la partie inférieure du cou directement derrière la clavicule gauche. Dans le cas de Fabricius, c'était dans le 2e espace intercostal droit. Rich a rapporté dernièrement un exemple où le sternum avait été perforé et où le pus de la poche séreuse du cœur formait un abcès présternal de la grosseur d'une pomme. Wyss a fait connaître une fistule péricardique qui avait cheminé à travers une côte. Signalons encore la possibilité d'une évacuation dans un organe ou dans une cavité voisine.

Dans un certain nombre de faits l'inflammation a gagné la surface externe du sac péricardique (*péricardite externe*). De cette façon la phlegmasie peut se propager au tissu cellulaire du médiastin et aux surfaces pleurales voisines. Dans ce cas le tissu lamineux interthoracique frappe par son injection et son aspect gélatineux, il peut aussi être le siège d'une infiltration purulente, diffuse ou de collections circonscrites.

Un accident grave est la décomposition du sang ou du pus contenu dans le péricarde (*péricardite putride*). On peut craindre cet événement quand il y a eu perforation de la séreuse, quand l'inflammation de celle-ci est due à la pyohémie ou à la septicémie et quand des matières décomposées ou gangréneuses pénètrent dans sa cavité, par exemple à la suite d'un cancer de l'œsophage ou de l'estomac, d'une caverne pulmonaire. L'exsudat présente alors une odeur repoussante.

Les cellules à l'examen histologique forment des détritus, on y trouve aussi en grande abondance des schizomycètes et des aiguilles d'acides gras, élégamment recourbées, imitant des feuilles ou des alvéoles.

La *marche* et la *terminaison* de la péricardite sont assez faciles naturellement à déduire l'une de l'autre. La guérison se produit, cela se comprend de soi, par la résorption complète de l'exsudat et la restitution complète ad integrum. Elle est aussi désirable que rare.

Dans beaucoup de cas, il subsiste des épaississements de la poche dont l'apparence est analogue à celle du tissu tendineux et dont la consistance, remarquablement dure, ressemble à celle des cartilages. On les appelle plaques tendineuses, taches tendineuses.

Beaucoup de celles-ci du reste n'ont pas une origine inflammatoire, comme nous le dirons plus tard. Parfois il se produit sur le cœur une grande quantité de filaments celluleux remarquables par leur nombre; leur apparence est villeuse ou polypoïde, ils peuvent se fragmenter et tomber comme des corps étrangers dans la cavité de la séreuse.

Souvent il s'établit des liens, des adhérences membraneuses entre les deux feuillets (*péricardite adhésive*), la partie liquide de l'exsudat se résorbe, les masses fibrineuses se délitent, disparaissent, le tissu nouveau s'organise, se vascularise en empruntant ses vaisseaux aux parties voisines. Du reste, pourvu qu'elles ne soient pas trop étendues, ces altérations peuvent subir une sorte de guérison, parce que ces synéchies s'allongent par suite des mouvements du cœur. Elles s'amincissent et finissent par se rompre, les adhérences se rencontrent principalement au voisinage des gros vaisseaux de la base.

Parfois le processus précédent s'étend à tout le péricarde et la cavité de la séreuse disparaît (*symphyse cardiaque*).

Lorsque la résorption de l'exsudat n'est pas complète et qu'il y a de nombreuses adhérences; le tissu nouveau en s'organisant forme une série de petites poches pleines de liquides.

Si l'exsudat est purulent, la sérosité en se résorbant, laisse un dépôt cellulaire qui se sèche et s'infiltre parfois de bacilles tuberculeux. Il se produit des tubercules miliaires, principalement dans les néo-membranes qui en sont très riches. On a alors affaire à une dégénérescenee tuberculeuse (péricardite tuberculeuse). Dans certains cas les masses cancéreuses subissent l'infiltration calcaire, et quand elle est très étendue le cœur tout entier semble recouvert d'un revêtement pierreux.

Les autres modifications pathologiques que l'on retrouve chez les personnes mortes d'une péricardite tiennent soit à la maladie mère, ou à des phénomènes asystoliques : œdème des poumons, hypermégalie du foie, etc.

III. **Symptomatologie.** — Autant il est certain et facile de reconnaître par l'examen physique une inflammation de la poche séreuse du cœur, autant il est impossible de diagnostiquer la péricardite en s'appuyant exclusivement sur les sensations et autres symptômes subjectifs de la maladie. De cette constatation découle le précepte de rechercher constamment dans certaines affections, surtout dans le rhumatisme articulaire aigu, l'état du cœur.

Le diagnostic physique de la péricardite repose sur trois signes cardinaux : 1° sur la présence d'un frottement; 2° sur la forme de la matité; 3° sur la manière dont se comporte la pointe.

Le frottement seul permet de constater l'existence d'une péricardite avec certitude, car quoiqu'il existe des exemples de tubercules, de cancers, de plaques tendineuses, d'ossification des artères coronaires, d'états de sécheresse anormale de la surface interne de la séreuse ayant produit du frottement, ces faits sont néanmoins si rares, que la signification pathognomonique de ce dernier n'en est guère amoindrie, et on peut affirmer que presque tous les frottements sont dus à des péricardites.

Le caractère acoustique de ce frottement varie. Dans beaucoup de cas, c'est une sorte de froissement très doux, très court, analogue au bruit que l'on produirait en passant doucement le doigt sur du taffetas ou sur du papier de soie. D'autres fois, il offre une dureté, une sécheresse, une espèce de craquement remarquable; on dirait qu'on écrase une motte de neige ou qu'on fait frotter l'un contre l'autre deux morceaux de cuir neuf. Lorsque le phénomène est très intense on peut l'entendre à une certaine distance du thorax. Parfois il simule alors un frémissement, ou bien les malades rapportent qu'ils ont au cœur la sensation du va-et-vient d'une râpe. S'il y a dans le voisinage du péricarde des cavités à parois lisses et suffisamment grandes, par exemple une caverne pulmonaire, un pneumothorax, un estomac distendu par des gaz, ou un côlon transverse très dilaté, la résonance qui se produit à leur niveau peut prendre le caractère métallique.

Les frottements péricardiques se reconnaissent souvent à ce qu'ils ne sont pas continus, mais entrecoupés par de nombreuses pauses, le plus souvent, comme l'a fait remarquer Traube, trois interruptions pendant une révolution cardiaque. L'une est présystolique et coïncide avec la contraction des oreillettes, tandis que les deux autres, plus marquées, correspondent l'une à la systole l'autre avec la diastole des ventricules. Parfois certaines périodes semblent se fragmenter encore davantage et l'on a alors la sensation d'un bruit de crécelle. Remarquons ici que l'intensité du frottement peut subir des oscillations singulières. Stokes avait déjà fait observer que la pression du stéthoscope rendait le frottement plus éclatant parce que les deux feuillets sont alors rapprochés, et qu'ils frottent en conséquence plus facilement l'un contre l'autre. Le phénomène est d'autant plus manifeste que le thorax est plus souple, plus élastique, aussi se produit-il mieux chez les femmes et chez les enfants. Il arrive ainsi de faire réapparaître un bruit de frottement dans un péricarde en apparence guéri. Naturellement il ne faut pas exagérer la compression, car, comme l'a montré Friedreich, les mouvements du cœur s'en trouvent ralentis et par conséquent le frottement diminué.

Les attitudes du corps ont de l'influence sur l'intensité de ce phénomène, car il n'existe parfois que quand le malade se tient debout ou se penche en avant, et disparaît dans le décubitus dorsal. Cela tient à ce que l'écartement des deux feuillets de la séreuse varie avec les diverses positions du corps, et que par conséquent les conditions qui président au frottement sont variables. La force de ce dernier est encore influencée par les mouvements respiratoires; elle augmente pendant l'inspiration, diminue pendant l'expiration, probablement parce que pendant la première les parois du péricarde se rapprochent et pendant la seconde s'écartent. Les exceptions à cette règle sont rares. Lewinski a cependant publié un cas dans lequel, à la suite d'adhérences entre les plèvres pulmonaires et médiastines, le frottement péricardique devenait plus fort pendant l'expiration.

Il faut cependant se garder de conclure de l'intensité du frottement à l'intensité du processus inflammatoire. Chez des sujets morts d'un mal de Bright, j'ai pu remarquer que des frottements qui paraissaient éclatants du vivant des malades étaient produits par des changements presque insignifiants dans la constitution anatomique du péricarde. Même lorsque ce phénomène prend cette importance, contrairement à ce qui a lieu pour les souffles endocardiques, il se propage très rarement en dehors de la zone de matité. Souvent même il se localise dans un espace de 2 à 3 centimètres, et on ne l'entend plus à 1 centimètre de distance?

La production d'un frottement péricardique est facile à comprendre. Il est visible qu'il se développe lorsque la surface interne de la séreuse se dépouille de son endothélium et devient raboteuse. Les mouvements du cœur, en faisant frotter l'une contre l'autre ces surfaces raboteuses, produisent un craquement, un bruit de raclage. D'ailleurs Friedreich a démontré qu'il suffit, pour que ce phénomène apparaisse, qu'il existe des rugosités sur le feuillet viscéral. Comme les premières lésions inflammatoires commencent à se montrer à la base du cœur et dans le voisinage des gros vaisseaux, on ne s'étonnera pas d'y voir débuter le frottement qui parfois s'y localise complètement. On le retrouve donc principalement au niveau du tiers moyen du sternum, et tout près du bord gauche de cet os, dans le 3e et le 4e espaces intercostal gauche. Il va de soi, que le frottement ne peut exister que quand les deux feuillets du péricarde se touchent. Ces derniers sont-ils complètement écartés l'un de l'autre par un exsudat liquide, ce phénomène ne peut plus se produire. Ce n'est pas à dire naturellement qu'on ne rencontrera jamais ce signe quand il y a un épanchement de liquide, car au-dessus de celui-ci les conditions nécessaires à sa production peuvent exister. D'après les recherches de Cejka on pourrait encore percevoir ce phénomène quand la poche séreuse du cœur contient mille centimètres cubes de sérosité.

Dans les péricardites exsudatives le frottement apparaît au début et vers la fin de la maladie. Dans le second cas, c'est un signe pronostique favorable, parce qu'il indique qu'il y a résorption du liquide. On ne peut rien affirmer sur sa durée. Parfois il ne s'observe que quelques heures, tandis que, dans d'autres cas, il persiste pendant des semaines entières.

La *matité* du cœur prend dans la péricardite une forme caractéristique, quand il y a un épanchement important de liquide. Il y a entre la matité et le frottement une sorte d'antagonisme, les causes qui favorisent l'une tendent à faire disparaître l'autre.

La forme de la matité tient à deux circonstances particulières :

1° Plus le péricarde renferme de sérosité, plus il s'étend et plus la matité augmente.

2° Il ne faut pas oublier que la partie du péricarde remplie de sérosité tend, comme la portion la plus pesante de tous les corps, à tomber dans les parties les plus déclives.

La quantité minima de liquide qui paraît nécessaire pour déterminer un changement dans la matité du cœur, varie avec chaque individu et aussi avec la disposition des organes voisins, notamment avec l'état du bord antérieur du poumon gauche. Dans certains cas particulièrement favorables la percussion peut déceler la présence d'un épanchement de 100 centimètres cubes.

L'exsudat liquide s'amasse d'abord à la base et au devant des gros vaisseaux du cœur et dans la majorité des cas aussi au-dessus de la portion diaphragmatique du sac. On reconnaît cette collection de sérosité à ce que la grande ligne de matité (matité relative) dépasse en bas la ligne mamillaire à gauche et en haut le bord droit du sternum, et aussi parce que la base est le siège d'une matité d'une intensité et d'une étendue anormale. Plus le liquide s'accumule dans le péricarde et plus il se répand dans toutes les parties du sac ; il arrive ainsi dans la région antérieure en glissant au devant du cœur qu'il repousse en arrière.

En outre, les bords antérieurs des poumons sont déplacés en dehors et comprimés contre le thorax. Il en résulte que la cage thoracique est en contact avec une surface péricardique plus étendue que d'ordinaire ; la matité du cœur est donc augmentée. En haut elle remonte jusqu'au deuxième et parfois jusqu'au premier cartilage costal droit. A droite elle va presque jusqu'à la ligne mamillaire, et à gauche jusqu'à la ligne axillaire.

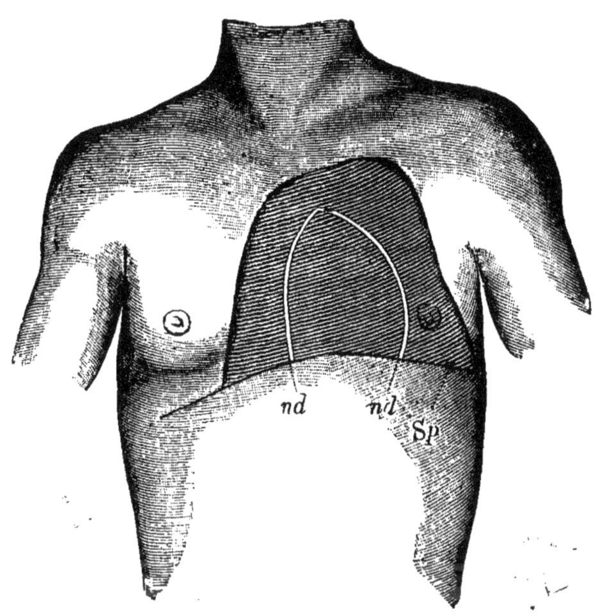

FIG. 33. — *Forme de la matité dans un épanchement moyen du péricarde.*
Sp. Choc de la pointe : La ligne blanche *nd* indique la matité normale.

La matité se développe aussi par en bas, et peut descendre jusqu'à la 8e côte gauche. Dans ces cas on peut parfois, à travers l'hypocondre gauche ou l'épigastre, saisir le cœur qui paraît une tumeur douée de mouvements pulsatiles rythmiques. L'espace semi-lunaire est fortement diminué. La forme de la matité change en même temps, en ce que son aspect triangulaire devient quadrangulaire ou plus exactement trapézoïde.

Ce qui doit surprendre, c'est que le bord droit et le bord gauche de la figure ont un aspect différent, car pendant que le côté droit de cette figure tombe verticalement en bas, le bord gauche a une descente moins brusque. Il faut encore se rappeler que d'après les observations de Gerhardt la ligne de matité change dans sa direction horizontale et verticale, et peut gagner un quart ou même une moitié en longueur.

En même temps que s'augmente la matité relative, le même phénomène se produit pour la matité absolue pendant que le péricarde se dilate.

Les modifications du choc de la pointe ne sont, comme le phénomène précédent, apparentes que lorsqu'il y a épanchement de liquide. Elles présentent deux caractères principaux, la pointe du cœur bat plus faiblement et elle est déviée vers la gauche.

La disparition progressive du choc de la pointe est produite par l'accumulation du liquide; plus il devient abondant, plus il refoule en arrière le cœur et écarte ainsi du thorax la paroi antérieure de cet organe. Ce phénomène peut survenir aussi en dehors de la péricardite lorsque le myocarde devient de plus en plus faible, mais alors, contrairement à ce qui existe dans les péricardites non compliquées, le pouls est très petit et se fait à peine sentir. Dans les péricardites à épanchement liquide, on arrive parfois à sentir de nouveau la pointe en faisant tenir le malade debout ou en lui disant de se pencher en avant, parce qu'alors le cœur se met en contact avec la paroi thoracique. L'abaissement de la matité au-dessous de la pointe s'explique parce que l'épanchement ne se borne plus aux régions occupées par le cœur, mais se déplace de tous côtés.

Nous avons encore à parler d'un troisième caractère, du choc de la pointe, quoiqu'il soit moins pathognomonique; il consiste en une facilité extrême de déplacement, lorsque le malade se met dans une position latérale. Ce phénomène se produit parce que, le péricarde étant très étendu, le cœur tombe comme le corps le plus lourd dans les parties les plus déclives.

On peut dire avec raison que les gros épanchements du péricarde peuvent être reconnus encore par d'autres méthodes physiques que la percussion; en voici la preuve.

A l'inspection, la région précordiale est souvent élargie, parfois même la voussure s'étend au loin, de telle sorte que, assez souvent, la plus grande partie de la moitié gauche du thorax, le sternum et une partie de la moitié droite de la poitrine prennent part à sa formation. A ce niveau les espaces intercostaux frappent par leur élargissement, le mamelon gauche semble situé plus haut que le droit. La peau paraît tendue, et quand le pannicule adipeux n'est pas trop épais, les veines apparaissent sous l'aspect de cordons bleuâtres.

Les endroits ainsi dilatés participent peu aux mouvements respiratoires. L'élargissement de la voussure est d'autant plus marqué que l'épanchement est plus abondant et que le thorax a plus de souplesse, aussi s'observe-t-il surtout chez les femmes et chez les enfants. Il faut bien reconnaître que ce phénomène n'est pas purement mécanique. Il s'y joint souvent une paralysie inflammatoire des muscles intercostaux, de telle sorte que la dilatation apparente est plus notable que ne le ferait croire le volume de l'épanchement.

Souvent les mouvements du cœur passent inaperçus, ou l'on voit se produire un soulèvement diffus de toute la région précordiale. Il arrive aussi parfois que l'on sent à travers les muscles intercostaux, élargis, et amincis, une sorte d'onde ou de mouvement fluctuant, que l'on ne peut rattacher tout à fait à une révolution cardiaque, mais qui est produit par un flot du liquide mis en mouvement. Ce phénomène est si rare que son existence a été niée, mais à tort, par certains auteurs.

Remarquons aussi l'attitude que prennent les malades; ils sont dans le décubitus dorsal, mais le haut du corps élevé et un peu porté à gauche. Ils ne peuvent être tout à fait dans la position horizontale ni sur le côté droit sans éprouver des symptômes menaçants d'étouffement. Il n'est pas étonnant que lorsque les malades se mettent sur le côté ils étouffent, puisque le poids du corps gêne alors les mouvements respiratoires du poumon droit, et que le poumon gauche est déjà rendu insuffisant et à peu près imperméable par la compression qu'exerce sur lui l'épanchement. Parfois le malade prend des attitudes singulières ; ainsi on a publié une observation où le patient n'arrivait à se soustraire à la dyspnée qu'en se mettant dans la position genu-pectorale.

On sent à la palpation que la peau de la région précordiale est moins facile à plisser qu'à l'endroit correspondant du côté opposé.

Dans des cas du reste peu fréquents le doigt, en pressant, laisse une empreinte sur la peau, ce qui démontre la présence d'un œdème ; cependant on ne peut pas en conclure que l'exsudat péricardique est purulent, car souvent ce n'est pas autre chose qu'un œdème phlegmasique engendré par l'inflammation voisine de la poche séreuse du cœur. Le frémissement de la voix n'est plus perceptible dans les endroits où siège la matité, ou du moins il est très affaibli. La pression au devant du cœur ne détermine pas toujours de la douleur. Certains auteurs disent qu'ils ont pu obtenir de la fluctuation dans les espaces intercostaux.

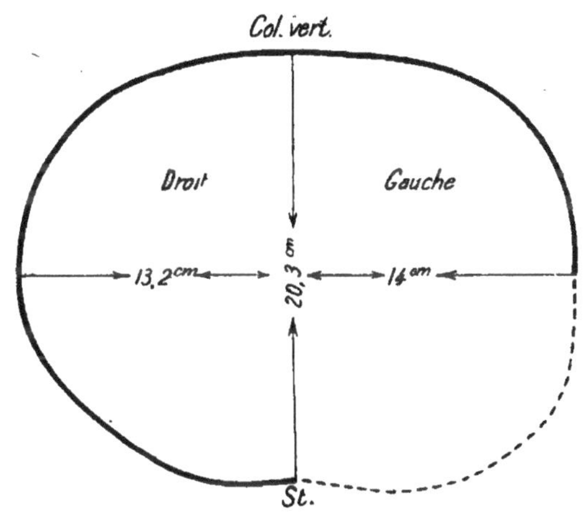

FIG. 34. — *Courbe cyrtométrique. Péricardite exsudative primitive. Homme de 32 ans.* La ligne pointillée marque la voussure précordiale. (Obs. personnelle.)

Tout dernièrement Peter a insisté sur l'importance de l'élévation de température à la région précordiale. Pendant que sur la peau la température, chez les gens bien portants, varie entre 35°,8 et 36° C., dans les cas de péricardite elle atteint 37°,8 et même 38°,7 C., surpassant même parfois la température axillaire.

Lorsqu'on se sert du cyrtomètre (voyez fig. 34) il est facile de voir que la région précordiale est élargie.

Parmi les signes fournis par la percussion, nous avons encore à mentionner les résultats que fournit ce mode d'investigation physique au niveau des organes voisins. La languette inférieure du poumon gauche peut être tellement pressée qu'on produit, en percutant à la partie inférieure du côté gauche de la poitrine, sur les côtes et en arrière, de la matité ou un son tympanique très aigu. La compression peut être telle que le segment supérieur du poumon gauche semble faire hernie au-dessus de la clavicule. On évitera facilement de confondre cette péricardite avec une pleurésie gauche, car, quoiqu'il y ait de la dyspnée et de la matité dans les deux cas, on obtiendra en comprimant les deux poumons un bruit de crécelle. Rappelons encore que brusquement l'on tombe d'une matité absolue sur un son très clair pulmonaire quand on a dépassé les limites de l'épanchement péricardique ; ce son pulmonaire presque tympanique s'explique par la compression que subit le bord antérieur du poumon. Parfois l'on obtient dans le 2e espace intercostal gauche un son tympanique très élevé, qui peut précéder de longtemps la matité à ce niveau. Enfin la percussion permet de reconnaître que le lobe gauche s'est abaissé, probablement sous l'influence du contenu du péricarde devenu plus lourd que d'habitude.

L'auscultation montre que les bruits du cœur sont très faibles, parce que la couche de liquide interposée entre cet organe et la paroi thoracique empêche la propagation du son. Gendrin affirme que lorsque le malade est debout et penché en avant on entend, si on le fait parler, une sorte d'égophonie à la région précordiale. Il faut naturellement qu'il y ait pour cela une quantité notable de liquide.

Toutes les autres manifestations de la péricardite, soit à cause de leur ambiguïté, soit à cause de leur inconstance ont beaucoup moins de valeur que les signes précités. Il faut ajouter très peu de confiance aux symptômes subjectifs. Celui qui fréquente les grands établissements hospitaliers fera souvent la remarque que les personnes atteintes de péricardites à épanchements même abondants ont pu, avant d'entrer à l'hôpital, se promener au dehors pendant des semaines, malades il est vrai, mais enfin pouvant se tenir sur leurs jambes, et ils se sont fait admettre parce qu'ils étouffaient.

Assez souvent, dans le cours d'une péricardite, la région précordiale devient douloureuse. Les souffrances sont plus marquées dans les inflammations sèches de la bourse séreuse du cœur, tandis que des épanchements très copieux ne déterminent qu'une sensation de gêne et de tension. Parfois les douleurs s'irradient dans les régions voisines, dans le bras et l'épaule gauches, dans le dos, la moitié gauche du cou et de la tête, parfois jusqu'à l'épigastre ou même l'ombilic.

Habituellement les malades se plaignent de palpitations de cœur persistantes ou intermittentes et ne se produisant dans le dernier cas qu'à l'occasion de petits mouvements, par exemple quand les patients changent d'attitude. Il y a en même temps d'ordinaire un sentiment de constriction, d'angoisse et de dyspnée.

L'étouffement peut néanmoins être continu. On comprend facilement en effet que la présence d'une péricardite gêne le fonctionnement du cœur. On a dit plus haut que le myocarde n'échappe pas toujours à l'inflammation qui s'est produite dans la bourse séreuse du cœur. Il faut ajouter à cela qu'un épanchement considérable de liquide dans le péricarde exerce une compression sur le cœur. Les veines caves, les oreillettes, dont les parois sont très minces, seront les premières à souffrir d'une pareille situation; il se produira de la stase veineuse; les gros troncs artériels peuvent eux aussi souffrir de cet état de choses, de sorte que le cours du sang s'y trouve gêné. Les troubles circulatoires s'accompagnent de dyspnée. Celle-ci peut être due encore à la compression des poumons dont une partie devient imperméable à l'air. Il y a souvent des lypothymies, qui surviennent surtout quand le malade prend soudainement une position verticale *(anémie du cerveau)*. Elles peuvent déterminer la mort. Dans d'autres cas il y a des signes d'hyperhémie cérébrale. Les malades sont somnolents, étonnés, délirants, ils sont pris de convulsion, phénomènes qui sont d'un pronostic sévère, car ils se terminent souvent d'une façon fatale. Parfois on voit survenir de l'enrouement que l'examen laryngoscopique permet de rattacher à une parésie des cordes vocales. Dans d'autres cas la corde vocale gauche est paralysée (Bäumler, Riegel), ce que l'on explique facilement par une compression exercée par l'épanchement péricardique sur le nerf récurrent gauche. Lorsqu'il y a également paralysie du nerf récurrent droit on peut attribuer celle-ci au gonflement de la veine sous-clavière droite.

Les *troubles de la déglutition* sont beaucoup plus fréquents. Ce n'est qu'assez rarement qu'on peut les rattacher à un aplatissement de l'œsophage par le péricarde fortement dilaté. Dans la plupart des cas c'est tantôt une inflammation du nerf vague, tantôt un paralysie d'origine phlegmasique de la tunique musculaire de ce conduit qui semblent entrer en jeu. On trouve mentionné dans Gendrin, que beaucoup de malades ont déjà de l'hydrophobie rien qu'en voyant les liquides, de sorte qu'on peut appeler ces péricardites « hydrophobiques ».

Bourceret a démontré par des expériences sur les chiens qu'en outre du nerf vague, le nerf phrénique pouvait aussi être malade dans le cours d'une péricardite. Il en résulte en premier lieu du hoquet et des vomissements, mais il ne faut pas négliger aussi l'influence que peut avoir sur le diaphragme un péricarde plus lourd que d'habitude.

Quand il y a des douleurs spontanées on peut assez souvent les réveiller en comprimant la région précordiale, certains médecins attachent une grande importance à ce phénomène qui survient quand on comprime l'épigastre entre l'appendice xiphoïde et l'hypocondre gauche, rarement l'hypocondre droit. Gueneau de Mussy est revenu récemment sur ce symptôme; il affirme que ce dernier peut précéder toutes les autres manifestations de la péricardite et qu'il est plus constant que la douleur. Le même auteur en détermine l'apparition en comprimant le sterno-cléido-mastoïdien et rattache ce phénomène à l'inflammation du nerf phrénique. La fièvre peut manquer entièrement même dans les cas de péricardites purulentes. En général cependant il se produit une élévation de température, parce que habituellement cette affection est un épiphénomène de maladies fébriles. On est alors averti de l'arrivée d'une péricardite par une élévation de la température.

Le *pouls* est ordinairement au début accéléré, fréquent, irrégulier, mais il n'a pas perdu de sa force. On rattache avec raison ces modifications à une excitation inflammatoire des ganglions nerveux dont les branches se rendent dans le myocarde. Parfois les irrégularités des pulsations donnent à ce pouls l'aspect du pouls bigéminé ou du pouls alternant. Il y aura ralentissement quand le tronc du nerf vague sera enflammé, soit par propagation, soit par compression. Quand la maladie dure plus longtemps, la fréquence du pouls peut persister, mais celui-ci perd de sa force, ce qui coïncide avec l'affaiblissement du myocarde. Dans certains cas on a observé que le pouls radial devenait plus petit ou même disparaissait complètement pendant une forte inspiration (pulsus paradoxus, pouls inspiratoire intermittent); ce symptôme, dans une observation publiée par von Bock, s'accompagnait d'une dilatation inspiratoire des veines du cou.

Traube a remarqué aussi chez un malade, que la carotide et la radiale du côté gauche étaient beaucoup plus étroites que celles du côté droit.

Plusieurs fois j'ai suivi, chez des sujets atteints de péricardite, à l'aide du sphygmographe, et jour par jour, les modifications qui se produisaient dans le pouls; l'élévation due au choc en retour est le plus souvent très marquée et peut donner au pouls un aspect dicrote, tandis que l'élévation due à l'élasticité des artères s'affaiblit ou même disparaît. Les tracés montrent une certaine diminution de la pression artérielle. Les figures 35 et 36 appartiennent à un malade qui présentait une pleurésie gauche insignifiante dans le cours de laquelle se développa une péricardite. Cette complication se produisit pendant son séjour à la clinique de Zurich, resta apyrétique, dura 17 jours et chaque jour on pratiqua l'examen sphygmographique. Ce ne fut que longtemps après la guérison de l'inflammation du péricarde que le soubresaut dû à l'élasticité de l'artère reparut peu à peu.

FIG. 35. — *Péricardite séro-fibrineuse apyrétique (température axillaire 37°,3). Troisième jour de la maladie. Pouls radial. Homme de 33 ans.* (Obs. personnelle.)

r. Élévation due au choc en retour.

Les veines du cou sont en général distendues, preuve que le retour du sang au cœur ne se fait pas facilement. Elles peuvent aussi être le siège de mouvements pulsatiles. Stokes et Friedreich affirment avoir vu des pouls veineux véritables, mais Riegel a soutenu dernièrement qu'il s'agissait en réalité d'un faux pouls veineux. Il n'est pas rare qu'il existe des souffles au cœur, leur étiologie peut être multiple : fièvre, dégénérescence du myocarde, compression des gros vaisseaux de la base ou endocardite concomitante.

Skoda dit avoir observé un dédoublement du deuxième bruit aux orifices pulmonaires et aortiques. D'après Cejka le premier bruit aortique manquerait quelquefois, ce qui tiendrait suivant lui à une inflammation des parois de l'aorte. La stase veineuse peut être décelée aussi par la teinte de la peau; les joues, les lèvres, et les muqueuses visibles à l'extérieur sont cyanosées, la peau est pâle le plus souvent, et la pâleur peut devenir cadavérique quand il s'est formé un vaste épanchement de sang dans le péricarde, par exemple dans le scorbut. Les patients donnent l'impression de sujets qui viennent d'avoir une grande hémorrhagie. La *respiration* est presque toujours accélérée, le plus souvent elle est superficielle et fréquemment accompagnée de saccades expiratoires. Il survient aussi parfois des accès de dyspnée d'une intensité anormale, de telle sorte que la plupart des muscles auxiliaires de la respiration entrent en contraction. Les narines se ferment à chaque inspiration, la tête s'abaisse en avant à chaque inspiration, et on peut voir la saillie des sterno-mastoïdiens qui se dessinent sous la peau sous la forme de deux bandes rigides, l'aspect du visage est anxieux et exprime de grandes souffrances.

FIG. 36. — *Même observation. 8e jour de la convalescence.*
r. Élévation du choc de retour. — *e, é.* Élévation de l'élasticité des artères.

L'*urine* est peu abondante, très foncée, acide et très dense. Très souvent elle laisse déposer une substance granuleuse, rougeâtre, analogue à de la brique pilée (sedimentum lateritum), formée par l'acide urique et ses sels. (urates). Elle disparaît par la chaleur et l'urine redevient claire. Fréquemment aussi on trouve des traces d'albumine. L'albuminurie augmente quand l'action du myocarde s'épuise. On observe encore parfois des cylindres (urine asystolique).

La stase sanguine explique l'apparition d'œdèmes, d'hypertrophie du foie, d'ascites, d'hydrothorax, de catarrhes bronchiques, et quelquefois d'infarctus hémorrhagiques (reconnaissables aux crachats hémoptysiques) et de la mort des sujets qui en sont atteints au milieu des symptômes d'un œdème pulmonaire, d'une hydropisie qui se fait sentir à l'extérieur et à l'intérieur, d'hyperhémie cérébrale, etc., si on ne peut pas y porter remède.

En se basant sur l'étendue de l'inflammation, on a distingué des péricardites partielles et des péricardites *diffuses;* on doit se garder de conclure à un processus inflammatoire circonscrit parce qu'on entend des frottements bien localisés à un endroit déterminé. A l'autopsie, en effet, on peut s'apercevoir que les lésions étaient beaucoup plus étendues qu'on ne le croyait.

En se fondant sur la durée de la maladie on distingue une péricardite *aiguë* et une péricardite *chronique*, mais les limites entre les deux formes sont naturellement difficiles à reconnaître.

Dans certaines circonstances la péricardite tue très vite, par exemple quand elle reconnaît, comme cela est fréquent dans la Russie septentrionale, une origine scorbutique. Elle peut emporter alors le malade dans les 24 heures. Les péricardites avec peu d'épanchement peuvent guérir en peu de jours, ainsi que Bäumler l'a soutenu récemment. La durée moyenne d'une péricardite aiguë exsudative est de 7 à 14 jours. Si elle dure plus de 4 semaines on peut la regarder comme chronique. Il se produit souvent alors des résorptions partielles, puis de nouvelles exsudations. Quand la péricardite marche vers la guérison, l'heureux événement s'annonce par une chute de la température, une amélioration progressive de la dyspnée, une atténuation des signes locaux et une diurèse abondante. Certains auteurs disent qu'ils ont rencontré une sorte de rétraction de la région précordiale après résorption complète de l'exsudat. Mais l'excitabilité anormale du cœur subsiste longtemps encore après, de telle sorte que tout effet moral est capable d'accélérer beaucoup et de rendre irréguliers les mouvements de cet organe.

IV. Diagnostic. — Le diagnostic de la péricardite repose sur les trois signes cardinaux dont nous avons donné plus haut la description. En général il n'est pas difficile. Les erreurs ne se produisent que lorsqu'un de ces trois symptômes peut être confondu avec des phénomènes analogues, ou quand il fait défaut par suite d'une circonstance spéciale. Il peut alors se produire une des éventualités suivantes.

Un bruit de frottement est confondu avec un souffle endocardique. Une pareille méprise n'est possible que si le frottement est très doux, ou si le bruit de souffle est très rude. Très souvent un frottement péricardique se reconnaît à sa sécheresse et à son timbre râpeux. Il semble aussi plus superficiel, tandis que le souffle endocardique paraît venir de la profondeur. Les frottements péricardiques sont renforcés par la pression, tandis qu'elle ne modifie pas les souffles. Bien entendu il ne faut pas que celle-ci soit trop forte, sans cela les deux sortes de phénomènes acoustiques se trouveraient affaiblis par le ralentissement des mouvements du cœur. Pendant une profonde inspiration un souffle s'affaiblit, au contraire un frottement s'amplifie. Il y a cependant des exceptions à cette règle. Traube a décrit des souffles qui se renforçaient au moment où la pression thoracique s'amplifie. Lewinski a vu aussi, dans certains cas d'adhérences des plexus, des frottements devenir plus nets pendant l'expiration. Quand les souffles ne se produisent que dans certaines attitudes du corps, notamment quand le malade est debout ou penché en avant, on pensera plutôt à un frottement, parce que c'est plutôt dans les péricardites que ce phénomène se produit. Faites surtout attention au rythme du cœur. Tandis que le souffle est limité à une partie de la révolution cardiaque, systolique, présystolique ou diastolique, il n'en est pas de même pour le frottement qui envahit souvent la durée d'une pause (silence).

N'oublions pas que les frottements dus à une péricardite peuvent s'accompagner des souffles d'une endocardite concomitante; celle-ci peut même ne se manifester nettement que quand la première de ces affections a disparu.

A-t-on évité cette cause d'erreur, il faut encore se garder de commettre des méprises sur la localisation du frottement. Lorsqu'en effet la plèvre ou le péritoine dans ses parties voisines du péricarde est devenu dépoli, il peut se faire que les mouvements du cœur, s'y communiquant, déterminent des frottements synchrones avec ces mouvements. On les appelle *frottements pleuro-péricardiques*. Küssner et Ferber ont attiré dernièrement l'attention sur ces phénomènes. On les retrouve d'ordinaire sur le bord antérieur du poumon gauche, et surtout au niveau de cette languette qui s'insinue au devant de la pointe. Il se reconnaissent en ce qu'ils se composent de deux parties, l'une synchrone avec les mouvements du cœur, l'autre synchrone avec les mouvements respiratoires. Quand on fait faire de fortes inspirations aux malades, ils se renforcent et prennent nettement l'aspect de frottements pleurétiques. Si, au milieu d'une forte inspiration, on immobilise le thorax, ils disparaissent, au moins pendant un court espace de temps. Au contraire si on s'arrête pendant une expiration, leur apparence péricardique semble s'accentuer, parce qu'alors ils ne sont plus produits que par les mouvements propagés du cœur. Ils disparaissent alors au bout de 2 ou 3 révolutions cardiaques pour reparaître à une nouvelle inspiration.

Emminghaus a décrit dans la péritonite tuberculeuse un frottement sous-péricardique qui serait produit par les mouvements du cœur se propageant aux parties du péritoine situées entre le diaphragme et la face supérieure du foie. Mais comme l'on n'entend rien dans les autres portions du péricarde, cette circonstance est de nature à éclairer le diagnostic.

Malgré des circonstances relativement favorables on arrivera parfois à méconnaître certains frottements péricardiques, lorsqu'il s'est établi par exemple des adhérences nombreuses à la partie antérieure entre les deux feuillets de la séreuse à la suite d'une inflammation antérieure. Si l'on soupçonne à bon droit l'existence d'une péricardite, il faut chercher à faciliter la production d'un frottement en comprimant un peu la paroi thoracique et en faisant prendre au malade différentes attitudes.

La matité caractéristique des épanchements péricardiques ne se produit pas non plus, quand il existe des synéchies à la face antérieure du cœur, car l'épanchement s'amasse alors derrière cet organe, où sa présence sera parfois décelée, quand il est volumineux, par la cyrtométrie.

Dans certains cas les difficultés du diagnostic proviennent de ce que le poumon gauche a un bord antérieur plus saillant que d'habitude, de telle sorte que la collection liquide du péricarde n'arrive plus à se mettre directement contre la paroi interne du thorax. Mais si la matité absolue n'est pas augmentée, il n'en est pas de même de la matité relative et de la résistance que l'on éprouve au doigt, ce qui permettra d'éviter une erreur de diagnostic à ceux qui ne s'appuient pas uniquement sur la matité absolue. La même chose se produit dans l'emphysème pulmonaire, car si dans ce cas un épanchement même copieux n'augmente pas la petite matité (matité absolue), il agrandit cependant la matité relative et la résistance au doigt.

Certaines affections des organes voisins, notamment les pleurésies partielles, et l'infiltration du bord antérieur des poumons peuvent simuler une matité péricardique, mais ce phénomène est plus irrégulier, et dans les cas d'inflammations pulmonaires, le renforcement de la voix, la respiration bronchique (bronchophonie) et les râles synchrones aux mouvements respiratoires permettront d'éviter cette méprise.

Parfois l'erreur peut être le fait d'un anévrysme, d'une tumeur du médiastin, quoique la marche différente des deux affections et la dissemblance des autres symptômes soit un avertissement suffisant.

On différenciera la matité produite par une augmentation de volume très considérable du cœur, de celle produite par un exsudat péricardique, en ce que le choc de la pointe dans ce dernier cas est faible ou a même complètement disparu, et qu'il reste souvent au-dessus de la ligne de matité. Il faut aussi se rappeler que dans la position verticale la matité de la péricardite atteint un niveau plus élevé que celle du cœur qui, même dans les cas d'hypertrophie, ne change guère. Enfin on a pour s'aider la dissemblance dans l'intensité des bruits du cœur, qui, dans la péricardite avec épanchement, est toujours très faible. Si on a pu observer le cours de la maladie, on aura été en outre frappé de voir le peu de temps qu'il a fallu pour changer l'étendue de la matité, chose qui n'arrive pas dans le cas d'augmentation de volume du cœur.

La disparition du choc de la pointe ne sera pas prise pour une parésie du myocarde, car dans les cas de péricardites non compliquées il a conservé sa force au lieu d'être imperceptible comme dans les cas de parésie du muscle cardiaque.

Les signes physiques ne permettent pas de reconnaître la *nature de l'épanchement :* c'est ici que la clinique rend des services, tout en exposant parfois à des mécomptes. Avant tout il faut faire attention à la nature de la maladie dont la péricardite est un épiphénomène. Les péricardites qui surviennent dans le cours du rhumatisme articulaire aigu sont généralement séro-fibrineuses.

Les inflammations de la bourse séreuse du cœur d'origine pyohémique ou septicémique sont purulentes et souvent même gangréneuses. Dans les cas de scorbut, de maladies hémorrhagiques, de cancer, de tuberculose, il faut s'attendre à rencontrer le plus souvent un épanchement de sang. Fréquemment cependant la nature de l'épanchement restera indécise.

Kast a trouvé dernièrement de nombreux bacilles tuberculeux dans un épanchement purulent du péricarde. Néanmoins l'autopsie démontra que les tubercules étaient absents de cette séreuse et que l'inflammation était due à l'ouverture dans sa cavité de glandes lymphatiques phymateuses qui s'étaient ramollies de telle sorte que cette matière tuberculeuse s'étaient mêlée à l'exsudat. En général on retrouve rarement les bacilles dans l'exsudat, quand la péricardite est tuberculeuse.

Lorsqu'on a reconnu la présence d'un épanchement dans la séreuse, il faut savoir s'il est dû à une péricardite ou à un hydropéricarde. L'existence de phénomènes phlegmasiques généraux et locaux, l'absence de causes et de signes d'hydropisie, de stase veineuse, feront rejeter ce dernier.

V. Pronostic. — Le pronostic dépend de deux considérations principales, de la nature de l'affection principale, et de l'aspect de la péricardite.

Ainsi, en prenant le point de vue étiologique, les inflammations de la bourse séreuse du cœur qui se font dans le cours du rhumatisme articulaire aigu sont d'un pronostic favorable, mais il en est tout autrement dans les cas de cancer ou de tuberculose, et il en est de même quand la cause est une pyohémie, une septicémie, un scorbut, un exanthème à forme hémorrhagique. Des péricardites de ce genre peuvent tuer en très peu de temps. On l'a observé surtout dans les phlegmasies de la séreuse d'origine scorbutique, où la perte de sang n'est pas du tout à négliger. Dans d'autres circonstances, lorsque l'épanchement est très copieux, il peut gêner les mouvements du cœur à un point que la mort survient par suite de la stase énorme produite dans le système veineux.

Les formes chroniques sont aussi d'un pronostic plus défavorable que les formes aiguës, parce que le myocarde est plus exposé dans les premières à la dégénérescence et à la paralysie, et aussi parce que l'exsudat se résorbe d'autant moins vite que la durée de l'affection est plus longue.

L'âge, le sexe, la constitution ne sont pas sans influence sur le pronostic. C'est surtout pendant l'enfance (Gendrin) et pendant la vieillesse que cette maladie est à craindre. L'affection paraît avoir un cours plus défavorable chez les femmes que chez les hommes. On ne doit pas s'étonner non plus de lui voir prendre une plus mauvaise tournure chez les individus faibles et épuisés, que chez les gens forts et vigoureux.

VI. Traitement. — S'il n'y a pas de complications, on se bornera à un traitement diététique et aux antiphlogistiques locaux. On mettra le malade, si les circonstances le permettent, dans une chambre spacieuse, que l'on aérera plusieurs fois dans le jour à l'aide d'une chambre voisine. En effet un local exigu, surchargé d'acide carbonique, ne fait qu'augmenter les malaises. Pendant l'hiver on maintiendra une température constante de 15° R. On aura soin aussi de maintenir une certaine hygrométrie en mettant sur le poêle un vase rempli d'eau. Il ne faut pas permettre aux malades de se lever, car une anémie subite du cerveau (voir plus haut) peut les tuer subitement; les malades garderont donc le décubitus dorsal quand ils voudront uriner ou aller à la selle, on leur donnera pour cela des vases appropriés. Il ne faudra pas non plus qu'ils se livrent à des efforts de défécation trop violents pour le même motif; pour combattre ce phénomène on emploiera avec avantage les purgatifs légers et les lavements. L'oreiller sera aussi bas que le patient pourra le supporter, afin de prévenir le plus efficacement possible l'anémie cérébrale.

On ne donnera pendant les premières semaines que des aliments liquides, par exemple, du lait, des œufs, des bouillons, des potages au gruau d'orge ou d'avoine. Le malade boira pour étancher sa soif des boissons acidulées, telles que la limonade citrique, tandis qu'on défendra le café ou le thé, susceptibles de déterminer des palpitations de cœur ; on permettra au contraire l'usage de la bonne bière et du vin quand le malade y est accoutumé et que ces boissons ne lui causent aucun désagrément.

On pourra aussi lui laisser manger au dessert quelques fruits cuits au four, des pommes par exemple, surtout quand il y a tendance à la constipation.

La maladie tire-t-elle en longueur, on recommandera l'emploi de la bière et du vin avec les précautions nécessaires, on offrira même au patient, quand la nécessité s'en fera sentir, de la viande, des viandes maigres, du gibier, des biftecks presque crus, du jambon bien dégraissé, des tranches de veau cuites rapidement sur le feu, des cervelles de veau ou du riz de veau, etc.

Quant aux antiphlogistiques locaux, on prescrira de mettre sur la région précordiale une vessie de glace, qui, outre son action anti-inflammatoire, a encore l'avantage de calmer les mouvements du cœur, de faire disparaître par conséquent les palpitations et de ralentir les révolutions cardiaques.

L'habitude que l'on avait de traiter, notamment en Angleterre, les péricardites par les saignées et par le mercure donné jusqu'à salivation disparaît de plus en plus, même dans ce dernier pays.

Ces prescriptions suffisent dans beaucoup de cas. Le pouls s'accélère-t-il considérablement sans présenter de la faiblesse, on fera bien de s'adresser à la digitale; on en donnera une dose suffisante pour ralentir le pouls et calmer le myocarde.

Rp. Inf. feuille digitale........................ 2 gr. p. 180
Nitrate de potasse........................ 100 gr.
Sirop simple........................ 20 gr.
Une cuillerée à bouche toutes les 2 heures.

En cas de constipation il sera bon de remplacer le nitrate de potasse par une quantité égale de tartrate de potasse purifié. On cessera immédiatement l'emploi de cette potion dès que l'effet désiré se sera produit; plus que jamais, il faudra surveiller les malades et les voir au moins 2 fois par jour.

La vératrine et le tartre stibié peuvent aussi ralentir le pouls, il sera préférable cependant de n'en pas faire usage à cause du pouvoir qu'ont ces substances de provoquer le collapsus.

Lorsque la douleur précordiale est très pénible, on ordonnera, en outre de la vessie de glace, des sangsues loco dolenti au nombre de 6, 8, 10, 15. On nettoie soigneusement la peau, on y verse du lait dans lequel on a fait dissoudre un peu de sucre, on fait quelques incisions légères çà et là à la surface de la région précordiale, puis on met les sangsues dans un godet en verre, la sangsue se met très vite à sucer dans les endroits où siègent les petites incisions.

Les sangsues sont-elles rassasiées, et sont-elles tombées, on peut, si les forces du malade et la perte de sang obtenue le permettent, remplacer ces animaux par d'autres. Pour faire saigner les morsures plus longtemps on les humecte d'acide salicylique, en solution dans de l'eau chaude. Si l'on veut faire tomber la sangsue avant qu'elle soit gorgée de sang, on répand du sel sur sa queue, l'animal tombe aussitôt et rend le sang qu'il a avalé. On arrête l'hémorrhagie produite par leur morsure en y mettant un peu d'amadou, car les hémorrhagies produites par ces annélides sont difficiles à calmer, la sangsue sécrétant une substance qui empêche le sang de se coaguler.

On peut faire dans le même but des ventouses sèches scarifiées (5 à 10) ou placer un vésicatoire grand comme la paume de la main; on le laissera en place tant que l'épiderme ne sera pas suffisamment boursouflé, on ouvrira l'ampoule avec des ciseaux bien désinfectés et on mettra dessus un morceau de gaze phéniquée.

Y a-t-il des vomissements fréquents et tenaces, du hoquet, des spasmes de l'œsophage, ou bien existe-t-il une grande oppression et une insomnie persistante, il est indiqué d'employer un narcotique; on s'adresse de préférence à une injection sous-cutanée de morphine. Lorsque la fièvre est intense, l'antipyrine (3,0 à 5,0 dans de l'eau chaude en lavement) combattra ce phénomène, d'autant plus avantageusement que les hautes températures accélèrent beaucoup le pouls et favorisent la dégénérescence du myocarde, la quinine (1,0 à 2,0) agit moins sûrement; il faudra régler l'emploi du salicylate de soude, de l'acide salicylique, de la kaïrine, de la thalline à causes des sueurs profuses qu'ils déterminent et du collapsus qui peut en résulter.

S'il y a de la faiblesse du cœur, on doit, comme nous l'avons dit plus haut, recourir aux stimulants tels que vins alcooliques (Porto, Xérès, Malaga, Madère, Marsala toutes les demi-heures de 1 à 2 cuillerées à bouche), du cognac, du champagne, de l'éther (tous les quarts d'heures 5 à 10 gouttes sur un morceau de sucre) ou 0,05 de camphre en poudre à l'intérieur ou en injection sous-cutanée d'huile camphrée.

Dans les états de paresse persistante du myocarde on prescrira une nourriture copieuse, l'usage de la bière et du vin, de la digitale à petite dose. On en cessera l'emploi dès que le ralentissement du pouls et la disparition de son irrégularité indique que l'effet est produit.

Si les symptômes d'une péricardite semblent s'être évanouis, ne permettez pas pour cela au malade de se lever trop tôt, car, même dans la convalescence, le patient peut être pris de syncope très grave. Pendant longtemps il devra éviter toute excitation corporelle ou intellectuelle, car elles seraient facilement suivies de palpitations de cœur. Quand la résorption de l'épanchement tarde à se faire, on ordonnera les résorbants à l'intérieur et à l'extérieur. Les badigeonnages à la teinture d'iode avec l'iodure de potassium ou une pommade à l'iodoforme sont indiqués.

On a employé aussi dans ce but les fomentations chaudes, les vésicatoires répétés (Bamberger). A l'intérieur on administrera l'iodoforme à petite dose. Si ces moyens échouent, on tentera à l'aide des diurétiques, des laxatifs ou des diaphorétiques de déterminer la résorption. Nous recommandons surtout les diurétiques, tandis que les diaphorétiques, notamment la pilocarpine, amènent souvent de la dyspnée, des battements de cœur et du collapsus. Nous recommandons chaudement le nitro-benzoate de caféine en injection sous-cutanée ou l'adonis vernalis en infusion.

Dans les cas où un épanchement trop copieux menace l'existence, ou quand la résorption se fait trop attendre on a recours à la paracentèse du péricarde, pour évacuer artificiellement le liquide. Si les résultats ne sont pas aussi beaux que dans la pleurésie, cela tient à ce que l'on fait souvent l'opération trop tardivement, lorsqu'il y a des signes manifestes de dégénérescence cardiaque ; le résultat purement mécanique ne peut alors suffire. Il ne faut donc pas trop la différer. Roberts qui en a réuni dernièrement 50 cas a trouvé 23 guérisons (47 0/0). Tandis que West, sur 79 cas, en a trouvé seulement 36 (46 0/0). Quant à la façon de conduire l'opération et quant à savoir s'il faut préférer la ponction, l'incision, s'il faut faire une injection antiseptique, nous renvoyons aux ouvrages de chirurgie. Rappelons cependant qu'on choisira de préférence pour faire la ponction le 5e espace intercostal gauche en s'éloignant de 2 centimètres du bord gauche du sternum. Dans le cas de péricardite purulente il faut faire l'incision comme pour les cas de pleurésie purulente.

Parfois il faut soigner en même temps la maladie principale. On donnera des styptiques (ergotine, acétate de plomb) dans les cas de péricardites hémorrhagiques, pour arrêter la formation de l'épanchement sanguin.

2. — Symphyse cardiaque. Synéchies du péricarde.

I. Étiologie. — Les péricardites laissent fréquemment comme trace de leur passage, des adhérences plus ou moins étendues entre les deux feuillets de la séreuse. Leur étiologie est celle des inflammations du péricarde. On les rencontre il est vrai à l'autopsie chez des sujets qui paraissent de leur vivant n'avoir jamais présenté les signes d'une péricardite ; il faut simplement en conclure que des inflammations même assez étendues de la poche séro-fibreuse du cœur peuvent rester parfois latentes. On observe surtout cette anomalie dans le cas d'emphysème pulmonaire, de phtisie tuberculeuse, d'adhérences entre les feuillets de la plèvre ou pendant le cours du mal de Bright.

La péricardite séro-fibrineuse est celle qui prédispose le plus aux synéchies. Elles se produisent souvent aussi quand la péricardite traîne en longueur et que le cœur est demeuré affaibli pendant un temps assez long. Leur production peut être très rapide, car on a des observations prouvant qu'au bout du 8e ou du 9e jour d'une péricardite, il peut s'établir un début d'adhérences entre la partie viscérale et la partie pariétale du péricarde.

II. Lésions anatomiques. — D'après l'étendue des synéchies on divise les adhérences en totales et en partielles ; ces dernières se retrouvent surtout à la base du cœur dans le voisinage des gros vaisseaux qui en partent. Tantôt ce sont des liens délicats, minces, dont les fibres lamineuses sont peu abondantes, tantôt au contraire ce sont des membranes épaisses et larges.

La synéchie totale (concretio pericardii) peut déterminer la disparition complète de la cavité péricardique, c'est ce qu'on appelle l'oblitération, la symphyse totale de la poche séreuse du cœur. Tantôt les adhérences sont fragiles, lâches, faciles à détruire avec le doigt, tantôt au contraire elles sont très serrées, très résistantes; une fusion indestructible s'est opérée entre les deux feuillets. Si ces derniers sont presque normaux, on pourra croire faussement à une absence congénitale du péricarde, méprise qui a été commise plus d'une fois par les anciens. Mais le plus souvent ils s'épaississent et prennent une consistance cartilagineuse. On trouve parfois, limités par ces adhérences, des restes de l'ancienne cavité séreuse remplie de produits caséeux durcis ou en partie calcifiés, et que l'on doit considérer comme le reliquat d'anciennes péricardites. Dans beaucoup de cas on a rencontré le cœur entouré presque de tous côtés par une carapace calcaire ou même osseuse, de sorte qu'on s'étonnait à bon droit de ce que cet organe eût pu continuer ses mouvements.

Ces synéchies péricardiques sont une découverte d'autopsie assez fréquente. Leudet les a rencontrées 61 fois sur 1003 nécropsies (6 0/0). Dans la statistique de Breitung, sur 324 cas de péricardites il y eut 134 fois des adhérences (41 0/0).

Il n'est pas rare qu'il existe en même temps des adhérences du péricarde avec les parties voisines. Ainsi il peut adhérer au sternum en avant, avec l'aorte, l'œsophage, la colonne vertébrale en arrière, avec le diaphragme en bas et en arrière. Quant aux adhérences avec le bord antérieur des poumons surtout celui du poumon gauche et avec le cul-de-sac correspondant de la plèvre, la chose est des plus fréquentes.

Presque toujours le myocarde a subi des modifications; il est souvent sclérosé, notamment dans ses portions les plus superficielles, on peut y trouver aussi l'atrophie brune, la dégénérescence graisseuse des fibres musculaires, de la dilatation, de l'hypertrophie, principalement du cœur droit. Ces changements sont produits par les synéchies, quand elles compriment les artères coronaires et compromettent ainsi la nutrition du cœur. D'autres fois il faut les rattacher à une ancienne péricardite, à des lésions musculaires concomitantes, ou à des affections chroniques du tube aérien ou des reins, notamment l'hypertrophie qui ne s'explique pas bien par les adhérences seules du péricarde.

III. Symptomatologie. — Dans beaucoup de cas les synéchies du péricarde restent absolument latentes, même lorsque les adhérences sont totales. Deux signes seulement permettent d'en reconnaître l'existence, quand la force du cœur est diminuée, ou quand les mouvements de cet organe en avant se trouvent entravés.

Dans le premier cas il existe des troubles fonctionnels, dans le deuxième cas des troubles physiques.

Les *troubles fonctionnels* surviennent principalement quand il reste des adhérences très serrées et très étendues, comprimant les coronaires et compromettant ainsi la nutrition du cœur. Ce sont les mêmes phénomènes que l'on retrouve dans les affections idiopathiques primaires du cœur, et dans les affections valvulaires non compensées, et dont on peut caractériser l'ensemble en disant que c'est le résultat de la stase veineuse.

Les traits principaux du tableau clinique sont les battements du cœur, un pouls accéléré irrégulier, d'une intensité variant rapidement, l'œdème, de la diurèse peu abondante, une densité anormale de l'urine, de l'albuminurie, une augmentation de volume du foie, de l'ascite, de l'hydrothorax, du catarrhe bronchique, des infarctus hémorrhagiques, de la dyspnée, de la cyanose.

Les exacerbations, les rémissions, se succèdent, alternent, jusqu'à ce que la mort mette un terme à tous ces maux. Duroziez a fait remarquer récemment que cette dernière peut survenir d'une façon inopinée.

Les *signes physiques* ne sont pas toujours en proportion directe des troubles fonctionnels, ils peuvent exister sans ceux-ci et réciproquement. Ils ne se produisent que quand le myocarde ayant conservé une force suffisante, les synéchies empêchent, au moment des révolutions cardiaques, la base du cœur de se porter en arrière. Lorsque le cœur se contracte alors et qu'il se raccourcit les régions de cet organe voisines de la pointe sont forcées de s'éloigner de la paroi thoracique lors de la systole des ventricules. Comme le bord antérieur du poumon gauche n'est pas capable à lui seul de remplir tout l'espace ainsi laissé vide, la partie de la poitrine correspondant à la pointe du cœur est refoulée en dedans par la pression atmosphérique. Le phénomène sera très prononcé quand les adhérences existent sur la plus grande partie de la face antérieure du cœur et maintiennent cet organe collé au thorax. On voit alors plusieurs espaces intercostaux et la partie inférieure du sternum se porter en dedans à chaque systole ventriculaire.

On remarque que les changements principaux s'observent à la pointe du cœur, où tantôt les battements cessent, tantôt les régions du thorax qui y correspondent sont entraînées en dedans. Lorsque les adhérences n'immobilisent pas la base du cœur, elles ont peu de tendance à produire les signes précités. Des adhérences très étendues peuvent passer alors complètement inaperçues, tandis que d'autres fois des synéchies insignifiantes suffisent pour amener le refoulement systolique des parties thoraciques correspondant à la pointe.

Il résulte de ce que nous venons de dire que ce sont surtout les synéchies de la base du cœur qui importent. S'il existe des adhérences du péricarde avec les régions voisines, le symptôme dont nous nous occupons se produira d'autant plus facilement, parce que les mouvements du cœur sont par cela même plus limités ; la rétraction en dedans des parois sera plus marquée lorsque le sac péricardique sera adhérent à sa partie antérieure avec le sternum et à sa partie postérieure avec la colonne vertébrale. Mais comme la production de ce phénomène exige que le myocarde possède une certaine force, il est évident que ce symptôme disparaîtra dès que le cœur commencera à s'affaiblir.

La rétraction de la paroi ne débute pas en même temps que la systole ventriculaire. Dusch a fait remarquer dernièrement qu'elle commence un peu après l'apparition du pouls carotidien, mais qu'elle coïncide avec le pouls radial (voir fig. 37). Friedreich a observé qu'elle se prononce davantage pendant une inspiration.

Cet auteur a encore attiré l'attention sur un autre symptôme cardiaque, c'est l'affaissement subit des veines du cou. Ainsi elles deviennent turgides pendant la systole et se vident brusquement au moment de la diastole. Ce collapsus veineux présente des signes de dicrotisme en ce sens que l'affaissement est d'abord faible, puis devient tout d'un coup rapide (Von Dusch). On explique ce phénomène par le retour en avant du sternum, ce qui facilite l'aspiration du sang dans le cœur, dont l'état de diastole est plus marqué que d'habitude, circonstance favorable à l'aspiration. Souvent on voit le gonflement systolique et l'affaissement diastolique se traduire par des modifications du creux sus-claviculaire.

Sibson affirme qu'il a observé assez souvent dans le cours de cette maladie des pulsations du foie.

En palpant l'artère radiale on se rendra vite compte que la rétraction des parois thoraciques coïncide avec la systole du cœur.

FIG. 37. — *Choc de la pointe et pouls de la carotide dans un cas de synéchie du péricarde.* (Obs. personnelle.)

Le retour en avant de ces parois se fait si brusquement parfois qu'on a parlé d'un choc cardiaque diastolique. On entend souvent, en auscultant cet organe, un ébranlement vibratoire diastolique assez vif. Si, en outre des adhérences internes, il y a des synéchies extra-péricardiques, on reconnaîtra cet état de choses en ce que la pointe ne quitte pas le côté gauche où elle se trouve fixée.

La percussion ne donne aucun signe utile, ce n'est que quand la languette inférieure du poumon gauche est épaissie ou le cul-de-sac correspondant de la plèvre est oblitéré qu'on reconnaît pendant l'inspiration une diminution de la matité cardiaque absolue, du reste le choc de la pointe n'en subit aucun amoindrissement.

A l'auscultation le retour brusque de la paroi thoracique antérieure au moment de la diastole, juste après le bruit diastolique qui l'annonce, semble dédoubler ce dernier bruit.

Parfois les battements du cœur prennent un timbre métallique, et deviennent si bruyants qu'on peut les entendre à une petite distance du malade. Ce phénomène est dû à un fait de résonance stomacale, et comme il exige pour se produire un espace vide assez notable, on comprendra facilement qu'il soit intermittent. Comme dans les cas de symphyse cardiaque le cœur est très rapproché de l'estomac, il en résulte que le timbre métallique est un phénomène assez fréquent. Mais il ne faut pas croire, comme Riess l'a prétendu, que ce symptôme a une valeur pathognomonique.

IV. Diagnostic. — Nous avons dit au début de ce chapitre que beaucoup de symphyses cardiaques restent latentes et cela même quand les adhérences sont totales. Les troubles fonctionnels permettent bien rarement le diagnostic des synéchies péricardiques, car ils se rencontrent aussi dans les myocardites primitives et les affections valvulaires peu compensées.

Les affections valvulaires pourront être éliminées grâce à l'absence de souffle des orifices, mais il reste toujours à savoir si l'affaiblissement du myocarde est primitif ou si elle est consécutive à une absence de la poche séreuse du cœur.

S'il est vrai de dire en général avec Samuel Wilks, que les symptômes d'affaiblissement du myocarde, lorsqu'il n'existe que des lésions valvulaires, se rapportent chez les jeunes gens à des symphyses cardiaques, chez les vieillards à des affections idiopathiques du muscle, on ne peut avec tout cela dépasser un diagnostic de probabilité.

Les signes physiques eux-mêmes demandent de la réserve, surtout quand on ne constate qu'une disparition des battements de la pointe, car chez les jeunes gens, dans l'emphysème pulmonaire, dans les sténoses des orifices aortiques ou mitrales, ou dans les cas d'affaiblissement du cœur, ce phénomène peut également s'observer, et il faut éliminer toutes ces causes avant d'avoir le droit de les rapporter à une symphyse cardiaque ; on ne pourra se prononcer, que si on a été à même de suivre le cours entier de l'affection, car alors la constatation avant la péricardite du choc du cœur, et la disparition de celui-ci après la guérison de cette affection, permettent de penser à l'existence de synéchies de la bourse séreuse du cœur.

La rétraction des parois, limitée à la région de la pointe, ne peut pas par cela seul faire conclure à une symphyse cardiaque, car il existe encore d'autres causes qui peuvent gêner le recul de la base du cœur en arrière. Traube a prouvé que ce phénomène pouvait résulter d'une anomalie du péricarde. Le symptôme peut encore se produire dans le rétrécissement aorti que et aussi, d'après Galvagni, dans l'athérome de l'aorte, car le peu de soubresauts des parois dans le premier cas, l'absence d'élasticité du vaisseau dans le deuxième cas gênent le déplacement de la base du cœur en arrière. Quand le bord antérieur du poumon gauche est infiltré et fixé il peut survenir de la rétraction des parois thoraciques, parce que le bord antérieur ne peut plus se mettre dans l'état qui correspond normalement à la systole du cœur. Si le cœur a une situation anormale de telle façon qu'il incline un de ses côtés à gauche et en avant et l'autre à droite et en arrière, il peut se produire de la rétraction des parois, en ce sens que le diamètre antéro-postérieur du cœur se trouve alors raccourci. Quant aux rétractions du 3e et du 4e espace intercostal gauche, près du bord gauche sternal, elles sont sans signification et se retrouvent chez beaucoup de personnes bien portantes. Elles surviennent surtout quand les espaces intercostaux sont larges, peu épais et que le cœur est surexcité.

Il résulte de tout ceci que la rétraction des parois thoraciques ne peut être attribuée à une symphyse cardiaque que quand, au lieu de se localiser à la pointe, elle se généralise à une grande partie de la paroi thoracique antérieure et à la partie inférieure du sternum en même temps qu'il y a collapsus des veines du cou.

V. Pronostic. — Le pronostic n'est pas favorable dans les cas de synéchies péricardiques; lorsque le cœur est gêné dans ses mouvements il en résulte une perte de force qui sans cela aurait profité à la circulation. Si les adhérences sont telles qu'elles empêchent le cœur de quitter la région antérieure du thorax, il faut craindre l'apparition prochaine d'une parésie du myocarde.

VI. Traitement. — Les adhérences peu étendues peuvent guérir, car on a rencontré aux autopsies des synéchies du cœur déchirées. Dans ce cas elles s'allongent, s'amincissent de plus en plus et finissent par se rompre.

La thérapeutique est impuissante dans le traitement de ces affections, il faut se borner à éviter aux malades les efforts corporels fatigants, pour épargner le plus possible les forces du myocarde, et quand il y a affaiblissement de ce muscle, parer aux phénomènes menaçants en donnant, mais avec beaucoup de précautions, de petites doses de digitale d'après la manière que nous avons indiquée plus haut.

3. — Médiastino-péricardite fibreuse.

I. Étiologie et Anatomie pathologique. — Lorsque nous avons parlé de la péricardite nous avons fait remarquer que parfois le processus inflammatoire gagne la face externe de la bourse séro-fibreuse du cœur et de là le tissu cellulaire du médiastin. Dans ce cas il peut se produire avec les organes voisins, ce qui se passe entre les deux feuillets de la séreuse, c'est-à-dire des adhérences, tantôt sous la forme de brides, tantôt sous celle de membranes et de callosités. On y trouve aussi parfois des dépôts de pus desséché et caséeux. Il est facile de comprendre que les gros vaisseaux du cœur peuvent recevoir le contre-coup de ces lésions, qu'ils peuvent subir par exemple des inflexions, des tiraillements, des synéchies avec le sternum, l'œsophage et la colonne vertébrale. L'ensemble de ces altérations constitue le tableau anatomo-pathologique de la médiastino-péricardite fibreuse.

II. Symptômes et Diagnostic. — Kussmaul a eu le grand mérite en 1873 d'avoir montré le premier que cette affection pouvait dans un grand nombre de cas être reconnue par le médecin. Le diagnostic repose sur la présence de deux symptômes, sur le *pouls paradoxal* (sine inspiratione intermittens), et sur le gonflement inspiratoire des veines du cou.

Kussmaul entend par pouls paradoxal une forme particulière de pulsation devenant plus petite pendant les inspirations et disparaissant même parfois totalement. Les caractères se retrouvent très nettement sur le tracé sphygmographique; nous en donnons, fig. 38, un bel exemple tiré de l'ouvrage de Kussmaul. Cet auteur explique l'anomalie que l'on observe de la manière suivante : Pendant l'inspiration l'aorte ascendante et la crosse de l'aorte se trouvent tiraillés et aplatis par les adhérences qui les unissent avec les régions antérieures et postérieures du médiastin ; le cours du sang est par suite gêné dans l'intérieur de ces vaisseaux.

FIG. 38. — *Pouls paradoxal.* D'après KUSSMAUL.

J Inspiration. — *E* Expiration.

Nous retrouvons les mêmes causes dans l'explication du gonflement inspiratoire des veines du cou, parce que tout comme sur l'aorte, les adhérences font sentir leur influence sur le tronc veineux innominé.

On ne peut pas conclure à une médiastino-péricardite fibreuse en se fondant uniquement sur le pouls paradoxal, car on peut le rencontrer dans certaines péricardites exsudatives (Hoppe, Bäumler, Traube, Stricker, Graeffner, Boehr), on peut même alors le voir associé au gonflement inspiratoire des veines du cou. Maixner a retrouvé le pouls paradoxal dans les épanchements volumineux de la plèvre gauche avec déplacement notable du cœur à droite. Ce phénomène disparut après la ponction et reparut quand l'épanchement se fût reproduit. Maixner a observé encore le pouls paradoxal dans un cas de pyopneumothorax. François Frank l'a rencontré fréquemment dans les anévrysmes de l'aorte et des gros troncs artériels qui s'en détachent, mais seulement dans les artères périphériques et dans un cas de persistance du canal de Botal (canal artériel). Frank explique l'apparition du phénomène dans les premiers cas par la pression intrathoracique à laquelle sont soumises les parois de ces vaisseaux qui sont sensiblement augmentés en largeur. Quant aux deux dernières catégories de faits, il admet que la pression diminue dans les artères pulmonaires pendant l'inspiration, de telle façon qu'une bonne partie du sang de l'aorte s'échappe dans ces artères à travers le canal artériel resté béant.

Riegel a observé en outre que le pouls de l'homme sain présentait déjà sur les tracés sphygmographiques quelque chose d'analogue au pouls paradoxal, bien que cette particularité ne puisse être appréciée par la seule palpation; Sommerbrodt cependant, qui a confirmé les remarques de Riegel, dit avoir obtenu chez des gens parfaitement sains un arrêt complet du pouls à la suite d'inspirations très profondes.

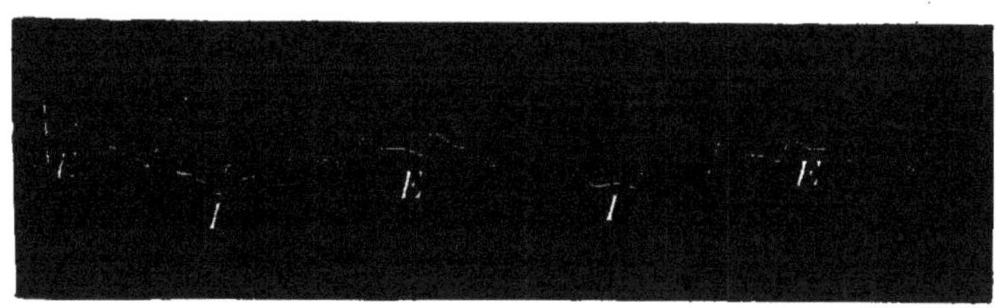

FIG. 39. — *Influence de la respiration sur le tracé sphygmographique. Artère radiale droite. Homme de 42 ans.* (Obs. personnelle.)

On reconnaîtra facilement sur le tracé sphygmographique de la fig. 39 que le pouls devient plus petit au moment d'une inspiration. Il y a, il est vrai, encore d'autres modifications. Ainsi pendant l'inspiration le choc en retour est plus net et plus marqué que pendant l'expiration. Le pouls est aussi plus rapide que durant cette dernière.

III. **Pronostic et Traitement.** — Nous nous bornons sur ce point à renvoyer le lecteur à ce que nous avons dit déjà à propos de la symphyse cardiaque.

4. — Pneumopéricarde. Hydropneumopéricarde.

I. **Étiologie.** — La présence de gaz dans la bourse fibro-séreuse du cœur est si rarement observée, que beaucoup de médecins expérimentés et ayant une nombreuse clientèle n'en ont jamais rencontré d'exemples. Cette affection se produit quand le péricarde est perforé de dedans en dehors ou de dehors en dedans suivant les circonstances et il existe alors une communication soit avec l'atmosphère extérieure ou avec les organes creux du voisinage qui contiennent de l'air. Comme le cœur se rappetisse à chaque systole, on comprendra facilement qu'il en résulte un appel pour l'air à travers la fistule qui vient de se produire.

Parmi les *causes* de pneumopéricarde il faut citer tout d'abord les traumatismes, qui intéressent directement la séreuse et déterminent sa perforation, par exemple les plaies par instruments piquants, par les armes à feu. Mais, comme Bamberger la démontré par un exemple, il ne faudrait pas s'imaginer que toute plaie pénétrante s'accompagne forcément d'un pneumopéricarde. Les contusions du thorax peuvent donner naissance à cette affection, soit parce qu'une côte fracturée est venue blesser en même temps le poumon et le péricarde, soit parce que la partie du poumon qui recouvre cette séreuse lui étant devenue adhérente crève dans son intérieur et fait entrer de l'air dans sa cavité. Les cavernes pulmonaires, le pyopneumothorax quand ils se déversent dans le péricarde peuvent entraîner le même accident.

Parfois les ulcérations de l'œsophage déterminent un pneumopéricarde quand elles viennent s'ouvrir dans cette séreuse (cancer, ulcères inflammatoires), corps étrangers (dans un cas, ratelier avalé par mégarde).

De même les ulcérations de l'estomac donnent dans certains cas naissance à cette affection, quand à la suite d'adhérences anormales entre l'estomac et le diaphragme, le processus ulcéreux traverse ce muscle puis le péricarde. Le plus souvent il s'agit du cancer ou d'un ulcère rond. Graves a publié une observation dans laquelle un abcès du foie s'étant ouvert à la fois dans le péricarde et dans l'estomac, avait produit ainsi cette maladie. Le même mécanisme peut se produire dans les affections des autres organes abdominaux.

Il est plus rare que le pneumopéricarde résulte de l'écoulement d'un exsudat péricardique dans un organe rempli d'air. Tout récemment Meigs a rapporté un exemple de ce genre, le liquide s'était déversé dans l'œsophage. Dans un autre cas fourni par Müller l'exsudat avait envahi le poumon gauche. Il existe des cas encore où il s'est produit une accumulation de gaz dans un épanchement de péricardite sans qu'il soit possible de retrouver sur la séreuse la moindre ouverture. On a alors attribué la production de ce gaz à une décomposition du liquide, mais les analyses chimiques récentes de ce fluide ne sont pas favorables à cette hypothèse et semblent démontrer qu'ici aussi il y a eu pénétration de l'air, qu'on a méconnu la fistule; la théorie et l'expérience semblent ici en désaccord.

Les observations de production spontanée d'air dans la cavité péricardique sont moins que sûres, probablement il s'agissait dans ces cas d'une confusion avec les épanchements gazeux qui se produisent après la mort.

II. **Lésions anatomiques.** — Si l'épanchement gazeux est considérable on est frappé, en ouvrant le thorax, de l'aspect ballonné et sphérique du péricarde; quand on le pique le gaz contenu dans le péricarde s'en échappe en sifflant par la solution de continuité, et la force du courant d'air est assez considérable pour éteindre la flamme d'une allumette. L'odeur que répand ce gaz est généralement désagréable et rappelle celui de l'hydrogène sulfuré. On découvre en même temps des lésions dont la production est constante, et si elles manquent il faut en conclure que l'air que l'on trouve est le résultat d'une décomposition cadavérique. Le plus souvent on rencontre un épanchement purulent, quelquefois hémorrhagique, mais rarement fibrino-séreux.

Habituellement on retrouve en même temps des traces de putréfaction. Cependant Müller a publié un cas de séropneumopéricarde. Le pneumopéricarde n'est presque jamais à l'état isolé, il y a presque toujours du pyopneumopéricarde ou du moins de l'hydropneumopéricarde. Cela est important à retenir pour comprendre la symptomatologie de cette affection.

Le poumon gauche est le plus souvent comprimé d'une façon assez notable au niveau de sa languette inférieure, et le diaphragme se trouve refoulé en bas dans nombre de cas à cause du poids anormal qu'il a à supporter.

III. **Symptomatologie.** — Parmi les phénomènes produits par le pneumopéricarde, les signes physiques sont les plus importants. Ainsi la résonance métallique n'appartient qu'à cette affection. Il résulte de sa coïncidence avec la matité déterminée par la présence de l'épanchement qu'on est très surpris, en percutant la région précordiale, de tomber brusquement d'un son mat sur un son métallique.

Déjà à l'*inspection* on est frappé par la procidence, la voussure anormale de la région précordiale. Le choc de la pointe n'est plus perceptible, parce que le cœur refoulé en arrière est séparé de la paroi thoracique antérieure par une couche de gaz et de liquides. Cependant il arrive parfois que les battements réapparaissent quand le malade se tient droit ou penché en avant.

A la *palpation* on sent que le frémissement normal a disparu. Parfois les frottements péricardiques peuvent être reconnus à la main qui perçoit quelquefois une sorte de glouglou, de sensation de crécelle, de gargouillements, qui correspond à des phénomènes acoustiques parfaitement réels et similaires.

A la *percussion*, la matité est remplacée par un son tympanique très aigu qui possède une sorte de résonance métallique. Cette dernière est, comme l'a fait remarquer Heubner et plus récemment Leichtenstern, tout particulièrement bien décelée par le plessimètre et le marteau plessimétrique, surtout lorsqu'on percute sur un os qui transmet mieux le timbre métallique. On peut rendre aussi plus sensible la résonance métallique par la percussion et l'auscultation combinée, c'est-à-dire lorsqu'on percute pendant qu'on ausculte la poitrine. Quand on fait pencher le malade en avant, on arrive parfois à changer ce son tympanique en une sorte de matité, parce qu'alors le cœur s'applique sur le thorax et que les gaz remontent en arrière.

Feine a observé un cas dans lequel le son produit par la percussion devenait plus mat au moment de la systole cardiaque; il expliquait cette anomalie en rappelant qu'à chaque contraction le cœur se rapproche plus intimement de la paroi thoracique, le gaz étant forcé alors de se déplacer en arrière de cet organe.

Mentionnons encore ici une remarque intéressante de Gerhardt. Quand on percute rapidement et sans interruption, on détermine des sons dont le timbre varie suivant qu'il y a diastole ou systole cardiaque. Ces changements de tonalité sont dus aux alternatives de contraction et de dilatation du cœur qui augmentent ou rétrécissent l'espace dans lequel sont contenus les gaz ; or le son tympanique doit être d'autant moins élevé que l'espace laissé est plus grand. Certains auteurs disent avoir obtenu le bruit de pot fêlé même quand il n'existait pas de fistules péricardiques. Nous croyons que ces médecins ont pris pour ce phénomène un bruit métallique très aigu et très court.

Y a-t-il encore, comme c'est la règle, du liquide qui se trouve mélangé à ces gaz, on ne retrouve alors le son tympanique métallique, que lorsque le malade se met dans le décubitus dorsal. Lorsqu'il se tient debout, ou qu'il se met sur le côté le liquide s'amasse en bas ou sur les parties latérales, et on trouve à ce niveau une zone mate, qui change du reste suivant l'attitude prise par le patient. Mais naturellement cela n'est possible que s'il n'existe pas des adhérences entre les deux feuillets, ce qui permet alors à la collection séreuse de se déplacer sans entraves dans la cavité péricardique. Si plusieurs observateurs n'ont pas rencontré ces différences de sonorité dans les diverses positions, c'est qu'il existait probablement, dans les cas qu'ils examinaient, les synéchies dont nous venons de parler. Quand le malade se tient droit il y a parfois une augmentation de la sonorité, parce que l'épanchement se place alors dans le sens du plus grand diamètre de la bourse séreuse du cœur.

A l'*auscultation* on est surpris par le timbre métallique des bruits du cœur ; ce phénomène est dû à la résonance des gaz contenus dans le péricarde. Ce son peut être si musical qu'on l'a comparé à celui d'une cithare ou d'une cloche. Les bruits peuvent être si retentissants qu'on les entend quelquefois à une certaine distance du malade. Dans beaucoup de cas on a dit cependant qu'ils sont très légers et presque sourds, cela est alors dû probablement à un épanchement de liquide suffisamment copieux pour recouvrir la face antérieure du cœur et masquer ses bruits.

Parfois l'on entend des frottements péricardiques, qui eux aussi ont un timbre métallique.

L'existence simultanée de gaz et de liquide dans le péricarde donne naissance à des bruits de glouglou, de crécelle, de battements d'eau, à timbre métallique, dus probablement à ce que les mouvements du cœur battent en quelque sorte et agitent la collection séreuse située au-dessous de la couche gazeuse. On les a comparés aussi aux phénomènes acoustiques que produirait une roue de moulin en mouvement, et les auteurs français leur ont donné en conséquence la dénomination de *bruit de moulin* et de bruit de roue hydraulique. Ils peuvent prendre une telle intensité qu'on les perçoit à une grande distance.

Un malade, dont l'histoire est rapportée par Stokes, ne pouvait dormir à cause du caractère bruyant de ces bruits qui incommodaient également le sommeil de la femme du patient, couchée dans la chambre voisine.

Beaucoup d'auteurs ont parlé d'une perception auditive analogue à une goutte d'eau qui tombe (gutta cadens), ils auraient même obtenu des bruits de succussion.

Eisenlohr a publié une observation où il y avait une sensation d'étranglement qui était produite par compression de l'œsophage, déterminée par la dilatation excessive du péricarde.

Quant aux phénomènes subjectifs et autres manifestations symptomatiques, ils dépendent en partie de la façon dont s'est produit le pneumopéricarde et en partie de l'abondance de l'épanchement gazeux et liquide. Le pneumopéricarde se greffe-t-il sur une péricardite et la quantité de gaz n'est-elle pas très considérable, l'affection peut ne déterminer aucun malaise supplémentaire et n'être diagnostiquée que par l'examen physique ; lorsqu'au contraire l'air entre subitement en proportion notable dans le péricarde et y détermine consécutivement l'arrivée d'une péricardite exsudative, il survient alors du collapsus et des phénomènes de parésie cardiaque, le pouls s'accélère, devient petit et très souvent irrégulier. La peau se recouvre d'une teinte livide, l'asystole se prononce de plus en plus jusqu'à la mort du malade. Quelquefois la terminaison fatale se produit au milieu du délire et des convulsions.

IV. Diagnostic. — Le diagnostic de la maladie est facile. Il s'appuie, quand le pneumopéricarde est perçu, sur la disparition de la matité cardiaque, les bruits métalliques à l'auscultation et à la percussion. S'il y a hydro-pneumopéricarde il y a changement de sonorité et déplacement des bruits métalliques dans les diverses attitudes du corps.

Il faut craindre les méprises, quand il existe près du cœur des cavités remplies de gaz et de liquide. Dans ces circonstances les bruits du cœur peuvent prendre un timbre métallique par résonance dans ces cavités, et s'il y a ébranlement de ces dernières, on peut voir survenir les bruits de moulin, etc. Cela peut se produire, par exemple dans les grosses cavernes pulmonaires situées derrière le péricarde, dans des pyopneumothorax partiels, enkystés et dans des estomacs dilatés remplis de liquide et de gaz flatulents. Mais tous ces états pourront être distingués du pneumopéricarde en ce que la matité cardiaque est conservée, quoiqu'elle puisse être un peu masquée latéralement par un pneumothorax.

V. Pronostic. — Le pronostic est défavorable. Sur 14 cas rassemblés par Friedreich, 10 se terminèrent par la mort (71.3 0/0).

La terminaison fatale peut survenir du 1er au 12e jour de la maladie. On ne peut espérer la guérison que chez les malades atteints d'un pneumopéricarde traumatique, dans lequel il n'y a ni air infecté, ni corps étrangers. Parfois la résorption de l'air transforme un pyopneumopéricarde en un pyopéricarde. Très souvent la nature même de l'affection principale doit déjà faire porter un pronostic fâcheux.

VI. Traitement. — Dans les cas de pneumopéricarde traumatique on placera, pour combattre l'inflammation, une vessie de glace sur la région précordiale, et s'il y a du collapsus on prescrira du vin, des médicaments excitants. Les sensations de constriction, l'insomnie seront traitées par les narcotiques, principalement par une injection de morphine ; quand le pouls est très accéléré on recourra, mais avec beaucoup de précautions, à de petites doses de digitale.

Les mêmes mesures peuvent être prises dans les pneumo péricardes relevant d'une autre cause.

La tension des gaz est-elle très considérable, on doit ponctionner le péricarde avec un aspirateur, on peut mettre le ballon aspirateur sous l'eau, de façon à rendre impossible l'entrée de l'air dans le péricarde. L'endroit où doit se faire la ponction est le 5e espace intercostal à 1 ou 2 centim. du bord gauche du sternum. S'il y a en même temps que des gaz, une collection purulente ou gangréneuse abondante, il semble utile d'ouvrir le péricarde en prenant les précautions antiseptiques d'usage et de traiter consécutivement la plaie suivant les règles de la chirurgie moderne. Naturellement on ne se livrera à de pareilles tentatives que quand on n'aura pas perdu tout espoir de guérison

5. — Hydropisie du péricarde.

Hydropéricarde. Hydrocardie.

I. Lésions anatomiques. — On trouve sur presque tous les cadavres une sérosité claire et fluide dans la bourse séro-fibreuse du cœur, on lui a donné le nom de liquor pericardii. Certains auteurs prétendent que pendant la vie le péricarde contient normalement une petite quantité de liquide séreux, tandis que d'autres soutiennent que cette petite collection est un phénomène agonique ou même post mortem. Cette dernière opinion semble confirmée par ce fait que plus l'agonie dure, et plus l'autopsie est faite tardivement, plus la quantité de liquide est considérable.

Von Luschka a émis le premier l'hypothèse que cette liquor pericardii pourrait bien être le résultat d'une transsudation qui s'opérerait à travers les parois très minces de l'oreillette droite, d'autant plus que l'on retrouve toujours cette cavité cardiaque distendue par une grande quantité de sang chaque fois que dans une autopsie on examine le cœur. La quantité habituelle de cette collection séreuse oscille entre cinq et dix centimètres cubes. Quelquefois cependant, sans qu'on ait le droit de regarder la chose comme le résultat d'un processus morbide, l'épanchement peut aller jusqu'à 100 et 120 centimètres cubes. Mais si ce nombre est dépassé, il s'agit d'un état pathologique auquel on donne le nom d'hydropisie du péricarde.

Cette affection diffère de la péricardite exsudative en ce qu'elle n'est pas la conséquence de lésions inflammatoires. Les propriétés physiques offrent déjà un caractère bien spécial. Le liquide hydropique est clair, d'une teinte ambrée ou parfois verdâtre et présente en général le phénomène du dichroïsme. En effet à la lumière ordinaire, il est jaune, mais à la lumière réfléchie il est vert émeraude. Parfois la présence de pigment sanguin lui donne une couleur rougeâtre et tantôt alors c'est un phénomène d'imbibition cadavérique; tantôt au contraire le résultat de l'introduction pendant la vie de corpuscules sanguins, qui, perdant leur hématine, rendent l'épanchement d'un brun sale. Le dernier cas se présente lorsqu'il y a cancer et tuberculose du péricarde.

S'il y a de l'ictère la collection séreuse devient d'un jaune d'or et on y retrouve la matière colorante de la bile ainsi que les acides biliaires. Parfois on y découvre aussi des nuages floconneux formés par des débris de cellules endothéliales, détachées, gonflées, à protoplasma trouble ou en dégénérescence graisseuse. Quelquefois j'y ai vu de petits cristaux brillants qui à l'examen microscopique ont été reconnus pour des plaques de cholestérine. Von Dusch les a aussi rencontrés. Le liquide hydropique est extrêmement pauvre en cellules, quoiqu'il existe çà et là quelques leucocytes graisseux et tuméfiés.

Souvent on aperçoit aussi quelques dépôts fibrineux gris jaunâtre de consistance gélatineuse, tantôt sous la forme de filaments ou de flocons, tantôt en masses plus volumineuses et plus cohérentes.

La sérosité a toujours une réaction alcaline, elle contient du sucre et de l'urée. D'après les analyses de Gorup-Besanez (I), de Wachsmuth (II), de Hope Seyler (III), dont les résultats diffèrent peu de ceux trouvés par d'autres auteurs, il y a :

	I	II	III
Eau	955.1	962.5	961.78
Principes solides	44.9	37.5	38.22
Fibrine	0.8	—	—
Albumine	24.7	22.8	24.63
Matières extractives	12.7	—	—
Sels inorganiques	6.7	—	—

L'épanchement peut atteindre 1000 centim. cubes et même parfois davantage. Si les affirmations de Corvisart sont exactes, il peut aller quelquefois à 4000 centim. cubes? Lorsque la collection séreuse est volumineuse, le péricarde frappe, dès qu'on a ouvert le thorax, par son aspect globuleux, on dirait une vessie distendue et fluctuante. Lorsqu'on le sectionne on trouve sa surface unie, brillante, n'offrant nulle part des parties troubles ou enflammées. En général elle est très pâle, ce que l'on doit attribuer à la compression exercée par l'épanchement. Cette même compression détermine assez souvent un amincissement des parois, néanmoins on les a vues parfois épaissies. La graisse située sous le feuillet viscéral a le plus souvent disparu. Le myocarde présente fréquemment un aspect pâle, fauve, macéré ou graisseux. Dans la majorité des cas le ventricule droit est dilaté, ce qui est dû en général aux causes qui produisent l'hydrothorax. Le tissu sous-séreux peut devenir œdémateux, et l'infiltration hydropique gagne parfois les gaines des gros vaisseaux. Cet œdème envahit même dans certaines circonstances le tissu cellulaire du médiastin. La languette du poumon gauche est comprimée et le diaphragme souvent abaissé.

II. Étiologie. — L'hydropéricarde n'est jamais une affection *primitive*, idiopathique, il est toujours lié à des troubles circulatoires ou à une pauvreté anormale du sang en albumine. Son étiologie se confond donc avec celle des hydropisies en général ; on comprend alors pourquoi cette affection coïncide si souvent avec une ascite, un hydrothorax, un œdème sous-cutané, etc. Parmi les troubles circulatoires, citons avant tout les maladies pulmonaires chroniques, les affections des plèvres ou des orifices cardiaques, les dégénérescences du myocarde, les déviations de la colonne vertébrale. Toutes ces causes peuvent gêner la circulation pulmonaire, ce qui entraîne une dilatation de l'oreillette droite, une stase veineuse dans les veines caves et les veines coronaires, d'où résulte forcément une hyperhémie passive des veines péricardiques.

Il est très rare que la congestion veineuse envahisse seulement les veines cardiaques. L'hydropéricarde paraît alors être une affection primitive. C'est dans les cas de cancer et de tuberculose de la bourse séreuse du cœur, lorsqu'une tumeur vient comprimer les veines coronaires, que ce fait se produit; la calcification des artères cardiaques conduit au même résultat. Parfois enfin la chose semble due à l'existence de néoplasmes du médiastin ou à la rétraction de brides cicatricielles.

L'hydropéricarde par hypoalbuminose du sang survient dans le mal de Bright, dans les différents états cachectiques tels que cancer, tuberculose, diarrhée chronique, hémorrhagies persistantes, malaria, etc.

Quelques auteurs, entre autres Bamberger, ont admis un hydropéricarde ex vacuo, à la suite par exemple d'atrophie du cœur, de rétraction scléreuse du poumon ou des plèvres, le liquide hydropique vient ainsi combler un espace vide. Cette forme nouvelle n'a jamais été rencontrée, elle est peu probable, parce que le diaphragme, les poumons, la paroi thoracique sont toujours en état de combler ce vide quand il se produit.

III. **Symptomatologie.** — L'hydropéricarde n'est guère appréciable durant la vie des malades que par l'existence de signes physiques, et ceux-ci ne se produisent que lorsque l'épanchement a atteint un certain volume. Ce sont ceux de toute collection de la bourse séreuse du cœur, nous les avons déjà exposés quand nous avons décrit la péricardite. On n'observera pas naturellement de bruit de frottement, puisque ceux-ci résultent d'un processus inflammatoire. Nous nous contenterons d'énumérer ces symptômes, ce sont : la voussure de la région précordiale, l'élargissement des espaces intercostaux, l'élévation du mamelon gauche, la disparition du choc de la pointe, qui réapparaît parfois quand le malade se tient debout ou se penche en avant, le manque de frémissement vibratoire au devant du cœur, la matité augmentée, à limites figurant un trapèze et augmentant d'intensité quand le malade se tient debout, l'amoindrissement des bruits du cœur, la déviation de la pointe de cet organe à gauche. A ces phénomènes s'ajoutent les signes de compression de la languette inférieure du poumon gauche qui se révèle par de la matité, une augmentation dans le pouvoir de transmission de la voix et une respiration bronchique.

Les symptômes subjectifs peuvent manquer complètement. Cependant beaucoup de malades se plaignent d'un sentiment de tension et de constriction à la région précordiale. Chose étonnante, des épanchements même considérables peuvent ne troubler en rien l'activité cardiaque, tandis que les collections séreuses d'origine inflammatoire déterminent, même quand elles sont peu abondantes, des troubles notables. C'est que probablement dans ce dernier cas une partie des phénomènes est due à une propagation de la phlegmasie au myocarde. On observe en outre les sensations décrites plus haut, des phénomènes de stase veineuse, mais il faut se rappeler que la maladie principale, dont l'hydropéricarde est un épiphénomène, y contribue déjà puissamment. Il se produit de la cyanose, de la dilatation veineuse, de l'anasarque, de l'ascite, une augmentation de volume du foie, une diminution dans la diurèse, souvent aussi de l'albuminurie, de l'hydrothorax, du catarrhe bronchique, parfois des infarctus hémorrhagiques, des signes de congestion cérébrale consistant en de la somnolence, du délire ou même des convulsions. Les malades sont fréquemment tourmentés par une sensation d'étouffement, d'étranglement. Le pouls est petit, fréquent, irrégulier comme durée et comme force.

IV. Diagnostic. — Le diagnostic est facile, quand l'épanchement est suffisamment copieux pour amener des changements dans la zone de matité. Nous renvoyons à l'article péricardite pour les méprises que peuvent engendrer l'exagération de matité produite par une hypertrophie ou une dilatation du myocarde, une aff ction pulmonaire, pleurale ou médiastine. A-t-on reconnu d'une façon certaine qu'il existait un épanchement dans la cavité péricardique, il faut savoir s'il s'agit d'un hydrothorax ou d'une péricardite. L'absence de fièvre, de sensibilité à la pression, la présence d'un œdème dans d'autres parties du corps, l'examen des causes permettent d'assurer le diagnostic.

V. Pronostic. — Le pronostic est défavorable dans beaucoup de cas à cause de la nature de l'affection principale. En lui-même il n'est pas bien grave. La résorption du liquide et la guérison sont possibles, mais souvent il se produit des alternatives de résorption et de sécrétion.

VI. Traitement. — Le traitement de l'hydrothorax est presque toujours celui de la maladie principale, il faudra donc recourir aux diurétiques, aux laxatifs, aux diaphorétiques. On doit en même temps établir une diététique convenable. Les badigeonnages locaux à la teinture d'iode, à l'iodoforme en solution, à l'iodure de potassium ne sont guère utiles. Ici, comme dans la péricardite, Bamberger recommande l'usage des ventouses. L'épanchement est-il assez volumineux pour faire craindre une parésie du myocarde et une compression du cœur, il est indiqué de ponctionner le péricarde.

6. — Hémopéricarde.

I. Étiologie. — L'hémopéricarde indépendant de tout processus inflammatoire est rarement observé. Il est produit alors par une blessure du péricarde ou du cœur, par la déchirure d'un anévrysme siégeant sur les artères coronaires, pulmonaires ou aortiques, par la rupture du myocarde quand le muscle est atteint de dégénérescence graisseuse ou d'un anévrysme du cœur aigu ou chronique.

II. Lésions anatomiques. — La quantité de sang amassé dans le péricarde peut être considérable et mesurer plus de 500 centim. cubes. Dans ces cas la bourse séreuse du cœur paraît tendue et laisse prévoir son contenu à sa teinte noire bleuâtre. L'épanchement est plus copieux quand l'hémorrhagie se fait lentement et dilate progressivement le péricarde que dans le cas contraire. En effet le péricarde subitement distendu comprime bientôt la partie blessée et fait service de tampon. Le sang est en partie normal, en partie coagulé. Si la mort survient rapidement il n'y a pas d'autres changements morbides, mais si la terminaison fatale se fait plus longtemps attendre les lésions inflammatoires ne tardent pas à se produire.

III. Symptômes et Diagnostic. — Le diagnostic repose d'abord sur la présence constatée d'un épanchement liquide dans la cavité du péricarde. A ceci s'ajoutent les symptômes d'une hémorrhagie intense, froideur et pâleur de la peau, disparition du pouls, vomissements, bourdonnements d'oreille, obnubilation de la vue, vertiges, perte de connaissance, convulsions par anémie cérébrale. Le patient peut succomber très vite après l'apparition de ces phénomènes, par anémie progressive quand l'hémorrhagie se fait progressivement. Mais la mort peut être subite quand par exemple il y a rupture du cœur sans qu'elle ait été annoncée par des symptômes prémonitoires. Naismith a insisté dans ces derniers temps sur la valeur diagnostique de la douleur violente qu'éprouvent les malades dans la poitrine quand l'hémorrhagie s'effectue lentement.

IV. Pronostic. — Le pronostic est déjà mauvais par les circonstances étiologiques qui lui donnent naissance. La guérison ne peut être obtenue que dans les cas d'hémopéricardes traumatiques.

V. Traitement. — Il faut mettre une vessie de glace sur la région précordiale, donner des excitants, des styptiques, tels que l'ergotine sous-cutanée (ergotine 1/2 seringue Pravaz). J'ai vu aussi dernièrement à la clinique de König une guérison éclatante survenir à la suite d'une évacuation par aspiration. Il s'agissait d'un hémopéricarde produit par une balle de revolver.

APPENDICE

Taches laiteuses du péricarde. — On désigne ainsi certaines parties du péricarde qui paraissent blanchâtres, épaissies et tendineuses, et dont le siège se trouve le plus souvent sur le feuillet viscéral. Dans la vieillesse elles sont si abondantes, que certains auteurs les rattachent à un processus morbide. Très rares pendant l'enfance, on en a cependant retrouvé quelques-unes chez un enfant âgé de 10 semaines (Hodgkin). Elles semblent plus fréquentes chez les hommes. Leur place de prédilection est la face antérieure du ventricule droit, tout près de l'origine de l'artère pulmonaire. Elles se rencontrent aussi sur la paroi antérieure du ventricule gauche un peu au-dessus de la pointe et le long du trajet des artères coronaires. Elles sont très rares sur la face postérieure de l'oreillette et des infundibulums artériels. Ces taches peuvent exister simultanément sur différents endroits. Leur dimension oscille entre celle d'une lentille et celle d'une pièce de 5 marks. Tantôt elles sont rondes, tantôt allongées et même étoilées, leur bord est tantôt saillant, tantôt s'abaissant progressivement au niveau du reste de la surface du péricarde.

D'un aspect brillant, poli, l'endothélium s'y prolonge et les recouvre sans interruption. Il est rare que leur surface soit rugueuse, foncée, velue. Parfois l'œdème leur donne une consistance gélatineuse. L'examen histologique démontre que ce sont des hypertrophies de la séreuse et quelquefois du tissu sous-séreux. Leur pathogénie est discutée. Un petit nombre relève d'un processus inflammatoire, mais la plupart ne sont pas d'origine phlegmasique. Elles résultent d'une irritation mécanique fonctionnelle produite par les mouvements du cœur qui vient s'appliquer contre la paroi interne de la cage thoracique. Ce sont des sortes de durillons ; ce qui le prouve, c'est qu'ils existent là où le cœur ne se trouvant plus recouvert par les poumons se met en contact immédiat avec le thorax. D'ailleurs ce qui parle encore en faveur de cette idée, c'est que Hodgkin dans un cas de cirrhose atrophique du foie a vu ces plaques laiteuses dans les parties du cœur qui frottaient sur ce foie rugueux? Si l'on rattachait toutes ces taches à la péricardite on devrait s'étonner à bon droit de voir cette inflammation passer si souvent inaperçue et complètement latente. Ces altérations du péricarde ne déterminent aucun symptôme pendant la vie des sujets qui en sont porteurs, elles ne sont que d'un intérêt anatomique. Bien que certains auteurs prétendent qu'elles déterminent des frottements, cette opinion est combattue par les meilleurs cliniciens.

Tumeurs du péricarde. — Le cancer et le sarcome du péricarde sont le plus souvent des néoplasmes propagés des organes voisins, de l'œsophage, du sternum, des ganglions lymphatiques de la cavité thoracique, de la peau, ou des glandes du médiastin, du thymus ayant subi la dégénérescence sarcomateuse. Parfois, mais plus rarement, il y a eu métastase cancéreuse d'un organe éloigné.

Enfin Forster a rencontré un cas de dégénérescence cancéreuse primitive du péricarde. Si dans nombre de cas le cancer consiste en une infiltration diffuse, il peut former aussi des gros noyaux tantôt isolés, tantôt confluents. Le plus souvent ce sont des tumeurs encéphaloïdes, rarement des cancroïdes secs. Elles s'accompagnent d'un épanchement inflammatoire et alors presque toujours hémorrhagique ou d'une collection liquide d'origine hydropique. Quand il y a des symptômes, ceux-ci consistent surtout en la présence d'un épanchement dans la cavité du péricarde, sur l'origine duquel on reste le plus souvent indécis pendant la vie du malade.

Parasites du péricarde. — Parfois on a retrouvé des trichines à l'état libre dans le péricarde. On a découvert aussi quelquefois des cysticerques dans le tissu cellulo-graisseux sous-séreux. Dans certains cas, les échinocoques ont pu pénétrer jusque dans la cavité de la bourse séreuse du cœur.

Corps étrangers. — On a souvent trouvé des corps étrangers dans la cavité du péricarde. Ce sont presque toujours de petites tumeurs dont le pédicule s'est rompu ou des brides fibreuses qui se sont fragmentées quand elles se sont infiltrées de sels calcaires. Hyrtl rapporte dans son anatomie topographique un cas où il existait dans cette séreuse des fragments calcifiés d'une glande lymphatique des bronches qui s'était ouverte dans la cavité du péricarde. Les corps étrangers sont rares. Ce sont des épingles, des clous, etc. Leur diagnostic est impossible.

Vices de conformation et diverticules du péricarde. — On a souvent signalé les vices de conformation du péricarde. Récemment Faber a rassemblé (dans un article paru dans les Archives de Virchow) les observations publiées par ses prédécesseurs, et il en a joint quelques-unes qui lui sont personnelles. Nous y renvoyons pour plus ample information. Tantôt il s'agit d'une ouverture anormale ou d'une fente du péricarde, tantôt c'est le feuillet pariétal qui fait défaut et c'est à peine si on en retrouve quelques restes à l'origine des gros vaisseaux de la base. Dans ces cas, le cœur est situé entre les 2 plèvres ou est contenu dans la plèvre gauche dont un diverticule lui constitue une enveloppe séreuse. Ces vices de conformation peuvent n'entraîner aucun inconvénient et constituer des surprises d'autopsie.

Dans une observation rapportée par Baillie le cœur se trouvait dans une position anormale, la pointe dirigée en haut et la base située en bas. Le cas s'était présenté chez un enfant du sexe féminin qui mourut immédiatement après sa naissance. Le péricarde manque habituellement quand le cœur est en ectopie en dehors du thorax.

Dans des circonstances exceptionnelles le vice de conformation peut être d'origine traumatique, ainsi Baker a publié un cas dans lequel une hernie diaphragmatique s'était logée en grande partie dans le péricarde. Presque tout l'épiploon s'y trouvait. Une ancienne cicatrice du diaphragme montrait que ce muscle avait dû être blessé autrefois par une arme tranchante. Il s'agissait du reste d'un fait observé par hasard en ouvrant un cadavre.

Les hernies, les diverticules du péricarde peuvent être congénitaux ou acquis. Ces derniers peuvent être dus à une compression venue du dedans ou du dehors. Dans le premier cas la partie séreuse se hernie à travers une éraillure, un amincissement de la partie fibreuse. La grosseur du diverticule varie; elle peut aller jusqu'au volume d'un œuf de poule. En général, l'ouverture qui fait communiquer cette poche avec le reste du péricarde est petite et forme une sorte de col. Le plus souvent on trouve le diverticule rempli de liquide, et s'il est suffisamment gros il se révèle par des signes physiques. Ces anomalies n'ont pas d'importance clinique.

TROISIÈME PARTIE

MALADIES DU MYOCARDE

1. — Dilatation du cœur.

I. Étiologie. — Lorsqu'il y a dilatation anormale du cœur, l'élargissement peut se montrer dans toutes ou seulement dans une seule des cavités cardiaques. Les dilatations circonscrites d'une des parois de ces cavités cardiaques seront décrites plus loin sous le nom d'anévrysmes du cœur, nous les laissons de côté pour l'instant. Il est clair qu'une cavité cardiaque aura d'autant plus de tendance à se dilater, que ses parois par leur minceur offriront moins de résistance. On comprend alors pourquoi la dilatation est plus fréquente et plus marquée du côté des oreillettes et pourquoi le ventricule droit a beaucoup plus de propension à s'élargir que le ventricule gauche, musculeux et épais.

Les causes de la dilatation cardiaque peuvent être mécaniques ou de nutrition; les premières dépendent de troubles circulatoires, les secondes d'altérations anatomiques du myocarde. Parfois ces deux sortes de facteurs étiologiques se combinent entre elles.

Les dilatations d'origine mécanique se produisent chaque fois que pendant la diastole la pression exercée par le sang sur les parois des ventricules et des oreillettes s'exagère. On retrouve le plus souvent ce mécanisme dans les affections valvulaires. Le processus peut varier, mais le résultat final est toujours identique. Prenons par exemple les changements physiques qui sont produits par les affections aortiques et par les affections mitrales. Quand les valvules sigmoïdes de l'aorte sont devenues insuffisantes, une partie du sang contenue dans ce vaisseau reflue au début de la diastole dans le ventricule gauche, qui reçoit ainsi en cet instant le sang de deux sources différentes, de l'aorte et de l'oreillette gauche.

Pour loger cet excès de sang, il faut nécessairement que la cavité ventriculaire s'élargisse et cette dilatation devra être proportionnelle au degré d'insuffisance aortique.

Les choses se passent un peu autrement dans l'insuffisance mitrale, car c'est d'abord la dilatation du ventricule droit qui se produit. L'insuffisance de l'orifice mitral permet à une partie du sang qui s'est amassé dans le ventricule gauche pendant la diastole de refluer dans l'oreillette gauche au moment de la systole.

L'oreillette recevant du sang de deux côtés à la fois des veines pulmonaires et de l'orifice auriculo-ventriculaire gauche est forcée de se dilater. La pression sanguine exagérée produite dans cette cavité cardiaque se transmet aux veines, aux capillaires, aux artères pulmonaires, et de là dans le ventricule droit, qui doit par suite également se dilater.

On voit par là qu'une dilatation cardiaque n'est pas toujours l'unique résultat d'une lésion valvulaire si la circulation doit pouvoir continuer. Pour triompher de l'augmentation de la pression sanguine et pour mettre en mouvement une quantité de sang plus volumineuse, il faut que le myocarde s'hypertrophie et qu'il gagne ainsi un surcroît de forces. On comprend alors pourquoi la dilatation produite par une affection valvulaire ne reste presque jamais isolée, mais se complique d'hypertrophie. Grâce à ces deux phénomènes, dits de compensation, il en résulte la possibilité pour l'organisme d'échapper à une grande partie des troubles circulatoires que devraient produire la présence d'une lésion valvulaire. Il est clair aussi qu'il doit exister une certaine proportionnalité entre la dilatation et l'hypertrophie, puisque ces deux états se suivent immédiatement l'un l'autre. L'hypertrophie ne se produit-elle pas, comme cela a lieu dans les affections valvulaires qui surviennent chez des personnes épuisées, âgées ou très malades, ou la dilatation l'emporte-t-elle au bout d'un certain temps sur l'hypertrophie dans des cas bien compensés jusqu'alors, par suite d'une dégénérescence du myocarde, il se produit des troubles circulatoires graves consistant principalement en des phénomènes de stase veineuse, et dont nous avons donné la description lorsque nous avons parlé de la rupture d'équilibre de compensation des lésions valvulaires.

Les conséquences d'une affection valvulaire peuvent être prévues avec une rigueur mathématique. Dans les affections aortiques c'est le ventricule gauche qui établit la compensation, tandis que dans les affections mitrales et pulmonaires c'est le ventricule droit qui intervient. Quant aux affections tricuspidiennes la compensation doit être entièrement produite par l'oreillette droite. Tant qu'un seul orifice est malade, les processus d'hypertrophie et de dilatation se limitent le plus souvent à un segment isolé du cœur. Mais si les lésions valvulaires sont complexes, le cœur tout entier se dilate et s'hypertrophie d'une certaine façon, comme on le voit par exemple dans les affections simultanées des valvules aortiques et mitrales.

Le cœur peut prendre dans ces cas un volume énorme, et on a donné à cet état le nom de cœur de bœuf (cor taurinum, s. bucardia s. enormitas cordis).

Les explications précédentes font comprendre que toute augmentation de pression dans le domaine de l'aorte ou de l'artère pulmonaire doit amener une dilatation du ventricule gauche ou du ventricule droit. Mais alors aussi si les troubles circulatoires sont évités, il faut qu'il survienne de l'hypertrophie, et il résulte de cette nécessité que les dilatations mécaniques sont caractérisées en quelque sorte en ce qu'elles ne sont pas isolées, mais combinées avec un processus hypertrophique.

Les causes d'augmentation de la tension sanguine dans l'aorte sont les suivantes : anévrysme de l'aorte, rétrécissement du calibre du vaisseau, artério-sclérose, sclérose des reins et grossesse. Les causes qui élèvent la pression sanguine dans l'artère pulmonaire sont les maladies chroniques du parenchyme pulmonaire et des plèvres, les déviations anormales de la colonne vertébrale.

Les dilatations nutritives du cœur se rattachent, comme nous l'avons dit plus haut, à des troubles de nutrition du myocarde. Elles surviennent parce que la résistance du cœur faiblit et qu'en conséquence la pression normale du sang suffit pour le dilater. Il s'agit souvent d'affaiblissements de la constitution qui sont susceptibles de guérir.

Au point de vue anatomique, il existe aussi de grandes différences et si dans certains cas ni le microscope ni la chimie ne permettent de découvrir une altération quelconque, dans d'autres il existe des lésions très marquées du myocarde. Ces dernières se rencontrent assez souvent dans les fièvres, parce que l'hyperthermie retentit défavorablement sur le muscle. Les changements portent principalement, quelquefois même exclusivement sur le cœur droit, dont les fibres musculaires sont en dégénérescence trouble ou graisseuse. C'est là qu'existe la dilatation même si les lésions précédentes n'existent pas.

L'élargissement des cavités cardiaques se produit aussi dans les maladies infectieuses telles que le typhus, le choléra, le rhumatisme articulaire aigu, la pneumonie, la variole, la scarlatine, l'érysipèle, la diphtérie. L'influence de l'infection est prouvée par ce fait que les troubles du myocarde existent même quand les symptômes fébriles sont peu marqués ou manquent tout à fait.

Certains accidents morbides cachectisants, tels que les hémorrhagies répétées, les troubles digestifs existant de longue date, et avant tout la chlorose et les maladies chroniques produisent la dilatation cardiaque.

On a observé aussi des dilatations du cœur dans les empoisonnements par les alcalins ou les acides minéraux.

D'après beaucoup d'auteurs les excès de fatigue musculaire conduiraient à une dilatation cardiaque aiguë. Ainsi Thompson rapporte le cas d'un homme âgé de 28 ans qui en essayant de soulever un poids trop lourd, ressentit une violente douleur à la région précordiale, et présenta bientôt après des signes de parésie du myocarde avec augmentation considérable du volume du cœur; il mourut au bout de 14 jours; à l'autopsie on trouva le muscle cardiaque très dilaté, flasque et en pleine dégénérescence graisseuse.

Dans les affections primitives du myocarde, comme les inflammations, la dégénérescence graisseuse, on trouve aussi de la dilatation cardiaque.

Les rétrécissements des artères ou des veines coronaires peuvent entraver à un tel point la nutrition du myocarde qu'il peut également en résulter une dilatation du cœur. La même chose s'observe dans les oblitérations totales de la cavité péricardique. La péricardite détermine assez souvent ce phénomène quand le muscle cardiaque participe au processus phlegmasique et s'est imbibé d'une sérosité inflammatoire.

Il est douteux encore que de simples troubles nerveux puissent déterminer une dilatation du cœur. Potain a soutenu dernièrement, qu'il survient assez souvent dans le cours des affections de l'estomac et du foie une dilatation du cœur droit. Stokes avait depuis longtemps affirmé que cet état se produisait dans beaucoup d'affections des organes abdominaux et dans ces derniers temps les vues de Stokes ont été confirmées par Morel.

Dans le chapitre actuel nous ne nous occuperons que des dilatations du cœur ayant pour origine une nutrition vicieuse du myocarde.

II. Lésions anatomiques. — Les dilatations pures, non compliquées d'hypertrophie sont caractérisées par un élargissement s'étendant à tout le cœur ou seulement à une des cavités cardiaques et par la minceur des parois de cet organe, car si ces dernières étaient aussi épaisses qu'à l'état normal pendant qu'il existe de la dilatation, c'est que le cœur se serait hypertrophié.

Lorsque l'élargissement se limite à une des cavités cardiaques, le cœur prend un aspect singulier. Ainsi par exemple si c'est un ventricule qui est dilaté, l'oreillette correspondante n'en paraît plus qu'un appendice insignifiant. Si les deux ventricules sont atteints, le cœur perd sa forme de pyramide triangulaire et s'arrondit, de telle sorte qu'on l'a comparé avec quelque ressemblance à un carnier de chasse.

Lorsqu'on sectionne le cœur, le myocarde ne surprend pas seulement par sa minceur, mais encore par une certaine mollesse ; les parois au lieu de rester béantes et fermes s'affaissent les unes sur les autres. Souvent on reconnaît déjà l'état flasque du muscle cardiaque de visu, en ce que le doigt peut s'enfoncer dans le cœur qui lui forme comme un doigt de gant. Si on essaye de soulever par la pointe un cœur dont les gros vaisseaux ont été sectionnés à leur origine, le restant de l'organe retombe sur la main comme une sorte de capuchon. L'amincissement des parois peut être extrême. Il semble qu'aux oreillettes les fibres musculaires se soient dissociées les unes des autres pour laisser seuls en présence l'endocarde et le péricarde. Dans les ventricules il existe près de la pointe des endroits d'une épaisseur très faible, de telle sorte que le même phénomène semble se reproduire et que les deux séreuses ne sont plus séparées que par une petite couche de graisse. Les trabécules du cœur s'allongent et s'amincissent, et paraissent transformées en des cordons plats et d'apparence fibreuse.

Le myocarde est d'une pâleur anormale, parfois il est étonnamment friable et mollasse. Il se peut du reste qu'il n'y ait aucun changement pathologique, comme cela se voit assez souvent dans les fièvres. D'autres fois au contraire on remarque à l'examen microscopique une dégénérescence vitreuse ou graisseuse des fibres musculaires, parfois aussi une sclérose du myocarde. Souvent aussi il y a des lésions microscopiques telles que la teinte jaunâtre et des callosités fibreuses.

Les cavités du cœur dilatées contiennent habituellement une grande quantité de sang, les autres organes présentent aussi de la stase veineuse.

Il est facile à une autopsie de confondre cet état cardiaque avec une dilatation cadavérique. Cette dernière survient principalement quand l'agonie se prolonge, ou quand les sujets ont succombé à une affection pulmonaire ou sont morts d'asphyxie. Elle se montre principalement, sinon exclusivement, au niveau de l'oreillette et du ventricule droit et s'explique parce que au moment de la mort cette partie du cœur se trouve gorgée de sang. S'il y a commencement de putréfaction, les parois deviennent flasques et peuvent faire penser à une dilatation ante mortem. Mais il suffit de faire attention si, quand on a ôté les caillots, les cavités cardiaques au lieu d'être agrandies se trouvent diminuées. On peut reconnaître aussi une dilatation post mortem à ce que les parois sont imbibées de pigment sanguin.

III. Symptomatologie. — Parmi les symptômes de la dilatation cardiaque, sont les signes physiques qui ont le plus d'importance. Dans les cas de dilatation du ventricule gauche la matité se développe vers la gauche et souvent de haut en bas. Ainsi elle peut dépasser dans le sens transversal le mamelon gauche, et dans le sens vertical le 6ᵉ espace intercostal pour aller parfois jusqu'au 7ᵉ. Vers la partie supérieure du thorax elle atteint souvent le deuxième du côté gauche. La zone de matité forme une figure ovale à grand diamètre vertical. Le choc de la pointe est diffus, et on ne peut plus le couvrir avec la pulpe de deux doigts. Contrairement à ce qui a lieu quand il existe de l'hypertrophie, l'ébranlement de la paroi est très faible. Il semble se produire à une plus grande profondeur (8ᵉ espace intercostal) et plus à gauche, de telle sorte qu'il dépasse le mamelon pour se porter vers la ligne axillaire.

Le pouls petit, faible, semble aussi contraire à l'idée d'une hypertrophie.

Dans les cas de dilatation du ventricule droit, la matité est très augmentée à droite ainsi que la résistance au doigt ; la première dépasse le bord droit du sternum, la deuxième excède cette limite de plus de 2 cent. au niveau du quatrième cartilage intercostal droit.

La *matité*, à droite, présente un aspect spécial quand il y a dilatation de l'oreillette droite sans que le ventricule droit paraisse intéressé, parce qu'il est trop situé en arrière et trop caché par les poumons.

Si la dilatation a envahi toutes les cavités cardiaques la matité s'étend aussi bien sur la gauche que sur la droite et la forme triangulaire du cœur devient quadrilatère ou plus exactement trapézoïde (voyez fig. 18).

Les *bruits* du cœur se distinguent assez souvent par leur peu d'intensité, ce qui concorde avec la force diminuée d'un myocarde distendu. Parfois certains de ces phénomènes acoustiques manquent complètement, quelquefois aussi l'on entend des souffles, que l'on doit ranger sans doute parmi les souffles accidentels. Suivant certains auteurs la dilatation peut être telle qu'un appareil valvulaire, du reste normal, devient incapable de fermer exactement l'orifice auquel il est destiné, mais nous devons rappeler que d'après des mensurations nouvelles il faudrait que la dilatation atteigne des proportions colossales pour que cet effet se produise, il faudrait admettre en outre que la conséquence naturelle de toute insuffisance valvulaire, l'hypertrophie du myocarde, ne se produit pas. Potain a trouvé dans le cours de certaines maladies du foie et de l'estomac avec dilatation de l'oreillette droite, immédiatement au-dessus de la moitié inférieure du sternum et au niveau du bord libre du ventricule droit, *un bruit de galop*, c'est-à-dire un redoublement du bruit systolique (diastolique, d'après Fräntzel) avec accentuation du (⏑–́⏑) claquement des valvules pulmonaires.

Les *mouvements* du cœur sont accélérés dans un grand nombre de cas, et cette rapidité anormale peut dégénérer en accès de palpitations avec angoisse et dyspnée, plus rarement avec douleur.

Habituellement il survient au bout de peu de temps de la stase veineuse. Les veines jugulaires semblent gorgées de sang et paraissent souvent animées manifestement d'ondulations pulsatiles, il se produit aussi de la cyanose. Les phénomènes se montrent-ils pendant une durée suffisante, de l'œdème, une diminution de la diurèse, de l'albuminurie, un gonflement du foie, du catarrhe bronchique, des infarctus hémophéiques, etc., pourront en résulter et déterminer la mort du malade.

Contrairement aux veines, les artères contiennent fort peu de sang, aussi le pouls est-il d'ordinaire petit et dépressible lorsque le ventricule gauche n'a subi aucune modification. Le malade présente également à cause du vide relatif du système artériel une grande tendance aux syncopes par suite de l'anémie cérébrale.

La *durée* de l'affection est surbordonnée à l'étiologie. Les dilatations d'origine fébrile sont les plus rapides à disparaître, parfois elle peuvent s'évanouir complètement dans les 24 heures.

IV. Diagnostic. — Le diagnostic de la dilatation du cœur est facile, grâce à l'étendue anormale de la matité cardiaque. Des méprises pourront se produire quand le cœur dans toutes ses dimensions a pris des proportions énormes, de telle sorte qu'on pourrait penser à une péricardite. Mais l'absence de frottements et de la figure caractéristique de la matité péricardique, les particularités que présente le choc de la pointe et le déplacement de la matité, suivant que le malade est debout ou couché, phénomènes du reste qui se retrouvent parfois dans la dilatation totale du cœur, éclaireront suffisamment le médecin.

La confusion avec les indurations du bord antérieur du poumon gauche ou avec les pleurésies gauches seront évitées de la manière que nous avons indiquée à propos de la péricardite, c'est-à-dire en se fondant sur le trajet irrégulier des lignes de matité, sur la présence d'une respiration bronchique, sur les râles et sur la façon dont s'est développée la maladie. La matité cardiaque peut être augmentée d'une façon en quelque sorte artificielle dans les cas d'anévrysmes de l'aorte et de l'artère pulmonaire, de tumeurs du médiastin, qui sont placées derrière cet organe et le repoussent en avant.

L'augmentation de la matité cardiaque peut être masquée quand les bords antérieurs du poumon gauche sont fixés en avant par des adhérences, et ne se laissent pas déplacer par l'accroissement de volume du cœur. Cela n'est vrai du reste que pour la matité absolue, celle que l'on obtient par la percussion des parties situées immédiatement sous le thorax ; la matité relative ne souffre guère de cet état de choses. L'emphysème pulmonaire rend parfois aussi complètement latente la matité qui résulte d'une dilatation cardiaque, à cause de l'élargissement des alvéoles du parenchyme pulmonaire. Il faut alors se contenter de probabilités tirées de l'examen des causes.

V. Pronostic. — Le pronostic dépend de la nature de l'affection principale et il est particulièrement sérieux quand il se produit des altérations anatomiques du myocarde. Dans ce cas le mal n'est guère réparable, s'il en est autrement il est susceptible d'une guérison parfaite. En tout cas il faut considérer une dilatation cardiaque comme un sérieux accident et comme une complication grave de l'affection principale, puisque la circulation du sang se trouve dès lors entravée.

VI. **Traitement.** — Le traitement sera en grande partie étiologique. S'il y a de la chlorose ou un état de dépression des forces, on recourra aux préparations martiales, aux excitants, à une nourriture fortifiante, et avant tout au lait. Dans les fièvres présentant de l'hyperthermie, on cherchera à abaisser la température en prescrivant des bains froids, en donnant de fortes doses d'alcool, en ordonnant les antipyrétiques et on tâchera de la maintenir ainsi à un degré modéré. Dans beaucoup de cas il faudra songer à renforcer le cœur et à abaisser le nombre de ses battements, ce que l'on obtiendra par des aliments nourrissants, par la pose d'une vessie de glace sur la région précordiale et l'emploi circonspect de la digitale. Papillaud et Cheval ont affirmé que les préparations arsenicales et antimoniales renforçaient et régularisaient le cœur, mais on fera bien, si l'on recourt à ces médicaments, de n'en faire usage qu'avec beaucoup de prudence. On évitera surtout le tartre stibié à cause de la facilité avec laquelle il détermine le collapsus. Nous n'avons aussi obtenu que de mauvais résultats de la vératrine dont on a tant vanté l'efficacité.

Naturellement le malade devra observer le repos pour éviter toute élévation inutile de la pression sanguine.

2. — Hypertrophie du myocarde.

Hypersarcosis cordis.

I. **Lésions anatomiques.** — On désigne sous le nom d'hypertrophie du cœur, une augmentation d'épaisseur du tissu musculaire de cet organe. Celle-ci peut se faire de deux façons différentes, ou par l'hypertrophie des fibres du myocarde, ou par la multiplication (hyperplasie) de ces mêmes éléments anatomiques. Il est clair que ces deux processus ne s'excluent pas.

Les vues diffèrent encore sur la nature essentielle des changements histologiques. Hepp, Wedl, Förster, Friedriech sont pour l'hypertrophie dans le sens étroit du mot. Rindfleisch admet au contraire l'hyperplasie. Letulle, Aufrecht se sont prononcés de nouveau, ainsi que Goldenberg, pour l'hypertrophie, cependant le dernier de ces auteurs admet la possibilité d'une légère prolifération.

Letulle affirme que les lésions anatomiques se font par places çà et là sans que leur distribution dépende de la vascularisation ou du groupement des faisceaux musculaires. Les fibres peuvent prendre un volume 5 fois plus gros qu'à l'ordinaire, néanmoins elles ne dépassent pas 0,31 et 0,33 millim.

Il n'y a pas multiplication des noyaux, quoique l'on observe parfois des déformations (pour Aufrecht des dilatations), probablement à la suite d'un processus irritatif.

Il y a fréquemment aussi prolifération du tissu cellulaire interstitiel. Lee et Cloetta ont trouvé que les nerfs eux-mêmes pouvaient être épaissis, reste à savoir si le phénomène en question est dû à un accroissement du tissu cellulaire ambiant ou à une hyperplasie des fibres nerveuses.

On a parlé autrefois d'hypertrophie *vraie* et d'hypertrophie *fausse* du cœur. On donnait le nom d'hypertrophie fausse à l'accroissement d'épaisseur des parois de cet organe, qui ne résultait pas d'un développement exagéré du myocarde, mais d'une callosité scléreuse, d'une tumeur, etc. Nous la passerons pour l'instant sous silence, nous proposant de la traiter dans un chapitre prochain.

Un myocarde hypertrophié se distingue avant tout par l'épaisseur des parois cardiaques. Comme presque toujours l'hypertrophie se complique de *dilatation*, on a presque toujours affaire à un cœur très volumineux, beaucoup plus appréciable que dans la dilatation simple. On nomme cette combinaison d'hypertrophie et de dilatation *hypertrophie excentrique* du cœur.

On a appelé *hypertrophie concentrique* du cœur les cas où non seulement les cavités du cœur ne sont pas dilatées, mais encore se trouvent diminuées d'amplitude. La réduction peut devenir telle, que la cavité du ventricule gauche admet à peine l'introduction du petit doigt. Beaucoup d'auteurs ont nié l'existence de cette variété. Ils disent que c'est un phénomène cadavérique qui survient quand la mort surprend le cœur en systole. Cette opinion paraît trop exclusive, car des médecins très expérimentés tels que Rokitansky et von Bamberger admettent ce genre d'hypertrophie, quoiqu'à titre de rareté. On l'a décrite surtout quand il existait à la fois une lésion mitrale et une lésion aortique (von Bamberger, Law).

En tout cas, il faut se garder de prendre l'épaississement qui résulte de la diminution d'ampleur des cavités cardiaques pour une hypertrophie concentrique. On retrouve cet aspect chez les cadavres de personnes qui ont succombé à une hémorrhagie, chez les suppliciés, chez ceux qui sont morts subitement d'une chute, chez ceux enfin qui ont perdu beaucoup de liquide, par exemple chez les cholériques. Cruveilhier affirme qu'on peut distinguer facilement ces états en ce que l'introduction du poing dans le cœur fait disparaître cette soi-disant hypertrophie.

Dans l'*hypertrophie simple*, les parois s'épaississent, mais les cavités n'éprouvent aucun changement, contrairement avec ce qui avait lieu précédemment.

D'après l'étendue de l'hypertrophie, celle-ci peut être *totale*, *partielle* ou *circonscrite*. Dans le premier cas tous les segments du cœur prennent part au processus, dans le deuxième cas un seul seulement y participe, enfin dans la variété dite circonscrite, l'hypertrophie peut se localiser dans certains points d'une seule cavité, par exemple aux muscles papillaires, à la cloison des ventricules, dans les oreillettes aux auricules, et dans le ventricule droit à l'infundibulum pulmonaire.

Un cœur hypertrophique frappe non seulement par l'augmentation de son volume, mais encore par sa consistance qui est devenue plus ferme. Il est rigide et dur comme du bois; il est facile aussi d'apprécier cet accroissement de consistance. Les coupes que l'on fait sur cet organe conservent l'écartement de leurs parois et restent béantes. La couleur du myocarde ne s'éloigne pas habituellement de la teinte normale, dans certains cas le muscle cardiaque est brun rougeâtre; si on pratique alors l'examen microscopique, on trouve dans les fibres musculaires de nombreux grains de pigment jaunâtres et brunâtres particulièrement abondants à l'entour du noyau et formant quelquefois des lignes régulières. Assez souvent on remarque çà et là des points jaunâtres ou de petites raies de la même couleur qui correspondent à des faisceaux de fibres en dégénérescence graisseuse. Ces lésions sont secondaires et néanmoins leur importance est considérable parce qu'elles diminuent la force du myocarde. En général, l'hypertrophie s'accentue principalement dans le ventricule gauche. Le ventricule droit et les oreillettes, à cause de la minceur de leurs parois, sont plutôt portés à se dilater.

L'hypertrophie du ventricule gauche donne au cœur une forme conique ou cylindrique et cet organe, quand il s'y joint de la dilatation, fait une saillie considérable dans la cavité thoracique. La pointe est plus basse et plus déviée en dehors qu'à l'état normal; il en résulte un affaissement du diaphragme et du lobe gauche du foie. Cette pointe semble alors formée exclusivement par le ventricule gauche, le cœur touche immédiatement le thorax sur une plus grande étendue que d'habitude parce qu'il a refoulé en dehors le bord antérieur du poumon gauche. Lorsque le ventricule gauche est très hypertrophié il en résulte une telle compression pour la languette inférieure du poumon gauche, qu'elle devient inaccessible à l'air.

Le ventricule droit apparaît comme une annexe peu importante du ventricule gauche; à la coupe on s'aperçoit que le sillon longitudinal antérieur ne marque plus la limite entre les deux cavités ventriculaires, car le septum ventriculorum fait une saillie telle dans la cavité droite que celle-ci en subit un rétrécissement notable.

Y a-t-il hypertrophie (et dilatation) du ventricule droit, le ventricule gauche est refoulé en arrière, et seule à peu près la face antérieure du cœur droit frappe les regards quand on a ouvert le thorax. La forme du cœur n'est plus la même que précédemment, les bords s'arrondissent, et l'organe prend une forme cubique ou sphérique. C'est surtout le diamètre transversal qui se trouve augmenté, la pointe est abaissée et semble surtout constituée par le ventricule hypertrophié.

L'hypertrophie (et la dilatation) des ventricules peut être telle que le cœur touche immédiatement le thorax dans une étendue partant du mamelon droit et venant aboutir à la ligne axillaire gauche.

On appelle le cœur uniformément hypertrophié « cœur de bœuf ».

Le cœur peut peser 5 fois plus qu'à l'état normal et parfois davantage. Hope a vu un cœur qui pesait 1250 gr., et Stokes un autre de 1980 gr. (à l'état normal le cœur pèse 300 gr.). Le cœur le plus épais connu jusqu'à présent a été mesuré par Rokitansky, voici ses dimensions :

Ventricule gauche	4	centim.
Ventricule droit	2	—
Oreillette gauche	0.67	—
Oreillette droite	0.95	—

La plus grande longueur d'un cœur étudié par Buhl était 14 centim., sa plus grande largeur, 14 centim 1/2.

Rappelons qu'un cœur dilaté et hypertrophié dans toutes ses parties, a une situation plus inférieure et plus horizontale et il pèse davantage sur les vaisseaux qui partent de sa base. La pointe est plus déviée en dehors, changements que l'on retrouve déjà, quoiqu'à un degré moindre, dans l'hypertrophie du ventricule gauche. Les artères coronaires peuvent être fortement dilatées et sinueuses.

S'il est facile de reconnaître en général l'hypertrophie par la mensuration et par la balance, il n'en est pas tout à fait de même quand cet état anatomique est peu accentué; parce que les cœurs normaux qui doivent servir de point de comparaison présentent entre eux des variations de volume assez grandes, de telle sorte qu'étant donné un cœur légèrement hypertrophié, il est bien difficile de se prononcer d'une façon certaine.

Chez le fœtus, le ventricule droit et le ventricule gauche présentent la même épaisseur. Ce n'est qu'après la naissance que la différence s'accentue en faveur du second. Jusqu'à 8 ans toute proportion gardée le ventricule gauche est plus épais par rapport au ventricule droit que chez l'adulte. Gerhardt explique ce phénomène par le rétrécissement de l'aorte au niveau du canal artériel.

Le poids du cœur d'un fœtus mâle à terme est, d'après W. Müller, de 20 gr. 69, il n'est dans les mêmes conditions que de 18 gr. 24 chez le fœtus du sexe féminin.

Thoma a trouvé que le cœur subit dans son poids les changements suivants d'après l'âge des sujets :

Jusqu'à la fin de la 1re année	37	gr.
4 à 5e année	50-70	—
6-10	77-115	—
11-15	130-205	—
16-20	218-254	—
21-30	260-294	—
31-50	297-308	—
50-65	308-332	—
65-85	332-308	—

On voit par là que le poids du cœur croît rapidement au moment de la puberté, qu'il diminue à partir de 65 ans, mais, d'après W. Müller, dans les dernières années de la vie la surcharge graisseuse lui restituerait une partie de son poids antérieur. Le cœur de la femme est toujours moins pesant que celui de l'homme, et la différence commence à se produire, d'après Müller, à partir de la 1re année.

De 20 à 60 les dimensions du cœur sont, d'après Bizot :

				HOMMES	FEMMES
Longueur du cœur				85 à 90	80 à 85
Largeur				92 à 105	85 à 92
Épaisseur				30 à 35	30 à 35
Épaisseur du ventricule gauche à sa base				10.9	9.08
—	—	—	à sa moitié.	11.6	10.8
—	—	—	à sa pointe.	8.4	7.9
—	—	droit	à sa base..	4.5	3.7
—	—	—	à sa p. moy.	3.1	2.8
—	—	—	à sa pointe.	2.5	2.1
Épaiss. de la cloison ventriculaire à sa p.moy.				10.1	9.0

Pour apprécier rapidement le volume du cœur, il faut se rappeler des données fournies par Laënnec, d'après lesquelles la grosseur du cœur entier est à peine du volume d'un poing fermé.

II. **Étiologie.** — L'hypertrophie du cœur se produit, chaque fois que le cœur doit fournir un travail plus considérable. La même loi régit les autres muscles de l'économie. Suivant que ce surcroît de travail est limité à un segment de cœur ou à la totalité de cet organe, on a une hypertrophie partielle ou totale.

Le plus souvent il s'agit de troubles circulatoires, mais il y a des faits qui semblent démontrer que cet état anatomique peut résulter d'une accélération excessive des mouvements du cœur. Ainsi chez les hystériques, chez les névropathes atteints souvent de palpitations de cœur, l'hypertrophie peut se développer peu à peu. Des émotions nerveuses persistantes, l'abus du thé, du café, de l'alcool, du tabac peuvent agir dans le même sens.

L'hypertrophie du cœur survient encore chez les gens trop adonnés aux plaisirs de la table, on a expliqué le fait par la pléthore. La masse sanguine devenant trop considérable soumettrait le cœur à un travail plus considérable que d'habitude. Cette idée ne paraît pas très juste, on serait plus près de la vérité en attribuant ce phénomène à une hypernutrition du myocarde due à la surabondance des sucs nutritifs que contient l'organisme.

Duroziez dit qu'on l'observe aussi dans le saturnisme. Roblot a confirmé cette remarque tout dernièrement. On ne sait pas s'il faudrait en accuser les troubles circulatoires, puisque certains auteurs admettent un resserrement des artérioles musculaires.

Parmi les troubles circulatoires qui peuvent engendrer une hypertrophie du ventricule gauche nous citerons les suivants :

1° *Maladies de l'orifice aortique.* — L'insuffisance aortique détermine forcément de l'hypertrophie, parce que le ventricule doit à chaque systole chasser dans l'aorte une quantité de sang plus considérable que de coutume, car à la quantité qui provient de l'oreillette gauche vient s'ajouter celle qui reflue à travers l'orifice aortique devenu insuffisant. Nous avons dit plus haut qu'il résulte tout d'abord de cet état de chose une dilatation. Le rétrécissement aortique produit immédiatement de la sténose parce qu'il constitue par lui-même un obstacle au cours du sang, et par conséquent accroît le travail que doit fournir le ventricule gauche.

2° *Rétrécissement du vaisseau aortique.* — Congénitalement il peut y avoir un rétrécissement au niveau du canal artériel, qui continue parfois jusqu'à la terminaison de l'aorte, la compression exercée par une tumeur produit les mêmes effets, car elle aussi soumet à des efforts d'une intensité anormale le ventricule gauche en entravant la circulation.

3° Les *dilatations subites de l'aorte* ou d'une de ses grosses branches, comme cela se voit dans les anévrysmes, mais aussi les dilatations de ces vaisseaux déterminent l'hypertrophie du cœur sous l'influence des mêmes causes que précédemment.

4° Les *maladies des parois aortiques* et des parois artérielles quand elles détruisent l'élasticité des vaisseaux, car alors il y a déperdition de force pour la raison bien connue, le ventricule gauche est forcé d'y suppléer. C'est pour cela qu'on trouve de l'hypertrophie du cœur dans les cas d'artériosclérose.

5° D'après les recherches de Larcher, confirmées plus tard par Duroziez, Guillot, Spiegelberg, Barnes, etc., la *grossesse* s'accompagnerait d'une hypertrophie cardiaque, qui disparaît après l'expulsion du fœtus.

On l'a attribuée à la circulation placentaire, cependant il ne faut pas perdre de vue que la présence d'un utérus gravide doit gêner le cours du sang dans les artères abdominales. Certains auteurs nient le fait, et comme le remarque Gerhardt il est utile de se rappeler que le diaphragme se trouvant soulevé en haut pendant la grossesse, le cœur est appliqué plus étroitement par sa face antérieure sur la paroi interne du thorax, et qu'il semble alors qu'il existe un cœur plus gros que d'habitude. Duroziez affirme que l'hypertrophie persiste tant que la femme allaite. Suivant lui, les grandes multipares ont un cœur plus volumineux que celles qui ont eu seulement un ou deux enfants.

6° *Maladies des reins.* — L'hypertrophie du ventricule gauche est très fréquente dans les néphrites interstitielles. Traube a essayé d'expliquer cette coïncidence en disant que la sclérose du parenchyme rénal détruit un certain nombre d'artérioles de cet organe et qu'il en résulte pour le cœur un surcroît de travail pour y continuer la circulation rénale. L'hypertrophie cardiaque que l'on remarque chez les fœtus manquant d'un rein semble en faveur de cette hypothèse. Hahn qui récemment a réuni 37 cas de ce genre empruntés aux auteurs et au registre d'autopsie de l'Institut de Virchow, est arrivé à la conclusion que l'hypertrophie cardiaque ne fait défaut que quand le rein unique établit complètement à lui seul la compensation. On a rencontré aussi de l'hypertrophie cardiaque dans des cas d'hydronéphrose et de lithiase rénale.

Dans ces derniers cependant on s'est élevé avec raison contre la théorie de Traube. Bamberger avait déjà montré que cet état anatomique se produit également dans les néphrites parenchymateuses chroniques, quand le processus atrophique fait défaut. Riegel a observé aussi que ce phénomène pouvait survenir très rapidement dans le cours des néphrites aiguës. Friedländer a confirmé le fait par ses recherches anatomiques sur les reins des scarlatineux. Leyden a fait la même chose pour les reins des sujets ayant succombé à la fièvre typhoïde. Il semble donc que les affections des reins déterminent la rétention dans le sang de certains principes dont la présence irrite le myocarde et détermine son hypertrophie. Nous renvoyons pour plus ample information au chapitre des maladies des reins du volume II.

Les causes d'hypertrophie du ventricule droit doivent être surtout recherchées dans les *maladies de l'orifice pulmonaire*, de l'artère pulmonaire et des capillaires du poumon, c'est-à-dire dans les rétrécissements pulmonaires, les insuffisances pulmonaires, la compression de l'artère pulmonaire par une tumeur, les anévrysmes, l'artério-sclérose de ce gros tronc vasculaire et de ses branches, et plus rarement dans une dilatation totale de tout le système des artères pulmonaires (Klob). Les maladies chroniques du poumon et des plèvres conduisent aussi à l'hypertrophie du ventricule droit, quand les capillaires de la petite circulation se trouvent aplatis ou oblitérés. C'est dans ce sens qu'agissent les épanchements qui demeurent longtemps dans une plèvre, l'emphysème et la sclérose pulmonaire, la dilatation bronchique, les déviations de la colonne vertébrale. Il est rare au contraire que la phtisie pulmonaire produise de l'hypertrophie cardiaque, parce que la cachexie de l'organisme ne permet pas l'établissement de cet état anatomique. Bäumler et Brudi ont soutenu que les adhérences pleurales étendues créent au contraire ce dernier parce qu'elles gênent les mouvements du cœur et par là les phénomènes d'expiration thoracique qui s'exercent sur le sang de l'artère pulmonaire. Dans certains cas la cause de l'hypertrophie réside dans les capillaires pulmonaires, comme cela se produit dans les affections mitrales. L'hypertrophie des oreillettes est le produit d'une lésion des orifices auriculo-ventriculaires, qui détermine un excès de résistance aux efforts exercés par ces oreillettes. L'hypertrophie de tout le cœur s'observe quand il existe à la fois des causes pour l'établissement de cet état anatomique du côté du cœur droit et du côté du cœur gauche. Le plus souvent il s'agit alors de lésions simultanées de l'orifice aortique et de l'orifice mitral.

Une cause d'hypertrophie partielle peut déterminer une hypertrophie totale, quand le myocarde devenant impuissant il se produit une rupture de l'équilibre de compensation. Nous nous contenterons d'en montrer le mécanisme dans deux exemples concrets dont nous allons faire l'exposition.

Quand le ventricule gauche se paralyse dans le cours d'un rétrécissement aortique, il reste toujours un excès de sang dans sa cavité après chaque systole, il y a stase dans ce ventricule, c'est-à-dire qu'il y a en même temps élévation de la pression sanguine et ces phénomènes se répercutent sur l'oreillette gauche, puis dans les veines, les capillaires et les artères pulmonaires et enfin dans le ventricule droit qui est forcé de s'hypertrophier (et de se dilater).

Choisissons comme deuxième exemple ce qui se passe dans une insuffisance mitrale. Le ventricule droit ne peut-il plus surmonter les résistances que vient lui créer l'existence de cette affection valvulaire, il reste du sang à la fin de chaque systole dans la cavité ventriculaire, la stase et par conséquent une augmentation de pression sanguine s'y déclarent et ces phénomènes se reproduisent dans l'oreillette droite, dans les veines caves et il en résulte de l'œdème sous-cutané. Il est facile de comprendre maintenant que le cœur rencontrant dès lors un excès de résistance à vaincre doit subir une dilatation et une hypertrophie.

Lorsqu'une hypertrophie partielle se transforme ainsi par la rupture de l'équilibre de compensation en une hypertrophie totale, c'est presque toujours, comme on le voit, le résultat d'une parésie du myocarde entraînant des troubles circulatoires.

Cependant on ne saurait nier que cela n'est pas toujours nécessaire. On essaye d'expliquer la chose, en disant que les relations étroites dans lesquelles se trouvent les fibres des deux ventricules permettent facilement la transmission du processus hypertrophique de l'un à l'autre.

On rencontre encore cet état anatomique dans les maladies du péricarde et même du muscle cardiaque, assez souvent par exemple dans les péricardites et dans les myocardites, parfois aussi dans les cas d'oblitération complète de la bourse séreuse du cœur.

Parfois enfin l'autopsie ne fournit aucune explication plausible de ce phénomène, il semble que l'altération du myocarde soit primitive, d'où le nom d'hypertrophie *idiopathique* du cœur qu'on lui a donné. Cependant les renseignements anatomiques apprennent que les sujets qui en sont atteints se sont livrés à des *efforts musculaires excessifs*, de telle sorte que cette hypertrophie en apparence primitive dépend encore au fond des troubles circulatoires, car pendant ces efforts les capillaires du tissu musculaire se contractent, et par conséquent élèvent la pression dans le domaine de l'aorte. On retrouve ces états du myocarde chez les montagnards, les mineurs, les forgerons, les manouvriers, les matelots et les vignerons. On les a rencontrés assez souvent chez les soldats surmenés ou obligés de supporter les fatigues de la guerre. Très fréquents dans certains pays, ils semblent résulter en partie du moins du genre de vie des habitants. Ils ont été signalés comme fréquents en Suisse par Seitz, chez les vignerons des environs de Tubingen, par Liebermeister, Jürgensen, Münzinger, chez les recrues anglaises par Thurn, chez les belligérants franco-allemands de 1870 par Fräntzel (mais les remarques que Thurn a faites en temps de paix sur les soldats allemands, ne concordent pas avec cette affirmation). Les faits publiés par Curschmann, Leyden et Zunker prouvent que cette hypertrophie s'observe aussi dans le nord de l'Allemagne.

J'ai eu moi-même fréquemment à soigner des cas semblables dans la Prusse orientale, à la clinique de Frerichs à Berlin, puis à Iena et à Göttingen et j'en ai constaté aussi des exemples dans les autopsies que j'ai faites.

Le cœur gauche est pris de préférence, rarement les deux ventricules. Il est exceptionnel que le droit seul soit atteint.

Citons encore les émotions morales, telles que soucis, chagrins, l'abus du tabac, de l'alcool, la goutte, l'alcoolisme comme pouvant déterminer l'hypertrophie. Celle-ci semblerait quelquefois être héréditaire, mais on n'en est pas bien certain.

III. **Symptomatologie.** — Il faut faire la part, dans la symptomatologie, de ce qui revient à la maladie principale et de ce qui appartient à l'hypertrophie cardiaque son épiphénomène. Nous ne nous occuperons que des phénomènes relevant de cette dernière. Les symptômes subjectifs n'ont qu'une valeur de second ordre, et le diagnostic ne peut se faire que par l'existence des signes physiques. Lorsqu'il y a hypertrophie du ventricule gauche, la région précordiale est le siège d'une voussure notable, marquée surtout chez les enfants et chez les femmes, parce que chez ces derniers les côtes et les cartilages costaux sont plus flexibles et moins résistants. Le choc est plus violent, plus dur. Les mouvements ondulatoires qui en résultent ne restent pas d'ordinaire localisés à la région de la pointe, toute la région précordiale et même la plus grande partie de la moitié gauche du thorax y prennent part. Parfois on les distingue déjà à travers les vêtements ; d'autres fois le choc du cœur se transmet à tout le corps et de là au lit si le malade est couché. Il s'observe souvent parfois dans un grand nombre d'espaces intercostaux, et en même temps on aperçoit tout près du bord gauche du sternum un soulèvement très marqué de la paroi thoracique. Dans certains cas on sent dans le 2ᵉ espace intercostal droit un choc bref alternant avec les battements de la pointe et par conséquent de nature diastolique.

L'auscultation donne des renseignements précieux. Le 2ᵉ bruit aortique (bruit diastolique) est d'une intensité anormale. Il est le plus souvent bref, il commence brusquement et finit de même. Son timbre est clair et claquant. L'excès de travail que doit fournir le ventricule gauche, est accompagné d'un excès de tension des valvules semi-lunaires de l'aorte, qui se révèle, comme nous l'avons dit plus haut, par un choc brusque et intense se traduisant au point de vue acoustique par une augmentation d'intensité dans le bruit diastolique de l'orifice aortique.

On observe habituellement dans les régions du cou un soulèvement et un mouvement ondulatoire très net des carotides qui sont soumises à une pression sanguine exagérée et souvent dilatées par une quantité de sang plus considérable qu'à l'état normal. C'est pour cela que l'on perçoit des battements dans de petites artères telles que les temporales superficielles, où on n'en perçoit pas à l'état sain. Ils trahissent la vivacité et l'intensité des contractions cardiaques.

Le bruit systolique des ventricules est, lui aussi, assez souvent modifié. Il paraît dans beaucoup de cas accompagné d'un son éclatant métallique, connu depuis Laënnec sous le nom de *cliquetis métallique*, il est produit par les vibrations de la paroi thoracique ébranlée à chaque systole ventriculaire ; on le rencontrera par conséquent chez les personnes dont le thorax est resté souple et flexible, et il manquera, dans des conditions de production relativement excellentes, quand les côtes sont larges, ossifiées et immobiles. Pendant que les vibrations se révèlent ainsi à l'ouïe de l'observateur, la tête de celui-ci se trouve soulevée à chaque systole et retombe à chaque diastole. Les bruits du cœur étant si intenses, il ne faut pas s'étonner de voir ceux-ci se propager dans les régions voisines, et de pouvoir les entendre dans toute l'étendue du thorax, il faudrait du reste se garder de voir dans ce phénomène quelque chose de pathognomonique.

Parfois on trouve dans les carotides, au lieu d'un bruit systolique, un souffle dû à l'excessive tension des parois vasculaires et aux vibrations irrégulières qui en résultent. D'autres fois on a la sensation d'un ronflement systolique aigu. Le plus souvent on peut entendre dans ces vaisseaux le deuxième bruit aortique si notablement renforcé, quelquefois même on découvre avec le stéthoscope, en s'arrangeant à ne déterminer aucune compression, que celui-ci s'est propagé jusque dans les petites artères, par exemple au niveau de l'arcade palmaire superficielle. Il est nécessaire, pour le diagnostic de l'hypertrophie cardiaque, de prêter la plus grande attention aux qualités du pouls radial, qui se montre très tendu et d'une force anormale.

Souvent les symptômes *subjectifs* manquent et ce n'est que pendant des efforts corporels violents, que les malades ressentent de la dyspnée et des palpitations de cœur. Beaucoup se plaignent d'un sentiment de tension continue, de plénitude persistante dans la région du cœur, qui dégénère parfois en douleur véritable. Il n'est pas rare de voir survenir des accès de palpitations, même quand il n'y a pas de motif apparent, celles-ci peuvent s'accompagner de douleurs violentes s'irradiant jusque dans le bras gauche. Bon nombre de patients couchent toujours dans une certaine position, car s'ils s'appuient sur le côté gauche ils éveillent aussitôt des sensations désagréables. Fréquemment la tête se congestionne. Les malades éprouvent alors des vertiges, une sensation de compression, des scintillements dans les yeux, des bourdonnements d'oreille, souvent même ils se plaignent d'entendre battre leurs artères. Il y a parfois aussi tendance aux hémorrhagies, qui se révèlent par des épistaxis abondantes répétées et chez les femmes par des menstruations profuses.

L'hémorrhagie cérébrale survient, dans un assez grand nombre de cas, en raison de l'augmentation de la pression sanguine et de l'altération des parois vasculaires. L'hypertrophie du ventricule droit sera soupçonnée, quand, à l'inspection, le choc de la pointe s'étend beaucoup vers la droite, de telle sorte qu'on peut l'apercevoir au niveau de la partie inférieure du sternum et même dans la partie droite du thorax. La palpation apprend aussi qu'il existe alors dans les régions précitées un ébranlement d'une intensité anormale de la paroi thoracique antérieure.

Dans beaucoup de cas il s'y joint en outre un choc diastolique très bref dont le siège est au niveau du deuxième espace intercostal exclusivement et qui est dû à un état de tension excessive des valvules pulmonaires, se révélant à l'auscultation par l'exagération du deuxième bruit pulmonaire.

Les malades atteints d'hypertrophie du cœur droit se plaignent habituellement, parce qu'ils éprouvent toujours de la gêne de la circulation pulmonaire, d'étouffer et d'être violets. Ils ont une grande prédisposition pour les catarrhes bronchiques. Il n'est pas rare également de voir survenir d'abondantes hémorrhagies pulmonaires.

Les symptômes de l'hypertrophie totale sont en quelque sorte une réunion de tous les phénomènes précédents. Seitz a trouvé dans un cas un frottement péricardique qu'il a rattaché au glissement un peu rude d'un cœur notablement hypertrophié sur le feuillet pariétal du péricarde.

Des sensations fort pénibles se développent quand le myocarde n'a plus la force de surmonter la résistance que lui offre la pression sanguine, quand en un mot le cœur devient insuffisant. Cet état se traduit souvent par de la dyspnée et des palpitations continuelles; le pouls est accéléré, irrégulier. Malgré tous les efforts que l'on fait pour consolider le triomphe momentané que l'on obtient sur les obstacles à la circulation, la victoire n'est pas durable. Il se produit de l'œdème, la diurèse devient peu abondante, parfois il y a un peu d'albuminurie, le foie augmente de volume et bientôt se montrent les symptômes de l'ascite. Les malades toussent beaucoup et crachent souvent des matières mêlées à du sang. L'hydrothorax, l'œdème pulmonaire ou une inflammation pulmonaire finissent par étouffer le patient. Dans d'autres cas la vie cesse au milieu des signes d'une hyperhémie cérébrale déterminant de la somnolence et des convulsions. Parfois on réussit à écarter momentanément le danger, mais il ne s'agit que d'une trêve plus ou moins longue, et la faiblesse croissante du myocarde vient mettre bientôt un terme à l'existence.

IV. Diagnostic. — Le diagnostic de l'hypertrophie cardiaque est en général facile, il repose sur la constatation des signes précités. Si le ventricule gauche est atteint, on observera un choc exagéré de la pointe, un renforcement du deuxième bruit aortique, un pouls radial dur et tendu. S'il y a hypertrophie du ventricule droit il se produira un choc diffus de la pointe, surtout vers la droite et un renforcement du deuxième bruit pulmonaire.

V. Pronostic. — Le développement d'une hypertrophie est favorable en ce qu'elle permet au cœur de surmonter les obstacles qui s'opposent à la circulation du sang. Si elle n'est pas dépourvue de tout danger, ceux-ci sont certes moindres que les périls que ferait courir l'impuissance du myocarde. Malheureusement le pronostic ne reste pas toujours bénin. Le plus souvent il vient un moment où le cœur s'affaiblit, et si l'on parvient parfois à faire disparaître pour quelque temps cet état, il est impossible d'en assurer la durée.

VI. Traitement. — Comme l'hypertrophie du cœur est un moyen que la nature a trouvé de faire disparaître des troubles circulatoires persistants, il en résulte qu'il faut se garder d'enrayer le développement de cette dernière. Au contraire il faut s'efforcer de conserver intacte l'hypertrophie et par conséquent la force de cet organe. On doit y parvenir non par des médicaments, mais par une diététique rationnelle. Il faut donc éviter tout accroissement de travail pour le cœur, et faire observer exactement au malade un repos moral et corporel. Les labeurs pénibles, les ascensions de montagne, les promenades à pied fatigantes, la danse, la gymnastique, l'usage du cheval doivent être défendus. Les bains froids ne seront permis qu'avec beaucoup de réserve, car parfois ils déterminent des palpitations, de l'oppression et le patient peut se noyer. Au contraire il est indiqué de faire soir et matin des ablutions d'eau froide.

Il faut proscrire les boissons excitantes, notamment le thé et le café. Les cigares non plus ne seront pas tolérés. On recommandera les aliments d'une digestion facile et qui laissent peu de résidus à expulser par les selles, par exemple le lait, les œufs, les bouillons, les viandes maigres, les fruits cuits au four, les farineux, les légumes verts et les légumineux; les corps gras doivent au contraire être rejetés. L'usage modéré de la bière, des vins légers de la Moselle et du Rhin sera permis. Le médecin défendra les repas trop plantureux. Les malades obèses ou surmenés par les excès se trouveront bien d'un séjour à Meran (Tyrol), Montreux, Vevey, Gex (sur le lac de Genève), Durkheim, Neustad, Haardt (Bavière rhénane), Gleisweiler (Bavière), Solingen (Hesse), Wiesbaden (Nassau), Kreutznach (province rhénane), où ils suivront une cure au petit lait ou au raisin. L'air des montagnes est salutaire aussi à beaucoup de ces cardiaques. Dans les cas de constipation on recourra aux purgatifs parce que cet état congestionne le cerveau.

Quand il y a des accès de palpitation, un repos absolu est de rigueur et on placera sur la région précordiale une vessie de glace. Beaucoup de patients se trouvent bien de porter continuellement au devant du cœur un récipient métallique rempli d'eau froide, mais il faut avoir soin de changer souvent le liquide.

On doit peu compter sur l'emploi des sétons. Si les palpitations sont persistantes on recourra à la digitale; on la prescrira, mais avec beaucoup de circonspection, quand le cœur s'affaiblit. La caféine, l'adonis vernalis, la convallaria maialis, la quinine, la vératrine, l'arsenic, les antimoniaux, l'aconit sont moins efficaces. S'il y a de l'œdème ou d'autres troubles circulatoires on recourra en outre aux diurétiques, aux drastiques et aux diaphorétiques.

3. — Atrophie du cœur.

I. Étiologie. — Sous le nom d'atrophie du cœur on désigne un amincissement et une disparition partielle du myocarde. Ces changements se produisent en général sur le cœur tout entier, il est rare qu'ils se localisent à un segment de cet organe. Ce dernier cas s'observe dans le ventricule gauche lorsqu'il y a une sténose de l'orifice mitral, probablement parce que le volume de ce ventricule se proportionne à la quantité de sang qu'il reçoit. L'atrophie totale de la vieillesse est un phénomène sénile, comme l'atrophie des autres organes.

On la retrouve encore chez les gens qui ont subi une déperdition abondante de sucs nutritifs et sont tombés dans un état cachectique. Ce sont les atrophies marastiques; on les rencontre dans le cancer, la tuberculose, les suppurations chroniques les typhus graves, la dysenterie, le diabète, à la suite d'hémorrhagies, de rétrécissement de l'œsophage et autres affections analogues qui dépriment la nutrition. Parfois la cause doit en être recherchée dans une compression du cœur par une tumeur du médiastin, par un épanchement péricardique abondant et persistant, par la rétraction fibreuse du feuillet viscéral de cette séreuse, par la surcharge graisseuse. Les altérations des artères coronaires peuvent aussi être incriminées dans certains cas, quand elles gênent l'apport du sang aux parois musculaires du cœur.

Rokitansky a démontré le premier que le cœur pouvait présenter congénitalement une petitesse anormale. On retrouve cette malformation chez les femmes délicates et aménorrhéiques ; le système génital est chez elles en même temps peu développé. Mais c'est à Virchow que l'on doit d'avoir suffisamment insisté sur l'hypoplasie vasculaire comme cause de l'affection chlorotique. J'ai trouvé aussi à l'autopsie d'hommes très pâles pendant leur existence un cœur dont la grosseur était si faible qu'il dépassait à peine celle qu'atteint cet organe chez les enfants de 5 à 6 ans. On peut assurer avec confiance que dans ces cas ce n'est pas d'une régression qu'il s'agit, mais d'une malformation congénitale ; ce n'est pas donc une atrophie proprement dite, c'est pourquoi Virchow avait créé le mot d'*hypoplasie*. Ce même auteur a rencontré cette disposition anatomique chez les hémophiliques.

Brehmer a émis l'opinion que l'atrophie du cœur prédisposait à la phtisie pulmonaire, mais von Mayer a fait avec raison remarquer qu'on confondait ici l'effet avec la cause.

II. **Lésions anatomiques.** — Le cœur atrophique frappe tout d'abord par son petit volume, ses parois minces, son poids faible. D'après Wunderlich on peut dire qu'il y a atrophie, quand le cœur d'un homme adulte ne pèse pas 200 grammes. Engel a trouvé que dans la phtisie pulmonaire le poids de cet organe peut se réduire des trois quarts, la réduction se fait surtout sur le ventricule gauche.

On trouve souvent le péricarde rempli d'une sérosité claire, qu'on a attribuée à la présence d'un vide dans cette poche séro-fibrineuse (hydropéricarde ex vacuo) ; nous nous sommes suffisamment expliqué déjà à ce sujet et nous attribuons quant à nous la transsudation de cette collection liquide à la maladie principale.

Le cœur paraît plissé, froncé, ce que l'on aperçoit bien aux places où l'on découvre une tache laiteuse. On a comparé cet état à celui d'une poire ratatinée. En général la graisse sous-péricardique a disparu et est remplacée quelquefois par une substance molle de consistance gélatineuse. Il est beaucoup plus rare qu'il y ait surcharge graisseuse. Les artères coronaires sont souvent remarquables par leurs sinuosités. Le myocarde est fréquemment pâle, mais résistant, on dirait un muscle qui a macéré pendant longtemps dans l'eau.

D'autres fois il est d'un rouge sombre ou couleur d'ocre, on retrouve surtout cette teinte chez les vieillards, les cancéreux, les phtisiques. On trouve l'explication de ce phénomène à l'examen microscopique; les fibres musculaires sont remplies de grains de pigment jaunâtres ou rougeâtres formant des sortes de lignes, ou se conglomérant autour du noyau; on les regarde comme des débris de la matière pigmentaire du muscle, mais cette assertion a besoin d'être confirmée par des recherches ultérieures. On a donné à cet aspect un nom particulier, on l'appelle *atrophie pigmentaire* ou dégénérescence pigmentaire du muscle cardiaque.

Dans certaines circonstances on peut rencontrer encore d'autres processus dégénératifs dans ces fibres musculaires atrophiées. Ainsi Friedreich a trouvé, surtout dans les atrophies dues au cancer et à la tuberculose, que les stries avaient disparu et que la substance musculaire était transformée en un cylindre homogène et décoloré, le noyau avait en partie disparu. Il donne à ces altérations le nom de *dégénérescence scléreuse* parce qu'à l'examen microscopique les coupes sont déjà remarquables par leur consistance et leur dureté. Elles ont un aspect cireux, une couleur gris rougeâtre caractéristique.

Dans d'autres cas les fibres musculaires sont granuleuses, ou graisseuses, ou atteintes, comme Virchow l'a démontré, de dégénérescence amyloïde.

Ces altérations démontrent qu'il ne s'agit pas toujours d'une atrophie simple, mais que des processus destructeurs peuvent contribuer aussi à amincir le myocarde.

Les valvules sigmoïdes de l'aorte sont, elles aussi, assez souvent atrophiées; elles sont minces, délicates, parfois fenêtrées, le bord libre des valvules mitrales ou tricuspides est souvent recroquevillé. Les cavités cardiaques paraissent ordinairement plus petites qu'à l'état normal. On a appelé cela atrophie concentrique du cœur. On a nommé atrophie excentrique les cas où ces cavités sont dilatées; si elles sont normales on a une atrophie simple; l'atrophie excentrique est assez rare et se produit principalement chez les vieillards quand elle n'est pas congénitale.

III. Symptômes. Diagnostic. Pronostic. Traitement. — Il y a sans doute une série de symptômes qu'on a indiqués comme pouvant faire reconnaître une atrophie du cœur, mais il s'agit en réalité tantôt de signes théoriques, tantôt d'accidents éventuels. Ainsi Laënnec attribuait les lypothymies des hypocondriaques à une atrophie du cœur. Hope soutenait la même chose pour l'hystérie et la névropathie des femmes. Masseau rattachait l'épilepsie à cet état anatomique. Quand on aura dit que cette affection produit un choc du cœur faible, tremblotant ou même complètement inappréciable, un pouls petit et autres caractères de même genre, qui voudrait risquer un diagnostic en s'appuyant sur des symptômes si ambigus?

On doit s'attendre à trouver une diminution de la matité cardiaque, mais tout médecin suffisamment occupé qui a eu occasion de contrôler son diagnostic par l'autopsie, sait qu'on ne peut rien tirer de cette constatation puisque ce phénomène peut se rencontrer dans l'emphysème pulmonaire.

Le diagnostic repose donc sur la seule habileté du clinicien, en tout cas il n'est jamais que vraisemblable.

Le *pronostic* est défavorable parce que ces atrophies sont le résultat de maladies sérieuses.

Quant au *traitement* il faut renforcer le cœur et prescrire un repos moral et intellectuel complet.

4. — Cœur gras.

Surcharge graisseuse du cœur. — Adipositas s. lipomatosis s. obesitas cordis. — Lipoma capsulare cordi (Virchow). — Atrophia cordis lipomatosa (Orth).

I. **Lésions anatomiques.** — Le cœur normal présente toujours de la graisse en quantité modérée sous le feuillet viscéral du péricarde principalement dans ses sillons et au voisinage des gros vaisseaux de la base, au niveau du bord libre du ventricule droit, et près de la pointe. Lorsque la couche adipeuse est très considérable on dit que le cœur est gras ou mieux qu'il y a surcharge graisseuse du cœur. La graisse ne s'amasse plus simplement dans les points précités, mais elle recouvre la surface des ventricules.

Le ventricule droit est d'abord atteint, puis, si l'affection a continué à faire des progrès, le ventricule gauche. Finalement l'organe tout entier finit par être encapsulé dans une couche adipeuse continue qui peut atteindre un centimètre d'épaisseur. La teinte de cette graisse varie du jaune soufre ou du jaune ictérique au jaune pâle. On reconnaît par les coupes que la graisse ne s'est pas déposée seulement dans le tissu cellulaire sous-séreux, mais qu'elle s'est encore enfoncée dans la profondeur entre les différents faisceaux musculaires. On est frappé aussi, dans beaucoup de cas, par la couleur brun jaunâtre ou fauve et par la minceur du myocarde. Parfois le muscle cardiaque est réduit à une couche très mince, et on s'étonne qu'en cet état il ait pu encore mettre le sang en mouvement. Il est facile de comprendre qu'un pareil cœur est tout disposé aux ruptures. On trouve assez souvent des altérations endartériques dans les parois de l'aorte ou des artères coronaires.

A l'examen microscopique des altérations histologiques du cœur, qui ont été bien étudiées récemment par Leyden, on tombe souvent sur des lésions graisseuses ou atrophiques du myocarde et finalement dans différents endroits sur des destructions totales des fibres musculaires qu'on doit attribuer à la compression exercée par la couche graisseuse ainsi développée.

On voit par là que la surcharge graisseuse du cœur peut s'accompagner de dégénérescence graisseuse du cœur. Dans un cas de ce genre Kennedy recherchant l'état des nerfs vagues, trouva le nerf laryngé inférieur droit sain, et le gauche malade.

Les autres organes de l'économie présentent des aspects divers et souvent en antagonisme avec l'apparence du cœur, car tantôt on constate un amaigrissement général, une sorte de fonte des viscères, tantôt au contraire la graisse envahit comme elle l'a fait pour le cœur, le médiastin, l'épiploon, le mésentère, le foie, le tissu cellulaire sous-cutané, etc. Parfois même, suivant Smith, on rencontre dans le sang des gouttelettes graisseuses ; mais quand on a lu les observations recueillies par Stokes on ne peut se dégager du soupçon que le sang a pu s'en charger en découlant des coupes, et que par conséquent il s'agit d'un mélange accidentel. Les autres exemples qu'on en a fournis plus récemment ne sont pas non plus à l'abri d'une critique impartiale et judicieuse.

II. Étiologie. — Le plus souvent la cause de cette affection réside dans la polysarcie qui a envahi toute l'économie. (Nous renvoyons pour l'étiologie de cette dernière au volume IV.)

Rappelons cependant en quelques mots que l'obésité se rencontre chez les gens adonnés aux plaisirs de la table, et qui après des repas trop copieux ne prennent pas assez d'exercice, ou bien chez les personnes dont la nourriture est mal réglée et qui font un usage immodéré des aliments hydrocarbonés, tels que les farineux, le sucre, etc. On sait d'autre part que les grands buveurs de bière, de vin et d'eau-de-vie y sont prédisposés.

On peut citer ensuite comme autres causes, mais bien moins importantes que les premières, les pertes de sang ou de sucs nutritifs, les états anémiques ou cachectiques (chlorose, phtisie, cancer, scrofule, maladie d'Addison). Dans les cas que nous venons d'énumérer le cœur seul peut être surchargé de graisse pendant que le tissu cellulaire et les muscles de l'économie présentent au contraire des traces d'amaigrissement.

Chez les femmes, l'obésité et le cœur surchargé de graisse peuvent être tous les deux le résultat de l'aménorrhée, de la stérilité, des suites de couches, etc.

Mentionnons aussi l'hérédité. Tout le monde sait en effet que la même quantité d'aliments engraisse un tel, et laisse maigre une autre personne.

Ce que nous venons de dire fait comprendre que la surcharge graisseuse du cœur sera plus fréquente chez les hommes que chez les femmes. En général elle survient chez des personnes qui ont dépassé la quarantaine, mais il n'en est pas toujours ainsi. Ainsi Blachez a rapporté l'observation d'une jeune fille de 16 ans qui s'étant adonnée à l'ivrognerie, eut une surcharge graisseuse du cœur et en mourut.

III. Symptomatologie. — Assez souvent la surcharge graisseuse ne se révèle par aucun symptôme, et c'est par hasard qu'on la découvre à l'autopsie.

Souvent cependant un pannicule adipeux extrêmement développé donne à penser que les troubles circulatoires sont dus à une altération cardiaque de ce genre. Dans d'autres cas on peut s'appuyer sur les anamnestiques ; l'alcoolisme antérieur est à cet égard un renseignement très important. Ce n'est pas sans raison que les médecins anglais, qui ont été nos prédécesseurs, faisaient grande attention à la couleur pâle de la peau et notamment à la teinte jaune verdâtre de la face, celle-ci ayant son maximum aux joues, autour des yeux et dans le sillon naso-labial. On a attribué beaucoup d'importance aussi à l'arc sénile de la cornée (gerontoxon) situé sur les limites de cette membrane, et dont la couleur jaunâtre est due à une dégénérescence graisseuse des cellules cornéennes. Néanmoins ce dernier signe survient si régulièrement à un âge avancé, qu'on ne peut lui donner aucune valeur chez les vieillards; il n'en est pas de même chez les jeunes gens, parce que sa présence indique une tendance au processus adipeux.

Parfois, sans qu'il y ait eu auparavant de symptômes bien remarquables, les malades meurent subitement; c'est que beaucoup des ruptures du cœur dites spontanées, sont le résultat d'une surcharge graisseuse du cœur, qui a diminué la résistance des parois de cet organe.

Dans un troisième groupe de faits, il survient des phénomènes fort pénibles, lorsque le cœur n'est plus en état d'accomplir sa tâche habituelle. En un mot on voit apparaître les symptômes bien connus d'une parésie du myocarde; ceux-ci naturellement ne sont en aucune façon pathognomoniques d'une surcharge graisseuse, et ils sont d'autant plus accentués que la substance musculaire a plus pâti de la compression exercée par cette couche adipeuse surabondante. En effet, plus les masses graisseuses sont volumineuses, plus les mouvements du cœur sont gênés et plus le myocarde a de travail à effectuer. Parfois les troubles circulatoires surviennent après un violent effort musculaire, auquel le cœur n'est plus proportionné; tantôt la perturbation n'est que passagère, tantôt au contraire elle persiste et ne fait que s'accentuer. Elle s'annonce, comme cela a lieu dans les cas de faiblesse du cœur, par une tension très faible dans le système veineux.

Au cœur le choc de la pointe est faible ou a disparu et on sent une sorte de battement diffus.

La *percussion* indique assez souvent une augmentation de la matité cardiaque, parce que le myocarde flasque et mollasse est tout disposé à se laisser dilater. Les bruits du cœur se distinguent par leur peu d'intensité. Souvent le 2e bruit est changé en un souffle systolique. Beaucoup d'auteurs en attribuent la production à une dégénérescence graisseuse des muscles papillaires, qui ne peuvent plus produire l'occlusion des orifices auriculo-ventriculaires. Quant à nous, nous croyons qu'il s'agit de vibrations irrégulières de tout le cœur pendant la contraction systolique. Les veines du cou paraissent le plus souvent gorgées de sang, et parfois elles présentent du faux pouls veineux. Le pouls radial se fait remarquer par son peu de plénitude et son manque de force. Parfois il est arythmique.

Les parois des petites artères présentent assez souvent des lésions artério-scléreuses et des dégénérescences calcaires.

Kisch a étudié récemment avec beaucoup de soin les tracés sphygmographiques que produit cette surcharge graisseuse du cœur. Le plus souvent il a trouvé que le pouls était lent (pulsus tardus, voir fig. 49), sous-dicrote ou complètement dicrote; il a observé aussi de l'abaissement de la pression sanguine (voyez fig. 41), plus rarement un pouls dont le 1er soubresaut, dû à l'élasticité des artères, était très prononcé à cause des lésions des parois et de l'exagération de la pression artérielle (voyez fig. 42). Enfin dans certains cas il existait de l'arythmie et de l'intermittence du pouls (voyez fig. 43).

Très souvent il y a des accès de palpitation, tantôt spontanés, tantôt amenés par des fatigues morales ou corporelles insignifiantes, et qui peuvent s'accompagner de douleurs à la région précordiale, s'irradiant assez souvent dans les parties voisines, par exemple dans le bras gauche. Fréquemment aussi le pouls est petit, la transpiration abondante, et la température du corps beaucoup plus basse qu'à l'ordinaire. Dans ces circonstances la dyspnée joue habituellement un grand rôle dans le tableau clinique de l'affection, qui simule alors à s'y méprendre l'asthme, aussi certains auteurs ont-ils parlé « d'*asthme cardiaque* ».

FIG. 40 — *Pouls lent.*

FIG. 41. — *Pouls sous-dicrote.*

FIG. 42. — *Pression artérielle exagérée.*

FIG. 43. — *Pouls arythmique.*

FIG. 40 à 43. — *Pouls dans le cœur gras.*

Les médecins anglais, principalement Stokes, ont appelé l'attention sur trois symptômes qu'on retrouve plus rarement du reste sur le continent que dans la Grande-Bretagne, ce sont le ralentissement du pouls, les fausses attaques d'apoplexie et la respiration de Cheyne-Stokes.

Le *ralentissement du pouls* peut être très marqué. Récemment encore Cornil a publié une observation dans laquelle il n'y eut que 14 pulsations par minute pendant plusieurs jours. On a même rappelé autrefois des cas où il n'y aurait eu que 8 pulsations par minute. Ce phénomène peut être durable ou se produire d'une façon intermittente et survenir alors avec des symptômes de défaillance ou de faux accès d'apoplexie. Dans l'observation de Cornil citée plus haut il y avait des accès où le malade perdait connaissance, étouffait et était pris de convulsions dont la durée atteignait parfois 20 secondes, pendant ce temps le cœur restait tranquille. J'ai traité des personnes qui, au moment où le pouls se ralentissait, semblaient prises d'attaques d'apoplexie qui duraient des heures entières. V. Dusch a remarqué que le ralentissement du pouls persiste même dans les états fébriles. Il faut rattacher ce ralentissement du pouls à l'excitation des centres vaso-moteurs (noyau du pneumogastrique). Il est produit par l'anémie cérébrale ainsi que le démontrent les expériences sur les animaux,

Les *fausses attaques d'apoplexie* simulent, comme leur nom l'indique, un coup de sang. Dans beaucoup de cas les malades perdent absolument connaissance et tombent comme foudroyés, mais dès qu'ils se réveillent ils reprennent possession d'eux-mêmes avec une rapidité surprenante. Parfois il subsiste un peu de faiblesse dans un membre, plus rarement il y a hémiplégie, qui n'est plus produite comme les symptômes précédents par l'anémie cérébrale, mais par une hémorrhagie (encéphalorrhagie). Ce dernier phénomène peut d'autant plus facilement se produire que même les personnes jeunes atteintes de surcharge graisseuse du cœur ont très souvent de la dégénérescence graisseuse de leurs petites artères.

Le nombre et la durée de ces fausses attaques d'apoplexie est très variable. Chez beaucoup de malades des mois et des semaines s'écoulent sans qu'il se reproduise un accident de ce genre ; chez d'autres au contraire ils se répètent plusieurs fois dans le courant d'une journée. Un de mes clients eut dans les deux dernières semaines de son existence des attaques de ce genre si nombreuses, qu'il s'en produisait de 10 à 15 dans un seul jour avec perte complète de connaissance. Tout d'un coup ses yeux se fermaient, sa tête se penchait et tout le corps se laissait aller sans résistance ; à son réveil il continuait la phrase qu'il avait commencée sans se douter de rien. Plus ces accidents sont fréquents, plus ils sont courts. Ils peuvent persister quelquefois pendant des heures, ou durer à peine quelques secondes.

Parfois les patients s'aperçoivent qu'ils vont avoir leur attaque ; nous avons dit déjà plus haut que le ralentissement du pouls était souvent un phénomène précurseur, mais en outre il peut y avoir des sensations qui annoncent cet événement, et quelquefois les malades apprennent à se garer de leurs attaques. On connaît à ce sujet l'histoire rapportée par Stokes, qui montre bien la dépendance étroite de ces symptômes avec l'anémie cérébrale.

Aussitôt que le malade dont l'auteur anglais a cité l'observation sentait venir une de ses attaques, il prenait immédiatement l'attitude genu-pectorale, abaissant le plus possible la tête ; le plus souvent l'attaque avortait.

Parfois les extrémités sont agitées de petits tremblements pendant la durée de ces dernières, presque toujours le pouls et la respiration se modifient.

La *respiration de Cheyne-Stokes* est tellement caractéristique qu'elle est facile à reconnaître. Elle est constituée par une alternance régulière de mouvements et de pauses respiratoires. Les premiers mouvements du thorax sont d'abord légers, superficiels, mais ils deviennent de plus en plus intenses, profonds, prennent le caractère dyspnéique et s'accompagnent souvent de sanglots d'un timbre stertoreux, puis ils disparaissent insensiblement jusqu'à ce qu'il y ait apnée complète. Leube a fait remarquer le premier, que pendant cette apnée les pupilles se rétrécissent. Traube a aussi remarqué à la fin de la pause respiratoire quelques mouvements convulsifs dans certains groupes musculaires. Suivant Fräntzel l'apnée pourrait durer jusqu'à 40 secondes.

Parfois la respiration de Cheyne-Stokes ne survient que pendant le sommeil (Laycock), dans d'autres cas au contraire le malade s'assoupit ou même perd connaissance au moment d'une pause respiratoire. Fräntzel a découvert le premier que quelquefois les narcotiques déterminent ce phénomène. Cette assertion a été confirmée plus tard par les recherches de Merkel. J'ai moi-même eu l'occasion de me convaincre de l'exactitude du fait chez plusieurs de mes malades, et cela de la façon la plus déplaisante possible. Assez souvent ce symptôme survient aussi pendant une de ces attaques d'apoplexie dont nous avons parlé plus haut. Parfois la respiration de Cheyne-Stokes est un phénomène passager, mais dans certains cas elle persiste pendant des semaines et même pendant des mois. Traube a eu le premier le mérite d'en expliquer la production par l'anémie du bulbe des centres respiratoires et vasculaires. Mais comme l'anémie centrale survient dans bien d'autres affections encore que la surcharge graisseuse du cœur, on comprend facilement que ce symptome n'est nullement pathognomonique. Ainsi par exemple on le rencontre dans les maladies qui compriment le cerveau, tels que l'hydrocéphalie aiguë, dans les tumeurs cérébrales, dans l'encéphalorrhagie, la méningite, les encéphalopathies toxiques telles que l'urémie et la cholémie.

L'anémie des centres nerveux qui survient dans le cours de l'affection qui fait l'objet actuel de notre étude ne se limite pas toujours au cerveau. Fréquemment elle se propage dans la moelle rachidienne.

Cette maladie peut durer des années. Tout médecin un peu occupé a pu voir des cas où l'affection se traîne ainsi très longtemps entre des améliorations et des rechutes.

Elle se termine souvent par une mort brusque. Celle-ci peut être causée par une paralysie du myocarde qui s'est laissé distendre d'une façon excessive ou, mais bien plus rarement, par une rupture du cœur. Franz l'a vue survenir pendant un accouchement. D'autres fois elle est déterminée par une hémorrhagie cérébrale. Les pseudo-attaques d'apoplexie peuvent, elles aussi, dans certains cas, amener la terminaison fatale. Parfois il survient un œdème pulmonaire, quand le ventricule gauche se paralyse et que le ventricule droit se trouve surmené par un excès de travail. On a signalé encore des embolies et des infarctus hémorrhagiques pulmonaires comme ayant amené la mort.

Dans beaucoup de cas le malade succombe à des épistaxis répétées qui favorisent le développement de l'affection et la perte des forces. Enfin la maladie peut prendre une allure chronique et se compliquer de symptômes très pénibles quand, par suite de la paralysie progressive du myocarde, les phénomènes de stase veineuse tels que œdème de la peau, hydropisies dans les séreuses, augmentation de volume du foie, diminution de la diurèse, albuminurie, catarrhe bronchique, infarctus hémorrhagiques, inflammations des poumons, œdème pulmonaire, somnolence, convulsions, se prononcent de plus en plus et finissent par emporter le patient.

IV. Diagnostic. — Le diagnostic de la surcharge graisseuse du cœur ne dépasse jamais un certain degré de vraisemblance. Les cas dans lesquels existent simultanément un ralentissement du pouls, de fausses attaques d'apoplexie et de la respiration de Cheyne-Stokes ne sont pas fréquents, et naturellement on ne peut rien conclure de définitif avec un seul de ces phénomènes. Y a-t-il des signes qui indiquent la parésie du cœur, il faut tout d'abord exclure les myocardites, et il sera utile dans ce cas de s'appuyer principalement sur les anamnestiques et sur l'étiologie, en même temps qu'on étudie les symptômes actuels.

V. Pronostic. — Le pronostic de la surcharge graisseuse du cœur est le plus souvent défavorable, car les malades se soumettent souvent si tard à un traitement, qu'une cure radicale est d'un succès non seulement énigmatique, mais encore essentiellement temporaire. D'autre part beaucoup de malades ne consentent pas à quitter leurs mauvaises habitudes. S'ils promettent sérieusement de se réformer, ils retombent fréquemment néanmoins dans leurs anciennes fautes, dès que les symptômes gênants se sont un peu atténués. D'après Kisch un pouls irrégulier est un signe pronostique défavorable.

VI. Traitement. — Il est rare d'avoir l'occasion de prescrire un régime diététique convenable, car les malades ne réclament guère les avis d'un médecin que quand ils sont devenus obèses et non quand ils sont en train de le devenir. Du reste les mesures à prendre contre l'obésité et contre la surcharge graisseuse du cœur sont à peu près les mêmes dans les deux cas. Nous renvoyons à l'article obésité du vol. IV, et nous nous contenterons de faire remarquer ici qu'une diminution de la masse des aliments solides ou liquides, ainsi que l'exclusion aussi complète que possible des féculents est ce qui vaut le mieux en pareille occurrence. Nous recommandons ensuite les exercices systématiques surtout l'ascension des montagnes, mais sans exagération, principalement dans les premiers jours, où le cœur a besoin d'être ménagé. Sée recommande l'emploi de l'iodure de potassium; les eaux de Marienbad, Kissingen, Hombourg, Wiesbaden, Tarasp et Karlsbad ont aussi de la réputation.

S'il survient malgré tout des symptômes d'insuffisance du myocarde on recourra à la digitale (infus. fol. 2 pour 200, toutes les 2 heures une cuillerée à bouche) ou bien au nitro-benzoate de caféine ou à l'adonis vernalis (inf. 5 : 150, toutes les 2 heures 1 cuillerée à bouche). Quand il y a des troubles circulatoires on ordonnera aussi les diurétiques, les drastiques et les diaphorétiques.

Dans le cas où il y a des symptômes d'anémie cérébrale on place le malade la tête la plus basse possible et on donne des excitants : des liquides odorants tels que l'ammoniaque, l'eau de Cologne, on frotte les tempes avec un linge trempé dans cette dernière, on fait prendre des bains de pieds et de mains additionnés de moutarde (50-100 semences de moutarde grossièrement concassée); on pose des sinapismes aux mollets et au devant du cœur, etc.

Les accès simulant l'asthme disparaissent souvent assez vite quand les malades se mettent dans une chambre obscure et se placent dans une situation horizontale. Qu'on leur mette aussi une vessie de glace sur la région précordiale, qu'ils avalent des morceaux de glace, des fruits glacés, et une tasse de bon café bien fort. Il faut être très circonspect dans l'administration des narcotiques, car ils déterminent facilement de la respiration de Cheyne-Stokes et de l'anémie cérébrale. Sée a vanté tout dernièrement les inhalations de pyridine.

A-t-on réussi à écarter les symptômes menaçants, nous conseillons alors beaucoup l'emploi prolongé de petites doses de digitale.

5. — Myocardite aiguë.

Les altérations de la myocardite aiguë sont surtout d'un intérêt anatomique. D'après l'étendue des lésions on la distingue en myocardite diffuse et en myocardite circonscrite ; les fibres musculaires sont-elles les parties principalement malades, on dit qu'il y a myocardite parenchymateuse, tandis que dans la myocardite interstitielle, les éléments lamineux sont surtout atteints. Il existe naturellement des formes de transition entres ces difffé-rentes variétés.

On doit ranger dans la myocardite aiguë parenchymateuse ces altérations du myocarde que Virchow a appelé « tuméfactions troubles ». Le muscle cardiaque semble gonflé, d'un aspect mat brillant ou lardacé, et sa consistance est remarquablement fragile et tendre. A l'examen microscopique on trouve les fibres musculaires gonflées, leurs stries sont effacées et leur substance est remplie d'une quantité innombrable de grains très fins et pressés les uns contre les autres. Si l'on met un peu d'acide acétique ou une solution alcaline sur la préparation, les grains disparaissent et laissent à leur place une substance homogène et transparente, nettement albuminoïde. Assez souvent on observe une multiplication de noyaux.

La maladie principale est-elle suffisamment longue et suffisamment intense, les lésions précédentes passent à un autre stade. Ces grains se transforment en graisse, ne se dissolvent ni dans l'acide acétique, ni dans les substances alcalines, et l'acide osmique leur donne une teinte noirâtre caractéristique, les noyaux musculaires participent à ce processus de structure, et si la dégénérescence graisseuse est suffisamment marquée, la fibre musculaire n'est plus qu'un cylindre distendu par de la graisse, dans lequel le noyau n'apparaît plus sous l'influence des réactifs colorants.

On rencontre le plus souvent la myocardite diffuse parenchymateuse, dans les fièvres infectieuses, et à ce qu'il semble elle dépend autant de l'hyperthermie que de l'infection. Certes on ferait violence aux faits, si on affirmait que ces lésions sont en quelque sorte obligatoires dans le cours de ces affections.

Nous avons déjà fait remarquer plus haut l'importance qu'il faut attacher à la durée et à l'intensité de ces maladies. Il faut encore ajouter à celles-ci un troisième facteur très puissant, la résistance individuelle du muscle. Il est clair que ces altérations ne sont pas sans influence. Elles affaiblissent l'action du cœur et peuvent l'amener à l'impuissance fonctionnelle complète, et c'est là le danger de beaucoup de ces maladies zymotiques. Nous n'en dirons pas plus long sur cette forme, car nous aurons souvent l'occasion d'y revenir. Comme la précédente, la myocardite diffuse aiguë interstitielle est presque toujours le résultat d'une fièvre infectieuse. Leyden a montré dernièrement que, dans la diphtérie du pharynx, il se déposait entre les fibres du myocarde de nombreuses cellules rondes, qui faisaient même disparaître par places l'élément musculaire. Goodhart a décrit chez une enfant âgée de trois ans et demi ayant succombé à une néphrite scarlatineuse, des lésions interstitielles du ventricule gauche ayant abouti çà et là à la formation du pus. Vraisemblablement beaucoup d'autres infections doivent produire les mêmes lésions, mais on ne possède pas encore de matériaux suffisants à ce sujet. Les signes pendant la vie ne sont pas très caractéristiques, car la dilatation aiguë du cœur et son impuissance fonctionnelle (bruits sourds, faiblesse du choc de la pointe, pouls petit), sont ambigus et il en est de même du dédoublement de ce bruit et du bruit de galop.

La myocardite circonscrite aiguë est le plus souvent de nature purulente et produite le plus souvent par une embolie dans les ramifications des artères coronaires. A cause de leur siège on en a fait une myocardite interstitielle, bien que les fibres musculaires du voisinage portent, elles aussi, des traces d'inflammation. On rencontre surtout ces myocardites emboliques ou métastatiques dans les endocardites ulcéreuses ; des colonies de schizomycètes peuvent être entraînées avec l'embolus et se greffer dans le domaine d'une des branches des artères cardiaques.

On retrouve encore cette affection dans la pyohémie, la fièvre puerpérale, le charbon, la morve, le rhumatisme articulaire aigu, la diphtérie, le typhus abdominal, les maladies purulentes ou gangréneuses exposées à l'air. Rappelons aussi que parfois l'on découvre dans le cœur des abcès volumineux dont la cause reste inconnue.

Si les altérations anatomiques relèvent d'une embolie provenant de l'endocarde atteint d'une inflammation ulcéreuse, on est frappé par la multiplicité des abcès. Leur aspect varie avec leur âge. Les plus jeunes ressemblent à de petits points grisâtres ou à de petites traînées de même couleur. Si on en fait l'examen microscopique, on ne trouve guère autre chose qu'un embolus, ayant obturé un vaisseau, dont l'aspect à un faible grossissement ressemble à un noyau ; ce dernier, à un grossissement plus fort, se trouve être un amas de schizomycètes quand on a soumis la préparation à la coloration par l'aniline. Les foyers un peu plus anciens sont entourés d'une zone hémorrhagique. Enfin les plus vieux baignent dans du pus. Plus celui-ci se développe et moins il devient facile de reconnaître les facteurs du pus ; dans les gros abcès on ne retrouve plus de schizomycètes.

Ces altérations anatomiques n'ont pas de corollaire clinique. Ils ne sont pas certainement sans influence sur le fonctionnement du cœur, mais on est hors d'état de les diagnostiquer du vivant des malades. La grosseur de ces abcès varie depuis le volume d'une tête d'épingle jusqu'à celui d'une fève, d'un œuf de pigeon, et même au delà. Roth par exemple a publié un cas dans lequel l'abcès renfermait 30 gr. de pus. Souvent certaines de ces collections purulentes sont très voisines, elles peuvent se confondre à un moment donné, de telle sorte qu'à la coupe on trouve une rangée de petites cavités s'ouvrant toutes les unes dans les autres. Il est possible qu'il y ait résorption et on peut affirmer d'avance que ces abcès seront remplacés par des lésions cicatricielles. Quand la collection purulente est plus volumineuse la chose est à peu près impossible. Plusieurs éventualités peuvent se produire ; tantôt le pus s'épaissit, se transforme en une masse caséeuse friable qui parfois se calcifie, tantôt et plus souvent la masse cellulaire voisine prolifère et encapsule l'abcès transformé ainsi en une sorte de kyste.

Parfois le liquide purulent s'ouvre une voie à l'extérieur. S'il est voisin du péricarde, il se répandra dans la cavité de cette séreuse, déterminant une péricardite aiguë purulente habituellement mortelle. Cette inflammation suppurée de la bourse séreuse du cœur se produit quelquefois sans qu'il y ait rupture de l'abcès quand ce dernier siège immédiatement sous le feuillet viscéral.

Dans d'autres cas, le pus se fraye un chemin du côté de l'endocarde et finit par s'écouler dans une des cavités du cœur. L'endocarde est d'abord de plus en plus refoulé en dedans, il s'enflamme ainsi que le démontrent son épaississement et sa rougeur. C'est la collection purulente qui finit par s'ouvrir dans le cœur à travers l'endocarde devenu friable, ou bien c'est le sang contenu dans les ventricules qui fait irruption dans la cavité de l'abcès et se mêle au pus. La conséquence immédiate de ce mélange est la possibilité d'embolies multiples dans les petites artérioles de l'économie par des bouchons purulents. La rate, les reins, plus rarement le cerveau ou les artérioles cutanées, sont le siège de ces phénomènes sur la peau ; les embolies produisent des pustules, des exanthèmes hémorrhagiques polymorphes, etc. (voir Endocardite ulcéreuse, paragraphe Embolie). C'est dans le poumon qu'iront se loger celles-ci si le pus s'est répandu dans l'intérieur du ventricule gauche.

Lorsque le sang a pénétré dans la cavité de l'abcès, il dilate parfois rapidement les tissus environnants et détermine ce que l'on appelle un anévrysme aigu du cœur, très dangereux et pouvant déterminer la mort à bref délai, car ses parois, s'amincissant de plus en plus sous la pression du sang, finissent par se rompre et la terminaison fatale survient sous la forme d'une hémorrhagie interne et d'une paralysie du cœur. La guérison, et notamment la formation d'une membrane cicatricielle protectrice des parois de cet anévrysme, ne paraissent pas possibles, parce que l'action continuelle du sang empêche tout processus réparateur.

Dans d'autres cas le pus chemine au loin, formant de longs trajets fistuleux. Il peut se promener ainsi entre les deux surfaces endothéliales d'une valvule pour finir par se répandre dans un ventricule.

Des complications très remarquables peuvent se produire quand l'abcès occupe la moitié supérieure du septum ventriculaire, ainsi que l'a démontré Dittrich par des observations. Il en résulte souvent une communication entre les deux ventricules. Parfois au contraire celle-ci s'établit entre le ventricule gauche et l'oreillette droite quand le pus est dirigé en haut et en arrière et cela entraîne comme conséquence une forte dilatation de l'oreillette droite, qui reçoit pendant la systole une partie du sang du ventricule gauche.

Lorsque le trajet est tortueux, la communication anormale peut ne déterminer aucun symptôme et, si la conservation de la vie est possible, l'endroit où s'est opéré la rupture se garnit d'une sorte d'anneau cicatriciel qui empêche tout trouble ultérieur. Quelquefois le pus se fraye un passage au niveau même des valvules qu'il désorganise. Ainsi les valvules sigmoïdes de l'aorte, si l'abcès s'ouvre à gauche, sont atteintes et deviennent insuffisantes; à droite les valvules semi-lunaires de l'artère pulmonaire ou leur sinus peuvent en même temps s'altérer. Parfois ce sont les tendons de la tricuspide, qui partent de la paroi ventriculaire, qui se trouvent désorganisés, ou bien l'inflammation gagne cette valvule elle-même. Ces lésions produisent forcément de l'insuffisance tricuspidienne. Bamberger soutient avec raison que ces accidents peuvent servir au diagnostic, car si l'on voit survenir brusquement une insuffisance pulmonaire ou tricuspidienne, on sera forcé alors de penser à un abcès de la paroi ventriculaire, puisque lui seul est à même d'expliquer ces phénomènes. Il n'est pas besoin de demander si l'établissement de pareilles lésions peut être la source de nombreuses embolies.

6. — Myocardite chronique.

I. Étiologie. — Comme cause de la myocardite chronique on a cité le froid, les traumatismes (chutes, coups, chocs sur la poitrine) et les fatigues exagérées. Les maladies infectieuses jouent aussi un rôle dans son étiologie, par exemple le rhumatisme articulaire aigu, la malaria et la syphilis. Tantôt la maladie est d'emblée chronique, tantôt elle n'arrive à ce stade qu'après avoir passé par l'état aigu, tantôt enfin elle se développe sous l'influence d'inflammations péri ou endocardiques. Rühle affirme que la myocardite chronique résulte parfois d'un rhumatisme musculaire chronique.

Son origine peut être toxique. On soutient avec raison qu'elle est fréquente chez les alcooliques, chez les personnes qui font abus du tabac, chez les saturnins. Elle se montre aussi dans le cours des maladies de la nutrition, telles que la goutte ou le diabète sucré. Assez souvent elle complique les néphrites chroniques, surtout la sclérose rénale et semble dépendre alors de lésions endartéritiques des artères coronaires. On la rencontre encore dans les états qui produisent de la stase sanguine.

Enfin elle survient fréquemment à un âge avancé et paraît tenir alors à des altérations morbides des artères cardiaques.

II. Lésions anatomiques. — Les altérations de la myocardite chronique sont assez uniformes, elles consistent en un épaississement fibreux, en des traînées scléreuses, d'où le nom de myocardite interstitielle fibreuse. Les épaississements fibreux se montrent sous la forme de taches, de bandes ou de membranes d'un rouge grisâtre, puis d'un gris blanchâtre, répandues plus ou moins abondamment sur le cœur. Parfois on trouve englobé dans leur masse de petits points jaunâtres ou brunâtres, que l'examen microscopique fait reconnaître pour des fibres musculaires dégénérées et graisseuses ou pour des amas de pigments. On retrouve les indurations fibreuses principalement dans les parois du ventricule gauche, notamment dans la pointe, puis, par ordre de fréquence, dans la cloison ventriculaire. Dans le cœur droit ces lésions ne se produisent guère que pendant la vie fœtale et s'accompagnent de lésions valvulaires congénitales.

L'étendue de ces indurations est très variable. Dans certains endroits il semble qu'il ne s'agit que d'un léger accroissement du tissu interstitiel intermusculaire, tandis que dans d'autres on rencontre des plaques étoilées envoyant de nombreux prolongements et d'une étendue de 3 à 4 centimètres.

On remarque aussi beaucoup de différence dans leur épaisseur ; souvent en effet elles comprennent toute celle d'une paroi, et les deux séreuses du cœur ne sont plus séparées que par leur présence.

Parfois elles forment des noyaux durs et résistants, dont Klob a fourni encore dernièrement quelques exemples. Quant à leur nombre, il peut être si considérable, que la plus grande partie du myocarde se trouve remplacée par du tissu scléreux.

Ces altérations semblent fréquemment avoir succédé à une myocardite aiguë ; ce qui paraît le prouver, ce sont ces amas caséeux ou de consistance calcaire situés au milieu d'une de ces plaques de sclérose. Mais on possède des observations qui prouvent que la myocardite peut d'emblée être chronique et interstitielle. Fréquemment l'endocarde subit le contre-coup de tous ces changements morbides, il s'épaissit et se couvre de granulations.

La même chose peut se produire du côté du feuillet viscéral du péricarde. Dans beaucoup de cas du reste les lésions semblent être parties de ces deux membranes et n'avoir atteint le myocarde que secondairement. D'autres fois les fibres musculaires sont hypertrophiées, il s'agit alors d'une myocardite hypertrophique scléreuse, survenue à la suite d'une néphrite ou d'excès de fatigue.

L'existence de traînées fibreuses dans le muscle en diminuant le nombre de ses fibres, force par cela même les autres à se développer davantage pour établir la compensation. Il n'est pas rare qu'il existe des altérations morbides des artères coronaires, notamment de nature endartéritique et qui ont joué pour la sclérose cardiaque le rôle de cause à effet. Quand on examine ces cœurs il faut prendre quelques précautions spéciales. Il ne suffit pas d'ouvrir le cœur de la façon ordinaire, mais il faut faire sur cet organe une série de coupes horizontales rapprochées les unes des autres. Cela est nécessaire pour se rendre compte de l'étendue du processus. Lorsque les traînées scléreuses sont à la fois peu abondantes et peu étendues, elles ont peu d'importance. S'il en est autrement, elles déterminent l'impuissance fonctionnelle du myocarde, dont les fibres musculaires se trouvent ainsi en partie détruites. Il y a encore d'autres conséquences anatomiques.

Assez fréquemment l'inflammation interstitielle envahit les muscles papillaires, qui se ratatinent et se transforment surtout au voisinage de la pointe en des masses informes d'apparence fibreuse. Leurs fonctions ne peuvent naturellement que souffrir d'une modification pareille, et comme il se produit en même temps de l'épaississement et du froncement des valvules, on voit par là que la myocardite chronique interstitielle peut aboutir à une affection valvulaire.

Il se produit quelquefois aussi ces états que Dittrich a englobés sous le nom de *sténose vraie du cœur*. Dans certains cas les traînées scléreuses se disposent en anneau. Cela se voit surtout au niveau de l'infundibulum pulmonaire, et lorsque cet anneau se rétracte il en résulte une sténose telle de cette portion du cœur que l'on voit apparaître tous les symptômes d'un rétrécissement pulmonaire.

Si d'ordinaire ces accidents morbides se produisent pendant la vie fœtale, ils peuvent aussi se montrer après la naissance; Dittrich les a vus survenir à la suite d'un coup. L'infundibulum aortique est quelquefois le siège de rétrécissements analogues.

La myocardite scléreuse entraîne encore dans certaines circonstances l'établissement d'un anévrysme chronique du cœur. Il n'est pas difficile de comprendre en effet que les parties malades constituent un locus minoris resistentiæ. N'ayant pas de fibres contractiles à sa disposition, la plaque scléreuse cède à la pression sanguine, peu à peu elle est refoulée en une sorte de sac dirigé vers l'extérieur et dont l'orifice de communication présente fréquemment un étranglement et une sorte d'anneau. C'est surtout à la pointe du cœur, dans le ventricule gauche, que l'on rencontre ces dilatations anévrysmales. Sur 87 exemples réunis par Pelvet, 55, c'est-à-dire 68 0/0, occupaient cette situation; dans 3 cas seulement cet auteur a vu celles-ci siéger dans le ventricule droit. Il existe des observations prouvant que les oreillettes peuvent être le point de départ de ces anévrysmes. Souvent il en existe plusieurs en même temps et le plus souvent alors pressés les uns contre les autres, comme dans l'observation de Thurnam où on en trouva 4 accolés ensemble.

La grosseur de ces tumeurs peut égaler celle du cœur. Berthold a même publié une observation dans laquelle un de ces anévrysmes, dont le point de départ se trouvait dans l'oreillette droite, avait atteint le volume d'une tête d'adulte, et partant de la clavicule gauche en haut, elle atteignait en bas la dernière côte sternale. Il avait usé les côtes et était venu faire saillie sur la peau, qui laissait passer de temps en temps quelques gouttelettes de sang. Arnott a fait connaître dernièrement un autre cas où l'anévrysme était aussi très gros. Parti de la moitié supérieure du ventricule gauche, il suivait l'aorte qu'il environnait et recouvrait comme d'un toit la base du cœur. Quand ces productions morbides ont acquis un certain volume, toute trace de tissu musculaire disparaît dans leur intérieur, leurs parois subissent en partie la dégénérescence calcaire. Il peut s'y former des dépôts de fibrine composés souvent de couches concentriques.

Les parois externes de la tumeur anévrysmale contractant dans certains cas des adhérences avec le feuillet pariétal du péricarde, cette dernière peut venir faire hernie dans la plèvre gauche et se mettre en contact avec une grande partie du poumon gauche. Lorsque les anévrysmes siègent sur la paroi interventriculaire, ils se dirigent presque toujours dans l'intérieur du ventricule droit, à cause de la pression considérable du sang contenu dans le ventricule gauche. Il n'y a d'exception que chez le fœtus (Rokitansky), parce que chez celui-ci c'est dans le ventricule droit que la pression est la plus forte.

III. Symptômes et Diagnostic. — Les symptômes de la myocardite chronique sont si ambigus qu'il en résulte parfois pour le diagnostic des difficultés insurmontables. En général ils démontrent seulement que l'impuissance fonctionnelle du myocarde devient de plus en plus complète. Les malades se plaignent d'être au moindre effort pris d'étouffements et de palpitations de cœur, aussi sont-ils fortement entravés dans leurs occupations habituelles. Les accès de palpitations de cœur s'accompagnent parfois de douleurs dans la région précordiale, qui se propagent dans le bras gauche ou dans l'épigastre; le choc du cœur et de sa pointe, les bruits du cœur sont très affaiblis. Parfois le 1er bruit se trouve remplacé par un souffle systolique. Les contractions de l'organe sont irrégulières. Le pouls est fréquemment intermittent, quelquefois ralenti. Les tracés sphygmographiques montrent nettement l'inégalité de durée et de force des diverses pulsations (voyez fig. 44).

Fig. 44. — *Pouls radial d'un homme de 52 ans, atteint de myocardite scléreuse chronique.*

Les veines du cou sont gorgées de sang, et il y a une grande tendance à contracter un catarrhe bronchique. Le plus souvent les malades sont cyanotiques. Rühle soutient qu'il existe constamment des troubles digestifs. L'asystolie prend-elle le dessus, il survient de l'œdème sous-cutané, des épanchements hydropiques dans les diverses séreuses, une tuméfaction du foie, du catarrhe bronchique, des infarctus hémorrhagiques, et, s'il n'est pas possible de redonner de la force au cœur, la mort est produite par un œdème pulmonaire, une hémoptysie ou une hyperhémie cérébrale. Enfin bien souvent j'ai vu survenir la terminaison fatale sans trouver aucun motif plausible de cet événement à l'examen cadavérique.

Le diagnostic d'un anévrysme cardiaque chronique a toujours de grandes difficultés à vaincre ; on ne peut que rarement arriver à un grand degré de probabilité. Aran a dit que, dans les anévrysmes siégeant près de la pointe, le choc du cœur manque dans le segment inférieur de cet organe et n'existe que dans sa moitié supérieure, mais ce sont là des vues plutôt tirées de la théorie que de la pratique. Dans beaucoup de cas on tombe sur une tumeur pulsatile qu'il faut alors se garder de confondre avec un anévrysme de l'aorte. Le plus souvent il n'y a aucun symptôme signalant leur existence, car une augmentation de la matité cardiaque ne permet certes pas de conclure à la présence d'un anévrysme du cœur.

La terminaison la plus habituelle est la rupture et une mort rapide. L'épanchement peut se faire dans la cavité du péricarde, quelquefois dans celle de la plèvre gauche, enfin dans l'intérieur d'un gros vaisseau.

IV. Pronostic. — Le pronostic d'une myocardite chronique est toujours sérieux, car si l'on parvient fréquemment à restaurer la force du cœur, on n'obtient jamais qu'une rémission temporaire. Suivant Rühle la diurèse règle pour ainsi dire le pronostic, car tant que les médicaments ont chance de réussir, on parvient à rétablir la sécrétion urinaire. Lorsque la syphilis est en jeu l'avenir est un peu moins sombre, car la thérapeutique est en état de déterminer la régression des altérations de la myocardite.

V. Traitement. — Le médecin doit recommander le repos complet tant au point de vue mental qu'au point de vue corporel, et prescrire une nourriture fortifiante. On fera mettre en outre, dans les cas où les mouvements du cœur seraient irréguliers et trop rapides, une vessie de glace devant la région précordiale, et on laissera celle-ci en place pendant un certain temps. Quand le myocarde présentera subitement ou brusquement de l'impuissance fonctionnelle, on recourra aux mesures que nous avons relatées dans le traitement de la surcharge graisseuse du cœur.

Si la syphilis est en jeu on ordonnera de l'iodure de potassium (10 : 200, 3 fois par jour 1 cuillerée à bouche un heure après les repas) et aux préparations mercurielles (onguent napolitain en frictions).

7. — Ruptures spontanées du cœur.

I. Étiologie. — Les ruptures spontanées du cœur ne se produisent que lorsque les altérations morbides des fibres musculaires ont diminué la fermeté et le pouvoir de résistance du myocarde. On a signalé cependant autrefois des cas où le cœur était en apparence normal, mais le doute sur l'exactitude de ces assertions est permis, et à notre époque on n'a rencontré rien de semblable chaque fois que l'on ne s'est pas contenté d'un examen macroscopique et que l'on a pratiqué l'examen histologique.

La rupture du cœur est très fréquente dans le cas de surcharge graisseuse de cet organe. Sur 83 faits de cœur graisseux réunis par Quain, 28 (84 0/0) déterminèrent la mort subite par rupture du cœur. Cependant, ainsi que l'a fait remarquer dernièrement Kisch, il ne faudrait pas non plus exagérer la fréquence de cet incident dans le cours de cette affection.

Vient ensuite la myocardite. Les abcès, les anévrysmes que produisent cette maladie sont en effet une cause fréquente de rupture du cœur. Dans certains cas cet accident est déterminé par une péricardite sèche circonscrite, déterminant, au point où elle existe, une dégénérescence graisseuse des fibres du cœur. Buhl en a publié un exemple.

Parmi les maladies des orifices, des valvules et des gros troncs vasculaires, les rétrécissements sont ceux qui amènent le plus souvent une rupture cardiaque quand il s'y mêle une dégénérescence du myocarde, c'est surtout quand l'aorte est rétrécie au niveau du canal artériel que survient cette complication funeste.

Les altérations des artères coronaires en sont aussi un des facteurs. Ainsi Richard a rapporté l'observation d'un anévrysme d'une artère coronaire qui avait usé le muscle cardiaque et favorisé ainsi sa rupture ; dans d'autres circonstances des embolies et des thromboses s'étant produites dans ces vaisseaux, il en résulta un ramollissement ou un abcès (myomalacia cordis). D'autres fois il faut incriminer les néoplasmes du cœur ou les échinocoques qui ont pu se loger dans cet organe.

La rupture se produit tantôt à l'improviste au milieu d'un repos intellectuel et moral complet, et il existe des cas assez nombreux où l'accident s'est produit pendant le sommeil, tantôt au milieu d'efforts intellectuels ou corporels. Ainsi on a vu la déchirure se produire en soulevant un poids, pendant la danse, après un repas copieux, pendant les efforts de défécation, au milieu de convulsions épileptiques. Tenison a cité un cas où la mort était survenue pendant un vomissement, et Buhl a observé la même chose pendant un accès de toux. Franz et Spiegelberg ont rapporté chacun une observation dans laquelle la rupture s'était produite pendant un accouchement. Les bains froids peuvent amener le même résultat, quand les vaisseaux cutanés s'étant contractés, la pression sanguine monte dans le ventricule gauche. Les changements de température ne seraient pas non plus sans influence : parfois c'est un traumatisme qui a été l'occasion de la rupture; il est utile de se rappeler la possibilité du fait en médecine légale. Pour démontrer l'influence des émotions morales, on a l'habitude dans les livres de rapporter des exemples historiques à l'appui. On sait notamment que Philippe V, roi d'Espagne, succomba à une rupture du cœur en apprenant la défaite de Plaisance. Ces déchirures sont plus fréquentes chez les hommes que chez les femmes ; c'est un accident de la vieillesse, car il survient surtout à partir de 60 ans.

II. Lésions anatomiques. — On doit diviser au point de vue anatomique les ruptures en totales et en partielles. Dans les cas de rupture totale toute l'épaisseur des parois du cœur se trouve intéressée, tandis que dans les ruptures partielles la déchirure n'atteint que quelques couches, quelques trabécules ou quelques muscles papillaires.

La *rupture totale* du cœur se produit principalement au ventricule gauche, parce que les parois de cette cavité cardiaque sont celles qui sont le plus fréquemment le siège des lésions préparatoires de ces déchirures. Elles sont surtout fréquentes à la face antérieure tout près de la pointe et assez souvent aussi à la partie inférieure de la cloison interventriculaire.

Il est par contre assez rare que la paroi postérieure du ventricule soit atteinte. Les lésions de cette nature sont assez fréquentes dans le ventricule droit, mais exceptionnelles dans les oreillettes, surtout dans celle du côté gauche. Au niveau du péricarde et du côté de l'endocarde la solution de continuité est le plus souvent irrégulière, dentelée. Tantôt elle est plus large à sa face interne qu'à sa face externe, tantôt c'est l'inverse. Parfois la déchirure est bouchée par un caillot sanguin.

La longueur de ces ruptures dépasse rarement 1 centimètre, cependant on possède des observations où elles comprenaient toute la hauteur d'un ventricule. La solution de continuité suit le trajet des fibres, et des couches musculaires, d'où l'aspect fistuleux de l'orifice interne et le manque de correspondance que présente l'orifice externe par rapport au précédent. Exceptionnellement le trajet de la fissure est perpendiculaire à la direction des fibres musculaires, ce qui est avec raison regardé comme plus dangereux que le cas précédent. Les fibres des oreillettes au lieu de se déchirer peuvent simplement s'écarter d'une façon anormale les unes des autres en un certain point.

En général il n'y a qu'une seule solution de continuité, mais qui peut parfois en atteignant la face externe du cœur s'étaler, en quelque sorte, et présenter plusieurs trajets fistuleux s'ouvrant séparément. Andral a constaté cinq déchirures distinctes sur un cœur ; Barclay et Paget ont observé dans un cas de nombreuses déchirures sur le ventricule droit.

Les couches musculaires de la face interne du cœur, au voisinage de la rupture, sont minces, déchiquetées, imbibées de sang. Celui-ci s'est presque toujours répandu au dehors dans la cavité péricardique, soit en une fois, soit peu à peu. La quantité de liquide sanguin qui peut s'écouler ainsi peut monter à plusieurs livres. En enlevant le sternum on aperçoit déjà la bourse séreuse du cœur, tendue, fortement dilatée, fluctuante et analogue à une grosse vessie pleine d'un liquide noirâtre. S'il s'est produit des adhérences entre les deux feuillets du péricarde, comme c'est la règle dans les anévrysmes chroniques, l'épanchement peut se faire dans la cavité pleurale gauche, ou même dans un des gros vaisseaux.

Souvent on trouve au niveau d'une solution de continuité récente des cicatrices anciennes. Certains auteurs ont voulu y voir la preuve que dans certains cas les ruptures du cœur pouvaient guérir. Les observations que l'on a citées à l'appui de cette hypothèse ne sont pas à l'abri de toute critique ; d'autre part, on comprendrait mal qu'un cœur graisseux montrât grande tendance au processus de cicatrisation.

Les ruptures partielles du cœur déterminent l'établissement brusque d'une insuffisance d'un des orifices auriculo-ventriculaires, quand les muscles papillaires ou les cordages tendineux destinés à leur valvule se déchirent.

III. Symptomatologie. — Assez souvent les ruptures du cœur amènent la mort brusquement et à l'improviste chez des gens qui passaient jusqu'alors pour bien portants. On les retrouve sans vie dans leur lit, ou ils tombent, pour ne plus se relever, comme une masse sur le sol.

D'autres fois la catastrophe se produit en quelques heures. Les malades s'écrient que quelque chose vient de se rompre au cœur. Une angoisse et une douleur sans nom s'emparent d'eux, et se peint sur leur physionomie. La face pâlit, la peau se refroidit et se recouvre d'une sueur glacée et visqueuse. Le pouls est d'une petitesse et d'une fréquence extrêmes. A cela s'ajoutent bientôt d'autres signes d'hémorrhagie interne. Les patients, ainsi que l'a fait remarquer notamment Lund, sont toujours pris de vomissements violents, accompagnés quelquefois d'une forte diarrhée, de telle sorte qu'on croirait avoir affaire au choléra. On a voulu rattacher les vomissements à l'anémie du cerveau et à l'excitation des nerfs vagues. D'autres ont pensé que ce phénomène était un réflexe parti du cœur et agissant directement sur la sphère du pneumogastrique. L'anémie cérébrale qui va en croissant se traduit par des lypothymies, des éblouissements, des bourdonnements d'oreille ; quelquefois même il se produit des convulsions au milieu desquelles survient la mort.

L'examen du cœur est naturellement très important. Le plus souvent le choc de la pointe est faible et insensible, les bruits du cœur sont étonnamment sourds; parfois cependant les contractions de cet organe sont intenses et désordonnées. L'accroissement rapide de la matité cardiaque, quand la constatation de ce phénomène est possible, est particulièrement significatif.

La terminaison fatale survient au bout de quelques heures : il est rare qu'elle se fasse attendre plusieurs jours. Néanmoins May a rapporté qu'il avait vu la mort survenir, dans un cas qu'il a observé, seulement au 17e jour de l'accident.

On a expliqué de différentes façons le mécanisme de la mort. Si l'hémorrhagie est subite et abondante, les mouvements du cœur sont tellement gênés que le malade succombe à une paralysie du cœur. Si en effet on trouve parfois des épanchements plus considérables dans les péricardites, sans que le myocarde soit atteint de cette impuissance fonctionnelle, il ne faut pas oublier que dans cette affection l'épanchement se fait progressivement.

Souvent la mort doit être attribuée à l'anémie cérébrale. Il reste cependant encore des cas où l'hémorrhagie est si peu de chose qu'on ne peut recourir à l'idée d'une paralysie du cœur ou d'une anémie cérébrale. On est donc forcé d'imaginer qu'il s'agit ici de troubles de l'innervation que l'on a l'habitude d'englober sous la dénomination de *choc*.

On a longtemps discuté pour savoir si la rupture du cœur se produisait pendant une systole ou une diastole. Il est naturel de penser qu'elle survient au moment où la pression sanguine est la plus élevée, et c'est avec raison que Wunderlich a admis que la déchirure avait lieu pendant une systole.

Les ruptures partielles du cœur peuvent être diagnostiquées quand elles se localisent aux muscles papillaires ou aux tendons de la valvule, solution de continuité qui détermine l'apparition immédiate d'une insuffisance à un des orifices auriculo-ventriculaires. Cet accident s'annonce dans certains cas par une douleur très vive, et peut amener rapidement une terminaison fatale. Dans d'autres circonstances la compensation s'établit par dilatation et hypertrophie du myocarde.

IV. Diagnostic. — On ne peut que rarement poser d'une façon certaine le diagnostic de rupture du cœur. Cela n'est possible dans les cas de déchirures complètes, que quand les signes d'hémorrhagie interne, la faiblesse croissante du cœur et l'augmentation rapide de l'étendue de la matité cardiaque se produisent simultanément. Bien souvent on sera forcé de se contenter d'un diagnostic probable qui s'appuiera plus sur l'expérience personnelle du médecin que sur les signes objectifs.

V. Pronostic. — Le pronostic est défavorable. Il est même douteux que la guérison soit possible.

VI. Traitement. — Le traitement doit d'abord être prophylactique ; chez les personnes dont le cœur est supposé graisseux, on prescrira donc d'éviter toute fatigue morale ou corporelle.

Se croit-on autorisé à admettre une rupture du cœur, on fera dans la région précordiale des injections sous-cutanées d'ergotine ; on place devant le cœur une vessie de glace afin de limiter le plus possible l'abondance de l'hémorrhagie. Il faudra aussi prévenir les phénomènes paralytiques du myocarde en prescrivant du vin, de l'éther, du camphre, du musc, etc.

Parfois il sera utile de donner la digitale à forte dose (2 : 100, toutes les heures une cuillerée à bouche) pour ralentir la circulation.

8. — Tumeurs du myocarde. Néoplasmes du cœur.

Les tumeurs du myocarde sont rares, elles peuvent difficilement être diagnostiquées du vivant du malade, et par conséquent sont d'un intérêt clinique secondaire. Quand elles sont d'un petit volume elles ne sont d'aucun inconvénient ; plus grosses, elles produisent, en comprimant et en détruisant les fibres musculaires, de la paralysie du cœur. Parfois elles proéminent tellement au niveau d'un orifice cardiaque qu'elles y produisent de la sténose, parfois même une oblitération complète et dans ce cas elles déterminent la mort.

Il peut aussi arriver qu'elles gênent le jeu d'une valvule et amènent ainsi l'établissement d'une insuffisance valvulaire, ou bien une partie du néoplasme se détache et est entraînée dans les artères périphériques du cerveau, des extrémités, des poumons, etc. En s'y arrêtant, elle produit les phénomènes habituels de l'embolie. Si celle-ci est assez volumineuse pour avoir obturé l'origine de l'aorte ou de l'artère pulmonaire, elle occasionne le plus souvent la mort subite. Les symptômes que l'on a décrits sont si ambigus, qu'on ne peut rien en tirer à moins qu'il existe une tumeur périphérique pouvant faire soupçonner un transport embolique dans le myocarde. Nous renvoyons aux livres d'anatomie pathologique pour ce qui regarde la structure et le mode de développement de ces néoplasmes (origine primaire, métastatique, par contiguïté). Nous nous contenterons ici de dire qu'on a rencontré dans le cœur des carcinomes, des sarcomes, des myxomes, des lipomes, des fibromes et des myômes.

9. — Parasites du myocarde.

On a observé dans le muscle cardiaque des cysticerques celluleux, des pentastomes denticulés et des échinocoques. Les deux premiers n'ont aucune importance pratique, seuls les derniers ont un faible intérêt clinique.

D'après Griesinger les échinocoques sont plus fréquents dans le ventricule droit que dans le ventricule gauche. Tantôt ils ne se retrouvent que dans le myocarde. Tantôt et plus souvent ils existent simultanément dans d'autres organes, surtout dans le foie. Leur grosseur varie de celle d'une tête d'épingle à celle d'une pomme. Leur nombre peut être considérable. Ainsi Otto a observé dans un cas 80 hydatides dans le même cœur. Souvent le sac se rompt et l'échinocoque est entraîné par le courant sanguin. Sur 21 cas d'échinocoques du myocarde rassemblés par Oesterlen cet accident se produisit 6 fois (29 0/0). Un orifice du cœur se trouve-t-il oblitéré par ces parasites, une mort immédiate se produit. La même chose survient quand c'est le tronc de l'artère pulmonaire ou une de ses grosses divisions qui est le siège de l'occlusion. Dans d'autres cas le poumon en est criblé.

Dans une observation de Barclay le malade avait de son vivant expectoré des échinocoques. Une des hydatides s'étant même rompue dans une des plèvres avait déterminé de la pleurésie. Si l'embolus part du ventricule gauche il peut en s'arrêtant déterminer des accidents très redoutables. Oesterlen a publié une observation prise à la clinique de Bruns, où il survint subitement chez la domestique d'un boucher, âgée de 23 ans, la gangrène d'un membre. On dut faire l'amputation et la malade succomba à la pyohémie. La cause de cette gangrène était une oblitération de l'artère iliaque primitive droite par des hydatides qui provenaient d'un kyste de la grosseur d'un œuf de pigeon situé à la paroi postérieure du ventricule gauche, et faisant saillie en même temps dans l'oreillette gauche et dans la cavité péricardique.

10. — Transposition du cœur.

Parmi les déplacements congénitaux, signalons d'abord la *dextrocardie*, dans laquelle le cœur siège dans la moitié droite du thorax. En pareil cas, la pointe est tournée vers la région axillaire droite ; la crosse aortique contlourne la bronche droite au lieu de la gauche, et l'aorte abdominale occupe le côté droit de la colonne vertébrale. En général, cette espèce d'ectopie s'accompagne d'une transposition générale des viscères, de telle sorte que le foie se trouve à gauche, et la rate à droite.

Beaucoup d'auteurs réservent le nom d'ectopie aux cas où le cœur est seul déplacé, désignant sous le nom d'inversion totale des viscères, ceux dans

FIG. 45. — Tracé de la radiale droite.

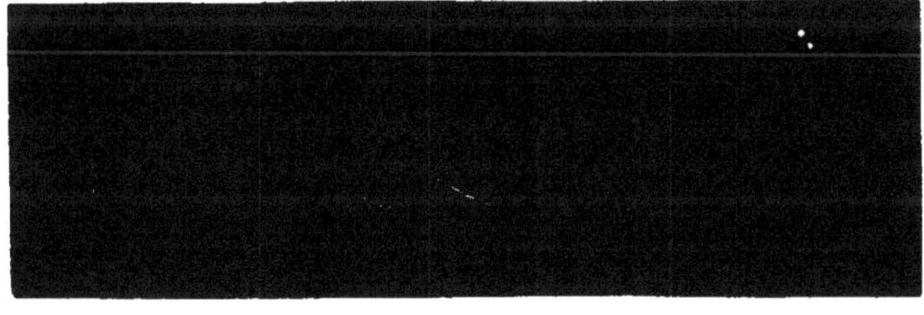

FIG. 46. — Tracé de la radiale gauche. (Obs. personnelle.)

Tracés sphygmographiques des deux radiales chez un homme atteint de dextrocardie.

lesquels tous les organes sont déplacés. Certains organes peuvent échapper à l'inversion. Dans un cas de Hickmann, le cæcum seul occupait sa place normale.

L'ectopie cardiaque est facile à reconnaître. Le seul fait que la pointe bat à droite doit déjà la faire soupçonner. La percussion, l'auscultation, qui montrent les bruits du cœur plus forts du côté droit, confirment le diagnostic.

Il faut naturellement ne pas prendre pour une ectopie la simple déviation du cœur qui se produit à la suite de certaines rétractions du poumon droit.

La transposition des autres viscères n'est guère plus difficile à constater. Si l'exploration au laryngoscope permet de voir la trachée jusqu'à sa bifurcation on remarque, dans le cas de transposition, que l'orifice de la bronche gauche est plus large que celui de la droite. Les vibrations vocales, le murmure respiratoire sont plus marqués du côté gauche.

La présence d'une matité étendue à gauche, l'espace semi-lunaire de Traube qui se trouve reporté à gauche indiquent la transposition du foie. Celle de la rate se reconnaît par la pression.

Quant à l'estomac, il suffit, pour connaître sa situation, de le dilater avec de l'acide carbonique, en donnant, suivant la méthode de Frerichs, une cuillerée à café d'acide tartrique, puis une de bicarbonate de soude dans un peu d'eau. Il est alors facile de voir à l'aide de la percussion de quel côté est la grosse tubérosité.

L'*auscultation* permet de reconnaître la situation de l'œsophage. S'il est à droite, c'est de ce côté que le glouglou s'entend le plus nettement pendant la déglutition des liquides.

Les déplacements des reins ne sont guère visibles qu'à l'autopsie. On trouve en pareil cas, contrairement à l'état normal, le rein gauche situé plus profondément que le droit. L'inverse se produit dans l'ectopie testiculaire.

Très souvent, les malades qui présentent de ces transpositions d'organes n'en sont nullement incommodés. J'en ai eu dernièrement un exemple chez un individu bâti en hercule, ancien garde du corps qui par sa taille et sa force faisait l'orgueil de son régiment.

Ces malades sont assez souvent gauchers; j'ai récemment constaté le fait chez un homme dont la pointe du cœur battait à droite. Chez lui, le tracé sphygmographique des deux radiales différait notablement (voir les deux tracés ci-joints). Le pouls du côté gauche était manifestement ralenti.

La transposition du cœur s'accompagne quelquefois de modifications dans la structure de cet organe incompatibles avec la vie.

Il y a dans certains cas absence de soudure entre les deux moitiés du cœur ; ou encore il existe des adhérences qui produisent des déformations de l'organe.

Ectopie du cœur.

Il y a ectopie lorsque le cœur est situé hors de la cavité thoracique. On en distingue plusieurs variétés.

Citons d'abord l'ectopie thoracique. Le sternum manque sur toute sa largeur ou une partie seulement. La solution de continuité peut être recouverte par la peau, mais cette disposition manque quelquefois, et le cœur, recouvert ou non du péricarde, bat sous l'œil de l'observateur.

On a profité des cas de ce genre, qui ne permettent guère qu'une survie de quelques heures, pour étudier en détail les mouvements du cœur.

L'ectopie abdominale, dans laquelle le cœur se trouve dans la cavité de l'abdomen, et liée à une malformation du diaphragme. On a vu le cœur occuper les positions les plus variables : sur la paroi, au devant de l'estomac, dans la région rénale, dans une dépression du foie, si l'abdomen est largement ouvert, le cœur fait hernie avec d'autres viscères. C'est ce qu'on appelle évacuation du cœur.

L'ectopie abdominale n'est pas incompatible avec l'existence. Peacock l'a rencontrée chez un homme de 47 ans ; Rezek chez un sujet de 37 ans qui avait toujours joui d'une bonne santé, et était père de plusieurs enfants bien portants.

Le cœur a été trouvé dans la région du cou au niveau du pharynx ; mais ce sont là des monstruosités observées chez des fœtus mort-nés et venus avant terme.

APPENDICE

Les anomalies congénitales dans la forme du cœur n'ont le plus souvent aucune importance clinique. En général ce sont de véritables surprises d'autopsie. Telle est, par exemple, la bifidité de la pointe du cœur. M. Thaden a publié une observation dans laquelle le ventricule gauche présentait un prolongement de 5 cent. 5 de longueur. Ce prolongement s'étendait jusqu'à l'ombilic, et pendant la vie on le sentait très nettement battre sous la peau.

QUATRIÈME PARTIE

NÉVROSES DU CŒUR

1. — Accélération des mouvements du cœur. Tachycardie.

Palpitations nerveuses du cœur. — Hyperkinésis cordis (ROMBERG).

I. **Symptômes.** — On appelle palpitations nerveuses du cœur des accès dans lesquels la fréquence et souvent la force des battements cardiaques se trouvent augmentées, et qui ne dépendent en aucune façon d'une altération organique de cet organe. La durée des palpitations peut aller de quelques minutes à plusieurs heures, mais il est rare qu'un de ces accès se prolonge sans interruption pendant plusieurs jours. L'intervalle qui les sépare est variable. En effet, tantôt il y a une période de repos qui peut persister pendant des mois et des années, tantôt les palpitations surviennent chaque jour, presque à chaque heure de la journée et empoisonnent l'existence du malade. La durée de l'affection présente aussi de grandes oscillations. Dans certains cas tout est fini après quelques attaques, dans d'autres elles subsistent pendant des semaines, pendant des mois, des années, pendant l'existence tout entière.

Les accès de palpitations se traduisent fréquemment par des sensations spéciales à la région précordiale. Les malades éprouvent une angoisse extrême. Tantôt il leur semble que les battements du cœur deviennent irréguliers et se ralentissent, et menacent à chaque instant de s'arrêter ; ou bien ils s'imaginent que quelque chose au cœur vient de se déchirer. Ils se plaignent aussi d'éprouver un sentiment d'angoisse, d'étouffement, d'oppression. Leurs traits se décomposent et trahissent clairement leurs souffrances. Une sueur froide perle sur leur front. Souvent il se produit au moment de l'attaque une lypothymie légère, ou de l'hémicrânie, des bourdonnements d'oreilles, des vertiges.

En examinant le cœur lui-même on trouve que durant l'accès le choc est plus fréquent, plus fort ; il n'est pas rare qu'il y gagne de l'irrégularité. Parmi les bruits du cœur, celui qui est systolique est modifié dans beaucoup de cas. Il rappelle fréquemment ce qu'on appelle le cliquetis métallique et est produit par les vibrations synchrones de la paroi thoracique. On peut l'entendre quelquefois à une certaine distance de la poitrine sans le secours du stéthoscope comme une sorte de tic-tac.

Il n'est pas rare qu'il prenne au moment d'un accès un caractère soufflant, ce qui est dû probablement aux révolutions cardiaques excessivement accélérées et comme précipitées, de telle sorte que la périodicité habituelle des vibrations musculaires se trouve modifiée. Le bruit peut être si faible qu'il devient imperceptible; cela tient à ce que l'aorte et l'artère pulmonaire ne reçoivent que fort peu de sang. En effet il est d'autant moins net que les mouvements du cœur sont plus rapides et que par suite la tension artérielle est plus abaissée. Parfois les silences qui existent entre les différents bruits du cœur deviennent égaux, de telle sorte que le grand silence semble avoir disparu, et les battements du cœur rappellent alors le rythme de coups de marteau régulièrement espacés.

La carotide, est le plus souvent le siège de pulsations et d'ondulations exagérées. Assez fréquemment on y perçoit un souffle systolique propagé et un frémissement qui lui est synchrone.

Si les palpitations se prolongent, il survient des phénomènes de gêne de la circulation du côté des veines du cou, qui se gonflent et présentent du faux pouls veineux.

Le pouls radial est le plus souvent fréquent, dur, plein, remarquablement mou et petit. Dans bien des cas il est irrégulier. Il peut y avoir jusqu'à 250 pulsations par minute, comme l'a observé Bowles chez un malade. Il faut se rappeler en présence de ces faits, le chiffre normal des pulsations par minute, qui n'est que de 50. Pour apprécier la rapidité des mouvements du cœur on fera bien du reste de s'aider plutôt de l'auscultation du cœur que de la palpation de la radiale, car les contractions du cœur peuvent être si rapides, que toutes n'arrivent pas à produire une ondée sanguine dans la radiale. Il y a presque toujours des troubles respiratoires, le malade est en proie à une forte dyspnée. La respiration est fréquente, irrégulière, entrecoupée assez souvent par des inspirations profondes et suspirieuses. La soif d'air fait prendre au patient certaines attitudes déterminées, car ordinairement elle augmente dans les situations horizontales, tandis que lorsque le malade est assis ou a le dos élevé elle se fait moins sentir; la parole est coupée, interrompue parfois; les mots sont prononcés à voix basse et chuchotés.

Dans certains cas il y a de la dysphagie. On a mentionné aussi du tympanisme abdominal et des douleurs dans la région stomacale. Comme nous l'avons dit plus haut, la figure est décomposée et trahit l'angoisse du patient, la peau du visage est rouge et le plus souvent couverte de sueur. Plus rarement la face et les extrémités sont froides, pâles, livides, visqueuses. La température du corps s'élève. Beaucoup de malades se plaignent de constriction à la tête, de vertiges, de faiblesses, de bourdonnements d'oreilles, d'éblouissements, et quelquefois aussi de sentir des battements dans cette partie du corps.

Tantôt la fin de l'accès est brusque, tantôt la disparition s'en fait progressivement, peu à peu, mais les malades restent longtemps tourmentés par la crainte de voir les palpitations revenir. Celles-ci parfois cessent brusquement au moment où surviennent des vomissements, des éructations et quelquefois l'expulsion de flatuosités ou de matières fécales. Dusch a cité aussi le cas d'une dame, chez laquelle il suffisait de presser sur un endroit déterminé du ventre pour mettre fin à l'accès. On dit qu'il y a palpitations subjectives quand, contrairement à ce que nous avons vu pour les palpitations objectives, les malades ressentent toutes les sensations que produisent ces dernières et se plaignent d'avoir des palpitations de cœur sans que les révolutions cardiaques paraissent, à l'examen physique, modifiées dans leur nombre. Mais souvent il se produit des irrégularités du pouls pendant l'accès chez ces personnes.

II. Étiologie. — Les causes sont très nombreuses. Bamberger a essayé de classifier les palpitations suivant que le pneumogastrique, le grand sympathique, le cerveau, la moelle, paraissent constituer le point de départ de ces troubles circulatoires. Quelque intelligente et louable que soit cette tentative, nos connaissances en fait d'innervation du cœur sont encore trop incomplètes pour que nous puissions l'adopter. Pröbsting qui dernièrement, à l'instigation de Gerhardt, a essayé lui aussi de s'appuyer sur une base physiologique dans sa division, est arrivé à la conclusion que le plus souvent il s'agit de phénomènes nerveux d'ordre paralytique (nerf pneumogastrique), rarement de phénomènes de nature excito-motrice (sympathique). En se fondant sur la clinique on peut répartir les palpitations en deux groupes principaux, suivant qu'elles sont d'origine nerveuse, ou d'origine toxique. Les formes intermédiaires ne sont pas rares.

Les causes nerveuses peuvent tirer leur source du cerveau même : on sait du reste l'influence que possèdent les émotions morales vives (joie, tristesse, effroi, amour, désir ardent, nostalgie du pays, etc.).

Les étudiants en médecine qui s'occupent des maladies du cœur, éprouvent souvent des palpitations de cœur qui sont produites par l'angoisse qu'ils éprouvent en se demandant si eux aussi ne sont pas atteints d'une affection valvulaire. Peter Frank raconte même qu'après avoir écrit le chapitre sur les maladies du cœur il fut pris d'accès subintrant de palpitations, que longtemps il crut avoir un anévrysme de l'aorte. Tarchanoff a fait récemment la remarque très importante que certaines gens sont en état d'accélérer à leur gré les mouvements de leur cœur. Ainsi un étudiant qu'il a observé pouvait volontairement faire passer le nombre de ses pulsations de 70 à 105 par minute. Le plus souvent il s'agit de personnes, qui commandent comme ils le désirent à d'autres groupes musculaires (muscles auriculaires, cutanés, etc.), soustraits généralement chez la plupart des hommes à l'empire de la volonté. Tarchanoff pense que l'impulsion volontaire agit probablement par l'intermédiaire des centres médullaires accélérateurs de la région cervicale.

L'arséniate de potasse favorise la production de ce phénomène, tandis que les inhalations de protoxyde d'azote l'empêchent. Dans d'autres cas l'origine de ces phénomènes est de nature plus sérieuse. Ainsi ils peuvent être produits par un ramollissement, une tumeur, ou une hémorrhagie du cerveau ou de la moelle ou par une congestion de ces mêmes parties. On les rencontre fréquemment chez ces personnes pâles, atteintes d'hystérie ou de neurasthénie.

Les tumeurs de la région cervicale peuvent déterminer des palpitations quand elles compriment et irritent le nerf vague ou le grand sympathique.

L'épuisement du système nerveux engendré par les fatigues exagérées, les excès vénériens, la masturbation surtout, la chlorose, les hémorrhagies, les pertes de sucs nutritifs, s'accompagnent fréquemment d'accès de palpitations. Il en est de même de la lactation trop prolongée et de la convalescence de maladies graves. Ceux qui seront plus tard atteints de phtisie pulmonaire en sont aussi assez fréquemment tourmentés. On les voit encore survenir chez les ouvriers mal nourris, obligés de travailler de longues heures dans des salles étroites et mal aérées.

Les causes qui amènent les palpitations réflexes sont extrêmement nombreuses et pour ainsi dire sans limites. Ainsi on les observe fréquemment dans les maladies d'estomac à la suite d'une indigestion ou d'une douleur gastrique persistante. Parfois elles ne surviennent qu'après l'absorption de certains aliments, tels que fraises, lentilles, fromage, etc.; ou bien elles sont le résultat d'un repas trop plantureux. C'est le pneumogastrique évidemment qui est ici en jeu. D'autres fois l'origine doit en être attribuée à la constipation ou aux vers intestinaux. Les hémorroïdaires ont souvent des palpitations, quand l'écoulement sanguin habituel du côté du rectum ne se produit pas. Ces perturbations circulatoires s'observent quelquefois encore dans le cours d'une colique hépatique ou néphrétique. Les différentes affections des ovaires ou de l'utérus deviennent chez les personnes nerveuses une source de palpitations. Holbein les a rencontrées dans les cas de reins flottants ; Fothergill dans les cas d'hypertrophie de la prostate. Remak a montré que les maux de dents pouvaient déterminer ces phénomènes en agissant par l'intermédiaire du trijumeau et du grand sympathique. Köpner a observé des accès de palpitations dans les cas de tuméfaction morbide de la mâchoire inférieure. La guérison de cette affection par le galvanocautère amena en même temps la disparition des papitations. Parmi les palpitations d'ordre toxique, il faut ranger celles qui sont dues à l'abus du café, du thé. L'empoisonnement par la ciguë et la jusquiame les produit aussi et peut-être faut-il rattacher à une action de ce genre, exercée par l'acide urique, les palpitations que l'on voit survenir dans la goutte.

La maladie peut se produire chez les enfants comme chez les adultes. Chez les enfants, c'est surtout au moment des études scolaires, quand des efforts intellectuels trop fatigants, l'amour-propre et la crainte se trouvent en jeu. Souvent aussi une croissance rapide, des troubles digestifs ou des vers sont la véritable cause de ces troubles cardiaques.

L'accès peut se produire dans beaucoup de cas spontanément, et réveiller parfois les malades d'un profond sommeil.

Dans d'autres circonstances il est le résultat d'excitations corporelles ou intellectuelles ou de maux d'estomac, de constipation, d'anomalies dans la menstruation, comme nous l'avons vu plus haut, ou d'un refroidissement. Chez certaines personnes les palpitations surviennent dès qu'elles reposent sur le côté gauche, chez d'autres elles résultent de l'usage de certains aliments, etc.

III. Diagnostic. — Le diagnostic ne rencontre en général pas de difficultés sérieuses, on distingue les palpitations de la folie du cœur qui survient dans les affections valvulaires, par l'absence de souffles, qui si par hasard ils surviennent dans le cours de palpitations nerveuses, ne se produisent pas en dehors des accès et sont toujours systoliques, par suite du manque de dilatation et d'hypertrophie du myocarde. Ce n'est que chez les chlorotiques et les anémiques que le souffle systolique est persistant et s'accompagne d'une légère dilatation du cœur droit, mais on aura alors le bruit de diable dans le bulbe de la jugulaire. La folie du cœur qui résulte d'une affection du péricarde est facile à diagnostiquer des palpitations nerveuses.

Les difficultés commencent avec les maladies du myocarde, et souvent l'on est obligé de suspendre pendant quelque temps son diagnostic, jusqu'à ce que l'impuissance fonctionnelle du muscle cardiaque ait éclairé tous les doutes. Dans les cas embarrassants, les renseignements étiologiques sont d'une grande valeur.

IV. Pronostic. — Le pronostic dépend de l'étiologie. Dans beaucoup de cas il suffit de faire disparaître l'affection principale pour supprimer facilement et d'une façon durable les palpitations de cœur, tandis que d'autres fois on arrive bien à diminuer l'intensité des phénomènes, mais non à en empêcher la reproduction; lorsque par exemple on a affaire à une maladie incurable, les malades sont destinés à devenir souvent alors des hypocondriaques et à prendre l'existence en dégout.

Les palpitations peuvent être si angoissantes pour le malade, et d'une durée si indéterminée, qu'il n'est pas permis de ne pas s'en préoccuper, d'autant plus que ces perturbations fonctionnelles suffisent pour entraîner la mort; celle-ci survient à peu près comme chez les vieillards dont les artères encéphaliques sont dégénérées, c'est-à-dire par hémorrhagie cérébrale. Parry en a publié un exemple.

Des conséquences morbides ne tardent généralement pas à se montrer du côté du cœur. L'hypertrophie est exceptionnelle, Corvisart l'avait déjà dit et son opinion a été confirmée récemment par Da Costa. Il avait vu souvent les palpitations survenir chez les soldats et il a décrit cette maladie sous le nom de « cœur irritable ».

V. Traitement. — Le traitement doit se proposer deux buts principaux, combattre les accès de palpitations et en prévenir le retour.

Pendant l'accès on recommandera aux malades, si les circonstances le permettent, de se tenir dans une chambre large, aérée et pas trop claire. En effet les espaces étroits, bas, et remplis d'acide carbonique agissent défavorablement. Le patient se mettra dans le décubitus dorsal, le dos un peu élevé, il se débarrassera de tout lien, de tout vêtement gênant. Parfois certaines manœuvres sont utiles. Nous avons cité plus haut l'exemple de Van Dusch qui arrêtait des accès de palpitations chez une dame en pressant sur une partie déterminée du ventre. Waller a obtenu le même succès en comprimant le pneumogastrique et le grand sympathique dans leur portion cervicale. Van

Kölliker a vu aussi les palpitations disparaître comme par enchantement chez une dame, lorsqu'elle faisait une inspiration profonde et suspendait ensuite sa respiration. C'est le tâtonnement seul qui permet de se guider dans ces cas, et souvent du reste ces petits artifices resteront sans succès. Nous recommandons beaucoup l'emploi local du froid sous la forme d'une vessie de glace qui sera placée sur la région précordiale. En avalant des morceaux de glace ou quelques fruits glacés certains malades se procurent aussi un soulagement marqué et très rapide. Il faut là encore se garder d'être trop systématique. Il y a des personnes, quoique cela soit rare, qui ne peuvent supporter le froid, et il serait maladroit d'insister dans un cas semblable.

On ordonnera comme boisson des limonades faites avec un citron, de l'eau de Seltz, du champagne glacé. Parmi les médicaments, les injections sous-cutanées de morphine, sont celles qui réussissent le mieux. Mais il ne faut pas trop prodiguer leur usage, ni y recourir à la moindre occasion. On a vanté beaucoup d'autres narcotiques, tels que l'opium, l'hydrate de chloral, l'éther, les inhalations de chloroforme, l'eau de laurier cerise, l'eau d'amandes amères, la teinture de jusquiame, la teinture d'aconit, la vératrine, la belladone, la strychnine, l'ergot de seigle. Parfois on arrive à soulager en administrant de fortes doses de bromure de potassium.

Si l'on a affaire à des personnes hystériques, hypocondriaques, nerveuses, les nervins peuvent être très utiles, ce sont la valériane (teinture de valériane éthérée, 20 à 30 gouttes 3 fois dans la journée), le castoreum (tinct. Castorei canadensis, 20 à 30 gouttes 3 fois par jour), asa fœtida (tinct. asæ fætidæ, 3 fois par jour, 20 à 30 gouttes), le chlorure d'or et de potassium, le nitrate d'argent, le cyanate de zinc (0.01, 3 fois par jour 1 pilule), le valérianate de zinc (0.03, 3 fois par jour 1 pilule), l'arséniate de potasse. Parfois l'administration d'un évacuant réussit d'une façon merveilleuse, surtout quand l'estomac est en mauvais état ou surchargé d'aliments; hydrochlorate d'apomorphine 0.1 p. 10, demi-seringue Pravaz pour les adultes, seulement les 2/5 de la dose précédente pour les enfants. — Tartre stibié, ou ipécacuanha.

Pour prévenir le retour des accès, il faut rechercher attentivement la pathogénie de ces derniers; nous ne pouvons pas à ce propos nous livrer à des considérations à perte de vue sur tous les cas qui peuvent se présenter à l'observateur.

On doit attacher beaucoup d'importance au traitement diététique (exercice rationnel à l'air libre, ablutions froides, nourriture légère et fortifiante, défendre tout excès de table ou de boisson). S'il n'y a pas d'autres indications plus pressantes, l'usage prolongé de la digitale rend de grands services. Gerhardt a recommandé aussi le choléate de soude, notamment dans les cas où on hésite à prescrire la digitale.

Les changements de résidence ont aussi une influence très heureuse dans certains cas. Les anciens médecins recommandaient les promenades prolongées et fatigantes : on est revenu de cette idée aujourd'hui. S'il y a de l'anémie ou de la chlorose, les préparations martiales, les eaux ferrugineuses, le quinquina sont indiqués; aux hémorroïdaires dont l'écoulement sanguin s'est arrêté, on prescrira de 5 à 10 sangsues à l'anus, cela les soulagera et fera disparaître leurs malaises. Chez les femmes qui n'ont pas eu leurs règles, on rappellera le flux menstruel par des bains de pieds excitants (50 à 100 gr. de moutarde concassée, température de l'eau 30° R.). On peut mettre aussi de 8 à 10 ventouses à la partie supérieure et interne des cuisses, ou 4 à 6 sangsues au vagin. Les anthelminthiques, les drastiques, la cure au petit lait, les eaux minérales purgatives seront ordonnés dans des cas spéciaux. En un mot le traitement est si varié et si variable, que nous renvoyons de nouveau au chapitre de l'étiologie.

L'application du courant continu sur le pneumogastrique et le grand sympathique a donné des succès. Fliess recommande le courant descendant sur le nerf vague (pôle positif) au bord interne du sterno-cléido-mastoïdien, pôle négatif au-dessous, courant modéré, une séance tous les jours de 1 à 2 minutes.

2. — Ralentissement des mouvements du cœur. Bradycardie.

I. Symptomatologie. — La bradycardie est le contraire de la tachycardie, le cœur se ralentit, s'affaiblit, le pouls devient petit, la peau pâle et froide, pendant que les malades se plaignent de vertiges, d'une sensation d'anéantissement, d'évanouissement, parfois ils perdent connaissance et sont pris de convulsions dans les membres, quelquefois épileptiformes. Il est clair que ces phénomènes nerveux dépendent des troubles circulatoires et sont l'expression de l'anémie cérébrale. J'ai vu un cas de bradycardie chez un malade de la clinique de Zurich qui était atteint d'un rhumatisme articulaire subaigu. Il eut plusieurs jours des accès où le pouls tombait de 80 pulsations à 24. En même temps il existait de l'irrégularité du pouls. Nous donnons ci-contre le tracé sphygmographique d'un de ces accès ; la courbe ne montre ni élasticité artérielle, ni élévation par le choc en retour.

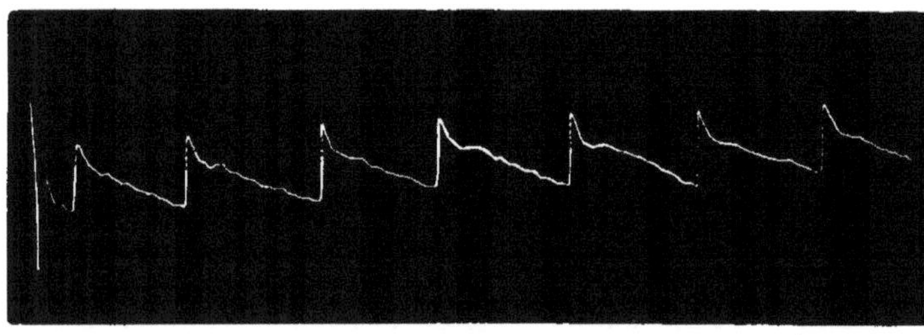

FIG. 47. — *Pouls de l'artère radiale dans la bradycardie. Homme de 34 ans.* — Les petites sinuosités de la courbe descendante sont produites par des tremblements du bras.

II. Étiologie. — Les observations de bradycardie dans le sens exact du mot sont excessivement rares, surtout quand on exclut les cas qui semblent liés à une maladie actuelle du cœur. Je l'ai observée cependant plusieurs fois dans le cours du rhumatisme articulaire aigu. Nous avons dit que la bradycardie symptomatique se rencontre dans la surcharge graisseuse du cœur, dans la sclérose des artères conaires.

II. Diagnostic. — Il faudra éviter de prendre pour de la bradycardie ces ralentissements du pouls plus durables que l'on observe dans la méningite, les tumeurs cérébrales, l'accouchement et la vieillesse.

III. Pronostic. — Le pronostic doit être réservé, car la mort peut être produite par une paralysie du cœur ou des centres nerveux.

IV. Traitement. — Dans les cas que j'ai observés, les excitants ont été utiles.

3. — Intermittence du cœur.

On donne ce nom à un état dans lequel les mouvements du cœur peuvent s'interrompre d'une façon complète pendant quelques minutes. On le distingue des simples irrégularités, en ce que lorsque les battements du cœur reprennent, cet organe se contracte très régulièrement. Beaucoup d'hommes ont le pouvoir de déterminer volontairement chez eux des intermittences du cœur ; les magiciens de l'Inde s'en servent pour frapper d'étonnement les spectateurs. Donders a trouvé l'explication de ce phénomène énigmatique. En contractant fortement les muscles innervés par l'accessorius, les branches de l'accessorius qui sont situées dans le nerf vague sont irritées et produisent par action réflexe l'arrêt du cœur.

On a observé ces intermittences du cœur dans les maladies du myocarde, notamment dans les cas de dégénérescence graisseuse, dans l'hypertrophie du ventricule gauche consécutive à un rétrécissement aortique ou à un mal de Bright à la suite de fatigues excessives et dans le cours de certaines affections nerveuses.

Parfois les intermittences du cœur constituent une sorte de névrose. On connaît le cas rapporté par Heine, et emprunté à la pratique de Rokitansky et de Skoda. Un homme de 36 ans avait plusieurs fois par jour des accès d'intermittence cardiaque, il sentait quand ceux-ci allaient se produire. Pendant leur durée sa figure se décomposait et exprimait une angoisse extrême. Il déclarait ressentir à la région du cœur un sentiment de constriction très douloureux, qui s'irradiait le long du cou jusqu'à la nuque ; le plus souvent les battements finissaient par une profonde inspiration. A son autopsie on trouva un foyer caséeux dans la partie gauche du cervelet. En outre le nerf vague, du côté gauche, le phrénique du côté droit et le grand nerf cardiaque étaient comprimés par des ganglions lymphatiques.

Quant au traitement de cette affection, en dehors de l'indication causale on recourra à la position horizontale et aux excitants.

4. — Angine de poitrine. Douleurs nerveuses du cœur. Sténocardie.

I. **Symptomatologie.** — La maladie est caractérisée par des accès douloureux qui débutent à la région du cœur et s'irradient de là dans différents territoires nerveux. Presque toujours il y a en même temps des troubles dans les battements du cœur. Ces accès surviennent parfois sans motif apparent. Ils peuvent réveiller le patient au milieu du plus profond sommeil, et se produisent souvent à l'instant même où les malades vont passer de l'état de veille à l'état de sommeil. Dans d'autres cas il y a des causes occasionnelles évidentes, telles que refroidissement léger, excitation morale ou corporelle, indigestions, etc.

D'après Lussana les ébranlements violents du corps, que l'on éprouve par exemple en voiture ou à cheval, ne favorisent guère la venue des symptômes qui caractérisent l'angine de poitrine.

Parfois la durée des accès n'est que de quelques minutes, dans d'autres cas au contraire ils persistent pendant des heures entières. A certains jours ils peuvent être si nombreux que le malade en est tourmenté d'une façon presque continue. Souvent il s'écoule des mois et même des années entre deux attaques, ou bien c'est l'opposé ; celles-ci sont si fréquentes qu'elles reviennent tous les jours et même plusieurs fois par jour. En général les accès sont d'autant plus fréquents et d'autant plus intenses que la maladie remonte à une date plus ancienne.

Le plus souvent le début des phénomènes est soudain, il est rare qu'ils soient précédés par du vertige, des bourdonnements d'oreille, des scintillements, des nausées, de la dysphagie, des sensations de froid, des fourmillements, de la décoloration de la peau des extrémités.

D'après les malades la douleur serait lancinante, brûlante, térébrante. On dirait qu'on fouille les moindres replis de leur cœur avec un fer rouge, qu'on leur arrache le cœur de la poitrine, qu'on les comprime dans un étau, qu'on les étouffe. A ces symptômes s'ajoute une sensation horrible d'anéantissement. Il semble aux patients que la mort est inévitable. Dans bien des cas ces phénomènes s'accompagnent de battements de cœur tumultueux. L'accélération cardiaque est extrême, le choc, diffus, se fait sur une surface beaucoup plus large et avec beaucoup plus de force que d'habitude. L'auscultation fait entendre en outre un bruit de cliquetis métallique. Le pouls dans ces circonstances est d'une dureté remarquable, cependant toutes les systoles du ventricule gauche n'arrivent pas à déterminer un mouvement pulsatile dans l'artère radiale (pouls intermittent). Il est rare qu'il y ait ralentissement du cœur. Néanmoins il peut battre très faiblement, ses bruits peuvent être très sourds ; le pouls radial est peu résistant, à peine perceptible. Il est exceptionnel que la circulation reste absolument normale pendant l'accès d'angine de poitrine.

Avec cette douleur inouie, avec cette sensation d'anéantissement, avec ces perturbations fonctionnelles du cœur coïncide un sentiment de dyspnée ;

les malades respirent irrégulièrement, superficiellement, d'une façon haletante et suspirieuse, et s'imaginent qu'ils vont étouffer. Il s'agit ici principalement d'un phénomène réflexe dont le point de départ est la douleur à la région précordiale, car les organes respiratoires sont absolument normaux, et les malades sont à même de respirer régulièrement et profondément quand on le leur demande en dehors des accès. Les traits trahissent nettement l'angoisse immense des patients. La face se décompose, devient pâle, se couvre habituellement d'une sueur d'origine nerveuse.

Presque toujours il existe simultanément dans d'autres territoires nerveux des manifestations douloureuses ou des troubles de l'innervation, qu'on est bien forcé de considérer comme des phénomènes de propagation. La plus constante est une douleur qui s'irradiant du cœur va à l'épaule et de là dans le membre gauche. Parfois elle ne dépasse pas le bras, et même ne s'y montre que dans ces régions interne et postérieure, c'est-à-dire dans la zone du nerf brachial cutané interne (Henle). Dans d'autres cas elle envahit l'avant-bras, dans la portion cubitale, suit le nerf cubital et s'irradie ainsi jusqu'à l'extrémité des 4e et 5e doigts de la main. Il est plus rare que le médian se trouve intéressé ainsi que ses branches. En général tout ne se borne pas à des phénomènes douloureux. Les malades se plaignent ordinairement aussi d'une sensation d'engourdissement, de raideur dans le bras, quelquefois de fourmillements, et ces perturbations de la sensibilité peuvent persister quelque temps après que la douleur a cessé. On connaît des exemples dans lesquels la douleur du bras a précédé celle du cœur.

La peau est le plus souvent hyperesthésiée et la moindre excitation cutanée peut causer de la douleur chez les sujets les plus excitables.

Il est exceptionnel que la douleur s'irradie exclusivement dans le bras droit, il est un peu plus fréquent que les deux membres supérieurs soient intéressés à la fois.

Parfois la douleur s'étend à la nuque, à la partie postérieure de la tête, à la région auriculaire, mais là aussi c'est le côté gauche qui est principalement ou même uniquement atteint. Les irradiations dans la zone du trijumeau sont peu fréquentes. Cependant Leroux vient d'en publier récemment une observation. Pendant l'accès il y a des sensations douloureuses au niveau des gencives.

Assez souvent on observe des phénomènes analogues sur la peau de la région supérieure et antérieure du thorax, innervée comme on le sait par des branches du plexus axillaire. La région mammaire gauche peut être aussi sensible à la pression ou même douloureuse spontanément. Dans le cas de Ciancciosi la glande mammaire gauche se tuméfiait peu avant l'arrivée de l'accès d'angine de poitrine. On a aussi signalé le gonflement isolé du testicule gauche. Mentionnons encore les douleurs qui se propagent le long de la colonne vertébrale, du côté de l'ombilic et de l'estomac, parfois aussi dans le cordon, dans les testicules, dans un membre inférieur ou dans les deux à la fois.

En outre des phénomènes douloureux, il se produit fréquemment des crampes dans plusieurs territoires nerveux. Ainsi dans la zone du pneumogastrique on observe des spasmes de l'œsophage, des nausées, des troubles de la voix ;

le hoquet persistant est dû à l'excitation du nerf phrénique. Parfois même on voit survenir des convulsions épileptoïdes.

Citons enfin les troubles vaso-moteurs. Souvent les extrémités pâlissent, se refroidissent, prennent une teinte livide, phénomène que l'on ne peut guère expliquer que par le resserrement des petits vaisseaux cutanés.

Fiedler a vu chez un malade les articulations devenir au moment des accès le siège d'hydropisies passagères.

Nothnagel a soutenu que dans certains cas, ces troubles vaso-moteurs sont primitifs et non secondaires, ce seraient eux qui détermineraient l'accès d'angine de poitrine. Il a donné à cette catégorie de faits le nom d'angine de poitrine *vaso-motrice*, et en donne l'explication suivante : Par suite du resserrement des vaisseaux cutanés, la pression s'élève notablement dans l'aorte et amène des perturbations du côté du myocarde.

Pendant l'accès beaucoup de malades sont soulagés quand ils respirent de l'air frais. Ils se précipitent du côté de la fenêtre afin de pouvoir l'inspirer à pleins poumons. Ils diminuent aussi leur mal en se tenant debout ou assis. Parfois ils s'emparent du premier objet venu et le serrent convulsivement contre leur poitrine, ou se croisent les bras devant le thorax, ou bien s'appuient le dos contre un point résistant.

Pendant l'attaque certains patients demandent un calme absolu autour d'eux, il n'est pas rare qu'une demi-obscurité dans la chambre leur fasse beaucoup de bien ; chez d'autres, il se produit à ce moment une miction involontaire. L'urine est dans quelques cas claire et d'apparence aqueuse ; elle est sécrétée pendant l'accès ou immédiatement après en quantité considérable ; c'est ce que l'on appelle l'urine critique.

Lorsque l'attaque dure longtemps il survient souvent des lypothymies qui peuvent dégénérer en perte complète de la connaissance. Alors la respiration s'arrête parfois et le pouls devient insensible, et quand les bruits du cœur s'assourdissent complètement il peut se produire un état de mort apparente, qui peut exposer un observateur superficiel à des méprises regrettables.

Dans certains cas, l'accès s'arrête brusquement de lui-même, dans d'autres il s'évanouit après avoir donné lieu à d'abondantes éructations, à des vomissements, à des selles ou à l'évacuation de flatuosités. On a signalé aussi des attaques d'angine de poitrine qui se terminaient par de la toux et des crachats.

Suivant quelques auteurs les accès alterneraient quelquefois avec d'autres troubles nerveux tels que la sciatique, l'hémicrânie ou la gastralgie.

Il ne faut naturellement pas se borner à l'examen du cœur, cela est d'autant moins admissible que l'angine de poitrine peut être en relation avec d'autres maladies. Ainsi les anciens auteurs admettaient que l'hypertrophie du foie, surtout de son lobe gauche, pouvait produire l'angine de poitrine. La coïncidence est fréquente avec la glycosurie. On a aussi incriminé les maladies des reins, de l'utérus ou des ovaires.

En dehors des accès les malades se portent bien, mais ils sont tourmentés par la crainte de nouvelles attaques. Chez quelques-uns la santé est altérée par la maladie principale.

La maladie peut durer de longues années, on connaît des cas où elle a persisté plus de 20 ans. Assez fréquemment elle finit par déterminer une cachexie à laquelle succombent les malades. La mort peut survenir aussi par impuissance fonctionnelle du myocarde. La rupture du cœur et l'hémorrhagie cérébrale sont exceptionnelles. Certains actes peuvent aussi entraîner la mort. Ainsi Dickinson a cité l'exemple d'un soldat de 35 ans qui succomba pendant le coït à un accès d'angine de poitrine.

II. **Étiologie.** — L'angine de poitrine n'est pas très fréquente. Gilbert Blanc, sur 3,835 malades qu'il soigna dans l'espace de 10 ans à l'hôpital de St-Thomas, ne l'a rencontrée qu'une fois. C'est surtout une affection de la vieillesse et elle survient principalement après la 50e année. On sait qu'à cet âge les maladies de l'aorte, des artères coronaires et du myocarde sont fréquentes. Sur 75 cas rassemblés dernièrement par Schütz, il y avait :

5 cas avant 45 ans.
6 » de 45 à 50 ans.
15 » de 50 à 60 ans.
29 » de 60 à 70 ans.
20 » de 70 à 80 ans.

L'angine de poitrine est tout à fait exceptionnelle pendant l'enfance. René Blache a publié l'observation d'un enfant de 14 ans qui en fut atteint, il était en même temps porteur d'une insuffisance aortique et d'un rétrécissement mitral. V. Dusch en a publié un autre cas chez un enfant de 11 ans qui avait une symphyse cardiaque avec infiltration calcaire du sillon transversal de la face antérieure du cœur.

Le sexe a beaucoup d'importance, car les hommes y sont beaucoup plus sujets que les femmes. Sur 160 cas d'angine de poitrine, Gauthier a trouvé 126 hommes (78, 8 0/0) et seulement 34 femmes (21,2 0/0), les différences signalées par d'autres auteurs sont encore plus considérables. Elles résultent très probablement de ce que l'homme est plus exposé que la femme au rhumatisme, à la goutte, aux dégénérescences athéromateuses de l'aorte et des artères coronaires, aux dégénérescences graisseuses du myocarde, lésions qui se relient d'une façon intime à l'angine de poitrine. Enfin le sexe fort est plus sujet à l'abus du tabac et des boissons alcooliques.

Les données que nous venons d'exposer font comprendre que la manière de vivre n'est pas sans influence et que la maladie est plus fréquente chez les gens qui ont pu abuser des plaisirs de l'existence.

La constitution des malades joue aussi un rôle important, car l'angine de poitrine survient surtout chez les hommes gras.

On ne saurait non plus nier les influences climatériques, car l'affection est relativement fréquente dans les pays froids. Gauthier veut rattacher cette coïncidence à l'abus de l'alcool, mais on se souvient que nous avons mentionné le froid comme une cause occasionnelle fréquente des accès, cela est surtout vrai pour l'angine de poitrine vaso-motrice.

Signalons encore les sortes d'épidémies d'angine de poitrine rapportées par les anciens auteurs. Laënnec avait déjà remarqué que certaines époques sont particulièrement fertiles en ce genre d'affections. Plus tard Kleefeld a décrit une épidémie d'angine de poitrine qui aurait eu lieu en 1824 à Dantzig. Gelineau a remarqué un fait semblable sur une corvette, dont l'équipage avait été épuisé par une série de tempêtes.

On a parlé aussi de causes héréditaires.

L'angine de poitrine doit être divisée en angines de poitrine *essentielles*, angines de poitrine *secondaires* ou *symptomatiques*.

La première classe comprend les faits qui ne se rattachent à aucune modification pathologique de l'organisme. Ils sont rares par rapport aux cas d'angine symptomatique. Gauthier, dans la statistique qu'il a dressée à l'instigation de Germain Sée n'a trouvé, sur 71 cas d'angine de poitrine, que 3 cas seulement de sténocardie essentielle (4,2 0/0). Si l'on aborde maintenant l'étude de ces faits plus en détail, on reconnaît que le froid peut être un facteur de cette affection. Cela est surtout vrai pour l'angine de poitrine vaso-motrice décrite par Nothnagel, qui est observée surtout pendant l'hiver dans les logements froids et humides et dans les climats particulièrement rudes.

Dans d'autres cas, ce sont les excitations morales vives qui entrent en jeu. Stevens a vu une sténocardie survenir à la suite d'un amour malheureux. On a encore incriminé l'hystérie, l'hypocondrie, l'épilepsie et les psychopathies. Dans un troisième groupe de faits il s'agit de causes toxiques, tel que l'abus du tabac ou des liqueurs alcooliques.

Les angines de poitrine *symptomatiques* sont généralement produites par des modifications de l'appareil circulatoire ; très souvent elles dépendent de lésions athéromateuses de l'aorte ou des artères coronaires, mais il faudrait se garder de croire ce rapport comme constant et inévitable, on les trouve aussi dans les anévrysmes de l'aorte et dans l'insuffisance aortique, plus rarement dans les affections mitrales. On les a rencontrées encore dans la symphyse cardiaque, dans la dégénérescence graisseuse du cœur, quelquefois elles résultent d'une médiastinite ou d'une tumeur du médiastin.

Chez beaucoup de patients elles sont produites par des maladies, telles que le rhumatisme et la goutte. Kunze a vu survenir la sténocardie dans la période secondaire de la syphilis. Moi-même, j'ai trouvé sur le cadavre d'un homme qui avait été atteint durant sa vie d'angine de poitrine, des gommes dans le foie. Nous avons dit plus haut que cette affection peut être créée par des réflexes engendrés par des maladies du foie, de la rate, de l'utérus, des ovaires.

III. **Pathogénie**. — On a beaucoup discuté sur le *siège* et sur la *nature* de l'angine de poitrine depuis que Heberden l'eut décrite pour la première fois en 1772, et on est loin encore d'être complètement d'accord.

Tantôt on a localisé cette affection dans le nerf phrénique, tantôt dans les nerfs intercostaux, tantôt dans le pneumogastrique, tantôt dans le grand sympathique. Cette divergence d'opinion a sa raison d'être dans la divergence des symptômes que peut présenter la sténocardie, et dont nous avons donné quelques exemples : phénomènes diaphragmatiques, pneumogastralgie, asthme convulsif, asthme douloureux, sternalgie, sténocardie, névralgie brachio-thoracique, apnée cardiaque, cardiodynie, névralgie cardiaque, hyperesthésie du plexus cardiaque, etc.

Les auteurs récents placent avec raison le siège de la maladie dans les ganglions nerveux du cœur ; il faut mettre en première ligne le plexus cardiaque formé de fibres nerveuses provenant du pneumogastrique et du grand sympathique, et situé immédiatement au-dessous de la crosse de l'aorte, ce qui explique pourquoi les maladies de l'aorte s'accompagnent si souvent d'angine de poitrine. On comprendra facilement le rôle que jouent les altérations des artères coronaires ; le plexus en effet envoie des branches très fines qui cheminent sous le feuillet viscéral du péricarde dans le voisinage de ces vaisseaux et viennent former le plexus coronaire.

D'autre part, si l'on veut chercher les causes de la sténocardie loin du cœur, à la périphérie, il faut se rappeler que Lussana a décrit de nombreuses communications entre les différents nerfs.

Il faut peut-être attribuer à la situation gauche du cœur la prédominance à gauche des irradiations douloureuses, mais les anastomoses avec les nerfs du bras gauche ne doivent pas être étrangères à cette localisation. Si l'on admet ces prémisses, on comprend qu'il peut se produire des symptômes fort différents suivant que c'est le vague ou le grand sympathique qui est le siège principal ou même exclusif des phénomènes, suivant aussi qu'il s'agit d'excitation ou de paralysie. Nous n'osons pas entrer dans des détails trop circonstanciés quel que soit l'intérêt qu'ils présentent.

Le plus souvent il s'agit pour le plexus cardiaque et coronaire de troubles nutritifs, mais qui ne laissent pas de traces appréciables. Il est rare que les altérations soient reconnaissables à l'examen anatomique. Lancereaux a trouvé une fois le plexus cardiaque très vascularisé, il y avait en même temps prolifération des gaines celluleuses, qui étouffait les cylindres axes et avait déterminé chez eux un commencement de dégénérescence. Rokitansky a rencontré chez un sujet mort de sténocardie et dont Heine a publié l'observation, quelques branches de ce plexus comprimées par des ganglions lymphatiques ; le nerf phrénique droit et le pneumogastrique gauche étaient également intéressés.

Haddon a observé aussi un cas de compression du phrénique gauche par un ganglion bronchique, avec dégénérescence des éléments nerveux.

Leroux a récemment décrit les adhérences du pneumogastrique gauche avec un ganglion lymphatique malade. Dans tous ces cas, il ne pouvait pas manquer d'exister des altérations histologiques du pneumogastrique, du grand sympathique ou du plexus cardiaque. Putjatin enfin a trouvé les ganglions de la cloison inter-auriculaire atteints de dégénérescence pigmentaire dans un cas de myocardite scléreuse.

IV. Diagnostic. — Le diagnostic de l'angine de poitrine est facile si l'on constate la douleur précordiale ; la confusion avec les palpitations de cœur, l'asthme bronchique ou une attaque d'hystérie sera bien difficile.

Il ne faut pas se contenter d'avoir reconnu qu'il y avait sténocardie, il faut encore reconnaître sa cause, car c'est sur l'étiologie que sont basés le pronostic et le traitement.

V. Pronostic. — Le pronostic dépend de la nature de l'affection. Y a-t-il des altérations sérieuses de l'appareil circulatoire, on est à peine en droit d'espérer l'arrêter dans sa marche, puisque l'on ne peut rien contre l'affection principale. Le pronostic sera plus favorable au contraire s'il s'agit de causes faciles à éloigner, c'est-à-dire si l'on a affaire à une sténocardie idiopathique. La guérison n'est pas non plus impossible quand l'angine de poitrine est due à l'hystérie, à une maladie de l'utérus ou des ovaires, à une hypertrophie du foie. On doit cependant observer une grande réserve quant à la marche probable de l'angine de poitrine.

VI. Traitement. — Comme dans les accès de palpitations, le médecin doit se proposer deux buts principaux : 1° faire disparaître le plus vite possible une attaque d'angine de poitrine ; 2° empêcher le retour des accès.

La thérapeutique présente aussi beaucoup d'analogie dans les deux affections.

1° *Pendant l'accès* on mettra les malades dans une chambre à plafond élevé et spacieuse, on ouvrira les fenêtres tout en s'arrangeant pour obtenir une demi-obscurité et on écartera du malade toute odeur. On lui ôtera les vêtements qui le gênent. La plupart aiment mieux se tenir debout ou assis. Beaucoup éprouvent un grand soulagement en avalant des morceaux de glace ou en mangeant des fruits glacés. On peut essayer aussi d'une vessie de glace sur la région précordiale, bien qu'on n'en obtienne pas dans tous les cas des résultats favorables. Les narcotiques sont ensuite indiqués. Dans pas mal de cas une injection sous-cutanée de morphine produit un effet rapide et décisif, mais on court ainsi le danger d'amener des troubles circulatoires, surtout s'il y a surcharge graisseuse du cœur. Il faut aussi être très circonspect dans l'emploi des inhalations de chloroforme, d'éther sulfurique ou acétique. En effet Stokes et Bamberger ont vu, à la suite d'inhalations de chloroforme, survenir des convulsions épileptoïdes et un collapsus intense.

Beaucoup d'autres narcotiques ont été encore préconisés et regardés comme des spécifiques, quoiqu'en réalité le succès ne soit avec eux ni certain ni rapide. Les inhalations de nitrite d'amyle recommandées d'abord par Brinton dans le traitement de l'angine de poitrine, semblent utiles dans bon nombre de cas. Mais il ne faut pas être systématique, car ce moyen ne peut servir naturellement que s'il s'agit d'excitations dans la zone du grand sympathique, reconnaissables à la froideur, à la pâleur ou à la teinte livide de la peau. On verse 5 gouttes de nitrite d'amyle sur un mouchoir et on le fait inhaler tant que le visage n'a pas pris une coloration rosée, et que les malades ne se plaignent pas de congestions et de battements à la tête. On se souviendra de la nature explosible de ce médicament très volatil, et on évitera en conséquence le voisinage d'une lumière ou du feu. Murrell et

Ringer ont soutenu récemment que la nitro-glycérine (1 0/0 alcoolature, 1 à 2 gouttes toutes les 3 ou 4 heures ou en pastilles de chocolat, d'après la méthode de Rossbach), dont l'action est analogue à celle du nitrite d'amyle, agit favorablement dans l'angine de poitrine.

On prescrira les médicaments excitants dans les cas où pendant l'accès le cœur montre de l'impuissance fonctionnelle qui se trahit par la faiblesse du choc de la pointe, des bruits sourds, et un pouls radial imperceptible (voyez 1re partie). Les bains de mains et de pieds à la moutarde (50 à 100 gr.) ont leur utilité, les sinapismes ou les ventouses à la région précordiale présentent aussi des avantages. Dans l'angine de poitrine vaso-motrice Nothnagel a fait usage de flagellations aux extrémités, de frictions avec des liqueurs alcooliques (alcool camphré), de bains chauds de tout le corps ou des mains et des pieds seulement.

2° pour empêcher le retour des accès de sténocardie, il faut prescrire une diététique convenable. Les malades s'abstiendront d'excès de boissons et de table, on aura soin de les faire aller tous les jours à la garde-robe. Ils se promèneront chaque jour à l'air libre, ils éviteront les refroidissements, les ablutions froides, les excitations morales et corporelles

On leur défendra l'abus du tabac et de l'alcool. Dans les cas d'hypertrophie du foie, on recourra aux eaux minérales purgatives telles que Kissingen, Marienbad, Homburg, Karlsbad, Tarasp, etc.

Si l'on croit pouvoir incriminer une affection des ovaires ou de l'utérus, il faudra s'en occuper avec soin. On ordonnera les préparations martiales, le quinquina chez les personnes anémiques, le bromure de potassium, la valériane, le castoreum, l'asa fœtida, l'or, l'argent, le zinc, etc., chez les personnes nerveuses, on traitera comme il convient les altérations de l'appareil circulatoire. Balfour recommande la digitale à petite dose.

S'il n'y a pas de modification pathologique apparente de l'organisme on pourra tenter de l'électricité. Laënnec se servait déjà de deux aimants dont l'un était placé sur la région précordiale, l'autre sur le dos. Duchenne a obtenu de bons résultats de l'électrisation faradique des régions précordiale et mammaire gauche. Récemment on a obtenu des résultats favorables du courant galvanique en électrisant le nerf vague et le grand sympathique (pôle positif au cou, pôle négatif au cœur ou, d'après Eulenburg, pôle positif au sternum, pôle négatif aux vertèbres cervicales inférieures). Il ne faut pas oublier que les changements de résidence apportent quelquefois un soulagement notable aux malades, les pays montagneux boisés et dont l'altitude n'est pas trop élevée sont très recommandables, ainsi que le séjour au bord de la mer. Parfois enfin on se trouve bien de la pose d'un séton.

5. — Goitre exophtalmique. Maladie de Basedow.

I. Symptômes. — La maladie de Basedow est caractérisée par trois symptômes principaux, par l'accélération des battements du cœur, par le gonflement du corps thyroïde et par la saillie des yeux (exophtalmie, protusio bulbi). Ces trois phénomènes se succèdent dans l'ordre que nous venons de dire, il est rare qu'ils apparaissent simultanément. Ils s'exacerbent ou se calment tous ensemble et sont capables d'une guérison durable et définitive. En général les mouvements du cœur sont plus énergiques que d'habitude, leur nombre peut s'élever de 120 à 150 par minute, quelquefois même à 200. Dans quelques cas, le chiffre atteint est si considérable qu'on ne parvient plus à les compter, et les malades sont tourmentés par les symptômes qui accompagnent les accès de palpitations de cœur. La région précordiale, par suite de la violence des battements, est soulevée brutalement et sur une étendue d'une grandeur anormale. Le choc du cœur est plus fort, et parfois se décèle déjà à travers les vêtements.

Dans quelques cas les mouvements du cœur ne sont pas accélérés, mais plutôt ralentis.

Par la percussion on découvre que le cœur est dilaté, et souvent même hypertrophié. L'auscultation permet fréquemment d'entendre un souffle systolique, s'accompagnant de temps à autre d'un frémissement vibratoire.

Il est rare que le goitre exophtalmique vienne compliquer une affection valvulaire, quand il en est ainsi on perçoit naturellement les signes physiques propres à cette lésion d'orifice. Le souffle systolique est le plus souvent accidentel, parfois cependant il peut provenir d'une insuffisance valvulaire résultat d'une dilatation extrême d'un ventricule.

Dans certains cas il survient des sortes d'accès pendant lesquels les mouvements du cœur sont encore plus tumultueux que d'habitude, et qui s'accompagnent de douleurs, simulant à s'y méprendre par leur caractère et leurs irradiations l'angine de poitrine.

Ils s'accompagnent de dyspnée et d'une toux convulsive chez la plupart des malades.

Souvent les phénomènes objectifs et subjectifs propres aux palpitations de cœur persistent des mois et même des années, avant l'apparition du deuxième symptôme, la tuméfaction du corps thyroïde. Le goitre ne dépasse pas d'ordinaire un certain volume, l'hypertrophie peut se localiser à un seul lobe, le droit habituellement d'après Trousseau, et elle est presque toujours plus marquée d'un côté de la glande. Dans les premiers temps la consistance de l'organe est molle et élastique, plus tard elle devient plus dure, plus ferme. La dégénérescence calcaire ne se produit que dans les cas où le parenchyme glandulaire était déjà malade avant l'établissement du goitre exophtalmique. On sent chez beaucoup de malades au niveau du corps thyroïde des mouvements pulsatiles et vibratoires, et l'auscultation pratiquée à ce niveau révèle la présence d'un ronflement continu, mais qui se renforce notablement au moment de la systole. Très souvent les artères thyroïdiennes subissent des modifications, elles se dilatent, deviennent tortueuses, elles sont animées de pulsations très visibles et de mouvements vibratoires. Cette dilatation et ces sinuosités se retrouvent dans les veines correspondantes.

Chez un homme que j'ai eu l'occasion de voir, il y a peu de mois, la glande thyroïde s'abcéda et le malade guérit.

L'exophtalmie est ordinairement le symptôme le plus tardif. Parfois un œil est plus proéminant que l'autre, et comme pour le corps thyroïde c'est le côté droit qui est le plus souvent atteint. L'exophtalmie unilatérale existe dans certains cas de maladie de Basedow, mais c'est là un fait tout à fait exceptionnel. J'ai eu l'occasion d'en rencontrer un exemple que j'ai pu suivre pendant quelque temps. Les trois symptômes cardinaux dont nous venons de donner la description se succèdent habituellement dans l'ordre que nous avons indiqué plus haut. Néanmoins il n'est pas très rare de voir le goitre ou l'exophtalmie précéder les palpitations de cœur.

Enfin il peut se faire que chez certains malades l'un des trois symptômes précités fasse défaut. Il se produit de nombreuses alternatives de disparition et de réapparition. L'exophtalmie et le goitre sont souvent d'autant plus accusés que les mouvements du cœur sont plus intenses et plus nombreux. Parfois les phénomènes peuvent survenir en une seule nuit et dans d'autres circonstances disparaître aussi rapidement.

Charcot a insisté le premier en 1862 sur l'importance et la fréquence du tremblement chez les malades. Tantôt ce phénomène est continu, tantôt intermittent, se montrant seulement dans un membre ou envahissant tout le corps. Parfois il n'apparaît que dans certains mouvements, dans certaines attitudes. Marie en a fait dernièrement une étude circonstanciée, et a constaté par ses tracés graphiques qu'il était produit par des oscillations d'une durée égale au nombre de 8 ou 9 par seconde. Il se distingue du tremblement sénile en ce que ce dernier est plus lent (4 à 5 secousses par seconde), il en est de même pour la paralysie agitante (5 secousses par seconde), dont les trémulations sont du reste plus irrégulières, comme cela a lieu dans l'alcoolisme et dans la paralysie générale. Suivant Marie la tachycardie avec tremblement doit faire penser à la maladie de Basedow, même s'il n'existe pas de goitre ni d'exophtalmie.

Outre les trois symptômes cardinaux précités, il en existe encore une foule d'autres, que nous décrirons dans la suite.

Règle générale, il s'agit de personnes d'une constitution délicate, pâles, blondes, aux yeux bleus, peu vigoureuses. On a été frappé de bonne heure par l'aspect de ces malades. Basedow avait déjà remarqué que malgré leur situation peu agréable, leur visage montrait une gaieté qui paraissait très déplacée. Cette maladie se rencontre fréquemment chez les hystériques et les hypocondriaques, chez les gens faciles à émouvoir, chez des épileptiques, et aussi dans des états maniaques et autres maladies mentales. Souvent on observe des perturbations dans le domaine de différents nerfs. Ainsi dans un cas de Sichel il existait un tremblement dans les membres du côté gauche, de la paresthésie dans la moitié gauche du corps et enfin l'exophtalmie était limitée à l'œil gauche. Eulenburg a observé un malade atteint de cette affection qui présentait du tic convulsif. L'hémicrânie, la névralgie du trijumeau, les douleurs occipitales ont été fréquemment signalées. Chez les enfants le goitre exophtalmique se combine souvent avec la chorée. Loewenthal et Pletzer ont mentionné des hydropisies articulaires intermittentes.

Si l'on passe à l'appareil circulatoire, on est frappé en outre des troubles du côté du cœur, des perturbations survenues dans les artères périphériques. Les côtés du cou sont habituellement le siège de battements et d'ondulations très marquées des carotides. La palpation démontre que ces vaisseaux sont très dilatés, vibrants, et l'auscultation permet d'y percevoir presque toujours un souffle systolique très intense. Comme ces dilatations se rencontrent encore sur d'autres grosses artères, on est forcé de songer à un trouble vaso-moteur et d'attribuer le souffle systolique à des vibrations irrégulières des parois de ces vaisseaux. Assez souvent les patients ressentent ces pulsations de la carotide sous la forme de battements incommodes à la tête, qui parfois constituent le premier symptôme de la maladie de Basedow. L'aorte abdominale et l'artère crurale peuvent présenter aussi cet élargissement et ce pouls bondissant. Dans des artères d'un calibre plus petit, par exemple dans l'artère brachiale on entend parfois un bruit systolique, et même quelquefois un souffle et un frémissement coïncidant également avec la contraction du ventricule gauche.

Lebert a observé chez plusieurs malades du pouls hépatique, qu'il a attribué aux pulsations exagérées des artères du foie. Il n'est pas rare de rencontrer les veines très dilatées et très pleines. Friedreich y a rencontré du véritable pouls veineux ; le faux pouls veineux est assez fréquent ; le bulbe de la jugulaire interne est le siège d'un bruit de diable qui, d'après Friedreich, n'existe dans certains cas que pendant la diastole.

Le pouls ne présente pas toujours les mêmes caractères. On peut dans bien des cas être frappé par le contraste qui existe entre la petitesse de ce dernier et la violence des battements du cœur. D'autres fois au contraire le pouls est plein et résistant.

Je donne ici le tracé du pouls d'une dame âgée de 54 ans, que j'ai soignée pendant plusieurs années pour un goitre exophtalmique. Les pulsations sont hautes, fréquentes, le soubresaut par choc en retour est très marqué, mais il n'en est pas de même de celui produit par l'élasticité de l'artère.

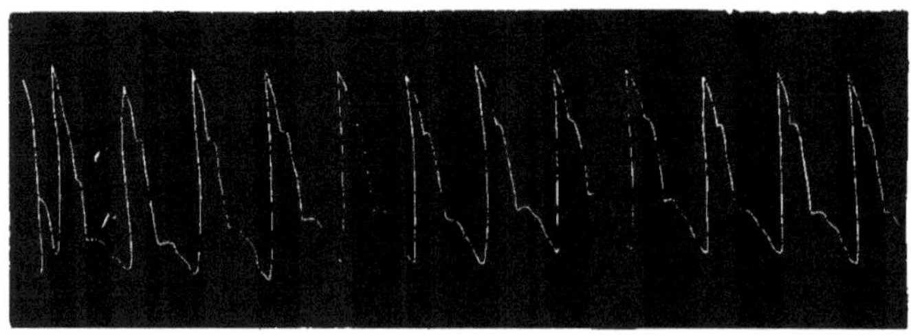

FIG. 48. — *Tracé sphygmographique de l'artère radiale droite dans la maladie de Basedow.* (Obs. personnelle.)

Certaines perturbations sécrétoires sont intimement liées à ces troubles circulatoires.

Beaucoup de malades montrent une grande prédisposition aux sueurs abondantes (hyperhydrose) qui parfois se localisent à un seul côté du corps. Les larmes peuvent aussi être en plus grande abondance, ainsi que la salive et l'urine, qui est claire et d'un poids spécifique peu élevé. Eulenburg et plus récemment Fischer ont signalé la glycosurie ; des vomissements abondants ou des diarrhées profuses se rencontrent aussi chez beaucoup de patients.

Les hémorrhagies ont été fréquemment décrites et on peut les rattacher à une perturbation vaso-motrice. Tantôt ce sont des épistaxis, tantôt des entérorrhagies, des hématémèses, des hémoptysies qui prennent quelquefois par leur fréquence un caractère alarmant.

Les troubles nutritifs résultant de ces désordres fonctionnels sont variables. La peau est souvent modifiée. Ainsi Friedreich l'a vue prendre une teinte bronzée. Leube a observé chez un malade du sclérème de la face et du dos des mains.

Chez un professeur dont on trouvera ci-contre le portrait, le sclérème existait aux membres inférieurs et sur les parties latérales du ventre. Les parties malades étaient en même temps d'une couleur brun clair. On a mentionné plusieurs fois de la gangrène aux membres inférieurs, pouvant entraîner la mort. Le vitiligo et l'urticaire sont moins fréquents. Parmi les troubles de l'innervation peuvent encore se ranger les perturbations de l'appétit.

Si certains malades ont un dégoût insurmontable pour les aliments, d'autres sont pris d'une faim insatiable, de boulimie, etc. La soif peut être augmentée aussi dans de notables proportions. Dans quelques cas la température du corps est plus élevée qu'à l'état normal, et on a même vu le goitre exophtalmique débuter au milieu de symptômes fébriles. Mais l'accroissement de chaleur n'est pas bien considérable ; il ne dépasse pas 38°,5 C. Gluzinski a remarqué parfois une différence notable de température entre deux parties symétriques du corps (quelquefois de 0,7° C.). Beaucoup de patients sont tourmentés par un sentiment de chaleur, qui les pousse à laisser toujours les fenêtres ouvertes pour avoir de l'air frais.

Les modifications du côté de l'œil doivent aussi attirer l'attention. Le regard a habituellement quelque chose de troublant, de surprenant et même d'horrible (voyez fig. 49).

Ce que la face a d'étrange, résulte en grande partie de ce que l'exophtalmie empêche la paupière supérieure d'atteindre la cornée et laisse ainsi tout autour de cette membrane un cercle blanchâtre. Dans beaucoup de cas la pression suffit pour diminuer la saillie du globe oculaire, mais on ne peut le faire sans produire en même temps une certaine douleur. Parfois l'exophtalmie est telle que l'œil est pour ainsi dire luxé hors de sa cavité, et que les paupières reposent derrière le globe oculaire. Von Graefe a mentionné comme un phénomène très précoce et très important pour le diagnostic le manque de synchronisme entre les mouvements nécessités pour la vision et les mouvements de la paupière supérieure. Ce symptôme existe déjà alors que la protusion du globe oculaire est encore peu marquée, et il est alors facile de voir que cette paupière reste immobile quand l'œil s'abaisse.

De Graefe a attribué la production de ce phénomène à la contracture des couches musculaires lisses qui d'après Heinrich Müller existent dans la paupière supérieure de l'homme.

Fait-on rouler l'œil en bas, pendant qu'on élève avec un doigt la paupière supérieure, on voit dans beaucoup de cas des granulations situées sous cette paupière faire hernie au dehors. On a noté aussi la dilatation des vaisseaux et la teinte bleuâtre de la sclérotique. Assez fréquemment les mouvements de l'œil se trouvent gênés ; parfois même il y a véritable paralysie et même diplopie. Nous avons parlé déjà de la sécrétion exagérée des larmes ; on a mentionné souvent une diminution de la sensibilité de la cornée. L'état de la pupille a donné lieu à des opinions divergentes. Beaucoup d'auteurs

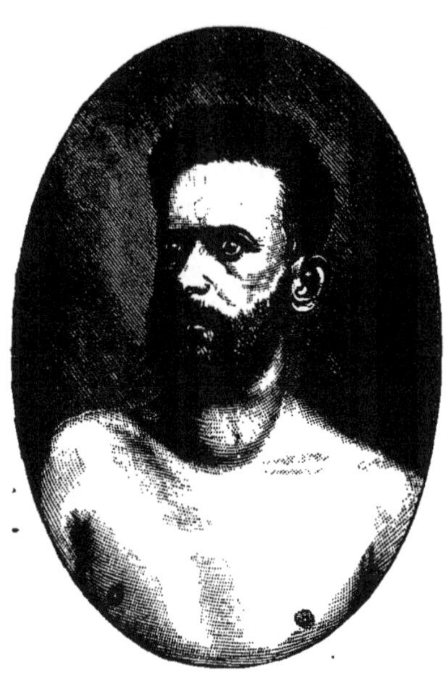

FIG. 49. — *Expression du visage dans la maladie de Basedow chez un homme de 23 ans, dix mois après le début de la maladie.* (Obs. personnelle. Clinique de Zurich.)

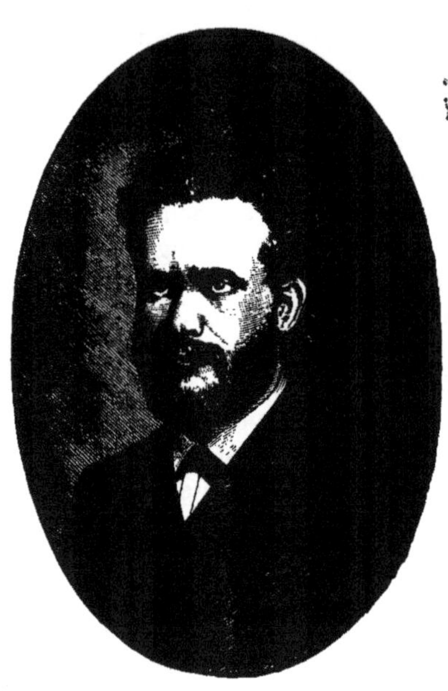

FIG. 50. — *Le même homme deux mois avant le commencement de la maladie.*

soutiennent qu'il y a élargissement, d'autres qu'il y a rétrécissement. Dans 8 cas observés par moi il y eut 3 fois rétrécissement, 2 fois dilatation (chez des myopes) et 3 fois état normal de la pupille. Quelques médecins ont signalé des troubles de l'accommodation. A l'examen ophtalmologique du fond de l'œil on trouve les veines de la rétine dilatées et sinueuses. On a trouvé aussi parfois une fine hyperhémie de la papille optique. Becker a vu plusieurs fois des battements dans les artères de la rétine.

Dans certains cas l'exophtalmie est l'occasion de désordres oculaires très graves ; comme en effet les paupières ont pour rôle de promener les larmes sur toute la surface du globe oculaire, et d'éloigner de ce dernier tout corps étranger, lorsqu'elles ne sont plus en état de recouvrir l'œil, celui-ci se dessèche, s'enflamme, il se produit des ulcérations sur la cornée et la conjonctive qui peuvent déterminer la perforation et la fonte de cet organe.

Cornvell a admis récemment que des troubles trophiques purs pouvaient se produire dans la sphère du trijumeau.

Le début du goitre exophtalmique est en général progressif et sa durée en fait une maladie chronique. Les cas qui débutent brusquement sont rares, et il en est de même de ceux qui apparaissent au milieu de symptômes fébriles. Il est encore plus exceptionnel que la maladie de Basedow prenne une marche aiguë.

Cependant Solbrig a cité un cas de goitre exophtalmique chez un enfant, qui survint brusquement après une violente émotion morale et une nuit sans sommeil, il diminua d'intensité au bout de 2 jours et disparut complètement 10 jours après.

Très souvent il y a des rémissions et des exacerbations dans le cours de la maladie. S'il doit y avoir guérison, l'exophtalmie disparaît la dernière. On a cité des cas, dans lesquels les malades ont trouvé la guérison dans le mariage ou dans un accouchement.

Si le goitre exophtalmique persiste quelque temps il détermine à la longue un état cachectique qui tue le malade par perte progressive des forces. Chez d'autres il se produit des troubles asystoliques et les patients sont emportés au milieu de phénomènes hydropiques. Enfin la terminaison fatale peut être amenée par une hémorrhagie cérébrale ou une maladie intercurrente.

II. Étiologie. — Le sexe a une influence incontestable. Presque toujours les personnes atteintes de goitre exophtalmique sont des femmes et le nombre en est double de celui des hommes. Le sexe n'est pas non plus sans modifier la façon dont évolue la maladie, car les symptômes sont plus intenses chez les hommes qui sont en outre, d'après de Graefe, plus exposés aux troubles oculaires mentionnés plus haut.

L'âge aussi constitue un facteur très important. Le goitre exophtalmique survient en effet surtout de 15 à 30 ans ; chez les hommes l'apparition peut se faire à une époque plus tardive. La maladie est rare dans l'enfance. Van Dusch qui a réuni toutes les observations publiées à cette période de l'existence, n'a pas pu en rassembler plus de 10 cas. L'enfant le plus jeune avait 2 ans 1/2.

L'hérédité est souvent en jeu. Une jeune fille de 8 ans citée par Solbrig, qui présentait du goitre exophtalmique, avait sa mère également atteinte de cette affection et d'une maladie mentale.

Romberg et Jüngken ont soigné deux sœurs ayant toutes deux un goitre exophtalmique. Coutilena et Oesterreicher ont publié récemment de nouvelles observations de maladie de Basedow héréditaire.

Déjerine qui a fait dans sa thèse d'agrégation un tableau très intéressant de l'hérédité des maladies nerveuses, a démontré que les malades affectés de goitre exophtalmique appartenaient souvent à des familles frappées de troubles nerveux.

La constitution joue également un rôle qui n'est pas à négliger. Les personnes délicates, blondes, aux yeux bleus, hypocondriaques, hystériques, nerveuses, chlorotiques, anémiques sont principalement sujettes à la maladie de Basedow.

On retrouve très souvent dans les commémoratifs des troubles menstruels, on a même cité des cas où l'affection guérissait dès que les règles redevenaient normales.

Les conditions climatériques ne paraissent pas non plus sans action. Ainsi, Lebert a rencontré l'affection plus souvent à Breslau qu'en Suisse ou en France, et Eulenburg déclare l'avoir observée plus souvent sur les bords de la Baltique qu'à Berlin. Depuis deux ans et demi que je suis à Zurich, j'ai vu beaucoup plus de goitres exophtalmiques qu'à Kœnisberg, Berlin, Iéna et Goettingue. Comme cause occasionnelle on peut citer les influences dépressives, l'excitation intellectuelle, les traumatismes, notamment ceux qui agissent sur la tête. Ainsi l'affection peut débuter dans le cours d'une maladie infectieuse, telle que la fièvre typhoïde (Waldenburg), les exanthèmes aigus, les entérorrhagies, l'accouchement, à la suite de la lactation prolongée, de l'onanisme, de fatigues corporelles exagérées, d'une nourriture insuffisante, de maladies intestinales, de leucorrhée, d'albuminurie. Dans d'autres cas il semble que la joie, la tristesse, l'effroi, le chagrin, etc., ont été les facteurs de la maladie de Basedow. Nous avons parlé de l'influence des traumatismes portant sur la tête. Un de mes malades ressentit les premières atteintes du mal peu de jours après une ascension de montagne très fatigante.

III. Anatomie pathologique. — Les lésions du goitre exophtalmique ne permettent pas d'en déterminer la nature. Le cœur est souvent dilaté, hypertrophié, le myocarde peut être atteint de dégénérescence graisseuse et les inflammations de l'endocarde sont assez fréquentes.

Les artères thyroïdiennes sont dilatées, sinueuses, les veines sont variqueuses. On a décrit aussi un état d'hyperplasie non seulement du tissu cellulaire, mais encore des éléments glandulaires du corps thyroïde. Souvent l'organe tout entier est le siège d'une infiltration séreuse. Quant aux dégénérescences calcaires, aux kystes, ce sont des altérations antérieures ou concomitantes à la maladie de Basedow.

On a souvent noté que l'exophtalmie diminue beaucoup après la mort, ce qui ne peut s'expliquer qu'en admettant que la protusion du globe oculaire est due en grande partie à l'état turgescent des parties rétro-oculaires et à l'infiltration séreuse du tissu cellulaire de la cavité orbitaire. On a remarqué aussi dans quelques cas que le pannicule adipeux de cette région pouvait être notablement augmenté de volume. On a trouvé également dans certains cas des dégénérescences graisseuses des muscles de l'œil, que l'on ne pouvait pas attribuer à une contracture, les lésions artério-scléreuses de l'artère ophtalmique sont plus rares.

On a étudié avec soin les altérations du système nerveux. La moelle était malade, dans un cas publié par Geigel ; le canal de l'épendyme était oblitéré et il régnait tout autour de lui une prolifération de la névroglie, les vaisseaux médullaires étaient aussi fortement dilatés. Ce n'était là sans doute qu'une simple coïncidence. On a recherché surtout s'il n'y avait pas des modifications morbides du grand sympathique du cou et de ses ganglions nerveux. Mais il est certain que le goitre exophtalmique peut se produire sans que ce nerf soit altéré. On peut d'autant moins en douter que le fait est avancé par des maîtres en histologie nerveuse, notamment par Ranvier. Dans d'autres cas on a décrit des dépôts graisseux dans les gaines celluleuses de ces nerfs, une sclérose de ces gaines, une forte injection des vaisseaux destinés à ces nerfs, une atrophie des fibres nerveuses et des cellules ganglionnaires, ou bien un état pigmenté de ces dernières. Tous ces cas ne sont pas à l'abri de la critique et du reste ces lésions se rencontrent dans d'autres maladies que la maladie de Basedow.

Les médecins français ont récemment insisté sur la tuméfaction fréquente des ganglions lymphatiques trachéaux et bronchiques, qui viennent comprimer le pneumogastrique et le paralysent.

La variabilité et l'inconstance des lésions anatomiques font comprendre que la nature véritable de cette affection soit encore inconnue, et qu'on soit obligé de rester sur le terrain mouvant des hypothèses.

Si les anciens médecins n'admettaient pas l'essentialité du goitre exophtalmique, s'ils croyaient que c'était un syndrome formé accidentellement par la coïncidence de palpitations, de goitre et d'exophtalmie chez des personnes anémiques ou chlorotiques, cette opinion n'est plus acceptable aujourd'hui qu'on connaît mieux la question.

On a soutenu aussi que le goitre était le fait primordial et que la tumeur qu'il détermine en comprimant le grand sympathique au cou déterminait l'exophtalmie et l'accélération des mouvements du cœur. Mais cette hypothèse est détruite par l'absence fréquente du goitre dans la maladie de Basedow, et du reste la tuméfaction du corps thyroïde n'est pas du tout le symptôme primordial.

Il nous semble très probable que la cause de l'affection réside dans la paralysie du grand sympathique. La dilatation des artères coronaires, l'afflux anormal de sang dans le myocarde qui en résulte suffit, ainsi que l'a démontré Friedreich, pour expliquer l'accélération cardiaque.

La dilatation des artères thyroïdiennes et ophtalmiques déterminent le goitre et l'exophtalmie. Néanmoins cette explication n'exclut pas du côté des yeux des phénomènes qui ne peuvent être produits que par l'excitation du grand sympathique, telle que la contracture des fibres lisses de la paupière supérieure qui immobilise cette dernière; l'exophtalmie est rattachée par certains auteurs à la contracture des fibres musculaires lisses connues depuis H. Müller sous le nom de muscle ophtalmique. Mais quand les auteurs viennent soutenir que la dilatation de la pupille est encore un phénomène d'excitation du grand sympathique, on peut leur répondre que ce symptôme est loin d'être constant et qu'il n'est pas démontré en tout cas que cette explication pathogénique soit exacte. On arrive à de véritables impossibilités quand on soutient la théorie de l'irritation du grand sympathique. Nous admettons quant à nous que l'exophtalmie est d'abord purement paralytique, mais que la saillie du globe oculaire irrite localement certaines branches de ce nerf et amène une contracture des fibres lisses de l'orbite.

Certains pathologistes sont d'avis que dès le début il y a à la fois paralysie et excitation du grand sympathique, mais Geigel, qui soutient cette idée, place ces troubles non dans le tronc nerveux lui-même, mais dans les centres médullaires du grand sympathique. Il croit que les parties au-dessus et au niveau du centre oculo-pupillaire sont excitées et que les parties placées au-dessous sont paralysées.

Benedikt a essayé de localiser l'affection dans une portion encore plus élevée de la moelle.

Charcot et ses élèves sont disposés à y voir une névrose un peu apparentée à l'hystérie.

Filehne a produit artificiellement chez les lapins les symptômes du goitre exophtalmique en excitant les corps restiformes.

En présence des symptômes si frappants du goitre exophtalmique, il serait étonnant que ceux-ci aient passé complètement inaperçus des anciens auteurs, et en effet ils citent des faits qui ne peuvent se rapporter qu'à cette maladie. Mais c'est Basedow, médecin à Merseburg, qui a donné le premier une description scientifique de cette affection en 1840 ; les auteurs anglais et une partie des auteurs français font honneur à Graves de la découverte de cette maladie d'où le nom de la maladie de Graves.

Nous avons laissé de côté certaines dénominations telles que cachexie, ophtalmique (Basedow), tuméfaction ophtalmique, cardiogmus strumosus (Hirsch), Tachycardia strumosa ophtalmica (Lebert), qui trouvent leur justification dans la prédominance de tel ou tel symptôme.

IV. Diagnostic. — Le diagnostic de l'affection est facile quand les trois symptômes cardinaux existent. Les difficultés commencent quand deux ou seulement un de ces phénomènes se produisent; les yeux offrent le signe facile à reconnaître et utile pour le diagnostic du manque de synchronisme entre les mouvements des yeux et ceux de la paupière supérieure, et les battements des artères rétiniennes. Ces symptômes importants sont décisifs quand il y a goitre et exophtalmie en dehors de la maladie de Basedow, probablement parce que le corps thyroïde tuméfié produit de l'exophtalmie en agissant sur le grand sympathique au cou.

Il est fréquent aussi de voir chez les personnes anémiques et chlorotiques les accès de palpitations de cœur s'accompagner du gonflement de la glande thyroïdienne, mais ici il ne s'agit pas d'une accélération permanente des mouvements du cœur, et ce phénomène disparaît bientôt après la cessation de la fatigue morale ou intellectuelle qui l'a provoqué.

V. Pronostic. — La guérison n'est ni certaine ni durable. Parfois l'affection qui a disparu depuis des années reparaît à l'improviste. En général le pronostic est plus sérieux chez l'homme que chez la femme, et ce n'est pas vrai seulement pour l'ensemble de la maladie, mais pour les symptômes pris isolément, notamment pour les troubles oculaires. On conseillera plutôt qu'on ne défendra le mariage aux femmes, parce que, comme nous l'avons dit plus haut, on possède des observations dans lesquelles une grossesse a suffi pour faire disparaître tous les symptômes du goitre exophtalmique.

VI. Traitement. — Il comprend une thérapeutique générale et une thérapeutique locale, la première essaye de faire disparaître la dyscrasie, la deuxième s'efforce d'atténuer certains symptômes locaux. Parmi les moyens généraux il faut citer l'usage de l'iodure de fer, et la galvanisation du grand sympathique cervical. Les deux réunis amenèrent un succès rapide et durable chez la femme dont nous avons donné plus haut le tracé sphygmographique, et qui était entrée très malade à la clinique de Zurich.

On se servira pour la galvanisation de courants faibles (5 à 10 éléments), on électrise tous les jours pendant 2 minutes avec le courant ascendant la moelle (pôle négatif sur la nuque, pôle positif sur la colonne cervicale entre les deux omoplates, le dernier est immobile et on promène le pôle négatif le long du cou en commençant par le haut et on galvanise chemin faisant le pneumogastrique et le grand sympathique. On a essayé de faire passer le courant à travers les deux apophyses mastoïdes pour agir sur le bulbe (il s'agit naturellement de courants faibles).

Parmi les autres moyens thérapeutiques, mentionnons les préparations martiales, le quinquina, l'arsenic, le bromure de potassium, la belladone, l'ergot de seigle et les médicaments nervins. Le séjour à la campagne, dans un pays de montagne, au bord de la mer, peut aussi être très utile, et on peut dire la même chose des eaux minérales, de la cure de raisin ou au petit lait, et, dans certaines circonstances, du traitement hydrothérapique à l'eau froide. Desnos a essayé de la duboisine (0,0005 à 0,001 en injection sous-cutanée), et en a retiré des avantages; elle agit notamment d'une façon très favorable sur le goitre. Chez les femmes atteintes de troubles menstruels on essaye de rappeler les règles par des bains de pieds excitants, des ventouses à la face interne des cuisses, etc.

On prescrira d'éviter la lactation trop prolongée, les fatigues morales et corporelles, on ordonnera une nourriture légère et fortifiante. Meigs compte beaucoup sur le repos prolongé au lit.

Bénard a vu dans trois cas survenir une amélioration notable après la thyroïdectomie, ou après la diminution de la glande thyroïdienne par les cautérisations interstitielles ou l'introduction d'un séton. Il recommande l'usage de ces moyens quand la tuméfaction du corps thyroïde menace l'existence des malades. Rehn en a obtenu aussi de bons résultats, mais ses observations sont d'un diagnostic très douteux.

Parmi les symptômes locaux, les palpitations de cœur peuvent réclamer un traitement spécial. On cherche, en mettant une vessie de glace sur la région précordiale ou en donnant de la digitale (2 : 200, toutes les 2 heures 1 cuillerée à bouche), à calmer le cœur, mais il ne faut pas trop y compter. Bogojowlenki a vu réussir le convallaria maialis (3 fois par jour, 20 gouttes) et Gerhardt le choléate de soude.

On a employé pour faire diminuer le goitre les préparations iodées (sol. iodure de potassium 10 : 200, 3 fois par jour 1 cuillerée, ou teinture d'iode 1,0, aq. distill. 200, 3 fois par jour, 1 cuillerée à bouche); il faut être très circonspect sous peine d'avoir des faits graves d'intoxication iodique; on a fait passer aussi un courant galvanique à travers la glande.

Contre l'exophtalmie on a recommandé (V. Graefe) les badigeonnages à la teinture d'iode sur la paupière supérieure. Si la procidence des globes oculaires est telle que ces organes ne peuvent plus être recouverts par les paupières, on humecte et on nettoie plusieurs fois par jour les yeux avec de l'eau chaude, du lait tiède, une solution de glycérine, et on pose un bandeau protecteur sur les yeux. Dans les cas très intenses de Graefe a conseillé la tarsorrhaphie.

APPENDICE

Maladies des artères coronaires. — C'est seulement dans ces derniers temps qu'on a accordé aux maladies des artères coronaires l'importance qu'elles ont, non seulement au point de vue fonctionnel, mais encore au point de vue anatomique du myocarde, mais les difficultés presque insurmontables de leur diagnostic leur donne peu d'intérêt clinique ; cependant nous croirions injuste de ne pas leur accorder à cette place une mention, quand ce ne serait qu'en quelques mots. Dans un organe tel que le cœur, forcé d'être toujours en mouvement, on comprend que des troubles se produisent, quand par le rétrécissement ou par l'oblitération des vaisseaux nourriciers du cœur l'apport du sang au myocarde n'est plus ce qu'il devrait être.

Des recherches expérimentales entreprises sur des animaux par Erichsen et Panum, puis par V. Bezold, ensuite par Samuelson, Cohnheim et V. Schulthess, Sée, Bochefontaine, Roussy, ont démontré que la compression, la ligature et l'oblitération embolique artificielle des artères coronaires entraînent des irrégularités du cœur qui s'arrête bientôt définitivement ; la clinique confirme cette donnée, car on connaît des cas de mort subite qui ne s'expliquent que par un rétrécissement des artères coronaires, le plus souvent par athérome, quelquefois par embolie. Il ne faut pas confondre avec ces cas les ruptures d'un anévrysme des artères coronaires qui amènent l'arrêt du cœur par hémopéricarde.

Dans d'autres cas, il y a impuissance fonctionnelle du myocarde à cause de la sténose des artères coronaires, tantôt aiguë, tantôt chronique. Les accès d'asthme, d'angine de poitrine, les phénomènes de stase ou les symptômes de la myocardite chronique sont extrêmement fréquents, mais comme tous ces signes peuvent survenir dans d'autres affections que le rétrécissement des artères coronaires, il est bien difficile de pouvoir faire, en se basant sur eux, un diagnostic étiologique précis. On comprend les rapports qui lient l'activité du myocarde à l'état des artères coronaires, car les affections de ces vaisseaux entraînent forcément des lésions anatomiques sérieuses du côté de ce muscle.

La sclérose et l'athérome sont fréquents dans les artères coronaires, il en résulte l'épaississement de la membrane interne et de l'endartérite oblitérante, qui détermine souvent la formation de thromboses. Dans le domaine de l'artère ainsi oblitérée il y a nécrose anémique. Si la production du thrombus se fait très rapidement, il peut y avoir infarctus hémorrhagique avec nécrose, ramollissement du muscle, myomalacie et mort subite par rupture du cœur au niveau des parties ainsi affaiblies. Parfois il y a résorption des parties nécrosées, qui sont remplacées par une cicatrice fibreuse. Nous avons parlé de la fréquence de l'altération des coronaires en parlant de la myocardite. Le cœur est alors dilaté, hypertrophié et présente un anévrysme cardiaque chronique. Assez souvent il survient des lésions valvulaires comme conséquence de la sclérose et de l'athérome de la tunique interne de l'aorte ou de l'endocarde, ou des scléroses rénales avec altérations scléreuses des artères de même nom.

En général ces troubles morbides ne surviennent qu'à partir de 50 ans et plus souvent chez les hommes que chez les femmes. Parfois l'hérédité semble exister, dans d'autres cas il y a abus des boissons alcooliques, ou goutte, syphilis, excitation morale vive.

Le diagnostic, qui ne dépasse jamais un certain degré de probabilité, repose principalement sur l'étiologie et sur la coïncidence de lésions athéromateuses ou scléreuses sur d'autres artères plus accessibles. Si le deuxième bruit aortique a un timbre claquant, cela est dû à l'altération artério-scléreuse des parois de l'aorte (en cas d'intégrité des valvules sigmoïdes), et par hypothèse on peut englober aussi les artères coronaires dans ce processus morbide.

Le pronostic est défavorable, car le traitement ne peut faire disparaître les altérations vasculaires ni en limiter les progrès. Le traitement est purement symptomatique, il combattra par exemple les phénomènes d'angine de poitrine, de myocardite, etc.

CINQUIÈME PARTIE

MALADIES DE L'AORTE

1. — Inflammations aiguës de l'aorte. Aortites aiguës.

I. Lésions anatomiques. — Dans quelques cas des modifications analogues à celles de l'endocardite se montrent du côté de la tunique interne de l'aorte, les cellules se tuméfient, les vaisseaux se dilatent et il en résulte des verrucosités qui appellent le dépôt de concrétions sanguines. A l'examen microscopique, la tunique moyenne et la tunique interne paraissent formées de cellules rondes tout autour des vaisseaux dilatés des parois vasculaires. Ces lésions se retrouvent surtout à l'origine de l'aorte et sur les valvules aortiques. Très souvent il y a en même temps une endartérite chronique, qui constitue une prédisposition à l'endartérite aiguë.

II. Étiologie. — Les aortites aiguës sont mentionnées dans les traités médicaux les plus anciens, mais il y en a peu d'exemples certains. On doit avoir confondu souvent autrefois la rougeur par imbibition avec la rougeur véritablement inflammatoire. D'autre part, plus récemment des médecins, particulièrement les français, ont confondu cette affection avec les débuts d'une endartérite chronique. Comme cause, on a mentionné le traumatisme, les refroidissements, les maladies aiguës infectieuses, la tuberculose, la syphilis, le mal de Bright, la goutte, le cancer, le saturnisme, l'alcoolisme.

III. Symptômes. Diagnostic. Pronostic. — La maladie peut demeurer absolument latente, du moins il en fut ainsi dans deux observations qui me sont personnelles. D'autres fois il existe comme symptômes, des douleurs et une sensation de brûlure rétro-sternale, et suivant le trajet de l'aorte, des palpitations de cœur, de la dyspnée, une accélération du pouls suivie bientôt de ralentissement, de la faiblesse du pouls, de la pâleur du visage, un sentiment de faiblesse, d'anéantissement ou des phénomènes fébriles, etc. Si les parois de l'aorte sont fortement dilatées, il peut en résulter un souffle systolique par les vibrations irrégulières du vaisseau, ou bien un souffle diastolique quand la dilatation du tronc vasculaire est telle que les valvules aortiques en deviennent insuffisantes; la diurèse est le plus souvent diminuée ; il se produit souvent de l'œdème.

En général l'affection se termine rapidement par la mort, les symptômes sont si vagues, qu'on ne peut guère poser qu'un diagnostic probable.

IV. Traitement. — Le traitement sera antiphlogistique, il consistera en vessie de glace au devant du cœur, en sangsues, ventouses, vésicatoires à la région précordiale, digitale, etc.

2. — Inflammation chronique de l'aorte. Endaortite chronique.

I. Lésions anatomiques. — L'endaortite chronique détermine l'épaississement et la formation de saillies verruqueuses au niveau de la tunique interne de l'aorte. Ces lésions suivant leur âge paraissent grisâtres, presque gélatineuses ou blanches, et d'une consistance presque cartilagineuse. Tantôt elles se fondent progressivement avec les parties saines, tantôt elles se limitent brusquement. Il en résulte, pour la face interne du vaisseau, un aspect rugueux, mamelonné, les altérations sont plus précoces et plus marquées à l'origine de l'aorte, à la crosse et à l'aorte ascendante, que dans le reste de ce vaisseau. A mesure qu'elles vieillissent elles s'étendent, mais en devenant moins marquées, à mesure qu'elles s'élargissent. Virchow a fait remarquer avec raison qu'elles sont surtout accusées dans les régions soumises à une forte pression sanguine, par exemple à l'origine des artères intercostales.

Assez souvent il se produit dans les points malades des transformations secondaires, telles qu'une dégénérescence graisseuse qui transforme les parties atteintes en un foyer graisseux, décrit habituellement sous le nom d'athérome ; parfois ce foyer se vide dans le vaisseau et se mélange au sang. La cavité restée libre se remplit de sang et forme une tumeur athéromateuse, qui devient le siège de thromboses fréquentes. Si le foyer est plus superficiel l'endothélium qui le recouvre se détache, le sang détruit peu à peu la matière graisseuse et il se produit ainsi une usure athéromateuse de la tunique interne qui peut déterminer également la formation de tromboses.

Il peut se produire aussi au lieu d'une dégénérescence graisseuse une infiltration calcaire, rarement une ossification ; on rencontre dans certains cas sur l'aorte des plaques calcaires, parfois même le vaisseau tout entier est transformé dans une étendue plus ou moins considérable en un cylindre calcaire.

Ces épaississements calcaires peuvent encore se retrouver dans la tunique externe, ils sont produits par l'infiltration calcaire de foyers inflammatoires comme dans les cas précédents. Parfois l'aorte est extrêmement dilatée et ses parois restent béantes à la coupe. On trouve souvent des lésions analogues dans les autres vaisseaux, souvent même l'artério-sclérose est généralisée. Rokitansky a donné l'échelle suivante de fréquence pour l'artério-sclérose : Aorte ascendante, crosse de l'aorte, aorte thoracique, aorte abdominale, artères liénale, iliaques, coronaires, cérébrales, utérines, brachiales, spermatiques, carotides primitives, et hypogastriques.

Les artères cœliaques, stomachiques, hépatiques et spléniques sont rarement atteintes. Enfin les altérations sont tout à fait exceptionnelles dans les artères pulmonaires. Les artères symétriques sont le plus souvent simultanément atteintes, cependant on connaît des exceptions à cette règle. L'examen histologique démontre qu'il s'agit d'un gonflement du tissu fondamental avec prolifération des cellules de la membrane interne des vaisseaux. Il semble qu'il y ait diapédèse des cellules rondes à travers les vaisseaux nourriciers des parois. Suivant Köster le processus est d'abord une mésartérite, qui détermine des foyers constitués par des cellules rondes autour des vasa vasorum, il se produit aussi des tractus fibreux qui étouffent l'élément musculaire, ce qui explique que l'artério-sclérose s'accompagne de paralysie de la tunique moyenne, aussi bien que de perte de l'élasticité. Là aussi il y a, comme nous l'avons dit, infiltration calcaire, d'où apparitions de plaques et de rugosités calcaires dans l'aorte. On a décrit aussi la dégénérescence graisseuse des fibres musculaires ; la tunique adventice présente comme la moyenne des foyers inflammatoires autour des vasa vasorum.

Si à l'existence de ces foyers inflammatoires se joignent des dégénérescences, on retrouve dans les foyers, avec les cellules altérées, des détritus graisseux, des cristaux de cholestérine et d'acides gras. On n'a pas encore décidé si les altérations sont toujours de nature inflammatoire.

II. Étiologie. — Les lésions de l'endaortite sont l'apanage de la vieillesse. A partir de 40 ans elles deviennent de plus en plus fréquentes, bien qu'on ait des faits authentiques prouvant que des personnes mortes à 90 ans et plus n'en ont jamais été atteintes. Les altérations de cette nature sont plus fréquentes et plus étendues chez l'homme que chez la femme, probablement parce que l'homme est plus exposé aux causes qui déterminent l'artério-sclérose. Parmi ces dernières on compte notamment l'abus du tabac et des liqueurs spiritueuses, puis le saturnisme. On peut donner à ces cas le nom d'endaortite toxique.

Immédiatement après et se produisant par un mécanisme analogue, viennent les inflammations de la tunique externe, produites par la goutte ou le diabète sucré; on a trouvé en effet des dépôts d'acide urique dans la couche interne de l'aorte.

Il faut aussi considérer comme un facteur étiologique l'obésité et, d'après Beneke, la lithiase biliaire. Les auteurs anglais incriminent aussi la syphilis; il est certain que l'artério-sclérose est fréquente dans le mal de Bright, les efforts musculaires exagérés en favorisent aussi l'apparition, tantôt directement, tantôt en amenant une hypertrophie du myocarde, qui détermine la maladie en exagérant la pression sanguine.

Semmars affirme que l'inspiration d'air chaud produit le même résultat, parce que l'artério-sclérose est fréquente chez les chauffeurs, les cuisiniers et les boulangers.

III. Symptômes et Diagnostic. — L'endaortite chronique est assez souvent latente, quand par exemple elle ne détermine ni grands troubles locaux, ni lésions consécutives de l'appareil circulatoire ou d'autres organes.

Dans d'autres cas on observe au niveau de l'aorte même des phénomènes morbides. Nous mentionnons parmi ceux-ci le caractère retentissant du deuxième bruit aortique, mais il faut pour cela que les valvules sigmoïdes soient intactes. Ce symptôme est produit probablement par une résonance des parties malades. Le premier bruit a souvent un timbre sourd, il peut être remplacé plus tard par un souffle systolique, parce que les parois de l'aorte ne sont plus capables de vibrer régulièrement au moment où elles se dilatent pendant la systole. Parfois on arrive par la percussion à constater un élargissement de l'aorte ascendante qui se trahit par une augmentation de la matité au niveau du manubrium et notamment le long du bord droit du sternum. Dans certains cas, en plongeant un doigt dans la fosse jugulaire on trouve l'aorte plus élevée que d'habitude et parfois on y sent des nodosités calcaires. Lorsque le ventre est flasque, peu résistant, on peut percevoir des modifications analogues dans l'aorte abdominale.

On est renseigné d'autres fois sur l'existence de l'artério-sclérose par la présence d'un anévrysme de l'aorte, ou bien par l'apparition d'embolies détachées des foyers graisseux sur lesquels se sont déposées des thrombus. La rupture de l'aorte coïncide aussi le plus souvent avec ces modifications anatomiques (voir dans un chapitre prochain); chez d'autres malades on est mis sur la voie non par les phénomènes aortiques, mais par des symptômes cardiaques tels que le développement progressif d'une affection valvulaire se produisant à un âge avancé, sans qu'il y ait rien pouvant faire penser à l'endocardite. La relation entre l'endaortite chronique et les lésions valvulaires résulte de ce que l'artério-sclérose se communique fréquemment à l'endocarde, et par conséquent conduit à l'épaississement et à la déformation des valvules. Ce sont surtout les valvules sigmoïdes de l'aorte qui sont malades, plus rarement la valvule mitrale, et il y a plutôt insuffisance que sténose. Parfois l'artério-sclérose se cache derrière une dilatation et une hypertrophie du ventricule gauche, qui a pu passer durant la vie du malade pour idiopathique et amener la mort par impuissance fonctionnelle du cœur. Quand on réfléchit que par suite de son épaississement l'aorte est peu capable de se dilater, et que la perte d'élasticité et de contractilité du vaisseau amène encore une déperdition de force, on comprend que le ventricule gauche ait de ce fait un surcroît de travail à accomplir, ce qu'il ne peut effectuer qu'en se dilatant et en s'hypertrophiant. N'oublions pas que la myocardite chronique peut coïncider avec l'artério-sclérose, car les lésions aortiques se propagent facilement aux artères coronaires, et celles-ci conduisent à l'inflammation chronique du muscle cardiaque. Nous avons dit que l'angine de poitrine complique fréquemment l'athérome de l'aorte.

Les altérations analogues qui peuvent se produire dans les artères périphériques sont utiles pour le diagnostic, mais il ne faudrait pas toujours conclure, de ce qu'il n'existe pas des lésions athéromateuses de ces vaisseaux, à la non existence d'une aortite chronique.

L'artère cubitale présente souvent, au coude, des battements plus énergiques et des sinuosités plus marquées que d'habitude, elle offre souvent des épaississements et de l'infiltration calcaire. L'artère temporale est de même plus bondissante ; souvent elle est si épaissie, si calcaire qu'on sent le vaisseau mais qu'on n'y perçoit aucune pulsation, tellement les parois sont peu capables de se laisser distendre. Souvent les anneaux calcaires sont si rapprochés, qu'on croirait promener le doigt sur la trachée d'un petit oiseau. Si l'on compare le pouls radial avec le choc de la pointe, le premier paraît un peu en retard, ce qui prouve que la circulation est ralentie, phénomène dont la perte d'élasticité des vaisseaux rend facilement compte.

Dans certains cas les pulsations des artères symétriques sont différentes, ce qui tient à ce que l'une des deux peut être plus altérée et plus rétrécie.

Souvent le pouls présente, par suite de l'hypertrophie du ventricule gauche, une dureté anormale, les tracés sphygmographiques sont ceux que l'on obtient quand l'artère a perdu son élasticité primitive. Les soubresauts dus à l'élasticité des vaisseaux manquent ou sont peu marqués, le pouls paraît ralenti et souvent il y a de l'anacrotisme (voir fig. 51).

Très fréquemment on reconnaît nettement l'existence de l'artério-sclérose en examinant le visage des malades dont les artères temporales sont plus sinueuses et plus pulsatiles que d'habitude. A la palpation les carotides paraissent aussi épaissies çà et là, et parfois elles présentent une dilatation anévrysmale. Parfois il s'y dépose des concrétions sanguines qui affaiblissent ou même suppriment les pulsations dans un côté du cou.

Nous n'avons pas encore épuisé tout le tableau symptomatique des cas où les lésions artério-scléreuses sont très étendues. La gangrène sénile est fré-

FIG. 51. — *Pouls de l'artère radiale droite d'un homme de 70 ans atteint d'artério-sclérose à un degré avancé.* (Obs. personnelle.)

quente dans cette affection ; elle est produite par le rétrécissement de plus en plus marqué du calibre des artères des extrémités, par des thromboses et enfin par leur oblitération complète. Les symptômes d'une néphrite scléreuse, d'une hémorrhagie cérébrale, d'une embolie ou d'une thrombose des artères cérébrales surviennent fréquemment dans le cours de l'artério-sclérose. Les vertiges, l'affaiblissement de la mémoire, fréquents dans la vieillesse, peuvent aussi être engendrés par des troubles circulatoires du cerveau. Un degré modéré d'endaortite chronique peut être supporté longtemps et le danger vient, plutôt que de l'aorte elle-même, de certaines affections viscérales, telles que maladies du cœur, des reins, du foie, du cerveau, qui peuvent entraîner la mort d'une façon fort variable.

IV. Pronostic. — Le pronostic n'est nullement favorable, car on n'a aucun moyen à sa disposition pour arrêter le processus morbide ou pour en déterminer la régression. Plus les lésions sont étendues, plus les complications sont fréquentes et plus les dangers sont considérables.

V. Traitement. — On s'efforcera de prévenir par le repos moral et physique, par une nourriture appropriée, d'éloigner les troubles circulatoires ou du moins de prévenir leur accroissement. Nous renvoyons aux prescriptions que nous avons données plus haut. Beaucoup d'auteurs affirment avoir obtenu des succès par l'usage de l'iodure de potassium (10 : 200, 3 fois par jour 1 cuillérée à bouche dans des cas d'artério-sclérose).

S'il y a des indications causales particulières, telles que alcoolisme, goutte, diabète, obésité ou syphilis, on cherchera à les remplir. Souvent on devra prêter une attention toute spéciale à des complications viscérales, telles que mal de Bright, affections cardiaques ou cérébrales.

3. — Anévrysme de l'aorte.

I. Lésions anatomiques. — On donne le nom d'anévrysmes aux dilatations circonscrites des vaisseaux. D'après leur aspect extérieur on les divise en anévrysmes *sacciformes*, *cylindriques* et *fusiformes*. Leur grosseur est très variable, elle peut aller du volume d'un pois à celui de la tête d'un homme adulte. Dans les anévrysmes sacciformes la paroi est loin d'avoir toujours une forme régulière ; elle paraît au contraire le plus souvent bossuée, et parsemée de petits diverticules.

Si l'on prend comme point de départ l'axe du vaisseau, on peut répartir les anévrysmes en *axiaux* et en *latéraux*. Dans les premiers toute l'étendue des parois qui limitent la lumière du vaisseau prend part à la dilatation. Dans les seconds une portion limitée seulement de ces mêmes parois concourt à la formation de cette dernière et l'on a une sorte de sac latéral. Cette forme d'anévrysme présente souvent au niveau des parties qui le font communiquer avec le vaisseau, un rétrécissement en forme de col. Si ce col est suffisamment long et lâche, la poche peut subir des déplacements en divers sens, si bien que le vaisseau lui-même ou les organes voisins se trouveront parfois comprimés et aplatis.

On ne trouve presque jamais vide la cavité d'un anévrysme. Il contient généralement des concrétions sanguines plus ou moins épaisses et dues à des thromboses. On reconnaît bientôt que ce magma peut se laisser diviser en couches distinctes, dont les plus anciennes sont reconnaissables à leur consistance plus dure, à leur teinte grisâtre ou jaune grisâtre et aussi par ce fait qu'elles sont tout près de la tunique interne, tandis que les dépôts les plus récents regardent la cavité. On trouve à l'examen microscopique que ces concrétions sanguines sont constituées par une substance feutrée dans laquelle sont répandus des leucocytes, des globules rouges et des cristaux d'hématine.

La formation de thromboses dans l'intérieur d'un anévrysme est loin d'être défavorable, car elles renforcent les parois et préviennent leur rupture. Il peut même arriver, dans les cas où il s'agit de petits anévrysmes, que le sac soit complètement rempli par ces dépôts ; il se produit ainsi une oblitération de la poche et une sorte de guérison spontanée. Mais en revanche l'apparition des thromboses expose aux dangers suivants : Une parcelle de cette matière peut se détacher, être entraînée par le courant sanguin et produire des embolies dans les parties périphériques. Enfin la thrombose peut se propager aux branches artérielles qui s'abouchent dans le vaisseau dilaté. L'établissement seul d'un anévrysme est déjà une cause de déformation et d'aplatissement de l'embouchure de ces branches.

Il survient souvent dans les couches dont nous venons de parler des *modifications secondaires*. Tantôt elles prennent une consistance calcaire, tantôt elles se ramollissent et simulent l'aspect d'un liquide brunâtre rappelant la couleur chocolat, ou d'une sérosité purulente, mais sérosité purulente que l'on ne doit pas prendre pour du pus véritable, car les leucocytes y manquent presque entièrement. Il arrive aussi assez souvent que ces masses sont percées de canaux qui laissent pénétrer le sang jusqu'à la poche de l'anévrysme.

En général ces thromboses sont beaucoup plus abondantes dans les anévrysmes sacciformes que dans les cylindriques ou fusiformes. Elles sont surtout très épaisses quand la poche est munie d'un col étroit. Il résulte en effet de cette disparition que la circulation du sang est très lente dans ces sortes de poches. Les dépôts fibrineux y sont attirés, pour ainsi dire, et deviennent si confluents que c'est à peine si on peut reconnaître l'existence de l'anévrysme.

Le plus souvent l'anévrysme est constitué par la dilatation des trois tuniques artérielles. On a donné à cette variété anatomique le nom d'anévrysme *vrai*. L'endartérite et la dégénérescence graisseuse sont une cause fréquente d'anévrysme, parce que dans ces cas, la tunique musculaire s'amincit, perd son tonus et sa résistance et permet ainsi une dilatation en un point donné de la lumière du vaisseau. Il ne serait cependant pas juste de prétendre, parce que l'on trouverait une dégénérescence calcaire ou graisseuse dans les parois de l'anévrysme, que les lésions artério-scléreuses ont toujours été le point de départ de ces dernières. Ces altérations peuvent en effet avoir été secondaires dans une poche anévrysmale dont le mécanisme producteur a été tout différent de celui de l'artério-sclérose.

Les anévrysmes étant rares, tandis que l'artério-sclérose est fréquente, l'importance de ce facteur étiologique paraît avoir été exagérée. Köster a soutenu, comme nous l'avons dit plus haut, que l'endartérite ne produisait en aucune façon un anévrysme, et que celui-ci résultait d'une méso-artérite, c'est-à-dire d'une inflammation de la tunique musculaire, que l'inflammation débutait par la tunique lamineuse et gagnait, en suivant le trajet des vaisseaux, la couche moyenne dans laquelle il se forme des indurations destructives du tissu musculaire. Ces modifications anatomiques doivent sans aucun doute favoriser la production de dilatations anévrysmales.

On reconnaît, à l'examen microscopique des parois de l'anévrysme, que la tunique musculaire est très amincie ou a même complètement disparu. La tunique adventice et la tunique interne sont intactes ou un peu épaissies, grâce à la prolifération cellulaire. Si l'anévrysme continue à se développer, la tunique interne diminue d'épaisseur et peut même complètement disparaître. Des lésions semblables pourront également se produire à la longue dans la tunique adventice. Il en résulte la rupture de l'anévrysme, si les tissus ou les organes voisins ne suppléent pas la paroi détruite.

Le grand danger d'un anévrysme consiste dans sa tendance naturelle à s'accroître. Parfois son volume devient si considérable que ses parois peuvent ou se rompre, ou comprimer des organes voisins, gênant ainsi leur fonctionnement et leur faisant perdre leur intégrité. Suivant la situation de sa poche et suivant la direction d'après laquelle elle se développe, ce sera tel ou tel qui sera ainsi comprimé; c'est ainsi que les anévrysmes qui se développent dans l'intérieur du thorax détermineront une compression des poumons. On a même signalé des cas dans lesquels, à la suite d'une rupture du sac, le sang s'est infiltré dans le tissu pulmonaire, et d'autres où le poumon, très aplati et doublé par la plèvre épaissie, se confondait avec les parois de l'anévrysme. L'aplatissement d'une bronche est fréquent surtout à gauche. La trachée elle-même est quelquefois atteinte. Le nerf pneumogastrique ou le récurrent sont souvent intéressés et il en résulte une dégénérescence de leurs fibres. Les oreillettes, les veines caves peuvent également être comprimées et rétrécies. Ce ne sont pas seulement les parties molles, mais encore les portions dures et osseuses de l'économie qui sont exposées à souffrir des résultats amenés par cette pression permanente et progressive.

On constate parfois des usures sur le sternum, sur la clavicule, sur les côtes; et cette usure peut aller jusqu'à la destruction totale des parties ainsi comprimées.

Ce processus morbide peut également altérer et détruire certaines articulations, telle que l'articulation du sternum avec la clavicule. Il en résulte, il est facile de le comprendre, des troubles fonctionnels considérables pendant la vie du malade. On a cru jadis que la destruction osseuse était le fait d'un liquide corrosif sécrété par les parois de l'anévrysme, attribuant à ce liquide la propriété de dissoudre les parties calcaires de l'os, ou de les résorber. Au point de vue histologique le processus destructeur aurait lieu de la façon suivante. Les portions de l'os voisines de l'anévrysme prennent un aspect fibreux spécial et perdent leurs sels calcaires.

Un anévrysme a-t-il perforé l'os qui lui était contigu, il n'est plus recouvert que par les muscles qui s'insèrent à la face externe du thorax, les muscles peuvent alors subir une sorte de fonte, et la poche arrive jusque sous la peau, c'est alors que les ruptures peuvent survenir très rapidement. Tantôt le sac se crèvera sous l'influence d'un effort brusque, tantôt la peau s'amincira insensiblement, ou il se formera une escarre qui, après s'être détachée, laissera le sang librement s'écouler au dehors. L'anévrysme peut encore se rompre dans d'autres circonstances et dans des directions variées, par exemple dans le péricarde, dans l'intérieur de la plèvre, des poumons, des bronches, de la trachée, des veines caves, de l'artère pulmonaire, etc.

Plus graves sont encore les phénomènes de compression, quand l'anévrysme se développe dans l'intérieur de l'abdomen. L'estomac, l'intestin, le foie, les reins peuvent alors être atteints chacun pour son compte. Il est assez fréquent de voir survenir des altérations de la colonne vertébrale et de la moelle. Il se produit une usure progressive et complète du rachis, si bien que l'anévrysme en arrive à se mettre en contact avec les méninges médullaires. Qu'il survienne à ce moment une rupture et le sang s'épanchera en avant ou en arrière de la moelle dans le canal vertébral. L'hémorrhagie peut fuser entre les méninges ou aller désagréger la substance nerveuse. Dans d'autres cas tout se borne à de la compression sur la moelle allongée qui se ramollit à ce niveau, d'où dégénérescence secondaire des cordons nerveux situés au-dessous.

On rencontre beaucoup plus souvent des anévrysmes sur l'aorte thoracique que sur l'aorte abdominale. Sur les 234 cas d'anévrysmes trouvés par Crisp, tant dans les musées que dans les publications médicales, il y a 175 anévrysmes de l'aorte thoracique (74 0/0) et 59 anévrysmes abdominaux (25 0/0).

L'échelle de fréquence de ces productions morbides semble suivre le trajet du vaisseau. Ainsi les anévrysmes de l'aorte ascendante sont ceux que l'on rencontre le plus souvent, puis viennent ceux de la crosse de l'aorte, et en dernier lieu ceux de l'aorte descendante. Crisp a établi les chiffres suivants dans sa statistique :

Sur 167 anévrysmes de l'aorte thoracique :

Aorte ascendante.	98 (58,8 0/0)
Crosse de l'aorte.	48 (28,7 0/0)
Aorte descendante	21 (12,5 0/0)

Lebert a trouvé néanmoins plus d'anévrysmes sur la crosse que sur la portion ascendante de l'aorte, et la statistique de Myers est d'accord avec celle de Lebert.

Les anévrysmes de l'aorte se développent principalement dans les points qui sont soumis à une forte pression sanguine. Aussi sur l'aorte ascendante et sur la crosse les parties le plus souvent atteintes sont les parties antérieures et convexes, tandis que sur l'aorte descendante abdominale ce sont les parties postérieures et latérales.

II. Étiologie. — L'*âge* des sujets a une grande influence sur la production des anévrysmes. Les cas qui surviennent pendant les dix premières années de la vie sont exceptionnels. Le plus souvent ils se produisent entre 30 et 50 ans. Ce phénomène s'explique par ce fait que les maladies des artères qui engendrent les anévrysmes apparaissent surtout à une période avancée de l'existence. Les anévrysmes sont excessivement rares chez le fœtus. Phaenomenow a tout récemment publié une observation, où la présence d'un de ces anévrysmes gêna considérablement l'accouchement. Ces productions morbides sont beaucoup plus fréquentes chez les hommes que chez les femmes et on les rencontre plus souvent dans la classe laborieuse que dans la classe aisée. Le sexe et la situation sociale font que telle cause d'artérite se présente ou ne se présente pas.

L'influence du *pays* intervient également d'une façon importante. On sait par exemple que l'Angleterre est un pays où les anévrysmes sont particulièrement fréquents. Il est vrai que l'on a attribué cette fréquence plutôt à l'*alcoolisme*, si répandu dans cette contrée, qu'au climat. Mais cette assertion a été contestée. Tout dernièrement Hamilton a essayé de démontrer qu'un climat chaud mais humide, et des oscillations très fortes dans la température quotidienne favorisent la production des anévrysmes.

Il semble résulter des observations de Lidell que la *race* n'est pas non plus sans influence. En tout cas, d'après cet auteur ce seraient surtout les émigrants qui se verraient atteints : par exemple sur 242 cas d'anévrysme, 81 appartenaient aux indigènes (33,5 0/0) et 161 (66,5 0/0) aux étrangers. Quelques observations semblent prouver que l'*hérédité* peut jouer un certain rôle. Ainsi dans ces derniers temps Bourneville a cité le cas de deux frères ayant été atteints chacun d'un anévrysme. On a incriminé aussi certaines maladies générales lorsqu'on a recherché la pathogénie de certaines de ces productions morbides, principalement la syphilis et la goutte.

Ceux qui ont insisté surtout sur l'origine syphilitique sont, parmi les anciens, Severinus, Lancisi, Morgagni, et parmi les modernes, Aitken et Davidson. Sur 26 cas de syphilis Aitken a trouvé 17 fois (68 0/0) des altérations anévrysmales de l'aorte. Plus récemment Johnston et Blix et Malmsten sont revenus sur cette idée de relation entre la syphilis et les anévrysmes.

Suivant Lebert, il faudrait assez souvent accuser le rhumatisme comme cause de ces lésions. Parfois aussi c'est un traumatisme qui est le facteur étiologique, et quoique l'on ait beaucoup exagéré le rôle des traumas, il existe cependant des observations authentiques dans lesquelles des anévrysmes auraient apparu après un coup, une chute, une secousse, ou à la suite d'un violent effort pour lever un poids considérable. Mais si l'on a uniquement en vue les vrais anévrysmes, il faut admettre que le traumatisme, pour être efficace, a trouvé des parois vasculaires déjà altérées.

Nous avons déjà dit plus haut que des doses fortes et répétées d'alcool ont de l'influence sur la production des anévrysmes, car chez les ivrognes on trouve très fréquemment des lésions graves du cœur et des vaisseaux. Le mécanisme d'après lequel agissent les différentes causes que nous venons d'énumérer, lorsqu'ils produisent un anévrysme, serait expliqué par le fait qu'une dégénérescence calcaire ou graisseuse de la tunique interne entraîne, d'après Köster, l'existence d'une mésartérite. On a soutenu aussi que les anévrysmes pouvaient survenir sans changement anatomique des tuniques, à la suite d'un trouble des nerfs vaso-moteurs.

III. **Symptomatologie**. — Les anévrysmes peuvent ne déterminer aucun phénomène, même lorsqu'ils ont atteint un assez grand développement : ils constituent alors des surprises d'autopsie, ou bien ils déterminent subitement et sans qu'on s'y attende la mort chez des personnes qui paraissaient jouir d'une excellente santé.

D'autres fois au contraire il existe des symptômes très graves et très pénibles, symptômes qui présentent de grandes variétés suivant le siège de l'anévrysme et les organes atteints. L'apparition d'une tumeur pulsatile est un excellent signe diagnostique ; suivant le siège de la poche on voit la tumeur se produire le long du bord droit du sternum, dans les premiers espaces intercostaux, tantôt sous le mamelon même, tantôt plus haut dans la fosse jugulaire. Il est rare de la voir sur le bord sternal gauche. Quand l'anévrysme siège sur l'aorte thoracique descendante la tumeur se montre sur le côté gauche de la colonne vertébrale, entre le rachis et l'omoplate. Cette situation à gauche de la colonne vertébrale s'observe aussi pour les anévrysmes de l'aorte abdominale. Quand la poche est située à ce niveau on peut parfois sentir les pulsations du sac lorsque les parois du ventre sont minces et facilement dépressibles.

La tumeur peut atteindre le volume de la tête d'un homme adulte. Von Bamberger a cité un exemple dans lequel un anévrysme de la crosse, devenu superficiel, avait pris un tel accroissement que le menton pouvait s'appuyer directement sur la poche. Si la tumeur n'est pas très proéminente à l'extérieur, l'éclairage oblique de la région pourra fournir d'excellents résultats, parce que l'on rend ainsi perceptibles de faibles élévations. Quelquefois on peut suivre de jour en jour le développement de la tumeur, comme l'a dit récemment le Dr Ward. Dans le cas rapporté par cet auteur, l'anévrysme avait pris de telles proportions qu'il contenait 1,050 gr. de sang.

La peau qui recouvre la tumeur est en général remarquable par son brillant et l'absence complète de plis. Elle est amincie et se laisse moins facilement plisser que dans les régions voisines. L'anévrysme a-t-il pris un tel développement qu'une rupture est imminente, l'enveloppe cutanée prend à ce niveau une teinte d'un rouge suspect, ou bien il survient un processus gangréneux avec production d'une escarre, qui lorsqu'elle se détachera donnera naissance à une hémorrhagie mortelle. L'éclairage oblique, en même temps qu'il permet d'apprécier plus facilement l'existence de la tumeur, rend en même temps plus visibles les pulsations de celle-ci.

La seule vue de mouvements pulsatiles suffit pour affirmer le diagnostic. C'est le cas surtout pour les régions antérieures de la poitrine.

On devra penser à un anévrysme lorsqu'on trouvera à l'auscultation deux centres de battements bien distincts, bien indépendants et bien localisés, le premier siégeant à la pointe du cœur, le deuxième situé plus haut. Stokes a très bien rendu le phénomène par la phrase suivante : « deux cœurs battent dans la poitrine en deux endroits différents ».

La tumeur offre à la *palpation* une consistance généralement molle et élastique. Elle est souvent sensible à la pression. Celle-ci nécessite des précautions particulières, car l'on pourrait facilement détacher de la paroi et lancer dans le torrent sanguin une de ces concrétions sanguines que renferme l'intérieur du sac et amener ainsi la formation d'une embolie.

Esmarch en a cité un exemple, et dernièrement Tillaux, en essayant de réduire une tumeur qui faisait saillie près du sternum, vit tout d'un coup survenir une perte de connaissance, une hémiplégie et de l'aphasie, qu'il rattacha à la production d'une embolie. La pulsation examinée par la palpation est rythmique, et donne la sensation d'une tumeur qui se gonfle progressivement. Elle ne se limite pas à un mouvement d'élévation et d'abaissement, mais elle se dilate de tous côtés au moment de la systole cardiaque. On se rend bien compte de ce phénomène en moulant les doigts sur la tumeur, les doigts s'écartent à chaque pulsation systolique dans l'anévrysme.

Dans les anévrysmes de l'aorte ascendante et de la crosse de l'aorte on a souvent la sensation, non plus d'un seul, mais de deux chocs distincts ; si on a recours à l'auscultation, on reconnaît facilement que le deuxième ébranlement, le plus fort, coïncide avec le deuxième bruit (diastolique) de l'aorte, de telle sorte que le premier phénomène est dû à l'entrée du sang dans la poche, tandis que le deuxième est produit par la fermeture des valvules semi-lunaires.

L'intensité des battements systoliques peut avoir de l'importance pour le diagnostic de l'anévrysme quand la tumeur montre un ébranlement plus énergique que la région où se trouve la pointe du cœur, ce qui ne peut nécessairement se produire que quand la tumeur est douée d'une force pulsative propre.

On ressent assez fréquemment au niveau de l'anévrysme un frémissement cataire. Ce dernier est presque toujours systolique, beaucoup plus rarement diastolique.

Lorsque l'anévrysme siège à la crosse de l'aorte et qu'il n'est pas encore devenu superficiel, la palpation peut rendre de grands services. On enfoncera profondément le doigt dans la fosse jugulaire jusqu'à ce que l'on ait atteint l'anévrysme avec la pulpe de celui-ci.

La *percussion* fournit d'excellents renseignements. Lorsque la tumeur devient saillante au dehors, elle permet d'en limiter les contours et d'apprécier ainsi son volume.

Certains anévrysmes latents sont dévoilés ainsi par une *matité anormale* siégeant tantôt à droite, tantôt à gauche du sternum, tantôt au niveau de la première pièce sternale, tantôt enfin à gauche de la colonne vertébrale. A-t-on affaire à un anévrysme de l'aorte abdominale, on n'arrivera à obtenir quelque chose que si les parois du ventre sont minces et dépressibles et les intestins dilatés par des gaz ; encore faut-il exercer une certaine pression avec le plessimètre pour comprimer les intestins et éviter la résonance tympanique. Il est utile, quand on veut palper ou percuter, de vider au préalable les intestins.

L'*auscultation* ne donne pas toujours des renseignements identiques. Tantôt c'est un bruit systolique, tantôt systolique et diastolique à la fois, qui peut s'accompagner d'un souffle systolique ou systolique et diastolique. Parfois ce dernier est si fort qu'on peut l'entendre à distance. D'après

Graves, on renforcerait le phénomène en faisant courber le malade de façon que le bassin se rapproche du thorax.

Ces différences sont dues à des causes complexes que nous allons exposer. Si on se laissait conduire par des idées théoriques, on devrait admettre à priori que tout anévrysme doit s'accompagner d'un souffle systolique, parce que la poche forme un élargissement brusque du trajet suivi par le courant sanguin, ce qui amène forcément la production d'un tourbillon et par conséquent de bruits anormaux. Les phénomènes acoustiques ne devraient manquer que lorsque l'élargissement de la lumière du vaisseau est progressif, comme cela a lieu par exemple dans les anévrysmes fusiformes, ou bien lorsque les concrétions thrombosiques qui se sont déposées sur les parois de l'anévrysme sont si épaisses qu'en réalité la dilatation n'existe plus, enfin quand la faiblesse du cœur est telle que la circulation sanguine est notablement ralentie dans le système aortique, ce qui affaiblit forcément les remous et les bruits pathologiques. Dans les cas où cette dernière circonstance a lieu, on voit le bruit disparaître définitivement ou d'une façon transitoire.

Si l'on trouve un bruit à la fois systolique et diastolique, le bruit systolique s'explique par l'arrivée du sang dans l'anévrysme et la tension qui en résulte, d'autant plus qu'il n'existe pas de souffle systolique au cœur. Quant au bruit diastolique, il faut le regarder comme un bruit propagé produit par le claquement des valvules sigmoïdes de l'aorte. Il en résulte qu'on entendra d'autant plus fréquemment ce dernier, que la poche anévrysmale siégera plus près de l'orifice aortique, et qu'il sera tout à fait exceptionnel de l'observer sur le trajet de l'aorte abdominale. Cependant cette explication semble contredite par la tonalité spéciale et plus forte du deuxième bruit que l'on rencontre assez souvent au niveau de certains anévrysmes; mais il ne s'agit ici que d'une contradiction apparente, car le bruit propagé du claquement valvulaire peut parfaitement bien subir des modifications par les phénomènes de résonance qui se produisent à l'intérieur de l'anévrysme.

La production d'un bruit à la fois systolique et diastolique n'est pas toujours dû aux mêmes causes. S'il y a, en même temps qu'une dilatation anévrysmale, une insuffisance aortique, soit à la suite de lésions matérielles, soit par simple élargissement de l'orifice, le bruit diastolique se propagera du cœur gauche jusque dans l'anévrysme. On devra surtout songer à ce mode de production quand les deux sons sont identiques, au cœur et au niveau de l'anévrysme. Si au contraire les valvules aortiques fonctionnent bien, il faut rechercher dans l'anévrysme lui-même les causes qui engendrent le bruit diastolique. Ces conditions ne sont autres que la régurgitation du sang.

Quand le sang poussé vers la périphérie pendant la diastole du cœur régurgite dans l'anévrysme, il en résulte une difficulté dans le cours du sang, un remous, et il s'ensuit un bruit diastolique. La preuve en est dans l'existance assez fréquente d'un bruit diastolique au cœur, qui disparaît aussi quand cet organe s'affaiblit. Le malade se plaint assez souvent de sensations pénibles, telles que palpitations, sensation de choc auxquelles se joignent fréquemment des douleurs lancinantes ou brûlantes. Ces phénomènes se montrent d'ordinaire dans des régions bien localisées, par exemple dans le côté gauche. Les douleurs jouent du reste un rôle prépondérant parmi les phénomènes subjectifs. Tantôt ce sont des névralgies soit brachiales, soit intercostales, tantôt des douleurs aigües qui ont leur siège dans l'abdomen, et ces dernières peuvent facilement induire en erreur et être prises pour des gastralgies, des coliques hépatiques ou néphrétiques. Lorsqu'il n'existe aucune autre cause qui puisse expliquer la présence de ces phénomènes névralgiques, on devra toujours songer à un anévrysme, et très souvent l'on reconnaîtra alors des modifications pathologiques du côté du cœur.

L'insuffisance aortique est fréquente, probablement parce que le processus de l'endartérite qui a produit l'anévrysme peut gagner aussi les valvules sigmoïdes et troubler leur fonctionnement.

Les affections mitrales sont moins fréquentes, quoiqu'il ne soit pas rare de les voir accompagnées de signes d'endartérite. Le myocarde ne se comporte pas toujours de la même façon. S'il y a perturbation dans le fonctionnement d'une valvule, il se produit des changements qui obéissent aux lois de la compensation. On aura alors le plus souvent affaire à de l'hypertrophie et à de la dilatation du cœur gauche. Des altérations analogues s'observent du côté du ventricule droit quand l'artério-sclérose qui a produit l'anévrysme existe depuis longtemps et est très étendue. Les modifications cardiaques dérivent dans ce cas de l'artério-clérose, et non de l'anévrysme. S'il n'y a pas d'altérations concomitantes et si la poche anévrysmale est bien le seul phénomène pathologique, les changements dans la structure du myocarde manqueront totalement. Axel Key, par un procédé spécial, a démontré même que le ventricule gauche subit une dilatation et une atrophie de sa musculature. Ce phénomène ne cadre guère avec les raisonnements théoriques qui veulent que la dilatation brusque du calibre de l'aorte produite par l'anévrysme, offrant une grande résistance aux efforts du ventricule gauche, force celui-ci à s'hypertrophier. Axel Key explique cette anomalie par l'anémie et l'insuffisance des matériaux sanguins nécessaires à la production d'une hypertrophie. En outre, l'anévrysme placé près du cœur comprime en général l'artère pulmonaire, dont la lumière est ainsi rétrécie de telle sorte que le ventricule gauche ne reçoit que fort peu de sang des veines pulmonaires, circonstance bien propre à mettre obstacle à toute tendance à l'hypertrophie.

Les hypertrophies du ventricule droit sont par contre assez fréquentes, et il existe presque toujours une dilatation des premières portions de l'artère pulmonaire. Il n'est pas rare de constater l'existence d'altérations des séreuses cardiaques, par exemple d'une péricardite au cours d'un anévrysme.

Il se produit assez souvent des déplacements du cœur à la suite d'un anévrysme. Quand il y a dilatation anévrysmale de l'aorte ascendante ou de la crosse de l'aorte, le cœur peut être repoussé en bas et à gauche et la pointe battre en dehors du mamelon dans le 6e espace intercostal au lieu du 5e. Les anévrysmes de l'aorte thoracique descendante déplacent le cœur en dedans et en avant d'une manière d'autant plus marquée qu'ils sont plus près du diaphragme et que leur volume est plus considérable.

Habituellement on voit se produire des irrégularités dans les battements du cœur. Il survient des accès de palpitations avec dyspnée et parfois douleurs violentes dans la région précordiale, dans les bras, dans la nuque, dans l'épigastre, si bien que l'on croirait à une angine de poitrine. Souvent ces phénomènes sont dus à des attitudes spéciales du tronc, ainsi il y a des malades qui ne se trouvent relativement à leur aise qu'assis ou debout.

Les battements et les ondulations de la carotide trahissent, quand ils sont exagérés, la perturbation fonctionnelle du cœur. Il faut attacher beaucoup d'importance au retard que l'on observe entre le pouls et le choc de la pointe, ou bien aux différences du pouls, dans deux artères symétriques. Si l'anévrysme siège sur l'aorte ascendante, les battements des artères de la périphérie seront en retard sur le choc de la pointe. S'il s'est développé sur le trajet de l'aorte thoracique ou sur l'aorte abdominale, le pouls des artères du cou et des bras coïncidera avec le choc du cœur, mais il n'en sera pas de même pour les artères crurales. Dans certains anévrysmes, principalement ceux de la crosse de l'aorte, on constate du retard et une différence de plénitude dans les vaisseaux des deux côtés du corps. Il faut en rechercher souvent la cause dans l'allongement et à la déformation qu'ils subissent à leur origine. Mais en dehors des modifications qui se produisent ainsi à l'origine des branches fournies par la crosse de l'aorte, il existe, de par la présence d'un anévrysme, encore d'autres conditions qui peuvent engendrer ces phénomènes. En effet, qu'une tumeur semblable soit placée entre l'origine du tronc brachio-céphalique et de la carotide gauche, les vaisseaux de la moitié droite du cœur, de la tête et ceux du bras droit battront plus rapidement que les artères des autres parties du corps. Le pouls des premières coïncidera avec le choc du cœur, et il y aura retard pour les autres parties. Si l'anévrysme est situé entre l'origine de la carotide gauche et celle de la sous-clavière gauche, les deux carotides et la sous-clavière droite battront en même temps que le cœur, mais la radiale gauche et les deux crurales subiront un retard.

On reconnaîtra dans bien des cas si l'on doit attribuer les phénomènes observés à une déformation des orifices ou à la situation de l'anévrysme en notant l'amplitude du pouls, qui sera plus petit lorsqu'il y a rétrécissement et déformation à l'endroit où naît le vaisseau.

On observe très fréquemment, d'après François Franck, le pouls paradoxal au niveau de la radiale. C'est le pouls inspiratione intermittens. Il disparaît en grande partie ou même complètement pendant une forte inspiration. Cela ne surviendrait, d'après cet auteur, que dans les anévrysmes de la crosse de l'aorte, et seulement pour les vaisseaux qui prennent naissance au niveau même de la dilatation anévrysmale. F. Franck explique ce phénomène par l'étendue considérable que présente l'anévrysme à la pression intrathoracique, et il croit que, quand le pouls paradoxal est rigoureusement limité à un territoire vasculaire, circonscrit, ce signe peut avoir de la valeur pour le diagnostic précis du siège de la dilatation anévrysmale.

On peut constater parfois à l'examen ophtalmoscopique des battements spontanés des artères rétiniennes, battements qui ne se produisent que dans un seul œil, ou sont plus marqués dans un œil que dans l'autre (Becker).

Lebert et Quincke avaient probablement en vue le pouls capillaire quand ils disent que la rétine devient plus rouge à chaque systole du cœur. D'après Quincke, ce phénomène ne surviendrait que dans les cas d'anévrysmes volumineux.

Les veines du cou sont souvent très dilatées et sans mouvements pulsatiles. La veine cave supérieure est-elle comprimée par un anévrysme, les veines sous-cutanées du cou et du haut de la poitrine deviennent plus grosses et plus flexueuses. Ces vaisseaux servent alors de voies collatérales. Si l'anévrysme se borne à comprimer un des troncs veineux brachio-céphaliques, les modifications dont nous venons de parler sont unilatérales ; elles se montreront dans la moitié inférieure du corps, si c'est la veine cave inférieure qui est comprimée.

Pendant que se produisent ces dilatations et ces flexuosités, il survient souvent de l'œdème, soit d'un côté, soit des deux à la fois, à la face, aux extrémités supérieures, au ventre, aux membres inférieurs. La compression de la veine cave inférieure peut déterminer de l'albuminurie.

Les troubles respiratoires que l'on observe dans le cours d'un anévrysme de l'aorte sont très variables. Beaucoup de malades se plaignent de ne pouvoir prendre leur souffle, c'est que les poumons sont comprimés par la poche anévrysmale. Plus l'anévrysme est volumineux, plus son développement est rapide, plus le thorax est inextensible, et plus s'augmente cette sensation d'étouffement. Cet étouffement peut encore résulter de la compression d'une bronche exercée par l'anévrysme. C'est surtout la bronche gauche qui se rétrécit ainsi, et le rétrécissement peut aller jusqu'à l'oblitération complète. On reconnaît cet accident à ce que la partie du thorax ainsi atteinte ne laisse voir que de très faibles mouvements respiratoires.

Souvent, à ce niveau, les vibrations vocales sont affaiblies ou même complètement supprimées. Grâce au défaut d'expansion pulmonaire dans cette moitié du thorax, la percussion donne à ce niveau une sonorité tympanique très aiguë et, lorsque l'affaissement du poumon est complet, une matité véritable. On trouve à l'auscultation les bruits respiratoires affaiblis ; parfois même ils ont complètement disparu, dans le premier cas on perçoit une sorte de bourdonnement, de sifflement. La voix et la toux paraissent aussi un peu atténuées.

Parfois il survient de faux accès d'asthme, que l'on a rapportés à l'irritation du nerf vague et qui peuvent coïncider avec des vomissements et des douleurs d'angine de poitrine, lorsque les portions de ce nerf qui se distribuent au cœur et à l'estomac se trouvent intéressées.

L'apparition d'une phtisie pulmonaire n'est pas rare. Stokes avait déjà insisté sur cette coïncidence. On a bien à diverses reprises combattu cette opinion. Mais tout dernièrement Hanot a démontré que la tuberculose pulmonaire chronique n'est pas rare dans le cours des anévrysmes de l'aorte. Cet auteur a réuni 77 cas d'anévrysmes de la crosse de l'aorte. Sur ce nombre, on ne dit pas qu'il y ait eu quelque chose du côté des poumons dans 30 cas. Mais sur les 42 autres cas il y eut 18 fois phtisie pulmonaire (38,1 0/0), les anévrysmes de la crosse de l'aorte sont surtout sujets à cette complication. Beaucoup d'auteurs en ont attribué la production à une compression du nerf vague, en faisant des altérations pulmonaires une sorte de trouble trophique ; d'autres au contraire expliquent l'éclosion de la tuberculose par la compression des veines pulmonaires. En tout cas la compression exercée sur le poumon contribue aussi bien que la tuberculose à rétrécir le champ respiratoire.

L'examen laryngoscopique peut fournir des renseignements importants. A l'aide du laryngoscope on découvre souvent qu'une, ou les deux cordes vocales, restent immobiles lorsqu'il y a paralysie unilatérale ou bilatérale du nerf récurrent. Lorsque la paralysie est unilatérale, c'est surtout le nerf laryngé inférieur qui est pris. Quand les deux récurrents sont atteints, le malade est aphone, il ne peut plus tousser, et il succombe souvent à l'asphyxie, parce que la paralysie des cordes vocales ne laisse pas la glotte suffisamment ouverte.

Un anévrysme comprime-t-il la trachée, on observe au laryngoscope des pulsations caractéristiques. Il faut cependant se rappeler que Türck, Schrötter et Gerhardt regardent comme normales les pulsations légères du conduit trachéal. Lorsque les mouvements sont très marqués, ils donnent au patient la sensation d'un arrachement de son larynx, qui reviendrait à intervalles rythmiques.

Il y a souvent du côté des nerfs des symptômes très pénibles.

Par ordre de fréquence on rencontre d'abord la brachialgie, principalement dans le bras gauche. C'est un résultat immédiat de la compression du plexus brachial par la poche anévrysmale. Elle s'accompagne fréquemment d'engourdissement, de fourmillement, de parésie ou même de paralysie du membre supérieur. Lorsqu'il existe un anévrysme de l'aorte thoracique descendante, il est fréquent de rencontrer de la névralgie intercostale. Les anévrysmes de l'aorte abdominale produisent des douleurs très violentes dans la colonne vertébrale, et les mouvements du corps ne sont parfois plus possibles que dans la position accroupie. Lorsque la tumeur a usé le rachis, il survient des convulsions, de la paresthésie, de la paralysie des extrémités, de la vessie et du rectum.

Il faut néanmoins se garder d'attribuer à un processus de paralysie toutes les perturbations fonctionnelles que l'on voit apparaître dans les membres supérieurs. Si l'anévrysme a détruit l'articulation sterno-claviculaire ou du moins fortement compromis son intégrité, il en résultera naturellement de l'impotence des membres supérieurs.

Beaucoup de malades sont tourmentés par une insomnie très marquée.

Parfois on observe des inégalités pupillaires qu'il faut rapporter à l'excitation ou à la paralysie des fibres du grand symphatique.

On a trouvé fréquemment des anévrysmes chez les aliénés. Manson et L. Meier donnent comme fréquente la découverte à l'autopsie d'une dilatation anévrysmale de la carotide interne chez les sujets atteints d'affections mentales, et le second de ces auteurs rattache aux modifications circulatoires engendrées par ces lésions, les phénomènes nerveux observés.

Comme il fallait s'y attendre, les troubles abdominaux surviennent surtout dans les cas d'anévrysmes de l'aorte abdominale; cependant les organes thoraciques peuvent aussi être intéressés, surtout lorsque la poche anévrysmale siège, comme c'est la règle, près du trépied de Haller. Le diaphragme est alors fortement refoulé en haut. Le rétrécissement des voies digestives mérite d'attirer tout particulièrement l'attention. Si l'on a affaire à des personnes âgées, on peut songer alors à la possibilité d'un cancer, mais on aura soin d'éviter d'introduire la sonde si l'on n'est pas bien sûr qu'il n'y a pas d'anévrysme, parce que l'on pourrait crever la partie arrondie de la tumeur qui refoule l'œsophage et déterminer ainsi l'apparition d'une hémorrhagie mortelle. Cette gêne dans la déglutition survient par accès ou bien ne se montre que dans le décubitus dorsal. Dans le premier cas on pensera plutôt à une irritation du nerf vague. Les phénomènes stomacaux douloureux peuvent faire penser à de la gastralgie, de telle sorte que l'on songe bien plutôt à un néoplasme qu'à un anévrysme. Il se produit souvent aussi des crises de vomissements que l'on a attribuées à une irritation intermittente du nerf vague (Traube). On a décrit aussi des attaques de coliques. La compression de l'intestin peut interrompre à un haut degré le cours des matières. On a même décrit des cas dans lesquels, comme cela a lieu dans le cancer, les matières présentaient à leur sortie un aspect plat et rubanné.

Les auteurs ont signalé à plusieurs reprises des *ictères* intenses et opiniâtres qui étaient dus à la compression du canal hépatique ou du canal cholédoque.

Ralfe a cité des cas dans lesquels il y avait eu *polyurie*, mais il peut y avoir aussi *oligurie* quand par exemple l'anévrysme comprime les uretères qui se dilatent au-dessus du point comprimé. On a vu déjà que certaines névralgies simulent une colique hépatique ou néphrétique.

La *durée* d'un anévrysme est très variable. Ces tumeurs peuvent subsister pendant 10, 20 ans et souvent davantage. Dans certains cas on a rapporté même que les patients étaient restés longtemps vigoureux et avaient pu se livrer à des travaux pénibles. Mais une durée aussi longue, et surtout une conservation aussi longue des forces sont une exception. Lebert a conclu, en se basant sur un très grand nombre d'observations, que la durée moyenne est de 15 à 18 mois, comptés à partir des premiers symptômes appréciables.

On ne doit que peu, ou pas compter sur la guérison spontanée. La mort survient par des mécanismes très divers. Les malades deviennent, comme dans les affections valvulaires du cœur, peu à peu pâles et cachectiques; des ecchymoses se produisent assez souvent sur la peau et sur les muqueuses, l'œdème apparaît, et la terminaison fatale survient dans le marasme le plus complet.

Chez d'autres, la perte des forces est produite par la compression de l'œsophage qui gêne le passage des aliments et entraîne la mort par inanition. L'anévrysme peut tuer par asphyxie, en comprimant la trachée, les bronches, ou même directement les poumons. D'autre part la mort peut être amenée par des maladies intercurrentes, telles qu'inflammations pulmonaires, pleurésies, péricardites. Elle peut encore être due à de l'ictère ou à des perturbations médullaires. Aussi dangereuses sont les embolies qui surviennent dans les membres ou dans le cerveau.

Très souvent le malade meurt d'une rupture de son anévrysme. Si elle doit se faire à l'extérieur, la peau s'amincit, devient rouge ; d'autres fois il se forme des escarres dont la chute détermine l'événement fatal. L'hémorrhagie peut cesser spontanément ou être arrêtée par des moyens artificiels, ce que l'on peut espérer lorsque le sang s'écoule non en jets impétueux, mais en bavant. Si l'ouverture de l'anévrysme se produit dans les artères pulmonaires ou dans une cavité cardiaque, on est averti par l'établissement de bruits anormaux et de troubles circulatoires ; la situation peut se prolonger ainsi assez longtemps. La rupture dans le sac péricardique est très fréquente quand l'anévrysme siège sur l'aorte ascendante. Outre les signes d'une hémorrhagie abondante on a alors une augmentation notable de la matité cardiaque. La rupture dans la cavité des plèvres, en outre des signes d'une perte de sang abondante détermine tous les symptômes d'un épanchement pleurétique (matité, vibrations plus aiguës ou diminuées). La rupture dans les poumons, les bronches, la trachée, amène une hémoptysie foudroyante. Des vomissements de sang incoercibles ou des selles sanglantes très abondantes indiquent que l'anévrysme s'est ouvert dans les voies digestives, la rupture dans les voies urinaires se traduit par de l'hématurie, tandis que lorsque l'accident survient dans le péritoine ou le tissu cellulaire rétro-péritonéal, on voit survenir des signes de péritonite ou d'anémie subite.

IV. Diagnostic.— Lorsqu'il s'agit de diagnostiquer un anévrysme, il faut : d'abord constater son existence, puis reconnaître le point où il est situé, ce qui présente parfois des difficultés très sérieuses. Lorsque l'anévrysme est latent certains phénomènes irréguliers devront faire soupçonner une dilatation anévrysmale de l'aorte. Ce sont par exemple une paralysie unilatérale ou bilatérale du récurrent, de la difficulté dans la déglutition, des névralgies opiniâtres. Naturellement les probabilités seront d'autant plus grandes qu'il sera impossible d'expliquer la présence de ces phénomènes par d'autres causes. Dans bien des cas les souffles que l'on trouvera dans une portion limitée de l'aorte viendront puissamment en aide au diagnostic, mais on devra être sûr que ce signe n'est pas produit par une compression ou un rétrécissement de l'aorte.

Lorsque l'anévrysme a déterminé l'apparition d'une tumeur pulsatile, il faut éviter de la confondre avec une tumeur solide qui, siégeant près de l'aorte, présenterait des battements propagés. Cette erreur, grosse de conséquences, a été commise plusieurs fois, car il est arrivé parfois d'ouvrir ces anévrysmes avec la lancette, croyant avoir affaire à un abcès.

Il faut se rappeler que dans les mouvements communiqués, les déplacements se font seulement en haut et en bas, ou en avant et en arrière, ou à droite et à gauche alternativement, tandis que l'anévrysme se dilate et se resserre dans toutes les directions à la fois. Tient-on la tumeur entre deux doigts, on sent que l'anévrysme augmente manifestement de volume pendant la systole, or pendant ce temps la grosseur d'une tumeur solide située près de l'aorte demeure invariable. Enfin, tandis que l'anévrysme augmente et diminue progressivement de volume pendant la systole et la diastole, la tumeur voisine de l'aorte présente des mouvements soudains et violents qui apparaissent et disparaissent avec la même brusquerie.

La science possède une observation (Meyer) où la poche anévrysmale avait complètement aplati la bronche gauche. La maladie véritable passa complètement inaperçue et l'on crut avoir affaire à une pleurésie du côté gauche.

Quand des cas semblables se présenteront on insistera sur les bruits anormaux et les pulsations irrégulières, principalement sur le moment exact où s'établira le pouls et sur l'état de la pression sanguine dans les artères périphériques. La situation de la tumeur pulsatile renseigne déjà suffisamment sur le siège de l'anévrysme. Ceux qui siègent sur l'aorte ascendante touchent habituellement, sinon toujours, le bord droit du sternum au niveau du 2e et du 3e espace intercostal. Ceux de la crosse de l'aorte se développent derrière le manubrium (1re pièce sternale) ou le long du bord gauche du sternum. Les anévrysmes de l'aorte thoracique descendante sont placés le plus souvent à gauche de la colonne vertébrale, surtout au niveau de la 8e vertèbre dorsale; leur position élevée permettra facilement de les distinguer des anévrysmes de l'aorte abdominale. On peut encore avoir recours, pour savoir exactement si la tumeur siège sur l'aorte ascendante ou la crosse de l'aorte, à l'état du pouls dans les parties périphériques du corps, par exemple retards sur le battement de la pointe du cœur, époque dissemblable où s'établit le pouls dans les régions symétriques du corps, qualités variables de la pulsation en ces mêmes points de l'économie, pouls paradoxal localisé, etc.

Le diagnostic entre un anévrysme du tronc innominé et une tumeur de même nature placée sur la crosse de l'aorte est toujours très difficile et souvent même impossible.

L'anévrysme du tronc brachio-céphalique se développe au niveau du premier cartilage intercostal, et plus tard au delà de celui-ci, derrière la clavicule, puis dans la fosse sus-claviculaire droite, et détermine des changements dans le pouls de la moitié droite de la tête et du cou et dans le bras droit.

V. Pronostic. — Le pronostic des anévrysmes de la crosse de l'aorte est défavorable, car on ne peut guère s'attendre à une guérison spontanée. D'autre part les moyens artificiels ne sont ni certains ni dépourvus de danger. Or, comme l'anévrysme a une tendance naturelle à toujours s'accroître, il ne faut jamais perdre de vue l'importance capitale de la possibilité d'une rupture ou d'une compression.

VI. Traitement. — Dans la majorité des cas on se contentera d'une diététique rationnelle et on se bornera à combattre les symptômes pénibles. Les malades éviteront toute tension corporelle ou intellectuelle, on leur prescrira des aliments d'une digestion facile et très nourrissants. On veillera à ce qu'ils aillent tous les jours à la garde-robe, en employant, quand cela sera nécessaire, des purgatifs ou des eaux minérales. Tous les efforts violents, surtout ceux qui augmentent la pression thoracique, seront défendus, parce qu'ils peuvent amener la rupture de l'anévrysme. Dans les cas de douleurs violentes, dans les attaques de pseudo-asthme ou d'angine de poitrine symptomatique, on recourra, mais avec précaution, à l'usage des narcotiques, les injections de morphine seront alors le moyen le plus efficace et le plus rapide. Lorsque les palpitations seront très violentes, ou lorsque le cœur semblera défaillir, on prescrira la digitale ou la glace sur la région précordiale, tandis que, s'il y a des phénomènes marqués d'anémie, on ordonnera les préparations martiales, les eaux ferrugineuses, le quinquina. Si l'anévrysme gagne l'extérieur et détermine l'apparition d'une tumeur fluctuante on le protégera contre les chocs et contre les traumatismes par des bandages appropriés ; on a vanté, dans les cas où la rupture semble imminente, les badigeonnages avec le collodion.

Les tentatives pour guérir l'anévrysme sont nombreuses. Tantôt on a essayé en agissant sur la paroi de l'anévrysme de froncer celle-ci et d'en diminuer le volume ; tantôt on a tenté d'y provoquer la coagulation du sang. Enfin on a essayé d'amener la guérison en diminuant la masse sanguine et en ralentissant le cours du sang.

Les moyens thérapeutiques qui devraient agir sur la paroi de l'anévrysme étaient tantôt les résorbants, tantôt les astringents. Jusqu'à ces derniers temps on soutenait avoir vu l'iodure de potassium (10 : 200, 3 fois par jour une cuillerée à bouche) donner d'excellents résultats. On devait employer surtout ce médicament quand on soupçonnait les lésions d'être d'origine syphilitique. L'emploi de l'acétate de plomb (0,05 gr. toutes les 2 heures en poudre) ou du tannin (0,2 toutes les 2 heures en poudre) ne pouvait pas inspirer beaucoup de confiance. On en est arrivé à donner avec plus de persévérance que de bonheur des doses énormes de ces médicaments. On a souvent aussi administré, et quelquefois avec succès, l'ergot de seigle (en injections sous-cutanées, chaque jour 1/2 seringue Pravaz).

Parmi les méthodes que l'on a employées pour déterminer la coagulation du sang dans l'intérieur de l'anévrysme, les *courants galvaniques* méritent une mention particulière. On enfonce dans la tumeur deux électrodes en forme d'aiguille et on fait passer pendant quelque temps le courant continu. Dans ces derniers temps Ciniselli a obtenu d'excellents résultats avec cette méthode indiquée pour la première fois par Pétrequin, en 1834. J'ai lu dans une brochure de Dujardin-Beaumetz, publiée en 1877, que Ciniselli et d'autres médecins italiens ont employé 45 fois l'électro-puncture dans les cas d'anévrysmes de l'aorte, sans avoir jamais vu survenir un accident. Sur 38 cas de ce genre, 11 fois seulement les résultats ont été nuls, tandis que dans tous les autres il y a eu guérison ou du moins amélioration durable.

Anderson donne les conseils suivants à ceux qui voudraient employer le courant constant :

Celui-ci ne doit être ni trop fort ni trop actif dans ses déterminations chimiques. Quant aux appareils, Anderson se sert d'une batterie de Stöhrer à gros éléments et il n'en met pas plus de 8 en activité. Les aiguilles ne doivent pas être trop épaisses, mais bien effilées. Elles seront recouvertes jusqu'à une distance de 2 centimètres 1/2 de la pointe par un vernis isolant, de façon à éviter la cautérisation qui pourrait sans cela avoir lieu dans l'intérieur du thorax. Il faut huiler les aiguilles avant de les enfoncer. On peut enfoncer une seule aiguille ou les deux à la fois surtout quand l'anévrysme est très volumineux. Le pôle positif détermine un coagulum plus petit mais plus ferme que celui du pôle négatif. La séance ne doit pas durer plus de deux heures. On doit surtout s'efforcer de provoquer des concrétions qui appelleront plus tard la formation de concrétions nouvelles. Suivant les cas on fera une seule séance, ou bien deux séances, dont la seconde aura lieu une ou plusieurs semaines après la première. Tout récemment on a soutenu que l'anode seule détermine la coagulation et qu'il vaut mieux en conséquence laisser le cathode à l'extérieur.

On a cherché aussi à provoquer la formation de dépôts sanguins en injectant directement dans la tumeur du perchlorure de fer. C'est là, on le comprendra, une façon de procéder qui n'est pas sans péril. On a tenté aussi plusieurs fois d'introduire dans l'anévrysme des corps étrangers dont la présence provoquerait l'apparition de concrétions fibrineuses. Baccelli a introduit dans ces dernières années des ressorts de montre dans deux cas d'anévrysme de l'aorte, mais sans succès. Moore, Lewin ne sont servi de crin de cheval et Schrötter de crin de Florence (fils de soie).

La méthode dite *affaiblissante* n'a guère plus qu'une valeur historique. On cherchait à atteindre le but en laissant le malade à la diète, et en faisant des saignées répétées.

4. — Embolies de l'aorte.

I. Étiologie. — Les embolies de l'aorte sont exceptionnelles, heureusement pourrait-on dire, quand on songe aux difficultés énormes de leur diagnostic et aux grands dangers qu'elles peuvent faire courir. Tantôt ce sont des débris de la paroi ou de concrétions thrombosiques, tantôt des tumeurs, des échinocoques qui, situés d'abord dans le cœur, ont pénétré dans l'aorte, tantôt des dépôts situés dans un anévrysme, tantôt des thromboses déterminées par l'artério-sclérose qui sont venus former les éléments de l'embolus. Deroyer a vu cet accident survenir pendant l'accouchement, et Tutscheck dans le décours d'un érysipèle.

II. Symptômes. Anatomie pathologique. Diagnostic. — Les phénomènes dépendent naturellement de l'endroit où s'est arrêtée l'embolie. Si l'aorte ascendante est oblitérée, la mort peut survenir immédiatement, les malades pâlissent et s'affaissent sans vie sur le sol.

Les embolies de l'aorte abdominale sont plus fréquentes et elles envoient souvent, lorsqu'elles se trouvent à cheval sur l'éperon de bifurcation, des prolongements dans les deux artères iliaques primitives. Les symptômes varient suivant que l'oblitération est complète ou incomplète et que dans ce cas une thrombose consécutive a contribué à boucher l'artère, suivant que la circulation collatérale s'établit plus ou moins rapidement et d'une façon plus ou moins suffisante.

L'établissement d'une embolie s'annonce assez souvent par une violente douleur, que les malades localisent partie dans le bas-ventre, partie dans les deux membres inférieurs. Il y a en même temps une sensation de froid, d'engourdissement, d'affaiblissement dans les jambes, à laquelle se joint souvent de la paresthésie, des fourmillements. Les extrémités sont pâles, livides, froides. Fait important, les pulsations des deux crurales au niveau du ligament de Poupart sont affaiblies ou ont même disparu.

On a parfois observé du tremblement et des contractures dans les membres inférieurs. Il est facile de constater que la sensibilité cutanée est diminuée et qu'il y a parésie ou paralysie des muscles surtout du pied et de la jambe. Si le caillot se désagrège et que la circulation sanguine puisse en partie se rétablir, les phénomènes disparaissent partiellement ou totalement, mais ils peuvent se reproduire s'il survient une embolie nouvelle ou si le prolongement inférieur du thrombus a déterminé par un apport nouveau de concrétions sanguines une nouvelle oblitération.

Il peut s'établir une circulation collatérale qui amène assez de sang pour la nutrition et le fonctionnement des tissus. S'il en est autrement il survient de la gangrène des extrémités, des taches noirâtres apparaissent sur la peau, dont l'épiderme peut être soulevé par le liquide gangréneux et hémorrhagique, puis apparaissent les autres symptômes de la gangrène sèche et humide. Le malade est emporté par la septicémie.

Si l'embolie siège plus haut, les phénomènes sont les mêmes que ci-devant, mais ici la paralysie des membres est plutôt le résultat de l'anémie de la moelle que de la privation de sang, et les symptômes parétiques s'étendent à la vessie et au rectum, la paralysie ne se localise plus principalement aux pieds et à la jambe. D'autre part, il peut survenir des vomissements de sang, des selles sanglantes, des hématuries qui dépendent de l'oblitération des artères viscérales, et celle-ci peut être immédiate ou médiate par thrombose.

III. Pronostic. Traitement. — Le pronostic est très sérieux, d'autant plus qu'il est encore assombri par l'existence de la maladie principale et la possibilité de nouvelles embolies. Le traitement est purement symptomatique. Dans les cas de collapsus on recourra aux excitants, contre la douleur aux narcotiques et s'il y a gangrène aux pansements à l'acétate d'alumine.

5. — Thromboses de l'aorte.

I. **Étiologie.** — Les thromboses de l'aorte sont assez fréquentes dans le cours de l'artério-sclérose, mais elles sont peu considérables, la lumière du vaisseau n'en est pas notablement rétrécie et en conséquence il n'y a pas de troubles fonctionnels. Nous avons dit plus haut que les thromboses se produisent toujours quand il y a anévrysme de l'aorte. Souvent la thrombose vient compliquer l'embolie, ou enfin la thrombose aortique n'est que la continuation d'une thrombose cardiaque; on a noté aussi l'existence de thromboses dues à des compressions, rarement dans l'aorte thoracique où la rapidité du sang est suffisante pour lutter contre ces thromboses, mais celles-ci sont assez fréquentes dans l'aorte abdominale, par exemple à la suite d'une compression exercée par un cancer de l'estomac.

II. **Symptômes.** — Il n'y a symptômes de thrombose que quand la lumière de l'aorte est suffisamment rétrécie. Les phénomènes varient suivant que l'oblitération est incomplète ou complète et suivant que la thrombose s'est effectuée progressivement ou brusquement. Le siège de l'oblitération n'est pas sans importance. On a des observations de thromboses développées d'une façon si soudaine qu'elles ont simulé une embolie de l'aorte. Si au contraire elle s'établit lentement, peu à peu la circulation collatérale naît de la façon qui a été décrite plus haut. Il faut se souvenir enfin que la thrombose peut donner naissance à l'embolie.

Tout le reste est identique dans les deux affections.

6. — Déchirures de l'aorte.

I. **Étiologie.** — Les déchirures de l'aorte peuvent être le résultat d'une blessure faite par la pointe d'un poignard, d'un couteau, d'une épée; elles peuvent provenir d'un choc, d'un coup, d'une chute d'un lieu élevé.

D'autres fois ce sont les parois, altérées par une affection antérieure, qui se rompent d'elles-mêmes. Ces lésions préexistantes appartiennent en général au processus de la dégénérescence graisseuse et de l'endartérite chronique de la tunique interne. Parfois il y a eu auparavant dilatation anévrysmale du vaisseau; quand l'aorte subit un rétrécissement considérable localisé ou diffus, elle peut encore se rompre, notamment quand il existe de l'hypertrophie du ventricule gauche. Dans un 3e groupe de faits la perforation de l'aorte résulte de ce qu'un processus ulcéreux qui s'est développé dans le voisinage finit par gagner les parois vasculaires. On a observé des faits de ce genre dans le cancer de l'œsophage, dans les caries de la colonne vertébrale. C'est de la même façon qu'agissent les corps étrangers de l'œsophage (morceaux d'os, monnaies, aiguilles, dents avalées, etc.).

Parfois les malades ne se doutent pas du tout qu'ils ont un corps étranger. Hugues en a publié un exemple. Il est exceptionnel que les parois aortiques, lorsqu'elles sont saines, se rompent sans qu'un traumatisme ou un processus ulcéreux de voisinage, soit la cause de l'accident. La rupture de l'aorte est plus fréquente chez les hommes que chez les femmes, et ne survient en général qu'à un âge avancé. Les premiers en effet sont plus exposés aux affections qui altèrent les parois de l'aorte et d'autre part les lésions sont extrêmement communes chez les vieillards. La déchirure peut se produire à l'improviste ou être déterminée par des efforts corporels ou une excitation morale trop intense. Ainsi Henricius a vu survenir la rupture pendant un accouchement.

II. Lésions anatomiques. — Si la rupture porte sur les trois tuniques du vaisseau, le sang s'épanche librement dans les régions voisines et la mort ne tarde pas à arriver par hémorrhagie. Le plus souvent la déchirure s'effectue tout près de la naissance de l'aorte, de telle sorte qu'il y a hémopéricarde.

L'ouverture dans l'artère pulmonaire ou dans une cavité cardiaque est rare; si le siège de la déchirure est plus élevé l'épanchement se fait dans le médiastin postérieur, moins fréquemment dans le médiastin antérieur. Quand la perforation s'est faite dans la portion abdominale de l'aorte, le sang envahit le tissu cellulaire rétropéritonéal, ou bien fait irruption dans le péritoine en le détruisant partiellement. En général, il s'agit de déchirures transversales, intéressant la moitié ou les deux tiers de l'aorte, cependant la rupture peut se faire longitudinalement ou obliquement.

Parfois la déchirure n'intéresse pas toutes les tuniques, elle ne comprend par exemple, que les deux internes, la musculaire et la tunique interne, ou cette dernière seulement. Lorsque la couche musculaire est rompue, le sang refoule la gaine adventice, s'infiltre entre la tunique externe et la tunique moyenne qu'il peut décortiquer sur une assez grande étendue, on a alors ce qu'on appelle un anévrysme aortique disséquant; la chose peut aller si loin, que commençant à l'origine de l'aorte la dissection peut se faire jusqu'à l'artère poplitée. Or comme plusieurs ouvertures peuvent faire communiquer cette poche avec l'intérieur du vaisseau en passant à travers les deux tuniques internes, la circulation du sang s'y fait librement. L'aspect extérieur de la tumeur est celui d'un boudin ou d'un fuseau. Mais la déchirure complète n'est dans beaucoup de cas que différée, car l'adventice ne pouvant continuer à supporter la pression sanguine finit par se rompre. Cependant un processus de guérison s'établit quelquefois, ainsi que l'a démontré Rokitansky. Les cas dans lesquels la tunique interne seule est rompue et où le sang s'infiltre entre elle et la tunique moyenne sont assez rares. Peacock a publié dernièrement une observation de ce genre. Friedländer a observé un fait où le sang s'était épanché entre la couche superficielle et la couche profonde de la tunique moyenne, parfois ce processus disséquant peut se continuer dans les organes voisins. Ainsi Cornil a vu un cas dans lequel le liquide s'était frayé un chemin entre les couches qui constituent les parois du péricarde.

III. Symptômes et Traitement. — Les ruptures de l'aorte se traduisent dans beaucoup de cas par une douleur intense, subite. Beaucoup de malades s'écrient qu'il y a quelque chose de rompu dans leur corps. A ce phénomène s'ajoute une angoisse inexprimable, une anémie rapidement croissante, une perte de force rapide, en un mot, tous les symptômes d'une hémorrhagie interne. Souvent, on arrive par la percussion à déceler une matité anormale soit dans la région précordiale, soit dans une autre partie du thorax, soit dans l'abdomen. La mort se produit souvent au bout de quelques secondes. Chez d'autres malades les phénomènes menaçants semblent se calmer un moment, mais ils reparaissent au bout de quelques heures ou de quelques jours et emportent le malade ; les rémissions trompeuses se montrent surtout dans l'anévrysme disséquant quand l'adventice résiste encore quelque temps. Néanmoins, on connaît des cas où la tumeur anévrysmale persista pendant des années entières. Dans le cas de Goupil la survie fut de 11 ans.

Le traitement se borne exclusivement aux médicaments excitants.

7. — Rétrécissement et occlusion de l'isthme de l'aorte.

I. Lésions anatomiques. — On appelle isthme de l'aorte cette partie du vaisseau située entre l'origine de la sous-clavière gauche et le commencement de l'aorte thoracique descendante. C'est dans cette portion que vient s'aboucher le canal artériel (conduit de Botal). Pendant la vie fœtale, ce segment du vaisseau est remarquable par son étroitesse. Ce n'est que dans les derniers mois de l'existence intra-utérine et surtout après la naissance qu'il commence à s'élargir, de telle sorte qu'il finit par égaler le calibre des points de l'aorte situés au-dessus ou au-dessous. Dans certaines circonstances anormales, cet isthme se rétrécit ou même s'oblitère complètement. En général, la sténose a lieu au-dessous de l'abouchement avec le canal artériel, rarement au même niveau, exceptionnellement au-dessus, sur 46 cas, 21 (45,7 0/0) au-dessous ; 17 (36,9 0/0) au niveau même de l'abouchement ; 8 (17,4) au-dessus. Tantôt l'étranglement est circulaire comme si l'on venait de poser sur le vaisseau une ligature, tantôt le vaisseau est rétréci par une membrane saillant dans sa lumière à la façon d'une valvule, tantôt le rétrécissement et même l'oblitération comprend une certaine étendue de l'aorte atteignant ou même dépassant un centimètre. Au niveau de l'étranglement les tuniques internes paraissent assez souvent froncées et devenir aussi par leurs plis le point de départ de thromboses. Le degré du rétrécissement est très variable, souvent c'est à peine si on peut faire passer une soie de sanglier dans son intérieur, de sorte qu'il se produit peu à peu une oblitération complète. Souvent le conduit artériel ne présente rien d'anormal, parfois cependant il est resté béant, d'autres fois il est rempli de caillots qui font hernie jusque dans l'aorte.

Très fréquemment il existe des altérations du myocarde ; le ventricule gauche est dilaté et hypertrophié, l'endocarde n'échappe pas lui-même aux lésions, il s'enflamme chroniquement, s'épaissit, se calcifie principalement au niveau des valvules sigmoïdes de l'aorte, plus rarement au niveau de la valvule mitrale, et il en résulte assez souvent une insuffisance; Ducheck a sur 51 cas trouvé 6 fois des cas d'altérations valvulaires. Degen et Traube ont publié aussi des faits analogues. Sommerbrodt affirme que l'insuffisance aortique se produirait 12 fois sur cent.

L'aorte est toujours manifestement dilatée au-dessus du rétrécissement, parfois même il y a élargissement anévrysmal. L'aorte abdominale frappe au contraire par son petit calibre. Très souvent on trouve les parois aortiques atteintes d'endartérite qui se traduit par des dégénérescences graisseuses et par des infiltrations calcaires. La circulation au-dessous de l'étranglement serait très gênée ou même interrompue, si le cours du sang n'arrivait à se rétablir par les voies collatérales, c'est-à-dire par les branches thoraciques très dilatées de la sous-clavière et par les branches thoraciques et abdomino-pariétales de l'aorte. Nous insisterons sur ce point que fréquemment cet étranglement de l'aorte coïncide avec d'autres malformations organiques, telles que développement incomplet des cloisons de séparation, affections valvulaires congénitales, bec-de-lièvre, pied-bot, etc.

II. Symptômes et Diagnostic. — Le diagnostic du rétrécissement ou de l'oblitération de l'isthme aortique repose sur 3 symptômes : 1° sur le développement de la circulation collatérale ; 2° sur l'état de l'aorte abdominale et du pouls crural ; 3° sur les changements survenus du côté du myocarde.

Le développement de la circulation collatérale a pour but de faire passer le sang des artères du thorax dans l'aorte abdominale, et de rendre ainsi possible la nutrition de la moitié inférieure du corps. Elle s'effectue par les branches thoraciques de la sous-clavière tant viscérales que pariétales.

Parmi les viscérales citons l'artère thyroïdienne inférieure qui s'anastomose avec les œsophagiennes et les bronchiques et peut ainsi faire refluer le sang qu'elle contient jusque dans l'aorte thoracique.

Parmi les artères périphériques les suivantes jouent le rôle le plus important.

1° Artère sous-clavière mammaire interne et ses branches intercostales antérieures. Intercostales supérieures allant aux intercostales postérieures et de là à l'aorte thoracique.

2° Artère sous-clavière (transverse du cou, scapulaires, thoracique longue allant aux intercostales postérieures et de là à l'aorte abdominale).

3° Artère sous-clavière (mammaire interne, épigastrique supérieure, épigastrique inférieure et finalement artère iliaque). Les artères frappent déjà à un examen superficiel par leur calibre anormal, leur plénitude, leurs flexuosités. Les artères que l'on n'aperçoit pas à l'état normal se montrent ici sous la peau comme de gros vaisseaux pulsatiles et atteignent presque le volume du petit doigt. A certains endroits, par exemple au niveau des omoplates, les grosses branches artérielles sont si nombreuses et si pressées les unes contre les autres, qu'on dirait une tumeur érectile. On sent souvent à la palpation un frémissement vibratoire, synchrone avec la systole, quoiqu'un peu en retard sur le choc de la pointe. Ce frémissement est parfois si fort, que les malades eux-mêmes se plaignent de ressentir un bourdonnement et des mouvements vibratoires désagréables le long du sternum, des côtes, du dos, de la clavicule ; la palpation est très utile quand les voies collatérales sont peu développées et échappent par conséquent à la vue. Mais le long du sternum, de l'omoplate, des côtes la main sentira des pulsations manifestes.

Au niveau des vaisseaux dilatés l'on entend presque toujours un souffle systolique. Dans bien des cas on observe même un bruissement continu que l'on a comparé à un souffle placentaire. Leyden et Scheele ont rencontré chez un patient un souffle systolique et diastolique. Ces souffles sont, comme les pulsations, un peu en retard sur le choc de la pointe, ce dont on peut se rendre compte en auscultant le long du sternum l'artère mammaire droite ou l'artère mammaire gauche. Dans certaines circonstances ils s'entendent sur une étendue très considérable, par exemple sur toute la paroi antérieure de l'abdomen.

Plus les voies collatérales sont dilatées et plus le rétrécissement de l'isthme aortique est prononcé. Ce symptôme est du reste si caractéristique qu'il dispense en quelque sorte d'en rechercher d'autres.

Le pouls de l'aorte abdominale et de l'artère crurale présente deux caractères anormaux, d'abord il est en retard sur le choc de la pointe et sur les pulsations de la radiale, puis il est extrêmement faible, tellement que celui de la crurale peut sembler faire défaut. On reconnaîtra facilement le retard en examinant le tracé sphygmographique que nous avons emprunté à Leyden et à Scheele. On reconnaîtra en même temps combien le pouls est faible. Les différences entre le pouls radial et le pouls crural sautent d'autant plus aux yeux que le premier est manifestement plus fort qu'à l'ordinaire (à cause de l'hypertrophie du cœur). L'hypertrophie du ventricule gauche et sa dilatation sont déterminées par la résistance au cours du sang que produit le rétrécissement de l'isthme aortique, mais ce symptôme n'est pas constant.

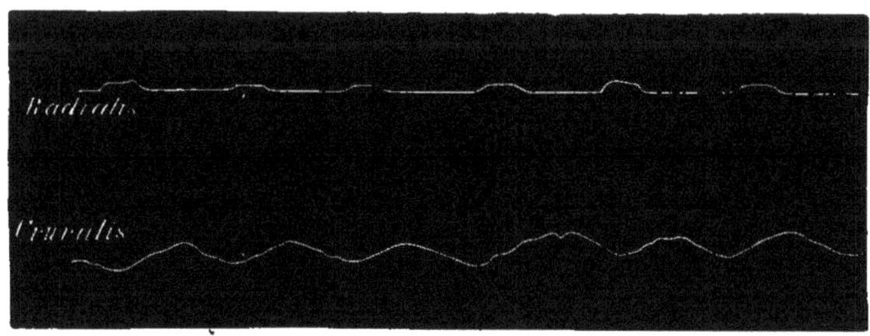

FIG. 52. — *Retard du pouls de la crurale sur le pouls de la radiale dans le rétrécissement de l'isthme de l'aorte.* D'après SCHEELE. (Obs. prise à la Clinique de Leyden.)

Ducheck sur 51 cas ne l'a rencontré que 26 fois (50 0/0). On reconnaît souvent qu'il y a dilatation des parties de l'aorte situées au-dessus du rétrécissement en enfonçant le doigt dans la fosse jugulaire.

Chez beaucoup de sujets le rétrécissement de l'isthme aortique est parfaitement supporté, et cette anomalie ne se reconnaît qu'à l'autopsie. D'autres fois ce n'est que lorsque la croissance a atteint son terme qu'on commence à s'apercevoir de quelque chose. Dans d'autres cas, il y a de l'impuissance fonctionnelle du cœur, s'annonçant souvent par des palpitations de cœur, de la dyspnée, de la toux, des hémoptysies, puis de l'œdème et de la stase veineuse, qui peuvent emporter le malade. Ces troubles sont d'autant plus certains et plus précoces que la sténose de l'aorte a retenti davantage sur le développement du corps.

Souvent la mort est le résultat d'une hémorrhagie cérébrale, quelquefois d'une rupture du cœur ou de l'aorte, d'une paralysie subite du myocarde, ou d'une affection intercurrente telle que pleurésie, pneumonie ou péricardite.

III. Étiologie. — Le rétrécissement et l'oblitération de l'isthme aortique ont été rencontrés à tous les âges. Bochdalek les a rencontrés chez un enfant de 22 jours. La malformation est plus fréquente dans le sexe masculin. Elle n'est pas bien fréquente, car Ducheck n'avait pu jusqu'en 1862 en réunir que 51 cas. Ermann a fait monter ce chiffre à 61 en 1873. Depuis on a publié 8 observations nouvelles. Le total s'élève à un peu plus de 70. Les théories par lesquelles on a essayé d'expliquer cette anomalie sont nombreuses, sans pour cela être bien satisfaisantes, probablement parce qu'elles sont trop exclusives et qu'elles veulent s'appliquer à tous les cas. Nous nous contenterons d'exposer celles qui nous paraissent les plus acceptables. Dans beaucoup de cas il semble qu'il s'agisse d'un arrêt de développement, cette opinion soutenue principalement par Rokitansky est appuyée sur ce qu'il y a fréquemment dans d'autres points de l'économie des vices de conformation. Dans d'autres cas on dirait que le rétrécissement de l'isthme résulte d'un abouchement anormal du canal artériel. En effet on voit le conduit de Botal faire hernie en quelque sorte dans l'intérieur de l'aorte. Skoda a fait remarquer que la partie de l'aorte voisine de ce canal artériel peut participer au rétrécissement et à l'oblitération qui surviennent dans le conduit de Botal après la naissance

Hammernjk croit que la sténose peut résulter d'une thrombose aortique, continuation de la thrombose normale du canal artériel. Mais ce qui prouve que cette hypothèse n'est pas toujours exacte est que le conduit de Botal peut persister en même temps qu'il y a rétrécissement de l'isthme aortique. D'ailleurs la thrombose du canal artériel est loin d'être un fait régulier.

Lebert a invoqué enfin l'existence d'une aortite fœtale. Et maintenant d'où vient cette sténose de l'isthme aortique. Nous ne pouvons répondre actuellement à cette question.

IV. Pronostic et Traitement. — Le pronostic est grave parce que l'on ne peut rien sur cette malformation, et d'autre part il est favorable en ce que l'on sait par expérience que la vie est longtemps compatible avec cet état de choses.

Le traitement est celui des maladies de cœur en général. On évitera les fatigues corporelles et intellectuelles. La nourriture doit être légère et fortifiante. S'il y a des phénomènes de stase veineuse et d'autres complications, on les traitera de la manière habituelle.

8. — Rétrécissement congénital de l'aorte.

On a décrit souvent le rétrécissement congénital de l'aorte; chez certaines personnes, ce vaisseau n'est pas plus volumineux que pendant l'enfance, son calibre atteint même parfois à peine celui d'une artère crurale. Souvent la structure anatomique paraît modifiée, notamment pour les tuniques interne et moyenne (musculaire). Souvent même ces dernières présentent des traces d'endartérite et de dégénérescence graisseuse, parfois la surface interne est ondulée et comme treillissée par de nombreux plis. L'aorte est aussi extrêmement flexible et extensible. Souvent l'origine des artères intercostales présente des anomalies.

On a observé ces modifications vasculaires, ainsi que le font remarquer Virchow et Rokitansky, principalement chez les chlorotiques dont souvent tout l'appareil circulatoire est rétréci. Plus rarement il s'agit d'une maladie véritable, dont Stoll-Krotowsky, Kulenkampf, Knövenagel, Küssner et Tuczek ont donné récemment des observations; tantôt on la rencontre chez les individus délicats, tantôt chez les hommes un peu plus robustes mais en général pâles, peu résistants et souffrant facilement de troubles dus à la stase veineuse. Le cœur est le plus souvent dilaté et hypertrophique, tandis que le pouls périphérique est étonnamment petit et faible.

Il peut y avoir en même temps des souffles systoliques dus peut-être aux vibrations irrégulières de l'aorte ou même des frottements péricardiques. Le malade est emporté par la stase veineuse ou par une rupture de l'aorte qui se produit dans quelques cas.

On peut à peine établir un diagnostic probable. Le traitement sera dirigé de la façon que nous avons indiquée pour les autres maladies du cœur.

APPENDICE

Les faits que l'on possède sur la *dilatation totale du système aortique* sont très rares. Krauspe a trouvé sur le cadavre d'un individu mort d'un emphysème pulmonaire toutes les artères atteintes d'une dilatation presque anévrysmale.

G. Budor

Ancien interne des hôpitaux.

LIVRE II

MALADIES DE L'APPAREIL RESPIRATOIRE

PREMIÈRE PARTIE

MALADIES DES FOSSES NASALES

Inflammation catarrhale de la muqueuse nasale. Coryza.

I. **Étiologie.** — Le coryza succède habituellement au refroidissement. C'est en automne et en hiver, au moment des changements brusques de température, qu'il est le plus fréquent. Il acquiert parfois un caractère épidémique. Mais il est facile de s'apercevoir que certaines personnes offrent une prédisposition marquée pour le coryza; chez d'autres au contraire la fâcheuse influence du froid se manifeste par l'inflammation d'autres organes.

Le coryza peut avoir des causes locales. Il peut être déterminé par des excoriations de la muqueuse nasale, des tumeurs, l'eczéma, ainsi que par les corps étrangers.

A ces influences locales il faut encore ajouter l'inspiration de poussières, l'inhalation de gaz irritants, ou bien encore d'air trop froid ou trop chaud. C'est ce qui explique la fréquence du coryza dans certaines professions. Il est évident que l'irritabilité de la muqueuse nasale peut s'émousser; c'est un fait bien connu que les personnes qui ont l'habitude de priser ne souffrent pas de coryza, tandis qu'une prise de tabac chez celles qui n'y sont pas habituées peut déterminer une inflammation intense.

Chez quelques personnes il existe une véritable idiosyncrasie pour certaines odeurs; c'est ainsi que l'inspiration de poudre d'ipéca peut déterminer régulièrement un coryza. Hühnerwolff (1712) a observé un homme chez lequel le parfum de la rose déterminait une inflammation de la pituitaire.

Nous ferons aussi rentrer dans ce groupe étiologique la fièvre des foins (Heufieber), qui est causée par l'action irritante du pollen des graminées.

C'est aux formes toxiques qu'il faut rattacher ces coryzas qui succèdent à l'emploi de médicaments internes, des préparations iodées par exemple. D'après Stadion la digitaline aurait la même action.

Dans certains cas, le coryza succède à une inflammation de voisinage. Niemeyer fait remarquer que le coryza accompagne parfois les inflammations de la lèvre supérieure ou des gencives.

Le coryza apparaît souvent dans le cours des maladies infectieuses : la rougeole, scarlatine, la coqueluche, la fièvre typhoïde, le typhus exanthématique, la fièvre récurrente, la grippe, l'érysipèle, la syphilis, la phtisie pulmonaire, la scrofule, la lèpre, la morve, etc.

Il n'y a, dans certains cas, qu'une infection locale de la muqueuse. Il est possible, bien que le fait ait été très rarement observé, de voir le pus blennorrhagique, inoculé sur la muqueuse nasale, y déterminer une inflammation blennorrhagique (Boerhave, Edwards, Siegmund). Fränkel a cru pouvoir expliquer le coryza des nouveau-nés par le contact des sécrétions vaginales de la mère avec la muqueuse nasale.

Il est impossible dans certains cas de rendre compte des causes étiologiques. Vérité admet un coryza arthritique. Chez certaines femmes, le coryza apparaît à chaque époque menstruelle. Je connais plusieurs exemples de fonctionnaires qui, à chaque acte public, ont le sang à la tête, les fosses nasales bouchées, un véritable coryza psychique qui ne disparaît que lorsque l'état d'excitation intellectuelle a disparu. Il s'agit sans doute d'une prédisposition maladive de la muqueuse à l'inflammation, surtout de celle des cornets inférieurs ; ce n'est que dans ces dernières années que l'attention a été attirée sur son importance.

La nature infectieuse du coryza est très discutée. Dans le public on le regarde comme une maladie infectieuse ; on se garde d'embrasser les personnes qui en sont atteintes, ou de se servir de leur mouchoir de poche. Il est impossible de nier la nature infectieuse de certaines formes de la maladie. On a réussi par exemple à inoculer la rougeole au moyen de la sécrétion nasale d'un rubéolique. Il est vraisemblable que les formes rhumatismales du coryza sont de nature infectieuse, bien que Friedreich ait fait sur lui-même sans résultats des essais d'inoculation. Dernièrement on a trouvé des schizomycètes dans la sécrétion nasale du coryza.

II. **Symptômes**. — Le coryza est une affection si commune, que chacun en connaît par sa propre expérience la marche et les symptômes. On le rencontre plus souvent chez les adultes que chez les enfants. Au point de vue de la marche, on peut distinguer un coryza aigu et un coryza chronique.

Le coryza aigu s'annonce souvent par des symptômes fébriles. Les malades éprouvent des frissons répétés, ils se sentent accablés, abattus, se plaignent de tiraillements et de douleurs dans les articulations et les membres, et perdent l'appétit ; la soif augmente, provoquée par une sensation de chaleur dans la gorge. Très souvent l'esprit est troublé par la crainte d'une maladie grave.

On a même pu observer du délire et des convulsions chez des sujets prédisposés. Ces symptômes fébriles sont surtout accusés lorsque la maladie a été causée par le froid. Leur durée ne dépasse pas ordinairement deux ou trois jours.

Les premières manifestations locales consistent en un sentiment de sécheresse et de picotements particuliers dans le nez. Cette sensation peut même devenir légèrement douloureuse. Le nez est bouché, la voix devient nasonnée, le goût et l'odorat sont obnubilés ou même abolis ; il existe parfois des sensations perverties et une tendance particulière à l'éternuement.

La sécrétion apparaît bientôt, tout d'abord en petite quantité, d'un liquide clair et fluide, d'un goût salé dans lequel Donders a trouvé moins de chlorure de sodium que de chlorhydrate d'ammoniaque. C'est d'ailleurs à cette substance qu'il faut attribuer l'action irritante qu'exerce la sécrétion nasale sur la lèvre supérieure et qui détermine très souvent une légère dermatite. L'examen microscopique fait reconnaître dans cet exsudat des globules de pus en faible quantité, et quelques cellules épithéliales à cils vibratiles, dont la présence a été démontrée par Henle.

Au bout de quelques jours, la sécrétion nasale devient purulente. Le nombre des globules du pus augmente et l'exsudat devient verdâtre et opaque. Les éternuements ont cessé. Le coryza touche à sa fin.

Il est rare que le processus catarrhal se limite à la muqueuse nasale ; il envahit ordinairement les muqueuses voisines. Les malades se plaignent souvent d'un sentiment de pesanteur au-dessus de la racine du nez ou de douleur dans la région sourcilière, symptômes qui se rapportent à l'inflammation de la muqueuse des sinus frontaux. Souvent aussi la sécrétion lacrymale est augmentée, il existe un sentiment de cuisson dans les yeux, de la photophobie et une rougeur très forte de la conjonctive. Lorsque l'inflammation s'est propagée par les voies lacrymales, la conjonctivite précède parfois le coryza. Lorsque la muqueuse de l'antre d'Highmore participe à l'inflammation, les malades se plaignent d'une douleur dans la région des joues et le long du rebord alvéolaire du maxillaire supérieur. Si le catarrhe envahit la muqueuse du pharynx, les malades accusent une douleur cuisante dans le pharynx et une gêne dans la déglutition. La muqueuse de la trompe d'Eustache peut être atteinte secondairement et occasionner alors un affaiblissement de l'ouïe, des douleurs et des bourdonnements d'oreille.

Si enfin l'inflammation se propage au larynx, la toux et l'enrouement en seront les premières manifestations. La marche du coryza est presque toujours bénigne et sa durée ne dépasse pas quelques jours. En général il est terminé à la fin de la première semaine; il empiète rarement sur la seconde.

Le coryza aigu mérite une attention toute particulière chez les nouveau-nés. Chez eux en effet les fosses nasales sont naturellement très étroites, et il suffit d'une tuméfaction légère de la muqueuse pour les rendre imperméables. Il en peut résulter des troubles graves de nutrition, car les enfants respirent par le nez en tetant. La mort par inanition peut survenir si l'on ne prend pas soin de remplacer le sein par une alimentation lactée introduite au moyen d'une cuiller, d'une tasse ou même du cathétérisme.

En outre, les enfants respirent par le nez en dormant et appliquent leur langue contre le palais ; et ils ne savent pas respirer par la bouche. Aussi sont-ils exposés à la suffocation en cas d'obstruction nasale. Le sommeil devient impossible. L'hyperhémie pulmonaire qui résulte de cet état de choses occasionne aussi de la dyspnée et de la cyanose (Kussmaul). Hénoch a fait remarquer que le catarrhe nasal des nouveau-nés était souvent accompagné de suffocation ou d'orthopnée.

Le *catarrhe nasal chronique* (vulgairement l'enchifrènement) se développe, tantôt à la suite d'un catarrhe aigu à répétition, ou ayant traîné en longueur, et tantôt d'emblée. Ce dernier mode de production s'observe surtout dans le cas de certaines maladies infectieuses chroniques, la scrofule ou la syphilis, par exemple. Souvent on constate des exacerbations, quelquefois l'affection persiste pendant toute la durée de l'existence.

Le symptôme dont se plaignent surtout les malades, est l'imperméabilité nasale, qui les oblige à respirer et à dormir la bouche ouverte. Ce fait seul suffit pour qu'on puisse conclure avec certitude à l'existence d'un catarrhe nasal chronique. Chez certains malades, la physionomie semble hébétée. Le goût et l'odorat sont diminués ou abolis, et la voix est nasillarde. Le plus souvent on constate une secrétion nasale abondante, jaunâtre, purulente; plus rarement le liquide qui s'écoule est clair, et sa quantité peut atteindre un demi-litre en une journée. C'est ce qu'on nomme la *rhinorrhée*.

A l'examen rhinoscopique, on trouve la muqueuse nasale boursouflée, hyperhémiée, de couleur gris ou brun rougeâtre, recouverte par une sécrétion abondante; les fosses nasales sont rétrécies, oblitérées. La sécrétion de la muqueuse se dessèche souvent en formant des croûtes gris jaunâtre ou gris verdâtre que l'on aperçoit à l'examen rhinoscopique sous forme d'écailles revêtant la muqueuse ou oblitérant complètement les méats.

Elles déterminent souvent la sensation d'un corps étranger, se détachent difficilement et leur ablation rend momentanément aux fosses nasales leur perméabilité.

Elles se transforment parfois en concrétions dures, dues à l'incrustation de sels calcaires, et constituant les rhinolithes.

Le pus peut devenir fétide et déterminer l'ozène simple. Les malades répandent une odeur nauséabonde qui les incommode autant que leur entourage, et qui leur donne le dégoût des aliments.

Il en est de même lorsque la muqueuse tuméfiée au début subit une atrophie; c'est la rhinite chronique atrophique.

On peut voir parfois des ulcérations se former sur la muqueuse nasale. Elles peuvent rester localisées à la muqueuse, mais plus tard elles gagnent en profondeur, intéressant le périoste et l'os. Il en résulte des modifications dans la charpente du nez. Ces altérations nécrotiques s'accompagnent presque toujours d'une sécrétion fétide, que par opposition à l'ozène simple on décrit sous le nom d'ozène ulcéreux.

Le coryza chronique est parfois la cause de végétations polypeuses de la muqueuse.

Si l'inflammation chronique s'étend à la muqueuse de l'antre d'Highmore et si son orifice s'oblitère, les sécrétions s'y accumulent en assez grande quantité pour remplir la cavité, amincir ses parois et constituer l'hydropisie de l'antre d'Highmore. Il en peut résulter aussi des complications. La même inflammation chronique peut avoir pour siège les sinus frontaux.

D'une manière générale le pronostic du coryza chronique est bénin. C'est une affection plus gênante que dangereuse. L'ozène et le coryza chronique méritent une attention toute spéciale chez l'enfant où ils sont bien souvent la conséquence de la syphilis héréditaire.

III. Traitement. — Le traitement est tout d'abord prophylactique. On cherche à endurcir les personnes faibles et les rendre plus résistantes au froid. Il faut dans certains cas, prescrire aux malades les poussières et les vapeurs irritantes.

Lorsque la syphilis, la scrofule ou l'anémie sont en cause, on appliquera un traitement général.

Mais, en outre, un traitement local est souvent d'une grande utilité. Lorsqu'il s'agit d'un coryza aigu fébrile, le repos au lit et la diète peuvent devenir nécessaires; et si la température est assez élevée, un antithermique est indiqué.

On obtient très souvent de bons résultats d'une médication diaphorétique.

Phar. all.: Infusion chaude de sureau; ou tisane pectorale; ou chlorhydrate de pilocarpine à 0,1 : 10, une seringue en injection sous-cutanée; poudre d'ipéca, 0,50 centigr. L'inhalation de vapeurs d'eau bouillante est très agréable à la plupart des malades; il suffit de faire mettre le visage au-dessus d'un vase plein d'eau bouillante et d'envelopper la tête et le vase dans un linge. On peut utiliser aussi les inhalations au moyen de l'inhalateur bien connu de Siegle, en employant des solutions de sel de cuisine, de chlorate de potasse ou de chlorhydrate d'ammoniaque (0,5 — 1,0 0/0). Dans le coryza aigu le badigeonnage de la muqueuse, au moyen d'une solution du nitrate d'argent ou d'une autre substance astringente, reste en général sans effet.

On a beaucoup vanté dernièremont un moyen indiqué par Hayem et recommandé par Brandt; mais il n'apporte qu'un soulagement passager.

Phar. all. :		
	Acide phénique	5
	Alcool rectifié	15
	Ammoniaque	5
	Eau distillée	16

Verser quelques gouttes de cette solution sur du papier buvard et respirer toutes les deux heures, aussi longtemps que l'odeur persiste, en ayant soin de fermer les yeux.

L'érythème de la lèvre supérieure sera combattu par des badigeonnages de vaseline, de beurre de cacao ou d'huile d'amandes amères, répétés 3 fois par jour.

Chez les nouveau-nés on cherchera à maintenir la perméabilité des fosses nasales et à lutter contre la formation de croûtes au moyen d'injections d'eau tiède.

Contre le catarrhe chronique, on utilisera la douche nasale et les poudres à priser.

On prendra 3 ou 4 fois par jour des douches nasales avec une solution d'acide phénique à 1 0/0 ou d'acétate d'alumine à 1 0/0, suivies d'une prise de la poudre suivante : calomel 3 gr., alumine, 5 gr.

Certains auteurs recommandent d'autres solutions astringentes pour les douches (alun, nitrate d'argent, acétate de plomb, sulfate de zinc, etc.).

On peut substituer au calomel le sublimé, comme poudre à priser. On a recommandé tour à tour les insufflations, les tampons d'ouate, les badigeonnages, les inhalations, les douches nasales et le galvano-cautère.

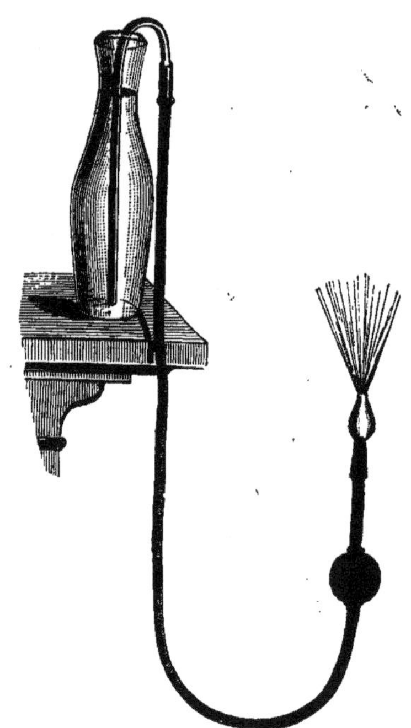

FIG. 53. — *Douches nasales.*

La figure 53 représente un appareil très commode pour les douches nasales. Il consiste en un tube de verre recourbé qui plonge jusqu'au fond d'une bouteille d'un litre, tandis qu'à son autre extrémité est fixé un tube en caoutchouc terminé par une poire et une petite ampoule en verre qui pénètre dans la narine. Pour amorcer l'appareil, il faut élever la bouteille et presser sur la poire. Le liquide s'écoule par ce siphon. Le malade doit garder la bouche ouverte de telle sorte que le liquide qui a pénétré par une des narines puisse s'écouler d'une façon continue par l'autre. L'emploi de l'injecteur a le désavantage de déterminer une pression trop forte de telle sorte que le liquide peut pénétrer dans les trompes d'Eustache et jusque dans l'oreille moyenne et y déterminer une inflammation grave. Le liquide doit être tiède (28° à 30° R.) et sa quantité doit varier entre 1/2 litre à 1 litre.

S'il se forme des croûtes, on fera des injections répétées au moyen de solutions salées ou d'eau tiède.

Contre l'ozène simple on utilisera les moyens indiqués plus haut; on conseille aussi les solutions de permanganate de potasse à 1 0/0 (une cuillerée à thé pour un verre d'eau), le chlorate de potasse à 5 0/0, le thymol à 0,05 0/0 ou le chlorure de chaux à 2,5 0/0. On cautérisera les ulcérations au moyen de nitrate d'argent fondu ou en solution concentrée. L'ozène ulcéreux ainsi que les autres complications nécessitent un traitement chirurgical.

APPENDICE

Schubert a décrit dernièrement chez une femme de 75 ans une affection parasitaire du nez et du pharynx causée par un aspergillus. La malade se plaignait depuis plusieurs semaines de l'imperméabilité des fosses nasales et d'un écoulement séreux. Les parties postérieures des méats étaient tapis-

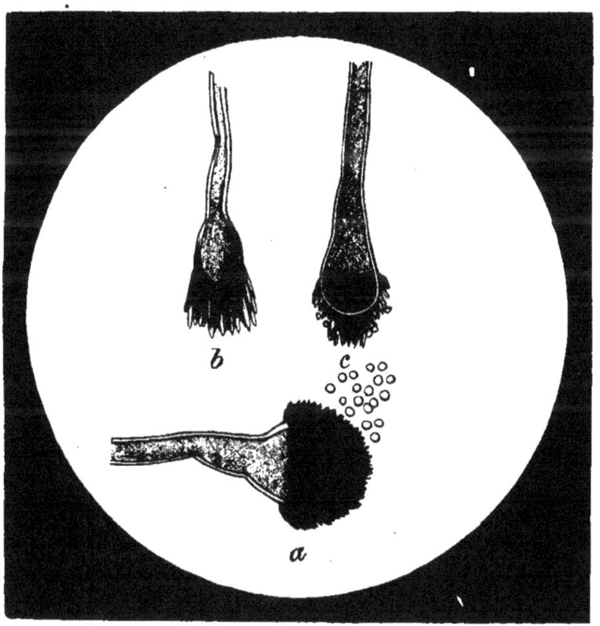

FIG. 54. — *Aspergillus fumigatus des fosses nasales.* D'après Schubert : *a*) à maturité ; *b*) âgé ; *c*) jeune. Gross. 650 fois.

sées par des concrétions grumeleuses, répandant une odeur de moisissure. Schubert a montré qu'il s'agissait de l'aspergillus fumigatus et il a guéri la malade au moyen de douches nasales et de pulvérisations d'acide borique.

DEUXIÈME PARTIE

MALADIES DU LARYNX

1. — Laryngite catarrhale. Inflammation catarrhale de la muqueuse laryngée.

I. **Étiologie.** — La laryngite catarrhale est une affection très répandue. On la rencontre à tout âge, dans tous les climats, aussi bien chez l'homme que chez la femme. Elle est plus fréquente de 20 à 40 ans ; plus fréquente aussi chez l'homme que chez la femme ; et quant aux conditions climatériques, elle est plus répandue au moment des changements brusques de température, lorsque l'air est humide, que le vent du nord ou du nord-ouest souffle, et que le lieu habité est exposé au vent.

Parmi les causes spéciales, il faut incriminer le refroidissement local ou général.

Les effets nuisibles du froid peuvent se limiter à la muqueuse laryngée ou atteindre d'autres muqueuses, la muqueuse pituitaire, conjonctivale, bronchique.

Les personnes affaiblies, délicates et qui transpirent facilement y sont particulièrement prédisposées. Une inflammation antérieure diminue la capacité de résistance contre les affections rhumatismales du larynx. Mais il est difficile d'expliquer pourquoi chez certaines personnes c'est la muqueuse laryngée qui est toujours affectée après un refroidissement.

A certaines époques, en automne et en hiver la laryngite est si fréquente qu'elle prend un caractère épidémique et qui a fait croire à des causes infectieuses.

La laryngite peut être causée par des causes atteignant directement les parties constituantes du larynx. Elles peuvent être de nature chimique ou mécanique. C'est ce que l'on observe après l'inspiration de vapeurs irritantes (chlore, ammoniaque, brome, iode, etc.), de poussières, ce qui explique la fréquence de la laryngite dans certaines professions. On l'observe aussi chez les fumeurs, chez les personnes qui ont fatigué leurs cordes vocales par la parole, le chant, les cris ou la toux.

On l'observe aussi fréquemment dans certaines carrières, celle de professeur, de prédicateur, de chanteur, d'officier, d'orateur où elle constitue une affection souvent très gênante. D'après Labus, les ténors seraient plus souvent atteints que les basses. Chez les nouveau-nés il est facile de constater que la voix devient aphone, rauque, après des cris prolongés. Chez les personnes atteintes d'affections bronchiques ou pulmonaires, la voix est souvent éteinte par la force du catarrhe laryngé, causé lui-même par une toux opiniâtre. C'est à ce groupe étiologique qu'il faut rattacher la laryngite qui se développe chez des dyspeptiques à la suite des renvois aigus de gaz irritants ou du rejet de masses fortement acides qui atteignent la muqueuse laryngée et l'irritent. Il peut même en résulter des complications plus graves sur la muqueuse laryngée.

Dans certains cas il s'agit d'une inflammation par propagation. C'est ainsi que les affections chroniques du pharynx donnent très souvent lieu au catarrhe laryngé. On le rencontre fréquemment chez les buveurs, mais il faut dire que chez eux de nombreuses causes contribuent au développement de la laryngite, la parole à haute voix, les chants, le séjour dans des salles enfumées, et exposées aux courants d'air, etc.

Certaines maladies infectieuses, la rougeole, la grippe, la fièvre des foins, la syphilis, la phtisie pulmonaire, la scrofule, le lupus s'accompagnent de laryngite catarrhale.

La laryngite est fréquente dans certaines maladies chroniques, sans qu'on puisse invoquer des influences directes : nous avons en vue le mal de Bright, la chlorose et le rachitisme. Navratil fait remarquer que les malades atteints d'affection du foie ou de la rate y sont prédisposés.

Dans certains cas ce sont des troubles circulatoires qui entrent en jeu ; c'est ainsi qu'il faut expliquer la laryngite des goitreux ou des cardiopathes que l'on observe fréquemment si l'on utilise le laryngoscope.

Enfin les ulcérations ou tumeurs du larynx s'accompagnent toujours d'inflammation catarrhale des parties avoisinantes de la muqueuse.

Il n'est pas rare de rencontrer chez les adolescents à l'âge de la puberté des modifications chroniques des cordes vocales qui causent en partie la mue de la voix.

Mackenzie a communiqué quelques observations, où il s'agit d'une prédisposition générale aux inflammations de plusieurs muqueuses ; une entre autres d'un homme ayant à la fois de la laryngite, de l'œsophagite, de l'entérite et de la cystite.

II. Symptômes. — Il faut distinguer, au point de vue de l'évolution clinique, la laryngite aiguë et la laryngite chronique.

Laryngite catarrhale aiguë. — Le catarrhe aigu de la muqueuse laryngée débute brusquement dans la plupart des cas. Il est rare de le voir débuter par des symptômes fébriles généraux, des frissons, une élévation de la température centrale, une soif exagérée et une augmentation de fréquence du pouls.

Les malades sont habituellement tourmentés par des picotements et des quintes de toux qu'ils rapportent au larynx. Certains malades accusent une sensation d'excoriation et d'enrouement dans la région laryngée. Il est rare de constater une véritable douleur. La pression exercée sur le larynx peut être légèrement sensible ; la déglutition détermine parfois aussi de la douleur, causée soit par le contact de l'épiglotte avec des parties malades, soit par le contact direct du bol alimentaire sur ces parties.

Au début, la toux est dite sèche; elle ne s'accompagne d'aucune expectoration. Plus tard apparaît une expectoration transparente, muqueuse, qui examinée à l'aide du microscope contient quelques cellules rondes et des cellules épithéliales. Il est rare de rencontrer des cellules à cils vibratiles détachées de la muqueuse enflammée. Après l'addition d'acide acétique, les cellules rondes se boursouflent, deviennent transparentes et laissent voir dans leur intérieur 2 ou 3 noyaux qui présentent la forme de biscuits étranglés. L'acide acétique précipite la mucine sous forme d'un nuage opalescent. L'expectoration muqueuse (*sputum crudum* des anciens) se transforme souvent lorsque l'inflammation arrive à son terme en une expectoration muco-purulente (*sputum coctum*). Elle devient plus abondante, plus filante, plus riche en eau et en mucine, plus jaune, présente par places des points opaques verdâtres, et c'est dans ces points purulents que l'on rencontre une grande quantité de cellules arrondies.

L'expectoration est parfois striée de sang. C'est ce qui arrive lorsque la toux et l'inflammation sont très violentes. Il est rare de constater une quantité un peu plus considérable de sang. A l'aide du microscope on reconnaît même dans l'expectoration muqueuse ou muco-purulente une quantité assez notable de globules sanguins qui ne sont pas dus à une hémorrhagie, mais à la diapédèse inflammatoire. Il sont sans importance, même lorsqu'ils forment des piles.

La toux peut prendre parfois un caractère spasmodique. Elle consiste en une inspiration stridente causée par l'occlusion spasmodique de la glotte et une série d'accès de toux répétés.

La voix est souvent affectée. Elle est voilée, elle part souvent en fausset et finit par devenir aphone et atone, et n'est plus qu'un léger chuchotement. L'image laryngoscopique donne l'explication des troubles mécaniques qui en sont la cause. Dans bien des cas on constate une forte tuméfaction et des inégalités des cordes vocales qui ne permettent plus leur exacte juxtaposition; dans d'autres cas il s'agit d'une parésie de certains muscles du larynx, parfois aussi d'une tuméfaction de la muqueuse qui avoisine l'orifice glottique et qui y pénètre (dans la région interaryténoïdienne et plus souvent au niveau de l'insertion antérieure des cordes vocales). Les fausses cordes vocales peuvent être aussi tellement enflammées qu'elles compriment les cordes vocales inférieures et jouent le rôle d'une sourdine. Ces diverses lésions peuvent exister simultanément et exercer leurs effets nuisibles sur l'émission de la voix.

Mais il faut se garder de conclure de ces modifications de la voix à la certitude d'une laryngite catarrhale. Aucun des symptômes énumérés n'est vraiment pathognomonique. Ce n'est qu'au moyen du laryngoscope que l'on pourra arriver à un diagnostic certain et il est actuellement nécessaire que chaque praticien sache s'en servir. Lorsqu'on prend à tâche d'examiner ses malades au laryngoscope pour la moindre lésion, on est frappé de la multiplicité des formes de cette inflammation.

L'examen laryngoscopique fait reconnaître une inflammation catarrhale plus souvent localisée que diffuse.

Il est facile de reconnaître l'inflammation catarrhale des vraies cordes vocales. Tandis qu'à l'état normal elles paraissent blanches, nacrées et brillantes, leur coloration se modifie beaucoup sous l'influence de l'inflammation. Elles deviennent rouge vif. Au début, on reconnaît souvent la distension hyperhémique des veines et des artères, puis la coloration devient diffuse et les cordes vocales prennent un aspect charnu. Elles paraissent épaissies et leur bord libre présente des inégalités. Dans les premiers jours elles sont sèches et peu brillantes, plus tard leur surface se lubrifie et paraît même recouverte en partie par une sécrétion muqueuse ou muco-purulente. Cette sécrétion se collecte souvent entre les cordes vocales inférieures de sorte que dans l'écartement des cordes pendant la phonation ou l'inspiration profonde elle apparaît sous forme de filaments visqueux.

L'inflammation n'occupe jamais toute l'étendue des cordes vocales. Elle se localise de préférence à la partie qui correspond à l'apophyse vocale des cartilages aryténoïdes, plus rarement à l'insertion antérieure des cordes vocales. Parfois aussi une seule corde vocale est atteinte.

Lorsque les cordes vocales supérieures sont enflammées, on remarque au laryngoscope une rougeur insolite, une tuméfaction et une lubrification de leur face supérieure. Si la tuméfaction est très forte les cordes vocales supérieures peuvent se tuméfier à un degré tel, qu'elles recouvrent complètement les cordes vocales inférieures, dont on n'aperçoit le bord libre qu'en faisant faire au malade des exercices de phonation (voir fig. 55).

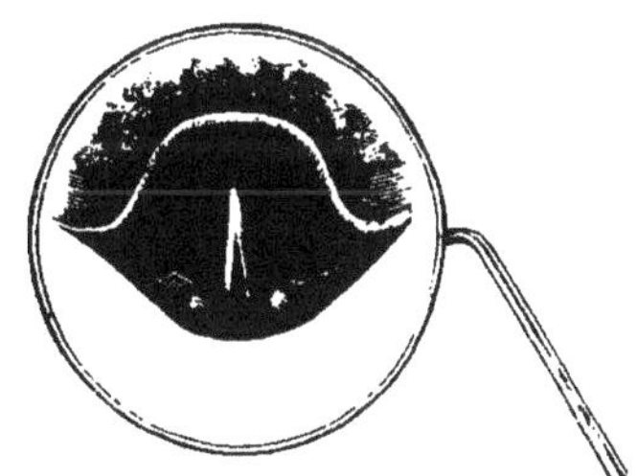

FIG. 55. — *Image laryngoscopique dans la laryngite catarrhale avec tuméfaction des fausses cordes vocales.*

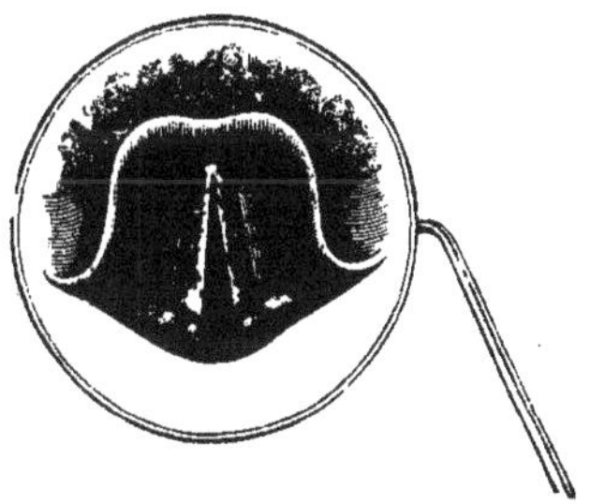

FIG. 56. — *Image laryngoscopique dans la laryngite hémorrhagique. (Les taches foncées représentent les points hémorrhagiques.)*

Les lésions de la muqueuse sont les mêmes au niveau des cartilages aryténoïdes et de l'épiglotte, et dans ce cas il faut savoir qu'une partie de la muqueuse enflammée peut, ainsi que je l'ai dit plus haut, s'interposer dans la glotte interaryténoïdienne et gêner les fonctions des vraies cordes vocales.

La durée de la laryngite aiguë ne s'étend pas au delà d'un ou deux jours dans quelques cas. Parfois elle se prolonge pendant une ou deux semaines.

Il est très rare de voir survenir des complications sérieuses.

Il se forme parfois au niveau de la muqueuse enflammée des extravasations sanguines, sous forme de taches rouges qui sont isolées ou confluentes.

On a décrit cette forme sous le nom de laryngite hémorrhagique (voir fig. 56). Tobold a pu dans un cas reconnaître au laryngoscope le vaisseau qui donnait lieu à l'hémorrhagie. Fraenkel a vu pendant l'examen laryngoscopique se former de nouvelles hémorrhagies après avoir nettoyé la glotte. Navratil a observé le même fait. Un de mes malades se débarrassait de ces concrétions sanguines en toussant, mais quelques secondes après on en observait de nouvelles sur la muqueuse.

Dans d'autres cas le sang se trouve sous la muqueuse et ne peut par conséquent pas être enlevé. D'après Stepanow l'affection récidiverait souvent pendant un certain temps. Il faut se garder de confondre la laryngite hémorrhagique avec les concrétions sanguines qui restent au niveau du larynx après les hémoptysies, ou qui y pénètrent, après une hématémèse. Il ne faut pas rattacher non plus à la laryngite hémorrhagique le cas où il s'agit d'une altération du sang et où les hémorrhagies se forment dans l'épaisseur des muqueuses ou de la peau, et par conséquent peuvent aussi se former au niveau du larynx.

Dans certains cas, la toux détermine une paralysie ou parésie de quelques muscles du larynx.

Elle survient ordinairement à la suite d'une infiltration séreuse inflammatoire des muscles, d'une myochordite. On ne la reconnaît qu'au moyen du laryngoscope. On constate des positions anormales des cordes vocales pendant la phonation ou la respiration.

Ce sont le plus souvent les muscles thyro-aryténoïdiens internes et aryténoïdiens qui sont intéressés (voir plus loin : *Paralysie des muscles du larynx*).

La tuméfaction atteint parfois un degré tel qu'il peut en résulter des signes d'obstruction de la glotte, et que la mort par asphyxie en est la conséquence.

Chez les enfants on voit fort souvent se manifester des signes d'obstruction de la glotte que l'on a désignés sous le nom de faux croup, à cause de leur ressemblance clinique avec ceux du croup (voir tome IV, *Diphtérie laryngée*).

Les signes de sténose glottique se manifestent subitement pendant la nuit, précédés cependant par des phénomènes d'inflammation catarrhale du côté des conjonctives, de la muqueuse pituitaire et même du larynx.

Après avoir dormi tranquillement la première moitié de la nuit, l'enfant se réveille en criant qu'il étouffe. Il s'agite dans son lit, se lève portant les mains à son cou, là où se trouve l'obstacle au passage de l'air. Il présente en même temps des signes de dyspnée inspiratoire très accusée. Les muscles auxiliaires participent aux efforts inspiratoires. L'inspiration est lente et s'accompagne d'un bruit strident, la face se cyanose, les traits expriment l'angoisse.

Le petit malade a la voix enrouée, parfois aphone ; et une toux rauque et aboyante succède à l'inspiration.

Cette scène effrayante dure une ou deux heures et se termine spontanément ou après l'administration d'un vomitif. Les enfants qui ont été atteints de faux croup y sont assez souvent exposés dans la nuit, tandis que le vrai croup ne les atteint presque toujours qu'une fois.

Les conditions nécessaires au développement du faux croup ne sont pas toujours les mêmes. Niemeyer a le premier fait remarquer que dans certains cas, la crise asphyxique était provoquée par une accumulation de mucus au niveau de la glotte qui réunit les bords libres des cordes vocales. Ziemssen rattache ces accidents au spasme de la glotte. J'ai pratiqué dans un cas l'examen laryngoscopique, et j'ai constaté une tuméfaction telle des fausses cordes vocales que pendant l'inspiration leurs bords se mettaient en contact. Dans d'autres cas j'ai trouvé une immobilité assez marquée des vraies cordes vocales qui étaient enflammées ainsi que la muqueuse de la glotte intercartilagineuse ; celle-ci formait une saillie dans l'espace glottique. Dehio a remarqué souvent l'inflammation de la muqueuse au-dessous des vraies cordes vocales. — On a décrit ces cas sous le nom de laryngite sous-glottique aiguë (voir plus loin).

Inflammation chronique de la muqueuse laryngée. — La laryngite catarrhale chronique débute d'emblée, ou à la suite d'une laryngite aiguë prolongée ou récidivée. Cela dépend en partie des conditions étiologiques en jeu. Lorsqu'il y a des anomalies de constitution, des troubles circulatoires, une suractivité fonctionnelle ou une irritation mécanique persistaute des cordes vocales, la laryngite est chronique d'emblée.

Les symptômes subjectifs sont moins accusés que dans la laryngite aiguë. Certains malades ne se plaignent pas même de picotements ou de toux.

L'expectoration n'est pas différente de celle de la laryngite aiguë. La voix est altérée de la même manière, et ce n'est parfois que lorsqu'ils élèvent la voix que les malades éprouvent pendant quelque temps une gêne dans la phonation.

L'examen laryngoscopique fait constater de la rongeur, de la tuméfaction et une augmentation de la sécrétion. La rougeur est parfois aussi vive que dans la laryngite aiguë. La coloration peut devenir brun ou gris rougeâtre, dans d'autres cas, elle est bleu rougeâtre. On trouve en certains points des taches brunâtres ou noirâtres, qui représentent les restes d'extravasations sanguines, en d'autres points on remarque une distension ou un état sinueux des vaisseaux.

La tuméfaction de la glotte peut être très prononcée, de telle sorte que les vraies cordes vocales atteignent deux ou trois fois leurs dimensions normales; l'épiglotte est parfois transformée en une masse informe. On aperçoit parfois des parties de la muqueuse transformées par l'inflammation en villosités. Si l'inflammation intéresse les glandes muqueuses, la face interne du larynx prend un aspect granuleux qui a fait décrire cet état sous le nom de laryngite granuleuse. L'hypersécrétion détermine une espèce de blennorrhée de la muqueuse laryngée.

On voit parfois des ulcérations laryngées succéder à la laryngite chronique. Elles débutent par de légères érosions épithéliales, qui gagnent en profondeur, ou par des modifications de glandes muqueuses. On les trouve au niveau du bord libre des vraies cordes vocales. Il est probable qu'il faut y voir l'action mécanique des deux cordes vocales frottant l'une contre l'autre pendant la phonation. Les ulcérations catarrhales ont le plus souvent pour siège la base du cartilage aryténoïde. Mais il est rare que ce soit l'inflammation catarrhale seule qui détermine l'ulcération ; les causes plus fréquentes sont de nature infectieuse : syphilis, tuberculose, etc. Les ulcérations des cordes vocales prennent une forme fissurale, qui fait paraître double la corde vocale atteinte.

Dans certains cas, l'inflammation catarrhale détermine la formation de tumeurs polypeuses ou de papillomes.

L'hypertrophie de la face inférieure de la corde vocale inférieure (laryngite chronique sous-glottique, Mackenzie) est une complication sérieuse de la laryngite catarrhale.

On désigne ainsi une inflammation hyperplasique qui se développe dans la muqueuse et le tissu conjonctif sous-muqueux de la face inférieure des vraies cordes vocales, et qui se porte en dedans et en bas, à la manière d'une

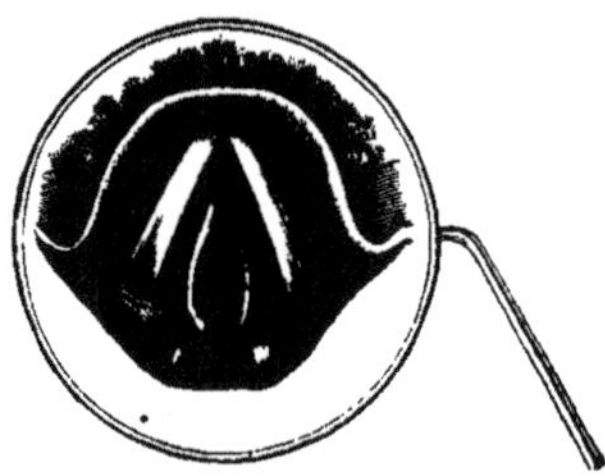

FIG. 57. — *Image laryngoscopique dans l'hypertrophie de la corde vocale inférieure.* D'après E. BUROW.

tumeur ou d'un diaphragme (voir fig. 57). Ces lésions sont redoutables à cause du rétrécissement progressif et de la mort possible par asphyxie.

Les cordes vocales prennent parfois, à la suite d'une inflammation catarrhale prolongée, un aspect bourgeonnant et granuleux qu'on a désigné sous le nom de chordite tubéreuse ou trachomateuse.

III. Anatomie pathologique. — Depuis la découverte du laryngoscope on peut étudier sur le vivant les lésions macroscopiques. Nous n'avons par conséquent rien à ajouter à ce qui a été dit de l'image laryngoscopique. L'examen laryngoscopique a une grande supériorité sur les recherches cadavériques, car la rougeur et la tuméfaction disparaissent ou diminuent après la mort.

Ce phénomène est dû à la grande quantité de fibres élastiques de la muqueuse laryngée. L'examen cadavérique n'a de valeur spéciale que pour la face inférieure des cordes vocales qui ne peuvent pas être étudiées au moyen du laryngoscope.

Quant aux lésions histologiques de la laryngite catarrhale, elles sont les mêmes que dans toute inflammation. On observe la dilatation des vaisseaux sanguins dans la muqueuse et la sous-muqueuse, la tuméfaction par suite de la transsudation séreuse, la diapédèse des globules blancs, la prolifération et la desquamation partielle de l'épithélium. Dans la laryngite chronique on constate en outre une inflammation hyperplasique. Ganghofer et Chiari ont trouvé dans l'hypertrophie de la corde vocale inférieure les mêmes lésions que dans le rhinosclérome.

IV. Diagnostic. — Le diagnostic, des plus simples avec le laryngoscope, est difficile au contraire sans cet instrument. L'examen laryngoscopique donne des renseignements complets sur le siège, l'étendue, les complications et la nature de l'inflammation, de telle sorte que le diagnostic différentiel n'est jamais à faire. Nous ferons remarquer cependant que les troubles fonctionnels ne sont pas toujours proportionnels aux lésions et que des lésions légères peuvent donner lieu à des signes graves, et réciproquement. Il faut déterminer aussi par les renseignements anamnestiques la nature étiologique de la laryngite; car le traitement en dépendra. L'examen laryngoscopique a une importance toute spéciale pour le diagnostic différentiel du croup et du faux croup. Dans le premier cas les dépôts fibrineux seront suffisamment caractéristiques. Il ne faut pas oublier cependant que chez les enfants, l'examen laryngoscopique présente de grandes difficultés techniques, surtout lorsqu'ils sont arrivés à la période dangereuse de l'asphyxie.

V. Pronostic. — Bien que la laryngite catarrhale ne menace que très rarement la vie, le pronostic n'est pas toujours très favorable au point de vue de la guérison complète.

Il est en rapport avec l'étiologie et l'on ne pourra espérer une guérison que lorsqu'on aura pu s'attaquer aux causes.

VI. Traitement. — C'est aux mesures prophylactiques qu'il faut donner la plus grande importance. S'il s'agit de personnes affaiblies, on conseillera des exercices fortifiants, des frictions froides, des douches froides, des vêtements appropriés, l'exercice en plein air, le séjour au bord de la mer. Il faut prendre garde de ne pas pousser ces moyens à l'extrême. Les personnes qui sont exposées aux poussières devront chercher à en diminuer l'inspiration. Quant aux fumeurs et aux buveurs on tâchera d'atténuer leur vice. Les malades qui souffrent de la gorge par suite d'un exercice immodéré de la voix, doivent s'habituer à ne pas fatiguer leur organe et apprendre à parler sans pousser trop leur voix, car beaucoup de personnes ont l'habitude de crier, quand la voix haute et distincte suffirait.

La laryngite aiguë, a frigore, se guérit souvent en peu de jours par l'emploi d'une médication diaphorétique.

On fait mettre le malade au lit ou dans une chambre à température égale de 15° R., et on lui fait prendre une tasse d'infusion chaude (1 cuillerée à soupe de camomille, ou de tisane pectorale, pour 2 tasses d'eau bouillante), etc.

Si les picotements de la gorge ou la toux sont très forts, on prescrira des narcotiques, du chlorhydrate de morphine (0,002 toutes les deux heures), de la poudre d'ipécacuanha opiacé (0,05 toutes les deux heures), de l'essence d'amandes amères (10 gr. pour 0,1 de chlorhydrate de morphine, 10 gouttes), etc. J'ai obtenu aussi de bons effets de pastilles de bromure et de morphine.

PHAR. ALL. :	Bromure de potassium	1.0
	Chlorhydrate de morphine.	0.02
	Sucre.	q.s.

Une pastille toutes les heures ou toutes les deux heures.

Lorsque l'expectoration est faible et filante, on cherchera à rendre la sécrétion plus fluide, par l'inhalation d'alcalins : par exemple, le chlorate de soude (1.0 — 5.0 0/0), le bicarbonate de soude (1. — 5. 0/0), le carbonate de soude (1.0 — 3.0 0/0), le bromure de potassium (1.0 — 3.0 0/0).

On peut aussi utiliser l'eau d'Ems pour les inhalations.

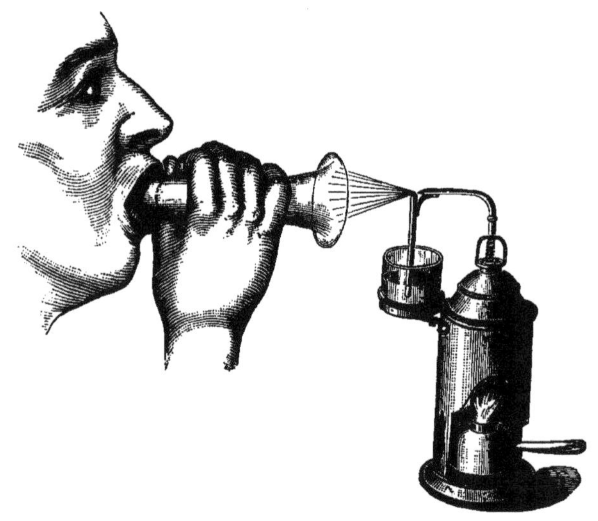

FIG. 58. — *Inhalateur de Siegle.* Gross. 1/4.

On emploie beaucoup aussi l'eau d'Ems ou de Selters additionnée de moitié de lait bouillant que l'on fait boire chaque matin.

Les inhalations doivent être répétées toutes les deux ou trois heures. Il est utile aussi de placer le vaporisateur sur un meuble élevé et de le laisser marcher pendant deux ou trois heures, afin de charger l'air de la chambre de vapeurs et de sels.

Il faudra toujours dans les inhalations laryngées, commencer par des solutions faibles et progressivement plus fortes. Il faudra changer, tous les

3 ou 4 jours, le médicament employé, parce que la muqueuse s'habitue vite à son action et ne réagit plus.

On se servira comme inhalateur de l'appareil de Siegle (voir fig. 58) dont il faudra avoir soin de bien expliquer le fonctionnement au malade,

La chaudière ne doit être remplie d'eau qu'à moitié pour éviter l'explosion qui pourrait avoir lieu facilement au moment de la vaporisation. Le verre qui se trouve devant l'appareil sera rempli du médicament employé. L'appareil doit être placé à la hauteur de la bouche du malade. Le malade tire la langue comme pour l'examen laryngoscopique, il place l'orifice étroit de l'entonnoir destiné à recueillir les vapeurs sur le dos de sa langue et fait de profondes inspirations.

Il n'est pas sans danger de recourir à une médication énergique dans la laryngite catarrhale. On obtient dans bien des cas des résultats surprenants. Mais bien souvent aussi on ne réussit qu'à augmenter l'inflammation. On utilise pour cela le badigeonnage du larynx au moyen d'une solution forte de nitrate d'argent (1 à 3 : 30), pratiqué à l'aide du miroir laryngoscopique ou plus simplement en faisant ouvrir largement la bouche et tirer la langue. On peut se servir d'un pinceau (voir fig. 59) ou d'une petite éponge (voir fig. 60). Le pinceau est préférable, car il se nettoie plus facilement.

Il faudra que chaque malade ait son pinceau, de telle sorte qu'il n'y ait pas possibilité d'inoculation de syphilis, de tuberculose ou d'autres affections infectieuses.

Si l'expectoration devient abondante, on fera faire des inhalations de substances astringentes, ou de balsamiques. Le nitrate d'argent (0.1 à 1 0/0) l'acide tannique (1 à 3 0/0), l'alun (1 à 3 0/0), l'acétate d'alumine (0.3 à 1 0/0), le sulfate de zinc (0.1 à 0.5 0/0), le chlorure de zinc (0.3 à 1.5 0/0), le perchlorure de fer (0.03-0.3 0/0).

L'inhalation de substances astringentes doit être prescrite dans les cas de laryngite hémorrhagique. On évitera les solutions trop fortes ou trop concentrées. On utilisera de préférence la solution étendue de perchlorure de fer (0.1 à 0.3 0/0).

La laryngite suraiguë et le faux croup seront traités par les mêmes moyens. On donnera des vomitifs à dose suffisante. On cherchera par divers moyens à déterminer une hyperhémie de la peau du cou, pour cela on peut utiliser des éponges trempées dans l'eau chaude, des frictions alcooliques, des sinapismes ou des vésicatoires. On peut aussi appliquer 3 à 6 sangsues dans la région cervicale ou, chez les enfants, au niveau du sternum ; on fera prendre des boissons chaudes pour déterminer la diaphorèse. Enfin si la mort par asphyxie devient imminente, on recourra à la trachéotomie.

Dans bien des cas de faux croup, il faut se souvenir du conseil de Niemeyer, ne pas laisser les enfants s'endormir trop fortement ; et les réveiller fréquemment pendant la nuit, et de leur faire prendre du thé chaud pour éviter la dessiccation et l'accumulation de la sécrétion de la muqueuse.

Briandt fait remarquer que parfois les cas de faux croup peuvent être rattachés à l'impaludisme et guéris radicalement par la quinine.

Le traitement de la laryngite chronique est en grande partie le même que celui de la laryngite aiguë. On utilisera aussi les insufflations d'acide tannique (0,1), d'acétate de plomb (0,05), ou d'alun (0,1). Nous avons obtenu souvent des résultats très rapides.

Pour les insufflations on se servira du pulvérisateur de Rauchfuss. (fig. 61), composé d'un tube en caoutchouc recourbé, terminé à l'une de ses extrémités par une poire en caoutchouc. Près de celle-ci se trouve une

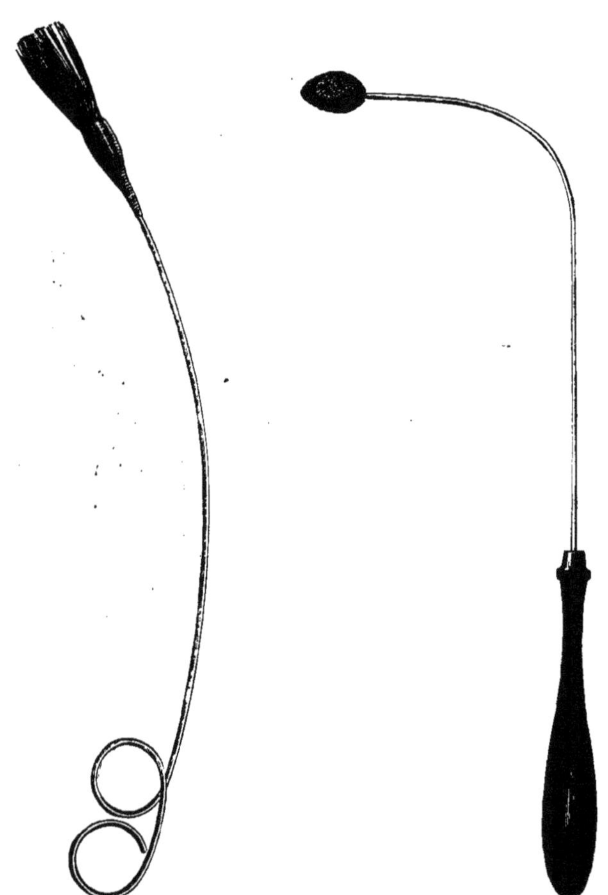

FIG. 59. — *Pinceau à larynx.* GROSS. 1/2. FIG. 60. — *Éponge à larynx.* GROSS. 1/2.

ouverture ovale dans le tube, ouverture que l'on peut fermer au moyen d'une petite virole. La poudre à pulvériser est versée dans cet orifice que l'on ferme ensuite. On fait ouvrir la bouche du malade qui doit en même temps tirer fortement la langue, on introduit le tube jusqu'à ce que son extrémité libre atteigne la partie supérieure du larynx. On fait faire au malade une profonde inspiration et en même temps on presse fortement sur la poire et le contenu se vide dans l'intérieur du larynx. Les premières fois cette petite opération est très désagréable pour le malade ; on voit même chez quelques-uns survenir un spasme des muscles du larynx déterminant la suffocation ; mais le larynx s'y habitue bientôt.

Il faut éviter d'employer une trop grande quantité de poudre (ne pas dépasser 0 gr. 1), parce qu'elle peut s'accumuler en diminuant la largeur de l'orifice glottique et déterminer une asphyxie mécanique. Il faut répéter l'opération tous les jours une fois.

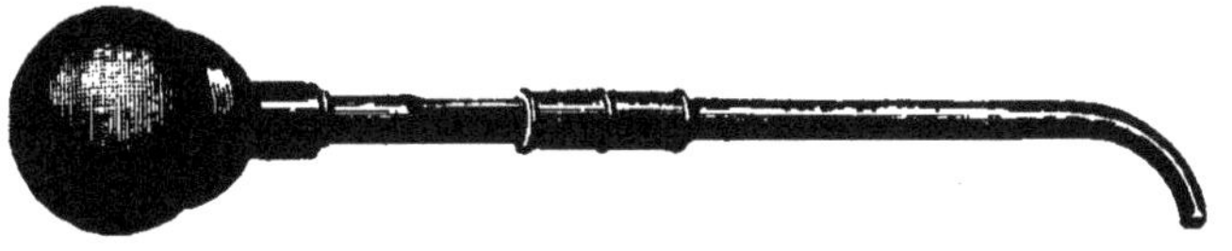

FIG. 61. — *Pulvérisateur de Rauchfuss.*

Mais à côté de cela, il faut avoir égard à l'étiologie. Chez les syphilitiques on utilise le traitement antisyphilitique. On recommandera les injections de sublimé (0,1 - 0,2 0/0) ou d'iodure de potassium (0,02 - 0,1 0/0). Chez les chlorotiques et les anémiques on ordonnera des préparations de fer ; chez les rachitiques et les scrofuleux on n'omettra pas le traitement général qui leur convient. S'il y a une pharyngite chronique en jeu, on cherchera tout d'abord à combattre celle-ci. Les laryngites chroniques sont souvent liées à une hypertrophie de la luette dont l'extrémité libre vient irriter l'orifice glottique. Dans ces cas l'ablation d'une partie de la luette a une influence étonnante, même sur le catarrhe secondaire du larynx.

Si l'on a affaire à des personnes pléthoriques, on ordonnera des cures à Carlsbad, à Marienbad, à Kissingen, à Hombourg, à Tarasp ou à des stations analogues ; ou enfin on soumettra le malade à un traitement dérivatif.

Les cures de bains dans les stations chlorurées-alcalines, les bains sulfureux ou les sources alcalino-terreuses jouissent d'une renommée toute particulière dans le traitement des laryngites catarrhales.

Le séjour au bord de la mer, ou les grands voyages sur mer, ont souvent un excellent effet.

Nous citerons parmi les sources chlorurées-alcalines : Ems (Prusse), Selters (Wiesbaden), etc.

Nous conseillerons parmi les bains qui ont des installations excellentes pour les inhalations : Soden (Taunus), Reichenhall (Bavière), Ischl (Autriche), Salz Kammergut, Oeynhausen (Westphalie), Baden-Baden, Canstatt (Wurtemberg), Mondorf (Luxembourg), etc. Parmi les sources sulfureuses dont on retirera de bons effets, surtout si à côté de la laryngite il y a de la pharyngite chronique, nous citerons : Aachen (province du Rhin), Baden (Argovie), Schinznach (Argovie), Baden (près de Vienne), Neundorf (Hesse), Eilsen (Schaumbourg-Lippe), Langenbrücken (Grand duché de Baden), Weilbach (Prusse), Maingau, Wipfeld (Bavière), Mehadia (Hongrie), Eaux-bonnes, Barèges, dans les Pyrénées ; Aix-les-Bains et Marlioz, en Savoie.

Parmi les sources alcalino-terreuses, mentionnons Weissenbourg (canton de Berne), Lippspringe et Inselbad, près de Paderborn en Westphalie.

Dans bien des cas le résultat thérapeutique n'est que passager ; le catarrhe recommence bientôt lorsque les malades reprennent leurs occupations habituelles. Le résultat est encore plus pitoyable lorsqu'on applique le traitement sans que le malade puisse se soustraire aux influences agissantes.

Le traitement de ces malades devient un véritable ennui pour le médecin. Dans ces cas-là nous recommandons encore les moyens thérapeutiques suivants :

On enveloppera le cou de linges humides. Pour cela on trempe une serviette dans de l'eau froide, on en exprime une partie, on entoure le cou en la recouvrant encore d'un linge sec. On laisse ce linge pendant toute la nuit.

On a l'habitude de se servir de dérivatifs, de badigeonnages iodés sur la région du cou, de frictions avec l'essence de térébenthine associée à l'huile de croton :

PHAR. ALL. :	Essence de térébenthine..................	āā 30
	Huile de croton.........................	

3 gouttes tous les soirs jusqu'à formation de pustules.

ou avec un onguent au tartre stibié : (frictionner tous les soirs la région centrale antérieure avec la grosseur d'une lentille de l'onguent), etc.

Dans quelques cas rebelles, j'ai employé l'air comprimé qui m'a donné des résultats excellents et rapides. Il en est de même de la faradisation.

S'il s'est formé des ulcérations, on a recours aux caustiques. On donne une légère courbure à un fil de fer terminé en bouton, on le chauffe et on en plonge l'extrémité dans du nitrate d'argent cristallisé, puis après l'avoir laissé refroidir, on l'applique, en se guidant au moyen du laryngoscope, sur la surface ulcérée de la muqueuse.

Dans l'hypertrophie de la corde vocale inférieure on a utilisé avec succès les cautérisations, scarifications et même la dilatation par des sondes. Dans quelques cas les symptômes asphyxiques sont devenus si menaçants qu'on a dû recourir à la trachéotomie.

On a obtenu quelquefois d'heureux résultats de l'emploi à l'intérieur de l'iodure de potassium (10 : 200, 3 cuillerées à soupe par jour), peut-être parce que la syphilis était en jeu.

Dans les lésions hyperplastiques de la muqueuse, Labus s'est servi avantageusement du grattage.

2. — Œdème de la glotte.

Angine laryngée sous-muqueuse.

I. Anatomie pathologique. — Nous comprenons sous le terme d'œdème de la glotte tous les rétrécissements de l'espace glottique qui sont causés par des lésions du tissu cellulaire sous-muqueux.

Il s'agit tantôt d'une infiltration œdémateuse simple du tissu avec tuméfaction, et c'est à ces cas-là que le terme d'œdème glottique convient le mieux, tantôt l'infiltration séreuse est la conséquence d'un état inflammatoire ancien ou récent, d'une laryngite phlegmoneuse ou sous-muqueuse, tantôt la tuméfaction est due à une infiltration séro-purulente dans la sous-muqueuse constituant la laryngite sous-muqueuse séro-purulente, tantôt enfin l'infiltration est circonscrite, le pus se collecte en formant des saillies, de véritables abcès laryngés.

C'est le plus souvent à la face postérieure de l'épiglotte et dans les replis ary-épiglottiques que la tuméfaction est le plus marquée, ce qui est en rapport avec la plus grande laxité du tissu cellulaire dans ces parties. L'épiglotte est transformée en un corps informe, de la grosseur du pouce, tandis que les replis ary-épiglottiques atteignent le volume d'un œuf de pigeon.

Michel a fait remarquer dernièrement que l'œdème peut aussi se produire sur la face antérieure de l'épiglotte. Il désigne cet état sous le terme d'angine épiglottique antérieure.

Après l'épiglotte, c'est au niveau des cartilages aryténoïdes et des fausses cordes vocales que l'on trouve le plus haut degré de tuméfaction. Plus bas, le tissu conjonctif est si serré que l'accumulation de sérosité est impossible. Massei a publié une observation où il s'agissait d'une femme de 43 ans, chez laquelle l'infiltration œdémateuse n'occupait que le tissu sous-muqueux des vraies cordes vocales, ce qui leur donnait à l'examen laryngoscopique l'aspect de deux vessies qui s'avançaient dans l'espace glottique et en rétrécissaient l'orifice. Dans certains cas, on a aussi rencontré l'œdème de la portion sous-glottique du larynx. C'est la laryngite sous-glottique aiguë et grave. Ce sont Sestier, Cruveilhier et Ziemssen, qui attirèrent les premiers l'attention sur cette forme confirmée par les observations de Gibb, Gottstein, Dehio, Fischer et Naether.

Toutes les altérations dont il a été parlé sont bilatérales : on ne les rencontre d'un seul côté que lorsqu'il s'agit de causes locales, telles que des ulcérations, une compression veineuse, unilatérale, etc. Ce dernier cas se rencontre plus souvent à droite qu'à gauche; d'une manière générale les lésions sont plus accusées à droite qu'à gauche.

Les parties malades se reconnaissent avant tout à la tuméfaction parfois considérable. La muqueuse qui les recouvre est tantôt injectée et rouge, tantôt décolorée et exsangue. Ce dernier cas peut se présenter sous l'influence même de causes inflammatoires, par suite de la compression des vaisseaux de la muqueuse par l'œdème.

A la coupe on voit s'écouler dans la plupart des cas un liquide séreux, la partie enflammée s'affaisse et la muqueuse prend un aspect chagriné et plissé. Dans d'autres cas, il ne s'écoule que quelques gouttes de sérosité, tandis qu'il reste dans la sous-muqueuse une substance gélatineuse. Le liquide est parfois légèrement trouble et floconneux, il est alors séro-purulent. Il est rare de voir une infiltration entièrement purulente diffuse dans la sous-muqueuse. Les abcès sont aussi assez rares. Il en est de même des épanchements hémorrhagiques.

Si l'œdème dure depuis longtemps, il n'est pas rare de trouver dans la muqueuse, la sous-muqueuse ou même le périchondre des productions hyperplasiques. Il est facile de prévoir les dangers qui résultent des lésions énumérées ci-dessus. Tout rétrécissement de la glotte détermine une gêne respiratoire, et au dernier degré la mort par asphyxie. Lisfranc a prouvé, par des expériences sur des cadavres chez lesquels il existait un œdème de l'épiglotte et des replis ary-épiglottiques, que lorsqu'on voulait faire pénétrer de l'air par la bouche, l'épiglotte et les replis ary-épiglottiques arrivaient au contact et fermaient ainsi l'orifice du larynx. Au contraire, l'air insufflé par la trachée passait facilement.

Il faut conclure de ces ingénieuses expériences que, dans les conditions indiquées, l'inspiration est gênée, alors que l'expiration s'accomplit encore normalement.

II. **Étiologie.** — L'œdème de la glotte apparaît le plus souvent à la suite d'une affection laryngée. Il peut succéder à une laryngite aiguë qui dès le début s'accompagne de symptômes violents, ou dont l'exagération des symptômes est causée par de nouveaux refroidissements ou des efforts de parole, etc. Des irritations mécaniques, chimiques et thermiques intéressant la muqueuse laryngée peuvent causer aussi l'œdème de la glotte. La présence dans la muqueuse laryngée de corps étrangers, l'ingestion d'acides minéraux ou d'alcalis caustiques ont déterminé souvent l'œdème glottique. L'inspiration de vapeurs brûlantes peut aussi en être la cause, ainsi que cela s'observe dans les incendies. Cette forme de l'œdème glottique est relativement plus fréquente chez les enfants. Dans de nombreuses observations de médecins irlandais, l'œdème glottique est survenu chez des enfants à la suite de l'ingestion de thé bouillant.

L'œdème glottique succède souvent aux ulcérations du larynx, qu'elles soient catarrhales, tuberculeuses, syphilitiques, typhiques, carcinomateuses ou périchondriques.

Les traumatismes, chirurgicaux ou autres, peuvent déterminer parfois un œdème de la glotte. Maclean donne l'observation d'un vieux paysan de 82 ans, qui tomba sur un arbre et se cassa le cartilage thyroïde; la dyspnée se manifesta bientôt et le malade ne dut son salut qu'à la trachéotomie.

Toutes les formes que nous avons décrites jusqu'ici se rattachent aux œdèmes inflammatoires.

L'œdème glottique peut être causé aussi par inflammation propagée. On l'a souvent observé dans les cas graves d'angine, de glossite, de parotidite, ou d'inflammation du tissu cellulaire de la région cervicale.

L'œdème glottique peut accompagner certaines maladies infectieuses, l'érysipèle, la fièvre typhoïde, la variole, la rougeole, la scarlatine, la diphtérie, la morve, la pyohémie. Barthez l'a observé chez un enfant de 4 ans et 1/2 à la suite de la coqueluche. Benoit a fait avant lui la même observation. Il s'agit dans ces cas aussi d'un œdème inflammatoire probablement métastatique.

Dans la coqueluche on trouve assez souvent des éruptions pustuleuses sur la muqueuse laryngée. Il faut remarquer que dans maintes épidémies des maladies infectieuses précitées, il y a coïncidence fréquente de l'œdème glottique.

Boeckel a observé l'œdème glottique dans un cas d'ecthyma.

L'œdème par stase sanguine ou l'œdème hydrémique apparaît lorsque les conditions d'hydropisie locale ou générale sont remplies. On les rencontre dans le mal de Bright, les affections chroniques du cœur ou des voies respiratoires, bien que dans ces maladies la mort par œdème glottique soit assez rare. Fauvel a fait remarquer que l'œdème glottique était parfois la première manifestation d'une néphrite méconnue. Waldenburg a fait la même remarque.

L'œdème glottique apparaît aussi dans certains états cachectiques causés par l'impaludisme, la syphilis, le cancer, la dégénérescence amyloïde, ainsi que dans la convalescence de certaines affections graves.

Parmi les causes locales de stase sanguine il faut compter les tumeurs qui peuvent entraver la circulation des veines laryngées, les ganglions strumeux, l'adénite, les tumeurs du médiastin, l'anévrysme aortique, etc. Ces œdèmes sont alors assez souvent unilatéraux.

Il y a enfin des cas d'œdème glottique sans causes connues. Prudhomme a publié l'observation d'un soldat qui fut traité pendant 25 jours pour une urétrite et qui subitement, sans causes apparentes, fut atteint d'œdème de la glotte. Marboux et Hecht rapportent le cas d'un domestique que l'on plongea sous l'eau pendant son bain et qui fut atteint d'œdème glottique. On a décrit à plusieurs reprises des abcès laryngés idiopathiques. L'œdème glottique est plus fréquent chez l'homme que chez la femme. Sur 187 cas, Sestier l'a trouvé 131 fois chez les hommes (70 0/0) et 56 fois chez des femmes (30 0/0).

L'âge a une influence positive. L'œdème est rare chez les enfants. On le rencontre surtout de 18 à 50 ans. Dans les 149 cas que Sestier a réunis, il n'y en avait que 17 (11,4 0/0) au-dessous de 15 ans.

III. Symptômes. — Les symptômes de l'œdème glottique éclatent parfois subitement et peuvent atteindre un degré tellement effrayant que la mort est déjà survenue avant que le médecin soit présent ou ait pu porter ses secours. Dans d'autres cas, l'affection peut avoir une marche plus lente, cependant les symptômes prennent peu à peu un caractère de plus en plus menaçant.

Enfin il est des cas où l'évolution de l'œdème peut durer plusieurs semaines, et présenter des exacerbations et des rémissions. On distingue d'après leur évolution des œdèmes glottiques aigus, subaigus et chroniques.

Les signes cliniques de l'œdème glottique sont ceux de la sténose laryngée. On observe une dyspnée inspiratoire, du tirage sous-sternal, une inspiration sifflante et stridente ; à côté de cela la voix est enrouée, la déglutition est douloureuse, la toux est aboyante ; il y a parfois des accès d'asphyxie.

Pour déterminer le siège et l'étendue de l'obstacle on se servira de la palpation interne et de la laryngoscopie.

Pour la palpation interne on priera le malade d'ouvrir largement la bouche et de tirer fortement la langue. Le médecin fixera la langue à l'aide du pouce et de l'index de la main gauche enveloppée d'un linge, et portera rapidement l'index de la main droite au fond de la gorge.

A l'état normal on sent l'épiglotte comme une languette étroite et pointue, dans l'œdème glottique, elle donne la sensation d'un corps volumineux boursouflé ; on atteindra facilement aussi les replis ary-épiglottiques que l'on trouvera épaissis. On ne pourra pas porter l'investigation plus loin à l'aide du doigt ; il faudra se servir du miroir laryngoscopique.

On réussit parfois à voir l'épiglotte tuméfiée par la bouche entr'ouverte, en abaissant fortement le dos de la langue et en l'attirant en avant au moyen de l'abaisse-langue. On peut suivre aussi le conseil de Voltolini, saisir la langue entre le pouce et l'index de la main gauche en plaçant les 3e et 4e doigts de la même main de chaque côté de la pomme d'Adam. On tire la langue en avant et en bas en élevant simultanément la pomme d'Adam. En abaissant le dos de langue à l'aide de l'abaisse-langue, on arrive à distinguer parfaitement l'épiglotte.

L'examen laryngoscopique est parfois difficile à cause de l'état asphyxique des malades. Si l'œdème siège à l'épiglotte et aux replis ary-épiglottiques, on voit le larynx entouré de parties tuméfiées (fig. 62). Si l'œdème est localisé, il affecte la forme d'une proéminence arrondie (fig. 63). Ces tumeurs se laissent déprimer par la sonde laryngée et sont douloureuses lorsqu'il existe au-dessous d'elles des ulcérations ou des abcès.

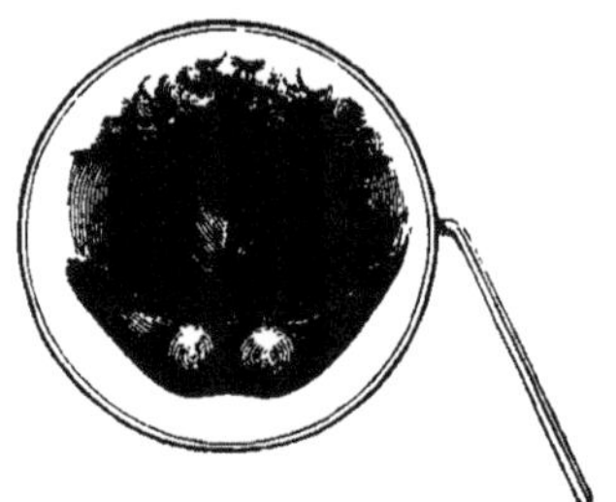

FIG. 62. — *Image laryngoscopique de l'œdème glottique diffus.*

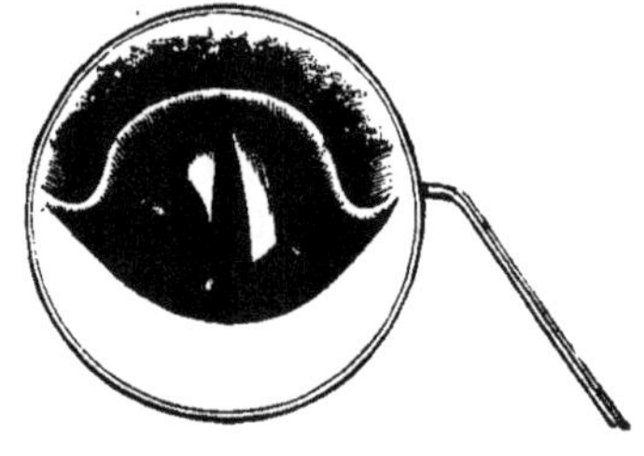

FIG. 63. — *Image laryngoscopique dans l'œdème de la muqueuse aryténoïdienne droite.*

L'examen laryngoscopique donne assurément les résultats les plus exacts. Il fait découvrir des lésions appréciables là où les symptômes cliniques font encore défaut et ne se manifesteront que lorsque la sténose aura atteint un degré plus élevé.

Les phénomènes douloureux consistent surtout dans l'angoisse dyspnéique. Il est rare que les malades se plaignent de douleur pongitive ou de sensation d'un corps étranger qui se manifeste alors surtout pendant la déglutition. Lorsque les signes de l'intoxication par l'acide carbonique apparaissent la face se cyanose, l'intelligence s'obnubile, il y a des soubresauts dans les membres et la mort survient.

IV. Diagnostic. — Le diagnostic de l'œdème glottique est facile et ne laisse aucun doute lorsque la palpation et l'examen laryngoscopique ont donné des résultats positifs. Si l'on ne veut s'appuyer que sur des signes cliniques, il faut alors compter avec les autres causes de sténose laryngée, le croup, le faux croup, les polypes, les corps étrangers et les abcès rétro-pharyngiens.

V. Pronostic. — Le pronostic est très grave. Sur 213 cas Sestier a vu 158 cas mortels (74,1 0/0).

Plus les symptômes de sténose sont aigus, plus la marche de l'affection est sérieuse. Les causes premières influencent aussi le pronostic, parce que quelques-unes d'entre elles prédisposent aux récidives. Mais le pronostic dépend aussi beaucoup de la décision et de la hardiesse du médecin, ainsi qu'on pourra s'en convaincre plus loin.

VI. Traitement. — Le traitement de l'œdème glottique ne commence ordinairement que lorsque les signes de sténose laryngée se sont manifestés, et c'est contre ce rétrécissement qu'il doit être dirigé.

En général, il ne faut pas accorder trop de confiance aux médicaments internes.

Niemeyer a obtenu de bons résultats de l'ingestion de petits morceaux de glace, lorsqu'il s'agissait de lésions inflammatoires. On peut essayer aussi des compresses glacées sur le larynx. Il ne faudra user de frictions alcooliques, de sinapismes, de vésicatoires ou de saignées locales ou générales que si la vie n'est pas menacée.

On a obtenu d'heureux effets des badigeonnages de la muqueuse laryngée au moyen de nitrate d'argent en solution à 10 0/0.

Parfois aussi l'administration d'un drastique a été suivie d'amélioration lorsqu'il s'agit d'un œdème hydrémique. On prescrira :

PHAR. ALL. : Infus. de séné........................ 180
Sulfate de soude........................ 20

Toutes les 2 heures une cuillerée.

Infus. de coloquinte........................ 2 : 180
Sirop de séné........................ 200

Toutes les 2 heures une cuillerée.

Huile de croton........................ 0.05
Huile de ricin........................ 30
Gomme arabique........................ 7.5
Eau distillée........................ 180.0
Sirop de séné........................ 20

Toutes les 2 heures une cuillerée.

Il est utile, dans bien des cas, de pratiquer des scarifications de la muqueuse laryngée au moyen d'un couteau recourbé, enveloppé de diachylon, à l'exception de la pointe. Il faut pratiquer cette opération dans le cas d'abcès laryngé. On a recommandé, lorsque l'œdème occupe l'épiglotte et les replis ary-épiglottiques, de déchirer la muqueuse à l'aide de l'ongle, taillé en pointe, de l'index droit. S'il se forme un abcès laryngé, on fera de bonne heure une incision intra-laryngée. L'abcès cherche parfois à s'ouvrir une voie au dehors à travers la peau et doit être incisé de l'extérieur. Les cas d'ouverture et de guérison spontanées sont rares.

Si ce traitement n'est pas suivi de prompt succès, on recourt à la trachéotomie pour donner passage à l'air au-dessous de la sténose laryngée.

Après la trachéotomie, il est parfois nécessaire de faire la respiration artificielle. Polland a publié l'observation d'un enfant, chez lequel on fut obligé de faire pendant 5 heures 1/2 la respiration artificielle parce que le pouls faiblissait dès qu'on la suspendait. L'enfant fut sauvé.

Il ne faut pas hésiter à opérer. Dans les cas pressants on se contentera des instruments les plus primitifs, d'un canif, par exemple. Hughes raconte qu'un étudiant en médecine, intelligent et décidé, qui fut appelé pour un cas subit d'œdème glottique, ponctionna le ligament crico-thyroïdien à l'aide de son canif, remplaça la sonde par son porte-plume d'acier, et sauva de cette façon la vie du malade.

Combien de malades ont expiré pendant que le médecin courait chez lui chercher sa trousse!

Un malade atteint d'œdème glottique ne doit pas échapper à la surveillance d'un médecin, parce que la trachéotomie peut devenir nécessaire à chaque instant.

Dans certains cas on a pu faire le tubage du larynx, c'est-à-dire introduire un cathéter entre les cordes vocales. Jaesche en a décrit dernièrement une nouvelle observation.

Il est évident que plus tard c'est contre l'affection primitive qu'il faudra diriger le traitement.

3. — Inflammation du périchondre des cartilages du larynx.

Périchondrite laryngée.

I. Étiologie. — La périchondrite est rarement protopathique. Les traumatismes avec ou sans fractures des cartilages, le refroidissement, la suractivité des cordes vocales causée par des efforts de voix ou de chant en sont alors les causes habituelles.

Chez les personnes âgées, l'ossification des cartilages peut, semble-t-il, déterminer la périchondrite.

Il s'agit en général d'une affection deutéropathique précédée d'une inflammation, avec ulcération de la muqueuse laryngée, qui a gagné sa profondeur et atteint le périchondre.

Les causes de l'ulcération peuvent être de nature catarrhale, tuberculeuse, syphilitique, cancéreuse, mais la périchondrite peut succéder aussi aux ulcérations du typhus, de la variole, du choléra, de la pyohémie, ou d'autres maladies infectieuses.

L'affection est plus fréquente chez les hommes que chez les femmes.

Elle survient ordinairement de 20 à 40 ans. Elle est très rare dans l'enfance.

II. Anatomie pathologique. — La périchondrite peut se développer sur chaque cartilage laryngé, ce qui fait qu'on peut distinguer une périchondrite aryténoïdienne, cricoïdienne, thyroïdienne et épiglottique. Nous les avons indiquées dans leur ordre de fréquence. Il n'est pas rare que l'inflammation occupe deux cartilages à la fois. C'est ainsi que le cartilage cricoïde est ordinairement atteint en même temps que le cartilage aryténoïde, parce que l'inflammation se transmet de l'un à l'autre.

Par suite de l'inflammation, il se forme une collection de pus entre le cartilage et le périchondre. Celui-ci est séparé du cartilage qui est baigné dans le pus.

La collection purulente peut atteindre un volume assez considérable pour que le cartilage aryténoïde prenne la forme d'une grosse cerise. Dans d'autres points, on peut alors voir se former des abcès de la grosseur d'un petit œuf. Il ne s'agit pas toujours d'un pus louable ; lorsque l'abcès s'est ouvert le pus devient fluide, et prend une fétidité particulière. Nous ferons déjà remarquer ici que l'abcès laryngé est très dangereux, à cause du rétrécissement glottique qu'il entraîne. Le danger augmente encore du fait de l'œdème sous-muqueux, qui accompagne souvent la formation de l'abcès, et qui rend plus menaçantes la tuméfaction et la sténose.

Ces altérations déterminent naturellement des troubles graves de nutrition dans le cartilage et le périchondre.

Comme le périchondre est préposé à la nutrition du cartilage, celui-ci doit se nécroser lorsqu'il en est séparé. Les parties nécrosées se détachent et sont ordinairement expectorées lorsque l'abcès s'ouvre. Ce sont des masses cartilagineuses tantôt noirâtres et poreuses, en partie calcifiées, tantôt fibreuses ou cornées et rétractées, tantôt formées d'une substance graisseuse ou gélatineuse. Leur volume est très variable, mais leur forme permet parfois de déterminer leur provenance.

Le périchondre peut disparaître par suite de la suppuration.

Les parois de l'abcès sont souvent constituées par une membrane de néoformation, dont la face interne est recouverte par une masse caséeuse et purulente.

Lorsque l'abcès s'est ouvert et que le cartilage a été évacué, les parties malades s'accolent et la guérison peut s'effectuer par formation d'un tissu cicatriciel, qui peut naturellement déterminer un rétrécissement des différents organes du larynx et par suite troubles fonctionnels différents. Il se forme, dans certains cas, des excroissances au niveau du cartilage ou du périchondre, qui peuvent s'incruster de sels calcaires et déterminer des proéminences de forme variable.

Lorsque des fragments volumineux des cartilages ont été évacués, le larynx peut s'affaisser, l'orifice glottique peut être oblitéré et la mort subite par asphyxie en être la conséquence.

C'est la périchondrite du cartilage aryténoïde qui est la plus fréquente, surtout lorsqu'il s'est formé des ulcérations au niveau de la partie postérieure des cordes vocales, sur l'apophyse vocale du cartilage. Il existe parfois, dans le fond de l'ulcération, une ouverture fistulaire qui le fait communiquer avec la cavité purulente ; avec la sonde, on arrive sur du cartilage.

La périchondrite cricoïde occupe le plus souvent la partie postérieure, épaisse du cartilage. Dittrich a expliqué son développement en ce point dans la fièvre typhoïde en le comparant au mode de formation des ulcères de décubitus : la pression de la face postérieure du cartilage cricoïde sur la face antérieure de la colonne vertébrale, favorisée par le décubitus prolongé, en serait la cause unique ; cette explication est confirmée par le fait que l'on rencontre souvent à la partie correspondante du pharynx des lésions analogues. Ziemssen a fait remarquer que le cathétérisme répété chez des personnes âgées dont le cricoïde est épaissi et ossifié peut déterminer une périchondrite par irritation mécanique. Lorsque le pus s'évacue, il pénètre soit dans le larynx, soit dans la partie supérieure de l'œsophage. L'évacuation peut se faire en même temps dans le larynx et l'œsophage, de telle sorte qu'il en résulte une fistule laryngo-œsophagienne.

Parfois aussi le pus se crée une issue sur les parties latérales du cou. Il en peut résulter des fusées purulentes et des trajets fistuleux.

Dans la périchondrite thyroïdienne, on trouve des phénomènes analogues. Suivant le siège antérieur ou postérieur de l'inflammation, l'issue du pus se fait dans le larynx ou à travers les téguments du cou. Lorsqu'elle a lieu en ces deux points à la fois, il en résulte une fistule laryngée complète, souvent reconnue pendant la vie. Schrötter a introduit une sonde dans cette fistule et a pu reconnaître son extrémité libre dans le larynx au moyen du laryngoscope. Ziemssen injecta un liquide coloré que le malade a expectoré à la suite d'efforts de toux. Mackenzie a introduit du lait dans le larynx par l'orifice externe de la fistule.

La périchondrite localisée à l'épiglotte est très rare. Elle survient ordinairement lorsque des lésions analogues ont affecté les autres cartilages.

III. **Symptômes.** — Les symptômes de la périchondrite laryngée sont des plus nets lorsqu'il s'agit d'une affection primitive. La forme secondaire est précédée de troubles fonctionnels des différentes parties du larynx et présente des symptômes variables.

D'une manière générale, la périchondrite primitive a plutôt une marche aiguë, la périchondrite secondaire, une marche chronique.

Parmi les symptômes nous signalerons tout d'abord la douleur au niveau du larynx. Celle-ci est tantôt spontanée, se manifeste comme une cuisson ou avec un caractère pongitif, tantôt elle n'est perçue qu'à la suite d'une pression sur le larynx ou d'un mouvement de déglutition. Lorsque la douleur à la pression est nettement localisée, on peut en tirer des déductions de grande importance sur le siège de l'inflammation. Si la partie postérieure du cartilage cricoïde ou le cartilage aryténoïde sont atteints, c'est au moment de la déglutition que la douleur se manifeste, provoquée par l'irritation mécanique du passage des aliments.

La dysphagie est un symptôme fréquent de la périchondrite ; elle est non seulement causée par la douleur, mais peut aussi être de nature mécanique lorsque l'abcès s'est développé à la face postérieure du larynx, et rétrécit la lumière de l'œsophage. La déglutition est parfois si difficile que l'usage de la sonde ou de lavements nutritifs devient nécessaire. Mais l'introduction de la sonde n'exerce, cela va sans dire, aucune influence curative sur l'état inflammatoire.

On rencontre parfois une tuméfaction sous-cutanée du cou avec rougeur et œdème pâteux, qui feront penser à une périchondrite du cartilage thyroïde ou à une fusée purulente.

On a constaté assez souvent un certain degré d'engorgement des ganglions lymphatiques cervicaux.

Les troubles de la phonation ne font presque jamais défaut. Mais il faut savoir les distinguer. Dans une première série de cas, ils sont causés par l'affection primitive ; dans d'autres, ils sont la conséquence de la tuméfaction des cordes vocales ou de troubles mécaniques de leur motilité. Dans une troisième série de cas, les troubles dépendent de l'appareil musculaire des cordes vocales, enflammé secondairement ou altéré d'une autre façon. Parfois aussi les troubles sont dus à plusieurs de ces causes à la fois.

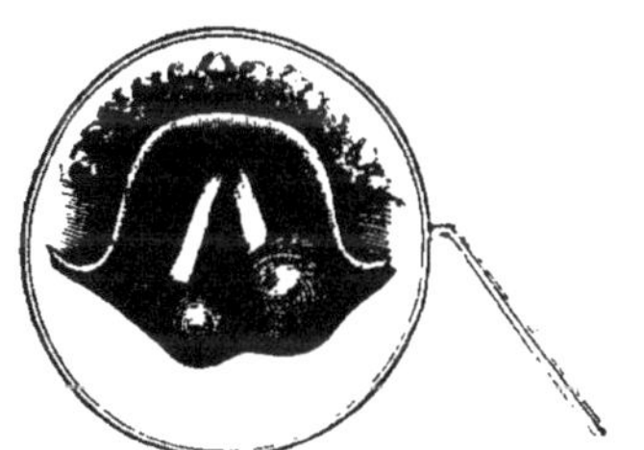

FIG. 64. — *Image laryngoscopique dans la périchondrite aryténoïdienne gauche.*

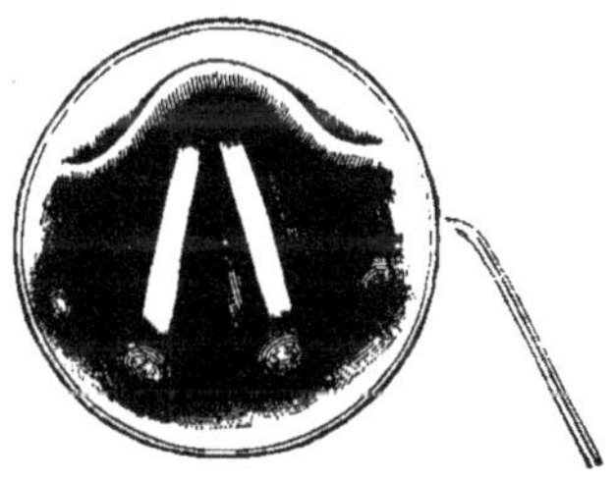

FIG. 65. — *Image laryngoscopique dans la périchondrite cricoïdienne latérale gauche.* D'après ZIEMSSEN.

Très souvent aussi on voit se développer des troubles respiratoires, des signes de sténose laryngée ou de dyspnée inspiratoire. La tuméfaction seule suffit souvent à expliquer les troubles respiratoires. Ceux-ci atteignent parfois rapidement une intensité considérable lorsque l'inflammation ou l'œdème a gagné la sous-muqueuse. Dans certains cas, la dyspnée inspiratoire est exagérée encore par la paralysie des dilatateurs de la glotte (muscles crico-aryténoïdiens postérieurs) qui peut même en être l'unique cause.

L'examen laryngoscopique a une importance toute spéciale. On reconnaît l'abcès à la tuméfaction, quoique de petits abcès puissent échapper à l'examen à cause de leur situation. Avec la sonde on trouve la tuméfaction fluctuante et douloureuse.

Nous donnerons, comme exemple, l'image laryngoscopique dans la périchondrite aryténoïdienne (fig. 64) et dans la périchrondrite cricoïdienne latérale (fig. 65).

La périchondrite laryngée est toujours très dangereuse. La mort par asphyxie peut survenir au moment de l'ouverture de l'abcès ou par suite de l'œdème glottique. Dans certains cas, les signes d'asphyxie disparaissent brusquement après l'expectoration d'une certaine quantité de pus, strié de sang. On trouvera assez souvent dans les matières expectorées, des morceaux de cartilage nécrosés.

Mais parfois l'ouverture spontanée de l'abcès a des résultats funestes; le pus et les cartilages oblitèrent l'orifice glottique et déterminent l'asphyxie.

On ne peut pas considérer comme résultat heureux la formation de fistules laryngées externes et internes.

Wilks et Ziemssen ont vu un cas d'emphysème généralisé à la suite de fistule laryngée.

Quand ces dangers ont pu être évités, l'ouverture de l'abcès peut encore avoir une influence fâcheuse sur la nutrition générale. Le pus se décompose facilement, il en résulte des mouvements fébriles, de l'amaigrissement, les bronches et les poumons sont affectés par le pus qui s'y écoule et la mort survient alors au milieu des symptômes de pneumonie, d'abcès du poumon, de gangrène ou de tuberculose pulmonaire.

La terminaison la moins préjudiciable est celle où par suite de la formation du tissu cicatriciel, le larynx se rétrécit en même temps que les cartilages aryténoïdes s'immobilisent. Ces lésions ne déterminent pas de troubles fonctionnels très manifestes des différentes parties du larynx.

IV. Diagnostic. — Le diagnostic de la périchondrite laryngée est facile lorsqu'on considère les renseignements anamnestiques, l'évolution de la maladie et les lésions locales. L'examen laryngoscopique facilitera donc beaucoup le diagnostic.

V. Pronostic. — D'après ce qui a été dit de la marche de la maladie, on peut déjà conclure que le pronostic est toujours fâcheux.

Il est souvent mauvais du fait de l'affection primitive ; dans la périchondrite survenant sans causes ulcéreuses préalables, le pronostic est déjà très grave.

VI. Traitement. — Tant que les phénomènes inflammatoires existent seuls, et qu'il ne s'est pas encore formé d'abcès, on essayera de suspendre la marche de l'affection par des antiphlogistiques appliqués directement sur la région malade.

Voici quelques-uns de ces moyens antiphlogistiques : les compresses glacées ou une vessie de glace appliquée sur la région laryngée ; les fragments de glace, l'eau glacée, les glaces ou fruits glacés pris à l'intérieur, les sangsues (3 ou 4 répétées suivant les cas plusieurs jours de suite), les frictions de teinture d'iode ou d'huile de croton (huile de croton et essence de térébenthine à parties égales) à l'extérieur. Chez les syphilitiques, on ordonnera 3 cuillerées à soupe d'iodure de potassium par jour (10.0 : 200), les frictions d'onguent mercuriel (5 gr. par jour) ou les préparations mercurielles à l'intérieur. On combattra les douleurs violentes et la dysphagie par les badigeonnages de chlorhydrate de cocaïne (0.1 à 0.2 : 10) sur la muqueuse laryngée. L'injection sous-cutanée de morphine (0.1 : 10, une 1/2 seringue) ou même le badigeonnage de la muqueuse avec la morphine ont une action moins efficace.

Lorsque l'abcès se sera formé, on l'incisera à l'aide d'un couteau recourbé, entouré de diachylon jusqu'à la pointe, que l'on guidera à l'aide du laryngoscope. Puis on fera faire des inhalations de substances antiseptiques, d'acide phénique au 2 0/0, d'acide borique de 2 à 4 0/0, de benzoate de soude de 2 à 3 0/0, d'acétate d'alumine de 1 à 3 0/0, etc. Les abcès sous-cutanés doivent être de même ouverts de bonne heure.

Si l'asphyxie est imminente et que la ponction de l'abcès ne suffise pas à la conjurer, il ne faudra pas hésiter à pratiquer la trachéotomie. La canule doit être gardée plus ou moins longtemps, parfois même durant toute la vie. La suppression trop hâtive de la canule peut nécessiter dans certains cas une nouvelle trachéotomie. Fyffe a publié une observation dans laquelle on fut obligé de pratiquer 2 fois la trachéotomie en 3 semaines.

Dans les cas désespérés, on pourra avoir encore recours à l'extirpation du larynx.

4. — Paralysie des muscles du larynx.

I. Étiologie. — La paralysie des muscles du larynx n'est pas très rare. Elle est plus fréquente chez l'adulte que dans l'enfance, et le sexe masculin y est tout particulièrement prédisposé.

On peut les diviser, d'après leur nature, en névropathiques et en myopathiques, suivant que l'altération a intéressé les nerfs ou les muscles du larynx.

Le diagnostic exact n'est ordinairement possible qu'à l'aide de l'examen microscopique des nerfs laryngés. Riegel a donné une observation bien étudiée de paralysie laryngée myopathique.

Dans les paralysies névropathiques le foyer de l'affection atteint le système nerveux central, ou au contraire les nerfs périphériques, mais il est des cas où l'on ne trouve aucune lésion (paralysie essentielle et fonctionnelle).

C'est le nerf spinal (accessoire du vague) qui innerve les muscles du larynx. De ses deux branches, la supérieure ou laryngé supérieur, innerve de son rameau externe le muscle crico-thyroïdien (tenseur des cordes vocales) et peut-être aussi le muscle thyro-ary-épiglottique (abaisseur de l'épiglotte), tandis que son rameau interne préside à la sensibilité de la muqueuse laryngée jusqu'au niveau du bord libre des cordes vocales. Le nerf laryngé inférieur ou récurrent innerve la plupart des muscles laryngés, c'est le principal nerf moteur et son trajet compliqué l'expose assez souvent à des lésions périphériques.

Les fonctions motrices du récurrent ne lui viennent pas du nerf vague, mais de fibres anastomotiques du spinal, ainsi que l'ont prouvé les recherches de Bischoff, de Morgagni, de Bernard, de Longet et dernièrement, de Schuh; malgré les résultats opposés de von Kemper et de Navratil.

On a distingué, au point de vue fonctionnel, les paralysies des muscles du larynx en respiratoires, phonatrices et en paralysies mixtes. On considère la paralysie des crico-aryténoïdiens postérieurs comme une paralysie respiratoire. Comme ces muscles ont pour fonction d'écarter les cordes vocales pendant l'inspiration et de permettre à l'air de pénétrer plus largement jusqu'aux poumons, leur paralysie se manifeste par des troubles respiratoires.

Tous les autres muscles du larynx servent en partie ou entièrement à la phonation, et leur paralysie est une paralysie phonatoire. La paralysie mixte est une combinaison des paralysies des deux différents groupes de muscles.

La paralysie peut être complète ou incomplète (paralysie — parésie) unilatérale ou bilatérale, ou intéresser un ou plusieurs muscles en particulier.

Suivant la cause de la paralysie, on peut établir les groupes suivants :

a) *Maladies du système nerveux central.* — On observe souvent les paralysies laryngées lorsque la moelle allongée ou le pont de Varole sont lésés, parce qu'alors les noyaux des nerfs sont altérés. On les a rencontrées dans la paralysie labio-glosso-laryngée, la sclérose en plaques, le tabes, etc. Les lésions des hémisphères peuvent aussi déterminer une paralysie des muscles du larynx. Luys et Nightingale ont publié des observations dans lesquelles la paralysie laryngée se rencontre dans une hémiplégie causée par hémorrhagie cérébrale. J'ai pu me convaincre que le fait n'est pas très rare.

b) *Maladies du spinal ou d'une de ses branches.* — La lésion peut être située très haut en dedans ou en dehors du crâne. On a vu la paralysie laryngée dans des cas de tumeur de la base du crâne ou du trou déchiré postérieur comme conséquence de la compression de l'accessoire de Willis. Il existe des observations de paralysie laryngée dans lesquelles on a trouvé après la mort les racines nerveuses correspondantes, grises, amincies, atrophiées. On a vu des opérations chirurgicales ou des traumatismes accidentels du cou déterminer la paralysie laryngée par lésion du pneumogastrique. Jankowski a réuni dernièrement 614 cas d'extirpation du goitre, dont 87 (14 0/0) s'accompagnèrent de paralysie laryngée. La compression du vague et la paralysie d'une ou plusieurs de ses branches est fréquente à la suite de tumeurs cervicales : cancer de l'œsophage, tumeurs de la glande thyroïde, tumeurs du médiastin, anévrysmes aortiques (compression du récurrent gauche), anévrysmes du tronc brachio-céphalique ou de la sous-clavière droite, peut-être aussi dilatation du canal artériel. On l'a rencontrée aussi dans la péricardite, la pleurésie, le pyopneumothorax, l'engorgement des ganglions trachéo-bronchiques, les adhérences pleurales (déterminant le plus souvent des paralysies du récurrent droit), etc. Heller a décrit comme cause de paralysie laryngée la dégénérescence cancéreuse du vague ou du récurrent.

Rosenbach et Semon ont fait la remarque intéressante que dans les paralysies centrales ou celles qui intéressent le spinal, ce sont toujours les muscles crico-aryténoïdiens postérieurs qui sont atteints.

c) *Névroses.* — Surtout l'hystérie et parfois l'épilepsie.

d) *Paralysies réflexes.* — On a observé la paralysie laryngée dans les affections amygdaliennes et on l'a vue disparaître avec elles. On a allégué comme cause l'helminthiase, des affections utérines, etc.

e) *Intoxication.* — C'est à cette catégorie que se rattachent les paralysies laryngées qui accompagnent l'intoxication par le plomb, l'opium, la belladone et le hachisch.

f) *Maladies infectieuses.* — Les plus connues sont les paralysies laryngées de la diphtérie, mais on les rencontre aussi après la fièvre typhoïde, la fièvre récurrente, le choléra, la variole, la coqueluche (Jurasz), l'érysipèle (Feith), la dysenterie (Mouette). Nous citerons encore, parmi les maladies infectieuses chroniques, la syphilis et l'impaludisme.

g) *Maladies du larynx.* — La laryngite catharrale, la périchóndrite, les opérations chirurgicales sur le larynx sont assez souvent la cause de paralysies. Ott a décrit dernièrement un cas, dans lequel l'ingestion d'un trop gros morceau a déterminé la paralysie des crico-aryténoïdiens postérieurs par voie traumatique. Navratil a décrit dans un autre cas, comme cause de la paralysie, l'altération des muscles par la trichinose.

Le chant trop soutenu, les cris, les commandements peuvent avoir une influence sur la production des paralysies, ainsi que les traumatismes qui atteignent le larynx (Robinson). On a vu la paralysie des muscles du larynx succéder à la trachéotomie. Il est difficile de dire si elle est de nature réflexe ou fonctionnelle : dans ce dernier cas on l'expliquerait par l'inaction où la canule place les cordes vocales pendant un certain temps.

h) Le *refroidissement* peut déterminer des paralysies rhumatismales directes.

i) On a donné encore comme cause l'excitation psychique.

k) Quelques auteurs (Gerhardt, Welshe) admettent des paralysies congénitales.

II. Anatomie pathologique. — Les autopsies parfaites sont malheureusement peu nombreuses. Dans certains cas on a trouvé les nerfs et les muscles intacts, dans d'autres on a constaté des lésions macroscopiques et microscopiques dégénératives et atrophiques. Dans d'autres cas enfin on a décrit une dégénérescence graisseuse ou cireuse des muscles avec multiplication des noyaux et hyperplasie conjonctive. Lorsque la paralysie névropathique dure un certain temps, elle détermine secondairement une dégénérescence identique du muscle.

III. Symptômes et Diagnostic. — Les symptômes varient d'après les muscles et les groupes musculaires intéressés par la paralysie, et il est nécessaire d'examiner rapidement les différents cas qui peuvent se produire.

a) *Paralysie des muscles crico-aryténoïdiens postérieurs.* — La paralysie est facile à reconnaître. On entend un cornage laryngé à l'inspiration (dyspnée inspiratoire) avec conservation complète ou presque complète de la voix, et l'examen laryngoscopique montre que les cordes vocales ne s'écartent pas pendant l'inspiration, mais au contraire se rapprochent jusqu'à n'intercepter qu'un espace très étroit (fig. 66). Si la paralysie est unilatérale la corde vocale du côté paralysé occupe la ligne médiane pendant l'inspiration, tandis que l'autre s'en écarte (fig. 67).

Ces signes cliniques s'expliquent facilement par l'action du récurrent sur ce groupe de muscles.

Lorsque le récurrent est paralysé, les cordes vocales ne s'éloignent pas l'une de l'autre pour permettre à l'air de pénétrer dans les dernières ramifications bronchiques, elles restent rapprochées et sont même accolées par le courant inspiratoire. C'est une paralysie essentiellement respiratoire.

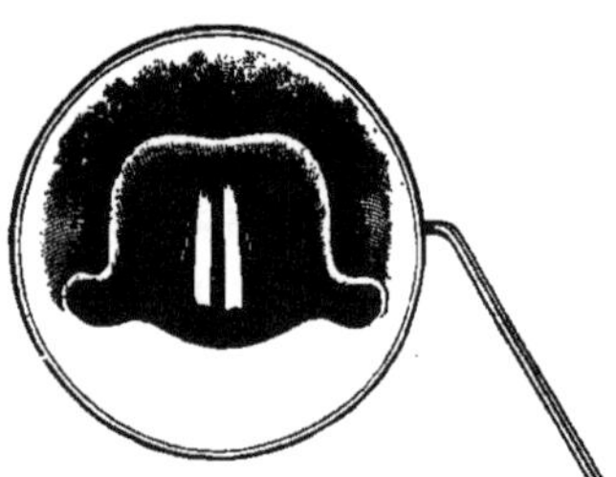

FIG. 66. — *Image laryngoscopique dans la paralysie des deux muscles crico-aryténoïdiens postérieurs pendant l'inspiration.*

FIG. 67. — *Image laryngoscopique dans la paralysie du muscle crico-aryténoïdien postérieur droit pendant l'inspiration.*

Si la respiration ne se fait pas d'une manière lente et régulière, les cordes vocales se mettent en contact et l'asphyxie devient menaçante. Cette paralysie peut donc être fort dangereuse, surtout lorsqu'elle s'accompagne d'un certain degré d'inflammation catarrhale des cordes vocales. L'expiration n'est pas troublée. La phonation n'est pas ou peu altérée ; les tons élevés seuls sont modifiés par suite de la plus grande mobilité des cartilages aryténoïdes.

Krause a fait remarquer dernièrement que les symptômes de la paralysie des muscles crico-aryténoïdiens postérieurs pouvaient facilement être confondus avec un spasme des muscles abducteurs des cordes vocales ; Gerhardt et Möser sont du même avis.

b) La *paralysie des muscles aryténoïdiens* se manifeste par le fait que dans la phonation, le 1/3 postérieur de la fente glottique reste ouvert et présente une forme triangulaire (fig. 68).

L'espace qui reste béant est la glotte intercartilagineuse ou glotte respiratoire, située entre les faces latérales des cartilages aryténoïdes, dont l'occlusion, due à l'apposition des bords internes des deux cartilages, est causée par la contraction des muscles aryténoïdiens. Ces muscles sont innervés par le nerf récurrent. La paralysie est souvent la conséquence d'une irritation inflammatoire. Il n'y a pas d'autres symptômes caractéristiques.

c) *Paralysie des muscles thyro-aryténoïdiens internes* (innervés par le récurrent). — On remarque à l'examen laryngoscopique que pendant la phonation les bords des 2/3 antérieurs de l'espace glottique (glotte vocale, interligamenteuse) ne sont pas rectilignes et opposés mais interceptent au contraire un espace légèrement elliptique (fig. 69).

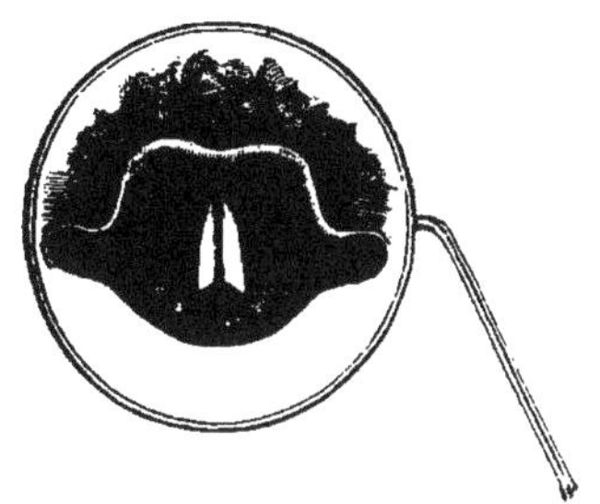

FIG. 68. — *Image laryngoscopique dans la paralysie des muscles aryténoïdiens pendant la phonation.*

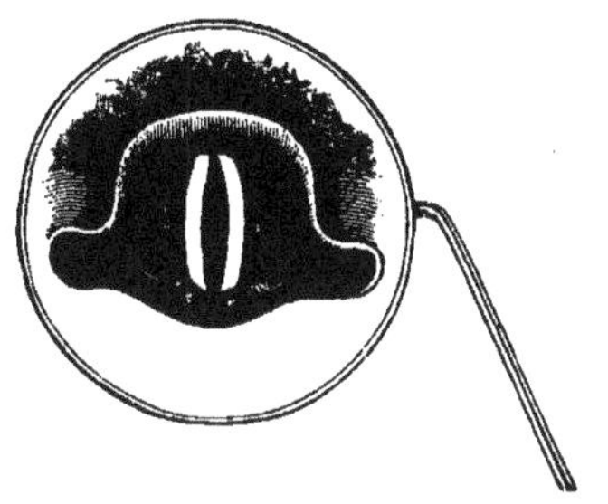

FIG. 69. — *Image laryngoscopique dans la paralysie des muscles thyro-aryténoïdiens internes pendant la phonation.*

Si la paralysie n'existe que d'un côté on voit la corde vocale du côté paralysé légèrement incurvée, celle du côté sain au contraire absolument rectiligne (fig. 70). La voix est enrouée, ce qui s'explique ordinairement par l'état d'inflammation catarrhale des cordes vocales.

On voit survenir très souvent à la suite d'une laryngite catarrhale, une paralysie des muscles aryténoïdiens et thyro-aryténoïdiens internes. Pendant

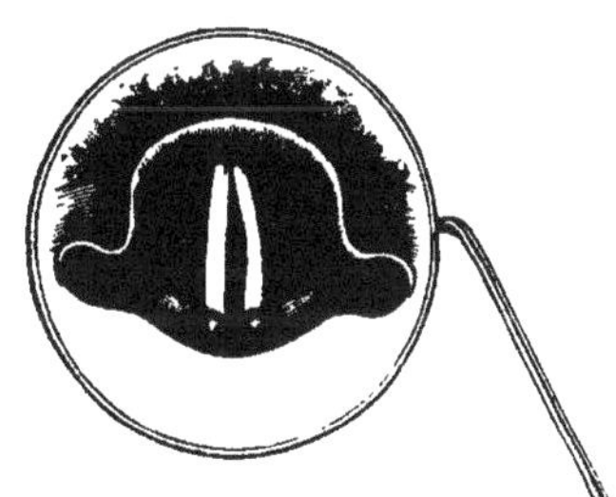

IG. 70. — *Image laryngoscopique dans la paralysie du muscle thyro-aryténoïdien interne gauche pendant la phonation.*

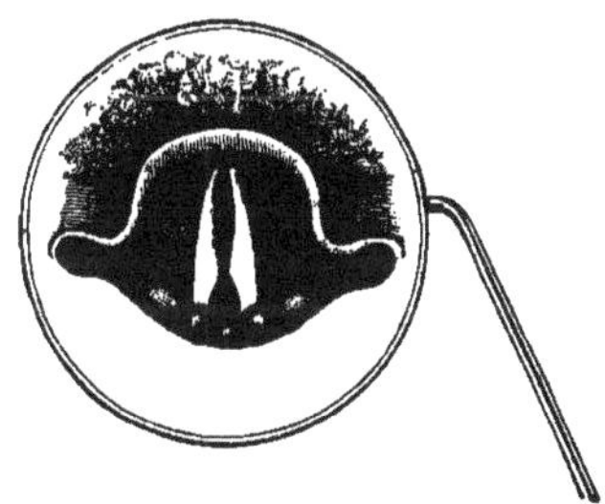

FIG. 71. — *Paralysie des deux muscles aryténoïdiens et des deux thyro-aryténoïdiens internes.*

la phonation la glotte respiratoire et la glotte vocale restent ouvertes (fig. 71) séparées par une légère saillie formée par l'apophyse vocale du cartilage aryténoïde.

d) *Paralysie des muscles thyro-aryténoïdiens latéraux.* — Ces muscles, innervés par le nerf récurrent, font partie des adducteurs des cordes vocales. Leur paralysie ne peut pas être reconnue à l'aide du laryngoscope.

e) Il en est de même de la paralysie des muscles thyro-aryténoïdiens externes (innervés par le récurrent).

f) *Paralysie de tous les muscles innervés par le récurrent.* — La corde vocale paralysée n'est susceptible d'aucun mouvement, elle reste immobile aussi bien pendant l'inspiration et l'expiration profonde que pendant la phonation. Elle occupe une position intermédiaire entre la ligne médiane et la position qu'elle occupe dans l'inspiration (fig. 72). Comme c'est cette position qu'elle occupe sur le cadavre, v. Ziemssen a proposé la désignation de « position cadavérique ». La respiration n'est pas troublée. Pendant la phonation la corde vocale du côté sain dépasse la ligne médiane et se rapproche jusqu'au contact de la corde vocale paralysée. C'est de cette manière que la voix et la toux sont possibles, bien qu'elles puissent aussi avoir lieu avec une dépense d'air plus considérable. La voix prend un caractère de raucité et perd sa netteté, à cause des vibrations inégales de la corde vocale paralysée. Pendant la phonation il existe un entre-croisement des cartilages aryténoïdes, le cartilage du côté sain se place ordinairement en avant, plus rarement en arrière du cartilage paralysé (fig. 73).

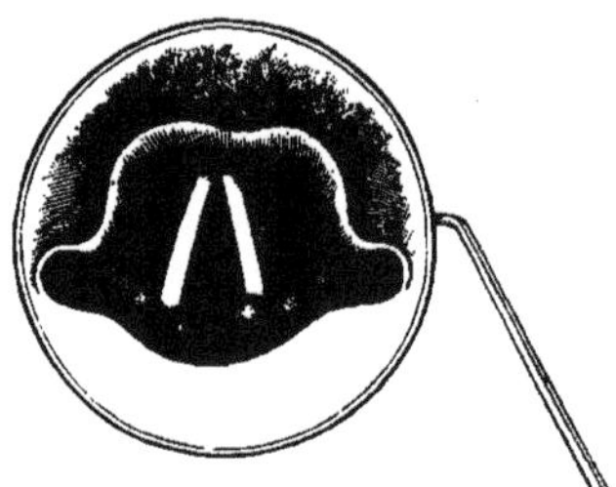

Fig. 72. — *Paralysie du récurrent gauche. Inspiration.*

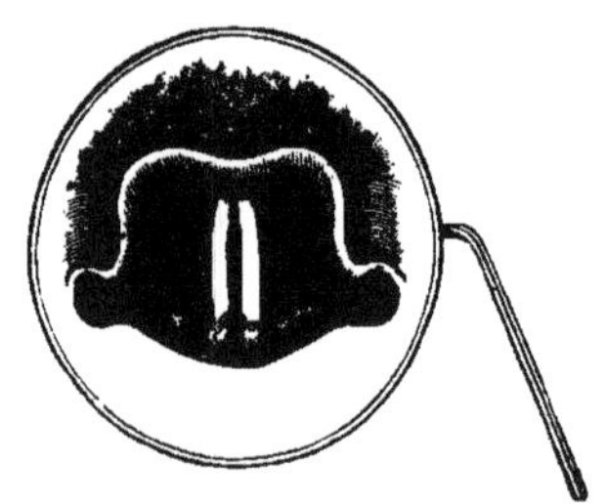

Fig. 73. — *Image laryngoscopique de la paralysie du récurrent gauche pendant la phonation, avec entre-croisement des cartilages aryténoïdes.*

Dans la paralysie bilatérale on trouve à l'examen laryngoscopique les deux cordes vocales dans la « position cadavérique » aussi bien pendant la phonation que pendant la respiration (fig. 74). Il n'y a pas de dyspnée parce que la glotte est suffisamment large pour laisser passer le courant inspiratoire sans l'altérer. Dans les inspirations forcées il peut cependant se produire des bruits anormaux, causés par les vibrations des cordes vocales détendues. Les malades ne peuvent ni parler à haute voix, ni tousser. Leur parole consiste en un simple chuchotement.

Les efforts qu'ils font pour parler sont très fatigants parce que la béance de la glotte nécessite une grande dépense d'air.

Gerhardt et Bäumler ont trouvé que parfois la paralysie du récurrent due à une cause unilatérale peut débuter par un côté et plus tard intéresser les deux côtés.

g) *Paralysie des muscles crico-thyroïdiens.* — Ces muscles sont innervés par le nerf laryngé supérieur ; ils sont tenseurs des cordes vocales et agissent dans la production des tons élevés. La paralysie rend impossible la production de ces tonalités élevées, la simple parésie la rend difficile. On trouve en outre que l'extrémité du doigt placée dans l'intervalle qui sépare le cartilage thyroïde et le cricoïde ne perçoit plus le rapprochement des deux cartilages, lorsque le malade cherche à produire des tons élevés.

L'image laryngoscopique n'a rien de caractéristique et tout ce qui en a été dit est très théorique. On a prétendu avoir trouvé un allongement et une élévation de la corde vocale saine dans la production des tons élevés. On ne peut pas voir l'apophyse vocale du côté paralysé. La partie moyenne de la corde vocale est abaissée pendant l'inspiration, convexe pendant l'expiration.

h) *Paralysie des muscles thyro-ary-épiglottiques.* — La fonction de ces muscles a été déterminée par Merkel qui les a appelés abaisseurs de l'épiglotte. Pendant la déglutition il attire l'épiglotte en arrière sur l'orifice glottique et empêche l'introduction du bol alimentaire dans le larynx. Lorsque par suite de la paralysie cette fonction n'a pas lieu, des parcelles alimentaires s'introduisent dans le larynx, les malades sont pris d'angoisse et d'accès de toux; lorsque ces corps étrangers s'introduisent dans la profondeur des bronches, la mort peut survenir par gangrène pulmonaire, par abcès du poumon, ou par pneumonie. A l'examen laryngoscopique on constate l'immobilité de l'épiglotte.

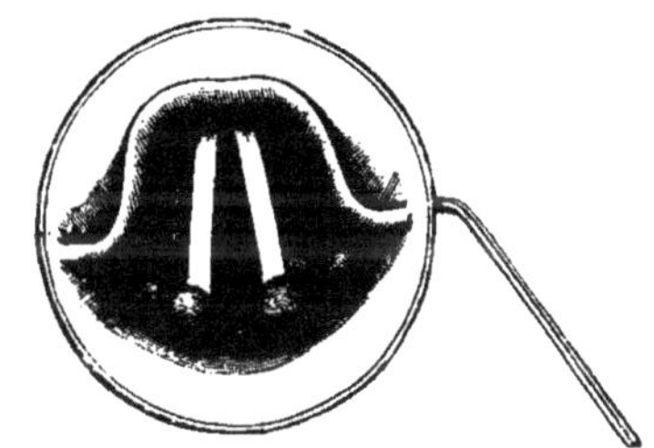

FIG. 74. — *Image laryngoscopique dans la paralysie des deux récurrents. Position cadavérique des cordes vocales.*

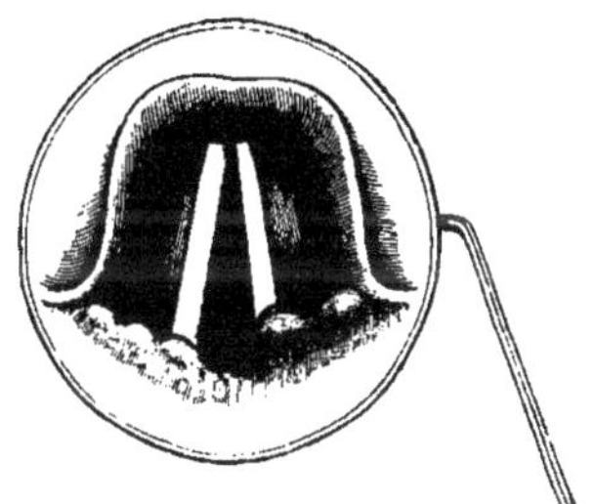

FIG. 75. — *Image laryngoscopique dans la paralysie du récurrent gauche avec atrophie de la corde vocale paralysée. État dans l'inspiration.* D'après V. ZIEMSSEN.

i) *Paralysie complète du nerf laryngé supérieur.* — Les symptômes consistent dans la réunion de ceux qui ont été énumérés dans les deux paragraphes précédents. A côté de ces signes on constate en outre l'anesthésie de la muqueuse laryngée jusqu'au niveau des cordes vocales.

Cette paralysie du laryngé supérieur survient le plus souvent à la suite de la diphtérie. Dans certains cas il semble que les muscles crico-thyroïdien et thyro-ary-épiglottique sont innervés par le récurrent, parce qu'on rencontre alors les signes de la paralysie de ces muscles dans la paralysie complète du récurrent.

Le diagnostic des paralysies laryngées sans l'aide du miroir laryngoscopique est impossible. Lorsque la paralysie unilatérale est très marquée, on peut la soupçonner, ainsi que Gerhardt l'a démontré, à la diminution du frémissement laryngé du côté malade. Il faut cependant donner raison à

Fraenkel qui a trouvé ces phénomènes peu constants lorsqu'il y a paralysie unilatérale du récurrent. Emminghaus et Gerhardt, les premiers, ont démontré une paralysie unilatérale à l'aide d'une flamme manométrique, dont l'image donne un dessin plus allongé du côté sain (Tobold a confirmé le fait qui a été au contraire nié par Fraenkel).

Au point de vue de l'évolution clinique, nous avons encore à parler de la paralysie intermittente des cordes vocales. Valleix, Gerhardt et Levison ont observé quelques cas de cette forme. La paralysie apparaît un jour et après un certain temps disparaît de nouveau. On n'a pas pu saisir jusqu'à présent de rapports avec l'infection paludéenne. Il ne faut pas les confondre avec les paralysies hystériques qui présentent, elles aussi, des intermittences, mais dont l'apparition et la durée sont tout à fait irrégulières.

Nous avons à signaler comme conséquence de la paralysie l'atrophie des cordes vocales (atrophie fonctionnelle) (voir fig. 75).

IV. Pronostic. — Le pronostic doit être basé sur les causes de la paralysie. Il ne faudra compter sur la guérison que dans les cas où l'affection primitive peut être combattue avec succès, et même dans ce cas, la guérison peut se faire longtemps attendre ou même n'avoir jamais lieu.

Mais le pronostic dépend aussi des fonctions des muscles paralysés. La paralysie la plus dangereuse est celle des muscles crico-aryténoïdiens postérieurs, à cause des crises d'asphyxie qu'elle peut occasionner à chaque instant. La paralysie du muscle abaisseur de l'épiglotte détermine non seulement des troubles graves dans la déglutition, mais elle peut conduire à des complications dangereuses : pneumonie secondaire, abcès, gangrène pulmonaires.

La paralysie complète du récurrent est naturellement plus grave que celle d'un de ses rameaux.

V. Traitement. — Le traitement doit être prophylactique, général et local.

Les mesures prophylactiques doivent être observées par les personnes chez lesquelles un nouveau refroidissement ou des fatigues de la voix augmentent l'inflammation et peuvent déterminer une paralysie musculaire.

Le traitement général doit s'adresser à l'affection primitive. Ce n'est pas ici le lieu d'énumérer tous les moyens externes et internes. Pour en citer quelques-uns nous signalerons l'amygdalotomie, l'emploi des anthelminthiques, le traitement d'une antéflexion de l'utérus, qui peuvent déterminer une guérison rapide. Dans les cas de paralysies diphtéritiques on s'est servi avec succès des injections de strychnine (0.1 : 10. De 1 à 5 divisions de seringue en injection sous-cutanée). Dans les cas de paralysies intermittentes qui résistent à l'emploi de la quinine (1 gra., 3 heures avant l'accès), Lavison a obtenu la guérison par l'emploi de l'arsenic.

Phar. all. : Essence d'amandes amères.......... }
Liqueur de Fowler................ } ãã 5 gr.

10 gouttes 3 fois par jour après le repas.

Comme moyens locaux nous indiquerons : a) les badigeonnages de solution de nitrate d'argent ou les insufflations d'alun (0 gr. 1), de tannin (0 gr. 1), d'acétate de plomb (0 gr. 05), et d'iodoforme (0 gr. 05). Ces moyens agissent soit en modifiant l'inflammation, soit en déterminant une forte irritation des cordes vocales. Rossbach a utilisé dans ce sens l'attouchement des cordes vocales par la sonde, ou l'émétique.

b) La *gymnastique du larynx* (V. Bruns). — Le malade est examiné au laryngoscope, et on lui ordonne des sons à haute voix.

c) La *compression du larynx* (Olliver et Gerhardt). — On comprime entre le pouce et l'index les cornes du cartilage thyroïde, et on fait parler le malade à haute voix.

d) L'application de l'air comprimé a eu dans quelques cas d'heureux effets.

e) On emploiera aussi l'électrisation.

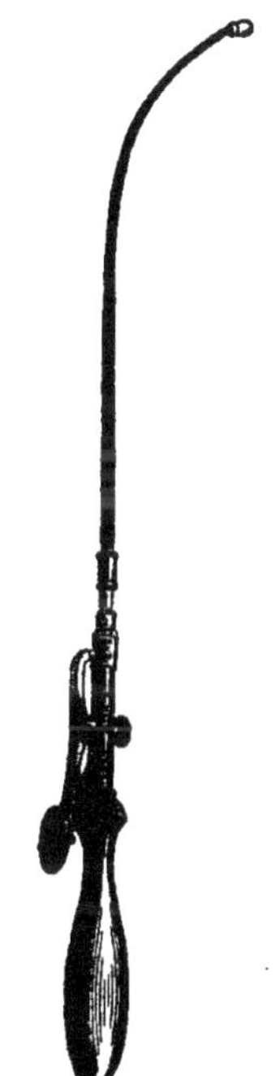

FIG. 76. — *Électrode pour le larynx. L'électrode est introduit dans le larynx en ayant soin de peser sur le ressort ; une fois placé on laisse retomber le ressort et le courant passe.*

On se sert dans ce but du courant induit dont un des pôles est appliqué soit sur la peau, soit dans le larynx, à l'aide du laryngoscope. Cette méthode permet l'électrisation des différents muscles, mais elle nécessite l'emploi d'une électrode spéciale (voir fig. 76).

D'une façon générale, il faut pour l'application cutanée de l'électrode, que le courant soit suffisant pour déterminer la contraction des muscles du pouce. Pour l'application intra-laryngée, il suffit que le courant détermine des contractions dans le muscle frontal. Pour exciter le nerf laryngé supérieur, on placera l'électrode au niveau de la corne supérieure du cartilage thyroïde ; pour le nerf récurrent, au niveau de la corne inférieure.

On peut aussi exciter le nerf laryngé inférieur par la voie intra-laryngée, au niveau du sinus piriforme.

Les points d'électrisation des différents muscles sont les suivants :

a) Pour les muscles crico-aryténoïdiens postérieurs, la partie postérieure du cartilage cricoïde, derrière les cartilages aryténoïdes.

b) Pour les muscles aryténoïdiens, la ligne médiane de la région interaryténoïde.

c) Pour les muscles thyro-aryténoïdiens internes, le bord libre des cordes vocales.

d) Pour les muscles thyro-ary-épiglottiques, le bord libre des replis correspondants.

On appliquera le pôle indifférent aussi haut que possible sur la région cervicale postérieure.

M. Meyer s'est servi dans le cas de paralysie hystérique d'un courant faradique énergique et du pinceau métallique comme électrode promené sur la région antérieure du cou.

Des paralysies anciennes ont été quelquefois guéries par une émotion morale, une terreur ou une joie soudaine arrachant un cri au malade.

La guérison est parfois aussi l'œuvre des charlatans, qui après avoir invoqué les esprits, certifient à la malade qu'elle a recouvré la voix. J'ai soigné autrefois à la clinique de Frerichs, une française atteinte de paralysie hystérique des muscles crico-aryténoïdiens postérieurs chez laquelle la paralysie apparaissait ou disparaissait à mon commandement. Cette observation a été contrôlée par l'examen laryngoscopique, et il ne s'agissait nullement d'une simulation. Il faut toujours prolonger le traitement, car sans cela les améliorations obtenues ne persistent pas longtemps.

La paralysie des muscles crico-aryténoïdiens postérieurs, et celle du muscle abaisseur de l'épiglotte, réclament un traitement particulier.

Dans les cas de paralysie des crico-aryténoïdiens postérieurs, il faut pratiquer la trachéotomie s'il y a danger d'asphyxie. Comme la dyspnée peut survenir d'une manière brusque et inattendue, il est quelquefois prudent de pratiquer dès le début de la paralysie l'ouverture de la trachée. Sidlo a pratiqué le tubage du larynx en introduisant un cathéter dans la fente glottique. Dans la paralysie du muscle thyro-ary-épiglottique, il faut alimenter le malade à l'aide de la sonde œsophagienne. S'il y a anesthésie laryngée, le cathétérisme doit être fait prudemment, car alors la sonde peut s'introduire facilement dans le larynx, sans que la muqueuse réagisse contre cette irritation mécanique.

5. — Spasme de la glotte.

Laryngisme striduleux. Asthme laryngé. Asthme thymique. Asthme de Kopp, de Millar.

I. Étiologie. — Sous le terme de spasme de la glotte on comprend une affection survenant presque uniquement chez les enfants ; ce sont des accès de courte durée pendant lesquels la respiration est interrompue par suite du spasme des muscles constricteurs du larynx et du spasme du diaphragme.

L'affection suit donc la voie du récurrent ; mais comme il est impossible d'en déterminer la cause, il faut la rattacher aux névroses fonctionnelles (névrose laryngée).

C'est le plus souvent du 16e au 24e mois qu'elle se manifeste. Elle est rare avant le début de la dentition, rare également après la 2e année.

Elle est plus fréquente chez les garçons que chez les filles ; elle atteint de préférence les enfants rachitiques et strumeux (scrofuleux).

On ne se trompera pas beaucoup en affirmant que dans les 9/10 des cas, il s'agit d'enfants rachitiques.

Quelques auteurs invoquent l'hérédité. Il est un fait certain, c'est que dans des familles nombreuses tous ou presque tous les enfants sont atteints de spasme de la glotte.

Mais ce n'est pas le spasme de la glotte, mais bien le rachitisme, qui s'est transmis ou plutôt développé. Ce qui s'explique facilement par le fait que le rachitis est souvent la suite d'une mauvaise alimentation à laquelle tous les enfants d'une même famille sont successivement soumis.

En outre, si l'on se rappelle que les parents qui ont des enfants rachitiques sont souvent atteints de tuberculose pulmonaire, d'affections cancéreuses, on comprendra facilement que toutes ces conditions prédisposent leurs enfants aux spasmes de la glotte.

Le spasme de la glotte se rencontre chez des enfants très gras mais pâles et chez lesquels on trouve des signes de nervosisme, tels qu'un sommeil agité, une humeur inconstante, une irritabilité particulière.

Une forme particulière de l'affection est celle que Flesch a décrite sous le nom de spasme de la glotte du sevrage qui survient chez des enfants au moment où on les sèvre.

Le spasme de la glotte est plus fréquent pendant la saison froide, et dans les contrées du Nord. Elle survient parfois par épidémie, ainsi que Caspari et Klingelhöfer l'ont fait remarquer.

Il faut distinguer la prédisposition à l'affection et les conditions qui déterminent le premier accès. Il est souvent impossible de les déterminer et le premier accès paraît être spontané.

Dans d'autres cas c'est le refroidissement qui est en jeu. Une indigestion (par les vomissements, la diarrhée ou la constipation) peut déterminer un accès. La dentition n'est pas non plus sans influence.

Les émotions morales (l'effroi, la joie), la pression de la langue avec un abaisse-langue, une pression sur la poitrine peuvent être la cause d'un accès. Joffroy a vu chez des enfants trachéotomisés le spasme de la glotte survenir après l'ablation de la canule. Mais la laryngite catarrhale, ou les cris violents, ont une action plus évidente sur l'apparition de l'accès.

II. **Symptômes.** — Le symptôme capital est l'apnée survenant par accès. Ces accès éclatent souvent sans prodromes au milieu du sommeil et surtout la nuit.

Subitement la respiration devient plus rapide et haletante ; les mouvements respiratoires sont de plus en plus profonds et cessent enfin complètement.

L'enfant ferme les yeux ou les garde immobiles et hagards, laisse tomber sa tête ; la face pâlit, devient livide, il paraît mort. Le cœur bat plus vite et irrégulièrement. Les battements du cœur deviennent très rapides et le pouls très petit. Les veines du cou sont turgescentes. La percussion montre que la limite supérieure du foie, du diaphragme par conséquent, est abaissée. Il y a de l'incontinence d'urine et des matières fécales. Après un temps d'arrêt assez court la respiration recommence par une inspiration prolongée et profonde qui s'accompagne d'un bruit strident et perçant. L'enfant revient à lui, ouvre les yeux et a bientôt repris sa gaieté ordinaire.

L'accès ne dure guère que quelques secondes, mais il peut se prolonger jusqu'à une 1/2 minute. Il est parfois tellement court qu'il faut pour le reconnaître une attention particulière. Parfois toute l'affection se borne à un seul accès, mais dans d'autres cas les accès se répètent plusieurs fois dans l'espace de quelques jours, de quelques semaines ou de quelques mois. Quelques auteurs ont indiqué le chiffre de 52 accès en 24 heures. Enfin les accès peuvent devenir subintrants.

L'état spasmodique peut intéresser aussi, outre les constricteurs de la glotte, les muscles des extrémités et du tronc. Il y a alors des mouvements convulsifs qui précèdent l'arrêt de la respiration, l'accompagnent ou le suivent. On observe les spasmes musculaires dans les mains et les pieds. Le pouce est fléchi dans la paume de la main. Les autres doigts sont écartés et ainsi que le poignet en extension forcée ; au pied le gros orteil est en flexion, tandis que les autres orteils ainsi que le pied sont en extension forcée. Il peut en résulter des distorsions des membres. On observe parfois une perte de connaissance, des convulsions généralisées, l'éclampsie infantile. Dans ces cas les crises sont suivies pendant quelque temps d'un abattement profond. La mort peut survenir pendant la crise par asphyxie ou éclampsie, ou dans le marasme qui succède à ces crises.

Cohen et Ebstein ont trouvé dans quelques cas un spasme du muscle thyro-ary-épiglottique qui abaissait l'épiglotte sur le larynx et rendait le danger d'asphyxie plus grand encore. Krahmer avait déjà cherché auparavant à expliquer le spasme glottique par l'occlusion du larynx par l'épiglotte.

III. Anatomie pathologique. — Les résultats de l'autopsie ont été négatifs jusqu'à présent pour expliquer du moins les signes cliniques. Nous les indiquerons successivement en faisant remarquer qu'il ne s'agit pas de lésions constantes : ce sont les déformations rachitiques des os, l'hydrocéphalie, l'hyperhémie cérébrale, les hémorrhagies méningées, la méningite, l'hypertrophie du thymus, l'hypertrophie du corps thyroïde, l'engorgement des ganglions trachéo-bronchiques, la persistance de voies circulatoires fœtales, l'état d'hypertrophie et d'infiltration graisseuse du foie, l'inflammation des follicules clos de l'intestin, la tuméfaction des ganglions mésentériques.

C'est sur ces symptômes inconstants que maint auteur s'est basé pour donner une théorie de l'affection et incriminer, suivant les résultats obtenus, tel ou tel organe. Les hypothèses les plus connues sont les suivantes :

a) La maladie est d'origine centrale, elle est causée par l'hyperhémie (Clarke), par l'hydrocéphalie (Gölis) ou le ramollissement cérébral ; b) Elsässer admet comme cause du spasme glottique le défaut de résistance de la calotte crânienne, le craniotabes, et la compression du cerveau dans le décubitus ; c) M. Hall place le siège de l'affection dans la moelle allongée ; d) Kopp admet l'hypertrophie du thymus et la compression du récurrent ; e) d'après Hugh Ley, cette même action serait causée par l'hypertrophie des ganglions trachéo-bronchiques ; f) quelques auteurs ont incriminé la persistance des voies circulatoires fœtales ; g) Hood explique ce spasme par l'hypertrophie du foie et la gêne des mouvements du diaphragme ; h) Bouchut insiste beaucoup sur le spasme de la glotte ; i) Oppenheimer admet la laxité du ligament intra-jugulaire situé dans le trou déchiré postérieur et qui sépare le tronc du vague de la veine jugulaire. Ce ligament, par suite du défaut d'ossification qu'entraîne le rachitisme, permet à la veine jugulaire de comprimer le nerf pneumogastrique, de l'exciter et de déterminer ainsi des spasmes des muscles qu'il innerve.

Mais toutes ces théories n'expliquent pas tous les cas, et ne se basent que sur des autopsies exceptionnelles.

En définitive c'est une névrose dont la cause peut être centrale, périphérique ou réflexe.

IV. Diagnostic. — Il est facile de reconnaître cette affection, car les accès d'apnée suivie de l'inspiration bruyante sont si caractéristiques qu'il n'est pas nécessaire de faire un diagnostic différentiel.

V. Pronostic. — Il faut être réservé dans le pronostic du spasme de la glotte. Quelques auteurs ont observé une mortalité de 90 0/0 (Rilliet et Barthez, Hérard), d'autres au contraire une mortalité de 8 0/0 et au-dessous. Le pronostic est d'autant plus sérieux que l'enfant est plus jeune, qu'il est prédisposé à des accès éclamptiques, et que les accès sont de plus longue durée. Le pronostic est moins grave chez les garçons que chez les filles.

VI. Traitement. — Il faut prendre de bonne heure des mesures prophylactiques chez les enfants nés de familles où il y a eu des cas de spasme glottique.

L'éducation sera diététique et psychique. On évitera les refroidissements, les indigestions, et si l'on constate des signes de rachitis on prescrira un traitement antirachitique.

Quant au traitement de l'accès, on aura soin de tenir l'enfant debout, car le décubitus favorise la durée et le retour de l'accès. Après l'accès, on l'habituera à se coucher sur le côté. On mettra l'enfant dans une chambre spacieuse, dont on ouvrira les fenêtres, on lui fera respirer l'air frais, on projettera sur sa poitrine de l'eau froide, on chatouillera la plante de ses pieds, on excitera sa muqueuse nasale. On peut aussi le mettre dans un bain chaud et l'arroser d'eau froide. L'inspiration de vapeurs ammoniacales ou acétiques peut parfois provoquer, par voie réflexe, le retour de la respiration.

Si l'accès dure longtemps, on introduit l'index dans le pharynx pour s'assurer de la position de l'épiglotte et au besoin chercher à la relever.

Pour éviter le retour des accès et lutter contre la prédisposition, on en étudiera soigneusement les causes. Si c'est une indigestion, on donnera un lavement ou même un émétique. S'il y a constipation, on donnera de légers purgatifs (calomel 0.1).

Si les enfants sont très nerveux, on donnera pendant longtemps des nervins et de légers narcotiques (par exemple, bromure de potassium : 5 0/0, toutes les 2 heures une cuillerée à café).

On a recommandé en outre l'asa fœtida, le musc, le zinc, l'argent, le cuivre, l'atropine, la valériane, le haschich, la digitale. On a aussi obtenu de bons effets de la quinine.

S'il s'agit du spasme glottique du sevrage, on redonnera pendant quelque temps le sein à l'enfant.

On donnera aux scrofuleux, aux rachitiques et aux anémiques un traitement général. Très souvent c'est le séjour à la campagne qui leur convient le mieux.

Si les accès se répètent trop souvent dans la même journée, ou s'ils se succèdent trop rapidement, on utilisera le chloroforme, l'éther ou le chloral (on donnera le chloroforme et l'éther jusqu'au début du sommeil). On peut donner l'hydrate de chloral en lavement (0 gr. 50). On ne peut le plus souvent recourir à la trachéotomie à cause de l'âge du malade, et si cependant cette opération est possible, on doit l'accompagner de la faradisation du nerf phrénique pour éviter la suspension de la respiration.

On emploiera un courant faradique intense avec de gros électrodes placés au niveau du bord externe du sterno-cléido-mastoïdien, au-dessus de l'omo-hyoïdien.

On ouvre et on ferme successivement le courant toutes les 1 ou 2 secondes, en même temps qu'on facilite l'expiration par une forte compression de l'abdomen. Les contractions subites du diaphragme et la propulsion de l'épigastre accompagnée du murmure inspiratoire, sont la preuve que le but est atteint.

6. — Spasmes des muscles du larynx.

1. Les spasmes musculaires du larynx surviennent encore dans d'autres conditions; mais, contrairement au spasme de la glotte, ils sont observés surtout chez les adultes.

On les observe surtout chez les hystériques, plus rarement chez les épileptiques. On les observe aussi dans l'hydrophobie, l'intoxication saturnine, dans les cas de compression du nerf vague ou du récurrent par une tumeur, à la suite d'inspiration de gaz irritants, ou de l'introduction d'un corps étranger dans le larynx. Heller a décrit un cas de spasme musculaire laryngé chez un malade dyspeptique à chaque renvoi acide. Ils se développent aussi dans le cours des affections laryngées (les polypes, l'œdème glottiques).

Ce sont le plus souvent les constricteurs du larynx qui sont atteints, d'où production de dyspnée inspiratoire. Les symptômes et l'image laryngoscopique peuvent être les mêmes que dans la paralysie des muscles crico-aryténoïdiens postérieurs. Mais dans le cas de spasme leur durée est courte, dans le cas de paralysie au contraire la durée en est longue.

Le résultat du traitement diffère aussi. Contre le spasme on donnera des narcotiques (chloroforme, chloral) et on appliquera des courants constants. Dans certains cas l'état spasmodique peut causer la mort par asphyxie, ainsi que L. Meyer l'a observé chez des hystériques.

2. Nous rangeons encore ici l'aphonie spasmodique décrite pour la première fois par Schnitzler (dysphonie spasmodique de Schech) et dont les observations se sont multipliées ces dernières années. Il s'agit d'une incoordination motrice des muscles du larynx, qui fait que dans la phonation, par exemple, les muscles tenseurs des cordes vocales se contractent d'une manière spasmodique, les cordes vocales sont accolées fortement et la phonation devient impossible. Les malades ne peuvent plus que chuchoter ; les consonnes p-b-d-t-k-g, sont les seules qui puissent être prononcées. Les malades atteints de cette affection sont ordinairement des hystériques, des névropathes, qui se plaignent en même temps d'un sentiment de fatigue et de constriction au niveau du larynx et d'angoisse présternale. L'affection peut aussi être causée par des efforts de la voix. Mackenzie l'a observée assez souvent chez les prédicateurs, ainsi que chez deux personnes qui vivaient dans un asile de muets.

Quelques auteurs en ont voulu faire une névrose fonctionnelle. On l'a attribuée parfois à un refroidissement. Comme traitement on ménagera la voix, on appliquera l'électricité et on s'attaquera à l'affection première.

3. Pieniazek pense qu'un exercice immodéré des muscles tenseurs des cordes vocales peut déterminer ce timbre élevé de la voix que quelques adultes conservent comme dans leur enfance. Il survient souvent aussi chez les femmes qui parlent ou crient beaucoup.

7. — Troubles de la sensibilité de la muqueuse laryngée.

1. On a observé l'anesthésie laryngée dans la diphtérie, l'hystérie et la paralysie bulbaire. Dans le premier cas on observe en même temps l'anesthésie pharyngée. Si l'anesthésie est limitée au domaine du laryngé supérieur, elle ne dépasse pas le bord libre des cordes vocales. Mais ce n'est pas toujours le cas, et Schnitzler a publié une observation où l'anesthésie s'étendait à la muqueuse trachéale.

D'une manière générale, la paralysie des fibres sensitives du laryngé supérieur s'accompagne aussi de la paralysie des fibres motrices, que l'on reconnaît à l'immobilité de l'épiglotte. Il peut arriver, ainsi que nous l'avons dit plus haut, que par suite de l'anesthésie laryngée et de la paralysie de l'épiglotte des fragments alimentaires pénètrent dans les voies respiratoires. Ott a décrit un cas d'anesthésie unilatérale du larynx causée par la dégénérescence de la racine du nerf vague droit, par suite de névrite syphilitique. Le traitement doit consister dans la faradisation de la muqueuse laryngée, du tronc du laryngé supérieur (voir tome I, page 291). On peut faire des injections sous-cutanées de strychnine, on prescrira des préparations de fer et l'alimentation par la sonde.

Schnitzler a constaté une fois des douleurs névralgiques en même temps que de l'anesthésie (anesthésie douloureuse).

2. L'hyperesthésie ou la paresthésie du larynx accompagnent habituellement le catarrhe laryngé ou les ulcérations du larynx. Chez les hystériques

et les névropathes, elles peuvent constituer une affection spéciale. Celle-ci donne aux malades la sensation d'un picotement ou d'une cuisson, ou encore d'un corps étranger, qui les incommode à un tel point que pendant des semaines et des mois ils ne parlent qu'à voix basse, dans l'espérance de guérir leur affection laryngée qu'ils croient très grave (phonophobie). J'ai soigné dernièrement un prédicateur qui pendant des mois n'avait communiqué avec sa famille qu'à l'aide d'une ardoise, et j'eus toutes les peines du monde à faire causer à haute voix.

E. Fraenkel a signalé dans quelques cas des points douloureux au niveau du cou. La voix est claire et l'image laryngoscopique absolument normale. On prescrira des inhalations de bromure de potassium (5 0/0), de la morphine (0-02 — 0,1 0/0), des badigeonnages de bromure de potassium (5 gr., glycérine 25 gr.) ou de chlorhydrate de cocaïne (1 à 2 gr. pour 10 gr. d'eau), et on cherche à rassurer le malade sur l'état de sa voix en le faisant parler à haute voix. Lewin et Waldenburg ont obtenu d'heureux effets de la cicutine.

Schnitzler a recommandé les badigeonnages de morphine ou de chloroforme ; on s'est servi aussi de solution de nitrate d'argent. J'ai obtenu de bons résultats avec les inhalations de tannin (5 gr. pour 10 d'eau). Il faut en outre établir un traitement général.

3. Parfois l'hyperesthésie peut devenir une véritable névralgie, ainsi que l'ont décrite Handfield Jones, Schnitzler, Wagner et Mackenzie. Ce dernier auteur a observé aussi une névralgie intermittente qui a cédé à la quinine.

8. — Toux laryngée.

On décrit, sous la dénomination de toux laryngée, une névrose particulière indépendante de toute altération des voies respiratoires. Elle survient chez des personnes nerveuses, le plus souvent des femmes de 15 à 25 ans, chez lesquelles on trouve d'autres manifestations hystériques. Plusieurs de mes malades attribuaient leur toux au froid, à une boisson glacée ou à une suractivité du larynx.

Dans certains cas, les accès de toux paroxystique interrompent le sommeil, dans d'autres cas la toux est constante et plus ou moins forte. Elle est aboyante, stridente ou sifflante.

L'expectoration peut manquer ou être peu abondante. L'affection peut durer des mois.

Les changements d'air sont en général très utiles. Mackenzie conseille les voyages sur mer. Je n'ai obtenu aucun résultat des narcotiques, tandis que Lasègue a trouvé la belladone très efficace.

Dr A. Ruault

Chargé du service laryngologique à la Clinique nationale des Sourds-Muets.

TROISIÈME PARTIE

MALADIES DE LA TRACHÉE

Les maladies de la trachée ont rarement une véritable autonomie ; généralement il s'agit de processus qui se sont propagés du larynx ou des bronches dans la trachée. La participation secondaire de la trachée reste alors complètement cachée ou bien les symptômes sont subordonnés à ceux de l'affection du larynx et des bronches. On la reconnaît à l'aide du laryngoscope. Nous renvoyons le lecteur aux affections du larynx et des bronches, où il est souvent question de la trachée.

Herterich a décrit récemment une observation de *mycosis de la trachée.* Le nez, la bouche, le larynx étaient intacts, et il existait une rougeur et des excoriations de la trachée ; le malade toussait, et son expectoration contenait de petites masses dures, grises que le microscope montra être formées de champignons (Eurotium aspergillus). La guérison eut lieu grâce à des inhalations de vapeurs iodées.

Il ne faut pas confondre cette observation avec celle de Hindelang : il n'existait pas de champignons dans la trachée, mais dans les voies aériennes. Le malade fut guéri par des inhalations d'acide phénique et des insufflations d'iodoforme.

QUATRIÈME PARTIE

MALADIES DES BRONCHES

1. — Catarrhe bronchique. Bronchite catarrhale.

I. Étiologie. — Le catarrhe bronchique est une des maladies les plus fréquentes. On le divise en catarrhe *aigu* et *chronique*, le premier durant de quelques jours à quelques semaines, le second persistant plusieurs années, ou même toute la vie. Il peut être *bilatéral* ou *unilatéral*, n'envahir que quelques bronches ou tout l'arbre bronchique, se localiser aux grosses bronches, ou s'étendre aux plus fines (bronchioles). Les catarrhes des grosses bronches s'accompagnent ordinairement d'une inflammation semblable de la muqueuse trachéale, de telle sorte que la bronchite devient *trachéo-bronchite*. Quand les petites bronches sont prises, il en résulte de grands dangers, parce que dans ces cas il arrive que la lumière des bronches peut être complètement obstruée soit par des sécrétions, soit par le gonflement de la muqueuse : aussi quand le processus catarrhal est étendu, la mort survient-elle par suffocation. On appelle aussi le catarrhe des plus petites bronches, *bronchite capillaire, catarrhe suffocant*. La division des catarrhes bronchiques d'après les sécrétions fournies par la muqueuse enflammée sera l'objet d'un paragraphe spécial.

On distingue, d'après la cause, un catarrhe *primitif* et *secondaire*, celui-ci étant un état propre, celui-là apparaissant à la suite ou dans le cours d'autres affections.

La cause la plus fréquente du catarrhe bronchique primitif est le *refroidissement*. Un refroidissement subit de la peau en sueur, l'emploi inconsidéré de bains, le séjour dans des endroits humides et exposés aux courants d'air, le changement de linge de corps dans de mauvaises conditions, et bien d'autres causes analogues sont capables de donner naissance à une bronchite catarrhale.

L'époque de l'année et les vents régnants ont une influence incontestable. Tous les auteurs sont d'accord pour dire que le catarrhe des bronches est particulièrement fréquent au printemps et à l'automne, et que par conséquent les vents du nord et du nord-ouest favorisent son éclosion. Les climats ont une action évidente. Sous les tropiques il est des contrées où le catarrhe bronchique est une des maladies les plus rares, tandis que sa fréquence augmente plus on s'approche des régions froides.

Il ressort des innombrables recherches de A. Hirsch que la fréquence du catarrhe bronchique dépend directement, non pas des variations de la température, mais de l'humidité de l'air, qui de son côté est en rapport sans aucun doute avec les changements de température. Plus l'air est sec dans une contrée, et plus la différence entre l'état hygrométrique et la température ordinaire de l'air est grande, moins il y a de catarrhes bronchiques.

L'expérience journalière nous apprend que parmi des hommes placés dans de mêmes conditions, les uns restent bien portants, tandis que d'autres sont pris de bronchites, et que d'autres enfin prennent d'autres maladies. Il existe donc dans beaucoup de cas une certaine *prédisposition de la muqueuse des voies respiratoires* qui, sous certaines influences, donne lieu à de la bronchite. Ces conditions prédisposantes à la bronchite sont nombreuses. La plus importante est incontestablement l'*âge* : les enfants et les vieillards sont particulièrement atteints. Dans l'enfance, pendant les six premiers mois la bronchite est rare, vraisemblablement parce qu'à cet âge les enfants sont entourés de soins particuliers ; jusqu'à l'âge de 3 ans elle est très fréquente. Puis elle est de nouveau rare. Il est aussi incontestable qu'au moment de la dentition beaucoup d'enfants ont des bronchites sans qu'il soit possible de trouver qu'ils se sont refroidis.

Pour expliquer cette prédisposition variable selon les âges, on se contente ordinairement de phrases qui n'expliquent rien. Tout repose sur la résistance plus ou moins grande de l'organisme et particulièrement de la muqueuse bronchique.

La force de résistance joue aussi un rôle pour expliquer l'action de la *constitution* qui s'oppose au développement de la bronchite. Les personnes délicates, les anémiques, les chlorotiques sont spécialement prédisposées à la bronchite. Elle est même si fréquente chez les scrofuleux et les rachitiques, qu'on la regarde comme un symptôme constant de ces affections. Les maladies longues et débilitantes prédisposent sans contredit à la bronchite, telles que les cachexies cancéreuse, syphilitique, paludéenne, le mal de Bright, le diabète, le scorbut, la goutte, l'alcoolisme, etc. Quelquefois la moindre force de résistance de l'organisme dépend d'une éducation corporelle défectueuse. Des personnes, qui sont amollies dès leur enfance, acquièrent une prédisposition bizarre pour l'inflammation des muqueuses et en particulier pour les bronchites.

Geigel a démontré par des statistiques dressées à Würzbourg que parmi les enfants il y en a un plus grand nombre de légitimes qui ont des bronchites et qui en meurent que parmi les enfants illégitimes, tandis que la proportion est renversée pour les maladies des voies digestives. Ce n'est pas sans raison qu'on a expliqué ce fait en disant que chez les enfants légitimes les soins sont excessifs et voisins même de l'amollissement. On pèche encore plus pour l'habillement des enfants : on couvre les enfants d'une façon exagérée contre le moindre courant d'air, et on les laisse circuler par des températures froides, les jambes nues et sans pantalon.

Dans les *bronchites primitives* on a distingué celles qui surviennent à la suite de la respiration *d'air infecté* : il y en a de *deux sortes*, celles qui sont dues à des souillures de l'air chargé de poussières qui agissent mécaniquement sur la muqueuse bronchique, et celles qui proviennent de l'action de gaz irritants.

Il résulte des recherches de Hirt que les particules végétales sont très dangereuses ; elles sont moins à redouter que les poussières métalliques et animales ; tandis que la poussière minérale est relativement moins nocive. Les mélanges de poussière ont aussi une action particulièrement défavorable. Certaines professions dans lesquelles l'air ambiant est chargé de poussière sont dangereuses parce qu'elles sont la cause de bronchites, comme chez les meuniers, les casseurs de pierres, les tourneurs, les charbonniers, les boulangers, les brossiers, les fileurs, les bonnetiers, les tisserands, les mineurs, les cigarettiers, les pelletiers, les corroyeurs, etc.

Parmi les gaz nuisibles sont : le chlore, l'acide acétique, l'acide muriatique, l'acide sulfureux, et surtout l'hyponitrite et l'acide nitrique. Dans ces circonstances, comme dans la bronchite à frigore, les prédispositions jouent aussi un certain rôle.

Une troisième classe de bronchites primitives constitue les *bronchites toxiques*. Elles sont accasionnées par l'emploi à l'intérieur de matières particulières et surtout de médicaments.

Le plus connu est l'*iodure de potassium* qui, chez certains individus, même à une dose très faible, donne lieu à un catarrhe de la muqueuse conjonctivale et bronchitique. D'après les observations récentes de Stille, le bromure de potassium amène aussi un catarrhe bronchique qui diminue après la cessation du médicament mais qui persiste cependant encore quelque temps. Le bromure de potassium peut abolir la sensibilité de la muqueuse au point de faire cesser l'expectoration et de donner lieu ainsi, par l'accumulation des produits de sécrétion, à des phénomènes d'asphyxie.

L'usage d'autres médicaments prédispose aux catarrhes bronchiques. On sait que les syphilitiques qui absorbent du mercure soit en frictions, soit par la bouche, sont spécialement prédisposés aux bronchites.

Les bronchites qui surviennent à la suite de l'absorption de corps étrangers sont de nature *franchement mécanique*.

Enfin d'autres bronchites peuvent être occasionnées par l'abus du *chant*, et de la *parole*, ou du *jeu des instruments à vent*.

On les observe principalement chez les prédicateurs, les professeurs, les acteurs, les lecteurs et les musiciens ambulants. Dans la plupart des cas l'inflammation débute par la *muqueuse laryngée* pour s'étendre ensuite sur la muqueuse des bronches. Cependant il peut se faire que la bronchite débute seule et que l'inflammation reste ainsi limitée aux bronches un temps plus ou moins long. Il est évident que l'air inspiré qui reste longtemps et souvent sous une forte pression sous les cordes vocales peut être considéré comme un excitant mécanique de la muqueuse bronchique.

Les *bronchites secondaires* se voient le plus souvent à la suite des *maladies des poumons*.

Les affections aiguës et chroniques des poumons sont dans la plupart des cas accompagnées de bronchite. Les bronchites ne se forment pas dans tous les cas de la même façon : dans les affections aiguës des poumons la bronchite n'est que la suite de l'inflammation qui se propage des alvéoles sur la muqueuse bronchique, tandis que dans les affections chroniques les troubles circulatoires jouent le premier rôle. Les vaisseaux bronchiques, comme on le sait, ne forment pas un système clos : une partie du sang se jette des veines bronchiques dans la veine cave par l'intermédiaire des veines azygos. Une autre partie chemine avec les vaisseaux du poumon et se rend au cœur par les veines pulmonaires. De plus, des ramifications des artères bronchiques pénètrent dans les systèmes interstitiels pulmonaires et se mélangent avec des branches de l'artère pulmonaire. De cette disposition anormale des vaisseaux il résulte que des changements du parenchyme pulmonaire ne restent pas sans influence sur la circulation de la muqueuse bronchique, et donnent lieu à des inflammations catarrhales.

Assez souvent, *dans les maladies du cœur* on observe des bronchites.

La circulation des vaisseaux bronchiques est sous une dépendance particulière du cœur. Comme une partie du sang veineux bronchique se rend dans l'oreillette gauche, une partie dans l'oreillette droite, les affections du cœur droit et du cœur gauche retentissent sur la circulation de la muqueuse bronchique. C'est surtout dans les insuffisances mitrales que ces bronchites revêtent une grande intensité, mais on les observe aussi dans les autres insuffisances valvulaires, dans les myocardites, chaque fois qu'il y a une gêne dans la circulation des veines pulmonaires ou des veines caves.

Quelquefois des *affections des organes abdominaux* (tumeurs, ascites, et autres) sont la cause de bronchites. Nous croyons que, dans ces cas, les mouvements limités du diaphragme et, par la suite, l'expansion pulmonaire moindre donnent lieu à un catarrhe par engorgement ; l'aspiration et la propulsion du sang artériel pulmonaire étant diminuées, la circulation du sang artériel pulmonaire se fait mal, et il se produit un engorgement dans les veines caves et les veines bronchiques.

De temps en temps le catarrhe bronchique se manifeste à la suite de l'inflammation des muqueuses laryngées et trachéales qui s'est propagée par en bas.

Enfin on observe encore des *bronchites secondaires* dans le cours d'un grand nombre de *maladies fébriles infectieuses*, comme par exemple à la suite de la rougeole, de la scarlatine, de la variole, de la grippe, de la malaria, de la fièvre typhoïde, de la fièvre récurrente, etc.

II. **Anatomie pathologique**. — Les lésions anatomiques ne sont pas tout à fait les mêmes dans la bronchite aiguë et chronique ; de plus elles diffèrent beaucoup dans les bronchites des petites ou des grosses bronches.

Dans le *catarrhe aigu des grosses bronches*, la muqueuse bronchique est tout d'abord rouge. Les vaisseaux de la muqueuse et de la couche sous-muqueuse sont fortement distendus et se laissent voir à l'œil nu en beaucoup d'endroits, sous la forme de petites lignes rouges. En d'autres points existe une rougeur diffuse et vague. L'hyperhémie se propage bientôt comme une tache ; bientôt elle envahit la muqueuse bronchique. Il peut se faire par places des extravasations sanguines, il y a des ecchymoses sous-épithéliales.

En plus de cette rougeur anormale la muqueuse bronchique enflammée présente une bouffissure inaccoutumée. Elle paraît ramollie, pleine de suc, très friable, et peu résistante. Souvent la surface de la muqueuse présente un aspect mat, velouté, et caractéristique : elle est d'une sécheresse particulière au début de l'inflammation.

Si la bronchite existe déjà depuis un certain temps, il se fait une sécrétion anormale très vive de la muqueuse. On trouve dans le conduit des bronches un liquide visqueux ou un liquide verdâtre et puriforme. Quelquefois les orifices glandulaires de la muqueuse sont remplis de gouttelettes fines de mucus, qui ont l'apparence de tubercules miliaires, mais qui s'en distinguent en ce qu'elles se laissent facilement énucléer avec les doigts.

Nous devons encore faire observer que souvent les lésions anatomiques ne sont pas celles qu'on supposait devoir trouver, et qu'elles ne correspondent pas aux symptômes observés pendant la vie. C'est surtout pour la boursouflure de la muqueuse qu'on l'observe ; l'hyperhémie disparaît aussi sur le cadavre.

A l'aide du microscope on s'aperçoit qu'il y a d'autres processus inflammatoires. Les vaisseaux de la muqueuse et de la couche sous-muqueuse sont élargis et remplis, et on les reconnaît à la diapédèse des globules incolores. Comme l'a démontré Rindfleisch, il se fait aussi dans les cellules des couches sous-épithéliales de la muqueuse, une prolifération, et il existe même aussi dans les cellules épithéliales un vif accroissement du noyau.

Si la bronchite aiguë s'est propagée dans les bronches plus fines, on remarque très souvent un fait très important, à l'ouverture du thorax. Les poumons ne s'affaissent pas, mais font irruption en dehors de la cage thoracique ; les plus fines bronchioles sont bouchées, et l'air qui est à une très forte pression dans les alvéoles n'a pas pu en sortir. Il y a aussi d'autres lésions pulmonaires dans la bronchite capillaire. Très souvent quelques points sont gonflés et emphysémateux ; c'est surtout ce qu'on rencontre dans les lobes pulmonaires antérieurs et inférieurs. D'autres places semblent privées d'air, et très rouges. Si on insuffle les poumons par une grosse bronche, ces points se remplissent de nouveau d'air, comme dans les cas d'atélectasie pulmonaire. Ces lésions existent le plus souvent dans les lobes postéro-inférieurs, et sont dues à ce que l'air s'est complètement résorbé dans les alvéoles fermées. On trouve aussi assez souvent dans les poumons des foyers durs, très rouges, et privés d'air, qui ne se laissent pas insuffler par la bronche, et montrent ainsi que la lumière des alvéoles mêmes est remplie de masses étrangères. Ce sont là des foyers de *broncho-pneumonie* qui se forment tantôt par la propagation des bronchioles dans les alvéoles, tantôt, ce qui est la règle pour de Buhl, par l'aspiration du produit infectieux des petites bronches dans les cavités alvéolaires.

Quelquefois la plèvre pulmonaire paraît en quelques endroits ecchymosée et ternie, surtout au niveau des foyers atélectasiés et qui sont le siège de broncho-pneumonie. Il faudrait démontrer que, d'après les recherches de de Buhl, les artérioles bronchiques sont en communication avec les vaisseaux de la plèvre.

Sur une coupe de poumon, la pression fait sortir des petites bronches un liquide spumeux, clair ou puriforme, qui les remplit plus ou moins, ce qu'on peut voir en incisant les bronches avec des ciseaux. Ordinairement il existe aussi de la bouffissure et de la rougeur de la muqueuse bronchique. Quelquefois, dans les plus fines bronchioles se trouvent des amas de sécrétion en forme de bouchons que la pression fait sortir en forme de boudin de la lumière de la bronche, et qu'on ne doit pas confondre avec les masses fibrineuses bronchiques.

Traube a montré que dans le catarrhe des grosses bronches la sécrétion allait dans les bronches plus fines, et simulait ainsi une inflammation des petites bronches aussi bien sur le vivant que sur le cadavre. Cependant dans ces cas la rougeur et la bouffissure manqueront dans les bronchioles.

La *bronchite chronique* se circonscrit de préférence sur les grosses bronches et les moyennes. La muqueuse ne présente pas généralement un aspect rosé, mais elle a une couleur rouge plus foncé ou brun rouge. Assez souvent elle est épaissie, parce qu'il y a non seulement une transsudation séreuse, mais un processus hyperplasique inflammatoire. Il se forme aussi quelquefois des hypertrophies papillaires sur lesquelles Virchow d'abord, et plus tard Biermer ont attiré l'attention. Assez souvent la muqueuse paraît, à cause des saillies longitudinales et transversales, être divisée en compartiments et former un treillage, ce qui provient de ce que les faisceaux longitudinaux et transversaux de fibres élastiques ont subi des transformations et se sont épaissis, tandis que d'autres parties, comme les couches musculaires, se sont atrophiées à cause de la pression anormale qui a lieu dans l'expiration produite par la toux.

La muqueuse dans les bronchites chroniques présente une disposition particulière. Elle est remarquablement pâle, mince, et ressemble un peu à une séreuse. C'est surtout dans la bronchorrhée séreuse qu'on observe ces détails.

En outre, on trouve généralement une sécrétion très abondante. Elle est tantôt muqueuse, tantôt séreuse, tantôt muco-purulente, tantôt presque purulente.

A la suite de bronchites persistant depuis longtemps, il peut se former des pertes de substance de la muqueuse bronchique ; elles sont plus rares dans les bronchites aiguës. Ferrand a publié récemment plusieurs observations de vieillards chez lesquels existaient pendant la vie une cachexie bizarre et une sécrétion purulente; l'autopsie fit voir, au niveau de la bifurcation, des abcès de la muqueuse.

Si la bronchite dure plus longtemps, la *bronchectasie* peut se produire. L'hyperplasie inflammatoire peut se propager du tube bronchique sur le septum péribronchique, de là gagner le tissu pulmonaire et donner lieu à une inflammation interstitielle du poumon. Enfin l'emphysème pulmonaire n'est pas rare dans les bronchites chroniques.

Les *ganglions lymphatiques* bronchiques sont ordinairement enflammés à la suite de l'inflammation de la muqueuse. Dans les bronchites aiguës ils sont tuméfiés, rouges et ramollis. Dans les bronchites à répétition ou chroniques l'hyperplasie augmente, les ganglions deviennent plus gros, se pigmentent, se caséifient et se calcifient.

III. Symptômes. — Les symptômes de la bronchite, varient selon qu'elle siège dans les grosses bronches ou dans les petites, selon que la bronchite est aiguë ou chronique.

Bronchite aiguë des grosses bronches.

Une bronchite aiguë des grosses bronches peut exister sans changements objectifs. Les malades souffrent d'une sorte de chatouillement insupportable et de quintes de toux; ils ont aussi assez souvent une sensation de rudesse ou d'irritation dans la poitrine qu'ils localisent ordinairement derrière la partie supérieure du sternum, ou le long du sternum. La pression sur la peau de la région sternale est douloureuse. Ils sont secoués par la toux, mais il n'y a pas d'expectoration. Dans beaucoup de cas la bronchite n'existe pas seule, elle est accompagnée de catarrhe de la trachée; il y a de la trachéo-bronchite. Il convient alors d'examiner la trachée au point de vue de son inflammation, et on pratique la laryngoscopie; en faisant exécuter de grandes inspirations, les rayons lumineux dépassent les cordes vocales écartées l'une de l'autre, et il est possible de voir la muqueuse de la trachée. On reconnaît le catarrhe trachéal à ce que la muqueuse est rouge, gonflée et humide. Quelquefois on peut aussi reconnaître çà et là des produits de sécrétion jaunâtre.

De temps en temps on observe de la fièvre qui peut être précédée d'un frisson léger ou de plusieurs frissons violents.

Le catarrhe des grosses bronches présente des signes physiques qu'on reconnaît habituellement à l'auscultation ; on commence par entendre dès *ronchus*. La nature des ronchus soit secs, soit humides, dépend de la nature de la sécrétion catarrhale; est-elle visqueuse, les râles seront secs ; est-elle liquide, les râles seront humides.

Quand la sécrétion bronchique visqueuse se fait encore dans les grosses bronches supérieures, il y a des *ronchus sonores* : l'inflammation des petites bronches donne lieu à des *sibilances*, *des ronchus sibilants*. Très souvent les deux types de râles existent en même temps (*bronchite généralisée*) où un genre de râle succède à un autre, selon que le catarrhe s'est propagé de haut en bas ou inversement.

Les ronchus sont des bruits dus à la sténose. La lumière des bronches est diminuée par suite des sécrétions visqueuses et de la bouffissure de la muqueuse, de telle sorte qu'à chaque inspiration et à chaque expiration il se forme des courants d'air et des bruits. Quelquefois les bruits sont assez forts pour être entendus à une certaine distance du malade. A la palpation la main perçoit une vibration particulière qu'on a à juste titre appelée *frémissement bronchique.*

Dans les cas où la sécrétion bronchique est liquide, on entend des râles *humides* ou des *souffles*. Ils sont tantôt à grosses bulles, tantôt à bulles moyennes, tantôt mélangés, et paraissent sonores ou sourds selon qu'ils se passent à la superficie ou à la profondeur du poumon. Mais jamais ces râles de bronchite simple ne prennent un timbre métallique.

Il ne convient pas d'insister ici sur la *genèse des râles* : nous nous contenterons seulement de dire que ces râles sont dus d'après la théorie ordinaire à des bulles éclatant dans le liquide. Mais c'est avec raison que Hertel et Traube ont soutenu que ce n'était pas le seul processus ; pour eux ces bruits

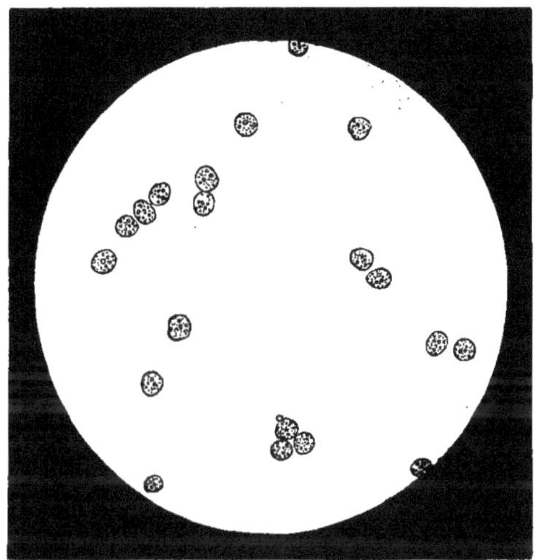

FIG. 77. — *Expectoration muqueuse dans le cas d'une bronchite des grosses bronches.* Gross. 275 fois.

se produisent lorsque la sécrétion bronchique va et vient sur la muqueuse dans les mouvements respiratoires.

Ordinairement la marche d'une bronchite catarrhale est la suivante : la sécrétion d'abord très visqueuse, devient plus tard plus liquide. En somme à la période de début on entend des ronchus, plus tard des râles humides. Mais bien entendu les râles secs et humides ne s'excluent pas, car tantôt la transformation de la sécrétion n'est pas subite, tantôt il se fait des rémissions ou des exacerbations de la maladie ; aussi les râles sont-ils mélangés.

En outre, dans la bronchite catarrhale le type respiratoire peut être modifié par la présence des râles ; très souvent l'*expiration est excessivement prolongée* parce que les produits de sécrétion forment un obstacle à la colonne d'air expiré. Souvent aussi le murmure vésiculaire dans l'inspiration prend *un caractère rude, aigre ou puéril,* parce que les mouvements respiratoires sont très actifs, et que l'air a à traverser des bronches obstruées par les produits sécrétés. Ce caractère ne s'observe pas dans les bronchites non compliquées.

Les autres méthodes physiques d'exploration qui sont usitées pour le diagnostic des maladies de poitrine ne donnent aucun résultat dans la bronchite catarrhale, ou bien ne fournissent que des résultats accessoires. S'il existe de la fièvre, les mouvements respiratoires sont plus ou moins accélérés. Les signes objectifs de dyspnée font presque toujours défaut, parce que les bronches malades, malgré la bouffissure de la muqueuse et les produits de sécrétion, laissent passer suffisamment d'air. Si l'expiration à la suite d'un catarrhe bronchique est prolongée, ce changement se reconnaît ordinairement avec facilité par la vue et par la main appliquée sur le thorax. La percussion ne donne aucun renseignement.

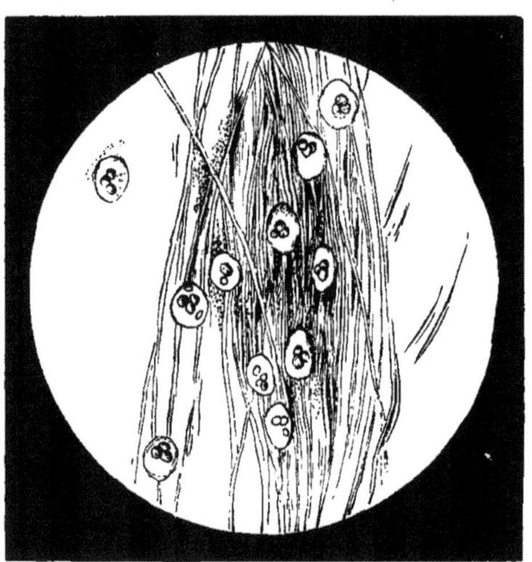

Fig. 78. — *La même expectoration traitée par l'acide acétique.*

Les malades se plaignent surtout de la toux qui les secoue péniblement. Les quintes sont d'autant plus violentes que la bronchite est plus forte, et que la première partie des bronches est prise.

On a cependant démontré que c'est principalement l'inflammation siégeant au voisinage de la bifurcation de la trachée qui donne lieu à des quintes. Aussi la toux est-elle plus fréquente au début d'une bronchite qu'à son déclin, ce qui est en rapport avec la constitution des crachats. Car au début les malades n'expectorent pas, ou bien n'arrivent à expectorer péniblement que des crachats incolores, vitreux, transparents, spumeux à leur surface, et si tenaces qu'on peut retourner le crachoir sans les détacher. Si on les traite par l'acide acétique, la mucine se coagule, et au microscope on y trouve fort peu de cellules. Ordinairement les cellules sont isolées ou forment de petits groupes (voir fig. 77).

Ordinairement, on trouve de l'épithélium pavimenteux de la bouche.

L'épithélium à cils vibratiles de la muqueuse bronchique fait défaut habituellement ; ces cellules à cils vibratiles sont le plus souvent isolées ; on les reconnaît aisément au microscope lorsqu'on a coloré la préparation avec une couleur d'aniline; leur bord cilié se reconnaît très facilement. Quelquefois ces cellules à cils vibratiles sont détériorées, et ressemblent à des cellules cylindriques simples.

Si l'on ajoute à la préparation microscopique de l'acide acétique, on voit des espèces de toiles d'araignée dues à la coagulation de la mucine. Les cellules se gonflent, deviennent homogènes et transparentes et laissent voir très nettement leurs noyaux qui sont au nombre de deux ou de plusieurs dans la même cellule (voir fig. 78). L'expectoration, au début de la bronchite aiguë, est le type de l'expectoration muqueuse très riche en mucine qui lui

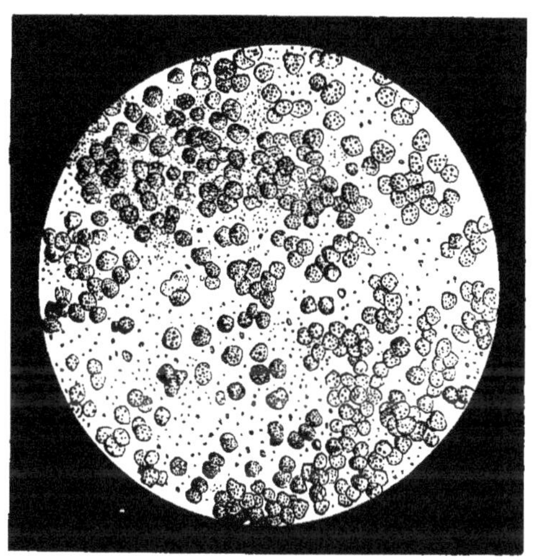

FIG. 79. — *Expectoration muco-purulente dans le cas d'un catarrhe des grosses bronches; agglomération de globules de pus.* Du même malade que dans la figure 77 et 78, mais à une période plus avancée. Gross. 275 fois.

donne sa viscosité. Les anciens médecins ne croyaient pas que c'était une véritable expectoration ; ils l'appelaient *sputum crudum.* On comprend que cette viscosité donne lieu à des efforts pénibles d'expectoration.

A une période plus avancée de la bronchite, l'expectoration est plus liquide et se fait plus facilement. Cela tient à ce que la quantité de mucine diminue dans les crachats, tandis que la quantité d'eau augmente. Mais bientôt l'expectoration augmente : elle perd alors sa transparence, prend un aspect nummulaire, lenticulaire, présente des points brun verdâtre, qui augmentent peu à peu et finissent par former des masses purulentes nageant dans un liquide muco-transparent.

Cette transformation de la sécrétion provient de l'augmentation des globules de pus qu'on reconnaît facilement à l'aide du microscope (fig. 79).

La sécrétion muqueuse du début s'est donc changée en une expectoration muco-purulente, la toux est moins fréquente, l'inflammation a cessé; c'est la période de *coction*. La bronchite disparaît, l'expectoration devient de moins en moins abondante, les quintes de toux cessent.

Souvent par suite de la fatigue des cordes vocales, l'*enrouement* apparaît. Les fortes quintes peuvent aussi être la cause de *points de côté* dus à la contraction violente des muscles expirateurs. Les quintes peuvent par leur fréquence empêcher le malade de dormir. Souvent ils se plaignent de *maux de tête, d'étourdissements*, de tintements d'oreille, dus à la *congestion intense veineuse du crâne*, la circulation des veines caves étant gênée dans les mouvements de toux. Pour le même motif les *veines du cou* apparaissent sous la forme de cordons épais, bleuâtres. Dans ces conditions la *cyanose* peut aussi apparaître. Les épistaxis répétées s'observent. Les secousses produites par la toux donnent aussi lieu à des *vomissements*. Chez les personnes affaiblies et âgées, surtout chez les femmes, il n'est pas rare d'observer de l'*incontinence d'urine*, et des *selles involontaires*. Les quintes de toux peuvent aussi être la cause de fausses couches. Les hernies, les prolapsus de l'anus s'observent également.

Le catarrhe aigu des grosses bronches s'accompagne tantôt d'un catarrhe des conjonctives, des muqueuses nasales ou laryngées, tantôt il existe seul. Le plus souvent il est bilatéral parce qu'habituellement les causes ont agi également sur les deux bronches. Cependant il peut être unilatéral, et même n'exister que dans un lobe pulmonaire.

Si le catarrhe reste localisé aux grosses bronches, le pronostic est bénin. Il faudrait seulement faire attention à la fièvre. Chez les enfants à la suite des bronchites on a observé de la somnolence, du délire, des tressaillements dans quelques muscles ou des contractures. La durée de la bronchite varie de quelques jours à une à deux semaines, rarement plus.

Catarrhe aigu des petites bronches, bronchite capillaire.

Quand un catarrhe aigu se propage sur les bronches plus fines, et devient alors une bronchite capillaire (catarrhe suffocant, bronchite des petites bronches), la maladie prend un caractère des plus graves. Le mal est surtout redoutable pour les enfants et les vieillards.

Chez les enfants le danger vient de ce que la lumière des petites bronches est, par rapport aux cavités alvéolaires, excessivement étroite, de telle sorte que les bouffissures de la muqueuse et les produits de sécrétion tendent à obstruer les bronches et à empêcher le passage de l'air. Aussi l'inflammation chez les enfants a une grande tendance à se propager aux alvéoles, de telle sorte que la bronchite capillaire se transforme en pneumonie catarrhale, broncho-pneumonie. La suffocation est d'autant plus à craindre chez l'enfant.

Il en est un peu différemment chez les vieillards. Chez les individus affaiblis, débilités et cachectiques, la bronchite capillaire est dangereuse à cause des symptômes généraux et de la durée de la maladie. La fièvre est ordinairement forte, l'organisme du vieillard s'affaiblit et ses forces se perdent.

L'expectoration s'arrête alors, les sécrétions s'accumulent dans les petites bronches, et les phénomènes de suffocation apparaissent. Un médecin inexpérimenté et peu familiarisé avec les méthodes de recherches physiques peut prendre cette maladie pour une inflammation des poumons.

La bronchite capillaire peut éclater primitivement, ou, ce qui est plus fréquent, commencer par un catarrhe des grosses bronches qui se propage aux plus fines bronches. Naturellement, dans le dernier cas, les signes physiques d'un catarrhe des grosses et des petites bronches existent ensemble.

De temps en temps la maladie se développe tout à fait sournoisement sans donner lieu à aucun des symptomes ordinaires. Des enfants, par exemple, étonnent ceux qui les entourent par leur toux et leur respiration courte, et le médecin reconnaît chez eux des signes d'une bronchite capillaire plus ou moins intense. Ordinairement la fièvre ne fait défaut ni chez les enfants ni chez les vieillards. Quelquefois la maladie débute soudainement par des symptômes d'une violente fièvre. Des frissons répétés ouvrent la scène ; chez les enfants, des attaques éclamptiques marquent le début, la température s'élève plus ou moins, et reste élevée plusieurs jours. La fièvre ne présente pas de type spécial. Habituellement elle a un caractère rémittent, c'est-à-dire que la température du soir est élevée, tandis que le matin le thermomètre présente les rémissions qui descendent jusqu'à la normale. Il n'est pas juste de dire, comme un certain nombre d'auteurs, que les températures dépassant 39° indiquent une complication du côté du parenchyme pulmonaire ; tout au plus a-t-on le droit de penser à une pneumonie quand la température reste plusieurs jours à 40°, et monte au-dessus. Chez les gens forts la maladie est le plus souvent apyrétique.

Parmi les symptômes spécifiques d'une bronchite capillaire les plus importants sont les troubles dans les échanges gazeux du poumon. Si on entend de plus des râles à bulles fines, le diagnostic est presque certain. L'*inspection* fait voir un changement dans la fréquence respiratoire. Le nombre de respirations est d'autant plus fréquent que l'inflammation est plus étendue, que la température est plus élevée, et que le besoin de respirer est plus intense. Chez les enfants, la respiration prend souvent un caractère saccadé et renversé.

Assez souvent l'*expiration paraît plus longue*, et chez les enfants elle est accompagnée de courts gémissements. Plus rarement l'inspiration est allongée.

Si le catarrhe bronchique est disséminé inégalement, il se produit des irrégularités dans les mouvements respiratoires, les parties plus malades fonctionnant plus lentement que les autres parties. Aussi le côté malade se dilate-t-il assez souvent d'une façon irrégulière, ce qui correspond au passage difficile de l'air dans les poumons.

Il est très important d'examiner la façon dont le malade inspire, pour savoir comment se font les échanges gazeux dans le poumon. Chez les adultes la respiration se traduit sur les espaces intercostaux, tandis que chez les enfants qui ont un thorax souple, les cartilages costaux et les côtes, ainsi que l'appendice xiphoïde et l'épigastre jouent un rôle, de telle sorte que les deux hypochondres et l'épigastre rentrent en dedans. Ce symptôme tient à ce que l'arrivée de l'air aux alvéoles est empêchée ; et quand le thorax pendant l'inspiration s'élargit, les alvéoles ne peuvent plus se remplir d'air, et les parties souples qui recouvrent le thorax sont alors portées en dedans par la pression atmosphérique extérieure.

Chez les enfants, il y a un grand contraste dans les mouvements respiratoires entre la partie supérieure et inférieure du thorax. Tandis que les parties inférieures à chaque inspiration se retirent profondément, les parties supérieures paraissent bomber beaucoup en avant et être extraordinairement peu mobiles.

Des troubles semblables dans les échanges gazeux mettent en activité *des muscles inspirateurs auxiliaires*. On remarque alors qu'un peu avant le commencement de l'inspiration les ailes du nez se dilatent. Souvent en même temps la tête est portée en arrière, la bouche largement ouverte. Aussi la respiration prend-t-elle un caractère saccadé. A chaque inspiration le larynx descend. Les sterno-cléido-mastoïdiens, les scalènes, les pectoraux et d'autres muscles agissent dans les mouvements inspiratoires.

Mais ce n'est pas seulement dans l'inspiration que des muscles auxiliaires agissent, mais aussi dans l'expiration. C'est ainsi qu'interviennent les muscles droits et transverses de l'abdomen, dont on peut voir et sentir l'action dans l'expiration.

Les malades prennent certaines positions spéciales : les adultes, en proie à une violente orthopnée restent assis; chez les enfants la dyspnée augmente lorsqu'ils sont couchés sur le dos dans leur lit; instinctivement ils préfèrent être portés dans les bras. Il faut à tous ces malades pour respirer non seulement le secours de muscles auxiliaires, mais encore des positions diverses.

La *cyanose* est produite par un excès d'acide carbonique dans le sang, ou plutôt par la pauvreté du sang en oxygène. D'abord elle débute par la face, et principalement aux joues, aux lèvres, aux conjonctives, à la pointe du nez, et aux oreilles. Cette *décarbonisation* insuffisante du sang ne provient pas seulement du défaut relatif d'air dans les poumons, mais encore de l'accumulation de sécrétions dans les voies aériennes et de l'arrivée du sang veineux au cœur rendue difficile par les mouvements fréquents de toux, parce que la fonction aspirative et propulsive, exercée par les poumons sains, joue un rôle très important dans la circulation. On reconnaît le ralentissement de la circulation veineuse à ce que les veines du cou sont gonflées et qu'elles présentent pendant les secousses de toux des cordons bleus de la grosseur d'un doigt.

Si l'intoxication par l'acide carbonique augmente, la peau devient gris cendré, et *livide*. La conscience s'obnubile de plus en plus. Les malades délirent, ont les yeux fermés, les pupilles rétrécies, sont pris de contractions musculaires et meurent par asphyxie. Dans de rares cas, on observe dans les derniers instants la respiration de Cheyne-Stokes, comme l'a décrit encore récemment Björnström.

La *palpation* du thorax ne fournit pas de bons renseignements pour éclairer le diagnostic de bronchite capillaire. Assez souvent la pression de la cage thoracique amène de la *douleur*, ainsi que les secousses répétées de la toux.

Quelquefois la peau de la poitrine est sensible au moindre attouchement et présente de l'hyperesthésie. Le frémissement vocal est assez souvent diminué ou anéanti, dès que les sécrétions ont rempli en partie ou tout à fait un territoire bronchique important. Si les secousses de la toux ont expulsé les sécrétions, et si la voie est libre à l'air, le frémissement vocal revient aussi complètement. Dans des cas rares on sent des bruits crépitants et des bouillonnements fins, qu'à l'auscultation on reconnaît être des râles à petites bulles. Si à côté du catarrhe des petites bronches, il existe encore une inflammation de la muqueuse dans les grosses, le frémissement bronchial peut apparaître.

La *percussion* n'est d'aucune utilité dans une bronchitè capillaire simple : s'il y a quelque changement, c'est qu'on a affaire à des *complications*. C'est alors qu'on trouve que les bords des poumons avancent vers la ligne médiane, ou descendent. Cela tient à ce que les bords médians et inférieurs des poumons sont gonflés et qu'ils s'étendent et sur la face antérieure du cœur et sur la partie supérieure du foie. De plus il existe en certains points de la matité à une percussion légère. Cette matité peut disparaître de nouveau quand les malades ont fait de fortes aspirations, ou ont changé de position. On a désigné cet état du poumon sous le nom d'*atélectasie pulmonaire (collapsus pulmonaire)*, il peut disparaître lorsqu'on insuffle fortement de l'air. Si la matité persiste, elle indique une complication de *broncho-pneumonie*.

Si la matité fait défaut, ce n'est pas à dire qu'il n'y ait pas d'atélectasie ou de points de broncho-pneumonie. Car il arrive souvent que les parties malades sont bien trop petites pour donner de la matité à la percussion (il y en a de 4 centim. de largeur sur 2 centim. d'épaisseur).

L'*auscultation* fournit pour le diagnostic, les symptômes importants et décisifs dans bien des cas. Car si les extrémités bronchiques sont remplies de sécrétion, on entend des ronchus à *petites bulles*, les sécrétions étant décollées des parois bronchiques pendant l'inspiration. Cependant les ronchus de la bronchite capillaire simple n'ont pas ce timbre qu'on observe dans les cavernes. Le bruit respiratoire est aussi toujours de nature vésiculaire, car pour donner de la *respiration bronchique* il faut les mêmes conditions que pour produire le timbre des ronchus. De plus on ne perçoit plus du tout de bruit respiratoire en certains endroits isolés, quand l'air ne passe plus ; et la *bronchophonie*, qui ordinairement n'éprouve aucun changement, peut être affaiblie ou diminuée. Ce phénomène se produit aussi dans le catarrhe des petites bronches quand le bruit respiratoire vésiculaire paraît *saccadé*, ce qu'on s'explique par ce fait que la transmission du sac se fait à des temps inégaux à travers les bronches fortement bouffies.

Si le bruit respiratoire bronchial apparaît dans le cours d'une bronchite capillaire, si les ronchus présentent un timbre, si la bronchophonie augmente, on est en présence de complications telles que collapsus pulmonaire ou broncho-pneumonie.

Ordinairement les signes stéthoscopiques dans la bronchite capillaire et dans ses complications sont surtout marqués dans les parties postéro-inférieures des poumons. Il en est de même chez les enfants ; on est certain, quand ces parties ne présentent pas d'altérations, que les autres ne sont pas atteintes.

Dans le catarrhe des bronches plus fines la toux est de règle ; elle est moins violente dans la bronchite capillaire simple, que lorsque l'inflammation envahit en même temps la muqueuse des grosses et moyennes bronches, et que la bronchite est généralisée. Car non seulement les grosses bronches enflammées donnent lieu à de la toux, mais encore les sécrétions sont plus considérables, et celles-ci amènent des quintes de toux. Les autres symptômes sont identiques à ceux dont nous avons parlé à propos du catarrhe des grosses bronches.

Au début d'une bronchite capillaire l'*expectoration* est peu abondante, glaireuse, transparente ; bientôt elle a les caractères de l'*expectoration crue*, et plus tard elle prend ceux de l'*expectoration cuite*. Mais on reconnaît souvent celle qui provient des petites bronches à certains caractères sur lesquelles Niemeyer a attiré l'attention.

Si on place l'expectoration dans l'eau, les particules muco-purulentes mousseuses, gonflées d'air, qui viennent des grosses bronches, nagent à la surface de l'eau. La sécrétion des petites bronches ne contient pas d'air, et a de la tendance à tomber au fond du vase, mais elle est agglutinée aux parties mousseuses, qui la retiennent à la partie supérieure du vase. Cette sécrétion des petites bronches présente l'aspect de petits prolongements opaques pendants et flottant çà est là dans les couches supérieures de liquide. Quant à la composition microscopique de l'expectoration, il n'y a rien à ajouter à ce que nous avons dit à propos du catarrhe des grosses bronches. Nous devons remarquer que les enfants âgés de moins de 7 ans ne crachent pas ordinairement, mais avalent ces sécrétions.

D'autres organes sont touchés dans la bronchite capillaire, mais ils ne jouent ordinairement aucun rôle dans la marche de la maladie.

La matité précordiale est diminuée ou augmentée. Cette diminution tient à ce que le cœur est recouvert par les bords médians des poumons qui peuvent recouvrir toute la surface du cœur. Cependant on trouve que la région cardiaque droite peut être augmentée sur le bord droit du sternum. Cela tient à la dilatation du cœur droit qui se produit nécessairement, quand, dans le cours d'une bronchite étendue, la marche du sang de l'artère pulmonaire se ralentit.

Le *volume du foie peut augmenter*, la circulation veineuse dans les veines caves inférieures, et par conséquent dans les veines hépatiques, étant gênée.

La diminution de l'*appétit* et l'*augmentation de la soif* sont des symptômes ordinaires de la fièvre ; les *vomissements*, les *selles irrégulières* sont dus aux quintes de toux. Quelquefois la paroi abdominale est sensible à la pression, parce que la toux est violente ou que les muscles droits et transverses de l'abdomen sont obligés d'entrer en jeu comme muscles expirateurs.

Dans les deux cas la douleur est due à la fatigue excessive des muscles abdominaux.

Le *pouls* est habituellement beaucoup plus fréquent que la fièvre ne le comporte : 100 pulsations ne sont pas rares. Si la maladie prend une tournure fâcheuse, le pouls ne peut plus être compté, et ne se sent même plus.

La durée de la maladie est variable. Souvent elle ne persiste que quelques jours; dans d'autres cas elle dure plusieurs semaines. Assez souvent il y a des rémissions et des exacerbations.

Bronchite chronique.

La bronchite chronique peut débuter d'emblée, ou être consécutive à des bronchites aiguës répétées. L'étiologie détermine en partie la nature de l'inflammation; le froid par exemple donne une bronchite aiguë, tandis que les inhalations de poussières et les troubles circulatoires sont assez souvent la cause de bronchites chroniques. Très rare chez l'enfant, la bronchite chronique est très fréquente à un âge avancé. Beaucoup d'ouvriers, après de nombreuses années de travail, présentent le reste de leurs jours une bronchite chronique.

Chez un grand nombre de malades les symptômes d'une bronchite chronique durent indéfiniment. Ils présentent certaines recrudescences à l'automne et au printemps, surtout aux forts changements de vents et de température. Chez d'autres malades les symptômes disparaissent pendant un certain temps pour revenir à d'autres époques. Ce sont ces formes de bronchites chroniques qu'on a de tout temps qualifiées de *toux d'hiver*.

La maladie évolue généralement sans fièvre, sauf au moment des exacerbations aiguës; la fièvre alors peut apparaître.

Habituellement on a affaire à un catarrhe chronique des grosses et des moyennes bronches; aussi les ronchus, les sibilances et les râles humides à grosses ou moyennes bulles sont-ils les principaux symptômes. Quand apparaissent les exacerbations aiguës, le catarrhe s'étend aussi sur les bronches plus fines; les ronchus sibilants s'accroissent et on entend des râles à petites bulles. Comme les symptômes locaux dépendent des changements mécaniques et physiques qui troublent le passage de l'air, il est évident que ces symptômes sont les mêmes que ceux d'une bronchite aiguë. Si quelque anomalie apparaît, elle appartient à la bronchite chronique.

C'est ainsi qu'on rencontre dans beaucoup de cas une *hypertrophie considérable des muscles sterno-cléido-mastoïdiens*, qui tient à ce que ces muscles jouent un grand rôle dans la respiration de ces malades. De même le *gonflement des veines du cou* est plus apparent que dans les bronchites aiguës. Quelquefois les bronchites chroniques donnent lieu à des *insuffisances des valvules des veines jugulaires et des crurales.* On reconnaît ces troubles à ce que dans les secousses de la toux il existe à l'auscultation des *frémissements* sensibles au-dessus du bulbe de la veine jugulaire interne (à l'origine des sterno-mastoïdiens) et au-dessous du ligament de Poupart. Ce symptôme est dû à la régurgitation du sang venu du cœur, les valvules des veines étant insuffisantes. On observe aussi le *pouls veineux :* plus souvent encore on perçoit un *pouls veineux négatif* ou des *oscillations* dans les veines du cou. Ces dernières se traduisent par un gonflement de la veine pendant l'expiration et la toux, et un dégonflement pendant l'inspiration.

Tous ces troubles circulatoires proviennent de ce que l'écoulement des artères pulmonaires s'arrête, et que l'engorgement, par l'intermédiaire du cœur droit se transmet aux veines caves supérieures et inférieures. Ces troubles sont d'autant plus marqués que le catarrhe est plus intense et dure plus longtemps, et que le parenchyme pulmonaire, touché rarement dans la bronchite chronique, est plus atteint lui-même.

Ces arrêts dans la circulation retentissent sur le cœur, et amènent une *dilatation* et une *hypertrophie* du ventricule droit; dans la dilatation les limites droites de la matité cardiaque dépassent le bord droit du sternum; dans l'hypertrophie le bruit diastolique au niveau de l'artère pulmonaire est plus intense. Quand le cœur droit n'a plus la force de fournir le travail nécessaire, les phénomènes d'engorgement se manifestent par de l'œdème des extrémités, de l'anasarque et de l'albuminurie, par de l'hydropisie des cavités et par l'aggravation de la bronchite chronique. Ces troubles tuent un certain nombre de malades. La dégénérescence et l'insuffisance du muscle cardiaque ne sont pas des dangers minimes, car par l'âge la fibre cardiaque est prédisposée aux modifications dégénératives; et la dégénérescence adipeuse de cet organe est un grave danger.

D'autres malades meurent d'inflammations pulmonaires qui viennent s'ajouter à la bronchite. Souvent l'expectoration est trop abondante, les malades perdent leurs forces, maigrissent de plus en plus et meurent dans une véritable cachexie. C'est ce qu'avant Laënnec on appelait la *phtisie pituiteuse.* Très rarement la mort est due à une *hémoptysie*, qui peut être la conséquence des efforts répétés de toux, ou bien être produite par une déchirure des gros vaisseaux bronchiques, la sécrétion bronchique ayant amené une décomposition putride. Dans d'autres cas encore les malades meurent de phtisie pulmonaire. Enfin des complications toutes fortuites peuvent enlever les malades.

Comme complication plus éloignée de la maladie, signalons la *dilatation des bronches*, la *bronchectasie* à laquelle nous consacrons plus loin un chapitre. D'autres fois la sécrétion se décompose et donne lieu à une *bronchite putride.* Enfin la bronchite chronique peut être le point de départ de l'*emphysème pulmonaire alvéolaire.*

La *durée de la bronchite chronique* est de plusieurs années; elle peut persister toute la vie.

L'expectoration dans la bronchite chronique est plus variée que dans la bronchite aiguë : nous allons montrer que de cette variété d'expectoration découlent certaines formes de la maladie.

A. — *Bronchite sèche.*

Laënnec décrivit le premier comme *bronchite sèche* une bronchite chronique qui se distinguait par une secrétion très faible, transparente, grisâtre. On l'observe surtout chez les vieillards. Dans cette forme la toux est particulièrement opiniâtre et vive. Assez souvent elle est spasmodique, ou présente des accès ressemblant aux accès d'asthme. Elle donne lieu très souvent à de l'emphysème pulmonaire.

B. — *Bronchorrhée simple.*

A côté de cette forme de bronchite chronique on observe des cas où l'expectoration est très abondante, muco-purulente; on la désigne sous le nom de *bronchorrhée simple*. Au milieu de parties liquides et muqueuses on trouve des masses purulentes verdâtres, opaques, formant des amas ronds qui tombent au fond du vase à cause de leur pesanteur, ou sont retenues à la superficie par les bulles d'écume. On a alors une partie conglobée, une partie globuleuse, et on doit se garder de prendre cette expectoration pour le produit d'une caverne pulmonaire. Il ne faut pas croire que dans ces cas où l'expectoration est très abondante, les lésions locales soient très marquées. Bien des malades expectorent en quelques heures plusieurs litres de liquide, et ne présentent pourtant que des lésions très faibles des organes thoraciques. Ces états peuvent persister sans changement aucun plusieurs années. Mais une si grande perte de liquide n'est pas sans être préjudiciable; aussi ces malades tombent-ils dans une extrême maigreur.

C. — *Bronchite séreuse.*

Dans la *bronchite séreuse (catarrhe pituiteux de Laënnec)* l'expectoration est très abondante, incolore, transparente, fluide, spumeuse, et contient un liquide gommeux. Elle est très pauvre en cellules, et est rendue ordinairement à la suite de fortes quintes de toux qui donnent lieu à une rupture des petits vaisseaux sanguins de la muqueuse bronchique. Souvent apparaissent subitement des crises d'étouffement, qui ressemblent à des attaques d'asthme, et qui cessent lorqu'une abondante sécrétion s'est faite. C'est ce qu'on désigne du nom d'*asthme humide*. Les malades résistent souvent longtemps à une *bronchite séreuse*, et Laënnec par exemple parle d'un malade qui supportait relativement bien son état, quoique depuis 12 ans tous les jours il rendît quatre litres d'expectoration.

D. — *Broncho-blennorrhée.*

La *broncho-blennorrhée* donne lieu à une expectoration journalière qui est presque exclusivement purulente. Au microscope on y trouve, outre les corpuscules de pus, des cellules graisseuses, des détritus graisseux et des noyaux. L'absence de lambeaux pulmonaires et de fibres élastiques dans l'expectoration distingue la broncho-blennorrhée des abcès du poumon, et le diagnostic est facile, s'il n'y a ni pleurésie, ni péricardite, ni collections purulentes intra-abdominales, qui se soient ouvert un chemin dans le poumon.

E. — *Bronchite putride.*

Il arrive que dans certaines bronchites chroniques, comme Traube l'a montré, la sécrétion se décompose et devienne putride ; c'est la *bronchite putride.* La sécrétion présente une odeur très infecte, très pénétrante, et rappelant l'odeur du raifort ou mieux de l'ail. Cette mauvaise odeur se mélange aussi à l'haleine. Les malades empoisonnent très rapidement leur chambre, au point d'être insupportables à eux-mêmes et à leur entourage. On doit se garder de confondre cette mauvaise odeur de l'air expiré avec l'haleine fétide venue de la bouche ; dans ce dernier cas la fétidité n'est perceptible que lorsqu'on approche le nez très près de la bouche du malade, tandis que l'odeur persiste dans la bronchite putride presque avec la même intensité quand on s'est éloigné de quelques pas du malade. Assez souvent les malades ne mangent qu'avec dégoût, parce que leurs aliments présentent cette fétidité qui gâte leurs aliments. L'expectoration nouvellement rendue présente à un haut degré cette odeur qui diminue une fois à l'air, pour reprendre son intensité si on remue le crachoir.

La quantité d'expectoration est très remarquable (de 200 à 500 centimètres cubes, et même plus). L'expectoration est aussi, ordinairement, peu liquide ; elle a l'aspect d'un liquide brun verdâtre, ou strié de sang, ou argileux par suite de la présence de matières colorantes du sang altérées. Elle a la propriété très remarquable de se partager en quatre couches par le repos. A la partie profonde se trouve un sédiment granuleux, brun verdâtre, cendré ou bien brun grisâtre. Au-dessus se trouve une couche ordinairement liquide, mince, séro-liquide. Enfin la couche supérieure est spumeuse, et contient des particules muco-purulentes.

Dans la couche sédimenteuse inférieure on trouve, comme Dittrich (1850) l'a montré le premier, des particules ou des bouchons qu'on peut désigner, d'après leur formation et leur disposition, du nom de bouchons *bronchiques myotiques*, ou d'après celui qui les a découverts, *bouchons de Dittrich.* Traube a montré que ces bouchons sont caractéristiques de la bronchite putride ; cependant une simple décomposition putride de l'expectoration peut se produire sous d'autres causes, alors que les bouchons font défaut. La grandeur des bouchons varie. Tantôt ils sont petits, forment des particules de la grosseur à peine d'une tête d'épingle ; tantôt ils acquièrent le diamètre d'un ongle. Ils sont tantôt blanchâtres, tantôt gris, tantôt brunâtres ; plus ils sont de date récente, plus ils sont blancs. Ils ont la consistance d'une bouillie, et quand on les écrase ils répandent une odeur infecte.

Leur structure microscopique varie : ils sont formés de détritus granuleux qu'on voit à un fort grossissement être composés, comme Jaffé et Leyden l'ont trouvé, de filaments fins courts et quelquefois articulés, et de spores plus petites, rondes, réunies les unes aux autres en chapelet, que Jaffé et Leyden ont appelées *leptothrix pulmonaire*. La réaction iodée est très caractéristique pour ces champignons. Sous l'action de la teinture d'iode ils prennent une couleur brun jaunâtre, bleu violet ou d'un beau pourpre violet. On trouve aussi, dans les bouchons, des spirilles qu'on reconnaît aisément à leur contour gracieux, et leur forme de tire-bouchon, à côté des autres champignons.

Outre les schizomycètes, on trouve dans les bouchons plus récents, des corpuscules de pus. Dans les bouchons plus âgés les éléments cellulaires ont totalement disparu. D'abord il existe plus ou moins de gouttelettes graisseuses ; plus tard on trouve des cristaux réunis, courts, fins, d'acide oléique ou d'acide sébacique ; plus tard encore les aiguilles d'acide margarique deviennent plus épaisses, plus longues, plus abondantes, au point de former souvent des touffes. Quelquefois on rencontre un certain nombre de corpuscules sanguins rouges, plus ou moins déformés, du pigment, et même des cristaux d'hématoïdine.

Si les aiguilles d'acide sébacique sont fortement serrées les unes à côté des autres, et forment un enchevêtrement, il peut arriver qu'on les confonde avec les fibres élastiques. Virchow, qui les a spécialement décrites, a montré ce qui les différenciait. Les fibres élastiques présentent un double contour net, et ont assez souvent des parties dichotomiques. Par contre les aiguilles d'acide sébacique, à l'inverse des fibres élastiques, se dissolvent dans l'éther, l'alcool, et les alcalis caustiques ; la chaleur les fait fondre. De plus on peut y produire, en les comprimant, des varicosités, ce qui est impossible avec des fibres élastiques.

Jaffé a pu, en *analysant chimiquement l'expectoration putride*, y trouver, en plus de l'acide sébacique, de l'acide butyrique, valérianique, de la leucine, de la tyrosine, des traces de glycérine, de l'acide hydrosulfurique, et de l'ammoniaque. Il retira aussi des bouchons bronchiques une substance blanche, facilement friable, qui bleuissait avec l'iode, mais qui à l'inverse de l'amyle, était encore un corps protéique. Filehne et Solltnikow retirèrent de l'expectoration putride un corps fermentescible, qui avait la même action que le ferment pancréatique (la trypsine).

La décomposition de l'expectoration par les organismes végétaux inférieurs dans les bouchons est toute naturelle. Rosenstein a publié une observation dans laquelle une jeune fille avait respiré auprès d'une malade atteinte de muguet (oïdium albicans) et avait présenté plus tard une bronchite putride ; Canali récemment a décrit une bronchite putride à la suite d'actinomycose des bronches.

Il n'est pas exact de croire, comme autrefois, qu'une bronchectasie doive précéder une bronchite putride. Certes le processus de décomposition putride est favorisé par la stagnation de la sécrétion bronchique dans la bronchectasie ; mais la bronchectasie n'est pas une condition nécessaire. Il y a une expectoration semblable, analogue à celle de la bronchite putride, dans la gangrène du poumon ; cependant on trouve encore ici dans l'expectoration des lambeaux de parenchyme pulmonaire. Quelquefois sans doute une bronchite putride se transforme en gangrène pulmonaire ; lorsque l'expectoration détruit les parois des bronches, et amène la décomposition de la substance pulmonaire même.

A l'inverse des malades atteints de gangrène pulmonaire, dans la bronchite putride, les malades conservent souvent longtemps une bonne mine. Si la maladie dure depuis un long temps, les signes de l'amaigrissement ne font pas défaut. La fièvre de suppuration apparaît, il se fait des hémorrhagies, l'appétit diminue, la diarrhée est opiniâtre ; elle est entretenue parce que les malades avalent une partie de l'expectoration fétide.

(Pour la bronchite exsudative, voir le paragraphe relatif à l'asthme bronchique.)

IV. Diagnostic. — Le diagnostic d'un catarrhe bronchique est presque toujours facile. Des ronchus sans consonance, une diminution du murmure vésiculaire, une respiration saccadée, une expiration plus longue, et l'absence de matité ne permettent pas d'erreur de diagnostic. La nature des ronchus détermine aussi le genre de catarrhe ; les ronchus et les râles à grosses bulles indiquant un catarrhe des grosses bronches, les sibilances et les sifflements, une inflammation des bronches plus fines, les râles à petites bulles et la respiration saccadée le catarrhe des bronches capillaires. On juge la consistance de la sécrétion d'après la nature des ronchus : avec une sécrétion visqueuse les ronchus sont secs, avec une sécrétion liquide les ronchus sont humides. Le début et la durée montrent enfin si on a eu affaire à une bronchite aiguë ou chronique. Dans le catarrhe bronchique chronique la forme spéciale dépend de la nature de l'expectoration.

C'est par l'absence de respiration bronchique, de râles crépitants, de bronchophonie, d'exagération du frémissement vocal, qu'on distingue le catarrhe bronchique des *pneumonies* qui présentent en outre de la matité quand la zone enflammée est étendue.

S'il existe des ronchus et des douleurs musculaires au niveau du thorax, on peut se demander s'il n'y a pas une *pleurésie sèche*. Si on fait alors tousser les malades, l'expectoration est souvent rejetée au dehors des bronches, ce qui diminue les ronchus, ou les fait disparaître, tandis que le frottement pleural ne subit aucun changement. De plus les frottements pleuraux prennent souvent une certaine intensité, quand on applique fortement le stéthoscope sur un espace intercostal, parce que dans ce cas le frottement des plèvres est plus fort, tandis que cette pression ne change pas les ronchus.

V. Pronostic. — Dans le pronostic d'un catarrhe bronchique il ne faut pas être réservé; car si c'est souvent une maladie bénigne et qui ne demande pour ainsi dire pas de traitement, dans d'autres cas c'est un mal grave et mortel. Avant tout, l'âge des malades et la localisation du catarrhe jouent un rôle. Chez les enfants et les vieillards l'inflammation de la muqueuse bronchique est grave, surtout si les bronches les plus fines sont prises. Il faut aussi compter avec les complications. C'est ainsi que le pronostic sera toujours grave si au catarrhe bronchique s'ajoute une inflammation pulmonaire.

VI. Thérapeutique. — On cherche non seulement à guérir rapidement le catarrhe bronchique, mais aussi à empêcher, grâce à des règles prophylactiques, le développement ou le retour de la bronchite.

Comme l'amollissement porte au catarrhe bronchique, on aura soin d'endurcir raisonnablement le corps. Ceci a surtout de l'importance pour les enfants. Cependant il faut éviter d'aller trop loin ou de prendre des demi-mesures. Il y aurait peu d'utilité à faire des frictions froides matin et soir à des enfants qu'on laisserait sortir dans la journée par des vents rudes avec des vêtements insuffisants. Avant tout, il est mauvais de faire séjourner des enfants dans des pièces humides.

Pour les individus qui travaillent dans une atmosphère chargée de poussières, on a soin de ne leur faire respirer que de l'air privé de poussières. Ces personnes ne respireront que par le nez et se protégeront par des appareils. On a fait de grands progrès grâce à la ventilation et aux perfectionnements de fabrication.

Si les troubles circulatoires jouent un rôle dans la bronchite, on emploiera tout ce qui peut empêcher l'insuffisance du cœur.

Dans beaucoup de cas le catarrhe bronchique disparaît quand on traite la maladie principale, comme par exemple dans le rachitisme, la scrofule, la chlorose, l'anémie. Il en est de même pour la bronchite chronique qui s'améliore quand on a éloigné la cause.

Quand on est en présence d'un catarrhe bronchique, on a de très nombreux moyens à sa disposition, et le médecin réussira non pas en faisant un traitement théorique, mais en suivant les indications.

Dans le catarrhe des grosses bronches, qui est surtout fatigant par les quintes de toux, on obtient de bons résultats des *narcotiques*, opium, morphine. On sera très prudent chez les enfants lorsqu'on leur administrera des narcotiques, parce qu'à cet âge les intoxications sont très à craindre.

S'il existe de nombreux ronchus sonores et sibilants, on tendra, dans le traitement, à rendre la sécrétion liquide, et à faciliter l'expectoration. On n'obtiendra pas grands résultats des expectorants (apomorphine). Il vaut mieux employer le sel ammoniac dont on corrigera le mauvais goût par la potion suivante :

Chlorhydrate d'ammoniaque..................	} ââ 5 gr.
Liqueur de succin..............................	
Eau..	200 gr.

Une cuillerée toutes les deux heures.

Ou encore :

Chlorhydrate d'apomorphine.............	0,05
Acide chlorhydrique..........................	0,50 centigr.
Eau..	200 gr.

Une cuillerée toutes les deux heures.

Les malades sont très soulagés par une température régulière (15°) dans leur chambre, mais il faut une certaine humidité de l'air dans la pièce ; on y arrive, l'hiver, en plaçant sur le poêle un récipient rempli d'eau. On peut se servir aussi de l'appareil inhalateur de Siegle qui remplit la chambre de vapeur. Le spray rend les mêmes services. Cette pratique a donné de très bons résultats ; et, comme l'ont montré récemment Abelin et Hansen pour l'hôpital d'Enfants de Stockholm, la mortalité, pour la bronchite capillaire, est tombée de 48 0/0 à 18 0/0.

Il est encore préférable d'employer non pas de la vapeur d'eau, mais de la vapeur chargée de principes résineux tels que l'huile de térébenthine, l'acide phénique (2 0/0), la créosote (0,50 centigr. à 1 gr. 0/0), ou d'alcalis tels que le bicarbonate de soude, le carbonate de soude (de 1 à 5 0/0) ou l'eau de Seltz.

Il vaut encore mieux, non pas répandre ces médicaments dans les chambres, mais en respirer directement les vapeurs. Le *traitement du catarrhe bronchique par les inhalations* n'a cependant pas complètement répondu aux espérances, parce que le liquide inhalé directement ne va guère plus loin que les premières parties des voies respiratoires. D'ailleurs les inhalations doivent être répétées toutes les trois heures.

Dans les cas où les râles sont très abondants, on devra faciliter l'expectoration par des moyens mécaniques. On y arrive en employant ces expectorants qui augmentent la toux et qui produisent l'expectoration par les secousses violentes de toux. La racine d'ipécacuanha, la racine de polygala, la liqueur anisée d'ammoniaque, l'acide benzoïque, le soufre doré d'antimoine, etc. Exemples :

Infusion de racine d'ipéca..........	0,50 centigr.	ou 1 gr.
Eau..................................	100 gr.	—
Sirop simple.........................	20 gr.	—

Une cuillerée à soupe toutes les 2 heures.

Ou bien :

Infusion de racine d'ipéca..........	0,30 centigr.	pour 100.
Eau d'amandes amères............	6 gr.	—
Sirop simple.........................	15 gr.	—

Une cuillerée à soupe toutes les 2 heures.

Ou bien :

Infusion de racines d'ipéca..........	0,30 centigr.	pour 100.
Soufre doré d'antimoine...........	0,30 centigr.	—
Sirop simple.........................	20 gr.	—

Une cuillerée à café toutes les 2 heures.

Ou bien :

Décoction de racines de polygala...	10 gr.	pour 100 gr. d'eau.
Liqueur anisée d'ammoniaque......	5 gr.	—
Sirop simple....................	15 gr.	—

Une cuillerée à soupe toutes les 2 heures.

Ou bien :

Acide benzoïque....................	10 gr.
Extrait de belladone..................	0,01 centigr.
Sucre blanc..........................	0,50 centigr.

A prendre en une fois.

Si les voies aériennes sont obstruées par les sécrétions, il faut recourir aux vomitifs (racine d'ipéca, tartre stibié, apomorphine, sulfate de cuivre, etc.). Mais on ne doit pas attendre trop longtemps et laisser augmenter l'intoxication par l'acide carbonique, parce que l'incitabilité du nerf vague est diminuée au point de rendre tout vomissement impossible. Quelquefois les vomitifs restent sans résultat parce qu'une demi-heure auparavant on a donné au malade quelques cuillerées de thé, ou du cognac ou du vin fort, et que l'excitabilité du système nerveux central a été ainsi artificiellement remontée. Comme le collapsus ou les faiblesses ne sont pas rares après l'emploi des vomitifs, il faut toujours les faire suivre de vin ou d'alcool. L'action des vomitifs dans le catarrhe bronchique n'est pas difficile à saisir ; la sécrétion bronchique forme corps étranger dans les voies aériennes, et le vomissement l'expulse.

Dans beaucoup de cas un bain chaud est d'une réelle utilité ; on a soin de projeter sur la poitrine de l'eau froide d'une certaine hauteur. Les malades respirent profondément, déblayent souvent les voix respiratoires et sortent de nouveau de leur affaissement produit par l'acide carbonique.

Quelquefois les voies respiratoires sont remplies de sécrétions, et les malades sont trop faibles pour produire des mouvements violents de toux ou tombent dans un état de somnolence sous l'action de l'acide carbonique. Dans ces cas les *excitants* et les *stimulants* tels que le vin, le camphre, l'acide benzoïque, le musc, etc., s'imposent.

Chez le vieillard également, dans les bronchites diffuses, on prescrira dès le début un régime excitant, pour éviter l'adynamie.

Souvent on a recours aux méthodes de traitement *dérivatives*. C'est ainsi que les *diaphorétiques* sont employés dans les bronchites survenues à la suite d'un refroidissement. Dans la médecine infantile les *purgatifs* sont utilisés, tels que le calomel, le soufre doré d'antimoine.

Calomel................................	ãã 0,50 cent.
Soufre doré d'antimoine.................	
Sucre....................................	0,50 cent.

A prendre en 3 fois dans la journée.

Souvent la *pneumatothérapie* donne de bons résultats. On se sert d'appareils pneumatiques, soit dans les bronchites aiguës, soit dans les bronchites chroniques. Les résultats sont rapides ; mais il ne suffit pas de quelques minutes ; il faut, plusieurs fois par jour et pendant 30 à 60 minutes, respirer dans ces appareils.

Il faut distinguer, dans les *appareils pneumatiques*, les appareils transportables et les cabines pneumatiques.

Parmi les *appareils pneumatiques transportables*, le plus cher et le moins mobile est celui de Geigel et Mayr (voir fig. 80).

Il y a aussi le double *ventilateur de* Geigel et Mayr. (fig. 81) ainsi que l'*appareil* de Waldenburg (fig. 82).

Les *cabines pneumatiques* (cloches, chambres) jouent le même rôle que les appareils transportables, mais au lieu de porter leur action aux poumons

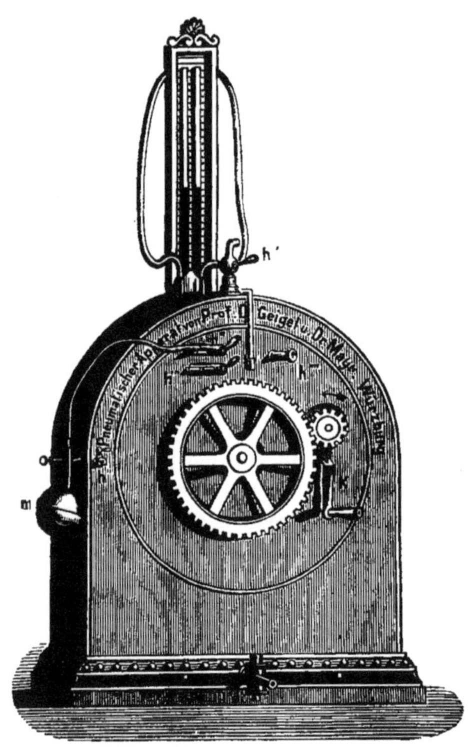

FIG. 80. — *Ventilateur à roue de* GEIGEL et MAYR.

seuls, ils agissent sur toute la surface du corps. Généralement l'air y est condensé, de telle sorte que les malades inspirent et expirent de l'air comprimé. Les malades restent de 1 à 2 heures dans l'appareil.

L'appareil le plus ancien est celui de Tabarié.

Récemment Liebig en a inventé un ; Simonoff (à Saint-Pétersbourg) en a fait construire un en maçonnerie qui ressemble à une maison.

Dans les catarrhes bronchiques chroniques on emploie, outre ces méthodes que nous avons décrites, des *bains* et des *cures d'air*. Beaucoup de malades se trouvent bien du séjour au *bord de la mer*, ou obtiennent une guérison complète s'ils sont obligés d'entreprendre un long voyage en mer. Nous devons signaler l'utilité des *villes d'eau salée*, les sources alcalines ou *alcalino-muriatiques*.

Il est bon pour certains malades d'aller faire une saison aux eaux de Kissingen, de Marienbad, de Carlsbad, de Hombourg, de Wiesbaden. Signalons aussi les cures de *petit lait* et de *raisin*.

Les *cures d'air* doivent être faites dans des climats tempérés. En été il faut choisir des endroits assez ombragés, en automne on envoie les malades sur les bords du lac de Genève, dans le Tyrol ; en hiver on préférera les pays du midi.

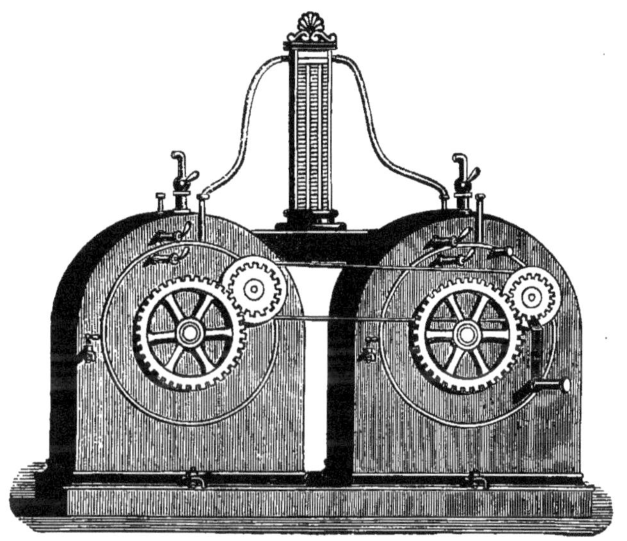

FIG. 81. — *Double ventilateur de* GEIGEL et MAYR.

Quelquefois il se présente, dans le cours d'une bronchite, certaines indications particulières. Contre les douleurs vives de poitrine, on prescrit des *fomentations*, des *sinapismes*, des *frictions* ou des *ventouses sèches*. Les injections sous-cutanées de morphine sont les moyens qui calment le plus rapidement la douleur. On fait disparaître la douleur en même temps qu'on apaise la toux.

Si la fièvre est élevée, on donne des *antifébriles;* l'antipyrine (de 3 à 5 gr. dans 50 gr. d'eau) est préférable.

Contre l'*hémoptysie*, on ordonne un repos absolu, de petits morceaux de glace, des injections sous-cutanées d'ergotine, et, pour calmer la toux, des narcotiques.

Contre les manifestations asthmatiques on donne longtemps de l'iodure de potassium et une infusion d'ipécacuanha. On obtiendrait, d'après Penzoldt, de bons résultats avec le *quebracho ;* c'est fort discutable.

Dans les cas où la respiration est très douloureuse, les narcotiques sont indiqués.

Dans la bronchorrhée et la broncho-blennorrhée, les inhalations *balsamiques* sont très utiles. Elles diminuent la sécrétion et changent sa nature.

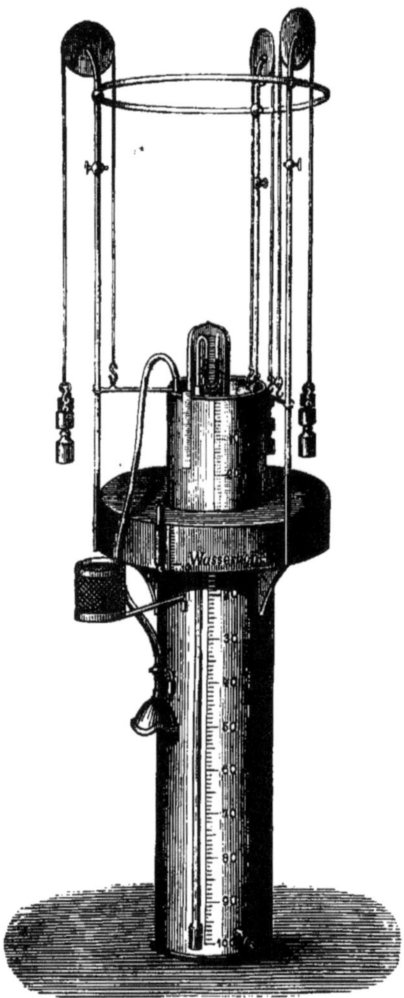

FIG. 82. — *Appareil transportable de Waldenburg.* 1/15 de la grandeur naturelle.

On n'a pas eu à se louer des *astringents* à l'intérieur.

Dans la bronchite putride le traitement est le même que dans la gangrène pulmonaire, qui sera traitée plus loin.

2. — Bronchite fibrineuse.

Croup bronchial. Bronchite croupeuse. Bronchite pseudo-membraneuse. Bronchite polypeuse.

I. **Étiologie.** — Dans la bronchite fibrineuse il se forme un exsudat capable de se coaguler, et très riche en fibrine, qui prend l'aspect des bronches. On divise le croup bronchial en *primitif* et *secondaire*.

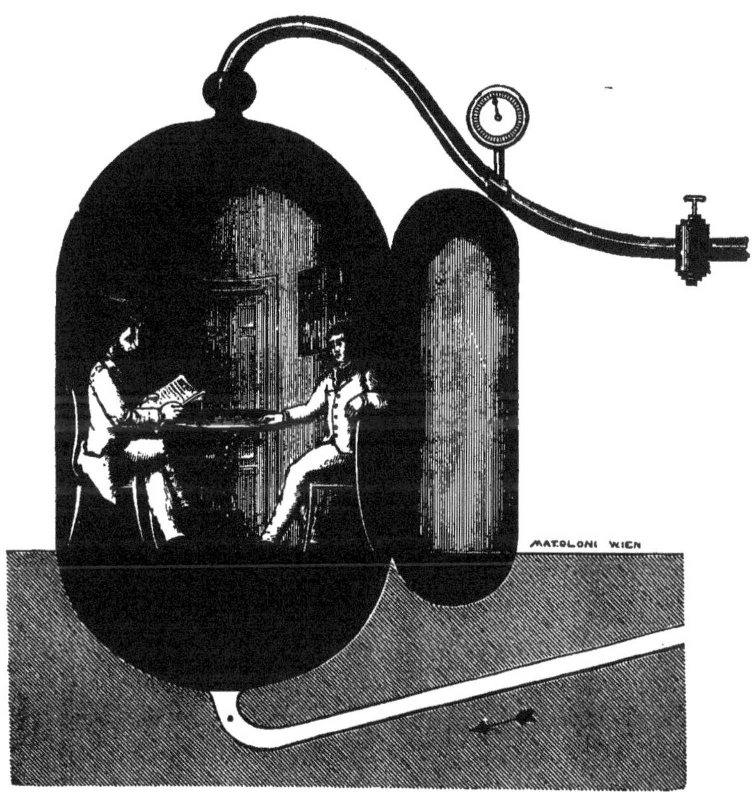

FIG. 83. — *Cabine pneumatique de* TABARIÉ.

Le croup *bronchial secondaire* est une inflammation propagée, que le processus inflammatoire ait débuté par le larynx et se soit étendu plus tard sur la trachée et les bronches ou inversement, c'est-à-dire qu'une inflammation fibrineuse des alvéoles pulmonaires s'étende vers les bronches. Aussi trouve-t-on que le croup bronchial secondaire accompagne très souvent la diphtérie laryngée (croup), la pneumonie fibrineuse et la phtisie, comme l'ont déjà montré Laënnec et Stokes.

La *bronchite fibrineuse primitive* est une affection propre qui débute par les bronches. Cependant on ne doit pas dire que dans tous les cas elle reste localisée aux bronches ; car tantôt l'inflammation peut s'étendre vers le larynx, tantôt la bronchite fibrineuse pénètre jusque dans les alvéoles et y donne lieu à une inflammation fibrineuse, c'est-à-dire à une pneumonie fibrineuse.

D'ailleurs on ne peut pas dans tous les cas établir une séparation bien nette entre le croup bronchial primitif et secondaire. Il existe des observations dans lesquelles une pneumonie fibrineuse primitive a donné lieu à une bronchite fibrineuse secondaire. La pneumonie disparaît et la bronchite fibrineuse persiste comme affection propre.

Le croup bronchial primitif est rare, car il y en a à peine 100 observations, et dans le nombre il en est de contestables.

On le trouve à tous les âges ; Hayn en a même rencontré sur le cadavre d'un enfant nouveau-né. Cependant sa fréquence est maximum de 10 à 13 ans. Il est plus commun chez les enfants que chez les vieillards.

Le *sexe* semble avoir une certaine influence ; tous les auteurs sont d'accord pour dire qu'il est beaucoup plus fréquent dans le sexe masculin.

La *constitution* joue aussi un rôle ; la plupart des malades sont anémiques et faibles. On s'est demandé si la scrofule, la syphilis, le rachitisme pouvaient être incriminés.

Les observations montrent que plusieurs membres de la même famille sont atteints de bronchite fibrineuse, et pourtant l'*hérédité* n'est pas prouvée.

Le *climat* et la *saison* ont une influence étiologique. Les contrées du sud de l'Europe paraissent peu atteintes, tandis que la Suisse, comme Biermer l'a déjà montré autrefois et récemment Bernoulli, est souvent touchée. L'affection est aussi plus fréquente à la fin du printemps (mai et juin).

Les causes *déterminantes* sont peu connues. Le *froid* semble avoir une certaine action. Habituellement c'est une bronchite catarrhale simple qui débute, et qui est suivie plus tard d'un croup bronchial. Rarement le croup bronchial débute d'emblée.

Cohnheim prétend que des *glanglions lymphatiques caséeux* qui se sont ouverts dans la trachée ou les bronches, peuvent amener une inflammation fibrineuse.

Chez les femmes on a trouvé que la *grossesse*, la *menstruation* pouvaient jouer un certain rôle. C'est ainsi que Schnitzler et Oppolzer ont publié l'observation d'une femme qui à chaque époque menstruelle présentait une bronchite fibrineuse.

Eisenlohr et Mazzotti ont publié récemment une observation dans laquelle une bronchite fibrineuse apparut dans la deuxième semaine d'une *fièvre typhoïde;* Jäger a vu cette affection chez un enfant quelques jours après la *rougeole*, et Gerhardt la rencontra chez une fille de 23 ans, qui avait une *insuffisance des valvules du cœur*. Il y a aussi des observations de Bernoulli et de Starck relatives à des *affections cardiaques*. Degen l'a rencontrée dans le *rhumatisme articulaire*.

Récemment on s'est demandé s'il existait une certaine relation entre le croup bronchial et les maladies de la peau. Waldenburg observa un croup bronchial chez un enfant qui présenta sur la tête de l'*impétigo*, après que le croup bronchial eût disparu. Streets vit dans un cas à la fin d'un croup un *herpès zoster* sur la nuque ; quand l'affection bronchique fut guérie, apparut un *impétigo*. Dans une observation d'Escherich un *herpès labial* guttural, et pharyngé avait précédé la maladie des bronches ; enfin Mader a décrit, secondairement à un croup bronchial, du pemphigus de la bouche, du nez et de la conjonctive ; il prétend que dans la plupart des cas le croup bronchial ne serait qu'un pemphigus de la muqueuse bronchique, un pemphigus interne (?).

II. **Symptômes**. — On a décrit deux formes de bronchite fibrineuse, l'*aiguë* et la *chronique*. Le croup bronchial aigu dure de quelques jours à deux semaines, tandis que le chronique persiste des mois et même des années. Dans une observation de Walshe la maladie dura 14 ans, et dans une de Niemeyer et Späth la durée fut de 8 ans. Il y a ordinairement un grand nombre de rémissions et d'exacerbations.

Le croup bronchial aigu est de beaucoup plus grave que le chronique. Cela tient à ce qu'il a une grande tendance à envahir un grand nombre de ramifications bronchiques, à remonter vers le larynx, et par conséquent à amener la mort par suffocation. Il est plus fréquent dans les grosses bronches, tandis que la bronchite chronique fibrineuse reste plus volontiers dans les bronches de 3e et 4e ordre.

Dans les deux cas, les symptômes principaux sont les mêmes. Le symptôme le plus important pendant la vie consiste dans le rejet, à la suite de toux, de tubes fibrineux ramifiés, qui ont l'aspect de ramifications bronchiques. Avant que ces tubes ne soient rendus, on observe des signes d'obstruction bronchique qui, si les tubes se forment très rapidement, donnent lieu à une grande gêne, et si les grosses bronches sont atteintes, peuvent occasionner la mort par suffocation. Quelquefois la mort survient avant le rejet des tubes bronchiques, si bien que l'autopsie seule éclaire le diagnostic. Il est rare que la bronchite fibrineuse apparaisse subitement. Dans la plupart des cas le début se fait par des symptômes de bronchite cartarrhale, avec frissons et fièvre. Le malade peut quelquefois cracher du sang à cette période. Pendant ou après le rejet des tubes bronchiques, survient aussi une hémoptysie plus ou moins abondante. Bien souvent la maladie est accompagnée d'angine.

Si l'inflammation catarrhale va jusqu'à l'inflammation fibrineuse, celle-ci se traduit par des frissons et une température élevée. Après le rejet des tubes bronchiques la fièvre tombe, pour n'apparaître de nouveau que si de nouveaux tubes se sont formés.

Quand l'exsudation fibrineuse augmente de plus en plus, la *sténose bronchique* se manifeste. Les malades ont de la difficulté à respirer et étouffent. Ils ont une sensation de constriction et de douleur dans la poitrine. La fréquence de la respiration va en augmentant, et les muscles auxiliaires de la respiration entrent en jeu. Le pouls devient fréquent et la face est cyanosée.

Les mouvements respiratoires peuvent ne persister que sur une partie du thorax ; une plus ou moins grande partie du thorax est immobile. A la palpation on trouve que le frémissement vocal a diminué ou est aboli.

La percussion et l'auscultation fournissent des renseignements diagnostiques particuliers. Le murmure vésiculaire est aboli au niveau des bronches bouchées, quoiqu'il n'y ait aucun changement de son à la percussion. La matité ne s'observe que lorsqu'il y a des complications, lorsque le processus inflammatoire atteint les alvéoles, et donne lieu ainsi à une pneumonie fibrineuse, ou lorsque le collapsus pulmonaire est produit par la résorption de l'air dans les alvéoles.

Quand des tubes détachés dans les bronches subissent des mouvements de va-et-vient pendant la respiration, on entend quelquefois des bruits de frottement, des sifflements, des bruits de soupape, etc.

L'expectoration des tubes bronchiques a lieu ordinairement à la suite de forts mouvements de toux. Plus rarement elle est douloureuse; quelquefois elle est favorisée par des mouvements de vomissements. Si ces tubes sont très volumineux, ils peuvent, pendant l'expectoration, boucher les grosses bronches et donner lieu à des symptômes graves d'asphyxie. Le temps qui sépare la formation des tubes et leur expectoration est de quelques heures.

Dans quelques cas les tubes se rencontrent fortuitement dans une expectoration muqueuse ou muco-purulente; dans d'autres cas ces tubes sont accompagnés de mucosités, de pus ou de sang. Quelquefois, en un jour, un ou deux tubes sont rendus, ou bien la formation des tubes et leur expectoration sont très abondantes. Il y a aussi une certaine périodicité. Puchelt a décrit un cas dans lequel les tubes expectorés étaient si nombreux qu'ils étaient rendus par la bouche et le nez du malade, et qu'ils remplissaient un grand vase.

Les moules bronchiques ont presque toujours l'aspect d'un peloton enroulé qui rappelle, lorsqu'il est mélangé de sang, l'aspect d'une masse de chair. Dans d'autres cas ils ont une couleur blanche ou grise; la couleur grise est due à la présence de cellules pigmentaires. Si on les plonge dans l'eau, ils se développent en cylindres ramifiés sur lesquels on reconnaît la forme de l'arbre bronchique (voir fig. 84). Si on les agite dans l'eau, ceux qui sont colorés par le sang perdent rapidement leur teinte et prennent une coloration blanche.

La longueur du moule présente de grandes variétés; dans certains cas ils atteignent 18 centimètres. Une jeune fille de 11 ans, traitée par Niemeyer, rejetait tous les jours le moule de sa bronche gauche.

L'épaisseur du tronc peut présenter le diamètre d'un crayon, et même celui du petit doigt. Dans les grosses ramifications bronchiques les moules sont ordinairement déprimés, tandis que dans les ramuscules ils sont quelquefois en spirale. Le commencement du moule est ordinairement conique; on voit souvent, sur les ramifications plus fines, des dilatations ampullaires, qui sont formées par de l'air. Les extrémités les plus fines se terminent soit en pointe, soit par de petites dilatations qui représentent les infundibula.

Le tronc et les fortes branches sont plus souvent creuses que solides (voir fig. 85), et contiennent de la muqueuse et des particules purulentes; les ramifications plus fines sont presque toujours solides.

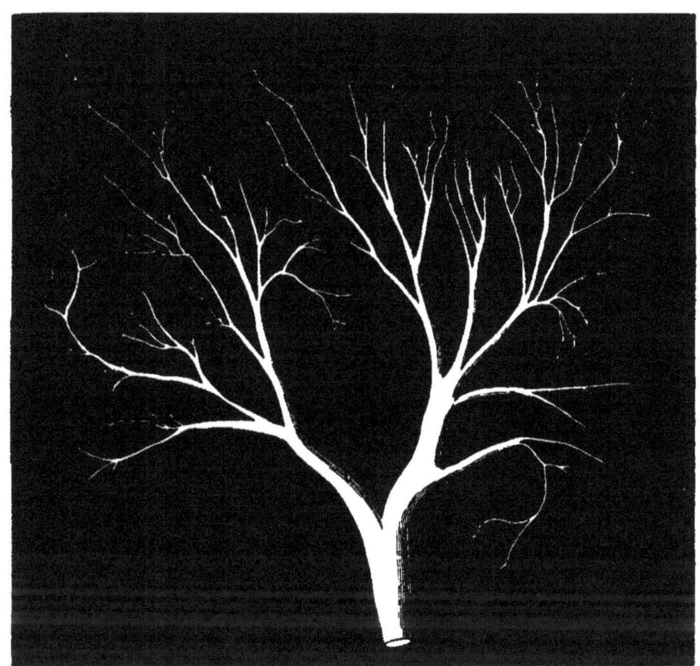

FIG. 84. — *Moules bronchiques d'un croup bronchial chronique primitif.* Grandeur naturelle. (Clinique de Zurich.)

Quelquefois l'axe central est pigmenté et renferme un grand nombre de cellules pigmentaires.

La structure microscopique du moule se voit bien à l'aide des préparations traitées par l'alcool; les moules possèdent une disposition par couche

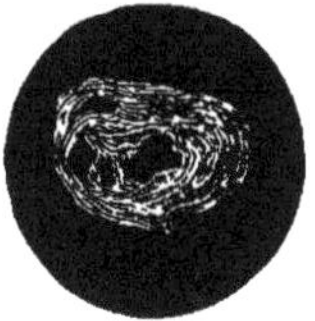

FIG. 85. — *Coupe transversale d'un gros moule bronchique.* Vue à la loupe. (Clinique de Zurich.)

ou lamelleuse, dans laquelle les lamelles sont disposées tantôt concentriquement, tantôt forment une couche irrégulière (voir fig. 85). Le nombre des lamelles varie, mais leur disposition indique une exsudation et une coagulation successive.

Les moules sont formés de parties hyalines qui paraissent disposées en raies (fig. 86) ; à la périphérie on trouve souvent des globules sanguins colorés. Dans une observation publiée par Flint il y avait des corpuscules et des cristaux d'hématoïdine. Çà et là on voit des cellules rondes frappées de dégénérescence graisseuse. On a aussi trouvé des cellules adipeuses. Flint rencontra dans un cas des cellules pavimenteuses qui vraisemblablement venaient de la cavité buccale, et qui s'étaient appliquées aux moules dans leur passage dans la bouche. On y a aussi décrit des cellules à cils vibratiles. Si on ajoute de l'eau de chaux, la partie fondamentale se dissout et les éléments cellulaires sont mis en liberté. D'autres alcalins ont aussi cette propriété. Quelquefois on trouve dans les moules des cristaux incolores ayant l'aspect de doubles pyramides. Ils ont été découverts par Charcot d'abord dans les moules bronchiques, puis par Friedreich, Zenker, Riegel, et on les appelle les *cristaux de Charcot-Neumann* ou les *cristaux de Leyden*. Quelquefois les moules sont dépourvus d'éléments, comme dans une observation de Tuckwell.

Escherich a remarqué dans un cas que les moules expectorés prenaient par le repos une couleur verte soluble dans le chloroforme.

Les moules bronchiques une fois rendus, les symptômes d'insuffisance respiratoire disparaissent rapidement. Aussi les malades se trouvent-ils allégés. En même temps les symptômes changent du côté du thorax. Les mouvements respiratoires sont lents et faciles. Le thorax prend part régulièrement dans tous ses diamètres à la respiration. Le frémissement vocal apparaît de nouveau, ainsi que le murmure vésiculaire. Souvent dans les points malades auparavant, on entend des râles sibilants ou des râles à bulles fines.

Späth a montré dans un cas que la *capacité pulmonaire* changeait ; car avant l'expectoration des moules elle était de 1317 cent. cubes, tandis qu'après, elle atteignait 1975 cent. cubes (différence de 358 cent. cubes).

Les résultats d'Escherich sont analogues. Quelquefois la maladie se termine en une seule fois. Cependant cette terminaison est rare ; ordinairement les accès reviennent tous les jours ou toutes les semaines, et la maladie persiste plusieurs années. Les moules rendus se ressemblent souvent à un si haut degré qu'ils proviennent manifestement de la même partie de l'arbre bronchique. Dans bien des cas les forces sont fort peu diminuées lorsque la maladie devient chronique.

Parmi les *complications* on a signalé la *pleurésie*, le *collapsus pulmonaire*, l'*atrophie du poumon*, et principalement l'*emphysème pulmonaire*.

III. Anatomie pathologique. — Les connaissances des lésions anatomiques dans la bronchite fibrineuse ne sont pas très importantes. La maladie est d'un diagnostic anatomique facile, quand on trouve, dans les bronches, des moules fibrineux. Ordinairement ils sont détachés de la muqueuse par l'air ou le mucus. Dans les plus fines bronches ils ont quelquefois une consistance crémeuse.

La muqueuse bronchique est habituellement rouge et gonflée, çà et là on voit des extravasations sanguines. L'épithélium de la muqueuse, au-dessous du moule, est tantôt conservé, tantôt a disparu complètement.

IV. Diagnostic. — La bronchite fibrineuse est indiscutable quand des moules bronchiques ont été rejetés. Dans les autres cas, le diagnostic est incertain. On pourrait confondre ses signes avec ceux de la sténose bronchique, due à des corps étrangers ou à une compression.

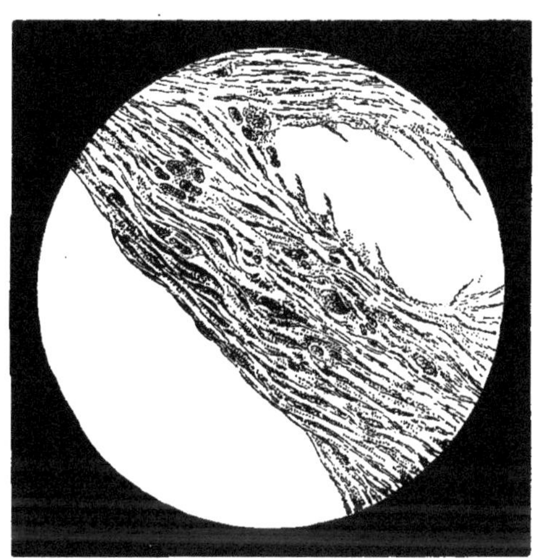

Fig. 86. — *Coupe transversale de la paroi d'un moule bronchique fibrineux.* Gross. 275 fois. (Clinique de Zurich.)

V. Pronostic. — Dans la bronchite fibrineuse chronique aiguë, il faut être très réservé : la maladie a des terminaisons malheureuses, et la mort par asphyxie arrive souvent inopinément.

De même aussi dans la bronchite fibrineuse chronique il faut être prudent. On ne connaît pas de moyen certain pour faire disparaître la maladie, pour empêcher son retour, ou l'asphyxie.

VI. Thérapeutique. — Dans le traitement d'une bronchite fibrineuse le médecin a deux objectifs : faire détacher et rejeter les moules, et empêcher leur nouvelle formation.

On facilite le détachement des moules par les *inhalations de vapeur* directement ou indirectement, par la pulvérisation dans la chambre à l'aide de l'appareil inhalateur de Siegle ou à l'aide du spray. On a aussi essayé des inhalations d'eau de chaux, de carbonate de potasse (1-100), de carbonate de soude (1-100), ou d'acide lactique (2 à 5 0/0), parce que ces substances ont la propriété de faire dissoudre les matières fibrineuses. Mais ces solutions si loin qu'elles soient portées peuvent-elles avoir une action jusque dans les petites bronches ?

Dans ces derniers temps on a employé en inhalations des solutions de *papaïne* (5-100) et de *neurine* (5-100).

On peut employer les expectorants, et chez les personnes vigoureuses les *vomitifs* pour faire rejeter les corps étrangers. Parmi les expectorants on emploie l'ipécacuanha, la liqueur d'ammoniaque anisée, l'acide benzoïque ; comme vomitif, l'apomorphine.

Pour empêcher la nouvelle formation de parties fibrineuses, on s'est servi de préparations mercurielles (frictions, calomel ou sublimé), dans les formes aigues ; dans les bronchites fibrineuses chroniques, on s'est servi de l'iodure de potassium (10-200) que Wunderlich a employé avec un certain succès.

3. — Dilatation des bronches. Bronchectasie.

I. **Anatomie pathologique.** — On divise les dilatations des bronches d'après leurs formes, en *cylindrique*, *fusiforme* et *sacciforme* : les deux dernières formes dérivent de la première. Le plus ordinairement les bronchectasies siègent dans les bronches moyennes (bronches de troisième et quatrième ordre) ; plus rarement on les trouve dans les plus fines ; exceptionnellement dans les grosses bronches. Elles sont soit unilatérales, soit bilatérales, siègent plus fréquemment dans les lobes inférieurs et moyens que dans les lobes supérieurs. Tantôt il n'y a que quelques branches atteintes de dilatation, tantôt celle-ci envahit la plus grande partie de l'arbre bronchique ; très rarement on remarque des dilatations circonscrites.

Une *dilatation cylindrique* est facile à reconnaître. Si on suit les bronches de moyen calibre vers la périphérie, on voit qu'elles ne diminuent pas, mais possèdent partout la même lumière, ou bien on trouve dans quelques cas une dilatation. A la périphérie existe généralement une espèce de partie terminale en forme de massue ; et si on poursuit une branche principale dans ses rameaux latéraux élargis, on croit avoir devant les yeux un doigt de gant ouvert. Si la dilatation va jusqu'à la périphérie du poumon, le parenchyme pulmonaire semble à la coupe présenter des trous ; c'est cette apparence que Barthez et Rilliet avaient comparée à un fromage troué.

La *bronchectasie fusiforme* n'est qu'un sous-ordre de la dilatation cylindrique, et existe presque toujours en même temps que celle-ci. La lumière des bronches suivantes n'est pas partout semblable, mais présente çà et là des parties gonflées et d'autres rétrécies. Quelquefois plusieurs de ces dilatations fusiformes se suivent les unes les autres, et donnent lieu à une forme spéciale de bronchectasie fusiforme qu'Elliotsen a appelée forme *en chapelet*. Les parties intercalaires sont assez souvent très étroites ; la réunion de dilatations et de rétrécissements des tubes bronchiques est particulièrement fréquente. Les bronchectasies en forme de chapelet, d'après certains faits, sont produites souvent chez les enfants par les toux quinteuses.

Les *dilatations sacciformes* représentent les ectasies subites des bronches. On peut les diviser en *partielles* et *totales*, selon que la dilatation sacciforme n'occupe qu'un point de la paroi bronchique, ou qu'elle siège sur tout le pourtour d'une bronche. Très rarement il n'y a qu'une dilatation sacciforme. Quelquefois ces dilatations se suivent comme les dilatations fusiformes ; elles sont les unes au-dessous des autres, en forme de chapelet, ou bien plusieurs sacs se trouvent ensemble les uns à côté des autres. Dans ce dernier cas le parenchyme pulmonaire, situé entre deux dilatations, est transformé. Il est ordinairement changé en un tissu conjonctif, privé d'air, dur, qui présente à la coupe une consistance de cuir, presque cartilagineuse et qui est coloré en noir, en gris, ou en blanc (inflammation pulmonaire interstitielle). La coupe du tissu pulmonaire transformé a l'apparence d'une éponge à gros trous.

Le diamètre des bronchectasies sacciformes est très variable. Dans bien des cas elles ont la grosseur de grains de raisin ou d'un œuf de poule. Plus rarement une seule dilatation sacciforme peut occuper la presque totalité d'un lobe pulmonaire. Les bronches débouchant dans la cavité, dans la direction de la trachée présentent souvent au-dessus d'elles des dilatations fusiformes ou cylindriques, ou aussi des rétrécissements. Les bronches qui vont à la périphérie du poumon en dehors de la cavité sont presque toujours oblitérées, de telle sorte que les bronchectasies creuses forment des espèces de sac à gaz. En outre il existe aussi, à l'orifice des bronches qui y arrivent, une oblitération complète; la bronchectasie est alors complètement close, remplie de liquide, et forme un véritable kyste. Le contenu est un liquide purulent au début. Plus tard il se caséifie ou se solidifie, et c'est ce qu'on appelle *pierres pulmonaires* ou *pierres bronchiques*. Dans d'autres cas le liquide perd ses caractères purulents du début; il reste liquide, mais devient séreux et prend la consistance d'une colle liquide.

La muqueuse au niveau des dilatations est modifiée. Dans bien des cas elle est décollée et forme des plis comme dans la bronchite catarrhale. En outre la muqueuse et la sous-muqueuse présentent des épaississements hyperplasiques, conséquence de l'inflammation chronique. Quelquefois la muqueuse est couverte de petites excroissances ; elle forme de petites villosités, et a un aspect velouté. Dans les bronchectasies sacciformes enfin se trouve assez souvent une membrane excessivement mince, pâle, et ressemblant à une séreuse.

Dans un certain nombre de cas la surface de la muqueuse dans les bronchectasies a un aspect rétiforme ; elle est couverte de creux, quand des bandes longitudinales et transversales traversent plus ou moins la lumière bronchique. Cet état a reçu le nom de *dégénération trabéculaire*. Cela vient de ce que les muscles lisses et les fibres élastiques de la muqueuse bronchique s'amincissent, tandis que les fibres de tissu conjonctif augmentent beaucoup. D'après Ziegler les couches de fibres musculaires lisses restent les mêmes, tandis que les faisceaux de tissu conjonctif se doublent.

Quelquefois aussi on trouve sur la muqueuse *des pertes de substance*. C'est surtout lorsque la sécrétion produite dans une dilatation bronchique a subi une décomposition putride. Ces pertes de substance sont doublement graves : elles ouvrent les vaisseaux et donnent lieu à des hémorrhagies bronchiques, ou bien vont au delà de la paroi bronchique, atteignent le parenchyme pulmonaire, et sont la cause de gangrènes pulmonaires. Quand plusieurs dilatations sacciformes sont placées à côté les unes des autres, elles peuvent par ce processus ulcéreux, perdre leurs parois, communiquer entre elles et former une vaste poche. Dans des cas plus rares, la muqueuse est recouverte de tuberculose miliaire.

Les parois bronchiques subissent, dans les parties élargies, des changements de structure considérables. Dans les grosses bronchectasies l'épithélium à cils vibratiles de la muqueuse se change en épithélium caliciforme ou pavimenteux (Rapp), si bien que la muqueuse se rapproche d'une membrane séreuse. Les embouchures des glandes muqueuses se trouvent élargies en forme d'entonnoir. Gilbert et Hanot ont appelé récemment l'attention sur la dilatation presque anévrysmale des capillaires de la muqueuse, qui s'avançent sous l'épithélium et bombent en partie dans l'intérieur de la bronche. Trojanowsky a prétendu que les muscles lisses de la muqueuse étaient frappés *d'atrophie*; il va trop loin en soutenant l'existence de cette atrophie pour tous les cas de dilatation bronchique, comme Biermer l'a justement fait remarquer. L'hypertrophie des faisceaux de tissu conjonctif et l'atrophie des fibres élastiques et des muscles lisses étaient autrefois regardées comme précédant la dégénérescence trabéculaire. Les cartilages bronchiques subissent aussi des changements. C'est ainsi que Fitz décrit un accroissement des cavités de cartilage, et une augmentation de nombre des cellules dans leur intérieur, l'atrophie par compression de la substance fondamentale du cartilage, et la transformation du cartilage en un tissu granuleux. Leroy récemment a fait la même remarque. Rarement le cartilage subit la transformation calcaire. Quelquefois la bronchectasie guérit complètement: il se forme, à l'intérieur des dilatations, des adhérences, qui, se rétractant, rapprochent de plus en plus les parois, et donnent lieu à une oblitération.

Dans les rameaux bronchiques non dilatés, on remarque habituellement les signes de *catarrhe*. Les *poumons* présentent très souvent des productions de tissu conjonctif interstitielles et des cicatrices. Dans d'autres cas on trouve des inflammations catarrhales ou caséiformes, au milieu de points atteints de pneumonie récente. Très souvent existe de l'emphysème, tantôt partiel, tantôt généralisé à tout un poumon, surtout quand la dilatation est considérable. Les *plèvres* présentent très souvent des adhérences plus ou moins grandes.

Le *cœur* droit est atteint, dans bien des cas, de *dilatation* ou d'*hypertrophie* avec dégénérescence graisseuse du muscle. Il n'est pas rare d'observer des engorgements dans les différents organes.

On doit distinguer les *bronchectasies aiguës* (*transitoires*) des *bronchectasies chroniques* (*persistantes*). Les bronchectasies aiguës surviennent dans le cours de bronchites catarrhales aiguës, de la coqueluche elles cessent avec ces maladies, sauf dans quelques cas où elles se changent en bronchectasies chroniques (persistantes).

II. Étiologie. — La dilatation des bronches *n'est jamais primitive;* c'est toujours une *affection secondaire* qui naît à la suite d'une lésion chronique des bronches, du parenchyme pulmonaire ou des plèvres. Son étiologie se confond donc avec celle de ces affections.

On observe des dilatations bronchiques à la suite des *bronchites chroniques.* Il en est de même dans les *rétrécissements bronchiques*, comme par exemple à la suite des corps étrangers. Dans les inflammations pulmonaires catarrhales, caséeuses et interstitielles, dans l'emphysème on rencontre souvent des bronchectasies.

Très souvent les inflammations de la plèvre donnent lieu aux dilatations bronchiques, lorsqu'il y a des adhérences partielles ou totales des deux feuillets pleuraux.

L'*âge* n'est pas sans influence sur la production de la bronchectasie : les auteurs sont d'accord pour dire que si la maladie s'observe quelquefois dans l'enfance, elle est cependant beaucoup plus fréquente à un âge plus avancé.

Relativement au *sexe* on la trouve plus fréquemment chez l'homme que chez la femme. Les constitutions délicates y sont prédisposées; aussi est-elle plus fréquente chez les gens pauvres que dans les classes élevées. D'après Grainger-Stewart l'*hérédité* jouerait un certain rôle.

Dans un petit nombre de cas on a vu des *bronchectasies congénitales.* Virchow, Meier, Barbow et Schuchardt en ont fait connaître quelques exemples. Les bronches dilatées forment des espaces kystiques, à contenu séreux, et si rapprochés les uns des autres qu'ils se réunissent presque. Les alvéoles pulmonaires sont aussi fortement dilatés.

Récemment Heller a décrit comme *bronchectasie atélectasique* une dilatation bronchique dans un poumon resté atélectasique.

Sur le *mécanisme des bronchectasies acquises*, les avis sont très partagés. On a commis ici la faute si fréquente de ne vouloir considérer qu'un facteur, tandis que les causes sont variées.

Laënnec, qui le premier a étudié la maladie, cherchait à expliquer toutes les bronchectasies par des bronchites antérieures. La sécrétion bronchique par sa stagnation devait par son poids élargir les bronches. Cette explication est fausse parce qu'on ne peut pas trouver d'engorgement important dans les bronches qui sont ouvertes à la périphérie et vers le centre. De plus quelquefois la bronchectasie s'est développée sans bronchite, ce qui détruit la théorie de Laënnec.

Parmi les forces capables d'amener un élargissement de la lumière des bronches, il y a avant tout l'énorme force de pression de l'air respiré, soit pendant l'inspiration, soit pendant l'expiration, soit pendant les deux temps de la respiration. Quand, dans une bronchite, une fine bronche est obstruée, ou que les alvéoles pulmonaires à la suite d'une inflammation ou de l'hypostase sont devenus incapables de recevoir l'air, il est alors tout naturel que la pression de la colonne d'air inspiré soit accrue au niveau des bronches restées libres. De plus, les mouvements inspiratoires sont nécessairement plus forts dans ce cas. Il en est de même pour les adhérences pleurales. Au niveau des adhérences, le poumon est obligé de suivre immédiatement les mouvements du thorax : aussi la pression de la colonne d'air inspiré est-elle inégale sur les bronches, et ce sont des conditions favorisant la dilatation bronchique. Par suite de l'augmentation de pression de l'air expiré pendant la toux, celle-ci est capable de produire des dilatations.

Dans les affections directes des bronches, les lésions des parois bronchiques entrent encore en jeu. Bamberger et Trojanowsky, et récemment Grainger-Stewart ont regardé la lésion de la paroi comme étant la cause de la bronchectasie.

Dans beaucoup de cas de bronchectasie, les altérations du parenchyme pulmonaire sont à considérer. Corrigan montra que la prolifération de tissu conjonctif interstitiel avec atrophie consécutive du tissu pulmonaire pouvait produire mécaniquement les dilatations bronchiques, parce que les parois bronchiques emprisonnées dans les faisceaux de tissu conjonctif étaient écartées. Certes la prolifération du tissu conjonctif ne conduit pas encore à la bronchectasie, mais elle joue un rôle surtout quand existent des adhérences pleurales.

III. Symptômes. — Dans beaucoup de cas, les bronchectasies restent inaperçues pendant la vie, parce qu'elles ne présentent pas d'autres symptômes que ceux d'une bronchite chronique. Il en est de même quand la dilatation, quoique de longue date, n'est pas très étendue, et que la sécrétion n'est pas excessive.

Dans d'autres cas, les bronchectasies peuvent être soupçonnées aussi bien à cause du genre d'expectoration que de la manière dont elle se fait. Les malades ne toussent pas souvent, mais à chaque toux ils expectorent en grande quantité. Le rejet se fait à flot par la bouche et le nez, et donne lieu quelquefois à des vomissements. On donne à cette expectoration, d'après Wintrich, le nom d'*expectoration à pleine bouche*. Les quintes de toux ont lieu le matin, alors que la sécrétion s'est accumulée dans les bronches dilatées.

La sécrétion consiste en une masse puriforme, qui répand une odeur particulièrement aigrelette, rappelant celle de la sueur. Si on la laisse reposer un certain temps, elle se divise en 4 couches ; l'inférieure est granuleuse et sédimentaire, la moyenne séro-liquide, et la supérieure mousseuse. Sous la couche supérieure se trouve encore une couche de petites masses purulentes. La quantité de matières expectorées peut en un jour être très considérable, et atteindre 1000 centim. cubes. Si bien que le contraste entre les changements physiques du thorax et l'énorme quantité de l'expectoration est très surprenant.

Assez souvent, on observe dans la bronchectasie une *expectoration nummulaire, globuleuse*. Cette expectoration s'observe aussi dans les cavernes tuberculeuses. Hertel et Traube ont montré que dans l'expectoration globulaire des bronchectasies, les petites masses ont une surface plus tomenteuse, ne surnagent pas, et contiennent un grand nombre de détritus granuleux.

Au microscope on trouve, dans l'expectoration, des cellules rondes qui sont gonflées, ou bien en dégénérescence graisseuse, ou granuleuse (voir fig. 87). A côté se trouvent, isolées ou en groupe, des aiguilles d'acide sébacique. On ne trouve des fibres élastiques que lorsqu'il existe des ulcérations sur les parois bronchiques. Quelquefois on remarque aussi des corpuscules rouges de sang qui, lorsqu'ils sont nombreux dans l'expectoration, lui donnent une couleur argileuse.

Friedrich Schultze a trouvé des cristaux d'*hématoïdine* ayant l'aspect de rhomboïdes, d'aiguilles et de houppes. Biermer a observé dans un cas des faisceaux conjonctifs pigmentés. Escherich a trouvé récemment dans ces crachats, 2 fois sur 10, un ferment analogue à la trypsine et digérant l'albumine.

Le diagnostic peut être posé avec certitude quand, outre ces symptômes dont nous avons parlé, il y a des changements locaux qui indiquent l'existence de cavités.

A l'*inspection* du thorax, on remarque un *aplatissement* du thorax en arrière ou sur les côtés. Il correspond plutôt, non à la bronchectasie même, mais au pourtour des bronches dilatées, là ou existent des rétractions de tissu conjonctif dans le poumon. Si les bronchectasies sont consécutives à de nombreuses pleurésies, tout un côté du thorax peut être rétracté.

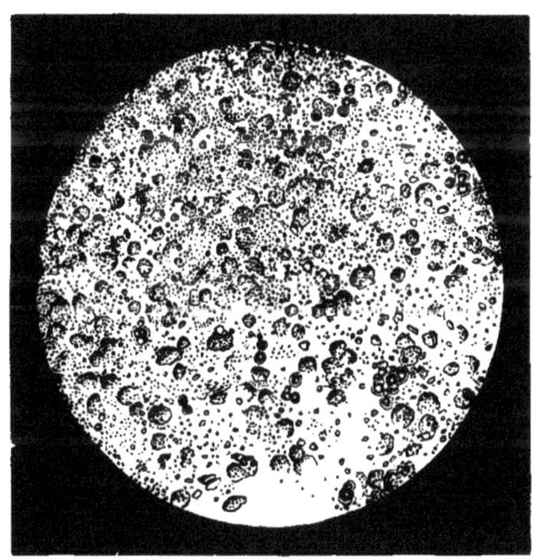

FIG. 87. — *Couche sédimenteuse de l'expectoration dans une bronchectasie. Cellules rondes graisseuses et dégénérées.* Gross. 275 fois. (Clinique de Zurich.)

En certains points le thorax participe moins aux mouvements respiratoires; ces phénomènes indiquent que le parenchyme pulmonaire est vide d'air. Souvent les malades prennent des positions particulières qui permettent aux sécrétions de rester longtemps dans ces dilatations avant de remonter dans les parties sensibles de la muqueuse bronchique, et de donner lieu à des quintes de toux qui les rejettent. La position du malade est en rapport avec la situation de l'embouchure de la bronche, pour éviter le plus possible que la sécrétion ne se dirige vers le hile du poumon. Le plus souvent, on trouve les malades couchés sur le côté atteint, rarement sur le côté sain, plus rarement ils prennent la position assise, ce qui leur donne la *pseudo-orthopnée* de Traube. L'existence d'une dilatation dans un lobe supérieur est particulièrement défavorable, la bronche s'ouvrant par en bas; Skoda avait déjà dit que cette disposition qui favorise l'écoulement continuel de la sécrétion, donnait lieu à une toux presque ininterrompue.

A *la palpation*, les symptômes varient chez le même malade. S'il existe de grosses bronchectasies, entourées de parenchyme pulmonaire privé d'air, loin de la plèvre pulmonaire, le *frémissement vocal* est alors plus intense quand les dilatations ne contiennent pas de sécrétions, et fait défaut quand elles sont remplies de sécrétions. Il ressort de là que les mouvements de la toux ont une influence sur l'existence du frémissement vocal.

Si on pratique la *cyrtométrie* du thorax, l'aplatissement du thorax est aisément marqué graphiquement (fig. 88).

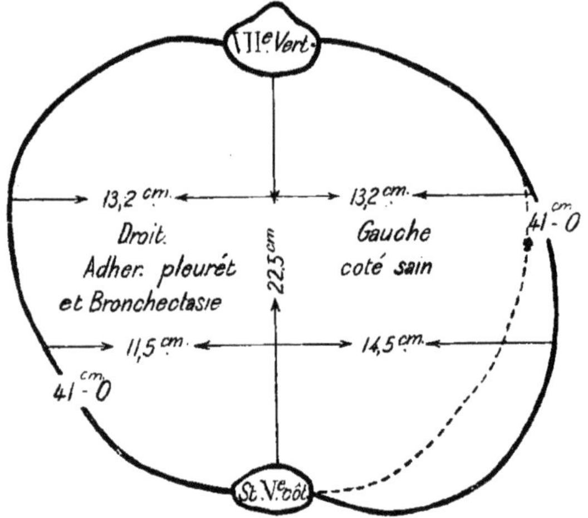

FIG. 88. — *Cyrtométrie du thorax dans une bronchectasie droite chez une femme de 57 ans.* La ligne ponctuée marque la différence entre les deux parties du thorax. 1/4 grandeur naturelle. (Clinique de Zurich.)

A la percussion, on perçoit des phénomènes cavitaires, quand les bronchectasies sont suffisamment superficielles pour être atteintes par la percussion. Plus les cavernes sont profondes, plus il faut frapper fort. Ce qui est caractéristique de l'existence de cavernes, c'est un son tympanique, auquel s'ajoute un timbre métallique, quand les cavités ont un diamètre de 6 centimètres (rarement moins) et quand elles ont des parois lisses. Le son à la percussion paraît tympanique faible quand la dilatation bronchique est entourée de parenchyme sans air. Cependant ces symptômes donnés par la percussion n'existent que lorsque la caverne contient de l'air. Si elle est remplie de sécrétions, le son tympanique et le timbre métallique disparaissent, et sont remplacés par un son faible. Cette modification du son à la percussion et le changement dans l'intensité du frémissement de la voix ont de l'importance pour le diagnostic.

Si la bronche, qui conduit à une bronchectasie, est ouverte, on entend, comme dans d'autres cavernes, le *bruit de pot fêlé*. Quand la bouche est ouverte le son à la percussion est rehaussé, il est abaissé quand la bouche est fermée ; c'est le *changement de tonalité du son* de Wintrich.

Si la dilatation contient en même temps de l'air et du liquide, on entend les signes du *changement de son respiratoire interrompu* de Wintrich et de Gerhardt.

L'*auscultation* permet d'entendre, au niveau d'une grande bronchectasie située à la surface, un *bruit respiratoire bronchique*, auquel s'ajoute dans les mêmes conditions un son métallique. Si les bronchectasies sont dans la profondeur, et si elles sont recouvertes de couches pulmonaires contenant de l'air, la respiration bronchique est couverte par le bruit respiratoire vésiculaire de la partie pulmonaire remplie d'air. En tous cas le bruit respiratoire bronchique suppose un contenu gazeux dans la cavité ; il manque quand la cavité est plus ou moins remplie de liquide.

La présence de liquide dans les bronchectasies se traduit par l'existence de *ronchus humides*. Ils sont souvent à grosses bulles ; il sont cependant mélangés ordinairement de petites bulles. Si les bronchectasies siègent à la périphérie, les ronchus ont un caractère éclatant. Si les parties qui entourent les dilatations sont vides d'air, les ronchus prennent du timbre (de la consonance), et si les cavités sont suffisamment grandes et si leurs parois sont lisses, les ronchus prennent un timbre métallique. La consonance disparaît quand les bronchectasies sont profondément situées et sont entourées de parenchyme pulmonaire contenant de l'air. Comme les signes fournis par la percussion et l'auscultation manquent généralement, l'existence de souffle en un point quelconque du thorax peut être d'un grand secours pour le diagnostic.

Quelquefois on a entendu, dans des bronchectasies, des ronchus éclatants qui étaient accrus pendant la systole cardiaque et qui étaient perceptibles à une certaine distance du malade.

La *bronchophonie* est plus forte au niveau de cavernes situées à la superficie, et présente un timbre métallique, quand existent les conditions physiques nécessaires à la production de résonance métallique. Si une dilatation bronchique est remplie de liquide, la bronchophonie disparaît.

Dans les bronchectasies la santé peut être relativement bonne pendant longtemps ; il y a des observations dans lesquelles la maladie a persisté plus de 20 ans. La santé et les forces sont assez bonnes quoique les malades aient à supporter de grandes pertes d'humeur à cause de la quantité de l'expectoration. Même dans les cas où la sécrétion serait putride, la constitution du malade pourrait encore être assez satisfaisante.

Dans d'autres cas on est en présence d'*accès de fièvre* occasionnés par la résorption de la sécrétion bronchique. Ceux-ci peuvent être entrecoupés de frissons, la fièvre prend le type de fièvre hectique, les malades maigrissent de plus en plus, la diarrhée arrive, l'œdème de la peau apparaît et finalement la mort par épuisement arrive, le malade étant dans une véritable phtisie.

Très souvent le malade meurt par le *cœur*. A la suite des lésions pulmonaires la pression est augmentée dans l'artère pulmonaire, ce qui donne lieu à de la dilatation et de l'hypertrophie du cœur droit. On la reconnaît à ce que le cœur déborde le sternum à droite (dilatation) et à ce que le deuxième temps (diastolique) est plus fort (hypertrophie). Si le cœur droit se fatigue, apparaissent alors des manifestations d'engorgement qui peuvent occasionner la mort.

Dans une troisième série de cas la mort est due à des complications ou à des maladies intercurrentes.

Parmi les *complications* la première est la *bronchite putride*. Elle est une complication fréquente ; cependant on doit se rappeler, comme Traube l'a montré le premier, que l'expectoration putride n'implique pas nécessairement une bronchectasie, cette expectoration existant aussi dans la bronchite chronique simple. Si le processus putride attaque le parenchyme pulmonaire, et si la bronchite putride se change en *gangrène pulmonaire*, on le reconnaît à la présence des débris de poumons dans l'expectoration, sur lesquels Leyden a insisté pour le diagnostic. Les hémoptysies ne sont pas rares.

L'expectoration contient souvent de petites stries de sang, qui viennent fréquemment à la suite de fortes quintes de toux ayant amené la rupture de petits vaisseaux de la muqueuse. Plus rarement l'hémorrhagie est très abondante. Dans bien des cas les hémorrhagies sont spontanées. Elles indiquent que la muqueuse est ulcérée et qu'un plus gros vaisseau est ouvert. Les voies aériennes peuvent être subitement envahies par le sang, ce qui peut occasionner l'asphyxie ; ces hémorrhagies affaiblissent le malade.

Très rarement (Bamberger, Biermer) les bronchectasies forment hernie, et menacent de se rompre, ou bien une dilatation périphérique s'ouvre et donne lieu à un *pyopneumothorax*. Meusel a décrit dans deux cas une suppuration des *ganglions lymphatiques bronchiques* ; dans l'un le pus fit irruption dans l'artère pulmonaire, dans l'autre il s'ouvrit dans l'œsophage et dans une bronche.

Gerhardt et plus tard Bardenheuer ont montré que chez les bronchectasiques on observait des *attaques articulaires*, analogues au rhumatisme articulaire aigu, dues vraisemblablement à la résorption de la sécrétion bronchique ; elles seraient de nature métastatique.

Nous parlerons plus loin de la complication produite par l'*emphysème* celui-ci peut être vicariant ou primitif.

Signalons la complication bizarre décrite par Fox : c'est le *pouls intermittent à l'inspiration* ; la bronche droite dilatée augmentait de volume à l'inspiration et comprimait l'aorte.

La *dégénérescence amyloïde* des organes abdominaux est une affection consécutive fréquente sur laquelle Lehmann a insisté récemment. On a aussi trouvé des *abcès du cerveau* dans les bronchectasies ; ils sont métastatiques, Nothnagel a décrit récemment des *abcès de la moelle épinière*. Cette complication arrive à la suite de la décomposition putride de la sécrétion bronchique, sans que pourtant le contenu de l'abcès cérébral doive présenter des propriétés putrides. Barth a publié un cas analogue de *méningite* et de *méningo-encéphalite*.

Les poumons atteints de bronchectasie forment un locus minoris resistentiæ ; aussi n'est-il pas rare de voir des maladies intercurrentes du poumon amener la mort.

IV. Diagnostic. — On reconnaît facilement les bronchectasies quand l'expectoration caractéristique existe, ainsi que les symptômes cavitaires. Nous insisterons sur le diagnostic avec les *cavernes tuberculeuses*, les *pyopneumothorax ouverts dans les poumons*, et la *gangrène du poumon*.

Pour le diagnostic différentiel de la *caverne tuberculeuse* on se basera sur les antécédents héréditaires et l'évolution de la maladie. L'aspect du phtisique, la situation de la caverne au voisinage du sommet, l'existence de cavernes de chaque côté, l'expectoration modérée, composée de petites masses à surface lisse, l'existence de fibres élastiques plus nombreuses, la rareté d'un changement rapide dans les signes fournis par la palpation, la percussion et l'auscultation, et surtout la présence de bacilles tuberculeux dans les crachats, tels sont les symptômes importants.

Le diagnostic différentiel du *pyopneumothorax ouvert dans les poumons*, reposera sur la marche de la maladie ; la sécrétion qu'on a dans l'empyème ouvert présente souvent une odeur très forte d'acide hydro-sulfurique, ce qui n'a jamais lieu dans la bronchectasie. Enfin Friedreich et Biermer ont trouvé dans le pus de la plèvre des cristaux de cholestérine et d'hématoïdine ; il n'y a jamais de cholestérine dans la sécrétion de bronchectasie, et l'hématoïdine ne s'y trouve que par exception (Schultze).

Pour le diagnostic entre la bronchite putride due à la bronchectasie et à la gangrène pulmonaire, on se souviendra que dans la gangrène on trouve des lambeaux de sphacèle pulmonaire dans l'expectoration. Les autres particularités de diagnostic se trouveront au chapitre *gangrène pulmonaire*.

V. Pronostic. — La possibilité de la guérison dans la bronchectasie est discutable. Généralement on ne peut rien dire sur le pronostic.

Le pronostic est d'autant plus défavorable que dans le cours de la maladie peuvent survenir des complications mortelles.

VI. Thérapeutique. — Le traitement doit tendre à amener une prompte évacuation des dilatations, à éviter toute stagnation des sécrétions, à diminuer la sécrétion et à empêcher sa décomposition.

On obtient l'évacuation de la sécrétion à l'aide des *expectorants* ou des *vomitifs*. Parmi les expectorants on aura recours à l'ipécacuanha, au polygala, à la liqueur ammoniacale anisée, à l'acide benzoïque. Gerhardt a eu de bons résultats en comprimant le thorax un certain temps pendant l'expiration ; cependant cette compression peut donner lieu à des hémoptysies et à des contractures musculaires.

Quant à restreindre la sécrétion, et à la désinfecter, on y arrive à l'aide des *balsamiques*, et surtout à l'aide des inhalations d'essence de térébenthine ou d'acide phénique. Les astringents ne diminuent pas la sécrétion (acide tannique, alun, etc.). Pour désinfecter on emploiera les *antiseptiques :* l'acide phénique, les préparations salicylées, la créosote, le thymol, la résorcine, etc. On peut donner ces préparations à l'extérieur ou sous forme d'inhalation.

La nourriture sera fortifiante et le malade vivra au bon air. L'alcool pris à l'intérieur soutiendra les forces et agira comme désinfectant.

Dans ces derniers temps on a tenté dans les bronchectasies, des *traitements chirurgicaux*. Seifert employait une solution d'acide phénique (2 0/0) dont il injectait une seringue de Pravaz directement dans le poumon au point malade. Il vit chaque fois qu'à la suite de l'injection la quantité et l'odeur de la sécrétion diminuaient. Marshall pratiqua sur un malade de Williams l'ouverture et le drainage d'une bronchectasie superficielle, et contenant des matières putrides ; la quantité de la sécrétion diminua, mais le malade mourut d'un abcès au cerveau. Lauenstein fut plus heureux ; il draina avec succès le lobe supérieur du poumon droit chez une femme. Une malade d'Eichhorst opérée par Krönlein mourut à la suite d'une résection de côtes et de drainage, trois jours après l'opération. Une malade opérée par Koch mourut 8 jours après.

4. — Rétrécissement bronchique. Bronchosténose.

I. Étiologie. — Les rétrécissements bronchiques peuvent être dus à des changements dans la lumière des bronches, dans la paroi ou en dehors des bronches ; aussi les a-t-on divisés justement en *sténoses intra, inter, et extrabronchiques*.

Les *sténoses intrabronchiques* sont les plus fréquentes. Muqueuse, pus, sang ou productions fibrineuses peuvent diminuer le calibre de la lumière bronchique, ou l'oblitérer complètement.

Avant tout nous devons signaler les cas où les bronches sont bouchées par des corps étrangers, dont la nature est très variable.

Les *sténoses interbronchiques* sont les plus rares. Elles sont quelquefois cicatricielles. On les voit surtout à la suite de la syphilis. Demarquay décrivit un cas, unique dans la science, dans lequel des *abcès dus à la morve* furent la cause de bronchosténose. Eichhorst a vu trois cas de bronchosténoses dues à des glandes bronchiques dilatées.

Très rarement l'hyperplasie inflammatoire de la muqueuse bronchique est capable d'amener une bronchosténose.

Les tumeurs situées dans la paroi bronchique ou qui, venues de l'extérieur de la bronche, ont détruit la paroi pour faire saillie dans la lumière de la bronche, donnent lieu à des bronchosténoses.

Gerhardt a décrit sous le nom de *bronchosténose ecchondrotique* une ossification des cartilages bronchiques qui avait amené un rétrécissement de la lumière bronchique.

Les *sténoses extrabronchiques* sont des sténoses par *compression* des organes voisins qui, en se développant, donnent lieu à des compressions.

C'est ainsi que des tumeurs du corps thyroïde ou du thymus peuvent comprimer une grosse bronche. L'hypertrophie des ganglions trachéaux, bronchiques, ou médiastinaux dans la tuberculose, la syphilis, etc., donne lieu très souvent à des compressions. Comme les ganglions bronchiques sont situés au niveau du hile du poumon, il arrive que la compression a lieu à l'intérieur du poumon. Toutes les inflammations dans le médiastin peuvent occasionner des bronchosténoses. Les anévrysmes de l'aorte sont des causes fréquentes de sténoses, de la bronche droite surtout, les anévrysmes de l'aorte étant plus fréquents sur l'aorte ascendante et sur la crosse. Les maladies du péricarde (épanchements, tumeurs) produisent des bronchosténoses. D'après King une forte dilatation de l'oreillette gauche pourrait comprimer la bronche gauche. Rarement l'œsophage est la cause de ces sténoses. Enfin les tumeurs des poumons peuvent donner lieu à des bronchosténoses.

II. Anatomie pathologique. — Les lésions anatomiques dépendent de la cause qui a produit la sténose. La sténose, dans les cas de corps étrangers, est formée par le corps étranger lui-même qui tantôt est enclavé, tantôt est mobile. Les cicatrices dans les bronches se présentent sous la forme de cloisons transversales faisant saillie dans l'intérieur de la lumière de la bronche, ou bien la cicatrice est longitudinale. Il en est de même des sténoses consécutives à une hyperplasie de la muqueuse bronchique. Dans les cas de tumeur, on a affaire ordinairement à des saillies en forme de champignons. Enfin dans les sténoses par compression, la lumière bronchique ronde se transforme en une cavité triangulaire, ou est aplatie transversalement. Dans certains cas on trouve plusieurs rétrécissements.

Très souvent les bronches au-dessous des rétrécissements sont *dilatées*. La muqueuse bronchique peut être enflammée.

Le parenchyme pulmonaire présente des lésions évidentes, telles que collapsus, emphysème, inflammation, gangrène, abcès.

III. Symptômes. — Les symptômes de bronchosténose sont surtout marqués quand des corps étrangers ont subitement pénétré dans une grosse bronche ou une grosse ramification. Ils apparaissent tout à coup, tandis que dans les autres causes ils se manifestent ordinairement peu à peu. Nous ne décrirons ici que les symptômes qui ont trait à la sténose bronchique.

Si la bronche principale est barrée, le côté du thorax atteint prend une part plus faible aux mouvements respiratoires que le côté sain. En même temps apparaissent des signes de *dyspnée objective*. Comme la respiration est gênée, les muscles inspirateurs auxiliaires entrent en jeu. Aussi l'*inspiration est-elle plus longue*, et le *nombre* des respirations est-il *ordinairement diminué*. Les parties flexibles du thorax montrent que l'*inspiration est réduite* (espaces intercostaux, fosse jugulaire et espace sus-claviculaire, cartilages costaux, etc.) parce que, à cause du rétrécissement, l'air contenu dans les bronches et dans le parenchyme pulmonaire est excessivement diminué. Le larynx et la trachée exécutent des mouvements respiratoires en haut, qui sont pourtant moins marqués que dans la sténose laryngée (Gerhardt). Il y a encore les signes de cyanose.

A la palpation on a un symptôme d'une grande importance ; c'est la *diminution* ou la *disparition* du *frémissement vocal*. Généralement le *frémissement bronchique* est sensible au toucher. Si la bronchosténose existe depuis longtemps, la *circonférence du thorax* du côté malade est plus petite que celle du côté sain ; Mayne a vu dans un cas une *rétraction thoracique* analogue à celle qu'on observe à la suite d'une pleurésie. La *capacité pulmonaire* est descendue à un chiffre assez bas.

La *percussion* d'abord ne change pas ; après un certain temps le son est augmenté, il y a du tympanisme du côté malade. Il est aussi important pour le diagnostic que pendant les mouvements respiratoires les limites inférieures des poumons ne subissent pas de déplacement, ou que celui-ci soit faible.

A l'*auscultation* on trouve du côté malade une diminution ou la disparition du murmure vésiculaire. Souvent il est couvert par des bruits sourds ou sifflants dont l'intensité peut être telle qu'on les entend à une certaine distance du malade. Ils sont perçus soit pendant l'inspiration, soit pendant les deux temps, mais ils sont plus doux, plus courts, et, d'après Gerhardt, plus élevés, pendant l'expiration. Si les corps étrangers d'une bronche sont mobiles, ils peuvent donner lieu pendant la respiration à des bruits de va-et-vient. La *bronchophonie* est affaiblie ou abolie.

Les malades sont en proie à une *angoisse extrême*, et ils ont la sensation qu'un de leurs poumons ne respire plus (Andral).

Toux et expectoration peuvent manquer.

La *voix* est souvent atteinte ; elle est enrouée et aphone, parce que la colonne d'air est trop faible.

Le *pouls* est ordinairement ralenti, mais quelquefois excessivement accéléré, surtout quand le nerf vague est comprimé par des tumeurs.

Si le besoin de respirer est très prononcé, on observe le *pouls intermittent à l'inspiration*, c'est-à-dire, que le pouls pendant l'inspiration diminue au point de disparaître.

La fièvre manque ordinairement. La *diurèse* est peu abondante, ou fait presque défaut, et l'urée est en petite quantité.

Dans bien des cas apparaissent des crises de dyspnée dont la pathogénie est mal connue. Néanmoins de semblables symptômes sont souvent produits par des causes mécaniques, des sécrétions rendant le passage de l'air impossible.

Si l'obstacle siège non pas dans la bronche principale, mais dans une grosse ramification bronchique, les phénomènes physiques n'apparaissent qu'au niveau du territoire frappé de sténose.

Dans le rétrécissement bronchique lent Gerhardt a décrit *trois stades* à la maladie. Dans le premier, les malades ne se plaignent ordinairement pas, et n'ont de la gêne à respirer que dans les mouvements violents. Dans le second, apparaissent d'une façon continue les manifestations de sténose. Puis surviennent des périodes d'étouffement qui emportent les malades.

La *mort* arrive de différentes façons. Elle peut être le résultat de la suffocation. Les malades tombent dans le coma, quand l'intoxication par l'acide carbonique a pris le dessus ; ils délirent, la cyanose devient extrême, la respiration de Cheyne-Stokes apparaît, et la vie cesse. Il y a quelquefois des morts subites par suffocation.

Dans d'autres cas il se fait de l'œdème pulmonaire, des inflammations pulmonaires, de la gangrène pulmonaire, des abcès du poumon, qui tuent les malades. Il y a des cas de mort subite que l'autopsie même n'explique pas. Enfin la mort peut survenir peu à peu ou subitement, occasionnée par la rupture d'anévrysmes, ou par la suppuration de ganglions lymphatiques qui se sont ouverts dans les bronches. D'autres malades meurent dans le marasme.

IV. Diagnostic. — Le diagnostic d'un rétrécissement bronchique comporte, outre la maladie elle-même, le siège et la cause du rétrécissement. La connaissance de la bronchosténose est ordinairement facile. Si, par exception, il y a un rétrécissement dans les deux bronches principales, on se mettra en garde contre le rétrécissement du larynx ou de la trachée. On a dans ces cas la ressource de l'exploration trachéale et laryngoscopique.

Le *siège* de la sténose se reconnaît par l'étendue des symptômes consécutifs. On se guide sur l'endroit où les bruits de sténose sont le plus marqués. Pour les corps étrangers on recherchera les bruits de glissement ou de frottement sensibles à la main et à l'oreille.

Quant à la *nature de la sténose*, on s'en rend compte par l'examen des organes avoisinant les bronches, et par les antécédents. Certains corps étrangers produisent des symptômes de rétrécissement des voies aériennes dès qu'ils y pénètrent ; d'autres, comme par exemple les haricots, les pois, ne les produisent qu'après avoir gonflé.

Quelquefois les quintes de toux font changer de place le corps étranger qui pénètre dans une tout autre ramification bronchique et donne lieu alors aux symptômes de sténose.

V. Pronostic. — Le pronostic est presque toujours défavorable ; les rétrécissements tuberculeux et syphilitiques sont ceux qui donnent le plus de chances. Les rires, la toux, ont pu faire rejeter des corps étrangers. La mort est quelquefois très rapide ; cependant elle peut ne survenir qu'après plusieurs années.

VI. Thérapeutique. — Le traitement dépend de la cause. Dans la tuberculose, la syphilis, on prescrit l'huile de foie de morue, les préparations iodées et mercurielles. Les préparations iodées ont donné de bons résultats.

Dans le cas de tumeur, on peut penser à une opération. Dans les cas de corps étrangers, on prescrira des vomitifs. On diminuera la dyspnée par les injections de morphine.

5. — Asthme bronchique.

Asthme nerveux, spasme bronchique.

I. **Étiologie.** — On donne le nom *d'asthme bronchique* à ces cas de gêne respiratoire qui dépendent *d'une contraction spasmodique des muscles bronchiques*. La maladie n'est pas excessivement rare, et est devenue l'objet de discussions théoriques nombreuses et de recherches expérimentales. On admet que les muscles lisses des bronches sont sous la dépendance de l'accessoire du nerf vague, et, comme dans l'asthme bronchique, il n'y a pas de lésions anatomiques, on considère la maladie comme étant une névrose de l'accessoire du nerf vague.

L'âge n'est pas sans influence. C'est surtout entre 20 et 40 ans qu'est sa plus grande fréquence. Il est plus rare après 40 ans. On l'observe cependant dans l'enfance, et on a cité des cas d'asthme bronchique chez des enfants d'un an.

D'après Hyde Salter, qui a réuni 153 cas d'asthme bronchique, c'est surtout pendant les 10 premières années que la maladie atteindrait sa plus grande fréquence.

Le *sexe masculin* y est plus prédisposé : sur 153 malades (Salter) il y a 102 hommes (67,7 0/0) et 51 femmes (33,3 pour cent).

Après 30 ans, les cas sont plus nombreux chez la femme.

On connaît mal le rôle que joue la constitution : Il semble que es rachitiques, les scrofuleux, les personnes anémiques et nerveuses soient prédisposés à l'asthme bronchique.

Dans bien des cas l'*hérédité* semble jouer un rôle, parce qu'on a vu plusieurs membres d'une même famille atteints d'asthme bronchique ; mais il faut prendre garde de pousser trop loin l'action de l'hérédité.

Le *climat*, les *saisons* peuvent avoir une certaine importance ; des temps froids et variables favorisent la bronchite catarrhale et aussi l'apparition d'un asthme bronchique symptomatique.

La *position sociale* n'est pas sans importance : la maladie est plus fréquente chez les individus de la classe élevée que chez les gens pauvres.

Il y a deux formes d'asthme bronchique : l'asthme *idiopathique* (essentiel), et l'asthme *symptomatique* (réflexe). Tandis que dans le premier on ne trouve généralement pas de causes, dans le second il existe des maladies dans les organes voisins qui sont innervés par les branches de l'accessoire du nerf vague. Ces rapports étiologiques sont particulièrement évidents dans les cas où on réussit à faire disparaître la maladie primitive d'un organe et simultanément l'asthme bronchique secondaire.

Dans des cas plus rares le tronc même du nerf vague est lésé, ce qui peut avoir lieu, comme il est facile de le comprendre, au niveau de son origine à la moelle allongée, ou de ses branches périphériques.

Les avis sur l'existence d'un asthme bronchique central sont partagés. Jolly et Ollivier ont décrit des observations dans lesquelles on voulait avoir trouvé chez des asthmatiques des lésions du cerveau et de la moelle ; récemment des auteurs ont contesté ces faits et croient non sans raison que l'existence d'un asthme bronchique central n'est pas démontrée.

Cependant il ne manque pas d'observations dans lesquelles avaient apparu des asthmes bronchiques à la suite de tumeurs qui avaient comprimé et irrité le tronc du nerf vague. Les mêmes phénomènes peuvent être amenés par des ganglions lymphatiques du cou, par l'augmentation du corps thyroïde et par le gonflement des ganglions trachéo-bronchiques. Cette dernière cause peut être invoquée à juste titre quand on voit l'asthme bronchique apparaître chez des enfants à la suite de rougeole, de scarlatine, de coqueluche. La scrofule et le rachitisme peuvent aussi jouer un rôle. Dans une observation publiée par Eisenschütz on voit que l'hypertrophie du corps thyroïde a aussi chez l'enfant une certaine action : un nouveau-né qui présentait un goitre de la grosseur d'un œuf de poule, eut de l'asthme bronchique et mourut; à l'autopsie on ne trouva pas que les voies aériennes eussent été comprimées par le goitre.

Quelquefois l'excitation réflexe vient des nerfs de la *muqueuse nasale ou pharyngienne*. Une semblable susceptibilité réflexe pathologique existe sans que ces parties soient autrement malades. Comme Wille l'a montré, il suffit de toucher avec une sonde les rameaux du trijumeau de la muqueuse nasale pour amener de la toux, *toux du trijumeau*. Il n'y a rien d'étonnant à ce que des individus, dont la susceptibilité nerveuse de la muqueuse nasale est très développée, soient pris d'asthme bronchique dès qu'ils sentent des racines d'ipéca, de l'avoine, du chanvre, du maïs ; c'est une irritation mécanique de la muqueuse nasale. Il y a aussi les irritations *chimiques* qui provoquent l'asthme bronchique. Bien des gens sont pris d'asthme bronchique lorsqu'ils respirent certaines odeurs : l'odeur du chlore, du café, etc.; c'est l'*asthme idiosyncrasique*. Trousseau raconte qu'il était pris d'une attaque d'asthme chaque fois qu'il avait respiré du parfum de violettes. Ces mêmes phénomènes ont lieu chez d'autres malades qui ont respiré de l'odeur de pomme ou d'héliotrope. Ziem a publié récemment des observations d'asthme bronchique qui avait éclaté après inhalations de baume du Pérou ou d'essence de menthe poivrée.

L'excitabilité réflexe des rameaux nerveux est souvent la conséquence d'autres *affections du nez*. On a plus d'une fois vu l'asthme bronchique chez des malades atteints de *polypes nasaux*, dont la disparition faisait cesser les attaques d'asthme. Elles revenaient quand les polypes se développaient de nouveau. Il en est de même pour les végétations adénoïdes naso-pharyngiennes. Ce n'est pas parce qu'il y a des productions nouvelles que l'asthme bronchique éclate; il n'apparaît que lorsque celles-si ont produit une augmentation de l'irritabilité réflexe des filets nerveux du nez. Ces conditions sont les mêmes pour les inflammations pathologiques de la muqueuse ou des muscles du nez. D'après Mackenzie, dans la rhinite chronique apparaît une bronchite asthmatique qui disparaît quand la rhinite est guérie.

On a vu à différentes reprises l'asthme bronchique dans la *pharyngite granuleuse*. C'est aussi avec raison qu'on a dit que l'*hypertrophie des amygdales* pouvait être la cause d'asthme bronchique. Schmidt et Porter en ont fait connaître quelques cas. Eichhorst a vu trois malades analogues chez lesquels l'extirpation des amygdales fit disparaître les attaques d'asthme.

Il n'est pas très rare que l'asthme bronchique soit une complication du *catarrhe bronchique;* mais dans ces cas il faut éviter de confondre l'asthme avec la dyspnée.

Dans les *maladies du cœur* les attaques d'asthme apparaissent également. Les *maladies des organes abdominaux* peuvent être le point de départ d'attaques d'asthme. Les indigestions, les repas trop copieux peuvent donner de l'asthme bronchique. L'usage de certains aliments particuliers donne lieu régulièrement chez quelques personnes à de l'asthme. C'est l'*asthme dyspeptique*. Dans d'autres cas les vers intestinaux ou la constipation produisent l'asthme; c'est l'*asthme vermineux*. Très souvent les attaques d'asthme surviennent dans le cours d'une affection de l'utérus ou des ovaires; aussi l'asthme n'est-il pas rare chez les femmes hystériques et nerveuses. La *grossesse* même donne quelquefois lieu à de l'asthme.

Les rapports entre l'asthme bronchique et la néphrite sont tout différents. Dans les maladies des reins l'asthme bronchique a pu donner les symptômes de l'urémie, *asthme urémique*, produit par l'intoxication du sang par l'urée et les autres substances excrémentielles. Les malades (Eichhorst) répandent presque toujours une odeur urineuse par la bouche. Nous devons encore mentionner ces formes particulières d'*asthme bronchique toxique* de l'intoxication par le *plomb* et le *mercure*, l'*asthme saturnin* et l'*asthme mercuriel*. Brieger vit chez un phtisique qui avait été intoxiqué par l'acétate de plomb, des attaques d'asthme bronchique. Signalons aussi l'*asthme arthritique* qui alterne avec les attaques de goutte.

Dans bien des cas on a voulu trouver des rapports entre les *affections cutanées* et l'asthme bronchique. On a donné à cet asthme le nom d'*asthme herpétique*.

A la suite de certains eczémas guéris l'asthme bronchique a apparu. Raynaud et récemment Brigault ont montré que l'asthme pouvait survenir à la suite de l'urticaire. Mais il nous semble que c'est là une simple coïncidence et qu'on a eu affaire à un asthme dyspeptique dû dans les deux cas à une affection de l'estomac.

II. Anatomie pathologique. — L'asthme bronchique étant regardé comme une névrose de l'accessoire du nerf vague, on comprend qu'on ignore les lésions anatomiques de ces rameaux nerveux qui expliqueraient les troubles symptomatiques. Cela ne veut pas dire que les cadavres des asthmatiques ne présentent jamais de lésions; dans l'asthme bronchique réflexe il y a des affections (primitives) des organes qui répondent à ce que nous avons dit à propos de l'étiologie. Nous avons aussi déjà fait remarquer que l'asthme bronchique pouvait donner lieu à des lésions pulmonaires telles que l'emphysème, l'atélectasie.

III. Symptômes. — L'aspect clinique de l'asthme bronchique se traduit par des attaques de dyspnée. C'est le type de la *dyspnée expiratrice.*

Ces attaques arrivent tout à coup ou sont précédées de prodromes, tels qu'abattement, pesanteur à l'occiput ou au front, bâillements, éructations, vomissements, selles irrégulières, gonflement de l'abdomen, petits frissons, etc. Quelquefois les prodromes consistent en catarrhe des conjonctives et de la muqueuse nasale; rapidement l'inflammation gagne les bronches et l'attaque d'asthme ne tarde pas à éclater. Aussi certains malades savent-ils bien qu'ils vont avoir une attaque dès qu'ils s'exposent à certaines causes fâcheuses pour eux. Ces causes peuvent être de nature très insignifiante. C'est ainsi que certains malades ont une attaque quand ils dorment dans une chambre sombre, ou les portes fermées, tandis qu'ils sont habitués au contraire. Chez des femmes, l'arrivée des règles a pu donner lieu à de l'asthme bronchique.

Le plus souvent les attaques d'asthme éclatent *la nuit*, pendant les premières heures après minuit. Quelquefois les attaques arrivent à certaines heures, à certains jours fixes, au point de faire penser à une fièvre intermittente larvée.

Si les malades sont pris de leur attaque pendant la nuit, ils se réveillent subitement de leur profond sommeil avec la sensation qu'ils vont étouffer. Cette sensation s'accroît rapidement; plus les efforts respiratoires sont grands, plus augmente la sensation de besoin impérieux d'air. Souvent les malades courent à la fenêtre et laissent entrer dans la chambre de l'air frais et humide, parce qu'ils en éprouvent du soulagement. Bientôt apparaissent dans la poitrine des râles sifflants qui, quelquefois, peuvent être si forts qu'on les entend à une certaine distance. Dans bien des cas, pendant l'attaque, il y a de l'incontinence d'urine et des matières fécales. Les malades croient être sur le point de mourir, mais la respiration devient plus libre. Il apparaît habituellement une toux facile avec expectoration muco-purulente. Le sifflement cesse dans la poitrine ; les mouvements respiratoires ne mettent plus en jeu tous ces muscles. Souvent on observe des bâillements, des éructations, des vomissements, et la respiration redevient normale.

La température de la peau semble ordinairement basse, mais au thermomètre, on trouve une élévation de la température. Le pouls est accéléré, petit, et, comme dans les autres cas d'intoxication par l'acide carbonique, très tendu. Une attaque semblable peut durer quelques minutes, elle se prolonge quelquefois pendant deux heures, et plus.

La maladie peut ne présenter qu'une seule attaque. D'autres fois tous les jours, il y a une attaque et même plusieurs attaques par jour ; des malades peuvent rester des semaines ou des mois sans attaques.

Les signes objectifs pendant une attaque d'asthme sont les suivants :

Les malades présentent les signes d'une *dyspnée inspiratrice*, mais surtout *expiratrice*. Les muscles auxiliaires de la respiration entrent en jeu aussi bien dans l'inspiration que dans l'expiration. Parmi les muscles accessoires expirateurs il y a les muscles de l'abdomen, et principalement les muscles droits de l'abdomen qui sont fortement contractés pendant l'expiration. De plus, par la contracture énergique des muscles transverses de l'abdomen, les côtes inférieures sont attirées en dedans.

Le rapport entre l'inspiration et l'expiration est fortement troublé. L'inspiration semble ralentie, mais l'expiration l'est beaucoup plus ; elle est le double, le triple de l'inspiration. Il y a aussi un ralentissement dans la fréquence de la respiration.

Beaucoup de malades donnent à leur corps des *positions forcées* (*passives*) ; ils sont couchés, assis, ou penchés en avant, selon l'intensité du besoin d'air.

Les traits du visage expriment ordinairement une angoisse extrême. La peau et les muqueuses sont *cyanosées*. Les veines du cou forment des cordons bleus gros comme le doigt, les yeux sont projetés en avant comme s'ils allaient sortir de l'orbite. Il peut se faire des hémorrhagies sous la conjonctive. Ce sont les signes de l'excessive congestion veineuse. Si l'attaque dure plus longtemps, la peau se couvre assez souvent de sueurs froides et visqueuses. Il y a des pesanteurs de tête, des bourdonnements d'oreille, les yeux scintillent. La couleur du visage est pâle, livide. Dans certains cas particulièrement graves, la sensibilité s'engourdit, il y a du délire, des mouvements convulsifs. Ces symptômes sont la conséquence de la violente hyperhémie veineuse cérébrale et de l'intoxication par l'acide carbonique.

La palpation ne fournit pas de renseignements ; tout au plus peut-on percevoir les ronchus sifflants. On a dit (*théoriquement*) que pendant l'attaque d'asthme, le frémissement vocal était plus faible qu'en temps ordinaire, parce que les bronches fines et les bronchioles étaient rétrécies et que la transmission des ondulations du larynx au thorax par les voies bronchiques ne pouvait se faire. On peut dans bien des cas se convaincre que le diaphragme a, pendant l'attaque, conservé son excursion normale.

A la percussion il n'y a pas de matité dans l'asthme bronchique simple. On ne trouve de la matité que lorsque l'asthme produit du collapsus pulmonaire (atélectasie) sur une grande partie du poumon.

Le son est ordinairement très sonore, tympanique surtout à la percussion des parties latérales et postérieures du thorax. Biermer compare ce son à celui obtenu par la percussion d'une boîte de carton, et l'appelle *son de carton*. Il serait dû à la tension plus grande du système des alvéoles.

Ce qui est caractéristique de l'asthme bronchique, c'est que les parties inférieures et antérieures des poumons sont portées en bas et du côté du sternum, et ne présentent que peu ou pas du tout de mouvements pendant la respiration. Ces changements sont les signes d'une distension pulmomonaire aiguë. La limite supérieure du foie est descendue de 2 à 3 espaces intercostaux, et la matité du cœur a diminué. Les limites de la matité changent peu pendant l'inspiration et pendant l'expiration. L'attaque terminée, la limite du foie remonte à sa place normale, ainsi que la matité cardiaque. Ces changements peuvent se faire en quelques minutes. Ce n'est que lorsque les attaques d'asthme reviennent souvent, que le déplacement des limites des poumons persiste et que la distension aiguë du poumon devient plus tard de l'emphysème.

Si on fait attention au moment où se passent les bruits sifflants qui s'entendent de loin, on reconnaît facilement que pendant l'inspiration ils manquent totalement, ou bien sont moins nombreux et moins forts que pendant l'expiration. Ce sont des bruits dus à la sténose ; il y a donc pendant la période d'expiration un certain rétrécissement dans les voies bronchiques. Naturellement ils sont plus intenses quand on met directement l'oreille sur le thorax.

Si l'attaque est sur le point de se terminer, les ronchus sibilants deviennent moins nombreux, et sont remplacés par des râles humides, à petites et à moyennes bulles : l'expectoration est ordinairement peu abondante, muco-purulente.

On n'entend pas généralement le murmure vésiculaire pendant l'attaque d'asthme. Cela tient à ce que les ronchus sonores et sibilants couvrent le bruit respiratoire ; et que, de plus, les bronches rétrécies doivent produire un affaiblissement ou même une abolition du bruit respiratoire ; c'est en somme une respiration bronchique allant du larynx vers les bronches, mais transformée par les alvéoles pulmonaires en une forme vésiculaire, c'est une respiration laryngée. En outre, on entend en certaines places, une respiration toute passagère, sifflante, qui semble venir de ce qu'un point rétréci ait été forcé tout à coup par la colonne d'air.

Laënnec regardait déjà l'absence de murmure vésiculaire comme un signe très important de l'asthme bronchique. Il remarqua de plus que la respiration vésiculaire reparaissait ordinairement de nouveau quand on ordonnait aux malades de respirer le plus tranquillement possible, et de cesser de faire ces mouvements respiratoires forcés et irréguliers. Chapman a même soutenu que ce symptôme ne se manifestait jamais que dans l'asthme bronchique vrai.

La *voix* des malades est ordinairement enrouée et basse ; souvent ils ont une voix de fausset. En même temps la parole, par suite des mouvements respiratoires irréguliers, est entrecoupée et saccadée. La parole est ordinairement très fatigante, parce qu'elle augmente les efforts respiratoires ; aussi ces malades préfèrent-ils parler par signes.

Les *bruits du cœur* sont pendant l'attaque souvent très faibles, parce que les bords médians des poumons sont distendus recouvrent la face antérieure du cœur, et étouffent le son.

Pendant l'attaque l'*expectoration* fait défaut. C'est à la fin de l'attaque qu'apparaît une quinte de toux plus facile qui est suivie du rejet d'une à plusieurs cuillerées d'une expectoration grisâtre, transparente, gluante et mousseuse. Elle est épaisse et visqueuse comme de la gélatine, au point qu'on pourrait presque la couper. En outre, on trouve, dans l'expectoration, des flocons, des fils et grumeaux gris jaunâtre, des fils gris blanchâtre ou tachés de jaune, que Leyden d'abord, puis Ungar et surtout Curschmann ont décrits. Cet auteur les a appelés *fils-spirales* ou *spirales*. Ils ont un diamètre de 0,5 à 1 millimètre, et une longueur de 2 à 3 centimètres, et dans un cas décrit par Curschmann, 10 centimètres (fig. 89). Ils se forment, d'après Curschmann dans les plus fines bronches, de telle sorte que certaines formes d'asthme sont liées à une bronchite exsudative.

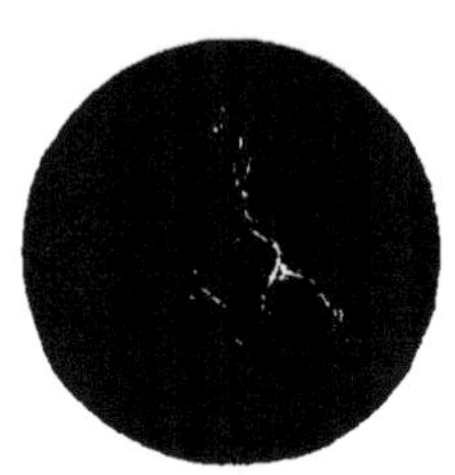

Fig. 89. — *Spirale de l'expectoration dans un asthme bronchique*. Grand. nat. (Clinique de Zurich.)

Au *microscope* on voit que ces spirales sont composées de fibres finement entrelacées (fig. 90, a) qui à leur extrémité forment des faisceaux (fig. 90, *b*). Souvent on rencontre dans une de ces spirales une fibre centrale (fig. 90, *c*). Elles sont souvent mélangées à du mucus (fig. 90, *d*). Pel trouva que ces spirales étaient solubles dans la lessive de potasse et l'eau de baryte, et en conclut qu'elles sont composées de filaments muqueux. Patella conclut de même; il put leur donner naissance en écrasant et en comprimant des cellules épithéliales de la muqueuse bronchique.

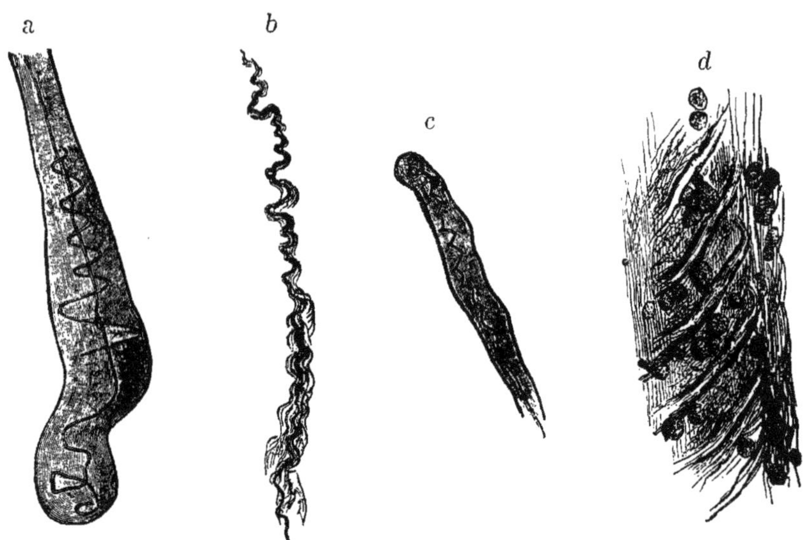

Fig. 90. — *Spirales asthmatiques*. Même malade que dans la fig. 89. Gross. 275 fois.

On trouve, aussi bien dans les masses muqueuses que dans les spirales, des nids de cellules rondes Dans les spirales elles se trouvent dans ces points qui donnaient, à l'œil nu, l'apparence de taches opaques, jaunâtres ou brun jaunâtre. Souvent la pression de la lamelle produit une certaine résistance terreuse et un grincement. Très souvent les cellules rondes sont granuleuses, et dans les granulations se trouvent souvent des cristaux très nombreux, pointus que Leyden a reconnu exister normalement dans l'asthme bronchique, et qu'on peut appeler *cristaux asthmatiques de Leyden.* Ils forment des pyramides doubles, qui, sous la pression de la lamelle, peuvent se diviser transversalement en deux parties (fig. 91). Leur grosseur est très variable; petits ordinairement au début, ils augmentent à la fin d'une attaque d'asthme. Une préparation microscopique abandonnée pendant 24 ou 48 heures laisse voir que les cristaux sont manifestement plus grands, mais que leur nombre a diminué (fig. 92) de même que le nombre des cellules rondes. On peut du reste les retrouver après plusieurs semaines dans une préparation à laquelle on n'a rien ajouté. Lewy, pour avoir des préparations persistantes de cristaux, couvre une lamelle d'une mince couche de crachats contenant des cristaux, fixe la préparation par l'alcool et

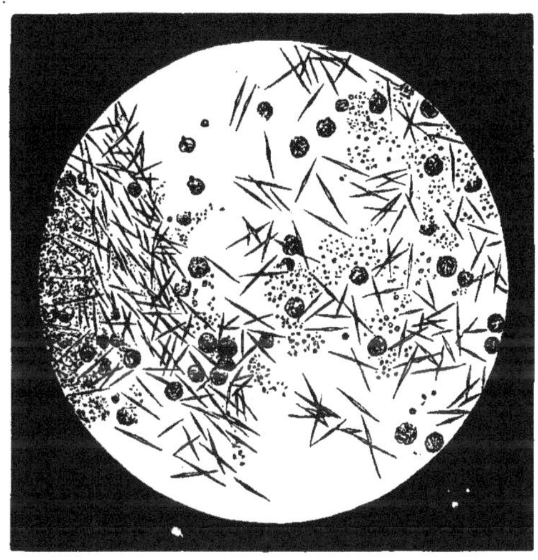

FIG. 91. — *Cristaux asthmatiques de Leyden.* Cristaux de Charcot et Neumann. Gross. 275 fois.

la traite par le baume du Canada. Il colore les cristaux en les traitant par une solution alcoolique de fuchsine; les solutions aqueuses les dissoudraient. Leur forme, et leur réaction est la même que celles des cristaux de Charcot et de Neumann, car ils sont solubles dans l'eau chaude, l'ammoniaque, la lessive de potasse et de soude, l'acide acétique, l'acide nitrique et sulfurique, tandis qu'ils sont insolubles dans l'eau froide, l'éther, l'alcool et le chloroforme. Dans la glycérine, ils se gonflent légèrement. La nature chimique de ces cristaux a donné lieu à de nombreuses discussions. Friedreich et Huber disent que ce sont des cristaux de tyrosine, ce qui est invraisemblable; Salkowsky croit qu'il sont composés d'une substance cristalline analogue à la mucine; Schreiner enfin croit qu'il s'agit d'une combinaison d'acide phosphorique avec une base organique, qui aurait à peu près la formule C^2H^5N.

Fraenkel trouva des cristaux asthmatiques aussi bien dans l'expectoration de l'asthme d'origine nasale que dans le mucus nasal.

La présence des spirales dans les crachats n'est pas forcément liée à l'existence d'un asthme bronchique; Escherich les a vues dans la bronchite fibrineuse, et Curschmann dans la bronchite catarrhale. Cet auteur croit qu'il y a une certaine extension de la bronchite exsudative quand l'asthme bronchique va survenir. Dans la pneumonie fibrineuse, Vierordt et Jaksch ont trouvé des spirales dans l'expectoration, ce qui, du reste, est presque la règle.

Les cristaux asthmatiques de Leyden ne se trouvent pas seulement dans l'asthme bronchique. On les rencontre aussi chez les leucémiques, dans le sang et dans beaucoup d'organes. Dans la moelle des os qui a été exposée à

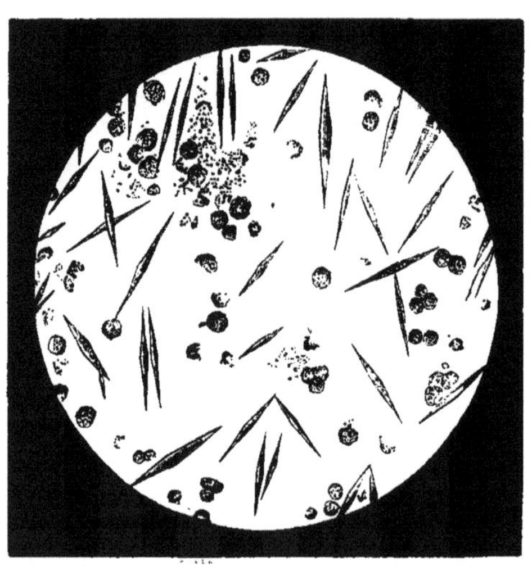

FIG. 92. — *La même préparation et le même point, après 24 heures, que dans la préparation de la figure* 91.

l'air un certain temps, ils existent aussi chez un grand nombre de cadavres non leucémiques. Mais on les rencontre aussi dans le catarrhe bronchique, dans la bronchite fibrineuse et dans la phtisie pulmonaire; j'en ai trouvé une fois dans l'épanchement d'une pleurésie purulente. D'après Scheube, ils existeraient dans la grégarinose pulmonaire. (Voy. plus loin, p. 367.) Böttcher les a décrits dans le sperme; Fürbringer prétend qu'ils appartiennent au liquide prostatique.

Nous devons encore signaler qu'Ungar a trouvé, outre les cristaux de Leyden, pendant l'attaque d'asthme, des cristaux d'oxalate de chaux. On les reconnaissait facilement à leur forme octaédrique. Ils étaient solubles dans l'acide chlorhydrique, nitrique, et sulfurique, insolubles dans l'eau froide et chaude, l'acide acétique, l'ammoniaque, la lessive de potasse, la lessive de soude, l'alcool et l'éther. Il n'y avait pas d'oxalurie. Lewy, à côté des cristaux asthmatiques, vit de nombreux cristaux transparents, qu'il reconnut être des cristaux de phosphate de chaux.

Le même auteur prétend que dans les cas où existent des cristaux asthmatiques de Leyden, il se trouve un grand nombre de cellules à cils vibratiles venues des bronches, tandis que les spirales sont entourées de grosses cellules rondes, comme si elles formaient le revêtement pariétal des bronchioles et des alvéoles. On reconnaît ainsi les signes d'un catarrhe desquamatif intense des plus fines voies aériennes qui, d'après Lewy, doivent expliquer la nature de l'asthme bronchique.

Si on abandonne à l'air un certain temps l'expectoration des asthmatiques, elle prend une couleur verte (Rosenbach, Curschmann) et on parvient à extraire la couleur verte par l'alcool. Rosenbach croit que la couleur verte dépend de la formation de bactéries pigmentées, ce que Curschmann cependant n'a pu vérifier.

Quant au mécanisme de l'attaque d'asthme, on a beaucoup discuté. Les symptômes cliniques s'expliquent bien si on veut admettre, comme Biermer l'a démontré récemment, que la maladie est due à une contraction spasmodique des muscles lisses bronchiques, dont les conséquences sont particulièrement importantes pour les bronches fines et très fines à cause de leur souplesse. Rindfleisch a cependant montré que les plus fines ramifications bronchiques sont entourées d'une espèce de sphincter musculaire. Comme il est facile de le comprendre, par suite de la contraction des plus petites bronches, l'inspiration aussi bien que l'expiration sont troublées ; mais c'est surtout l'expiration qui doit être gênée, parce que, pendant l'expiration, l'effet de la contracture des muscles bronchiques est encore augmenté par la pression expiratrice. Ces troubles mécaniques tendent manifestement à amener de la distension pulmonaire, puisque pendant l'expiration la quantité d'air qui s'échappe des alvéoles n'est pas suffisante, et que pendant l'inspiration une certaine quantité d'air pénètre dans les alvéoles d'une façon permanente.

Pour Th. Weber, l'attaque d'asthme est due à un *trouble vaso-moteur*. De même qu'un gonflement soudain de la muqueuse nasale donne lieu rapidement à une obstruction et à l'imperméabilité des voies nasales, une intumescence subite de la muqueuse bronchique, doit amener de même une diminution de calibre des voies bronchiques, et par suite une attaque d'asthme.

Wintrich et plus tard Bamberger font venir l'attaque d'asthme d'un *spasme du diaphragme*. Edinger et Riegel ont récemment essayé de confirmer cette théorie par des expériences faites sur des animaux. Cependant, ce qui va contre cette théorie, c'est qu'on peut se convaincre, assez souvent, pendant l'attaque, de l'activité du diaphragme ; et que d'autres expériences cliniques montrent que la vie n'est pas possible, si la tétanie du diaphragme persiste plusieurs heures.

Lebert, entre ces deux théories, en a choisi une intermédiaire. Il croyait que le spasme des muscles bronchiques débutait, et qu'à sa suite survenait un spasme réflexe du diaphragme. Nous avons déjà vu ce qui manque à cette théorie.

Enfin, pour beaucoup d'auteurs l'attaque d'asthme ne serait qu'un *catarrhe très aigu* avec gonflement très intense de la muqueuse bronchique. Mais ce qui va contre cette théorie, c'est qu'il n'est pas rare que les manifestations catarrhales fassent défaut au début d'une attaque d'asthme et n'apparaissent qu'à la fin comme on l'observe à la suite de gênes circulatoires.

Quant à la découverte de Leyden, d'Ungar et de Curschmann, il paraît dans beaucoup de cas très plausible d'admettre qu'il y a un broncho-catarrhe asthmatique (*bronchite exsudative* de Curschmann) qui en se généralisant amène un spasme réflexe des muscles bronchiques et donne lieu à l'attaque d'asthme.

Nous n'avons rien à ajouter à ce que nous avons dit, à l'étiologie, au sujet des prédispositions asthmatiques. Comme dans bien des cas, l'asthme est lié à certaines lésions du système nerveux, il est tout naturel de voir l'asthme bronchique alterner avec d'autres névroses. C'est ainsi que Salter a publié une observation dans laquelle des attaques d'asthme alternaient avec des attaques d'épilepsie; Eulenburg a trouvé plusieurs fois l'asthme succédant à de l'hémicrânie ou à de l'angine de poitrine. Norman a plusieurs fois remarqué que des attaques d'asthme bronchique avaient alterné avec de l'aliénation mentale, ou que l'aliénation mentale avait éclaté lors de la disparition d'un asthme bronchique. Disons enfin que souvent on a vu de l'asthme coïncider avec de l'urticaire (Raynaud, Brigault, Ungar).

IV. Diagnostic. — Le diagnostic de l'asthme bronchique est facile dans la majorité des cas. Des crises d'étouffement, une dyspnée expiratrice et des signes de distension aiguë des poumons ne se rencontrent guère réunis dans une autre maladie. Quand on a fait une erreur de diagnostic, c'est que, ordinairement, on s'est laissé tromper par certaines ressemblances extérieures, faussement interprétées.

Dans la *paralysie des muscles crico-aryténoïdiens postérieurs*, apparaissent, particulièrement chez les hystériques, des attaques de besoin de respirer; mais elles ont un *caractère inspirateur*. Elles seraient dues à ce que les cordes vocales se seraient rapprochées l'une de l'autre par suite de l'action de la colonne d'air inspirée, et auraient ainsi rendu difficile le passage de l'air dans le poumon.

Dans le *croup*, dans le *rétrécissement du larynx* ou des voies aériennes par un corps étranger ou par une compression extérieure, on voit apparaître des attaques de besoin de respirer, mais, en général, elles présentent une dyspnée *inspiratrice*.

Dans certaines formes de *spasme du diaphragme (asthme diaphragmatique)*, le thorax reste immobile plusieurs secondes pendant l'inspiration, l'aspiration paraît courte et spasmodique, l'épigastre bombe en dehors, le cœur bat dans un point inférieur et médian; on trouve le diaphragme contracturé spasmodiquement.

La *dyspnée* ordinairement est facile à distinguer; le début, la marche du besoin de respirer ne permettent déjà aucun doute.

V. Pronostic. — Quoique les symptômes d'une attaque d'asthme présentent un caractère très critique, il faut cependant en général poser un pronostic non dangereux. Car dès que la mort par intoxication par l'acide carbonique menace, les muscles bronchiques se paralysent presque toujours et le spasme cesse. Ce n'est que très rarement que la mort est survenue pendant l'attaque d'asthme; d'après Andral il n'y en aurait qu'un exemple.

Le pronostic de la persistance de la santé sans attaque dépend en grande partie de la nature de la maladie principale. Si celle-ci peut être guérie, les attaques d'asthme disparaissent pour toujours.

L'*âge* a une certaine importance pour le pronostic; dans le jeune âge l'asthme bronchique guérit mieux que dans un âge avancé. Il n'est pas rare que la maladie disparaisse à un moment de la vie; par exemple à 64 ans, comme dans une observation de Salter.

VI. Thérapeutique. — Le traitement de l'asthme bronchique doit répondre à deux points : calmer rapidement l'attaque d'asthme, et tâcher d'empêcher son retour.

Au début d'une attaque, il faut ôter au malade ses vêtements qui le serrent, et le placer dans une pièce aérée et fraîche. Bien des malades savent par expérience que certains « remèdes vulgaires » leur réussissent; c'est ainsi qu'ils prennent une tasse de café noir, qu'ils avalent un petit morceau de glace, qu'ils respirent la fumée d'un cigare, etc. D'autres moyens ont une certaine action. C'est ainsi que Trousseau parle d'un monsieur qui était délivré de son attaque dès qu'il avait fait poser plusieurs lampes dans sa chambre à coucher. Si l'attaque est provoquée par certaine odeur, tout naturellement on écartera l'odeur, ou plutôt on fera changer le malade de chambre.

Ce sont les *narcotiques* qui donnent les meileurs résultats. L'hydrate de chloral (2 grammes dans un verre de vin sucré) est donné en une fois; une demi-heure après on donnera la même dose. Il ne faut pas donner de petites doses qui ne produisent jamais de résultats aussi certains qu'une bonne. On emploie avec succès les injections de morphine.

Chlorhydrate de morphine................	0,30 centigr.
Glycérine pure..........................	āā 5 gr.
Eau distillée...........................	

Une demi-seringue.

La poudre de morphine (0,015 milligr.) et d'autres préparations d'opium; mais l'hydrate de chloral est préférable.

On ne tirera pas un grand profit des autres narcotiques, tels que les préparations de belladone, le cannabis indica, la strychnine, l'ergotine, la lobelia inflata, etc., quoique Graham Brown ait récemment proné l'atropine, et Mosler la cocaïne en injections sous-cutanées. D'après les récentes expériences de Penzoldt et de Schnitzler, etc., le quebracho diminuerait le besoin de respirer.

On se sert beaucoup des *inhalations* de chloroforme, de nitrite d'amyle, d'éther sulfurique, d'ammoniaque, d'iodure d'éthyle, de bromure d'éthyle, d'arsenic, de térébenthine, etc. Sée a employé récemment avec succès la pyridine. On place 5 grammes de pyridine dans une soucoupe, et trois fois par jour le malade respire de 20 à 30 minutes cette pyridine qui produit assez souvent de la somnolence. Deux de mes malades n'ont éprouvé aucun soulagement de cette inhalation.

On ordonne aussi les fumigations de papier arsénical, ou nitré (papiers à filtrer trempés dans une solution saturée de salpêtre, séchés, et allumés). On ordonne aussi les cigarettes de datura stramonium, de camphre ou d'arsenic (on mélange ces substances avec du tabac). Les cigarettes contre l'asthme d'Espi contiennent de la belladone, de l'hyoscyamine, du datura et de l'opium ; celles de Gérard contiennent de la belladone, du datura, du salpêtre ; les cigarettes Bombelon contiennent du *grindelia robusta*.

Ducros badigeonne le pharynx avec une solution d'*ammoniaque* et d'eau pendant l'attaque ; cette pratique peut aggraver l'attaque.

Si l'estomac est malade, les vomitifs rendent service.

Apomorphine..................................	0,10 centigr.
Eau..	10 gr.

Une demi-seringue en injection sous-cutanée.

Si on veut éviter le retour des attaques, on peut employer les moyens chirurgicaux, tels que l'excision ou la cautérisation, au galvano-cautère, de la muqueuse de l'arrière-cavité des fosses nasales (Hack), ou bien les courants d'induction (Wille).

Si l'asthme est dû à un catarrhe bronchique persistant, on emploiera *l'air comprimé* ou *raréfié* ; mais ces moyens peuvent occasionner une attaque d'asthme. On a aussi vanté l'emploi des inhalations d'oxygène. Dans bien des cas, on obtient de bons résultats du *changement de séjour*.

En été, on choisira le séjour au bord de la mer, ou dans les montagnes ombragées ; en automne, on enverra les malades au bord du lac de Genève ou dans le Tyrol ; en hiver, en Italie, au sud de la France ou en Espagne, en Égypte ou à Madère. Les goutteux, les dyspeptiques, feront des cures à Carlsbad, à Kissingen, à Marienbad, à Hombourg, à Tarasp ou dans des endroits analogues.

Quand les attaques présenteront une certaine intermittence, la quinine sera prescrite avec succès.

Chez les personnes nerveuses, on se servira de bromure de potassium, de valériane, de castoréum.

Si les malades sont anémiques, on donnera des préparations de fer et les eaux ferrugineuses.

Quelquefois on retirera de grands avantages de certaines médications. Chez un soldat chez lequel j'avais essayé un grand nombre de médicaments, j'obtins une guérison très rapide en lui faisant prendre de la liqueur arsénicale. Un an plus tard apparut une nouvelle attaque qui disparut par l'emploi de l'arsenic. Chez un autre malade, à la clinique de Zurich je n'obtins de résultat qu'en lui prescrivant des inhalations de nitrite d'amyle. Jamais la nitroglycérine, que j'ai essayée sur un grand nombre de malades, ne m'a paru bien avantageuse.

Dans beaucoup de cas on obtient un résultat plus durable avec l'*iodure de potassium* (10 gr. pour 200 gr., 3 fois par jour une cuillerée à soupe) qui constitue la partie principale du traitement d'Aubrée. On doit toujours commencer par ce moyen quand il n'y a pas d'autre indication spéciale.

Leyden a aussi ordonné avec raison des *inhalations de sel de cuisine* et de *carbonate de soude* (àà 10 gr. Eau 100 gr.) plusieurs fois par jour, pour dissoudre les cristaux asthmatiques qui se forment, et pour empêcher ainsi le retour des accès.

Faulkner badigeonna dans plusieurs cas la région cervicale (région du nerf vague) avec de la *teinture d'iode;* Schmitz place les électrodes du *courant galvanique* près du cartilage thyroïde vers le bord du sterno-mastoïdien. Nefftel recommande de placer un seul pôle positif sur le nerf vague tandis que Brenner applique le pôle positif sur la nuque, et le pôle négatif sur le nerf vague entre le larynx et le sterno-mastoïdien. Caspari place le pôle négatif sur le sacrum, et promène le pôle positif tous les jours de 10 à 20 minutes sur la colonne vertébrale. Enfin Schaffer emploie des *courants faradiques* intenses, et place les deux électrodes au-dessous de l'angle du maxillaire inférieur ou à la partie supérieure du corps thyroïde (2 fois par jour, 25 à 30 minutes). Le traitement électrique semble indiqué particulièrement dans l'asthme essentiel.

Enfin on donnera dans tous les cas des indications sur le genre de vie. On retirera généralement de grands avantages de l'air frais, des bains froids ou des ablutions froides.

APPENDICE

Maladies des ganglions lymphatiques trachéo-bronchiques. Adénopathie trachéo-bronchique. — Les altérations des ganglions lymphatiques trachéo-bronchiques donnent lieu généralement à des symptômes secondaires qui rarement constituent une maladie proprement dite.

1. *Engorgement inflammatoire aigu des ganglions lymphatiques trachéo-bronchiques, lymphadénite trachéo-bronchique aiguë.* — Cette affection accompagne presque toujours les inflammations aiguës qui siègent sur les voies aériennes, les ganglions lymphatiques voisins d'un centre d'inflammation s'enflammant eux-mêmes consécutivement pour former de véritables bubons aigus. Les ganglions enflammés sont tuméfiés au point d'acquérir le volume d'une noisette, ou même celui d'une noix ; à la coupe ils paraissent très fortement rouges, présentent des places où le sang est extravasé. Les symptômes cliniques particuliers auxquels ils donnent lieu sont insignifiants ; presque toujours c'est une découverte d'amphithéâtre.

Nous devons signaler l'effort qu'ont fait des médecins français pour faire jouer à ces ganglions un rôle primitif important dans certaines affections ; ils les considèrent comme la cause de la coqueluche et du spasme de la glotte ; les ganglions comprimeraient le récurrent, et par voie réflexe donneraient lieu à de la toux et à du spasme de la glotte.

2. Dans les inflammations chroniques des voies aériennes, il n'est pas rare d'observer des *lymphadénites chroniques trachéo-bronchiques*. Elles sont consécutives aux inflammations aiguës des ganglions, surtout chez les scrofuleux qui sont prédisposés aux engorgements lymphatiques.

L'engorgement des ganglions est encore plus marqué que dans les lymphadénites aiguës. Les ganglions sont durs, résistants, et à la coupe d'un gris rouge ou brun rouge. Au microscope on voit qu'il y a tantôt augmentation de tissu conjonctif, tantôt accroissement des cellules spéciales.

Si l'intumescence des ganglions est considérable, le thorax peut être déformé. Ces déformations siègent surtout au niveau du manubrium sternal au voisinage de la clavicule, ou bien au niveau de la partie supérieure de la colonne vertébrale dorsale, selon le siège des ganglions hypertrophiés.

Dans bien des cas on aperçoit manifestement une voussure au-dessus du manubrium surtout chez les enfants, dont le squelette est souple.

Il est aisé de comprendre que ces états donnent lieu à des troubles, par la compression qu'ils exercent sur les organes voisins. La compression du nerf récurrent donne de l'*immobilité de la corde vocale correspondante*. La compression du nerf *vague* donne des *vomissements*, celle du *sympathique*, des *inégalités pupillaires*. Ou bien la trachée ou les bronches sont si fortement comprimées qu'on croit avoir affaire à un *rétrécissement trachéal ou bronchique*. Comme les veines intrathoraciques sont *sténosées*, la sténose se propage aux veines de la peau, on a de la *cyanose* ou de l'*œdème*. La compression de l'aorte ou celle de l'artère pulmonaire peuvent produire des bruits systoliques vasculaires. N'oublions pas la dysphagie due à l'hypertrophie des ganglions voisins du tube digestif.

Si les ganglions lymphatiques tuméfiés cessent d'être enflammés, ils peuvent non seulement reprendre leur volume normal, mais aussi se rétracter avec le tissu conjonctif qui les entoure, ce qui donne lieu à d'autres symptômes. C'est ainsi que le récurrent peut être intéressé dans ce travail de rétraction, au point d'être paralysé. Ou bien la paroi du tube digestif est englobée dans cette rétraction, et il se forme un *diverticule* sur une partie de l'œsophage. On observe des rétrécissements vasculaires consécutifs.

Les ganglions enflammés peuvent se ramollir et même suppurer, et le pus tend à se faire une voie vers l'extérieur. De récentes recherches ont montré que ces suppurations étaient beaucoup plus fréquentes qu'on ne le croyait autrefois ; elles se font avec une grande lenteur. Si le pus se fait jour dans la trachée ou dans les grosses bronches, il y a mort subite par suffocation, que l'autopsie explique. D'autres fois on a tous les signes d'une blennorrhée de la *muqueuse bronchique* ou d'une *bronchite fibrineuse* ou *putride*. Récemment je me suis trompé à propos d'*un abcès du poumon* dans le lobe moyen, que j'avais diagnostiqué d'après une forte vomique, et des signes cavitaires siégeant au niveau du lobe moyen du poumon droit ; l'autopsie montra que c'était une infiltration pneumonique du lobe moyen droit ; à côté, était une cavité de la grosseur d'un œuf de poule consécutive à la transformation purulente de ganglions lymphatiques bronchiques, qui avait pénétré dans la bronche droite. Le diagnostic est beaucoup plus facile quand on trouve dans l'expectoration de plus grosses particules de tissu ganglionnaire. S'il s'est fait une calcification des ganglions lymphatiques malades, on peut trouver des *pierres bronchiques*. Mais le pus peut s'ouvrir aussi dans le tube digestif, dans les vaisseaux sanguins, dans le médiastin, les plèvres, le péricarde, et donner lieu à des embolies, des pleurésies, des péricardites, ou des médiastinites. Rautenberg a cité le cas d'un enfant de 3 ans mort de mélæna consécutif à l'ouverture d'un ganglion bronchique dans l'artère pulmonaire et le tube digestif.

La rupture des ganglions bronchiques n'est en aucune façon une cause certaine de mort, car on voit très souvent sur la muqueuse de l'œsophage ou des bronches, sur la paroi interne de l'artère pulmonaire, des cicatrices rayonnées, pigmentées, qui sont dues à ce processus. C'est de la même façon que se forment ces *diverticules par traction* au niveau du tube digestif, et ces rétrécissements des vaisseaux ou des bronches. Il y a quelques années je vis avec mon collègue Seydel, à Iena, un voiturier qui était mort asphyxié avec les signes d'un rétrécissement bronchique. A son autopsie on trouva un nombre incalculable de rétrécissements siégeant dans les grosses et moyennes bronches, pigmentés, cicatriciels et formés par la rupture de ces ganglions lymphatiques qui suivent les ramifications bronchiques dans l'intérieur des poumons.

3. Les *transformations tuberculeuses* (*bacillaires, scrofuleuses, caséeuses*) des ganglions lymphatiques trachéo-bronchiques sont très graves. Ordinairement elles existent en même temps que des affections semblables dans d'autres ganglions lymphatiques, plus rarement avec des affections indépendantes. Les ganglions tuméfiés exercent des compressions sur les organes voisins, comme nous l'avons déjà décrit. Dans d'autres cas ils se calcifient, d'autres fois ils se ramollissent et deviennent purulents, et donnent lieu aux accidents dont nous avons parlé. Il arrive assez souvent que ces lésions soient le point de départ d'une tuberculose miliaire aiguë méningée, ou générale.

4. Dans la *leucémie* et la *pseudo-leucémie* les ganglions trachéo-bronchiques, en dehors de ces états inflammatoires, subissent aussi des *dégénérescences hyperplasiques*. Les symptômes cliniques sont des symptômes de compression, et donnent lieu à de la matité.

5. Il en est de même pour les tumeurs des ganglions, telles que le sarcome, le cancer, rarement le fibrome (Fox). Ils peuvent envahir non seulement le médiastin, mais la cavité pleurale, les poumons, le péricarde.

6. Enfin citons les ganglions lymphatiques dans la *pneumoconiose* qui sont remplis de particules inspirées pendant la respiration.

CINQUIÈME PARTIE

MALADIES DES POUMONS

1. — Hémoptysie.

I. **Étiologie.** — On désigne sous le nom d'hémoptysie, l'expectoration qui contient *macroscopiquement* du sang. Si la quantité de sang est très considérable et si elle est rendue par la bouche et le nez, on dit qu'il y a hémorrhagie foudroyante, pneumorrhagie.

Les *causes* de l'hémoptysie sont très *variées;* l'hémoptysie n'est donc pas une maladie, c'est un symptôme dont il faut chercher la cause dans chaque cas.

Le sang peut venir du larynx, de la trachée, des bronches ou du parenchyme pulmonaire. Les hémoptysies du larynx ou de la trachée ne sont pas communes, et s'observent dans le catarrhe (laryngite hémorrhagique), dans les ulcérations et les anévrysmes de l'aorte, de l'artère pulmonaire, de la sous-clavière, ou de la carotide, quand ces anévrysmes se sont ouverts dans les voies respiratoires. Dans ces circonstances l'hémorrhagie est très violente, et il est impossible de l'arrêter; la mort arrive rapidement par suffocation ou par perte de sang.

Dans la plupart des cas l'hémoptysie vient des bronches ou des poumons, et c'est de celle-ci seule que nous parlerons. Les plus fréquentes sont les hémorrhagies bronchiques ; il est cependant difficile de décider avec certitude si on a affaire à une hémorrhagie des poumons ou des bronches.

Comme *causes* des *hémorrhagies bronchiques*, citons :

a. Les *inflammations* et les *ulcérations* de la muqueuse bronchique. On observe quelquefois une hémoptysie dans le catarrhe bronchique violent, dans la bronchite fibrineuse. Elle apparaît aussi dans les maladies du cœur comme conséquence de l'engorgement produit principalement par les insuffisances mitrales, les rétrécissements aortiques et les insuffisances tricuspides ; les affections des autres valvules et les maladies du myocarde peuvent aussi lui donner naissance. On a vu l'hémoptysie dans la bronchite putride et dans la bronchectasie.

b. L'*irritation mécanique vive, thermique ou chimique de la muqueuse bronchique* peut produire l'hémoptysie.

Parmi les causes mécaniques, citons les toux violentes, la parole haute et continue, le chant, les cris, le port ou le soulèvement de lourds fardeaux, les ascensions forcées, la danse, l'équitation, la gymnastique, le surmenage corporel. La respiration d'un air très froid ou très chaud peut provoquer l'hémoptysie, de même que l'inspiration de gaz irritants, par exemple du chlore ou de l'ammoniaque. Des corps étrangers des bronches peuvent blesser directement la muqueuse et donner lieu à une hémoptysie; dans d'autres cas l'hémorrhagie vient d'une ulcération existant déjà, mais en général elle se fait au moment de l'expulsion du corps étranger.

c. La *phtisie pulmonaire* est une cause très fréquente d'hémorrhagies bronchiques ; aussi l'hémoptysie est-elle extrêmement redoutée par les gens du monde. On a accusé en partie le relâchement de la muqueuse bronchique et la rupture plus facile de ses vaisseaux, en partie les transformations graisseuses des vaisseaux, en partie la présence de tubercules dans les parois vasculaires.

Il n'est pas rare de voir des hémoptysies chez un individu dont les poumons paraissent complètement sains. C'est que l'hémoptysie peut se répéter plusieurs années avant que les lésions pulmonaires soient perceptibles. Si à ce moment on pratique l'examen microscopique des crachats, souvent on peut déjà y trouver les bacilles de la tuberculose. C'est ce qui arrive souvent chez des personnes fortes nées de parents tuberculeux, qui ont rapidement grandi, ont présenté dans leur enfance de fréquentes épistaxis, ont un long thorax étroit, sont très excitables, rougissent facilement, et ont une peau mince et délicate, parcourue par des veines visibles pendant le sommeil par exemple. Ce sont des individus que les gens du monde ont coutume de considérer comme des phtisiques. Comme les poumons paraissent sains, Niemeyer a soutenu que l'hémorrhagie bronchique devenait plus tard la cause de la tuberculose pulmonaire. Il prétendait que le sang aspiré dans les alvéoles, se desséchait et devenait le point de départ d'une inflammation. Cette théorie a été à juste titre repoussée depuis. On sait qu'un poumon peut être malade sans qu'il présente de signes physiques perceptibles, sauf la présence de bacilles tuberculeux. De plus Lipp, Perl et Peter Sommerbrodt ont fait des expériences qui montrent que le sang injecté dans la trachée et les bronches de lapins, et aspiré dans les alvéoles, est rapidement résorbé sans amener d'inflammation, bien que les lapins y soient très prédisposés.

d. La *rupture d'anévrysmes de l'aorte, de l'artère pulmonaire* dans les bronches peut donner des hémoptysies très graves, et ordinairement il est impossible de les arrêter.

e. L'*hémoptysie traumatique des bronches* est très rare, vu la situation profonde des bronches.

f. Dans bien des cas l'hémoptysie bronchique dépend d'une *maladie infectieuse* ou d'un *trouble général de nutrition*.

On la rencontre dans l'hémophilie, le scorbut, le purpura. Sturges vit une hémoptysie considérable dans un cas d'atrophie des reins. Parmi les maladies infectieuses aiguës citons d'abord les fièvres éruptives (rougeole, scarlatine, variole) quand elles deviennent hémorrhagiques. Parmi les maladies infectieuses chroniques vient la fièvre intermittente. Quelquefois, sous l'influence de la malaria apparaissent journellement des hémoptysies à certaines heures ; la quinine les fait disparaître. Récemment Castan, De Caisne et Fourère de Coursone ont décrit ces cas sous le nom de *fièvre pernicieuse hémoptoïque.*

g. On a décrit sous le nom d'*hémoptysie vicariante* les cas où l'hémoptysie remplaçait des pertes de sang habituelles qui, venues d'autres organes étaient supprimées tout à coup. On doit être très circonspect dans ces circonstances. Il paraît évident que quelquefois des hémoptysies peuvent remplacer des règles arrêtées, mais le cas est plus douteux quand ce sont des hémoptysies remplaçant soi-disant des hémorrhoïdes ou des épistaxis.

Les hémoptysies vicariantes peuvent survenir quand les organes respiratoires sont sains, mais elles sont nécessairement plus fréquentes quand le poumon est tuberculeux, condition prédisposant déjà par elle-même à l'hémoptysie. Putegnat a publié 3 observations de femmes enceintes, qui furent prises d'hémoptysies à l'époque correspondante à leurs règles.

Signalons l'observation d'Huchard qui décrit une hémoptysie *arthritique urique.*

Les lésions anatomiques, dans l'hémoptysie, ne sont pas toujours les mêmes. Tantôt l'hémorrhagie est consécutive à la rupture des vaisseaux, tantôt il se fait une diapédèse des globules rouges (infarctus hémorrhagique), tantôt enfin il n'y a pas seulement rupture des vaisseaux, mais en même temps destruction du tissu pulmonaire. On désigne cette lésion sous le nom d'*apoplexie pulmonaire.*

Le plus souvent l'hémoptysie dans la tuberculose pulmonaire vient des poumons, soit des capillaires, soit des artérioles.

Les hémoptysies artérielles apparaissent à la période tardive de la tuberculose, car elles dépendent ordinairement des cavernes. Il n'est pas rare de trouver sur les parois des cavernes des artérioles dilatées ou atteintes de petits anévrysmes, dont la rupture donne lieu à des hémorrhagies graves. Un thrombus ferme la perforation ; mais ce thrombus peut se détacher et être entraîné, et on a alors une nouvelle hémoptysie. C'est avec raison que Rasmussen a montré que chez les enfants de moins de six ans l'hémoptysie était excessivement rare, malgré l'existence d'une tuberculose pulmonaire. Cela tient à ce que les cavernes chez les enfants sont très exceptionnelles ; en outre la formation de cavités est centrifuge chez eux, de telle sorte que les vaisseaux situés à la périphérie sont ordinairement oblitérés et fermés, avant qu'ils soient englobés dans la caverne.

En dehors de la tuberculose on observe l'hémoptysie dans la *gangrène pulmonaire, les abcès du poumon*, dès que les vaisseaux sont envahis par le processus ulcératif. Récemment Fräntzel a montré qu'une hémoptysie très abondante pouvait marquer le début de la gangrène pulmonaire, et en être aussi le premier symptôme, comme il arrive dans la tuberculose pulmonaire.

Il n'est pas rare d'observer l'hémoptysie dans le *cancer*, le *sarcome*, et les *parasites* (*échinocoques*) des poumons.

Il y a quelques années, je soignais un malade qui depuis deux ans était sujet à de violentes hémoptysies venues de la partie inférieure du poumon ; je ne m'expliquais pas leur cause. Un jour, à la visite du matin le malade fut pris de violents étouffements et il rendit devant moi une poche contenant des échinocoques.

Récemment Bälz a décrit une forme particulière d'*hémoptysie parasitaire*. Il trouva dans l'expectoration d'un Japonais dont le poumon était sain, des psorospermes qu'il appela *gregarina pulmonalis*. Il a donné à la maladie le nom de *grégarinose pulmonaire*. Manson avant lui avait déjà décrit chez des Chinois des hémoptysies dues à la présence d'un nouveau genre de distomes que Cobbold avait appelé *distomum Ringeri*. L'expectoration sanglante contenait des œufs ovales à contenu granuleux, une enveloppe brune et un couvercle.

On trouve une expectoration sanglante dans les inflammations aiguës du parenchyme pulmonaire. On sait que dans le premier stade de la pneumonie fibrineuse l'expectoration est sanglante ; dans les inflammations pulmonaires catarrhales il y a aussi du sang dans les crachats.

Les *blessures* des poumons donnent lieu le plus souvent, mais pas nécessairement, à des hémoptysies qu'on appelle *apoplexie pulmonaire*. Ces blessures peuvent exister avec ou sans la blessure du squelette et des parties molles du thorax. Les *anévrysmes* qui se sont ouverts dans les poumons donnent lieu à des hémoptysies très considérables et à des destructions du tissu pulmonaire.

Très souvent l'hémoptysie apparaît dans les maladies du cœur et donne lieu à ces *infarctus hémorrhagiques ou hémoptoïques*. Elles sont produites par des causes qui ne sont pas toujours semblables. Très rarement il y a une rupture des capillaires pulmonaires, plus souvent c'est un processus embolique ou thrombosique : les embolies entraînées dans les branches artérielles des poumons doivent avoir pris naissance dans le cœur droit. Non seulement on les observe dans les insuffisances des valvules, mais aussi dans les affections du muscle cardiaque et dans les transformations du cœur droit consécutives à l'emphysème pulmonaire.

Il n'y a pas que les embolies partant du cœur droit qui donnent lieu à des infarctus hémorrhagiques : une embolie de la veine cave supérieure ou de la veine cave inférieure peut arriver au cœur droit et de là être transportée aux poumons. Des infarctus hémorrhagiques et des hémoptysies peuvent venir de thromboses veineuses des veines périphériques.

Voici quelques exemples : pour la veine cave supérieure, des traumatismes du crâne, des inflammations du rocher, des thromboses des veines, des furoncles de la face. Pour la veine cave inférieure on trouve : des thromboses marastiques des extrémités inférieures, des thromboses des veines des ovaires et de l'utérus, surtout à la suite d'affections puerpérales, des opérations sur les veines rectales, de la dysenterie ; des thromboses des veines prostatiques, des veines rénales (enfants nouveau-nés, Bekmann). Nous devons aussi signaler ici les embolies graisseuses arrivant aux poumons, consécutives à des fractures. Fetz observa un infarctus hémorrhagique à la suite d'une brûlure étendue.

Dans bien des cas l'hémoptysie est d'origine nerveuse ; c'est l'*hémoptysie nerveuse* (action des vaso-moteurs ?) Brown-Séquard, Nothnagel et Heitler, produisirent des hémoptysies sur des animaux qu'ils avaient blessés en certains points du cerveau. Ollivier, Baretsy, Laboulbène, Jackson et Rosenbach ont décrit des hémoptysies à la suite d'hémorrhagies cérébrales; l'hémoptysie alternait avec l'hémorrhagie cérébrale. Jehn trouva quelquefois des hémoptysies chez des aliénés, et Carré montra que dans la *chorée*, l'*épilepsie, l'hypochondrie et dans les maladies du cerveau et de la moelle* l'hémoptysie n'était pas rare. Les anciens médecins avaient déjà décrit une hémoptysie hystérique. Depuis quelques années j'ai traité à la clinique de Zurich deux malades atteintes d'hémoptysie hystérique.

L'hémoptysie est plus *fréquente* chez l'homme que chez la femme. Elle est le plus fréquente de 15 à 35 ans. Chez les enfants et les vieillards elle est très rare, quoique Lebert et, depuis, Carré aient publié une observation dans laquelle il s'agissait d'un enfant de 2 ans et demi.

II. Anatomie pathologique. — Les lésions anatomiques dépendent de la nature de l'hémorrhagie.

Dans les *hémorrhagies bronchiques* on trouve les bronches plus ou moins remplies de sang. Le sang est tantôt liquide, tantôt coagulé, tantôt de date récente, tantôt noirâtre ou brunâtre. La muqueuse bronchique paraît souvent gonflée, ramollie, et déchirée. Elle est très injectée et rouge ; dans d'autres cas, à la suite d'hémorrhagies abondantes elle est très anémiée et pâle. Comme il s'agit presque toujours d'hémorrhagies capillaires, on ne trouve pas ordinairement le point de départ de l'hémorrhagie.

Généralement le sang ne reste pas seulement dans les bronches, mais il coule en partie dans les alvéoles, ou bien il est aspiré dans les espaces alvéolaires. Aussi voit-on par là combien il est difficile de séparer anatomiquement dans ces cas, l'hémorrhagie pulmonaire de l'hémorrhagie bronchique. Des espaces alvéolaires, les globules rouges vont dans le tissu conjonctif interstitiel pulmonaire, et rapidement le sang peut se résorber complètement.

Nothnagel a étudié sur des lapins la possibilité de la résorption sanguine dans les bronches. S'il coupait en même temps la carotide et la trachée aux animaux, il trouvait que le sang qui s'était répandu dans les voies aériennes restait près de trois minutes et demie dans les infundibula.

Dans quelques cas chez l'homme la résorption sanguine paraît s'arrêter par suite de causes encore inconnues. Le coagulum sanguin reste dans les bronches. Il se décolore, se ramollit, prend un aspect puriforme et ressemble à une thrombose veineuse. D'après des observations analogues, Niemeyer croit que la résorption sanguine incomplète dans les voies aériennes est très défavorable, et que l'hémorrhagie peut être dans la suite la cause de tuberculose. Mais ces conditions sont très rares, car presque toujours le sang est résorbé rapidement sans laisser de résidu.

Parmi les formes variées d'*hémorrhagies pulmonaires*, les plus simples sont les *apoplexies pulmonaires*. On trouve qu'une partie plus ou moins grande de tissu pulmonaire est transformée en une masse sanguine composée de sang et de tissu pulmonaire détruit.

Dans les *hémorrhagies des cavernes tuberculeuses*, on trouve souvent sur la paroi de la cavité un vaisseau sanguin présentant un anévrysme diffus ou simple, qui laisse voir un point perforé, ouvert ou fermé par un thrombus. Ce sont ces lésions découvertes d'abord par Traube, et étudiées récemment par Rasmussen. On trouve, en outre, la cavité plus ou moins remplie, ainsi que les bronches qui y aboutissent, de sang liquide ou de caillots.

S'il se fait une *hémorrhagie capillaire* dans les poumons on ne trouve pas d'une façon certaine le point de l'hémorrhagie. On trouve dans les poumons des foyers rouges, noirâtres, brun rouge plus tard, qui sont compacts, privés d'air, mais qui souvent sont entourés de parties emphysémateuses, qui paraissent à la coupe granuleux, et qui laissent voir au microscope dans les espaces alvéolaires et les cloisons des globules sanguins rouges. Il n'est pas rare que la couche épithéliale des alvéoles pulmonaires soit gonflée, granuleuse et desquamée en partie. Après un certain temps il se fait des transformations des globules rouges non résorbés au niveau de la partie malade ; atrophie, transformation granuleuse, pigmentaire, dans les alvéoles pulmonaires, et dans les cloisons des infundibula.

Les hémoptysies dans les maladies du cœur, dépendent rarement, comme nous l'avons déjà dit, de la rupture des vaisseaux, mais des embolies qui donnent lieu à des infarctus hémorrhagiques particuliers. Ils ont généralement la forme d'un coin dont la base regarde la phériphérie du poumon, et dont la pointe est dirigée vers le hile, d'où le nom d'*infarctus cunéiformes*. Leur grosseur est variable, il est rare d'en trouver qui comprennent la moitié ou la totalité d'un lobe. Le plus souvent l'infarctus est situé à la superficie du poumon, rarement à l'intérieur, près du hile. Dans le premier cas la plèvre, en contact avec l'infarctus, est enflammée.

L'infarctus embolique est dur, privé d'air, et, à la coupe, d'un rouge noir, rouge bleu ou rouge brun, granuleux, laisse couler à la coupe un liquide sanglant ; au microscope on y trouve des globules sanguins innombrables dans les espaces alvéolaires et dans les cloisons.

Un infarctus peut subir des transformations secondaires ; il se dessèche, se résorbe, et laisse à sa place une cicatrice brunâtre ou noire, pigmentée, ou bien il se dessèche, se caséifie, ou se ramollit, s'abcède, et donne lieu à de la gangrène. Si la plèvre est englobée dans le processus destructeur on peut observer un pneumothorax.

Très souvent on trouve dans le poumon plusieurs infarctus, souvent à différents stades d'évolution. Dans la plupart des cas ils existent dans les lobes inférieurs du poumon droit, entre l'omoplate et la colonne vertébrale. Plus rarement on en trouve à gauche ou dans les lobes moyens ou supérieurs. L'embolie va à droite et en bas, par suite de sa pesanteur et du courant sanguin plus fort à droite. Les embolies vont non pas à droite, mais dans le poumon gauche (Gerhardt, Penzoldt) quand une embolie précédente a affaibli le courant sanguin dans le lobe inférieur, ou qu'il existe une diminution de ce courant dans le territoire de l'artère pulmonaire droite par suite de l'atrophie du poumon ou par suite de la compression consécutive à un épanchement pleurétique, ou bien quand le courant sanguin est augmenté à gauche par les mouvements respiratoires plus intenses du poumon gauche.

D'ailleurs on ne retrouve pas toujours un embolus dans un vaisseau. De plus il n'arrive pas nécessairement qu'une embolie donne lieu à un infarctus. Cohnheim et Litten ont fait des expériences à ce sujet.

Si les infarctus emboliques viennent non du cœur mais de thromboses veineuses périphériques, les lésions anatomiques, au point de vue de l'hémoptysie, ne diffèrent pas de celles dont nous venons de parler, mais comme il s'agit souvent de particules infectieuses, l'infarctus peut s'enflammer, devenir purulent ou se gangrener.

III. Symptômes. — Il n'est pas rare de trouver sur un cadavre des extravasations sanguines, alors que pendant la vie, elles n'avaient donné lieu à aucun symptôme.

L'hémorrhagie passe aussi inaperçue, qu'elle se soit faite petit à petit, et qu'elle ait été peu abondante, ou qu'elle soit considérable, pourvu que la mort ait eu lieu par suffocation avant que le sang ait pu être rejeté au dehors. Ce dernier cas s'applique surtout à l'apoplexie pulmonaire.

Habituellement elle apparaît chez un malade tuberculeux ou cardiaque; rarement chez une personne parfaitement saine.

Chez beaucoup de malades l'hémoptysie est précédée par des *signes subjectifs* ; les malades se plaignent souvent d'une sensation de brûlure derrière le sternum ; d'autres se plaignent d'un goût particulièrement fade, salé, sont obligés de tousser, et rendent du sang. D'autres ont une quinte de toux particulière, souffrent de la tête, d'oppression dans la poitrine. Quelquefois ces symptômes se manifestent quelques jours avant l'hémoptysie, ce sont des signes prémonitoires.

La quantité de sang est excessivement variable. Il n'est pas rare que le malade ne rende que de petites stries ou des particules sanglantes avec les crachats ; l'expectoration a simplement une teinte sanglante. Dans d'autres cas ils rendent du sang pur, ou bien le sang est intimement mélangé aux autres parties de l'expectoration. L'hémorrhagie peut être si considérable qu'elle atteint plusieurs livres de sang en un jour. Laënnec a évalué à 10 livres la quantité de sang rendu dans un cas d'infarctus hémorrhagique. Si l'hémoptysie est rapide et abondante, le sang sort par la bouche et le nez ; cette effusion donne souvent lieu à des vomissements concomitants, de telle sorte que le sang et les matières alimentaires sont mélangées. On désigne ces cas du nom d'hémorrhagie foudroyante, pneumorrhagie.

Quelquefois tout est fini en une hémoptysie. Plus souvent l'hémorrhagie se fait en plusieurs fois, en 1/4 ou 1/2 heure, ou bien plusieurs hémorrhagies ont lieu en quelques jours. L'hémoptysie de la malaria revient à des heures fixes.

Le sang ne s'arrête-t-il pas, la mort survient par hémorrhagie excessive, terminaison peu fréquente.

La *couleur du sang* est caractéristique : il est pur, presque toujours rouge clair, et artériel. En même temps l'expectoration de sang pur est mousseuse et dans les caillots sanguins formés se trouvent, à la coupe, des bulles d'air, de telle sorte qu'ils ressemblent quelquefois à une éponge poreuse. Cependant il arrive quelquefois que le sang qui est resté un certain temps dans de grandes cavités prenne un aspect noirâtre, et forme des grumeaux.

La couleur change quand l'expectoration est intimement mélangée avec du sang. Souvent l'expectoration contenant du sang prend une couleur argileuse, comme on l'observe principalement dans les bronchites putrides et dans la gangrène pulmonaire. Par contre dans l'infarctus hémorrhagique on trouve assez souvent une expectoration rouge brune, qui par sa teinte

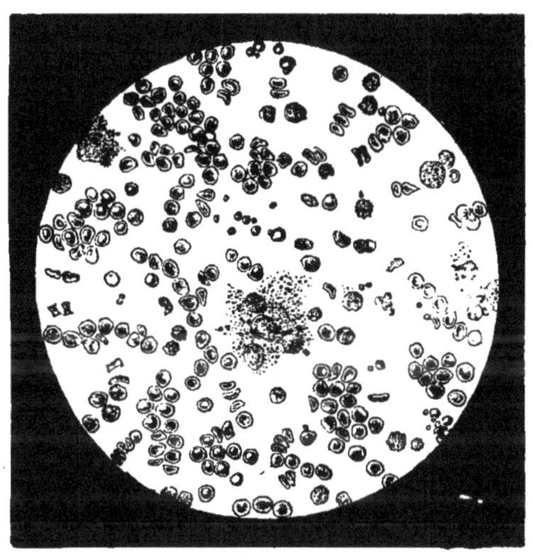

FIG. 93. — *Expectoration sanglante dans un cas d'hémoptysie récente.* Gross. 275 fois. (Clinique de Zurich.)

très vive rappelle la coloration rouillée de l'expectoration de la pneumonie fibrineuse. Comme il s'agit ici de la transformation de la matière colorante du sang, on comprend facilement que l'apparition d'une expectoration rouge brun soit regardée comme la conséquence d'un infarctus hémorrhagique. Il peut arriver que par suite de la petite quantité de sang, et de la formation lente de l'hémorrhagie il n'apparaisse pas de sang frais dans la journée, et qu'on ne voie une expectoration rouge brun qu'un certain temps après la formation de l'infarctus.

On fait aussi rentrer dans l'hémoptysie l'expectoration rouillée, couleur jus de pruneaux de la *pneumonie fibrineuse*, mais nous n'en tiendrons pas compte ici.

Dans l'expectoration teintée par le sang se trouvent au microscope des globules rouges, pressés les uns à côté des autres.

Dans l'expectoration sanglante et mélangée avec du sang, les globules rouges conservent ordinairement très longtemps leur forme normale, parce que la composition chimique de l'expectoration est très analogue à celle du sérum sanguin ; il n'y a que dans les expectorations putrides qu'ils tombent très rapidement en décomposition, si bien qu'on peut à peine reconnaître un globule sanguin, quoique l'expectoration ait un aspect sanglant. Dans l'expectoration de sang pur on trouve quelquefois des globules dentelés ou étoilés.

Si les globules sanguins ont séjourné un certain temps dans les voies aériennes, ils subissent des transformations ; ils se gonflent, deviennent lenticulaires ou sphériques, ont des bords dentelés ou prennent des formes étoilées, ou bien ils perdent leur matière colorante et se transforment en disques incolores pâles ou granuleux. La matière colorante du sang, qui devient alors libre, pénètre dans d'autres parties de l'expectoration qu'elle teint en jaune ou en ocre, ou bien se transforme en granulations brunes, en aiguilles ou en petites tablettes de pigment sanguin. Le plus souvent les cellules épithéliales des alvéoles sont atteintes, plus rarement le pigment reste libre. On retrouve ces transformations, appelées hématinoptyses, principalement dans l'expectoration rouge brun des infarctus hémorrhagiques. En moyenne il faut 14 jours pour que les cellules pigmentaires du sang parviennent à se former. Plusieurs semaines après, on peut encore au microscope reconnaître le sang dans l'expectoration.

Il peut y avoir hémoptysie sans qu'on puisse trouver de signes physiques dans la poitrine. Si les alvéoles pulmonaires sont remplis de sang, on entend des *râles à petites bulles*, ce qui tient à ce que pendant l'inspiration les parois des alvéoles pulmonaires perdent leur contenu sanguin. On ne perçoit de la *matité* à la percussion que lorsque la partie d'alvéoles remplis de sang atteint de 4 à 6 centimètres de circonférence et une épaisseur de 2 centimètres, encore faut-il percuter avec précaution et doucement. Si la partie malade est très considérable, si les alvéoles pulmonaires remplis de sang sont complètement privées d'air, on trouve les signes physiques d'une infiltration pulmonaire, exagération du frémissement vocal, matité, respiration bronchique. Quand il y a du sang liquide dans les bronches, on entend des bulles grosses et moyennes, qui sont claires dans les régions superficielles, et sourdes dans les régions profondes. Elles ne prennent du timbre (de la consonance) que lorsque les alvéoles voisins sont atteints et privés d'air.

Si l'hémorrhagie est très abondante et rapide, les grosses bronches peuvent être bouchées, et on a des *symptômes d'étouffement*. Les malades sont fortement cyanosés, respirent difficilement, et, malgré les muscles respirateurs auxiliaires, le thorax se rétrécit et se dilate peu ou pas du tout ; on ne sent plus de frémissement vocal, on n'entend pas de bruit respiratoire.

Il y a quelque temps, j'ai observé chez une jeune femme, à la suite de mouvements respiratoires intenses, et de distension vicariante des poumons (le poumon droit tout entier était presque en non activité) de l'*emphysème* de la peau de la région cervicale qu'on ne pouvait expliquer que par un emphysème pulmonaire interstitiel antérieur.

Il y a encore d'autres symptômes particuliers, qui dépendent de l'étiologie de l'hémoptysie. Avant tout signalons l'infarctus hémorrhagique. L'embolie se manifeste par un frisson : en même temps apparaissent des tendances à la syncope. Mais l'hémoptysie ne suit pas immédiatement l'embolie de la branche de l'artère pulmonaire; ordinairement elle n'apparaît que du premier au troisième jour. Dans une observation de Gerhardt elle eut lieu 9 heures après le frisson.

La *durée de l'hémoptysie* varie. Elle peut ne se produire qu'une seule fois, tandis que dans d'autres cas elle persiste sans interruption des semaines ou même des mois.

Parmi les *complications* signalons l'*élévation de la température*. Les causes de cette élévation de température ne sont pas toujours les mêmes. Gerhardt a établi qu'une embolie d'une branche de l'artère pulmonaire était capable à elle seule d'amener une élévation de la température. Dans d'autres cas il se fait une fièvre de résorption, les masses sanguines se décomposent et se putréfient. Enfin il y a encore d'autres transformations inflammatoires, surtout celles qui sont consécutives aux embolies infectieuses. Dans l'infarctus hémorrhagique des maladies du cœur on observe aussi souvent des *pleurésies sèches* ou humides.

Gerhardt a encore indiqué l'*ictère* qu'il tend à considérer dans bien des cas comme un ictère hémaphéique. Dans les très fortes hémoptysies j'ai plusieurs fois entendu des *bruits cardiaques systoliques anémiques*, accompagnés de dilatation du cœur droit, suites de l'anémie.

La guérison n'est pas si rare que les gens du monde et certains médecins le supposent. Il n'est pas juste de dire que l'hémoptysie qui apparaît chez un sujet sain soit l'indice de la tuberculose. L'hémoptysie par elle-même peut tuer par suffocation ou par hémorrhagie. Dans d'autres cas elle est suivie de lésions inflammatoires des poumons (abcès, gangrène) ou bien il se fait une pleurésie mortelle. Chez les personnes débilitées l'hémoptysie est un accident fâcheux, parce qu'elle diminue les forces.

IV. Diagnostic. — Il n'est pas toujours facile de reconnaître l'hémoptysie. On peut être en présence d'hémorrhagies du nez, du pharynx, ou des gencives.

Il n'est pas rare qu'une épistaxis se fasse pendant la nuit, et que le sang s'écoule dans le pharynx ou dans le larynx; au réveil le malade rend ce sang en toussant et on peut croire à une hémoptysie. Aussi dans les cas douteux doit-on examiner avec grand soin les cavités nasales en avant et en arrière à l'aide du rhinoscope. Une inspection attentive du pharynx et des gencives, montrera facilement si le point de départ de l'hémorrhagie siège dans la bouche et le pharynx.

Les *hémorrhagies laryngées* ou *trachéales* seront aisément reconnues à l'aide du laryngoscope.

Par contre le diagnostic entre l'*hémoptysie* et l'*hématémèse* peut être très difficile.

Dans l'hémoptysie : *a*) Le sang vient à la suite de la toux, dans l'hématémèse par vomissement. Mais dans les hémoptysies très abondantes, il n'est pas rare d'observer en même temps des vomissements, et inversement dans des fortes hématémèses le sang peut tomber dans le larynx et être rendu par la toux. *b*) Le sang dans l'hémoptysie est artériel et d'un rouge vif; il est rempli de bulles d'air, tandis que dans l'hématémèse il a un aspect noirâtre et contient de gros grumeaux. Mais si ce sont de grosses artères stomacales qui sont ouvertes, le sang dans l'hématémèse aussi a les caractères du sang artériel, tandis qu'inversement dans l'hémoptysie, si le sang à séjourné longtemps dans une caverne, il est noirâtre, privé d'air, et présente de gros grumeaux. *c*) Le sang dans l'hémoptysie possède ordinairement une réaction alcaline, tandis que dans l'hématémèse il a une réaction acide parce qu'il est mélangé au suc gastrique. Mais si l'hémorrhagie stomacale est très abondante, il peut arriver que le suc gastrique ne soit pas en quantité suffisante pour changer la réaction du sang. On croit alors avoir affaire à un liquide neutre ou alcalin. *d*) De grandes quantités de matières alimentaires indiquent une hématémèse, ce qu'on n'observe pas dans l'hémoptysie. Cependant il y a encore là des causes d'erreur. *e*) Les selles noirâtres (sanglantes) quelque temps après l'hémorrhagie indiquent une hématémèse. *f*) Les antécédents sont importants à connaître : l'hémoptysie survient chez des individus dont les organes respirateurs étaient malades, l'hématémèse, chez des individus qui présentent des affections d'estomac.

Quand le diagnostic d'une hémoptysie est certain, il faut rechercher si on a affaire à une hémorrhagie *bronchique* ou *pulmonaire*. Le diagnostic différentiel n'est pas toujours possible. Avant tout l'étiologie est importante.

Enfin il est encore très difficile de savoir si c'est une *hémorrhagie artérielle* ou *capillaire*. Au point de vue pratique cette question n'a pas grande importance, une hémorrhagie artérielle pouvant être tout aussi considérable, qu'une hémorrhagie capillaire.

Il est de toute importance de savoir si une hémoptysie est le début d'une tuberculose ou non. La présence des bacilles dans les crachats a une très grande signification. On emploiera le microscope pour diagnostiquer la grégarinose pulmonaire, ainsi que l'échinocoque et le distome pulmonaires.

V. Pronostic. — Le pronostic d'une hémoptysie par elle-même généralement n'est pas défavorable. Il est excessivement rare que le sang par son abondance remplisse les voies aériennes et amène la mort par suffocation. L'hémoptysie de l'apoplexie pulmonaire est défavorable.

Ce qui assombrit le pronostic dans l'hémoptysie, c'est la maladie qui lui a donné naissance, et contre laquelle les moyens d'action sont de peu d'importance.

VI. Thérapeutique. — Certaines mesures prophylactiques peuvent empêcher la production d'hémoptysies. C'est ainsi que les malades atteints d'inflammations aiguës ou chroniques des organes de la respiration, doivent éviter les refroidissements et les fatigues corporelles. Les quintes de toux violentes seront calmées à l'aide de narcotiques. Chez les malades atteints d'affections cardiaques on se gardera d'employer la digitale d'une façon immodérée, la digitale ayant été accusée à juste titre de favoriser le détachement des thromboses cardiaques et la formation d'infarctus hémorrhagiques. S'il existe, dans les veines périphériques, des thromboses marastiques, on placera les extrémités malades dans le repos autant que possible, et on ne touchera pas les parties voisines des thrombus pour éviter d'en détacher un fragment qui deviendrait une embolie de l'artère pulmonaire. On traitera les furoncles de la peau par des applications de glace, ce qui empêche le mieux la formation de thromboses. Les accouchées ne se lèveront pas trop tôt, car un grand nombre de cas de morts subites après les couches est dû à une embolie d'une grosse branche de l'artère pulmonaire, l'embolie partant des thromboses veineuses situées dans un membre ou dans l'utérus. Dans les hémoptysies vicariantes on cherchera à rappeler l'hémorrhagie supprimée, etc.

L'hémoptysie une fois déclarée, il faut arrêter le sang. On fait coucher le malade, on calme son inquiétude, on remonte son courage, et on lui recommande le repos et le silence. Le médecin renoncera pour le moment aux recherches ordinaires, la percussion pouvant augmenter l'hémoptysie ou amener un nouveau jet de sang.

Le malade ne doit prendre que des liquides froids, de la glace, avec du lait ou de l'eau glacée. On place une vessie de glace sur les parties qu'on soupçonne être le point de départ de l'hémorrhagie, et on fait avaler au malade de petits morceaux de glace. On pratique matin et soir sous la peau du thorax une injection d'*ergotine* (une demi-seringue chaque fois).

Si la toux est trop forte on donnera un *narcotique* (chlorhydrate de morphine 0,005 milligr. toutes les trois heures, ou opium 0,02 centigr. toutes les deux heures). Si l'hémorrhagie est si abondante qu'elle ait rempli les voies bronchiques, et que le malade soit menacé de suffocation, on recommandera au malade de tousser fortement, et on lui prescrira un expectorant. La trachéotomie peut être indiquée quand le sang remplit le larynx ou la trachée.

Si on n'a rien sous la main, on donnera une ou plusieurs cuillerées à café de sel de cuisine qui font quelquefois merveille.

Heller récemment a employé avec succès le *bromure de potassium* (1 gr. 50 3 fois par jour dans de l'eau sucrée). Les *astringents* ont aussi rendu service, par exemple :

Acétate de plomb........................ 0,05 centigr.
Opium................................. 0,02 centigr.

Toutes les deux heures.

Acide tannique (0,20 centigr.) toutes les deux heures.

Alun, ratanhia, perchlorure de fer, acide gallique (Watus), etc.

On s'est servi des *astringents* en *inhalation* ; les plus employés sont les solutions de perchlorure de fer (de 2 à 5 gr. pour 100), ensuite celles d'alun ou de tannin. Nous ne sommes pas très enthousiaste de cette méthode thérapeutique, parce que nous avons vu un malade chez lequel l'inflammation chronique pulmonaire fit de rapides progrès (Cornil).

Il y a longtemps qu'on emploie les *balsamiques*, et récemment encore le copahu a eu en Amérique un promoteur ardent. Le plus connu est la potion de Chopart, mélange de plusieurs balsamiques, que Wolf a modifiée de la façon suivante :

Copahu..................................	āā 60 gr.
Sirop de Tolu............................	
Eau de menthe poivrée.......................	120 gr.
Alcool..................................	60 gr.
Éther nitrique..............................	8 gr.

2 fois par jour une cuillerée à soupe.

On a plusieurs fois ordonné les vomitifs. Massina et Peter ont essayé leur action rapide, ce qu'avaient déjà fait Graves et Trousseau avec la racine d'ipécacuanha.

Les *eaux minérales* sont fréquemment employées.

Si les mouvements du cœur sont très accélérés, on prescrira une infusion de feuilles de *digitale* (2 gr. dans 200 gr. d'eau, 1 cuillerée à soupe toutes les 2 heures).

Dans l'*hémoptysie de la fièvre pernicieuse* on ne s'occupe pas d'arrêter l'hémorrhagie, mais on donne de grosses doses de *quinine* (de 1 à 2 gr., quatre heures avant l'accès).

Quelquefois il est bon de joindre aux médicaments internes l'action de médicaments externes. On a employé des frictions au *chloroforme* sur la poitrine ; (M'Cock Weiss) les ventouses, les sinapismes, les vésicatoires et les sangsues. Tout récemment je vis chez un jeune italien, qui depuis huit semaines rendait tous les jours de grandes quantités de sang, et qui avait été traité par tous les moyens internes, l'hémorrhagie s'arrêter très rapidement, après lui avoir fait mettre plusieurs fois dans la matinée à droite, et dans la journée à gauche, un très grand sinapisme qu'on laissait sur le thorax jusqu'à rubéfaction complète de la peau. On comprend que récemment Taylor ait rejeté la vessie de glace contre l'hémoptysie, pour employer des linges trempés dans de l'eau très chaude et appliqués sur le thorax. Oppolzer a aussi employé, contre les hémorrhagies qui ne voulaient pas s'arrêter, une petite saignée. Stokes préférait les saignées répétées.

Si le malade perd ses forces, on ordonnera des excitants : le sang une fois arrêté, on cherchera à dissoudre autant que possible le sang resté dans le poumon ; on fait respirer au malade de l'air frais, et on pulvérise dans la chambre de l'acide phénique (2 0/0).

2. — Emphysème pulmonaire alvéolaire.

I. Anatomie pathologique. — L'emphysème pulmonaire alvéolaire tient à la dilatation des espaces alvéolaires et infundibulaires, qui est liée à l'atrophie des cloisons interalvéolaires et interfundibulaires. Une ectasie simple des infundibula et des alvéoles (distension pulmonaire) est le stade qui précède l'emphysème. Mais il ne faut pas croire que toute ectasie conduise à l'emphysème; car lorsque les causes qui produisent l'ectasie sont simplement passagères, l'ectasie disparaît avec elles. Tandis que l'emphysème demande habituellement un long temps pour s'établir, la distension simple du poumon a une marche aiguë. Cependant quand cette distension aiguë des poumons se répète continuellement, elle conduit finalement à l'emphysème pulmonaire.

L'emphysème peut être unilatéral, bilatéral, circonscrit ou généralisé. Les parties atteintes sont faciles à reconnaître. Elles paraissent pâles, rose clair, pauvres en sang, sèches, et ne crépitent plus sous la pression du doigt. Il semble qu'on ait entre les doigts un coussin à air distendu; on a une sensation de duvet, de laine. Quand on pratique une coupe du poumon, les parties emphysémateuses s'affaissent sans que l'air s'échappe en sifflant. Il existe de grands espaces d'air, de la grosseur d'une tête d'épingle à celle d'un œuf de pigeon, et plus. Ces espaces peuvent naturellement être plus considérables quand les infundibula très distendus se sont confondus. Quelquefois quelques dilatations forment sous la plèvre pulmonaire des bosses rondes transparentes, remplies d'air.

L'emphysème siège de préférence en certains points des poumons. Il se montre principalement au niveau du bord antérieur médian et inférieur du poumon, de telle sorte que les bords des poumons ne sont pas tranchants, mais paraissent boursouflés, émoussés et arrondis.

On trouve très souvent de l'emphysème sur les lobes supérieurs des poumons, surtout au niveau de la convexité antérieure. Mais presque toujours l'emphysème est localisé à la périphérie des poumons, rarement il pénètre dans la profondeur. Ce que nous venons de dire s'applique d'ailleurs aussi pour la distension pulmonaire.

Pour bien étudier les *lésions histologiques de l'emphysème alvéolaire*, il faut faire des recherches sur des poumons insufflés et desséchés, et sur des poumons frais. Si on fait de fines coupes sur des poumons desséchés, et qu'on les place dans l'eau, on y voit à l'œil nu ou à la loupe, de grandes cavités dont les parois donnent des saillies peu élevées dans la cavité libre; ce sont les restes des cloisons alvéolaires atrophiées. On trouve aussi en ces points des vaisseaux oblitérés, ou des parties colorées par le pigment.

Au microscope on voit que tout le processus consiste en une dilatation des espaces infundibulaires à laquelle est attachée l'ectasie des alvéoles. Les parties intercapillaires des alvéoles sont les premières à subir ordinairement un élargissement. Plus ces dernières se sont étendues, plus les cloisons de séparation entre les alvéoles doivent être diminuées. Mais en même temps elles s'atrophient par suite de cet allongement qu'elles éprouvent; Elles deviennent remarquablement minces, se perforent et disparaissent en partie, de telle sorte que plusieurs alvéoles se confondent en une seule cavité. On voit ainsi comment un infundibulum à loges nombreuses est transformé en une seule cavité unie. La forme pyramidale persiste au début, mais plus tard elle devient ronde.

Si l'extension de l'infundibulum transformé va en augmentant, les fibres élastiques des parois interinfundibulaires s'atrophient, et il se passe ici le même phénomène que pour les cloisons alvéolaires, de telle sorte que plusieurs infundibula ne forment plus qu'une grande cavité.

Nous devons signaler les transformations subies par l'épithélium, par les fibres élastiques, et par les vaisseaux sanguins.

Les *cellules épithéliales* alvéolaires subissent souvent des altérations graisseuses au voisinage des noyaux ; les cellules sont alors beaucoup plus apparentes que dans les poumons sains. Ce sont ces lésions qui amèneront plus tard l'atrophie des cellules. Ces altérations graisseuses au voisinage du noyau se laissent bien voir au microscope. Les mêmes lésions s'observent aussi sur les noyaux des cellules endothéliales des vaisseaux et sur le tissu conjonctif du stroma pulmonaire, qui s'atrophient dans l'emphysème.

Villemin croyait que ces lésions étaient dues à des transformations hypertrophiques et hyperplastiques des cellules du tissu conjontif des cloisons alvéolaires et infundibulaires, parce qu'il niait l'existence d'un épithélium alvéolaire. Pour lui l'hypertrophie des cellules conjonctives amenait un élargissement et une extension des parois alvéolaires qui de leur côté conduisaient à l'emphysème.

Les *transformations du tissu élastique* ont été récemment étudiées par Eppinger. Cet auteur trouva que les fibres élastiques les plus fines disparaissaient d'abord, de telle sorte que les faisceaux élastiques conservaient leur structure. Plus tard, c'était le tour des grosses fibres.

Les *capillaires pulmonaires* sont aussi atteints. Isaaksohn les a étudiés après les avoir injectés avec des substances colorantes, et au mercure. Cette dernière méthode lui montra que l'endothélium manque par place, ce qui donne au vaisseau un aspect finement granuleux. En ces points il y a accumulation de globules décolorés et formation de thrombose. Les districts vasculaires ne reçoivent plus de sang, sont envahis par la dégénérescence graisseuse et disparaissent. Les vaisseaux sont très épais, à grandes mailles. Isaaksohn voulut considérer ces lésions vasculaires comme le point de départ de l'emphysème ; elles doivent évidemment jouer un grand rôle sur la respiration et la circulation de l'artère pulmonaire. Rindfleisch a montré qu'à la place des vaisseaux disparus il y avait du tissu conjonctif.

Rindfleisch trouva aussi dans les poumons emphysémateux, une *hypertrophie* des muscles lisses des fines parois bronchiques, tandis que Colberg dit qu'il y a de l'atrophie.

Chez les vieillards, à la suite de l'atrophie sénile, apparaissent des transformations pulmonaires qui, à cause de leur ressemblance avec l'emphysème alvéolaire, ont été désignées du nom d'*emphysème sénile*. Le processus n'est pas le même, car dans ces cas il n'y a pas de distension pulmonaire. Aussi le poumon est-il plus petit que normalement, puisque le stade de distension fait défaut. C'est une atrophie des cloisons alvéolaires et plus tard infundibulaires qui donne naissance à de grandes cavités.

Si on a affaire à un emphysème pulmonaire généralisé et de longue date,

: cadavre présente les modifications suivantes : le *thorax* est très bombé, ilaté, en forme de tonneau : les *cartilages costaux* sont épaissis et calcifiés. ,es *bords médians* des poumons recouvrent complètement ou presque omplètement le péricarde, le bord gauche touche presque le droit. Les ords inférieurs du poumon et le diaphragme sont très descendus; le olume des poumons est plus ou moins augmenté, d'où le nom de *volumen ulmonum auctum*. S'il existe en même temps un catarrhe des plus fines ronches, les poumons peuvent sortir de la cavité thoracique ouverte.

Presque toujours l'emphysème est accompagné de catarrhe bronchique, e pneumonie, d'adhérences, d'atrophies, etc. (voir Étiologie).

Le *cœur* est situé plus profondément que normalement; il est plus large, t le ventricule et l'oreillette droits sont dirigés en avant. Ces cavités sont ortement remplies de sang. Le ventricule droit et l'oreillette droite paraisent dilatés, leurs parois épaissies. Le tissu musculaire est tantôt rouge, run, tantôt moucheté de taches jaune clair, quand il y a dégénérescence raisseuse.

Un sang noir coule des *veines caves*. La *rate* est engorgée et augnentée de volume, les trabécules du tissu conjonctif sont plus nombreuses.

Dans le *foie* on trouve aussi des signes d'engorgement : au début, forte yperhémie veineuse et hypertrophie, plus tard atrophie (foie muscade, cyaotique, atrophique). La muqueuse de l'*estomac* et des *intestins* présente ussi un gonflement et des lésions catarrhales. On observe fréquemment es *hémorrhoïdes*. Les *reins* sont le siège d'une congestion veineuse qui onduit après un certain temps à l'atrophie.

II. Étiologie. — L'emphysème pulmonaire vésiculaire est une maladie de *âge avancé*. Chez les enfants et dans l'adolescence il est rarement observé, ındis que de 30 à 40 ans il apparaît souvent.

Plus fréquent chez l'*homme* que chez la *femme*, parce que par leurs travaux s hommes sont plus exposés à des fatigues qui conduisent à l'emphysème.

Les *climats* ont aussi une influence incontestable. Dans les pays du ord, rigoureux, l'emphysème est plus fréquent que dans les contrées mpérées et chaudes. Ce n'est pas que le climat ait une influence directe ır la maladie; mais dans les régions froides, les maladies de poitrine sont équentes, et celles-ci favorisent l'emphysème.

Pour bien des auteurs, l'*hérédité* joue un rôle; on trouve des familles ans lesquelles les grands parents, les parents, les oncles ont de l'emphyème. Il nous semble que ces familles sont prédisposées non à l'emphysème ıais aux maladies de poitrine qui de leur côté donnent naissance secondaiement à de l'emphysème.

On a aussi signalé l'*emphysème congénital*. Cette expression est fausse ; ır un poumon ne peut être emphysémateux que s'il a respiré et s'il a traersé une phase de distension pulmonaire. On a affaire dans ces cas à un tat atrophique qui a conduit à la formation de grands espaces infundibuires et alvéolaires.

Il est rare que l'emphysème pulmonaire existe sans trouble du méca-nisme respiratoire, et ordinairement aussi sans affection de l'appareil res-piratoire. La cause la plus fréquente est le *catarrhe des fines bronche*. Laënnec, à qui on doit les premières études sur l'emphysème pulmonaire, accusé le *catarrhe sec* (voir plus haut) des fines bronches. Il en est de même des rétrécissements bronchiques dus à la strume, aux corps étra-gers, aux inflammations fibrineuses et autres.

Les accès répétés de toux et les efforts sont aussi des causes très comm-nes d'emphysème. On l'observe donc chez les coquelucheux, chez les joueu d'instruments à vent, chez les souffleurs au chalumeau, chez les portefai chez ceux qui gravissent les montagnes, chez les chanteurs (emphysèn des chanteurs). Il en est de même à la suite d'un accouchement difficile, rires spasmodiques, d'attaques d'asthme, etc. Chez les nouveau-nés au-quels on a dû pratiquer l'insufflation, on a produit, par suite d'une insuffla-tion trop forte, de la distension et de l'emphysème pulmonaire. Certains g délétères ont aussi amené ces lésions.

L'emphysème pulmonaire dont nous avons passé en revue les causes, e désigné sous le nom d'*emphysème vrai*. Il faut maintenant parler de l'*em-physème compensateur* (vicariant). C'est cette forme d'emphysème q survient lorsqu'une partie du poumon est plus ou moins fermée à la re-piration, alors que l'autre partie est obligée de suppléer à cette suppressio C'est ce qui arrive dans un grand nombre de maladies du parenchyme pu-monaire, dans les compressions des poumons par un épanchement pleur-tique ou par une péricardite, dans les dilatations excessives du cœur, l anévrysmes de l'aorte ou de l'artère pulmonaire, dans les tumeurs du m-diastin, dans les déformations de la cage thoracique consécutives à d déviations de la colonne vertébrale, etc. Signalons aussi cet emphysèn pulmonaire qu'on voit assez souvent à la suite des adhérences pleurales.

Il ne faut pas croire que ces deux espèces d'emphysèmes vrai et vicaria s'excluent l'un l'autre. Si, par exemple, il existe un catarrhe étendu des p-tites bronches, les parties atteintes de catarrhe sont le siège d'emphysèn vrai, tandis que la partie non atteinte peut être envahie par l'emphysèn vicariant.

La pathogénie de l'emphysème est très discutée. Pour expliquer la maniè dont les causes amènent une dilatation des alvéoles et l'atrophie du tiss on a émis deux théories principales, les théories *mécanique* et *nutritiv*

La théorie *mécanique* dit que tantôt l'inspiration forcée, tantôt les effor d'expiration donnent lieu à l'emphysème. D'après la théorie *nutritive*, l troubles nutritifs du tissu pulmonaire amèneraient des changements emph-sémateux dus, d'après Villemin, à une hyperplasie du tissu conjonctif c stroma, et d'après Isaaksohn à une maladie des vaisseaux sanguins. Freu voulait expliquer l'emphysème par une hypertrophie et une calcification d cartilages costaux qui amène la dilatation et l'immobilité du thorax, au-quelles les poumons doivent s'accommoder.

On a eu le tort, comme dans toutes théories, de vouloir expliquer tous l cas par un seul modus faciendi, tandis qu'en réalité les causes sont multiple

Quant aux *théories nutritives*, il est à remarquer que jusqu'ici on n'a pas émontré avec certitude que les troubles nutritifs seuls fussent capables de onner naissance à l'emphysème vésiculaire. Il est naturel qu'elles favorisent ıanifestement l'apparition de l'emphysème, dès que surviennent des troubles ıécaniques qui donnent lieu à un emphysème beaucoup plus intense que ›rsqu'ils sont seuls en jeu. La clinique nous apprend du reste que certaines ıfluences nocives, auxquelles les malades avaient été exposés jusqu'alors ıns préjudice, donnent lieu subitement à l'emphysème, après certaines ffections différentes des poumons.

L'emphysème vicariant, l'emphysème du catarrhe des petites bronches, t du rétrécissement des bronches par corps étrangers, sont véritablement es emphysèmes dus aux *troubles inspirateurs*.

Si un plus grand territoire pulmonaire ne respire plus, il est naturel que quantité d'air inspirée normale se distribue à un espace plus restreint qui lors se dilate. C'est ce qui se produit principalement lorsque dans certaines arties du poumon, des bronches et des alvéoles sont bouchés. Il en est de ıême dans les adhérences pleurales, lorsque les parties pulmonaires fixées ar les adhérences ne peuvent plus se déployer suffisamment à l'inspiration ; s parties libres, surtout les bords antérieurs et inférieurs des poumons, ont envahies par un emphysème compensateur.

Il en est autrement dans les troubles inspirateurs observés dans le catarhe des petites bronches ou dans le rétrécissement des bronches ; dans ce as le courant d'air inspiré arrive aux alvéoles pulmonaires, mais penant l'expiration, ces fines bronches se ferment à la façon d'une soupape et e laissent peu ou pas du tout d'air dans la cavité alvéolaire, ce qui donne eu à la distension pulmonaire et à l'emphysème.

Quant aux formes d'emphysème qui doivent leur origine à des *troubles xpirateurs*, on les trouve dans les cas de mouvements de toux et d'efforts.

On peut étudier ce qui arrive dans la toux ou dans un effort, en fermant glotte. Ce sont les parties inférieures des poumons qui subissent la rincipale pression. Le courant d'air expirateur arrive à la trachée ; mais omme il trouve une résistance au niveau de la glotte fermée, il retourne en artie dans les bronches principales des lobes supérieurs, et y donne lieu à ne distension et plus tard à l'emphysème.

Assurément les différentes formes d'emphysème ne sont pas incompatiles ; le genre d'emphysème le plus fréquent, celui qui apparaît à la suite 'un long catarrhe des petites bronches, montre bien que ces formes peuent être mélangées. Au niveau des bronches atteintes de catarrhe existe un *mphysème inspirateur*. Dans des points sains un autre processus peut onner naissance à un *emphysème inspirateur vicariant*. La toux très rte est la cause d'un *emphysème expirateur*. Et enfin le catarrhe ne reste as sans influence sur la nutrition du tissu pulmonaire, et lui donne une ertaine tendance à l'emphysème.

III. Symptômes. — Les troubles produits par l'emphysème pulmonaire lvéolaire, sont de nature mécanique, et sont immédiatement accompagnés des troubles de la respiration et de la circulation. Quand à la suite de l'emphysème une partie importante du tissu élastique contenu dans le strom pulmonaire a disparu, l'élasticité ou la contraction des poumons est affaibli mais comme l'élasticité n'est importante qu'au moment de l'expiration, tandis que l'inspiration, grâce à la force musculaire, se passe bien, l'expiration est troublée dans l'emphysème pulmonaire. On peut s'en convaincre

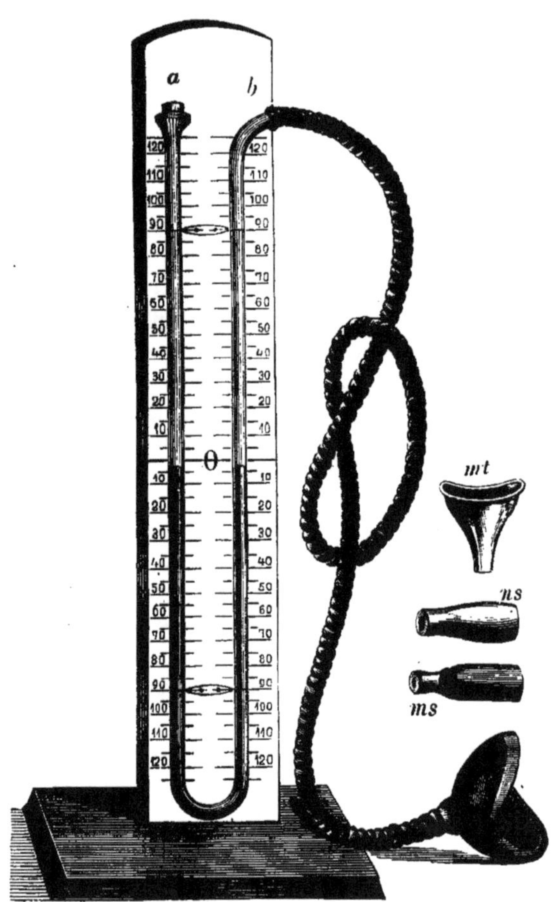

FIG. 94. — *Pneumatomètre de Waldenburg.*

m, n, Masque bucco-nasal. *m, s*, Partie buccale. *n, s*, Partie nasale. *m, t*, Entonnoir buccal.

l'aide du pneumatomètre de Waldenburg ou du stétographe de Riege

Le pneumatomètre représente un tube en U, rempli de mercure, auprè duquel se trouve une division en millim. (fig. 94).

L'une des branches est en communication par un tuyau avec un ajutag pour la bouche et le nez. L'expérimentateur expire dans l'embouchu après une forte inspiration, ou bien aspire par l'ajutage de l'appareil aprè avoir fait une expiration à l'air libre; il faut cependant éviter d'aspirer avec exagération. Dans les deux cas la pression inspiratrice et expiratrice est exprimée de telle façon qu'on multiplie par deux le nombre de millimètres que la colonne de mercure a atteint (pendant l'expiration au-dessous de 0, pendant l'inspiration au-dessus de 0). On trouve dans l'emphysème pulmonaire que la pression expiratrice est très petite, et, ce qui est contraire à la règle, plus faible que la pression inspiratrice.

Riegel à l'aide de la *stétographie* observa que dans la courbe respiratrice la partie expiratrice était anomale et tombait brusquement (voir fig. 95). Marey et récemment Pick remarquèrent que la courbe respiratrice

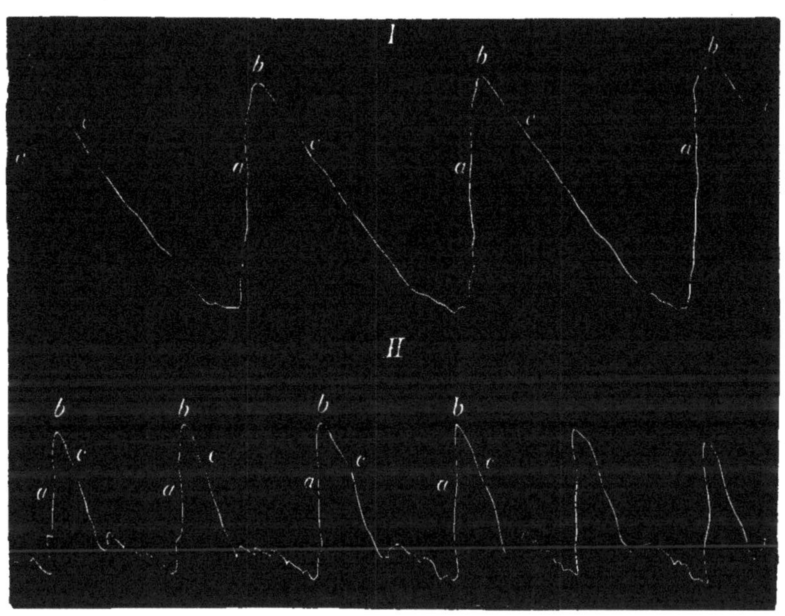

FIG. 95. — *Courbes stétographiques*, d'après RIEGEL.

I. Courbe normale. — II. Courbe d'un emphysémateux. — *a*. Courbe ascensionnelle pendant l'inspiration. *b*. Phase intermédiaire entre l'inspiration et l'expiration. — *c*. Courbe de descente pendant l'expiration.

chez les emphysémateux ressemblait beaucoup à celle qu'on obtenait chez les animaux auxquels on avait sectionné le nerf vague.

Ce trouble expiratoire est cause des troubles respiratoires, et les poumons sont mal ventilés; mais il a aussi une action défavorable sur la circulation du sang par l'intermédiaire de l'artère pulmonaire, parce que la ventilation des poumons facilite, comme une pompe aspirante, le cours du sang dans la circulation pulmonaire. Aussi les troubles emphysématenx sont-ils très préjudiciables à la circulation pulmonaire. Car comme un grand nombre de capillaires pulmonaires ne fonctionnent plus, la superficie est considérablement diminuée, et nécessairement l'échange gazeux entre le sang et l'air atmosphérique est diminué ; aussi vient-il un moment où la dyspnée arrive.

Toute la circulation pulmonaire devrait ressentir un trouble irréparable, si le cœur n'avait pas la propriété d'égaliser et de *compenser* jusqu'à un certain degré les troubles de la circulation. La destruction de capillaires pulmonaires augmente la pression sanguine de l'artère pulmonaire ; aussi amène-t-elle nécessairement une dilatation et une hypertrophie du ventricule droit. Mais, quand le muscle cardiaque a perdu ses forces, apparaissent alors les troubles d'engorgement qui tuent le malade.

Les troubles respiratoires et circulatoires concourent mutuellement à produire le *sentiment de besoin d'air*. S'il existe un emphysème simple et peu intense, la dyspnée n'apparaît que lorsque les malades exécutent des

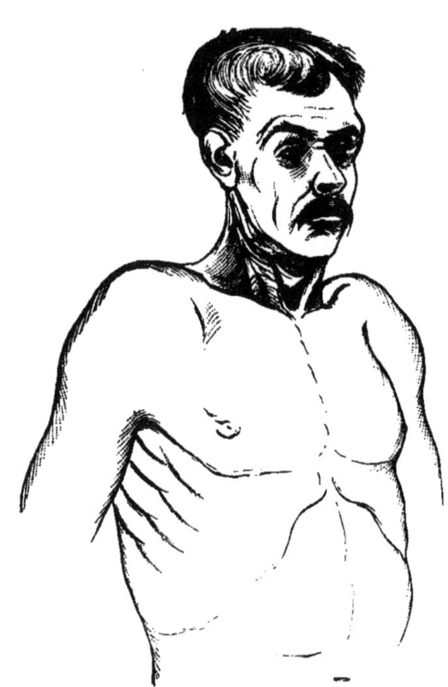

FIG. 96. — *Thorax en forme de tonneau dans l'emphysème pulmonaire chez un homme de 37 ans.* (Clinique de Zurich.)

mouvements violents (monter, danser, faire de la gymnastique). De temps en temps le besoin de respirer augmente quand le catarrhe bronchique survient, ou qu'il devient plus intense, ce qu'on observe surtout en automne et au printemps. Dans ces conditions il n'est pas rare de voir de l'asthme.

Parmi les signes physiques, ceux fournis par la percussion sont importants ; s'ils font défaut, le diagnostic reste incertain. Ils consistent dans un abaissement persistant des limites inférieures des poumons, dans une diminution ou l'absence de déplacement des poumons pendant la respiration, et dans une diminution ou dans la disparition de la matité cardiaque.

Dans bien des cas le diagnostic de l'emphysème pulmonaire vésiculaire se fait à l'inspection seule. Le *thorax* paraît très dilaté et arrondi. C'est principalement le diamètre sterno-vertébral qui paraît avoir augmenté; mais il en est de même des transversaux et obliques. L'élargissement vient de ce que le sternum a été porté en avant et la colonne vertébrale en arrière.

Tantôt l'élargissement se borne à la partie supérieure, tantôt à la partie moyenne, et on a alors le thorax en forme de tonneau; tantôt il est total (voir fig. 96).

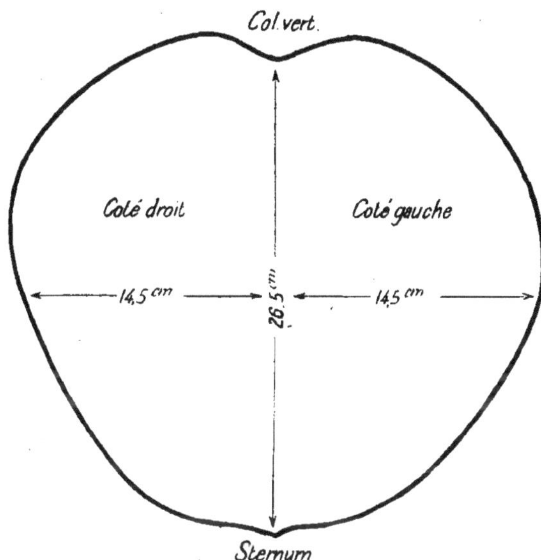

FIG. 97. — *Tracé cyrtométrique d'un thorax emphysémateux d'un homme de 46 ans.* 1/2 grand. nat. (Obs. personnelle.)

C'est une grande erreur que de croire que l'emphysème est presque toujours lié à une dilatation visible du thorax. On trouve assez souvent un emphysème très marqué avec un thorax rétréci. Car la formation d'un thorax emphysémateux dépend de la cause principale de l'emphysème; de plus le thorax est flexible ou non. Comme cause de la formation d'un thorax emphysémateux on doit considérer la perte des fibres élastiques du tissu pulmonaire, car lorsque le tissu pulmonaire a perdu son élasticité, il y a une diminution de la force de traction que les poumons exercent d'une façon permanente sur la paroi interne du thorax par suite de leur tendance à se contracter. Quelquefois on a affaire à un emphysème unilatéral; la dilatation thoracique et tous les autres symptômes sont localisés au côté malade.

La circonférence de la coupe transversale du thorax saute aussi aux yeux, quand on examine un *tracé cyrtométrique* (fig. 97); le thorax a bien plutôt la forme d'un cercle que celle d'une ellipse.

Les espaces intercostaux paraissent habituellement élargis; à la partie supérieure ils n'existent pas, à la partie inférieure ils forment des creux. Les creux sus-claviculaires montrent généralement un aplatissement, quelquefois ils sont voûtés. Chez quelques malades apparaît dans les fortes quintes de toux une saillie qui est formée par une partie du poumon s'avançant au dehors. J'ai vu dans un cas une de ces saillies avoir le volume du poing. Friedreich vit chez un emphysémateux une saillie herniaire du poumon de la grosseur d'un œuf de poule apparaître dans le cinquième espace intercostal.

Il ne faut pas confondre avec cette hernie la saillie du bulbe de la veine jugulaire interne à l'expiration, qui se produit quelquefois dans le cours de l'emphysème, lorsqu'il existe des troubles circulatoires, et qui peut parfois atteindre le volume d'un œuf de poule.

Il y a presque toujours *augmentation de fréquence* dans la respiration. Le thorax fait des excursions respiratoires très faibles, et même à la fin de l'expiration la cage thoracique, lorsqu'on l'examine superficiellement, semble être encore en inspiration. On dit alors que le thorax est en inspiration permanente. Comme la cage thoracique ne subit que des excursions respiratoires minimes, il arrive souvent que les muscles auxiliaires participent énergiquement à la respiration; le sterno-mastoïdien, les scalènes s'hypertrophient et font une forte saillie sous la peau du cou. Le cou paraît alors plus gros et plus court (voir fig. 96).

La peau et les muqueuses portent les marques d'une *cyanose* plus ou moins forte. S'il existe un catarrhe des bronches, ou des phénomènes d'engorgemennt du côté du cœur, la cyanose devient extrême, comme elle l'est dans les insuffisances cardiaques naturelles.

On remarque alors dans ces circonstances le *pouls veineux négatif* dans les veines du cou, et quelquefois des *pulsations épigastriques*.

A la palpation on trouve généralement une augmentation de la *résistance*. Les cartilages costaux, surtout les supérieurs, paraissent épaissis, allongés, inflexibles et calcifiés. L'excursion du thorax est moins marquée; il reste invariablement dilaté. Le frémissement vocal peut être très affaibli.

Les recherches *pneumatométriques* montrent que la pression expiratrice est affaiblie, inférieure même à celle de l'inspiration. Au *spiromètre* on reconnaît la diminution de la *capacité* vitale des poumons qui, chez l'homme sain, varie de 2000 à 4000 c. c.

Geppert a étudié la consommation d'oxygène et le dégagement d'acide carbonique chez les emphysémateux; il y avait une diminution des deux parts.

Dans la région cardiaque on ne trouve pas ordinairement le soulèvement de la pointe du cœur. On ne sent pas les mouvements du cœur, ou bien on ne perçoit qu'un choc très diffus et faible.

Le *son* à la percussion est plus éclatant. A la partie postéro-inférieure et sur les côtés, plus rarement en d'autres places, il semble qu'on frappe sur une boîte de carton vide, ce que Biermer appelle le *son de carton*. Le son pulmonaire est plus profond que normalement. La limite supérieure du foie sur la ligne mamelonnaire n'est plus au bord supérieur de la septième côte mais de la huitième, et même au bord inférieur de la cage thoracique. Les mouvements du bord inférieur des poumons dans la respiration forte sont très restreints ou font défaut. Aussi l'espace semi-lunaire de Traube peut être diminué. A la partie postérieure le bord inférieur des poumons est situé au niveau de l'apophyse épineuse de la 12e vertèbre dorsale, et il y a peu ou pas de déplacement pendant la respiration.

Da Costa et Friedreich ont trouvé que le *changement de hauteur de son respiratoire*, c'est-à-dire la différence de hauteur du son à la percussion pendant l'inspiration et l'expiration était confus dans l'emphysème léger, et n'existait pas dans l'emphysème intense. Delafield aurait entendu souvent un son de bois à la percussion, tandis que Thompson distingue à une légère percussion un son voilé (muffled highpitshed-note) qui dans les cas douteux peut faire le diagnostic avec la tuberculose miliaire.

L'*auscultation* montre habituellement l'affaiblissement du bruit respiratoire vésiculaire. Quelquefois le bruit respiratoire est confus ou manque totalement, de telle sorte que l'oreille ne perçoit rien.

D'après quelques auteurs (Laënnec, Oppolzer, Lebert) il existe des râles à grosses bulles, qui proviennent dans les points emphysémateux, du déchirement des cloisons. Barr a voulu montrer, dans une observation assurément contestable, que les bulles périphériques dans l'emphysème étaient dues à des bruits de frottements sensibles au toucher et à l'oreille, ce que Gairdner avait déjà trouvé.

Les bruits du cœur sont moins perceptibles, ils peuvent même disparaître, le poumon les recouvrant. Par contre le deuxième temps (diastolique) est ordinairement plus fort, ce qui indique une augmentation de pression dans le territoire de l'artère pulmonaire. Il n'est pas rare d'entendre des bruits cardiaques, systoliques presque toujours, et ordinairement à la pointe ou au niveau de la valvule tricuspide : leur cause est multiple.

Ce sont des *bruits anémiques*. D'autres fois ce sont des lésions du muscle cardiaque, des dégénérescences graisseuses. Si la dilatation du cœur augmente, on observe une *insuffisance* relative de la *valvule tricuspide*, *rarement* de la valvule mitrale. Ganghofner a aussi entendu un bruit diastolique à la partie inférieure du sternum et à la pointe.

Les signes physiques propres à l'emphysème pulmonaire sont généralement compliqués par des lésions intercurrentes. Le catarrhe bronchique donne lieu à des ronchus. Nous avons déjà parlé des attaques d'asthme.

La *durée* d'un emphysème peut être très longue. Il y a des malades qui ont un emphysème depuis leur enfance et qui vivent jusqu'à 60 ans et plus. Le plus souvent la mort vient par insuffisance cardiaque, soit qu'une bronchite ait augmenté le travail du cœur, soit que le muscle cardiaque ait subi la dégénérescence graisseuse. On a alors des symptômes d'engorgement, qui proviennent du ventricule droit, et qui par l'oreillette droite se propagent aux veines caves supérieure et inférieure. Nous ne pouvons pas insister ici sur la description des signes d'engorgement; souvent les symptômes ressemblent à ceux qu'on observe dans une maladie primitive du cœur. L'œdème des jambes, qui au début disparaît pendant la nuit et lorsque le malade a gardé un certain temps la position horizontale, ouvre ordinairement la scène. Bientôt l'œdème est continu et remonte plus haut. On a de l'ascite, le foie est augmenté de volume. La diurèse est diminuée; l'urine est très chargée, très acide, d'une densité plus grande, contient de l'acide urique, de l'albumine et des cylindres. Puis apparaissent des vomissements, de la diarrhée, l'appétit se perd, il y a de l'entérorrhagie même; tous ces troubles affaiblissent rapidement le malade. On a de l'hydrothorax et de l'hydropéricardite. La difficulté de respirer est à son maximum. Des congestions céphaliques, des vertiges, des tintements d'oreille, de la surdité, des troubles oculaires traduisent l'hyperhémie cérébrale. Souvent toute la face est fortement congestionnée, bleue, et les yeux sortent de leur orbite.

Litten vit dans un cas des lésions à l'ophtalmoscope, des hémorrhagies nombreuses au niveau de la veine de la rétine, de la névro-rétinite.

Si les signes d'engorgement augmentent, la mort peut survenir *par suffocation*. Dans bien des cas le malade meurt d'œdème pulmonaire ou d'hémorrhagie cérébrale.

Les maladies intercurrentes sont fort graves. Stokes a démontré que quelquefois un point périphérique atteint d'emphysème se déchirait et donnait lieu à du *pneumothorax*. Ordinairement cet accident survient à la suite de fortes quintes de toux, ou d'efforts; quelquefois cependant c'est pendant le sommeil. On observe aussi l'*emphysème* cutané qui indique une rupture du tissu pulmonaire et un emphysème pulmonaire interstitiel. On peut voir dans les catarrhes très violents, de fortes hémoptysies, quoique ce ne soit pas fréquent. L'hémorrhagie dépend d'un infarctus hémorrhagique, venu d'une thrombose cardiaque née dans le ventricule droit dilaté. Des inflammations pulmonaires peuvent aussi tuer le malade, mais l'expérience montre que l'emphysème prédispose peu aux inflammations pulmonaires.

On a soutenu plusieurs fois que l'emphysème et la tuberculose pulmonaire (Rokitansky), que l'emphysème et les insuffisances des valvules du cœur (Bouillaud) s'excluaient. Cette remarque n'est juste que d'une façon générale; car les exceptions ne sont pas rares. Vraisemblablement cette exclusion signifie que les poumons emphysémateux ne deviennent plus tard tuberculeux que rarement, car l'emphysème vicariant s'associe très souvent à la tuberculose pulmonaire, comme nous l'avons mentionné plus haut, et les insuffisances relatives mitrale ou tricuspidienne sont assez fréquemment la conséquence de l'emphysème.

IV. **Diagnostic**. — Un faible degré d'emphysème passe inaperçu pendant la vie, car pour donner lieu à des troubles respiratoires ou cardiaques il faut déjà que l'emphysème ait atteint un certain degré.

Ce n'est que lorsqu'il existe de la difficulté de respirer, dont on ne peut expliquer la cause, lorsque le pneumatomètre montre que la pression expiratrice est moindre, que le diagnostic d'emphysème peut être établi d'une façon vraisemblable déjà à une époque peu avancée.

Pour le diagnostic différentiel on pensera aux troubles suivants :

a) *Distension aiguë des poumons.* — Le diagnostic différentiel n'est pas toujours possible à faire en une seule recherche; car il faut savoir si l'affection pulmonaire date de longtemps, ce qui rend plus probable l'existence de l'emphysème. Si les affections pulmonaires disparaissent et que les limites du poumon restent toujours basses, on pensera à l'emphysème et non pas à la distension pulmonaire.

b) *Hypertrophie congénitale des poumons.* — Ici aussi les bords inférieurs des poumons correspondent à un volume pulmonaire plus grand, restent plus profondément situés que normalement; cependant ils conservent leur capacité respiratoire, à l'inverse de l'emphysème.

c) *Pneumothorax.* — A l'inverse de ce qu'on observe dans l'emphysème, le pneumothorax est presque toujours unilatéral. Dans l'emphysème on ne trouve pas les signes métalliques à la percussion et à l'auscultation. Le pneumothorax se fait brusquement, ce qui n'arrive pas dans l'emphysème ; Cependant Riegel a publié une observation dans laquelle un emphysème extraordinairement rapide fit penser à l'existence d'un pneumothorax.

d) *Anévrysmes.* — Biermer a publié une observation instructive dans laquelle il confondit un anévrysme de l'aorte avec un emphysème pulmonaire. Les bruits anormaux du côté du vaisseau, les rapports du pouls devront éveiller l'attention.

V. Pronostic. — Le pronostic au point de vue de la vie, n'est pas défavorable, car le malade peut vivre très longtemps avec un emphysème très marqué. Par contre on ne peut pas faire rétrograder un emphysème existant, et au point de vue de la guérison, ce n'est pas une maladie favorable.

Dans quelques cas le pronostic dépend de ce que les malades se soustraient aux causes nuisibles, et peuvent ainsi arrêter la marche de l'emphysème. Certains catarrhes bronchiques étendus et violents assombrissent le pronostic, parce qu'ils augmentent la difficulté de respirer qui existe déjà, et donnent lieu à des fatigues plus grandes du côté du cœur. Naturellement dans le pronostic la force du muscle cardiaque entre en ligne de compte, car dès que celui-ci faiblit, les symptômes d'engorgement apparaissent.

Certaines formes d'emphysème peuvent être considérées pour un certain temps comme des événements favorables, c'est ce qui arrive pour l'emphysème vicariant qui permet à la respiration de se faire.

VI. Thérapeutique. — Dans le traitement de l'emphysème on ne doit pas oublier la *prophylaxie.* On ne négligera pas certaines bronchites qui donneraient lieu plus tard à de l'emphysème. On recommandera aux malades atteints d'affections des organes respiratoires d'éviter les fatigues.

Les méthodes de traitement contre l'emphysème consistent surtout dans la *pneumatothérapie.* Comme dans l'emphysème pulmonaire, l'expiration est diminuée et amoindrie, il nous semble qu'expirer dans de l'air raréfié constitue une méthode rationnelle.

Si à côté de l'emphysème il existe encore du catarrhe des petites bronches, il importe en outre d'inspirer de l'air comprimé. On fait inspirer le malade dans de l'air comprimé, et ensuite expirer dans de l'air raréfié (respiration intermittente) ou bien à l'aide d'un appareil combiné, les deux temps peuvent se faire l'un après l'autre (respiration alternante). On fait faire 2 ou 3 séances par jour, dont la durée varie de 10 minutes à une demi et même une heure.

Gerhardt emploie, pour faciliter l'expiration chez les emphysémateux, la *compression rythmique* du thorax pendant l'expiration. On la pratique 2 ou 3 fois par jour, pendant 20 à 30 respirations. Chez deux emphysémateux il put obtenir l'augmentation de la capacité vitale pulmonaire ; cependant il observa de petites hémorrhagies bronchiques, et chez un malade des contractions spasmodiques des muscles de la face. Downar a eu un résultat favorable après un traitement de 2 mois d'après la méthode de Gerhardt.

Dobell a employé comme traitement de l'emphysème, l'*accroissement* de l'*inspiration*. Dans cet appareil le malade fait des inspirations forcées, et expire à l'air libre.

On a aussi prescrit les *vomitifs*, les préparations de *strychnine* et les *toniques*.

3. — Emphysème pulmonaire interlobulaire.

I. Anatomie pathologique. — La différence entre l'emphysème pulmonaire alvéolaire et l'emphysème interlobulaire a été faite par Laënnec. Tandis que l'emphysème alvéolaire représente une ectasie alvéolaire avec atrophie des tissus, on trouve dans l'emphysème interlobulaire, que l'air a pénétré dans le tissu conjonctif interfundibulaire et interlobulaire et dans les voies lymphatiques.

Il n'y a pas, dans cette forme, de disparition des cloisons alvéolaires. Le plus souvent ce sont les parties antérieures des lobes supérieurs qui sont atteintes.

Il n'y a que sur les cadavres décomposés que des gaz peuvent se former spontanément dans le tissu conjonctif interstitiel des poumons.

L'air qui pendant la vie a pénétré dans le tissu conjonctif interstitiel ne reste presque jamais à l'endroit de la lésion, mais voyage de préférence à la périphérie du poumon, pour s'étendre dans le tissu conjonctif sous-pleural. Il soulève la plèvre sous forme de petites vésicules transparentes, rapprochées les unes des autres comme des fils perlés, ou en chapelets, et groupées, et entourant un ou plusieurs lobules. La pression du doigt fait voyager ces bulles au loin, ce qui distingue bien, dans les cas douteux, les bulles sous-pleurales de l'emphysème pulmonaire alvéolaire. Dans bien des cas les lobules peuvent être séparés les uns des autres par des canaux conduisant de l'air.

Ce n'est que rarement que la plèvre est soulevée par l'air sous la forme de bulles plus grandes. Bouillaud a cité une observation dans laquelle la plèvre pulmonaire à la base du poumon gauche était distendue sous la forme d'un énorme sac, qu'on avait pris au début pour l'estomac.

De même que l'air va à la périphérie du poumon, il peut aussi suivre le tissu conjonctif des vaisseaux et des bronches, et se diriger vers le hile. Il pénètre alors dans le médiastin, de là dans le tissu cellulaire du cou, et donne lieu à un emphysème sous-cutané du cou ou d'une grande partie du corps. Ces cas sont plus rares que ceux d'emphysème sous-pleural.

II. **Étiologie.** — Étiologiquement l'emphysème alvéolaire et l'emphysème interstitiel ont des rapports nombreux ; l'emphysème interstitiel s'associe au premier, parce que les fortes quintes de toux, la respiration exagérée et forcée favorisent la rupture des cloisons alvéolaires déjà atrophiées. L'emphysème interstitiel reconnaît encore pour causes :

a. Les *cris violents*.

b. Les *fortes toux* et les *efforts*. C'est ainsi que la coqueluche en est souvent la cause. On l'a aussi vu dans la bronchite capillaire, et chez les gens qui soulevaient de lourds fardeaux. Haultcœur a réuni 12 cas, dans la littérature française, de femmes atteintes d'emphysème interstitiel, qui avait apparu à la suite d'accouchements très laborieux. Dans un cas la malade était morte asphyxiée.

c. Le *rétrécissement des voies aériennes* par des corps étrangers, du mucus, du sang ou des productions fibrineuses. Récemment j'ai soigné une jeune dame pour une hémoptysie abondante ; le sang remplissait presque le poumon droit tout entier, et la dyspnée était considérable ; un quart d'heure après, se produisit un emphysème pulmonaire interstitiel On a aussi souvent observé de l'emphysème pulmonaire interstitiel dans le croup. Sachse, Bartels, Hueter et Güterbock ont décrit de ces cas, suivis ordinairement de mort.

d. Les *ulcérations du parenchyme pulmonaire*, comme par exemple dans la tuberculose.

e. Les *traumatismes*.

Holthouse et Adams ont publié une observation dans laquelle un enfant avait été écrasé et ne présentait d'autre lésion qu'un emphysème pulmonaire interstitiel dû vraisemblablement à la compression violente des poumons par la fermeture de la glotte. Signalons aussi cette emphysème pulmonaire interstitiel des enfants nouveau-nés asphyxiés, auxquels on a insufflé de l'air par le larynx pour leur faire de la respiration artificielle.

III. **Symptômes et Diagnostic.** — On reconnaît très rarement l'emphysème pulmonaire interstitiel pendant la vie. Le diagnostic ne se fait pas directement.

Laënnec pensait que l'emphysème sous-pleural pouvait se diagnostiquer par ce fait que le bruit à la percussion était très haut et que les vésicules d'air sous-pleurales donnaient lieu à des bruits de frottement. On ne les a pas constatés. Si une vésicule d'air périphérique crève, on a du pneumothorax.

On ne peut être certain d'un emphysème pulmonaire interlobulaire que lorsqu'il existe de l'emphysème cutané, qui apparaît d'abord, comme l'a montré Traube, dans la fosse jugulaire. Cependant il est nécessaire d'exclure les autres causes telles que les blessures de la trachée, du larynx, et de l'œsophage.

On reconnaît l'emphysème cutané à la tuméfaction, à la disparition des plis et à l'éclat de la peau. La peau est complètement pâle et couleur d'albâtre, par suite de la compression des vaisseaux sanguins. Lorsqu'on la touche on a une sensation de crépitation analogue à celle que donne la pression du poumon. La pression du doigt forme un godet qui disparaît bientôt. La compression des gros vaisseaux sanguins du cœur par l'emphysème médiastinal peut amener des accidents de dyspnée, dès que la tuméfaction des veines jugulaires apparaît.

IV. **Thérapeutique.** — Il ne faut généralement rien faire contre l'emphysème cutané lui-même, parce qu'il disparaît presque toujours spontanément. La dyspnée est soulagée par les narcotiques qui ont l'avantage de diminuer les mouvements de toux et la sortie de nouvelles quantités d'air. On s'occupera ensuite de traiter l'emphysème pulmonaire interstitiel d'après la cause qui l'a produit.

4. — Atélectasie pulmonaire. Collapsus pulmonaire.

I. **Étiologie.** — Le mot atélectasie signifie disparition de l'air dans les alvéoles pulmonaires, ou leur atrophie. D'après l'étiologie on peut la diviser en quatre formes, une atélectasie congénitale , une atélectasie par obstruction ou résorption, une par compression et une atélectasie marastique.

L'*atélectasie congénitale* des poumons représente non pas un état pathologique, mais un état normal. Les poumons avant la naissance sont atélectasiques, et dès la première inspiration les poumons se remplissent d'air. S'il existe des obstacles dans le mécanisme respiratoire, certaines parties de poumons restent privées d'air et demeurent atélectasiées. On l'observe assez souvent chez des enfants faibles et nés avant terme, en partie parce que les muscles respirateurs ne sont pas suffisamment forts, en partie parce que l'incitabilité du centre respirateur dans la moelle allongée est considérablement diminuée, de telle sorte que le besoin de respirer est moins fortement senti. Les accidents au moment de l'accouchement tels que l'accouchement trop rapide ou trop long, la compression ou la torsion du cordon, le passage par un bassin trop étroit, l'accouchement au forceps et la version, le placenta prævia favorisent ordinairement l'atélectasie. Il n'est pas rare que chez les nouveau-nés les bronches soient remplies de mucosités aspirées, ou de méconium, de telle sorte que le territoire pulmonaire qui en dépend reste en état atélectasique. Très souvent l'atélectasie, chez les nouveau-nés, s'accompagne d'asphyxie.

L'*atélectasie des poumons par obstruction ou résorption* est cette forme consécutive à l'obstruction des bronches dans laquelle se fait la résorption de l'air dans le territoire des alvéoles correspondant aux bronches obstruées.

Le plus souvent ces atélectasies par obstruction sont produites par le catarrhe et l'inflammation des petites bronches. On les trouve souvent dans la bronchite capillaire des enfants, simple ou consécutive à la rougeole, à la coqueluche ou au croup. On les rencontre aussi lorsque les bronches sont obstruées par du sang, des productions fibrineuses ou des corps étrangers. Plus rarement la compression d'une grosse bronche par des tumeurs ganglionnaires ou autres produit l'atélectasie.

L'atélectasie par obstruction peut se reproduire expérimentalement; Mendelsohn et Traube ont montré que les modifications dues à la section du nerf vague sur des lapins, commençaient par l'obstruction des petites bronches par les aliments, et par l'actélectasie. Récemment Lichtheim a étudié l'atélectasie par obstruction, en introduisant dans les bronches d'animaux des tiges de laminaria. Il trouva que le sang qui circule dans les cloisons alvéolaires intervenait dans l'absorption de l'air contenu dans le territoire pulmonaire fermé. L'oxygène disparaît d'abord, ensuite l'acide carbonique, en dernier lieu l'azote à cause de son moindre coefficient d'absorption. Généralement tout le mélange gazeux disparaît des alvéoles par absorption parce que les poumons tendent toujours à obéir à la contractilité élastique.

L'*atélectasie par compression* prend son nom de la pression à laquelle le parenchyme pulmonaire est exposé de la part des organes voisins, nous signalerons : la pleurésie, le pneumothorax, les tumeurs pleurales et pulmonaires, la péricardite, la dilatation du cœur, l'hypertrophie du cœur, les anévrysmes, les tumeurs du médiastin, les déviations de la colonne vertébrale et du thorax, le météorisme, les tumeurs abdominales, l'ascite, etc.

L'*atélectasie marastique* apparaît dans le cours des maladies longues et consomptives. Le plus souvent on la voit dans la fièvre typhoïde; dans les maladies fébriles; dans la diarrhée infantile elle n'est pas rare. Dans les maladies fébriles apparaissent des inflammations parenchymateuses et des dégénérescences dans les muscles inspirateurs qui perdent ainsi leur puissance. Si les forces générales sont considérablement tombées, l'excitabilité du centre respirateur diminue et la ventilation des poumons se fait mal. Avant tout il faut aussi tenir compte de la position permanente du corps chez certains malades gravement atteints qui restent longtemps dans la même position.

La situation du corps qui est resté un certain temps dans l'immobilité joue un rôle dans la production d'états atélectasiques appelés *atélectasie physiologique*. Si on ausculte des personnes en bonne santé qui sont restées couchées un certain temps sur le dos, on entend très souvent dans les parties inférieures des poumons, lorsqu'on fait faire de fortes inspirations, quelques râles à petites bulles. On les explique par ce fait que les parties postéro-inférieures des poumons dans la position couchée et pendant le sommeil, respirent peu ou pas du tout, de telle sorte que l'air disparaît en partie des alvéoles, et que les cloisons alvéolaires sont accolées les unes aux autres. Dès que l'air pénètre de nouveau dans les alvéoles par les fortes inspirations, les cloisons s'écartent, ce qui donne lieu à des râles à petites bulles.

II. **Anatomie pathologique.**— L'atélectasie s'étend rarement à tout un lobe pulmonaire ou à tout un poumon ; généralement il n'y a que des foyers lobulaires. Ceux-ci ont des points de prédilection. Dans l'atélectasie des nouveau-nés c'est surtout la base des poumons qui est atteinte, ensuite le bord antéro-inférieur et la languette du poumon gauche, rarement les sommets des poumons. Dans l'atélectasie par obstruction, de même que dans l'atélectasie marastique, l'atélectasie siège dans les parties postéro-inférieures des poumons. Bartels et Steffen prétendent que l'atélectasie représente une zone de 1 à 5 cent. de large, qui s'étend en se rétrécissant le long de la colonne vertébrale, de la base des poumons jusqu'au sommet. Le siège de l'atélectasie par compression dépend de la cause. Dans les maladies du médiastin, dans les anévrysmes et les maladies du cœur, c'est d'abord le bord médian antérieur qui est atteint ; dans les maladies de la plèvre et de la cavité abdominale c'est la partie inférieure et ordinairement la postérieure des poumons qui est affectée.

Presque toujours les points atélectasiés siègent à la périphérie des poumons ; ce n'est que rarement qu'on en rencontre dans l'intérieur. S'ils sont consécutifs à l'obstruction des bronches, ils ont la forme d'un coin, la base dirigée du côté de la superficie du poumon.

Comme les parties privées d'air prennent moins de place que les parties remplies d'air, les endroits atélectasiés forment à la superficie des poumons des creux. Ils ont des angles irréguliers et englobent plusieurs lobules pulmonaires. Leur surface est ordinairement irrégulière. En même temps ils changent de couleur ; ils sont tantôt brun rouge, tantôt bleu rouge, tantôt gris pâle. Cette dernière couleur s'observe dans l'atélectasie par compression, et indique que les capillaires sont vides de sang. Si on insuffle le poumon par une grosse bronche, les endroits affaissés se gonflent, et atteignent le niveau du reste du poumon ; en même temps ils prennent la couleur du tissu pulmonaire voisin. Ce n'est que lorsque l'hyperhémie des capillaires pulmonaires est associée à l'atélectasie, que l'aspect des parties atélectasiées, alors remplies d'air, est couleur brique ou vermillon.

Les parties pulmonaires privées d'air sont molles, ne crépitent pas, mais ne sont pas friables ; quelquefois elles sont comme du cuir, dures (surtout dans l'atélectasie par compression) et à la pression il ne sort pas de bulles d'air, mais un liquide non aéré, séreux ou séro-sanguin. S'il s'agit d'une atélectasie par obstruction, il sort des bronches une sécrétion muqueuse, purulente ou caséeuse. Des petits morceaux de parties atélectasiées, placés dans l'eau, tombent au fond.

Il n'arrive pas toujours que l'atélectasie reste seule. Plus souvent s'ajoute l'hyperhémie des poumons ; aussi tout le tissu dur paraît d'un beau rouge et ressemble à de la chair, d'où le nom de carnification. Plus tard les alvéoles peuvent se remplir d'un liquide séreux, ce qui donne à un morceau de pounon atélectasié l'aspect et la consistance de la pulpe de rate, splénisation. Finalement apparaissent dans les alvéoles pulmonaires des transformations inflammatoires, et Bartels et Ziemssen ont pensé que l'atélectasie précédait très souvent des lésions pneumoniques et bronchopneumoniques. Souvent des points atélectasiés sont entourés de parties emphysémateuses, ou bien des parties atélectasiées ou pneumoniques alternent les unes avec les autres ; c'est de l'emphysème vicariant.

Même quand l'atélectasie reste sans complication, il existe des transformations que les recherches histologiques n'ont pas encore expliquées. On les reconnaît à ce qu'après un certain temps il n'est plus possible d'insuffler par une bronche les parties atélectasiées, ce qu'on a désigné imparfaitement du nom d'agglutination. Rokitansky a observé une dégénérescence graisseuse de l'épithélium alvéolaire et une prolifération du tissu conjonctif interalvéolaire et interfundibulaire. Balzer a fait récemment des recherches sur des parties atélectasiées de poumons d'enfants morts du croup 36 à 48 heures après la trachéotomie, et a trouvé une dilatation des vaisseaux inter et périlobulaires, une imprégnation du tissu par un exsudat homogène albuminoïde, des alvéoles pulmonaires remplis de globules blancs, de cellules épithéliales desquamées et de poussières qui vraisemblablement avaient été aspirées par la canule. Nous croyons que Balzer avait affaire non à de l'atélectasie vraie, mais à de la bronchopneumonie commençante. Dunin fit récemment des recherches histologiques et expérimentales sur les lésions observées dans l'atélectasie par compression. Il trouva de l'atrophie des alvéoles, de la desquamation de l'épithélium alvéolaire, de l'oblitération des capillaires, de la péribronchite chronique des moyennes et grosses bronches, de l'endobronchite et de l'endartérite oblitérante. Une oblitération des alvéoles pulmonaires par du tissu conjonctif de nouvelle formation n'existe pas.

Souvent on observe des troubles dans les voies circulatoires. Dans l'atélectasie des nouveau-nés on trouve ordinairement que le foramen oval et le trou de Botal sont ouverts, le cœur droit est dilaté. Gerhardt vit une thrombose des sinus cérébraux correspondant à des troubles circulatoires qui avaient dû se produire à la suite d'atélectasie, dans le cœur droit. On a aussi vu une thrombose dans le cœur droit (Mendelsohn). Le cœur droit est ordinairement dilaté dans l'atélectasie acquise.

On a autrefois souvent confondu l'atélectasie pulmonaire avec la bronchopneumonie. Jörg a, en 1832, pour la première fois, montré la différence entre ces deux lésions ; plus tard Hasse a de nouveau insisté avec plus de clarté sur ce point. Les parties pneumoniques ne se laissent pas remplir d'air par une bronche, sont friables au toucher, et leur coupe a un aspect granuleux ; elles ne sont pas affaissées, mais saillantes et laissent ordinairement voir sur la plèvre des lésions inflammatoires, tandis que dans l'atélectasie il n'y a d'ecchymoses sous-pleurales que s'il existe des troubles circulatoires ou respiratoires. L'histologie montre que dans la pneumonie les alvéoles pulmonaires sont remplis de produits inflammatoires, tandis que les alvéoles ne contiennent rien dans l'atélectasie pure.

III. **Symptômes.** — L'atélectasie donne naissance à des troubles de échanges gazeux. Il n'y a que lorsqu'elle est peu considérable, que les par ties non atteintes suppléent à la fonction qui ne se fait plus dans certain points.

Dans l'*atélectasie congénitale* on voit les nouveau-nés respirer ordina rement superficiellement et irrégulièrement ; ils ne pleurent pas à haut voix, ne crient pas, mais poussent de faibles gémissements ; ils ne récla ment pas à téter, et si on leur offre le sein ils n'y touchent pas ou le quitten bientôt. Si ces symptômes augmentent, le visage devient gris bleu et livid le pouls est fréquent, et l'asphyxie apparaît ; souvent l'enfant meurt dans le convulsions. On a tous les symptômes de l'empoisonnement par l'acid carbonique.

On ne trouve de signes physiques dans les organes de la respiration qu lorsque les parties atélectasiées sont étendues. On remarque alors des rétré cissements inspiratoires au niveau du thorax ; ils se manifestent égalemen au niveau des creux supérieurs du thorax et au niveau des parties inférieu res correspondant aux insertions du diaphragme. Ils tiennent à ce qu les points atélectasiés ne peuvent pas suivre les amplifications inspira trices du thorax. Si les parties atélectasiées atteignent une étendue de 4 6 centimètres et une épaisseur d'au moins 2 centimètres, il peut arrive qu'on trouve à la percussion une certaine matité ; il y aura aussi une respi ration bronchique, de l'augmentation du frémissement vocal, de la broncho phonie.

Si quelques points des poumons restent atélectasiques d'une faço durable, il se forme, comme récemment Heller l'a montré, de la *bronchec tasie* (voir plus haut).

Les signes des atélectasies acquises (atélectasies par obstruction, com pression, marastiques) ne diffèrent pas en principe de ceux de l'atélectasi congénitale. Outre les troubles de la respiration, qui peuvent aller jusqu' l'asphyxie, apparaissent aussi ici des rétrécissements inspiratoires (ordi nairement circonscrits) de l'augmentation du frémissement vocal, de l matité, de la respiration bronchique et de la bronchophonie. Mais on a e outre des râles crépitants qui précèdent la fin de l'atélectasie. La dispari tion de la matité et des râles crépitants à la suite de respirations profonde et de changement de position du corps, est caractéristique de l'atélectasie car elle ne s'observe dans aucune autre affection.

Si l'atélectasie n'est pas complète, mais s'il y a simplement diminutio dans la quantité d'air, on aura à la percussion un son tympanique (suite d la diminution de tension ; relâchement du tissu pulmonaire).

Quand l'atélectasie est étendue, elle donne lieu ordinairement à des trou bles circulatoires. La matité du cœur a augmenté à droite, et le son diasto lique pulmonaire est plus fort (signes d'engorgement dans le territoire d l'artère pulmonaire).

Des atélectasies acquises de petites dimensions restent ordinairement ca chées, elles ne se révèlent que par des râles crépitants pendant les respi rations fortes.

IV. Diagnostic. — Il n'est pas facile de reconnaître l'atélectasie pulmonaire, même quand il s'agit de foyers étendus. Le diagnostic repose sur l'existence de troubles respiratoires et sur la diminution de capacité respiratoire du parenchyme pulmonaire.

On peut la confondre avec la pneumonie, l'infarctus hémorrhagique, et la pleurésie.

L'atélectasie se distingue de la *pneumonie* par les modifications du son à la percussion quand le malade change de position et qu'il a fait de fortes inspirations.

Dans l'*infarctus hémorrhagique*, il y a aussi des râles crépitants et de la matité, mais l'expectoration est sanglante, et les causes de l'infarctus ne sont pas les mêmes.

Dans la *pleurésie*, il y a disparition du frémissement vocal, et la ligne de matité est linéaire.

V. Pronostic. — Le pronostic dépend de la grandeur de la partie atélectasiée, et des causes qui l'ont produite. Dans l'atélectasie congénitale elle est particulièrement grave, quand le nouveau-né est venu avant terme, et faible, ou quand on a dû recourir, par suite d'un rétrécissement du bassin, au forceps ou à la version qui, comprimant la moelle allongée, ont fortement diminué le besoin de respirer. La durée de l'atélectasie congénitale est de plusieurs semaines. Köstlin a publié une observation dans laquelle une atélectasie congénitale de tout un poumon existait à l'autopsie d'un homme de 22 ans.

Le pronostic, dans l'atélectasie acquise, dépend aussi des causes. Mais le traitement rationnel doit aussi entrer en ligne de compte, parce que si l'atélectasie a été méconnue il peut survenir des accidents graves.

VI. Thérapeutique. — La *prophylaxie* joue un grand rôle dans l'atélectasie acquise. On aura soin de changer de position toutes les heures les malades couchés et fébricitants pour lutter le plus possible contre la tendance au collapsus pulmonaire.

Dans l'atélectasie congénitale on tendra à rétablir rapidement la respiration et à la régler. On retirera de la bouche et des voies aériennes le mucus ou le méconium, et on cherchera à faire respirer l'enfant par les moyens qu'on emploie dans l'asphyxie des nouveau-nés. En outre, on retirera plus souvent l'enfant de son lit, et on cherchera à le faire crier. On lui donnera le sein ou du lait par cuillerée à café. On l'entourera de cruchons d'eau chaude pour maintenir la température du corps. On pourra produire de très fortes inspirations en projetant de l'eau froide sur la poitrine de l'enfant couché dans un bain chaud. On peut aussi ordonner chez les enfants faibles des bains excitants ou essayer la valériane.

Dans le *traitement de l'atélectasie acquise* il faut s'occuper des causes et les éloigner. On emploiera les antifébriles, les expectorants, l'émétique, les excitants. On retournera les malades toutes les deux heures, et on cherchera à produire de fortes inspirations en jetant de l'eau froide sur le malades placés dans un bain chaud. Jürgensen fait projeter de l'eau froid au niveau de la moelle allongée (centre respiratoire).

5. — Hypostase des poumons.

I. **Anatomie pathologique.** — Il y a une tendance à l'hypostase des poumons toutes les fois que le corps reste dans la même position un assez lon temps et qu'il existe de la dépression cardiaque.

Ce sont toujours les troubles d'hyperhémie veineuse et de stase capillair qui commencent; aussi les parties pulmonaires atteintes sont-elles bleu fonc ou rouge noir, et à la coupe la pression laisse couler un liquide visco sanguin. Au microscope on trouve que les vaisseaux sanguins sont augmentés de volume au niveau des cloisons alvéolaires très distendues par l sang, contournés par-ci par-là, et faisant des saillies dans la cavité alvéolaire.

En même temps les cellules épithéliales alvéolaires gonflent et tomben en partie. Des globules du sang incolores et colorés se mélangent au contenu liquide des alvéoles qui a transsudé des parois des vaisseaux sanguins On a alors un aspect microscopique qui rappelle très fidèlement l'aspec d'une inflammation pulmonaire catarrhale, et qui n'est pas toujours facile distinguer anatomiquement de celle-ci, mais qui s'en différencie cependan parce qu'il est produit mécaniquement, que cliniquement il se forme san fièvre ou du moins peut exister sans fièvre. Les poumons paraissent alor plus remplis de sérosité qu'au temps de l'hyperhémie veineuse, ils sont flasques, rappellent l'aspect et la consistance de la rate, d'où le nom de splénisation des poumons. On a aussi désigné cet état sous le nom de *pneumoni hypostatique*.

A côté des lésions hypostatiques des poumons existent assez souvent d l'atélectasie et de l'œdème pulmonaire, parce que ces deux états sont favorisés par l'immobilité dans le décubitus et par la faiblesse cardiaque.

Ce sont principalement les parties postéro-inférieures des poumons qu sont le siège de lésions hypostatiques; plus rarement on les observe d'u seul côté, lorsque le malade a gardé un assez longtemps le décubitu latéral.

II. **Étiologie.** — Le décubitus prolongé et la faiblesse cardiaque s'observent surtout dans les *maladies infectieuses fébriles* et principalemen dans la fièvre typhoïde. Sont particulièrement exposés les malades qui s meuvent peu sur leur lit par suite de l'engourdissement dans lequel ils son plongés, qui ont des températures élevées et qui sont couchés depuis longtemps.

En outre on observe de l'hypostase pulmonaire dans les *maladies articulaires*, la *paralysie* ou les *fractures*, lorsque les malades sont obligés d rester dans la même position couchée, ou bien aussi chez les *vieillards affaiblis*.

L'hypostase pulmonaire apparaît aussi pendant l'*agonie prolongée*, alors que le malade reste dans la même position et que le cœur a perdu sa force.

Nous devons signaler la possibilité d'hypostase pulmonaire dans certaines déviations dues à d'anciennes pleurésies, dans des difformités de la colonne vertébrale ou du thorax, dans le refoulement en haut du diaphragme à la suite de météorisme, d'une ascite, d'une tumeur abdominale ; toutes ces causes gênent le mouvement respiratoire des poumons, qui a une grande influence sur la circulation sanguine pulmonaire ; le thorax et les poumons n'ont plus leur liberté de mouvements.

III. Symptômes. — Les symptômes de l'hypostase pulmonaire sont facilement méconnus pendant la vie, souvent parce qu'il est inhumain de faire asseoir plusieurs fois par jour des malades gravement atteints, pour ausculter la partie postéro-inférieure du thorax. Les signes objectifs sont assez souvent de peu d'importance.

Ordinairement l'attention est éveillée par une *respiration accélérée*, de la *cyanose*, de l'*engourdissement* consécutif à la narcose par l'acide carbonique ; car la difficulté de respirer vient de ce qu'une partie des poumons est plus ou moins fermée à la respiration. La *toux* peut manquer, dans d'autres cas les malades rendent une *expectoration* muqueuse, muco-purulente, ou même sanglante. La *température du corps* ne change pas tant que l'hypostase n'est pas accompagnée d'une complication inflammatoire pulmonaire.

A la *percussion* on trouve ordinairement en arrière et en bas des deux côtés une légère matité. Les *bruits respiratoires* paraissent affaiblis par rapport aux parties non atteintes, parce que les parties atteintes d'hypostase participent moins aux mouvements respiratoires ; de plus on entend des râles à petites bulles, non sonores, parce que les alvéoles pulmonaires contiennent du liquide. Si le liquide contenu dans les alvéoles pulmonaires a pris complètement la place de l'air, on a alors les signes physiques de l'absence d'air dans les poumons, comme dans les inflammations du poumon : matité, respiration bronchique, râles sonores, augmentation du frémissement vocal, bronchophonie, si bien que la pneumonie et l'hypostase simple se confondent cliniquement.

L'hypostase pulmonaire peut se former dans l'espace de quelques heures, mais dans ce cas elle disparaît d'autant plus vite. Dans d'autres cas elle persiste plusieurs jours, et même des semaines quand les causes occasionnelles ne sont pas modifiées.

IV. Diagnostic. — L'*atélectasie pulmonaire* se distingue de l'*hypostase* en ce que la première diminue plus rapidement dans les changements de position du corps ; mais le diagnostic différentiel n'est pas toujours possible.

Dans les *inflammations pulmonaires* les signes de résonance prédominent; nous avons déjà mentionné les difficultés possibles du diagnosti différentiel.

Dans l'*œdème pulmonaire* la matité est rare, les râles sont beaucou plus nombreux dans les poumons.

V. Pronostic. — Il dépend des causes; la mort peut être due à la faibless du cœur ou à des inflammations pulmonaires secondaires.

VI. Traitement. — Le traitement doit avant tout être prophylactique. Le malades qui ne peuvent pas se mouvoir beaucoup dans leur lit doivent êtr déplacés toutes les deux heures, tantôt sur le dos, tantôt sur un côté, tan tôt sur l'autre. Contre la fièvre élevée on donnera les antifébriles et le bains ainsi que l'alcool à haute dose qui stimuleront le cœur.

6. — Œdème pulmonaire.

I. Étiologie. — Le mot œdème pulmonaire indique que les alvéoles pul monaires sont remplis d'une transsudation séreuse. Il y a en même temp une imbibition œdémateuse du tissu interstitiel. D'après certains auteurs il y aurait quelquefois un œdème interstitiel sans œdème pulmonaire, fai que la clinique ne révèle pas.

L'apparition et la durée de l'œdème pulmonaire varient de quelque heures à plusieurs jours, et on a l'habitude de distinguer un œdème aigu e chronique. L'œdème peut n'envahir qu'une petite partie du poumon, o bien tout un poumon, ou même les deux poumons (œdème circonscri œdème diffus).

Il n'est pas rare de voir un œdème pulmonaire revêtir la forme d'un maladie aiguë idiopathique. On l'a vu à la suite de l'absorption d'une bois son froide (Hertz), d'un bain dans l'eau froide, du refroidissement dû à u changemeut brusque de température (Wiesener). Strümpell cependant dan un cas ne put trouver la cause. C'est avec raison qu'on a le droit dan de pareilles circonstances de se demander s'il s'est agi d'un simple troubl de transsudation, ou bien plutôt d'un trouble inflammatoire, d'un *œdèm pulmonaire inflammatoire*. Car sans doute ces cas permettent de pense qu'on a eu affaire à une forme rare de pneumonie séreuse, dans laquell l'exsudat ne s'est pas coagulé dans les espaces alvéolaires.

Elle est véritablement de nature inflammatoire cette forme d'œdème pul monaire circonscrit qui apparaît dans le poumon au voisinage des partie enflammées, par exemple dans la pneumonie fibrineuse, les abcès, les néo plasmes, etc. Elle représente en quelque sorte une inflammation avec trans sudation vive et exsudation véritable de liquide en dehors des vaisseau sanguins, mais sans émigration de globules blancs.

Niemeyer et beaucoup d'autres auteurs ont cru que quelquefois un très vive hyperhémie artérielle des poumons suffisait pour amener un œdèm pulmonaire : cette idée a été contestée.

De même, l'existence d'un œdème pulmonaire collatéral est plus que douteux. On admet que quand une plus grande partie des poumons est comprimée et que la circulation a été entravée, l'afflux du sang est si vif dans les parties restées intactes, que l'œdème pulmonaire survient.

Dans un grand nombre de cas, l'œdème pulmonaire est une complication, et le plus souvent il s'agit d'un *œdème par engorgement*. Cohnheim et Welch ont montré expérimentalement qu'il suffisait, pour produire de l'œdème pulmonaire, que la force du ventricule gauche diminuât. Ils ont pu provoquer ces états avec leurs conséquences chez les lapins, en contusionnant entre leurs doigts le ventricule gauche et en le rendant impropre au travail, tout en ménageant le plus possible le cœur droit. Ces œdèmes par engorgement surviennent très souvent dans les poumons pendant l'agonie (*œdème de l'agonie*), quand le cœur gauche a déjà suspendu son travail, tandis que la cavité droite du cœur travaille encore. Des causes prédisposantes sont les insuffisances des valvules du cœur, les péricardites, les affections des artères coronaires, les maladies des reins, la fièvre ou l'infection qui retentissent sur le cœur. Il en est de même des maladies du système nerveux central, qui donnent lieu très facilement à l'œdème pulmonaire.

Dans les œdèmes par engorgement nous devons signaler l'œdème hypostatique qu'on observe chez les personnes malades qui ont longtemps gardé le même décubitus. Si les malades sont restés un long temps sur un côté, on n'observe habituellement de l'œdème que dans un poumon. Quand le malade est resté dans le décubitus dorsal, l'œdème ordinairement est bilatéral.

L'apparition de l'œdème pulmonaire est aussi liée à des altérations du sang, moins riche en albumine (hypoalbumine), comme Cohnheim et Litchtheim l'ont montré dans des recherches expérimentales. On observe cet œdème dans bien des cachexies, par exemple dans le mal de Bright, le cancer, la tuberculose, etc.

Quelquefois apparaît un œdème analogue à l'*œdème ex vacuo*, lorsque les alvéoles pulmonaires sont dans des conditions semblables à celles où se trouve la peau placée sous une ventouse. C'est cet œdème pulmonaire qu'on observe dans le rétrécissement des voies aériennes par corps étrangers, par exsudat fibrineux, etc. ; nous devons aussi signaler cette forme d'œdème qui s'observe chez les personnes qui ont respiré un gaz toxique, par exemple, l'oxyde de carbone.

II. Anatomie pathologique. — Si l'œdème pulmonaire est généralisé, on voit, à l'ouverture du thorax, que les poumons ont un volume plus considérable; ils paraissent boursouflés et crépitent peu ou pas du tout. Ils sont particulièrement spongieux, mous, et laissent à la pression du doigt un creux plus ou moins profond, qui disparaît plus rapidement dans l'œdème aigu que dans le chronique, parce que, dans le dernier cas, l'élasticité du poumon est moindre. Souvent les poumons sont extraordinairement pâles et ont une véritable transparence.

A la coupe, découle ordinairement un liquide abondant légèrement mousseux qui remplit non seulement les alvéoles pulmonaires, mais aussi en partie les bronches. Ce liquide est tantôt clair comme de l'eau, tantôt légèrement rose, tantôt mélangé à du sang qui sort des vaisseaux coupés en travers. Chez les ictériques il peut prendre une couleur jaune; chez les malades atteints d'affection du cœur, qui ont une induration brune pigmentaire des poumons il a une couleur brune, et dans les poumons fortement pigmentés en noir, il est teint en noir.

Quelquefois à la suite d'œdème le tissu pulmonaire est devenu friable et comme macéré.

III. Symptômes. — Les troubles dus à l'œdème pulmonaire sont facilement reconnaissables. Comme conséquences nécessaires, signalons les troubles dans l'échange gazeux qui peuvent aller jusqu'à l'asphyxie.

La *respiration* est accélérée et pénible. La peau et les muqueuses sont *cyanosées*. Si l'intoxication par l'acide carbonique augmente, la *sensibilité* est touchée ; le visage dévient bleuâtre, le malade tombe dans la *somnolence;* il se produit quelques secousses dans les muscles isolés ou dans les groupes musculaires, et le malade finit par mourir asphyxié.

L'expectoration est excessivement abondante au début. Les crachats sont demi-liquides, spumeux, clairs comme de l'eau, et légèrement teintés en jaune, ou rosés par suite de la présence de globules rouges, plus rarement on les voit striés de sang. C'est un liquide albumineux et mélangé d'un peu de mucine : on y trouve au microscope quelques globules de pus, des globules rouges, et des cellules épithéliales alvéolaires. C'est avec raison qu'on a comparé ce liquide séreux à l'albumine de l'œuf qu'on a battue en neige et qu'on a ensuite laissée reposer. On peut aussi le comparer à l'eau de savon.

Si l'œdème pulmonaire survient dans le cours d'une pneumonie fibrineuse les malades crachent une *expectoration jus de pruneaux* qui sera décrite suffisamment à l'article inflammation fibrineuse des poumons.

Chez un malade atteint d'affection rénale avec œdème pulmonaire, Fleischer trouva dans les crachats une certaine quantité d'urée.

L'expectoration abondante ne persiste pas longtemps. Très rapidement les muscles de la toux se fatiguent, et la sécrétion séjourne dans les voies aériennes : aussi doit-on craindre la suffocation. En même temps apparaissent des ronchus dans la poitrine et de gros râles au niveau de la trachée qui souvent indiquent la mort prochaine.

La présence de liquide aéré dans les alvéoles pulmonaires se traduit à l'*auscultation* par des *râles à petites bulles*. Mais comme presque toujours aussi les bronches sont remplies de liquide, on trouve de très nombreux râles humides à grosses, à moyennes, et à petites bulles, qui couvrent même le bruit respiratoire.

La percussion ne donne aucun changement ou bien le son est plus profond que normalement à la suite du relâchement du parenchyme pulmonaire, il est légèrement tympanique.

Si le liquide contenu dans les alvéoles pulmonaires prenait toute la place de l'air, on pourrait percevoir de la matité, de la respiration bronchique et de l'exagération du frémissement vocal.

IV. Diagnostic. — Le diagnostic d'œdème pulmonaire est facile quand l'œdème n'est pas trop circonscrit. Une expectoration abondante, séreuse, des signes physiques de la présence de liquide dans les alvéoles pulmonaires assurent le diagnostic.

V. Pronostic. — Le pronostic de l'œdème pulmonaire est dans tous les cas très sérieux. C'est une maladie dangereuse par elle-même, qui peut tuer rapidement par défaut d'échange gazeux; de plus il arrive très souvent que les causes qui lui ont donné naissance, sont très graves. Si la mort survient rapidement et presque d'une façon apoplectique, on désigne cette forme sous le nom d'*apoplexie pulmonaire séreuse*.

VI. Thérapeutique. — Dans le traitement de l'œdème pulmonaire la prophylaxie joue un grand rôle. Dans toutes les maladies fébriles on doit veiller à conserver la force du cœur. Dans le mal de Bright et d'autres maladies qui sont liées à des pertes d'humeur, on aura soin de diminuer celles-ci le moins possible. Les malades gravement atteints seront souvent changés de position dans leur lit, pour diminuer l'hypostase.

L'œdème pulmonaire une fois établi, on aura bien soin de stimuler la force cardiaque par le *vin* et les *excitants*.

Si l'œdème est très étendu on veillera à maintenir libres les voies aériennes au moyen des *expectorants*.

On a conseillé les *dérivatifs sur la peau*, les frictions alcooliques, les sinapismes, les bains de pieds et de mains à la moutarde, les frictions sèches, etc.

Dans l'œdème pulmonaire consécutif au mal de Bright on a employé les diaphorétiques, les diurétiques, les drastiques, sans grand succès.

La *saignée* joue un rôle important, et tous les auteurs sont d'accord sur ce point; mais ses effets ne sont que passagers.

7. — Pneumonie catarrhale.

Bronchopneumonie. Pneumonie lobulaire.

I. Étiologie. — Dans l'inflammation pulmonaire catarrhale les espaces alvéolaires enflammés sont remplis par un exsudat liquide. La maladie est toujours secondaire au catarrhe des petites bronches (bronchite capillaire, bronchite), de telle sorte que le terme de *bronchopneumonie* paraît justifié. Ce qui la distingue de la pneumonie fibrineuse dont nous parlerons prochainement, c'est que, au moins au début, elle n'envahit que de petits points disséminés, d'où son nom de pneumonie *lobulaire* (disséminée, insulaire).

La maladie frappe surtout les *enfants* et les *vieillards*, et par exception les hommes vigoureux et jeunes. Le *sexe* ne paraît pas avoir d'influence.

Chez les enfants la maladie est particulièrement fréquente à 2 et 3 ans, tandis qu'on ne l'observe que rarement dans les six premiers mois de la vie. C'est une erreur que de croire que l'enfance ne peut être atteinte d'aucune autre maladie que d'inflammation pulmonaire catarrhale.

La bronchopneumonie apparaît le plus souvent dans le cours de certaines *maladies infectieuses* non graves par elles-mêmes, mais qui tuent par leurs complications inflammatoires du côté des poumons. En première ligne citons la coqueluche et la rougeole, la diphtérie de l'arrière-bouche ou du larynx, l'influenza, la roséole, la scarlatine, la variole, la fièvre typhoïde, la dysenterie, l'érysipèle et la tuberculose miliaire. On dit alors qu'il y a une pneumonie rubéolique, coqueluchoïde, etc.

Quelquefois l'inflammation pulmonaire catarrhale est la conséquence d'une *bronchite catarrhale*, et naturellement le danger de la complication est d'autant plus à craindre que les bronches atteintes de catarrhe sont plus fines, c'est-à-dire que les bronches sont plus voisines des alvéoles. Les causes sont les mêmes que pour la bronchite catarrhale (voir plus haut). Les enfants faibles, anémiques, scrofuleux et rachitiques sont principalement exposés, de même que ceux qui ont été efféminés et qui ont vécu dans des endroits poussiéreux, mal éclairés et encombrés. Il n'est pas rare de voir, au moment de la dentition, de la bronchite et la bronchopneumonie, parce que les enfants qui font leurs dents sont excessivement prédisposés aux maladies des voies aériennes. Les temps froids et changeants, de janvier à avril, sont les plus favorables à la maladie.

Enfin signalons les *corps étrangers* des fines bronches qui donnent lieu d'abord à de la bronchite capillaire, ensuite à de la broncho-pneumonie.

Remarquons qu'une première atteinte prédispose à des *récidives*.

Les avis sont partagés sur les rapports entre la *bronchite capillaire* et la *bronchopneumonie*. Tandis que les uns admettent une suite immédiate de l'inflammation de la muqueuse bronchique aux parois alvéolaires, de Buhl, avec raison à notre avis, pense que le produit inflammatoire est aspiré des plus petites bronches dans les espaces alvéolaires, et provoque là une inflammation secondaire. Bartels et de Ziemssen ont, il y a quelques années, cherché à introduire, entre la bronchite et la bronchopneumonie, comme transition, l'atélectasie pulmonaire, de telle sorte que la bronchite capillaire débuterait, puis viendrait l'atélectasie qui donnerait lieu à de l'inflammation catarrhale des espaces alvéolaires. D'après des notions plus récentes on sait que là où existe de l'inflammation, ont dû exister des causes d'inflammation. L'atélectasie par elle-même ne produit pas encore de l'inflammation, mais la ventilation étant suspendue dans les alvéoles mis hors d'activité, elle favorise le développement des agents inflammatoires.

La *nature des agents inflammatoires* est encore douteuse ; nous croyons qu'il s'agit de champignons, de telle sorte qu'on rangerait l'inflammation pulmonaire catarrhale dans les maladies infectieuses. De Buhl, Wyss, Eberth, et d'autres ont trouvé dans des points bronchopneumoniques, des colonies de champignons. Ce n'est pas à dire que dans tous les cas il y ait des champignons ; au contraire, des schizomycètes très variés et spécifiques à quelques maladies infectieuses paraissent pouvoir amener la maladie. Pepping prétend avoir récemment trouvé, comme dans une pneumonie fibrineuse, des coccus encapsulés. De même que pour la pneumonie due à un corps étranger, nous pensons que le corps étranger est nuisible non pas en tant que corps étranger, mais comme pouvant porter des champignons. Nous ne voulons pas oublier de signaler que les pneumonies par corps étranger sont fréquemment engendrées par la pénétration, dans les voies aériennes, des sécrétions buccales et des débris alimentaires chez des malades affaiblis. Si on ajoute à ce qui précède qu'un refroidissement n'est pas sans influence sur la production d'une pneumonie, on ne peut cependaut voir en lui qu'un agent nuisible préparatoire, qui favorise le développement des schizomycètes en donnant lieu à de l'hyperhémie et à de la tuméfaction du tissu.

II. Anatomie pathologique. — L'inflammation pulmonaire catarrhale apparaît presque toujours dans plusieurs endroits circonscrits. Leur nombre et leur grandeur sont variables. Tantôt on ne trouve qu'un point peu développé, tantôt ils sont très nombreux et on en compte plus de cent. Leur grosseur varie du volume d'une tête d'épingle à celui d'une noix. Si plusieurs noyaux sont très serrés les uns à côté des autres, il existe une fusion entre eux, ce qui peut faire croire que la maladie lobulaire au début s'est transformée en une maladie lobaire.

Les noyaux siègent ordinairement à la périphérie; aussi atteignent-ils la plèvre pulmonaire. On les rencontre exclusivement dans les parties postéro-inférieures des poumons. Quelquefois ils forment une bande continue qui commence en arrière près de la colonne vertébrale à la base du poumon, et qui atteint le sommet du poumon le long de la colonne vertébrale, en se rétrécissant. Très souvent les lésions sont bilatérales.

Les points enflammés se reconnaissent facilement. Extérieurement les poumons semblent contenir des noyaux solides ; à la coupe ces noyaux ont une couleur rouge bleu, ou rouge brun, sont complètement privés d'air; leur surface à la coupe est complètement lisse et polie (il n'y a pas de granulations comme dans la pneumonie); ils tombent au fond du vase. Si on essaye d'insuffler de l'air dans les poumons par une bronche, on n'y réussit pas, à l'inverse de ce qu'on observe dans l'atélectasie.

Les bronches s'ouvrant dans un des ces noyaux contiennent une sécrétion muqueuse, puriforme ou caséeuse,qui assez souvent sort de l'orifice des bronches, lorsqu'on les comprime, en formant des boudins. La muqueuse bronchique paraît ordinairement rougie, ramollie, gonflée et ecchymotique par places; la lumière bronchique est quelquefois dilatée.

Les lésions dans les poumons ne se bornent pas aux inflammations que nous venons de décrire. A côté d'elles on trouve souvent des points atélectasiés, se laissant insuffler par une bronche, et surnageant dans l'eau, ou présentant de la distension aiguë. Tandis que les points pneumoniques sont situés dans les parties postéro-inférieures, la distension existe surtout au niveau des bords antéro-médians et de la face antérieure du lobe supérieur. Le cœur peut être ainsi presque entièrement recouvert.

Presque toujours la *plèvre* et les *ganglions bronchiques* sont enflammés. On trouve sur la plèvre pulmonaire des ecchymoses, des ramollissements et des dépôts fibrineux; très rarement il y a des épanchements séreux ou purulents. Les ganglions bronchiques paraissent tuméfiés, et hyperhémiés.

Il est plus facile d'étudier au microscope les lésions de l'inflammation pulmonaire catarrhale au début chez les animaux que chez les hommes. Traube a le premier démontré qu'en sectionnant le nerf vague des deux côtes chez des animaux on obtenait ces lésions pulmonaires qui sont des inflammations pulmonaires catarrhales. De nouvelles recherches histologiques ont été pratiquées par Friedländer, O. Frey et Dreschfeld.

Friedländer trouva qu'au début les alvéoles pulmonaires sont imbibés d'une sérosité qui amène le gonflement et le ramollissement des cellules des alvéoles. Puis les vaisseaux sanguins se dilatent, il se fait une émigration des globules blancs dans le tissu conjonctif interstitiel et dans les espaces alvéolaires. Dreschfeld diffère dans sa description; il veut qu'il y ait dès le début, dans les cellules épithéliales des alvéoles, une prolifération des noyaux, de telle sorte que les cellules jouent un rôle actif, et que tout le processus soit dès le début de nature inflammatoire. Schon a fait récemment une remarque importante; il a montré que la pneumonie observée chez les lapins après la section du nerf vague est d'origine parasitaire (coccus elliptique). Jürgensen et Schüppel produisirent chez des lapins des inflammations catarrhales pulmonaires, en leur faisant respirer des gaz délétères (chlore, ammoniaque). Les mêmes lésions peuvent aussi s'observer chez l'homme, par exemple lorsqu'on respire des vapeurs acides.

Si on examine le point inflammatoire catarrhal chez l'homme, on trouve aussi les espaces alvéolaires remplis de cellules gonflées, granuleuses, graisseuses, et de globules blancs et d'un certain nombre de globules rouges; de plus les capillaires pulmonaires sont dilatés, et le tissu interstitiel est rempli de cellules rondes. Dans un cas d'inflammation qui était en décroissance Cornil vit dans le tissu interstitiel que les fibres élastiques étaient remarquablement larges, gonflées, et fortement réfringentes, qu'elles montraient des anses irrégulières, et se brisaient facilement en petits morceaux. Schwalbe l'avait observé sur les fibres élastiques du ligament cervical macérées dans l'acide chromique; Kölliker, H. Müller et Ranvier s'étaient déjà occupés de cette question.

III. Symptômes. — Le tableau clinique d'une pneumonie catarrhale est généralement vague, souvent inextricable. On le comprendra facilement, si on se souvient que la maladie est ordinairement une complication survenant dans le cours d'autres affections, et qu'elle s'associe aux maladies infectieuses qui déjà par elles-mêmes attirent toute l'attention. Aussi arrive-t-il que les troubles de l'inflammation catarrhale pulmonaire sont souvent de très peu d'importance, ou bien que dans d'autres cas ils sont mal déterminés ; s'il est facile de trouver une bronchite catarrhale, le diagnostic d'une pneumonie est quelquefois très délicat.

D'après les recherches cliniques de Ziemssen on divise la *bronchopneumonie* en *aiguë* et *subaiguë*, l'aiguë persistant avec fièvre de une à quatre semaines, tandis que la subaiguë est plus longue et présente des rémissions et des exacerbations. Dans la pneumonie rubéolique, c'est la forme aiguë qu'on observe, dans la pneumonie de la coqueluche, c'est la forme subaiguë.

La *température* est importante à connaître, et, comme l'a montré Ziemssen, elle ne dépasse pas 39° dans la bronchite catarrhale ; si elle dépasse ce chiffre et si elle persiste plusieurs jours c'est qu'on a affaire à une pneumonie catarrhale bronchitique. A l'inverse de la pneumonie fibrineuse, la fièvre n'a pas de type déterminé. Généralement elle est rémittente, à température basse le matin habituellement. Il n'y a pas de jour critique, elle tombe graduellement (voir fig. 98).

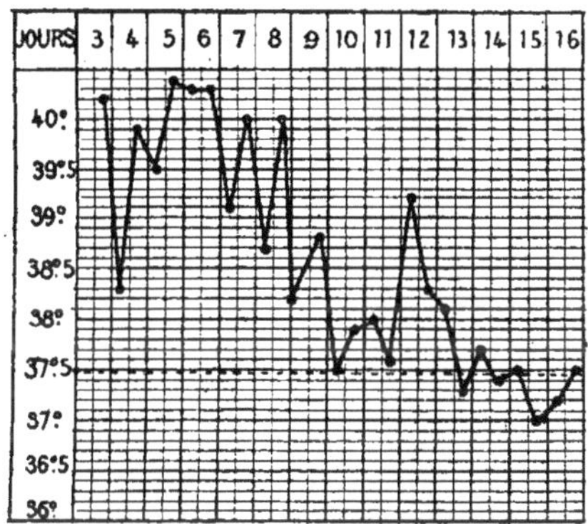

FIG. 98. — *Courbe de la température dans une pneumonie catarrhale chez une enfant de 4 ans.*

Le *pouls* est fréquent ; il peut atteindre chez les enfants 200 pulsations à la minute. La *respiration est accélérée* (100 respirations par minute). Les *mouvements respiratoires* sont irréguliers, se font par saccades et sont interrompus ; l'expiration est suspirieuse, la parole est courte, cassée, coupée. Les mouvements respiratoires exagérés augmenteront ces troubles. La toux et les mouvements respiratoires provoquent une violente douleur, ce qui est rare dans le catarrhe bronchique simple. Les petits malades crient lorsqu'ils toussent, ou bien leur visage exprime la souffrance ; si on touche leur thorax, on provoque de la douleur.

Le thorax ne présente pas de modifications, ou bien elles sont très peu marquées ; quelquefois cependant elles sont très manifestes. Souvent on observe des signes objectifs de *dyspnée*, tels que dilatation des ailes du nez, rétrécissements inspiratoires des espaces intercostaux, enfoncement inspiratoire des cartilages costaux inférieurs et de l'épigastre, etc., sans qu'on ait le droit de les considérer comme spéciaux. Il y a de l'*augmenta-*

tion du frémissement vocal quand une grande partie de poumon est privée d'air; cependant on n'oubliera pas que dans le catarrhe bronchique, si les bronches sont remplies de sécrétions, on peut avoir de l'augmentation du frémissement vocal.

Quand les noyaux périphériques ont plus de 5 centim. de diamètre sur 2 centim. d'épaisseur on a, à la percussion, de la *matité*. A l'inverse de ce qu'on observe dans la pneumonie fibrineuse, la matité est souvent bilatérale et n'est pas localisée aux limites des lobes des poumons, mais s'étend le long de la colonne vertébrale en forme de bande de bas en haut. Souvent il n'existe pas de matité prononcée, mais on perçoit un son tympanique qui est dû à un relâchement du tissu pulmonaire consécutif à l'obstruction des voies aériennes plus fines et au collapsus pulmonaire. A la percussion on a une *sensation de résistance au doigt*.

Les signes fournis par l'auscultation sont assez délicats. Si les râles sont clairs et sonores, on peut souvent reconnaître la pneumonie alors que d'autres méthodes de recherches restent négatives. Dans les noyaux plus volumineux on a de l'augmentation de la *bronchophonie*. Enfin quand l'infiltration est plus grande la *respiration* est *bronchique*.

Ordinairement l'expectoration est nulle, les vieillards et les enfants l'avalent généralement. Dans d'autres cas elle est muqueuse, muco-purulente, et quelquefois sanguinolente.

Si la maladie marche vers la guérison, la fièvre cesse, l'appétit revient, et les autres symptômes disparaissent. Dans d'autres cas après plusieurs semaines, on a des périodes apyrétiques et pyrétiques alternant entre elles, certains points pneumoniques disparaissent tandis que de nouveaux apparaissent en d'autres endroits (forme subaiguë).

La mort peut survenir par amaigrissement progressif et débilitation, ou bien à la suite de l'élévation exagérée de la température, ou enfin par intoxication par l'acide carbonique donnant lieu à de l'asphyxie. Dans ce dernier cas la peau est pâle, les muqueuses livides et bleuâtres ; les extrémités et le visage sont pris de secousses ; il y a parfois de la respiration de Cheyne-Stokes, puis la respiration s'arrête.

Parmi les *complications*, du côté de la peau on a signalé l'herpès, les sudamina, le purpura, l'ecthyma, les furoncles et la gangrène. On a vu aussi le noma. On peut avoir de la dyspnée laryngée due au gonflement catarrhal de la muqueuse laryngée, ainsi que de la diphtérie de la gorge et du larynx. L'albuminurie est généralement de nature fébrile ; cependant Minot a décrit des cas de néphrite parenchymateuse et d'hémoglobinurie. Quelquefois on a observé des pleurésies avec exsudat, des péricardites, plus rarement de l'endocardite ou de la méningite. Steffen a décrit, dans un cas, du pneumothorax. On a vu de l'emphysème sous-cutané, des épistaxis et de l'otite. Une diarrhée incoercible et des vomissements violents sont d'un pronostic fatal.

On verra plus loin la possibilité d'une transformation de l'inflammation pulmonaire catarrhale en tuberculose, en abcès, gangrène, sclérose des poumons.

IV. Diagnostic. — Dans bien des cas le diagnostic d'une pneumonie catarrhale n'est que soupçonné. S'il existe une infiltration des poumons, on recherchera la pneumonie fibrineuse, la tuberculose, et l'atélectasie pulmonaire.

Contre la *pneumonie fibrineuse* on a la bilatéralité des lésions, l'existence de noyaux multiples, l'absence d'une durée cyclique, l'expectoration non colorée.

Les *bacilles de la tuberculose* établiront le diagnostic certain de la *tuberculose*.

Dans l'*atélectasie* les signes sont assez souvent de nature fugace, et se modifient avec la position du malade et l'intensité de la respiration.

V. Pronostic. — Le pronostic est grave. Dans les hôpitaux d'enfants encombrés et mal tenus, la mortalité est considérable. Valleix perdit 127 enfants sur 128, Bouchut 22 sur 55, et Trousseau perdit ses 22 malades de pneumonies rubéoliques. La mortalité est en général de 33 à 36 pour cent.

On doit faire attention à l'étendue de l'inflammation, à l'élévation de la fièvre, à la constitution, à l'âge et aux maladies occasionnelles. Dans les six premiers mois de la vie, pendant lesquels l'inflammation est rare, la mortalité est très élevée. A la suite de la coqueluche et de la variole les pneumonies sont plus graves que celles de la rougeole.

Quelques symptômes sont particulièrement graves : l'intoxication par l'acide carbonique, la respiration de Cheyne-Stokes, et, d'après Henoch, la fréquence de la respiration (50-70 par minute).

VI. Traitement. — La prophylaxie joue un grand rôle lorsqu'on est en présence d'un catarrhe bronchique.

S'il existe une pneumonie catarrhale, les malades seront placés dans une chambre spacieuse et claire qui pourra être aérée par une pièce voisine, et dans laquelle la température sera de 15° Réaumur. On aura soin de maintenir une certaine humidité dans la pièce, d'après Abelin, en plaçant un récipient plein d'eau sur le poêle, ou à l'aide du spray. On baignera les malades matin et soir (26° Réaumur, de 15 à 20 minutes). On prescrira du bouillon, du lait, des œufs, et du vin pur. Contre les températures élevées on donnera de l'*antipyrine* (1 à 2 grammes), du sulfate de quinine, de l'acide salicylique, ou du benzoate de soude. Nous évitons la kaïrine et la thalline à cause de leurs inconvénients très souvent désagréables et de leur action trop passagère. Contre les points de côté on prescrira des cataplasmes chauds sur le thorax. Si les râles sont très nombreux, on donnera des *expectorants*, l'*émétique* en particulier. S'il apparaît des signes d'intoxication par l'acide carbonique, on prescrira un bain chaud et on fera tomber au niveau de l'occiput un filet d'eau froide qui pourra donner lieu (Jürgensen) à de fortes inspirations. La projection d'eau froide sur la poitrine, alors que les malades sont dans un bain chaud, est très utile, parce qu'elle fait faire de fortes inspirations, et permet de rejeter les sécrétions des voies aériennes. Pendant la convalescence les enfants seront surveillés et resteront un certain temps à la campagne.

8. — Inflammation pulmonaire fibrineuse.

Pneumonie fibrineuse. Péripneumonie. Pneumonie croupale.

I. **Étiologie.** — La pneumonie fibrineuse est formée d'un exsudat riche en fibrine, se coagulant, et remplissant les espaces alvéolaires, qui sont ains privés d'air. A l'inverse de l'inflammation catarrhale pulmonaire, elle s'éten par grandes parties, de telle sorte qu'une grande portion d'un lobe, tout u lobe ou tout un poumon peuvent être malades. C'est avec raison qu'on l'a désignée du nom de pneumonie lobaire. L'inflammation ne se localise pres que jamais aux alvéoles; presque toujours les fines bronches sont remplie de dépôts fibrineux inflammatoires. Dans quelques cas très rares l'inflam mation fibrineuse s'est même propagée jusqu'aux grosses bronches, ce qu'o a désigné du nom de pneumonie massive.

Bien des médecins disent, au lieu de pneumonie fibrineuse, pneumoni croupale. Ce nom a été introduit par Rokitansky pour rappeler l'analogi qu'il y a entre elle et le produit inflammatoire de la fausse membrane de l diphtérie laryngée. Cependant l'objection de Virchow nous paraît juste on doit garder, dit-il, le terme anatomique *fibrineuse* et n'employer l mot *croupale* que dans les inflammations pulmonaires qui viennent à l suite de la diphtérie du larynx, comme on dit pneumonie rubéolique o pneumonie de la coqueluche.

Il faut distinguer au point de vue étiologique la pneumonie en *primitiv* et *secondaire*.

La pneumonie *fibrineuse secondaire* apparaît dans le cours des maladie infectieuses, par exemple de la fièvre typhoïde, de la variole, de la scarla tine, de la rougeole, etc. Quelquefois elle vient à la suite de l'infection par l malaria, et prend un type intermittent.

En dehors des maladies infectieuses, la pneumonie secondaire est asse fréquente dans les *maladies chroniques débilitantes*, par exemple dans l mal de Bright, le diabète sucré, le cancer, etc.

La *pneumonie fibrineuse primitive* survient comme affection propre essentielle.

On n'est pas d'accord sur la nature et l'entité de la pneumonie fibrineus primitive; est-ce une maladie infectieuse, ou bien une simple maladie par re froidissement? Pour nous la pneumonie fibrineuse est une *maladie infec tieuse*, qu'elle soit primitive ou secondaire, et nous croyons que le refroi dissement n'agit qu'en tant qu'il favorise l'infection.

Les raisons que nous donnons de la nature infectieuse de la pneumoni fibrineuse sont les suivantes : *a*) La maladie a presque toujours une duré typique et cyclique, caractère propre aux maladies infectieuses. *b*) Il y a un indépendance remarquable entre les lésions locales et les symptômes géné raux de la maladie; les symptômes fébriles et les autres signes de l'infectio générale précèdent les troubles locaux dans les poumons, et ordinairemen diminuent plus tôt que ceux-ci. De même, si la maladie n'était qu'une affec tion des poumons produite par le refroidissement, il ne devrait pas y avoir si souvent une disproportion si grande entre les troubles locaux et généraux. c) La maladie est ordinairement épidémique et endémique. Dans ces dernières années les observations prises à ce sujet sont si nombreuses qu'il est inutile d'y insister ici. Maintenant on peut objecter que les caractères nuisibles du refroidissement s'étendent aussi simultanément sur un grand nombre d'individus, et par conséquent peuvent conduire à l'apparition épidémique de maladies par refroidissement ; mais on ne connaît pas d'épidémies de pneumonies qui apparaissent dans certaines conditions météorologiques avorables, et de plus l'expérience montre encore que les gens, qui travaillent en plein air, et qui par conséquent sont le plus exposés aux intempéries, ne fournissent pas le plus fort contingent à la pneumonie. Que Heidenhain ne soit pas parvenu à donner artificiellement des pneumonies fibrineuses à des animaux qu'il exposait à de l'air chaud et froid, cela ne va pas du tout, selon nous, contre la théorie par refroidissement : ces résultats négatifs montrent seulement que les animaux sont peu disposés à la pneumonie fibrineuse. *d*) Klebs a trouvé des schizomycètes dans la sécrétion bronchique de la pneumonie fibrineuse, et les a nommés *monas pulmonale*. Eberth et Koch se sont livrés aux mêmes recherches. Leyden décrit des cocci ovales qui sont divisés en deux (diplocoques) ou bien en forme de chaînes (streptocoques), et qu'il a trouvés dans le liquide retiré, à l'aide d'une seringue de Pravaz, du poumon d'un individu atteint de pneumonie. Friedländer et récemment Fraenkel se sont occupés de la question. Sous le nom de pneumocoques, Friedländer décrit un organisme ellipsoïde long de 1 μ, et trois fois moins large que long. Ces organismes sont ordinairement disposés 2 par 2, ou bien plusieurs ensemble, et entourés habituellement d'une mince enveloppe gélatineuse. Friedländer est parvenu à faire des cultures pures de pneumocoques, qui avaient la forme de clous, et qui inoculés à des animaux, leur ont donné des inflammations pulmonaires fibrineuses. Salvioli et Zäslein donnèrent aussi, par inoculation de cultures pures, des pneumonies fibrineuses à des lapins et à des rats blancs. Cependant Fraenkel a prétendu que la capsule n'était pas caractéristique du pneumocoque, parce qu'on les trouve aussi dans d'autres schizomycètes, par exemple dans ceux qu'on rencontre dans la cavité buccale d'hommes sains, que d'un autre côté elles manquent aussi quelquefois dans les pneumocoques, et que les cultures pures en forme de clou ne sont pas particulières aux pneumocoques. Platonow a confirmé ces assertions à la clinique de Gerhardt. Fränkel se demande si les pneumocoques de Friedländer sont les organismes de la pneumonie ou bien seulement d'une pneumonie fibrineuse. Fränkel regarde comme organismes typiques de pneumonie fibrineuse les cocci lancéolés qui ont d'autres propriétés biologiques que les peumocoques de Friedländer lesquels donnent chez les lapins non pas des pneumonies mais des septicémies. On voit donc par ce qui précède que les propriétés morphologiques et histologiques du poison pneumonique ne sont rien moins que certaines.

Les inoculations de crachats pneumoniques aux animaux ne peuvent pas résoudre la question de la nature infectieuse de la pneumonie fibrineuse parce que les animaux meurent de septicémie (expériences de Griffini et Cambria, Klein, Sternberg, Fränkel et Kühn).

La nature infectieuse de la pneumonie fibrineuse admise, il reste encore à discuter la question suivante : Y a-t-il un seul poison capable de donner la pneumonie fibrineuse, ou bien doit-on admettre que plusieurs schizomycètes peuvent la provoquer ? Nous-mêmes nous croyons à la *multiplicité ou au polymorphisme du poison pneumonique*, et quand par exemple dans le cours de certaines maladies infectieuses on voit apparaître une pneumonie fibrineuse secondaire, nous croyons que de temps en temps les schizomycètes déterminés, qui occasionnent la maladie infectieuse, sont déposés dans les alvéoles pulmonaires, y provoquent pour ainsi dire des métastases et donnent lieu ainsi à des inflammations. Pour nous il n'est pas absurde de croire qu'un agent qui donne une certaine maladie infectieuse habituelle, s'établisse contre la règle dans les alvéoles pulmonaires et y amène une inflammation fibrineuse. C'est ainsi que s'explique le pneumotyphus, c'est-à-dire la pneumonie fibrineuse occasionnée par les schizomycètes de la fièvre typhoïde (bacilles typhiques) qui s'établissent non pas, comme habituellement, dans l'intestin, mais dans les alvéoles pulmonaires. Inversement des pneumocoques peuvent aussi aller se fixer dans d'autres organes et donner lieu à des métastases et des inflammations, par exemple sur la plèvre une pleurésie, dans le péricarde une péricardite, sur les méninges une méningite, dans les reins une néphrite (observations de Salvioli, Eberth, Nauwerk, Senger, et Fraenkel).

La *pneumonie fibrineuse primitive* est une *maladie infectieuse* très fréquente. En Norwège, Holmsen a montré que de 1869 à 1878 tous les ans il y avait 4 pour cent de la population atteinte de pneumonie fibrineuse. Pour Bary sur 89,400 malades traités de 1851 à 1881 à l'hôpital Marie-Madeleine de St-Pétersbourg, 3,272 (3,6 0/0) avaient eu des pneumonies. En prenant les statistiques de trois autres hôpitaux russes, Bary trouva que sur 707,590 malades, 23,306 (3,8 0/0) avaient eu une pneumonie.

Holmsen remarque qu'il y a de grandes variations ; c'est ainsi qu'en Norwège de 1874 à 1876, à Christiania et aux environs, 11 0/0 de la population fut frappé de pneumonie.

L'époque de l'année a une grande influence. La plupart des cas surviennent dans les mois de mars, avril et mai ; la pneumonie fibrineuse est moins fréquente de décembre à février ; en été et en automne elle est plus rare.

Les épidémies de pneumonie éclatent soit dans une région, soit dans une contrée, soit dans une maison. La durée d'une épidémie peut être de plusieurs semaines à plusieurs mois. Très souvent des épidémies sévissent à côté d'autres maladies infectieuses de fièvre typhoïde, de diphtérie et quelquefois aussi de méningite. Il y a de véritables nids de pneumonie, comme de fièvre typhoïde ; c'est ainsi que certaines maisons donnent toujours naissance à de nouveaux cas de pneumonie fibrineuse. La vitalité des pneumocoques est du reste très énergique. Flindt prétend qu'elle persiste trois ans. D'après Kerschensteiner, dans la prison d'Amberg sur 1150 personnes 1[illegible]

14 0/0) en 1880 furent atteintes de pneumonie fibrineuse. Emmerich découvrit dans ce cas des pneumocoques dans les plafonds des chambres les plus rappées, il put en faire des cultures pures, et les inoculer avec succès aux nimaux.

A côté des formes épidémiques, signalons les cas *sporadiques* qui prédominent dans les hôpitaux.

Souvent on trouve les causes directes de l'épidémie pneumonique. L'encombrement, l'aération défectueuse des habitations et des dortoirs, dans les risons, les casernes et les hôpitaux, en sont la cause. Les travaux de canaisation au voisinage d'habitations ont à plusieurs reprises donné lieu à des pidémies.

Suivant la vieille expression on désigne le poison pneumonique du nom de *niasme*. Tout individu qui séjourne dans un endroit contaminé, est exposé la contagion. Ce n'est pas que les pneumocoques se forment aux dépens e matières putréfiées quelconques ; ils doivent avoir été apportés là ; dans ceraines conditions hygiéniques défavorables ils se développent particulièrement ien, et trouvent sur les individus des terrains favorables pour élire domicile.)n n'ignore pas d'ailleurs que des personnes, qui ont traversé des endroits ontaminés et qui sont restées indemnes, ont pu transporter les pneumocoques dans des localités jusqu'alors non touchées, et donner ainsi la maladie des personnes saines.

Souvent des épidémies de pneumonie ont cessé quand des troupes, par xemple, ont quitté leurs mauvaises casernes pour aller habiter des endroits ains. D'autres fois des épidémies disparaissaient après de fortes pluies, eut-être parce que l'air et le sol surchargés de schizomycètes ont ainsi été urifiés.

On a cherché à établir des *relations entre les épidémies* de pneumonie t l'*état du niveau de l'eau souterraine*. On croyait que lorsque le niveau e l'eau était bas, les germes de maladies, contenus dans les couches de erre supérieures desséchées pullulaient beaucoup, tandis qu'ils étaient noins dangereux lorsque le niveau de l'eau était élevé. Depuis qu'on a appris connaître les germes pathogènes dans leur forme, on est de plus en plus evenu de la théorie des eaux (Pettenkofer).

Dans les cas *sporadiques* les causes ordinairement sont difficiles à saisir.)n a accusé le *refroidissement*. Certes le refroidissement a une certaine action ; il ne produit pas à lui seul la maladie, il favorise, selon nous, l'infection.

On a signalé les *traumatismes* comme pouvant produire la maladie. ur 320 cas de pneumonie fibrineuse réunis par Litten, 14 étaient consécuifs à des traumatismes (4,5 0/0). Il n'est pas certain que cette pneumonie ar contusion soit anatomiquement semblable à la pneumonie fibrineuse ; liniquement elle se traduit très souvent par une expectoration sanglante.

On s'est aussi demandé si les *corps étrangers* des voies aériennes pouaient donner lieu à des pneumonies fibrineuses. Feld a montré que si on ntroduisait dans les bronches de lapins des boulettes de cire, on obtenait u gonflement et de la prolifération de l'épithélium alvéolaire, des granulaions entre les cellules, mais jamais de lésions inflammatoires.

La pneumonie fibrineuse produite par des *irritants chimiques* est tout aussi incertaine. Sommerbrodt prétend avoir donné des pneumonies fibrineuses à des chiens, dont il avait touché les bronches avec une solution de perchlorure de fer ; mais Jürgensen et Schüppell dans des expériences analogues trouvèrent des différences essentielles dans les lésions anatomiques. Veraguth eut aussi des résultats différents.

L'expérience nous apprend que la pneumonie fibrineuse est plus *fréquente* chez l'homme que chez la femme. Sur 3,272 cas, d'après Bary, il y avait 2,555 (78 0/0) hommes et 717 femmes (22 0/0). Dans la vieillesse la proportion est inverse d'après Schramm.

La maladie frappe tous *les âges*, principalement vers 50 ans.

En Norwège, d'après Holmsen, 4,5 0/0 de la population au-dessus de 15 ans et 3,2 0/0 des enfants ont de la pneumonie.

C'était une erreur de dire, comme autrefois, que la pneumonie fibrineuse n'existait pas chez l'enfant au-dessous de 5 ans, et qu'elle était remplacée par la pneumonie catarrhale lobulaire : il n'est pas rare de voir des pneumonies fibrineuses dans les premières années de l'enfance.

La *constitution* n'est pas sans influence ; les gens affaiblis, les vieillards et les ivrognes sont très prédisposés à la pneumonie fibrineuse.

Les *récidives* ne sont pas rares ; une première pneumonie prédispose à une inflammation ultérieure. Andral vit le même malade présenter 1[illegible] pneumonies. Busch observa un individu qui en un an eut 28 pneumonies fibrineuses.

II. Anatomie pathologique. — Depuis les découvertes capitales, anatomiques et cliniques, de Laënnec on a l'habitude de diviser la pneumonie fibrineuse en *trois stades*, *engouement*, *hépatisation* et *résolution*. Ces trois stades ne sont pas si tranchés, et il ne faut pas croire qu'on trouverait sur un poumon le premier ou le second stade anatomique sans mélange. Au contraire : le plus souvent à l'autopsie ces stades sont confondus et existent les uns à coté des autres, parce que le processus inflammatoire ne s'est pas produit dans tous les points en même temps. Généralement on parle du stade dont les lésions sont le plus marquées.

Dans le *stade d'engouement* les parties malades sont gorgées de sang. Elles sont fortement colorées en rouge, paraissent plus volumineuses, conservent l'empreinte des doigts ; elles ont perdu leur élasticité et crépitent peu ou pas du tout. A la coupe il s'écoule un liquide sanguinolo-visqueux qui est spumeux au début, mais qui plus tard ne contient plus d'air. Tant qu'il existe beaucoup de bulles d'air dans le liquide, des petits fragments de poumon nagent encore dans l'eau. Si les lésions sont plus avancées et si le liquide ne contient plus de bulles d'air, les morceaux de poumons tombent au fond de l'eau.

Dans le stade d'*hépatisation* (*concentration fibrineuse*) le poumon se transforme en bloc solide, sans air. Le tissu pulmonaire est friable et tombe au fond de l'eau. A la coupe il a un aspect granuleux, ressemble au tissu du foie, d'où le nom de stade d'hépatisation. On voit encore mieux cet aspect granuleux en regardant la coupe à la lumière oblique. Hasse a prétendu que la granulation était plus petite chez les enfants que chez les adultes, tandis qu'elle était particulièrement grosse chez les vieillards et les emphysémateux. Cela tient à ce que chaque granulation correspond au moule fibrineux des alvéoles pulmonaires, et que la formation des moules fibrineux dépend du volume des cavités alvéolaires.

On a coutume de diviser le stade d'hépatisation en plusieurs stades qui chronologiquement se suivent ainsi : hépatisation rouge, grise et jaune. Dans l'hépatisation rouge la coupe du poumon vide d'air et granuleuse présente une couleur rouge ou rouge brun, et les parois des vaisseaux et des bronches apparaissent comme des tractus tendineux. Généralement la couleur rouge fait place à une couleur gris rouge et finalement grise, hépatisation grise. En bien des points on a en plus le pigment noir pulmonaire qui est visible, surtout sur les poumons de personnes âgées, de telle sorte que la coupe du poumon a un aspect marbré ou bien ressemble à du granit à veines noires. La couleur grise du poumon malade devient finalement gris jaune ou jaune, semblable à du pus. On a alors l'hépatisation jaune; le stade d'hépatisation est terminé.

Dans le stade de *résolution*, le poumon perd très rapidement son aspect granuleux : il est rempli d'un liquide graisseux, jaunâtre, puriforme, qui, à la pression, sort en grande quantité, d'où aussi le nom de stade d'infiltration purulente. Si on nettoie un morceau de poumon dans l'eau et qu'on laisse sortir le contenu puriforme des alvéoles pulmonaires, on reconnaît aisément la texture habituelle, spongieuse et cellulaire du poumon. Il faut agir avec précaution, parce que le tissu pulmonaire est alors particulièrement friable.

Une partie de l'exsudat liquéfié est rendue par l'expectoration, mais la plus grande partie est résorbée par les vaisseaux lymphatiques. Si les vaisseaux lymphatiques du poumon sont malades, il peut survenir des troubles très importants dans la résorption. Ces troubles ont jusqu'ici été fort peu étudiés, quoiqu'ils aient probablement une extrême importance. Dès que les alvéoles ne contiennent plus d'exsudat, il se fait une régénération de l'épithélium alvéolaire et la guérison est complète.

Les *lésions microscopiques* dans la pneumonie fibrineuse sont les suivantes.

Dans le *stade d'engouement*, les vaisseaux des parois alvéolaires sont dilatés, hyperhémiés, bombent dans la cavité alvéolaire, et la rétrécissent. Les cellules des alvéoles se gonflent, se désagrègent en partie, les noyaux dans les cellules à protoplasma prolifèrent. Des vaisseaux sanguins dilatés sort un liquide gluant albumineux; il se fait une émigration des globules blancs et rouges dans les cavités alvéolaires remplies d'un liquide contenant des cellules.

Le *stade d'hépatisation* est caractérisé par la coagulation du produit inflammatoire dans les cavités alvéolaires; la fibrine en se coagulant enferme dans ses mailles les éléments cellulaires.

Au moment de l'hépatisation rouge, l'hyperhémie des vaisseaux sanguins persiste, et il est facile de les injecter artificiellement. Généralement l'hyper-hémie disparaît quand l'hépatisation grise se forme. Il y a alors une vive émigration de globules blancs, et, d'après Axel Key, une multiplication des cellules alvéolaires. S'il se fait encore une dégénérescence graisseuse du contenu cellulaire, on a l'hépatisation jaune.

Le stade de *résolution* commence avec la liquéfaction du bloc solide, en même temps que la dégénérescence graisseuse des cellules fait de plus en plus de progrès. Il y a une régénération de l'épithélium alvéolaire.

Nous devons parler des nouvelles recherches de Klebs et de Friedländer sur les *pneumocoques* qu'on trouve non seulement dans le contenu des alvéoles, mais aussi dans celui des plus fines bronches. Friedländer les rencontra une fois dans les vaisseaux lymphatiques du poumon. Les pneumocoques sont surtout nombreux pendant le stade de l'hépatisation rouge, plus rares dans l'hépatisation grise et jaune. Ils sont ordinairement libres, rarement contenus dans des cellules.

Sotnischewsky a fait récemment l'analyse chimique d'un poumon pneumonique dans la période d'hépatisation rouge :

Eau	78,56
Matières solides	21,44
Matières organiques	20,74
Substances inorganiques	0,74

Outre la leucine, la tyrosine, la xanthine, la taurine, le glycogène, la cholestérine et les acides gras, on peut retirer de l'extrait aqueux une matière albuminoïde se coagulant à 55 degrés, qui se distingue de la myosine et de la globuline en ce qu'elle ne se laisse pas précipiter par la coction. L'extrait aqueux donne franchement la réaction des peptones.

A l'inverse de ce qu'on voit dans la pneumonie catarrhale, la pneumonie fibrineuse ne forme pas de petits îlots, mais une masse plus étendue qui englobe une partie d'un lobe ou même tout un poumon (pneumonie totale). Aussi c'est avec raison qu'on l'appelle pneumonie *lobaire*.

L'inflammation part habituellement du hile et envahit ensuite la surface du poumon. Il est très rare d'observer des noyaux de pneumonie à l'intérieur du poumon, entourés de tissu pulmonaire contenant de l'air; ce sont des pneumonies *centrales*.

Presque toujours il est facile de reconnaître extérieurement le point enflammé du poumon. Les poumons paraissent à ce niveau plus étendus et présentent souvent à leur surface, des sillons parallèles produits par la pression des côtes. Le poumon, au voisinage du point enflammé est habituellement plus brillant, rouge bleu ou rouge noir. La pression du doigt laisse une empreinte, et la crépitation a disparu complètement au niveau des parties enflammées. Le poids du poumon est plus ou moins augmenté.

Dans quelques observations j'ai trouvé les poids suivants :

a. Homme de 36 ans. Pneumonie totale du poumon gauche ; poids du poumon droit 740 gr. ; poids du poumon gauche 2,257 gr. Différence = 517 gr.

b. Homme de 44 ans ; pneumonie de tout le lobe inférieur gauche : poids du poumon droit 382 gr. ; du poumon gauche 1051 gr. Différence = 669 gr.

c. Homme de 50 ans. Pneumonie du lobe inférieur gauche. Poids du poumon droit 460 gr. ; gauche 967 gr. Différence = 507 gr.

d. Homme de 44 ans, pneumonie de tout le lobe inférieur gauche : poids du poumon gauche 1802 gr.

e. Homme de 45 ans. Pneumonie totale de tout le côté droit. Poids du poumon droit 1121 gr. ; gauche 640 gr. Différence = 481 gr.

f. Homme de 46 ans ; pneumonie du lobe supérieur et moyen à droite. Poids du poumon droit 1753 gr. ; gauche 584 gr. Différence = 1169 gr.

g. Homme de 50 ans. Pneumonie des lobes supérieur et inférieur droits. Poids du poumon droit 1479 gr. ; gauche 500 gr. Différence = 979 gr.

Homburger et Kussmaul trouvent dans 7 cas mortels de pneumonie fibrineuse une différence de poids de 810 gr., tandis que Lépine dans 8 cas trouve une différence de 538 gr. D'ailleurs on admet que normalement le poumon droit pèse 82 gr. de plus que le gauche.

La *plèvre pulmonaire* paraît presque toujours englobée dans l'inflammation ; elle est gonflée, dépolie, ecchymosée, et recouverte ordinairement de fausses membranes. Le plus souvent on observe des *pleuro-pneumonies*. Rarement il y a un épanchement séreux, séro-fibrineux ou purulent.

Les *bronches* présentent ordinairement une inflammation de leur muqueuse. Les petites bronches sont souvent remplies de coagulations fibrineuses, produites par la même inflammation que dans les alvéoles. Dans des cas plus rares on trouve dans tout l'arbre bronchique une inflammation fibrineuse, qui a reçu le nom de *pneumonie massive*.

Les *ganglions lymphatiques bronchiques* sont tuméfiés, vivement colorés en rouge.

Les cadavres de pneumoniques ne présentent pas ordinairement d'amaigrissemeut, parce que la maladie a évolué trop rapidement. Il y a de la *rigidité cadavérique* prononcée, et des taches cadavériques dans les parties déclives. Les *muscles* sont souvent desséchés et couleur jambon ; au microscope on peut trouver une dégénérescence cireuse des muscles.

Le *cœur* est rempli de sang dans sa moitié droite, tandis que sa moitié gauche est vide. Le sang du cœur forme des coagulations cruoriques, souvent aussi des coagulations fibrineuses jaunâtres. Le muscle cardiaque est quelquefois très mou, friable et pâle ; au microscope, dans la plupart des cas, il est intact ; quelquefois ses fibres musculaires sont granuleuses ou graisseuses par places.

Les *organes abdominaux* sont hyperhémiés. Le *foie* est grossi, congestionné. La *rate* est augmentée de volume et a l'aspect d'une tumeur molle (rate d'infection). Les *reins* sont également hyperhémiés ; souvent il existe un catarrhe de la muqueuse, des bassinets et des uretères. La muqueuse *vésicale* est aussi hyperhémiée, ainsi que le *cerveau*, qui est rarement anémié.

III. Symptômes. — Sur la durée de l'incubation de la pneumonie, c'est-à-dire sur le temps qui s'écoule entre la pénétration du champignon dans l'organisme, et les premiers troubles, les avis sont très divisés. Nous croyons que ce temps est très court, de quelques heures seulement; il y a des observations de pneumonies fibrineuses ayant apparu presque immédiatement après le refroidissement. Flindt prétend que la durée de l'incubation est de 2 jours, tandis que d'autres auteurs la font varier de 3 à 24 jours.

La pneumonie fibrineuse débute habituellement par un violent *frisson*, plus rarement elle est précédée un ou plusieurs jours par des symptômes prodromiques qui se traduisent par un malaise général et par un affaiblissement corporel et moral. Le frisson survient au milieu du travail ou bien les malades sont réveillés pendant la nuit par des frissons, des claquements de dents et une sensation de froid. Habituellement le frisson dure d'une demiheure à plusieurs heures, et est suivi d'une sensation de chaleur intense, qui s'étend bientôt à tout le corps. Déjà au moment du frisson la température rectale est élevée.

Plus la sensation de chaleur est forte, plus les autres symptômes fébriles sont marqués ; le visage est rouge, les yeux brillants et souvent hagards, la soif très vive; il existe des douleurs vagues et de l'abattement général dans les membres, de l'accélération du pouls, de la diminution de la diurèse, les urines sont fortement colorées.

Habituellement apparaissent très rapidement certains signes subjectifs qui font penser à une affection des organes de la respiration. Les malades se plaignent souvent de douleurs vives dans la poitrine. Ils toussent ; l'expectoration teintée et striée de sang au début, devient bientôt *rouillée*, ce qui assure d'une façon presque absolue le diagnostic. La respiration est accélérée, haletante, la parole est entrecoupée.

Les premiers signes *physiques* visibles au niveau des poumons apparaissent 12 heures ou 24 heures après le début. Ils commencent avec l'apparition du liquide dans les alvéoles pulmonaires, et finissent avec la liquéfaction du coagulum. On voit donc que les signes physiques correspondent complètement aux stades anatomiques de la pneumonie. Mais comme ces stades sont ordinairement confondus, il arrivera que des signes physiques différents se rencontreront en même temps.

Un début brusque, une chute brusque de la température à la normale ou au-dessous, en quelques heures, sont de bon augure. La *crise* apparaît du cinquième au huitième jour; les symptômes locaux disparaissent, et à la fin de la deuxième semaine la guérison est complète.

A l'*inspection* du thorax on voit que le côté malade prend une part moindre aux mouvements respiratoires: il est immobile, ou bien les mouvements respiratoires sont diminués de ce côté, irréguliers, et interrompus (suites de la douleur pleurale). Les parties qui ne sont pas directement intéressées, fonctionnent d'autant plus, ou bien le diaphragme est obligé de fournir un travail plus considérable.

La *palpation* est très importante. Le *frémissement vocal* est exagéré, dès que les alvéoles pulmonaires sont remplis de l'exsudat solidifié, car les vibrations se font mieux dans un milieu homogène solide, que dans un poumon sain rempli d'air.

Si on pratique la palpation par l'intermédiaire d'une petite baguette, on peut bien limiter l'infiltration pneumonique.

On ne doit pas oublier, pour éviter les erreurs, que le frémissement vocal est normalement presque toujours plus fort à droite qu'à gauche. De plus on ne retrouve pas dans la pneumonie, une augmentation du frémissement vocal, quand la bronche principale qui conduit au point pneumonique est remplie de mucus ou de sécrétion. Dans ces cas il faut faire tousser le malade, la toux rejetant les mucosités; l'air passe de nouveau et on perçoit l'exagération du frémissement. Gerhardt a trouvé que dans des infiltrations très abondantes il pouvait ne pas y avoir d'exagération du frémissement vocal, parce que la paroi du thorax était trop tendue, et ne permettait plus aux vibrations de se propager avec la même force. S'il existe en même temps un épanchement pleural, l'exagération du frémissement vocal diminue de plus en plus, et quand l'épanchement est considérable le frémissement vocal disparaît complètement.

Par la *mensuration* du thorax, on trouve que le côté malade a de 5 à 25 centim. de plus.

A l'aide du *pneumatomètre* on reconnaît que l'inspiration et l'expiration sont moins fortes, surtout l'inspiration (Eichhorst).

Quelquefois il existe une *élévation de température* locale dans l'aisselle du côté malade, où sur la cage thoracique (Wegscheider, Homburger). Ce symptôme n'est pas constant (Eichhorst et Melcop).

Les signes fournis par la *percussion* varient avec les différents stades de la maladie, ou, ce qui revient au même, avec les lésions anatomiques des poumons, c'est-à-dire avec la constitution physique du parenchyme pulmonaire.

Dans le stade *d'engouement et de résolution* le son est tympanique, parce que le parenchyme pulmonaire rempli de liquide mélangé d'air est relâché. Quelquefois aussi on a le bruit de pôt fêlé, dont on a de la peine à expliquer l'existence. Quand l'exsudat n'est plus mélangé d'air dans les alvéoles, et est devenu solide, *stade d'hépatisation*, on trouve à la percussion de la matité. Naturellement il faut que la partie privée d'air soir suffisamment superficielle, et possède une certaine étendue. Si l'infiltration sans air est située à plus de 5 centim. de profondeur, la percussion ne fournit presque plus de signe; il faut une forte percussion pour découvrir les parties enflammées, qui sont entourées de tissu pulmonaire sain. Les parties situées à la périphérie doivent avoir au moins une étendue de 5 centim. et une épaisseur de 2 centim. pour être reconnues à la percussion. Dans tous les cas on cherchera à percevoir la sensation de résistance au doigt dans le poumon malade.

Bäumler trouva quelquefois dans le stade d'hépatisation de la pneumonie un son tympanique très sonore, quand un noyau sans air était recouvert par une mince couche de parenchyme sain. Dans le stade d'hépatisation le son devient plus haut à l'ouverture de la bouche, et plus bas à la fermeture; c'est *le changement de hauteur du son de Wintrich*. Habituellement il s'agit d'une pneumonie étendue du lobe supérieur, de telle sorte que les ébranlements produits par la percussion se continuent jusque dans la colonne d'air d'une grosse bronche, et y augmentent les ondes sonores; c'est le *ton trachéal de William*. Jürgensen a aussi observé le fait dans une pneumonie du lobe inférieur. Stern trouva dans 4 cas un bruit métallique à la percussion. On le trouve dans les pneumonies très étendues qui sont mortelles; cependant Skoda a quelquefois vu la guérison dans ces circonstances.

A l'*auscultation* apparaissent dans le stade d'engouement et de résolution des *râles à bulles égales et à bulles petites* (*râles crépitants*) dus à la présence de liquide dans les alvéoles. Dans les points hépatisés la respiration est bronchique, parce que le poumon privé d'air transmet le bruit que fait la respiration dans les bronches. Il y a de la bronchophonie; il n'est pas rare d'entendre de l'égophonie et de la pectoriloquie aphone de Bacelli.

Presque toujours les râles crépitants ne s'entendent que pendant l'inspiration, souvent même pendant les fortes inspirations seulement et vers la fin. De plus ils disparaissent après plusieurs fortes inspirations, pour revenir après un certain temps quand le malade a fait plusieurs respirations superficielles. Ils sont dus non pas à l'éclatement de bulles dans le produit inflammatoire liquide, mais au décollement des parois alvéolaires. Penzoldt a d'ailleurs récemment décrit un cas de râles crépitants inspiratoires et expiratoires ou exclusivement expiratoires.

C'est le lobe inférieur du poumon droit qui est le plus souvent atteint, ce qui serait dû à ce que la bronche droite est plus large et la force aspiratrice du poumon droit plus grande que celle du poumon gauche, de sorte que les corps nocifs de l'air iraient plus volontiers dans le poumon droit et par suite de la pesanteur, dans le lobe inférieur. L'échelle de fréquence est donc celle-ci : lobe inférieur droit, lobe moyen droit, lobe supérieur droit, et lobe supérieur gauche. La pneumonie bilatérale n'est pas fréquente; si des lobes de noms différents sont atteints dans les deux poumons, on dit que la pneumonie est croisée. Souvent la maladie débute dans un lobe et s'étend dans tout le poumon, pneumonie totale, ou bien elle atteint l'autre poumon et devient bilatérale.

L'*expectoration rouillée* est très importante: elle est presque pathognomonique de la pneumonie fibrineuse.

Au début de la maladie apparaît très souvent une expectoration visqueuse, muqueuse, incolore, à laquelle sont mélangés des points et des stries sanglantes. Mais très rapidement l'expectoration prend la teinte rouillée. Elle est extraordinairement visqueuse, comme de la gélatine épaisse. Aussi, bien des malades ne sont pas capables, par suite de cette viscosité, de les expectorer; ils sont obligés de les détacher de la bouche avec les doigts. Dans le crachoir ils sont si adhérents, qu'on peut retourner le vase sans que rien ne s'écoule. L'expectoration est peu écumeuse; sa quantité varie de 30 à 200 c. cubes.

Presque régulièrement on trouve dans l'expectoration des coagulations fibrineuses bronchiques, qui proviennent des petites bronches. Elles se trouvent naturellement dans les couches les plus inférieures de l'expectoration, puisqu'elles ne contiennent pas d'air et forment là des petits grumeaux ou de petites pelotes grisâtres. Si on les trempe dans l'eau, elles se déroulent en petites branches cylindriques et dichotomiques, représentant ainsi les ramifications des plus fines bronches (voir fig. 99 et 100). Au niveau des

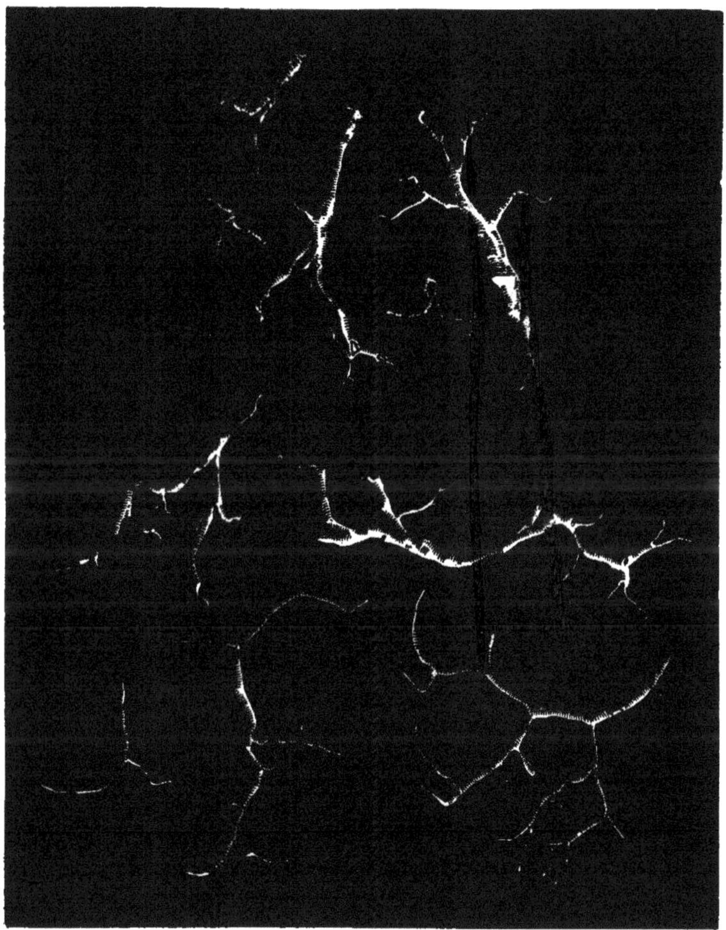

FIG. 99. — *Coagulations fibrineuses bronchiques de l'expectoration dans une pneumonie.* Grandeur naturelle. (Clinique de Zurich.)

ramifications, on observe assez souvent des dilatations et aussi des parties gonflées par des bulles d'air ; elles se terminent par des dilatations qui sont les empreintes des alvéoles. Généralement il existe une séparation entre la partie représentant l'alvéole et la partie fibrineuse représentant la bronche.

Les coagulations bronchiques appartiennent au stade d'hépatisation de la pneumonie, apparaissent ordinairement vers le troisième jour de la maladie, et disparaissent le 7ᵉ jour. Cependant Remak, à qui on doit les premières recherches importantes sur ce point (1845), les a trouvées encore le 14ᵉ jour, et Biermer à la troisième semaine. Leur nombre peut être évalué, d'après ce dernier auteur, à 30 par jour.

Les petites coagulations fibrineuses bronchiques sont presque pathognomoniques de la pneumonie fibrineuse. Laënnec les a aussi rencontrées dans

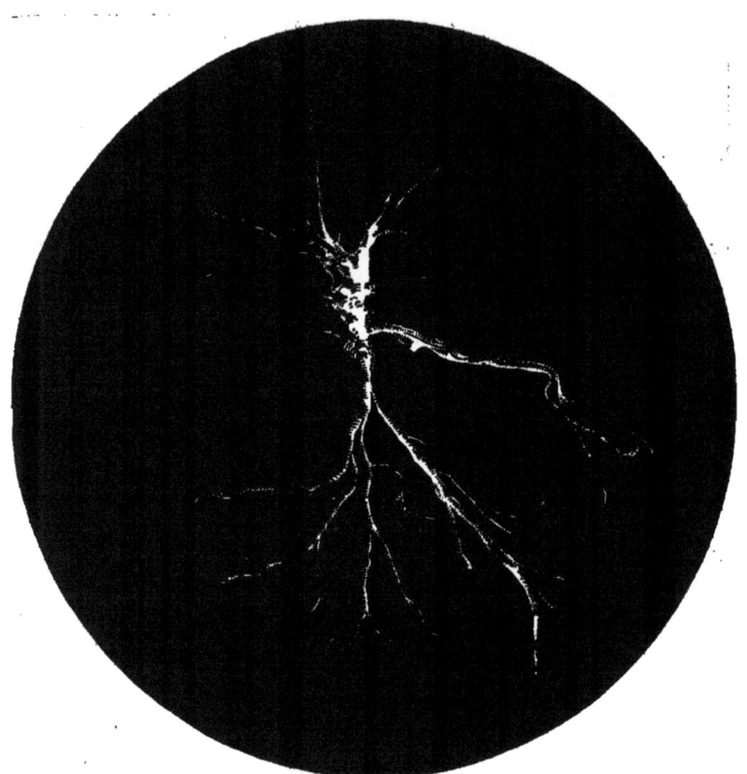

FIG. 100. — *Coagulation bronchique fibrineuse très grande (pneumonie fibrineuse).* (Clinique de Zurich.)

un cas de tuberculose pulmonaire, et, en outre, on les trouve dans la bronchite fibrineuse primitive (voir fig. 84).

Les coagulations fibrineuses bronchiques se montrent, au microscope, composées en grande partie de fibrine contenant des cellules graisseuses, des globules blancs et rouges, et à leur surface quelques cellules à cils vibratiles. D'après Remak et Heintz, leur constitution chimique serait une combinaison protéique. D'ailleurs on trouve encore au microscope dans cette expectoration, des coagulations incomplètes, plus ou moins membraneuses, et ressemblant aux cylindres urinaires ; je les nommerais volontiers *cylindres bronchiques.*

Vierordt trouva dans un cas de pneumonie fibrineuse à la période de résolution pendant 12 jours des spirales analogues à celles qu'on rencontre dans l'asthme bronchique (voir fig. 90). Jaksch et Pel ont fait la même observation. Ces spirales ne sont pas rares dans le stade de résolution de la pneumonie fibrineuse.

On trouve, au microscope, dans l'expectoration, des cellules rondes, des cellules des alvéoles, des globules sanguins intacts ou déformés, des cellules à cils vibratiles de la muqueuse bronchique (voir fig. 101).

La couleur des crachats ne provient pas d'un simple mélange de sang et de crachats, comme Traube l'a démontré contre Andral; mais elle est due

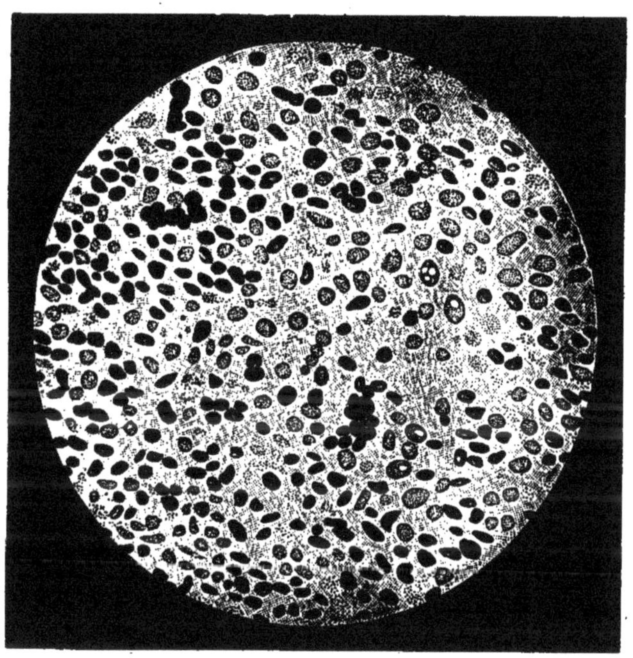

Fig. 101. — *Crachats rouillés d'une pneumonie fibrineuse chez un homme de 66 ans. 3e jour de maladie.* Gross. 275 fois. (Clinique de Zurich.)

manifestement à une transformation chimique de la matière colorante du sang dans les globules rouges. L'expectoration rouillée joue un rôle capital dans les pneumonies centrales dont elle permet de faire le diagnostic.

Récemment on a particulièrement insisté sur la présence des *pneumocoques* dans les crachats. Ziehl les a découverts le premier. Plusieurs auteurs les ont contestés ; cependant nous croyons, d'après nos recherches, que les pneumocoques appartiennent à l'expectoration rouillée. Certes il arrive de faire plusieurs préparations qui n'en contiennent pas, tandis que d'autres en sont couvertes. Des cocci semblables se trouvent aussi dans les crachats d'individus qui n'ont pas de pneumonie, ce qui se comprend facilement, puisqu'ils peuvent être dans la cavité buccale. Aussi les pneumocoques n'ont-ils pas une grande valeur diagnostique.

Pour faire des préparations de pneumocoques, on écrase une parcelle de crachat pneumonique entre deux lamelles, qu'on passe ensuite cinq ou six fois rapidement au-dessus d'une flamme pour les dessécher. Puis on les abandonne 24 heures dans une solution concentrée de couleur d'aniline (fuchsine, violet de gentiane, bleu de méthylène, dahlia). On retire les lamelles avec les pinces et on les plonge dans de l'alcool absolu. Puis on les lave rapidement dans l'eau distillée, on les sèche, et on les passe de nouveau à la flamme. On les monte ensuite dans le baume.

Les pneumocoques se reconnaissent à leur forme ronde ovale, et à leur enveloppe claire peu colorée qui les entoure. Plus rarement on trouve des cocci isolés ; le plus souvent ils sont deux par deux dans une seule enveloppe (diplocoques). Cependant il peut y en avoir trois, plus rarement quatre, ou davantage (voir fig. 102).

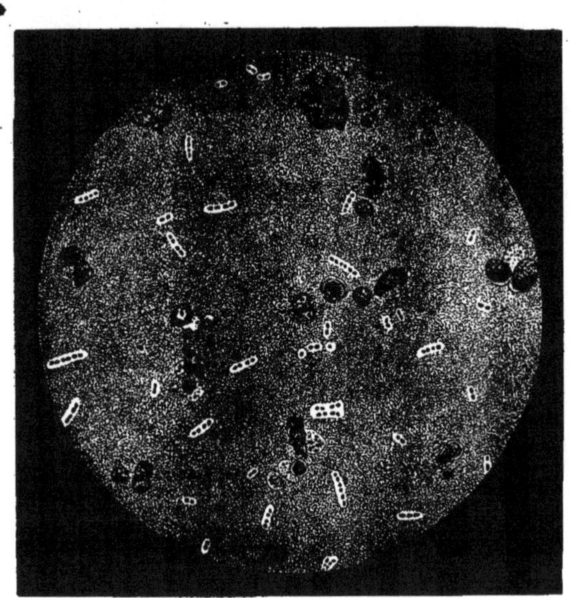

FIG. 102. — *Pneumocoques préparés au bleu de méthylène.* Gross. 600 fois. Immersion.

Renk a fait récemment l'*analyse chimique de l'expectoration pneumonique* dans deux cas, et il a trouvé :

	1er CAS	2me CAS
Eau	90,99	96,36
Résidu solide	9,01	3.64
Matières inorganiques	8,35	2,76
Matières organiques	0,66	0,88
Mucine	1,28	1,09
Albumine	3,09	—
Graisse	0,032	0,02
Matières extractives	3,95	1,65

Si la pneumonie fibrineuse se rapproche de la résolution, l'expectoration change et devient couleur citron ou jaune safran, *sputum croceum* ; elle est plus abondante, et finalement elle prend l'aspect d'une expectoration muco-purulente ordinaire.

Au microscope on trouve dans le sputum croceum les globules rouges en nombre moins considérable, plus pâles, plus gonflés et décolorés en partie ou divisés. Il y a une dégénérescence graisseuse des cellules alvéolaires. Quelques cellules sont colorées vaguement par la matière colorante du sang. On trouve çà et là des détritus nombreux granuleux et graisseux (fig. 103).

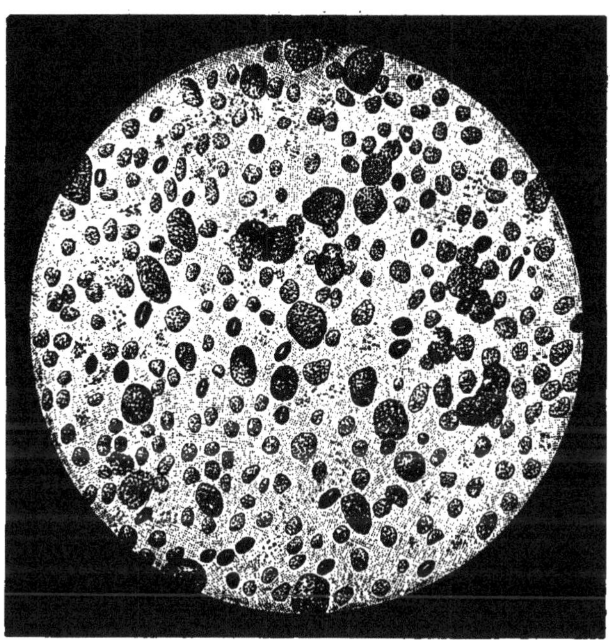

FIG. 103. — *Expectoration d'une pneumonie fibrineuse dans le stade de résolution.* Gross. 275 fois.

Le *décubitus* des malades n'est pas toujours constant. Si les douleurs sont très pénibles pendant les mouvements respiratoires, ils restent couchés ordinairement sur le côté malade ; le côté sain est ainsi libre, et n'est pas gêné dans ses mouvements. Souvent on trouve que, outre le décubitus sur le côté malade, la colonne vertébrale est déviée du côté malade à sa partie supérieure, de telle sorte que les espaces intercostaux paraissent rétrécis, et que la colonne vertébrale forme une convexité du côté sain. Naturellement l'immobilité du côté malade est ainsi augmentée. Cependant le décubitus dorsal est fréquent.

L'examen de la *température du corps* offre un grand intérêt dans la pneumonie fibrineuse.

La *température du corps* oscille dans la pneumonie fibrineuse entre 39° et 41° centig. Normalement, la fièvre présente un type continu, c'est-à-dire que la différence entre la température du matin et celle du soir ne dépasse pas 1 degré. Quelquefois apparaissent du troisième au cinquième jour de la maladie, de plus grandes oscillations de la température, qui indiquent que la terminaison de la fièvre est imminente. La fièvre tombe subitement du 5e au 8e jour. Aussi la courbe thermique présente-t-elle, dans la pneumonie fibrineuse, un type si caractéristique, que, sans examiner le malade, on peut déjà faire le diagnostic (voir fig. 104).

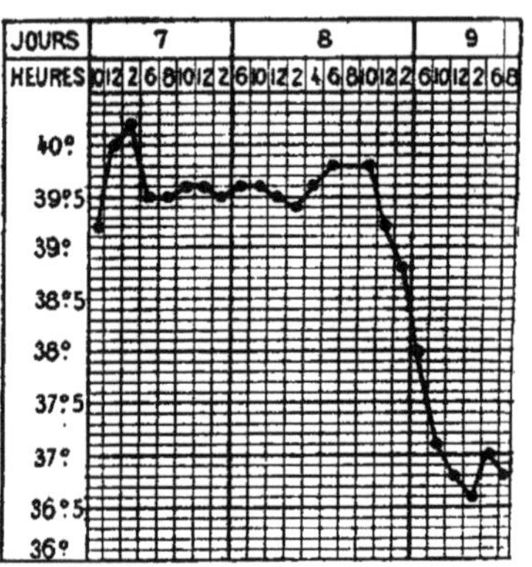

FIG. 104. — *Courbe thermique d'une pneumonie fibrineuse chez un homme de 37 ans.* (Clinique de Zurich.)

Les signes qui se manifestent pendant cette chute subite de la température du corps, ont reçu le nom de *crise*. On a cru que la crise arrivait toujours pendant les jours impairs de la maladie ; ce n'est pas juste, quoique l'expérience montre que la crise survienne un peu plus souvent les jours impairs. Si la crise apparaît déjà au deuxième ou au troisième jour, on

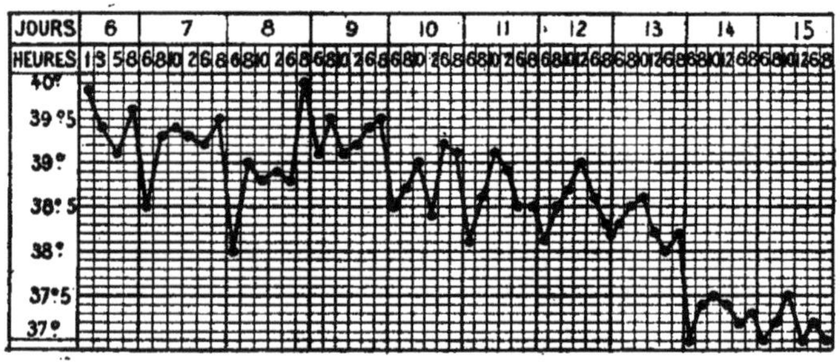

FIG. 105. — *Courbe thermique avec lysis.*

doit s'attendre à ce que les jours suivants la température du corps monte de nouveau pour tomber définitivement quelques jours plus tard. Mais si la température est restée élevée plus de 14 jours, on est en présence de complications (voir fig. 105).

Ordinairement la chute de la température, la crise par conséquent, commence le soir ou pendant la nuit, plus rarement dans l'après-midi, et souvent elle est terminée en 6 ou 12 heures. Un pneumonique, qui le soir a encore de la fièvre, présente le matin suivant une température non seulement normale, mais souvent même au-dessous de la normale. Jürgensen dans un cas a trouvé une température rectale de 35°,3 à la fin de la crise. Dans la fig. 106 la température, chez un italien vigoureux de 44 ans, était de 34°,7, dans l'aisselle, à la fin de la crise.

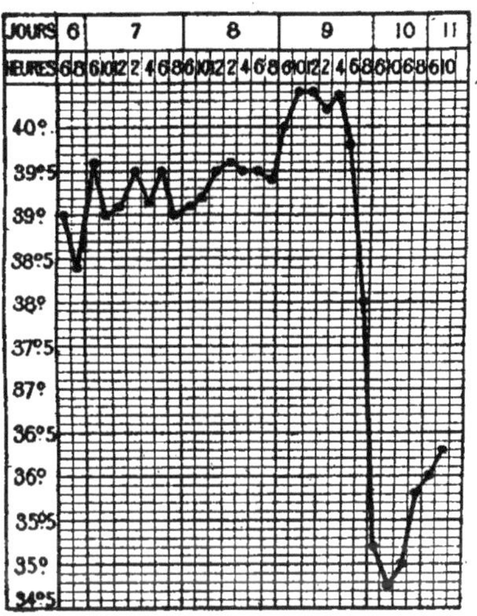

FIG. 106. — *Température post-critique au-dessous de la normale chez un homme de 44 ans atteint de pneumonie fibrineuse.*

Quand la crise dure non pas 12 ou 24 heures, mais 36 heures, on dit qu'il y a une *crise prolongée*. La chute de la température peut être ininterrompue, ou bien il peut y avoir une légère exacerbation vers le soir, avant que tout ne soit terminé (fig. 107).

On doit savoir que la crise peut être précédée d'une élévation excessive de la température qui dure peu, de délire, de convulsions, de frissons, symptômes qui ne présentent pas de dangers, et qui ont été appelés *perturbation critique*.

Enfin on désigne sous le nom de *pseudo-crise* ces fièvres dans lesquelles se fait une chute de la température qui remonte de nouveau au-dessus de la normale.

Tandis que la température tombe, la peau généralement se couvre d'une sueur *abondante*; les malades, qui jusqu'alors étaient agités et ne dormaient pas, tombent dans un sommeil profond et se reposent; ils se réveillent avec le sentiment d'avoir été gravement malades, et d'être complètement allégés.

Le *pouls* se ralentit. Il n'est pas rare que la première urine émise contienne un dépôt rouge d'acide urique (urates, sédiment de brique pilée) que les anciens médecins considéraient comme étant la matière peccante qui s'éliminait du corps. Il y a aussi des changements dans la composition chimique de l'urine.

En même temps que la température s'élève, au début de la maladie, le

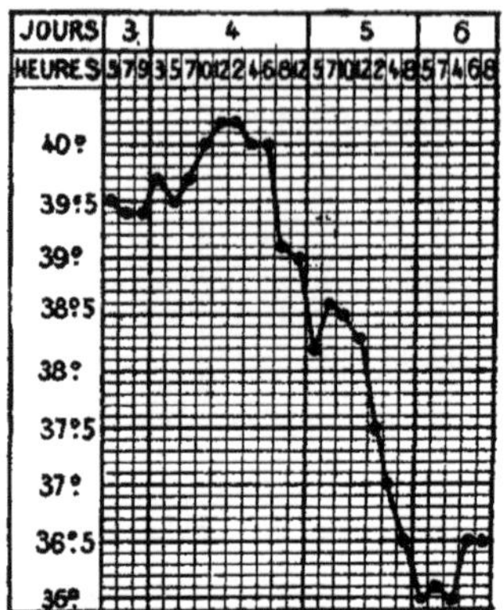

FIG. 107. — *Courbe thermique d'une pneumonie fibrineuse chez un homme de 22 ans avec crise prolongée.*

pouls augmente de fréquence. Chez les adultes le pouls atteint presque toujours 100 à 120 ; si le pouls dépasse 130 à la minute la maladie est grave : au-dessus de 140 le pronostic est très grave. Chez les enfants les pulsations sont beaucoup plus fréquentes et vont jusqu'à 200 par minute. Les causes

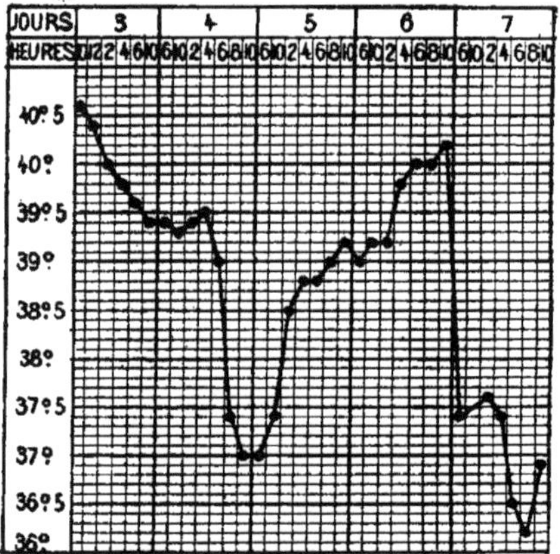

FIG. 108. — *Courbe thermique. Pneumonie fibrineuse chez un homme âgé de 30 ans. Pseudo-crise au 4e jour. Crise définitive le 6e jour.*

de cette accélération du pouls seraient dues en partie à l'élévation de la température, en partie aux troubles mécaniques de la respiration. Avec la crise, le nombre des pulsations diminue, et en même temps que la température il peut être au-dessous de la normale et descendre à 30 ou 40 par minute. Si pendant que la fièvre est élevée le pouls est lent, on doit craindre, comme Traube l'a montré, certaines complications (maladies du cœur ou du cerveau).

Habituellement les pulsations sont régulières. Si le pouls devient irrégulier, intermittent et inégal, qu'on prenne garde; car il s'agit souvent de troubles inquiétants du côté de l'innervation du cœur et de la force du myocarde. Stricker a décrit dans un cas ce qu'il a appelé *pulsus bigeminus*. Un peu avant la crise, et pendant, apparaissent assez souvent des irrégularités du pouls.

Au commencement de la maladie le pouls est ordinairement plein, grand et dur ; vers la fin il est vide et petit. Très souvent il est dicrote surtout avant et après la crise. Cassan trouva dans un cas le pouls radial plus petit du côté malade que du côté sain, ce qu'il expliqua par la pression du poumon infiltré sur la sous-clavière.

Le *sphygmographe* ne donne pas de renseignements caractéristiques. On obtient le pouls fébrile (voir fig. 109-113). Souvent des oscillations respiratoires se traduisent très manifestement (voir fig. 114).

Le *nombre des mouvements respiratoires* est pendant le temps de fièvre en rapport avec la température et le nombre des pulsations. Chez les adultes on trouve de 30 à 40 mouvements respiratoires, et davantage en une minute. Chez des enfants Juracz a compté jusqu'à 100 respirations.

Les *causes de l'accélération* respiratoire sont l'élévation de la température du corps, parce que le sang plus chaud atteint le centre respirateur et provoque de la dyspnée. Ajoutons à cela la diminution de la capacité pulmonaire consécutive à l'inflammation des poumons, la respiration superficielle par suite des douleurs, et quelquefois l'affaiblissement de la force du cœur.

Jürgensen attache une grande importance diagnostique et pronostique au rapport qui existe entre le nombre des pulsations et celui des respirations qui normalement est de 4,5 à 1; dans la pneumonie fibrineuse le nombre des respirations augmente et se rapproche plus de celui des pulsations.

Sans parler des troubles fébriles généraux, tels que brisement dans les membres, douleurs musculaires vagues, soif vive et perte d'appétit, presque tous les malades se plaignent de douleurs thoraciques. Elles apparaissent surtout dans les grandes respirations et les secousses de toux, de telle sorte que les malades cherchent à les diminuer le plus possible, ou bien leur visage exprime la douleur à chaque toux. Très habituellement les douleurs sont localisées au niveau du sein ou bien vers la sixième ou septième côte ; elles peuvent se propager jusque dans le bras. En outre on trouve aussi des douleurs dans le côté sain, quelquefois même elles sont plus fortes que du côté malade ; ce sont ordinairement des douleurs musculaires fébriles.

Habituellement il y a perte de sommeil. Les malades ont toute leur conscience pendant la maladie. Dans d'autres cas il y a du délire, surtout vers le soir, alors que la température a monté ; ou bien les malades parlent pendant leur sommeil et rêvent beaucoup.

Le visage est, comme chez les fébricitants, coloré. Mais c'est surtout dans la pneumonie fibrineuse qu'on observe souvent cette rougeur au niveau des

2e jour. Matin : Temp. = 40. Pouls 112. Respirat. 36. Journée : Temp. = 40°,2. Pouls 116. Respirat. 40. Soir : Temp. = 40. Pouls 108. Respirat. 36.

3e jour. Matin : Temp. = 39°,4. Pouls 92. Respirat. 28. Journée : Temp. = 39°. Pouls 84. Respirat. 28. Soir : Temp. = 38°. Pouls 84. Respirat. 28.

4e jour. Matin : Temp. = 39°. Pouls 92. Respirat. 32. Journée : Temp. = 38°,6. Pouls 96. Respirat. 28. Soir : Temp. 38°. Pouls 92. Respirat. 28.

5e jour. Matin : Temp. = 36°,5. Pouls 84. Respirat. 28. Journée : Temp. = 36°,3. Pouls 88. Respirat. 24. Soir : Temp. = 36°,6. Pouls 68. Respirat. 24.

6e jour. Matin : Temp. = 36°,4. Pouls 92. Respirat. 28. Soir : Temp. = 36°,8. Pouls 80. Respirat. 20.

FIG. 109-113. — *Courbes du pouls de la radiale droite, dans une pneumonie fibrineuse chez un homme de 27 ans.*

ues; il n'est pas rare de ne voir qu'un seul côté rouge, correspondant au té malade.

Les lèvres et le nez peuvent être cyanosés.

Dans le cours de la maladie la *peau* est sèche et chaude. Puis du troième au quatrième jour apparaissent de légères sueurs qui sont très proses au commencement de la crise. Mais dans les cas de terminaison tale, alors que le malade est plongé dans le collapsus, on observe souvent s sueurs qui sont froides et visqueuses.

L'apparition d'*herpès* a une importance particulière. Le plus souvent est de l'herpès labial qui, débutant par une des commissures, s'étend sur lèvre supérieure ou inférieure. Il n'existe pas de rapport entre le côté de poitrine malade, et le côté de la bouche atteint d'herpès. Rarement on serve un herpès labial bilatéral entourant toute la bouche; plus rareent encore, l'herpès nasal, auriculaire, sous-orbitaire ou sus-orbitaire.

. 114. — *Pouls monocrote, dans une pneumonie fibrineuse avec oscillations respiratoires marquées.* Temp. 40. E. Expiration. I. Inspiration. (D'après BARDENHEWER et RIEGEL).

Thomas trouva de l'herpès anal, dans un cas de l'herpès sacro-ischiatie, dans un autre de l'herpès facial et de l'herpès des mains, et aussi, par ception, de l'herpès de la muqueuse buccale.

Habituellement l'herpès apparaît du deuxième au troisième jour de la aladie, plus rarement il apparaît après la crise (Thomas).

Le diagnostic d'un herpès est facile ; il est formé de vésicules transparens jaunâtres, de la grosseur d'une tête d'épingle, à base rouge, et situées r groupes les unes à côté des autres. Plus tard, les vésicules se troublent, ır contenu se sèche et donne lieu à une croûte jaune ou noir brunâtre qui mbe bientôt sans laisser de cicatrice. Gerhardt considère comme cause l'herpès un élargissement fébrile des vaisseaux sanguins dans les canaules osseux du visage, et de là une irritation des rameaux du trijumeau ; serait donc une origine nerveuse : mais on ne comprend pas alors que erpès soit si fréquent dans la pneumonie, et si rare dans la fièvre typhoïde. mme l'herpès est très fréquent dans la pneumonie fibrineuse non compliée, on peut dire qu'il est d'un pronostic favorable. Dans bien des cas il a e importance diagnostique, puisqu'il ne se rencontre presque jamais dans fièvre typhoïde; dans les cas douteux de pneumonie ou de fièvre typhoïde, penchera pour la pneumonie quand on verra l'herpès.

D'ailleurs l'herpès n'est pas le seul exanthème observé dans la pneumonie fibrineuse. Signalons l'érythème, la roséole, l'urticaire, le pemphigu l'acné et le purpura. L'apparition de miliaire n'a pas de signification.

Pendant la fièvre on observe souvent une augmentation de la *matité ca diaque* à droite, conséquence de la dilatation fébrile du ventricule droit de l'élévation de la pression sanguine dans le territoire de l'artère pulm naire par suite de l'inflammation siégeant dans les poumons. On trou aussi un *souffle diastolique* au niveau de l'artère pulmonaire ; c'est signe d'élévation de la pression sanguine dans l'artère pulmonaire.

La *rate* et le *foie* sont assez souvent augmentés de volume.

La *langue* est ordinairement blanc grisâtre ou jaune gris, sèche, fendill sanglante ou fuligineuse. L'*appétit* est perdu, la *soif* est vive. Presque to jours il y a de la tendance à la *constipation*.

L'*urine* est fébrile ; elle est rare, rouge, très acide ; son poids spécifiq est augmenté ; elle contient souvent des traces d'albumine, et des cylindr Souvent elle reste claire pendant tout le cours de la période fébrile, et n'est qu'au moment de la crise qu'elle présente des sédiments. Dans d'a tres cas, où l'urine est très concentrée, l'acide urique se précipite par simple refroidissement.

La *composition chimique de l'urine* présente des changements t remarquables. La quantité d'urée peut être triplée ; cependant il n'y a p de corrélation entre le degré de la fièvre et la quantité d'urée (Leyden Unruh).

Un peu avant l'apparition de la crise, la quantité d'urée diminue, et atte un maximum très élevé après la crise ; c'est l'élimination post-critiq d'urée. A. Fränkel, qui a récemment étudié cette question à la clinique Leyden, prétend que pendant la fièvre les fonctions excrétantes des rei sont troublées, de telle sorte qu'il se fait une accumulation d'urée dans corps, qui est éliminée à la fin de la fièvre. Schultzen prétendit, à l'encont de cette théorie, que l'albumine qui était dans la circulation pendant la fièv ne subissait pas complètement la métamorphose régressive ; une partie ét retenue dans le sang, et après la disparition de la fièvre décomposée urée. On avait aussi cru que pendant la fièvre les matières albuminoïdes décomposaient en partie en principes d'oxydation inférieurs, qui lorsqu fièvre était tombée, étaient transformés en urée par une oxydation nouvel

Outre l'urée, il y a aussi augmentation d'acide urique, d'ammoniaq de créatinine. Par contre le chlorure de sodium diminue ; il en est de mê de l'acide phosphorique (Zuelzer). D'après Raineri Boffito, le phosphate magnésie ferait exception.

Dans la convalescence il n'est pas rare que la quantité d'urine augmen ainsi que les chlorures ; la quantité relative et absolue d'acide sulfuri paraît diminuée.

Nous avons laissé de côté les cas compliqués : on se tromperait fort si croyait que tous les cas rentrent dans le tableau que nous avons donné ; a souvent des exceptions, et la maladie évolue d'une façon anormale, soi cause de prédispositions individuelles, soit à cause du degré différent d'inf tion, soit enfin par suite de certaines complications.

On distingue dans les pneumonies fibrineuses, outre les pneumonies typiques, les pneumonies éphémères, prolongées, progressives, erratiques, récidivées, intermittentes, et apyrétiques.

La *pneumonie éphémère* ou *d'un jour* est déjà désignée par son nom. Le processus fébrile ne dure pas plus d'un jour. Wunderlich a déjà fait cette remarque ; plus récemment Leube et Weil, ont fait des communications analogues.

On distingue du nom de *pneumonie abortive* cette forme dans laquelle les signes locaux ne se manifestent pas complètement. On a de l'expectoration rouillée, mais les signes d'hépatisation ne parviennent pas à se produire.

Dans la *pneumonie prolongée* les signes locaux et généraux durent très longtemps. La fièvre existe encore dans la deuxième et même la troisième semaine, la température tombe non pas subitement, mais peu à peu ; et les lésions locales peuvent être perceptibles pendant 6 semaines et même davantage.

La *pneumonie progressive* se distingue parce que l'inflammation s'étend de plus en plus, au point d'envahir peu à peu la plus grande partie de tout un poumon. Naturellement les points envahis au début ne présentent pas le même stade d'inflammation que les derniers.

Dans la *pneumonie erratique* (pneumonie migratrice, pneumonie ambulante) l'inflammation frappe des parties souvent éloignées les unes des autres. L'apparition d'un nouveau point malade se traduit par une élévation de la température. Un point précédemment malade peut s'enflammer une seconde fois. La maladie peut persister très longtemps (dans une observation de Waldenburg, 3 mois). Bruzelius prétend avoir plusieurs fois trouvé des pneumonies erratiques dans le cours du rhumatisme articulaire, l'affection pulmonaire avait l'inconstance des maladies articulaires. D'après Vaillard, dans le rhumatisme articulaire aigu, de toutes les complications pulmonaires c'est la pneumonie fibrineuse qui est la plus fréquente ; elle évolue rapidement et change souvent de place. Waldenburg a aussi insisté sur son évolution analogue à celle de l'érysipèle migrateur : Friedreich pense que la pneumonie migratrice augmente quand il y a des épidémies d'érysipèle. Aussi a-t-on soutenu que cette pneumonie était une forme d'érysipèle interne. Elle se distinguerait de la pneumonie non érysipélateuse par l'augmentation du volume de la rate.

On désigne sous le nom de *pneumonie à récidive* la forme dans laquelle, alors que la fièvre et les signes locaux ont disparu, apparaissent de nouveau, après quelques jours, un frisson, de la fièvre, et des signes d'inflammation locale. Ceux-ci peuvent se développer au niveau des points primitivement atteints ou à de nouvelles places.

La *pneumonie intermittente* est produite par l'intoxication de la malaria, et apparaît dans les régions marécageuses et dans les pays à fièvre. D'après Frison, elle serait plus fréquente au printemps, en automne et au moment des changements brusques de température. Ordinairement les malades ont déjà présenté plusieurs accès de fièvre quotidienne ou tierce. Brusquement apparaissent le frisson, la fièvre, le point de côté, la dyspnée, la toux et les râles crépitants, qui après quelques heures disparaissent de nouveau Ces accès reviennent à certaines heures et donnent lieu à des signes d'infiltration. C'est particulièrement le lobe inférieur gauche qui est atteint ; cependant Weinlechner a décrit une observation dans laquelle, à chaque nouvelle attaque, c'était un nouveau point qui présentait les signes d'infiltration. La maladie est le plus souvent enrayée par la quinine ; autrement la mort est presque fatale soit par asphyxie, soit par pleurésie ou péricardite, ou par complication cérébrale.

La *pneumonie apyrétique*, c'est-à-dire qui évolue sans fièvre, est extraordinairement rare. Wunderlich, et récemment Koranyi et Mazzetti, en ont donné des exemples. Il y a quelque temps trois malades de la clinique de Zurich présentèrent des pneumonies fibrineuses, qui évoluèrent sans fièvre Outre les symptômes locaux, l'expectoration rouillée, il y avait des pneumocoques. Les malades étaient dans les salles depuis plusieurs mois. Il n'y avait pas d'autres malades atteints de pneumonie à la clinique.

La *connaissance du terrain sur lequel évolue* la maladie est aussi importante ; je veux parler de la pneumonie fibrineuse des enfants, des vieillards, des alcooliques, et des pneumonies fibrineuses secondaires.

Dans la *pneumonie des enfants*, la plupart du temps le frisson initial fait défaut. Il y a de l'apathie, de la somnolence, des vomissements répétés, ou une attaque épileptiforme (éclamptique). Pendant la période fébrile les symptômes cérébraux sont très marqués, délire, convulsions générales et contractures dans les membres. Souvent la crise fait défaut, et la lysis est plus fréquente que chez les adultes. Les récidives semblent être plus nombreuses chez les enfants (observation de Henoch, de Ziemssen, de Fisma et de Tordeus). Warnatz trouva dans 49 cas que le lobe inférieur gauche était atteint. Comme les enfants n'expectorent pas, mais avalent leurs crachats, le diagnostic est rendu plus difficile.

La *pneumonie des vieillards* s'établit assez souvent d'une façon insidieuse, et, comme les symptômes subjectifs peuvent être très peu marqués, des médecins peu expérimentés croient que leurs malades ont des symptômes de collapsus, alors que l'autopsie démontre l'existence d'une pneumonie. On a cru que dans la pneumonie des vieillards la fièvre manquait souvent. Ce n'est pas juste, et cela n'est vrai que quand on ne prend que les températures axillaires. Bergeron avait déjà montré que chez les vieillards il existait assez souvent une différence de 2 et 3 degrés entre la température axillaire et la température rectale, et que cette dernière seule était à considérer.

En outre la pneumonie des vieillards présente un caractère adynamique ou asthénique, ce que Leichtenstern a très justement appelé pneumonie asthénique individuelle. Les malades tombent rapidement, présentent également des signes de faiblesse cardiaque et meurent étonnamment vite, quelquefois subitement. Comme chez les enfants, l'expectoration peut aussi faire défaut chez les vieillards. Les lésions anatomiques vont excessivement lentement, et l'hépatisation arrive avec une extrême lenteur.

La *pneumonie des alcooliques* évolue avec une grande facilité sur ces organismes imprégnés par l'alcool. Elle siège souvent au sommet, et la résolution est lente. Au moment de la fièvre éclate le delirium tremens. Aussi chez les malades qui délirent et qui ont de la fièvre, doit-on pratiquer une auscultation sérieuse. La pneumonie des alcooliques est, comme celle des vieillards, particulièrement grave par suite de son caractère asthénique individuel. Il n'est pas rare non plus de voir le malade tomber brusquement dans un collapsus mortel.

Dans les *pneumonies fibrineuses secondaires*, la maladie évolue aussi insidieusement. Elle a également un caractère asthénique parce que l'organisme est déjà affaibli par la maladie antérieure.

Indépendamment du terrain la pneumonie fibrineuse aiguë peut encore présenter une gravité particulière quand elle revêt une forme infectieuse dans laquelle les forces se perdent rapidement. Ces formes présentent un caractère épidémique ; on leur a donné différents noms, *pneumonies asthéniques primitives* (Leichtenstern) ou *pneumonies typhoïdes*, *putrides*, *malignes* ou *bilieuses*.

La maladie commence souvent par des prodromes qui durent plusieurs jours ; le frisson peut manquer. La fièvre est habituellement très élevée, tantôt il y a du délire et de l'excitation, tantôt de l'apathie ou de l'état typhoïde. On voit que le malade est gravement atteint, et que les forces se perdent rapidement. Les symptômes locaux mettent du temps à apparaître, et siègent souvent au sommet ou dans les deux poumons. L'expectoration peut faire complètement défaut, ou bien elle est hémorrhagique. Ordinairement il y a augmentation de volume de la rate et du foie. Presque toujours on observe de l'albuminurie, très abondante quelquefois. Très souvent la peau et les muqueuses portent des signes d'ictère, d'où le nom de pneumonie bilieuse donnée par quelques auteurs. La maladie est ordinairement épidémique, frappe les individus placés dans de mauvaises conditions hygiéniques, se termine fréquemment par des abcès ou de la gangrène pulmonaire, et se complique souvent de péricardite, de méningite, de médiastinite, de gastro-entérite, etc. : la mort est une terminaison fréquente. Elle s'observe plutôt en été et en automne qu'au printemps.

Quelquefois la pneumonie fibrineuse aiguë s'accompagne de *complications importantes*.

De toutes les complications de la pneumonie fibrineuse, les plus fréquentes sont la *bronchite* et la *pleurésie*. La bronchite fibrineuse des petites bronches et la pleurésie sèche sont à peine des complications ; il n'en est pas de même de la bronchite des grosses bronches, de la pleurésie avec épanchement, et de la pleurésie purulente qui sont des complications graves. D'ailleurs l'empyème n'apparaît que rarement dans le cours de la pneumonie fibrineuse. Graves, Grisolle et Talma ont décrit quelques observations, plus ou moins douteuses, de pneumothorax sans gangrène ou sans abcès dans les poumons.

La *péricardite* s'observe surtout dans la pneumonie gauche ou dans la pneumonie double, par propagation de l'inflammation du prolongement lingual du poumon gauche. L'exsudat péricardique ou pleural contient de pneumocoques nombreux.

L'*endocardite* est plus rare. Naturellement on ne prendra pas pour un endocardite le souffle fébrile cardiaque ; il faut qu'il soit accompagné de signes de dilatation et d'hypertrophie du cœur, pour assurer le diagnostic

Kühn a vu dans un cas de pneumonie infectieuse des complications dan le *médiastin*.

L'*ictère* est excessivement fréquent dans le cours de la pneumonie fibrineuse, mais les auteurs ne lui accordent pas tous la même importance ; le uns croient que la *pneumonie bilieuse* est très grave, tandis que d'autre pensent le contraire : d'après nous, l'apparition de l'ictère a une signification tantôt favorable, tantôt fâcheuse.

Dans bien des cas, l'ictère apparaît à la suite de troubles dans les mouvements respiratoires, car comme les mouvements du diaphragme favorisent l'écoulement de la bile hors de la vésicule, lorsque ces mouvement sont entravés il se fait un engorgement de bile. C'est ce qui arrive principalement dans la pneumonie droite, surtout quand il existe en même temps un pleurésie diaphragmatique qui donne lieu à de la périhépatite. Quelquefoi l'ictère est dû à des troubles circulatoires du côté de la veine cave ou de veines hépatiques occasionnés par l'infiltration du poumon. Comme le voies biliaires et les veines hépatiques ont dans leur trajet des rapport communs, les engorgements des unes retentissent facilement sur les autres Quelquefois l'ictère est simplement consécutif à un catarrhe gastro-duodénal. Il y a alors en même temps décoloration des matières fécales. En somm l'ictère, comme l'a bien montré Leyden, est une complication importante car ce n'est pas seulement la matière colorante de la bile qui passe dans l sang, mais aussi les acides biliaires qui sont un poison dangereux pour l cœur ; et dans la pneumonie c'est justement l'insuffisance cardiaque qui es déjà à craindre. Il y a encore un dernier groupe d'ictère produit par l matière colorante du sang, c'est l'*ictère hématogène*.

Si la matière colorante de la bile va en grande quantité dans les crachats l'expectoration prend alors un aspect verdâtre, et par l'adjonction d'acide nitrique on obtient la réaction caractéristique de Gmelin.

Les signes de catarrhe gastro-intestinal appartiennent aux complication du début. On l'observe particulièrement dans la pneumonie asthénique Quelquefois, comme je l'ai vu chez un homme vigoureux de 20 ans, c catarrhe ouvre la scène et remplace le frisson (vomissements et diarrhée) il est très rare chez l'adulte, et fréquent chez l'enfant.

L'albuminurie légère provient de la fièvre et n'a pas d'importance Warfwinge trouva de l'albuminurie chez 47 pour cent de ses malades (244) Quand l'urine contient beaucoup d'albumine et de nombreux cylindres, on doit penser à une affection plus grave des reins, ordinairement à une néphrite diffuse aiguë. Les signes de néphrite cessent rapidement, en même temps que la fièvre et les signes locaux pulmonaires. Une urine qui contient encore un jour de l'albumine, des cylindres et des globules rouges en grand nombre, ne contient souvent plus rien le lendemain. Ordinairement ces troubles disparaissent du 5e au 7e jour. Ce n'est qu'exceptionnellement qu'il y a de l'œdème de la peau. La transformation en forme chronique de mal de Bright n'est pas certaine. Quelquefois on trouve de l'hématurie : Giovanni a décrit récemment trois cas de pneumonies du sommet avec complications graves rénales.

Koch, Nauwerck, Dreschfeld et Maguire trouvèrent des pneumocoques dans les tubes rénaux chez des malades atteints de pneumonie.

Les *troubles nerveux* sont fréquents dans la pneumonie fibrineuse, et dépendent tantôt des individus (enfants, vieillards, alcooliques), tantôt du degré de la fièvre ou de l'intensité de l'infection. Qu'on n'oublie pas chez les buveurs le danger de l'apparition d'un delirium tremens, ce qui aggrave le pronostic. Nous devons insister ici sur la possibilité, dans la pneumonie fibrineuse, de la méningite suppurée. Immermann et Heller ont décrit des cas dans lesquels s'ajoutait à la pneumonie une méningite suppurée. Il est rare que les signes de méningite apparaissent en même temps que les premiers symptômes de la pneumonie ; ils surviennent généralement du troisième au huitième jour, dans un cas même dans la quatrième semaine. Ces observations (de la policlinique de Erlangen) ont été faites à une époque où régnait la méningite cérébro-spinale épidémique. Dans la pneumonie asthénique la complication de méningite a été souvent observée ; Laveran pense qu'il s'agit surtout de pneumonie du sommet. Willich et Naef ont aussi publié une observation dans laquelle les symptômes de méningite avaient précédé la pneumonie. Nauwerck a fait connaître un cas de pneumonie compliquée de méningite, et a prétendu qu'il s'agissait là de processus emboliques qui étaient dus à l'infiltration purulente des poumons, à des thromboses des veines pulmonaires, à la formation de végétations dans le cœur, ou à des endocardites ulcéreuses. Il est bien plus vraisemblable que la méningite dépend du transport de pneumocoques, et qu'elle est ainsi de nature métastatique ; Eberth a trouvé des schizomycètes dans l'exsudat purulent des méninges. D'ailleurs Klebs a déjà auparavant trouvé des schizomycètes dans le liquide des ventricules cérébraux chez des individus morts de pneumonie. Dreschfeld, Popoff, et Senger ont récemment découvert des pneumocoques dans l'exsudat des méninges, des plèvres et du péricarde.

Comme les signes de méningite ne sont pas toujours très marqués, ils peuvent passer inaperçus ; le malade meurt dans un profond coma ou dans un délire furieux.

Inversement, quelquefois apparaissent des symptômes cérébraux sans qu'il y ait de lésions saisissables sur les méninges. Il y a quelque temps je soignais un jeune homme de 17 ans qui au milieu de la nuit fut pris d'un frisson ; le lendemain matin fièvre élevée et coma profond : mort après 36 heures. A l'autopsie il n'y avait que de l'hyperhémie des méninges. Le lobe inférieur du poumon droit était hépatisé ; à part cela rien d'anormal.

Steiner prétend que chez les enfants il existe quelquefois des symptômes méningés, quand, en même temps que la pneumonie, existe une otite interne.

Quelquefois apparaissent, dans le cours d'une pneumonie, des *signes d'hémiplégie.* Rostan, Charcot, Vulpian et Lépine ont décrit des cas semblables. Ordinairement, mais pas toujours (Kussmaul), il s'agit de vieillards, et vraisemblablement les troubles dépendent de lésions athéromateuses et de thromboses des artères cérébrales. Dans un cas de Prévost il y avait un point de ramollissement au niveau du pont de Varole. Naturellementla mort est la règle. Quelquefois cependant il semble qu'il s'agisse seulement de troubles vaso-moteurs et passagers. Kussmaul les a observés chez un jeune homme auquel il avait pratiqué le soir précédent une injection sous-cutanée de morphine ; le malade guérit complètement. Quelquefois on a vu des attaques épileptiformes.

M. Seydel trouva chez un enfant de 13 ans de l'*amblyopie* et de la *chromopsie.* Sichel fit la même observation sur des adultes, et les deux auteurs observèrent une hyperhémie veineuse de la rétine. Roque décrivit une dilatation unilatérale de la pupille du côté malade.

On a aussi décrit comme troubles nerveux, la respiration de Cheyne-Stokes.

Les *complications cutanées* sont plus rares. De même que dans les autres maladies infectieuses, on a observé l'érysipèle, les abcès multiples, la gangrène, le noma. Lépine observa également chez des vieillards une rougeur unilatérale et une augmentation de chaleur sur les extrémités, qu'il considéra comme des troubles vaso-moteurs et réflexes.

Dans une épidémie de pneumonie décrite par Massalongo des *inflammations articulaires* se présentèrent plusieurs fois. J'ai vu des *épistaxis abondantes*, aussi bien au début de la maladie qu'au moment de la crise.

Quelquefois se développent des *parotidites.*

Huss a déjà montré qu'à la période d'infiltration purulente, la *septicémie* et la *pyohémie* pouvaient venir par suite de la résorption du pus. Récemment Küssner et Litten en ont donné des exemples.

La statistique suivante, relative à la fréquence des complications dans la pneumonie, a été dressée par Chvostek :

Sur 220 cas de pneumonie fibrineuse aiguë (parmi lesquels 197 soldats), de 1860 à 1865 :

Méningite	4	cas	=	2 0/0.
Thrombose des sinus	1	—	=	0.5 0/0.
Péricardite.	11	—	=	5 0/0.
Endocardite	2	—	=	1 0/0.

Chez les soldats :

Délire.	44	fois	=	22.3 0/0.
Pleurésie avec épanchement	31	—	=	15.7 0/0.
Ictère.	42	—	=	21.3 0/0.
Épistaxis	6	—	=	3.0 0/0.
Hématurie.	3	—	=	1.6 0/0.

La pneumonie fibrineuse se termine en général par la *guérison.* Si la mort survient, elle est due à l'épuisement, à l'insuffisance de la force cardiaque, à l'œdème pulmonaire, ou aux complications dont nous avons parlé. S'il se forme de l'œdème pulmonaire, la peau se cyanose, elle est froide et couverte d'une sueur visqueuse; le pouls est petit; les pupilles rétrécies. On trouve, à l'auscultation des poumons, des râles crépitants, l'expectoration est abondante, spumeuse, liquide et souvent très colorée en rouge noir; elle ressemble à du *jus de pruneaux*.

Parmi les *maladies consécutives à la pneumonie fibrineuse* il faut citer l'abcès du poumon, la gangrène pulmonaire, la rétraction et la tuberculose pulmonaire.

Quelquefois il reste, comme dans d'autres affections infectieuses, des paralysies. Leyden observa dans un cas les signes d'une paralysie infantile essentielle: Sinkler, dans un autre, une paralysie réflexe. Quelquefois aussi surviennent des vésanies.

IV. Diagnostic. — L'expectoration joue un rôle capital dans le diagnostic de la pneumonie fibrineuse. L'*expectoration rouillée* ne se rencontre guère que dans la pneumonie fibrineuse. Dans la pneumonie centrale c'est le seul symptôme local qui permette de faire le diagnostic.

Naturellement on ne doit pas conclure à la non existence d'une pneumonie fibrineuse parce que l'expectoration rouillée fait défaut. Dans la pneumonie accompagnée d'un fort ictère, on a une *expectoration verte*. En présence d'une semblable expectoration il est plus facile de se tromper que lorsqu'elle est rouillée. Nothnagel et Traube ont montré qu'on trouve l'expectoration verte dans la pneumonie fibrineuse non compliquée d'ictère, quand la maladie est non pas critique, mais lytique ou à l'état de caséification. Traube l'a aussi remarquée dans la transformation d'une pneumonie fibrineuse en abcès du poumon. Elliot et Janssen la trouvèrent dans le sarcome des poumons, et Rosenbach observe une expectoration verte due à des *bactéries-pigment* (?). A propos de l'expectoration verte, voir plus haut l'article, Asthme bronchique.

L'étude de l'expectoration dans la pneumonie fibrineuse a encore une autre importance. L'apparition d'une expectoration *couleur safran* indique la résolution commençante, tandis que l'expectoration très liquide, plus mousseuse, rouge noir, *jus de pruneaux* doit faire penser à l'œdème pulmonaire.

L'expectoration *couleur safran* ne doit pas être confondue avec l'expectoration jaune d'œuf dont la couleur jaune est produite par des bactéries-pigment, et qui siège dans les couches supérieures spumeuses. On la trouve aussi en été, alors que les salles des malades sont remplies de champignons qui envahissent les crachoirs et colorent leur contenu (Löwer et Traube).

Rühle a cherché à faire de l'existence des pneumocoques dans l'expectoration un point de diagnostic; cela paraît inadmissible parce qu'il y a des schizomycètes, ayant des propriétés morphologiques analogues, dans l'expectoration de malades non atteints de pneumonie; et, d'après Fränkel, on en trouve dans la salive.

Si l'expectoration fait défaut, comme chez les enfants, les vieillards, les alcooliques, le diagnostic d'une pneumonie centrale peut être impossible, ou bien ne repose que sur la courbe thermique. Mais, même dans la pneumonie périphérique, il n'y a pas un signe aussi caractéristique de la pneumonie fibrineuse que l'expectoration rouillée. Les râles crépitants se rencontrent dans l'œdème pulmonaire et l'infarctus hémorrhagique ; la matité, la respiration bronchique, les râles sonores, l'augmentation du frémissement vocal, la bronchophonie existent aussi quand les alvéoles pulmonaires sont remplis de matières caséeuses ou autres. Ce n'est donc que le début et la marche de la maladie qui peuvent alors assurer le diagnostic de pneumonie fibrineuse.

On ne doit pas se contenter d'ausculter en avant et en arrière, il faut encore ausculter sur les côtés et sur toutes les parties du thorax.

Quant au diagnostic local du processus inflammatoire, on se souvient qu'en avant tous les changements à gauche appartiennent au lobe supérieur droit du poumon gauche, tandis qu'à droite le lobe supérieur du poumon est situé au-dessus de la quatrième côte droite, le lobe moyen au-dessous de cette côte, et que le lobe inférieur n'arrive pas jusqu'en avant. Sur les côtés du thorax la quatrième côte forme à gauche les limites entre les lobes supérieur et inférieur. Il en est de même sur le côté droit du thorax ; cependant il y a encore entre la sixième et la septième côte une partie du lobe inférieur. En arrière des deux côtés, les limites des lobes supérieur et inférieur sont données par la troisième vertèbre dorsale.

Quelquefois la pneumonie est confondue avec une *pleurésie avec épanchement ;* car matité, respiration bronchique, râles sonores, égophonie et signe de Bacelli se trouvent aussi dans cette dernière maladie. Mais dans la pleurésie aiguë il n'y a pas de début brusque, et la marche ne présente pas le type aigu ; avant tout le frémissement vocal est affaibli dans la pleurésie, augmenté dans la pneumonie ; dans la pleurésie la limite supérieure de la matité est horizontale ou légèrement ondulée, plus régulière ; elle est plus élevée ordinairement près de la colonne vertébrale qu'en avant. La matité augmente de haut en bas, parce que dans les parties inférieures du thorax siègent les couches liquides les plus épaisses. Il est rare que dans la pleurésie la matité n'existe que dans les parties supérieures du thorax et laisse libres les inférieures. Les signes de compression des organes voisins, la diminution à gauche de l'espace semi-lunaire parlent en faveur de la pleurésie ; dans la pleurésie simple il n'y a pas d'expectoration rouillée. Dans les cas très difficiles il reste encore la ponction exploratrice.

La ponction exploratrice est particulièrement importante pour le diagnostic différentiel entre la pleurésie avec épanchement et la pneumonie massive ; car dans cette dernière affection, lorsque les grosses bronches sont aussi remplies de masses fibrineuses, il y a comme dans la pleurésie, disparition du frémissement vocal et affaiblissement de la bronchophonie. Lépine a pour ce motif proposé le nom de pneumonie pseudo-pleurétique à la place du nom de pneumonie massive. Le diagnostic est plus assuré même sans ponction, lorsque de plus grosses masses bronchiques sont expectorées et ue le frémissement vocal et la bronchophonie reprennent leur intensité.

Quelquefois la pneumonie fibrineuse aiguë peut-être confondue avec une éningite ou une fièvre *typhoïde*, selon que tel symptôme cérébral ou bdominal prédomine. Il faudra dans ces cas pratiquer avec soin l'auscultion des organes respiratoires. L'herpès parlera contre la fièvre typhoïde, s taches rosées en sa faveur. La présence de bacilles typhiques dans les elles, dans le sang des taches rosées ou de la rate, rendra certain le dianostic de fièvre typhoïde, tandis que la présence de bacilles tuberculeux ans le sang ou dans la rate parlera en faveur d'une méningite tuberıleuse.

Naturellement il ne faudra pas se contenter d'avoir fait le diagnostic de neumonie fibrineuse ; il faudra ensuite en étudier les causes, le terrain sur quel elle évolue, études d'où dépendra le traitement rationnel.

V. Pronostic. — Le pronostic d'une pneumonie fibrineuse aiguë est favoble quand elle survient chez un individu jeune, fort, et non adonné à l'alolisme. Chez les enfants, chez les vieillards et les alcooliques, le pronosc est très variable, parce que l'organisme est peu résistant et que le cœur eut être insuffisant. Toutes les pneumonies secondaires sont généralement un pronostic défavorable.

Le pronostic dépend aussi de l'*intensité de l'infection*.

L'élévation *de la température* du corps n'a pas d'influence sur le proostic, pourvu qu'elle ne dépasse pas 40°, comme l'a montré Warfwinge.

Quelquefois le pronostic est aggravé par la *localisation de l'inflammaon pulmonaire*. Une pneumonie unilatérale évolue plus favorablement u'une pneumonie double. Les pneumonies du sommet sont graves, parce u'elles donnent souvent lieu à des manifestations asthéniqnes et à d'autres omplications, et sont souvent le point de départ d'abcès, de gangrène et de berculose.

Les *complications* aggravent aussi le pronostic. Warfwinge de 1867 à 878, à l'hôpital de Stockholm, arriva sur 546 pneumoniques à une mortaté de 6,2 0/0 ; quand les malades étaient alcooliques, la mortalité était de 9,6 0/0; de 31,18 0/0 lorsqu'il existait en même temps que la pneumonie ne entérite aiguë ; et de 20 0/0 chez les albuminuriques. Ainsi toutes les omplications n'ont pas la même importance. Les symptômes du côté des éninges sont les plus graves.

Enfin le pronostic est encore plus grave, lorsque les malades présentaient ntérieurement des *maladies pulmonaires*, emphysème, tuberculose, ou es affections cardiaques. La mort par étouffement ou par insuffisance cariaque est alors à craindre.

La *grossesse* est une complication. Chez les femmes enceintes la pneuonie fibrineuse n'est pas rare ; elle est préjudiciable à la mère et au fœtus. ur 26 cas rassemblées par Chatelain, il y eut dix fois avortement et 9 fois ccouchement prématuré : 10 mères moururent. Plus la grossesse est vancée, plus les accouchements prématurés et les terminaisons fatales sont craindre. Les accouchements prématurés ne produisent aucun bon résultat, comme l'a montré Gusserow. C'est aussi l'avis d'autres accoucheur allemands, tels que Wernich, Fasbinder, Fassbender, Martin, Wegscheide Fischel.

La moyenne de la mortalité dans la pneumonie fibrineuse est variabl Fräntzel prétend que sur 100 pneumonies chez des soldats il n'a pas eu u décès. Winger, à l'hôpital de Christiania, de 1845 à 1875, a eu une mortali de 16,8 0/0. Bary, à l'hôpital Marie-Madeleine de Saint-Pétersbourg, su 3,272 pneumonies a perdu 684 malades (21 0/0). A la clinique de Zurich, d 1874 à 1883, il y a eu 873 cas de pneumonies fibrineuses et 173 décès, 19 0/(

VI. Traitement. — La prophylaxie est importante. Il faut, lorsque la pneu monie est endémique, vivre dans une demeure saine, et prendre une nou riture fortifiante.

Une pneumonie fibrineuse primitive a ordinairement une évolution cycl que si favorable chez les individus forts, non alcooliques, que toute théra peutique est inutile. Le malade sera placé dans une chambre tranquill qu'on aérera plusieurs fois par jour. La température de la chambre ser égale et ne dépassera pas 15°. On fera des vaporisations d'eau dans la pièc la nourriture sera liquide, du lait, du bouillon, un œuf frais et du vin, de l limonade citrique ou chlorhydrique, sulfurique, nitrique, phosphorique.

Tout autre est le traitement quand apparaissent des signes d'asthénie, o qu'on craint certaines complications, chez les vieillards, les enfants, le buveurs, les femmes enceintes, etc., ou bien quand il s'agit d'une pneumo nie secondaire. On ne s'occupera pas alors des lésions locales, mais on s rappellera que la pneumonie fibrineuse est une infection générale, dans l cours de laquelle le grand danger vient du côté du cœur. Il faut donc veille à la conservation de la force du cœur; on donnera avant tout de *fortes dose d'alcool*, surtout chez les alcooliques, pour éviter le delirium tremens.

On prescrira surtout les vins riches en alcool, Sherry, Porto, Marsala Madère, vins du Rhin, Champagne, le cognac, les teintures aromatiques, etc

Dans les cas d'asthénie, on donnera de l'alcool et on cherchera à abaisse la température du corps à l'aide d'injections sous-cutanées d'antipyrin pour 50 gr. d'eau tiède.

On donnera, si on n'a obtenu aucun résultat, un lavement avec 2 gr. d'an tipyrine.

On pourra aussi prescrire de la kaïrine et de la thalline. On donner 0 gr. 50 centigr. de kaïrine toutes les heures jusqu'à ce que la températur soit descendue au-dessous de 38°.

Le *chlorhydrate de quinine* sera prescrit à la dose de 0,50 centig toutes les 15 minutes jusqu'à 2 ou 4 gr. Souvent il amène des vomissemen qui cessent bientôt. On peut employer les injections sous-cutanées :

Chlorhydrate de quinine.	ââ 5 gr.
Glycérine..	
Eau distillée.	

Une injection.

Ou bien on prescrira un lavement de quinine (2 gr.).

L'acide *salicylique* et le *salicylate de soude* à fortes doses (5 à 10 gr.) onnent de bons résultats pour abaisser la température, et favorisent l'apparition de la crise, mais doivent être ordonnés avec prudence à cause du ollapsus dans lequel ils risquent de plonger les malades. En somme les statistiques montrent que cette thérapeutique ne donne pas de bons résultats 6 0/0 de décès).

L'emploi du benzoate de soude (de 5 à 10 gr.), est encore moins sûr.

Les vieux médecins donnent encore pour abaisser la température et diminuer la fréquence du pouls, le *tartre stibié*.

Tartre stibié.	0.10 centigr.
Décoction de racines de guimauve. . . .	180 gr.
Sirop simple	20 gr.

Toutes les 2 heures une cuillerée à soupe.

La *vératrine* :

Vératrine.	0.03 centigr.
Opium brut.	0.10 centigr.
Gomme arabique.	q. s. pour pil. n° 10.

Toutes les heures une pilule jusqu'à ce qu'on observe des constrictions u côté du cou, ou des vomissements, signes d'intoxication.

La *digitale* :

Feuilles de digitale.	5 gr.
Eau.	200 gr.

Faire infuser.

Toutes les 2 heures une cuillerée à soupe.

Tous ces médicaments ont le tort de diminuer la force du cœur et d'amener le collapsus, ce qu'il faut justement éviter dans la pneumonie fibrineuse.

Il en est de même de la *saignée* qui était jusqu'à ces dernières années le traitement obligé de toute pneumonie.

L'action antifébrile de *l'antipyrine* est suffisante pour ramener à la normale la température élevée du corps, et elle dispense ordinairement des bains froids et frais, dans la pneumonie. Mais, déjà avant la découverte de antipyrine, le traitement de la pneumonie par l'eau froide n'avait pas beaucoup de partisans.

Nous employons, dans le traitement de la pneumonie, les bains non pour iminuer la fièvre, mais pour stimuler l'organisme. Nous donnons matin et oir un bain de 10 minutes, à 28° Réaumur.

Si l'alcool et la chute de la température n'ont pas fait disparaître les ymptômes d'asthénie, on ordonnera des *excitants*.

Contre la toux on prescrira des *narcotiques légers*.

Eau de laurier-cerise.	10 gr.
Chlorhydr. de morphine.	0 10 cent.

10 gouttes contre les quintes de toux.

S'il existe des râles nombreux et des signes de catarrhe bronchique déve loppé, on donnera des *expectorants*.

La *douleur de côté* sera calmée par des ventouses sèches, de la glace, de cataplasmes chauds, des ventouses scarifiées, ou une injection de mor phine.

Chlorhydrate de morphine.	0,30 cent.
Glycérine pure.	āā 5 gr.
Eau distillée.	

1/4 de seringue.

Contre l'insomnie on prescrira aussi des narcotiques, sans oublier cepen dant qu'il faut en user avec grande prudence, ceux-ci pouvant donner lie à du collapsus et à de la suffocation.

Il existe encore d'autres traitements de la pneumonie fibrineuse :

a. Schwarz prescrit l'*iodure de potassium* ; Riehl en aurait aussi obten de bons résultats.

b. On a conseillé les préparations mercurielles, le calomel intérieurement extérieurement les frictions, comme antiphlogistiques.

c. Quand il y a de vives douleurs, et de la cyanose, on a conseillé les inha lations d'éther ou de chloroforme (2 à 6 fois par jour jusqu'au sommeil).

9. — Inflammation pulmonaire aiguë interstitielle. Pneumonie interstitiell aiguë.

I. **Anatomie pathologique.** — L'inflammation pulmonaire aiguë interst tielle n'a guère qu'un intérêt anatomique. Elle est rare, et son diagnosti pendant la vie est impossible. Le tissu conjonctif interlobulaire est remp de pus, les lobules et même les infundibula sont séparés les uns des autres tout le poumon ressemble à une préparation corrodée. Tantôt la lésion e minime, tantôt elle envahit une grande partie d'un poumon. Le point de dé part siège soit à la superficie du poumon, soit au hile, suivant le tissu pér bronchique pour arriver jusqu'au tissu interlobulaire d'où le nom d *pneumonie disséquante*.

II. **Étiologie.** — Les causes de la pneumonie disséquante sont les su vantes :

a. *L'inflammation fibrineuse et catarrhale des poumons*, lorsque tissu conjonctif interstitiel est fortement irrité sympathiquement.

b. Les *embolies infectieuses des poumons*.

c. Les *pleurésies purulentes*. Pour Rindfleisch, ce seraient les lympha tiques des poumons qui propageraient l'inflammation.

d. D'après Hertina et Prevost, le *traumatisme* et le *refroidissemen* surtout chez les personnes affaiblies.

III. **Symptômes.** — Les symptômes sont cachés par la maladie principal ou bien on est en présence d'un *état typhique*. Les malades crachent du pus, du muco-pus ou du sang, on entend des frottements dus à la pleurésie, et on trouve les signes physiques d'une infiltration pulmonaire, de la matité qui fait plus tard place à des signes de cavernes. Il est impossible de faire le diagnostic différentiel avec l'abcès des poumons.

10. — Inflammation pulmonaire chronique interstitielle, et atrophie des poumons. Pneumonie interstitielle chronique, et cirrhose pulmonaire.

I. Étiologie. — L'inflammation pulmonaire chronique interstitielle est ordinairement consécutive à une bronchite chronique et à une pleurésie ; cependant il faut aussi signaler la pneumonie fibreuse et catarrhale, l'abcès du poumon, la gangrène pulmonaire, la pneumokoniose, la tuberculose, la tuberculose miliaire, les néoplasmes et les échinocoques des poumons. A propos de la syphilis nous en reparlerons.

On voit donc que l'inflammation chronique interstitielle des poumons est ordinairement de nature secondaire.

La pneumonie interstitielle primitive est rare et n'a été observée que chez les vieillards. Pour bien des auteurs (Heschl, Laveran, Andosheewsky) la malaria aurait une certaine influence. Pour d'autres auteurs ce serait une rétraction de tissu conjonctif analogue à celle qui frappe les reins, le foie, le cœur chez certains vieillards. D'ailleurs, bien des auteurs nient l'existence d'une inflammation pulmonaire interstitielle primitive.

On trouve de l'inflammation pulmonaire interstitielle chronique à tous les âges de la vie. Chez les enfants la rougeole et la coqueluche en sont la cause.

Elle survient quelquefois très rapidement après la rougeole, quelques semaines à peine.

II. Anatomie pathologique. — La pneumonie interstitielle chronique est *par foyer*, ou *diffuse*. Dans le premier cas on a des cicatrices, des noyaux conjonctifs, souvent très durs et fermes, cartilagineux, criant sous le couteau. Le tissu est tantôt blanchâtre, ou rougeâtre dans les cas récents, tantôt gris ou brunâtre, noir, ou noir bleu, quand il contient du pigment noir, provenant, d'après Rindfleisch, de l'extravasation du sang.

Dans la pneumonie interstitielle diffuse la lésion s'étend dans le tissu conjonctif interstitiel, qui se présente alors sous l'aspect de traînées grises ou noirâtres entre les lobules pulmonaires. Les alvéoles pulmonaires sont en partie détruits et remplacés par du tissu conjonctif sans air. Si ce tissu conjonctif s'atrophie, le poumon présente à sa périphérie des dépressions et des saillies analogues à celles que l'on observe dans la cirrhose du foie ou des reins, d'où le nom de cirrhose pulmonaire.

Plus l'atrophie du nouveau tissu conjonctif augmente, plus le poumon diminue de volume. Souvent des pneumonies interstitielles chroniques p foyer ou diffuses se confondent les unes avec les autres.

Comme c'est une affection ordinairement secondaire, il existe en mên temps d'autres lésions dans les organes respiratoires. Très souvent trouve les plèvres plus ou moins épaissies, même dans la cirrhose pulm naire primitive. Dans d'autres cas on observe que dans les bronches la m queuse est enflammée chroniquement; que les bronches même sont parfo dilatées par place ; il y a de la bronchectasie secondaire due soit au tis cicatriciel, soit à l'arrivée inégale de l'air lorsqu'une partie du tissu pulm naire est fermée. Dans les abcès des poumons, la gangrène pulmonair les dégénérescences caséeuses, les cavernes tuberculeuses, les néoplasm et les échinocoques, il y a une enveloppe conjonctive épaissie qui sépa la partie malade du tissu sain. Dans les cas de pneumokoniose, les poumon sont remplis d'une poussière pigmentaire (charbon, fer, etc.).

Au *microscope* on voit toujours que le tissu conjonctif interlobulai des poumons a augmenté et que les espaces alvéolaires ont disparu, o paraissent diminués ; cependant les recherches récentes ont montré qu les lésions pouvaient avoir un point de départ différent : nous devons insister ici.

La transformation d'une pneumonie fibrineuse en inflammation interst tielle chronique a été contestée à tort par Buhl ; aujourd'hui il est démont que cette transformation n'est pas du tout rare. Marchand, dans des reche ches récentes, fait jouer le principal rôle au tissu conjonctif de nouvel formation dans les cavités alvéolaires, tandis que la production de tissu co jonctif interstitiel ne viendrait qu'en seconde ligne. Le tissu conjonctif intr alvéolaire nouveau se vasculariserait grâce à de nouveaux vaisseaux q viendraient des capillaires des parois alvéolaires. C'est aussi l'opinion Marchiafava qui a observé dans les fines bronchioles des productions de tiss conjonctif ayant l'apparence de polypes.

III. **Symptômes.** — La pneumonie interstitielle chronique peut ne traduire que par une diminution consécutive du volume des poumo (atrophie des poumons). Ce qui veut dire que le début de l'inflammati reste méconnu.

Les *signes de l'atrophie pulmonaire* peuvent être circonscrits ou un latéraux. Dans l'atrophie circonscrite, les signes les plus fréquents so ceux qu'on observe au début de la tuberculose dans la fosse sus et sous-cl viculaire, au sommet du poumon ; quand l'atrophie est unilatérale totale a surtout les signes qu'on observe à la suite d'une grande pleurésie.

A l'*inspection* on trouve le thorax déprimé au niveau des points atteint Si l'atrophie est totale, tout le côté du thorax ne présente plus le mên diamètre; on a une *rétraction thoracique.*

Le thorax paraît plus étroit, et les espaces intercostaux sont plus étroi que ceux du côté sain ; le mamelon est plus près de la ligne médiane ; grand pectoral est moins développé ; l'épaule est abaissée du côté malad En arrière, la colonne vertébrale forme ordinairement une convexité du cô

ain, et l'omoplate se détache, comme déjà Stokes l'avait justement remar-
ué, de la paroi du thorax par son extrémité inférieure.

Si on fait exécuter aux malades de profonds mouvements respiratoires, le
orax du côté malade reste immobile.

Les *pulsations* sont très fortes. S'il existe une atrophie du bord antéro-
édian gauche du poumon, les battements du cœur sont très manifestes,
ugmentés.

Si l'atrophie a porté surtout sur le diamètre vertical du poumon gauche,
pointe du cœur bat déjà dans le quatrième espace intercostal ou même
ncore plus haut. Il n'est pas rare que la pointe soit portée latéralement,
e telle sorte qu'on la voit battre au niveau de la partie moyenne de la ligne
xillaire, ce qui indique une diminution de volume du poumon gauche dans
on diamètre transversal. Dans le dernier cas on observe assez souvent une
oussure systolique dans le deuxième espace intercostal gauche, à laquelle
ajoute, au moment de la diastole, un choc faible, court et plus diffus. Il
ndique que l'artère pulmonaire est remplie au moment de la systole, et
u'au moment de la diastole les valvules de l'artère pulmonaire se déplient.
lais, comme Traube l'a démontré, si ces signes ne se manifestent pas juste
u niveau du bord gauche du sternum, là où se trouve normalement le com-
encement de l'artère pulmonaire, et s'ils en sont distants de 4 à 8 centi-
ètres, c'est qu'il existe aussi un déplacement de l'artère pulmonaire.

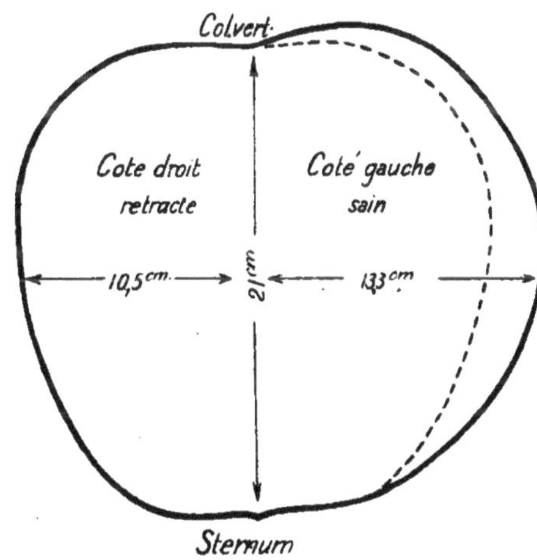

c. 115. — *Tracé cyrtométrique dans une rétraction thoracique droite, consécutive à une pleurésie à la hauteur du 5e espace intercostal. La ligne ponctuée gauche montre la différence.* 1/4 de grandeur naturelle. (Obs. personnelle.)

Dans l'atrophie totale du côté droit, le choc de la pointe du cœur n'est
as visible, parce que le poumon gauche emphysémateux vicariant recouvre
pointe du cœur. Quelquefois le cœur est si fortement déplacé dans la
avité thoracique, qu'on en voit les mouvements dans le quatrième espace
ntercostal droit, à droite du sternum.

Par la *palpation* on peut facilement confirmer les données fournies p l'inspection. On se rend compte sans peine de la diminution du volume muscles pectoraux, de la petitesse des espaces intercostaux, et de la fai part que prend la partie malade aux mouvements respiratoires.

Par la mensuration on obtient en centimètres le degré de la rétractio Dans l'atrophie, par exemple, de tout le côté droit dont nous avons rep senté le tracé cyrtométrique dans la figure 115, il y a une différence 2 centim. entre le côté droit et le gauche. Le tracé 115 montre bien la rétr tion thoracique. Les *recherches pneumatométriques* ne donnent pas résultats bien précis.

Les symptômes fournis par le *frémissement vocal* sont variés. Si, à suite d'une pneumonie interstitielle, il y a un grand nombre d'alvéoles q soient privés d'air, et que les grosses bronches qui y conduisent soient p méables, on observera une augmentation du frémissement vocal; il en sera même quand il existera des dilatations bronchiques ou d'autres signes ca taires. Naturellement il faut que dans ces cas les bronches ne soient pas ob truées par des sécrétions. Mais si les bronches sont rétrécies de par le p cessus interstitiel ou si elles sont oblitérées, le frémissement vocal pe être diminué ou aboli.

La palpation joue souvent un rôle important pour découvrir ces *chang ments du côté du cœur* dont nous avons parlé; car le doigt profond ment enfoncé dans les muscles intercostaux arrive souvent à sentir ce q avait échappé à l'œil. Ce que nous disons est surtout vrai pour ce choc dia tolique produit par les valvules semi-lunaires de l'artère pulmonaire, qu' sent, à l'aide de la palpation, comme un coup sec, claquant, alternant avec choc de la pointe.

Par la percussion on a de la matité, du déplacement des limites des po mons, et de l'immobilité des bords pulmonaires.

La *matité* existe dans les points malades. Si ces parties contiennent d cavités, on peut obtenir un son tympanique ou métallique, des sons cav taires et d'autres symptômes de cavernes. La percussion permet encore sentir de la résistance au doigt.

Si le poumon a diminué de hauteur, on trouve que le sommet du cô malade est plus bas que celui du côté sain. E. Seitz a montré avec rais que ce symptôme était très important pour reconnaître la tuberculose co mençante. Dans les cas où l'atrophie n'est pas seulement limitée au somm mais envahit tout le poumon, le bord inférieur remonte aussi. Il arrive alo qu'à droite la limite supérieure du foie est extraordinairement haute (norm lement la matité du foie commence sur la ligne axillaire entre la 6e et la côte), ou bien à gauche *l'espace semi-lunaire* de Traube atteint une énor hauteur (normalement la limite supérieure est au niveau de la pointe cœur, sous la sixième côte gauche). Comme il existe ordinairement d adhérences pleurales, il n'y a pas de troubles respiratoires du côté d bords des poumons, ou bien ils sont très peu accentués.

Dans l'atrophie pulmonaire gauche existe quelquefois, comme Traube montré, à gauche du bord du sternum, entre le deuxième et le quatrièn cartilage costal, une zone d'élévation de son, provenant de ce que le poumon droit est atteint d'emphysème vicariant et s'avance fortement à gauche par son bord antéro-médian.

N'oublions pas d'ajouter que cet emphysème vicariant est quelquefois une cause d'erreur, et fait croire que l'atrophie pulmonaire est beaucoup plus faible qu'elle ne l'est en réalité.

Les signes fournis par l'*auscultation* sont en raison directe des lésions anatomiques. Quand les bronches et les alvéoles sont oblitérés, on ne perçoit aucun bruit respiratoire. Si les bronches sont restées libres le murmure bronchique peut être perceptible. Si le tissu conjonctif forme des cavités, on a des râles sonores ou métalliques, une respiration métallique et de la bronchophonie métallique.

Jürgensen prétend avoir entendu des craquements dans l'atrophie pulmonaire. On ne les percevrait qu'à la fin de l'inspiration, ils ne seraient pas modifiés par la toux; ils tiendraient le milieu entre le râle crépitant et le frottement pleural; ils se passeraient vraisemblablement dans les bronches malades.

L'auscultation du cœur est importante; presque toujours le deuxième temps (*diastolique*) est renforcé *au niveau de l'artère pulmonaire.*

Ces malades atteints d'atrophie pulmonaire qui ont un champ respiratoire diminué et un tissu pulmonaire moins souple, devraient présenter de l'*insuffisance respiratoire* (respiration fréquente, besoin d'air et cyanose). A l'état de repos ces symptômes sont peu marqués, grâce à l'emphysème vicariant; ils deviennent intenses à la suite d'excitations physiques ou morales.

Mais l'atrophie pulmonaire *réagit* encore, comme il est naturel, *sur le cœur.* Car, lorsqu'une plus ou moins grande partie des capillaires pulmonaires ont été détruits, la pression du sang augmente dans le territoire de l'artère pulmonaire, c'est-à-dire que le muscle cardiaque droit se dilate et s'hypertrophie. Le renforcement du deuxième bruit (diastolique) de l'artère pulmonaire, est donc une preuve de l'excès de travail fourni par le cœur droit.

De plus, de graves conséquences peuvent survenir quand le muscle cardiaque refuse le travail qu'il doit accomplir; des *signes d'engorgement* graves apparaissent inévitablement. Nous n'y insisterons pas.

IV. Diagnostic. — La pneumonie interstitielle chronique reste méconnue, tant que la diminution du volume du poumon n'existe pas. On reconnaît facilement l'affection quand on trouve non pas un seul symptôme, mais un ensemble de symptômes. Seule la rétraction partielle ou totale du thorax est pathognomonique; car l'immobilité des bords des poumons, l'élévation du foie, le déplacement du cœur, etc., peuvent être produits par d'autres causes que l'atrophie pulmonaire, par la pleurésie, le météorisme par exemple, etc.

Les antécédents et les autres signes cliniques devront être recherchés avec soin.

V. Pronostic. — Le pronostic est variable. Plus la maladie est étendue, plus le pronostic est sérieux. Il est aussi aggravé par les insuffisances anté rieures des valvules du cœur et du muscle cardiaque. En outre, le pronosti dépend de la maladie primitive occasionnelle.

VI. Thérapeutique. — On ne peut pas faire disparaître les lésions du pr cessus inflammatoire chronique, et on doit se contenter d'une thérapeutiqu générale. Les malades éviteront toute excitation physique ou morale ; l nourriture sera fortifiante.

Dans bien des cas une gymnastique rationnelle des poumons rend servic On fait faire aux malades plusieurs fois par jour de fortes respirations, l bras correspondant au côté malade fortement élevé et tourné vers le côt sain. De cette façon le côté malade prend une plus grande part aux mouve ments respiratoires que si on faisait respirer le malade dans de l'air co densé et raréfié, dans lequel les deux poumons exécutent le même travail.

11. — Abcès des poumons.

I. Étiologie. — L'abcès du poumon conduit à la destruction du tissu pul monaire à la suite d'un processus purulent ordinairement aigu. La maladi est rare, et frappe surtout les *hommes d'un âge moyen*. Depuis que, grâc aux travaux récents de Traube et de Leyden, on a appris à faire le diagno tic d'une façon plus facile et plus sûre, le nombre des cas augmente.

Les causes des abcès du poumon sont :

a. La *pneumonie fibrineuse*, surtout chez les individus affaiblis o alcooliques, quand elle est très étendue, et qu'elle siège au lobe supérieu Un poumon emphysémateux et induré a aussi de la tendance à suppurer la suite d'une inflammation fibrineuse (Leyden).

b. De même l'*inflammation catarrhale des poumons* peut être la caus de la formation d'abcès pulmonaires.

c. L'*embolie* dans les artères du poumon. Les abcès emboliques des pou mons ne sont pas rares, surtout dans les maladies puerpérales et les affec tions pyohémiques.

d. Les *blessures des poumons*.

e. Les *corps étrangers dans les bronches*. Ceux-ci restent des moi dans une bronche avant que les premiers signes d'abcès pulmonaire s manifestent.

Ces abcès pulmonaires ont une marche aiguë. Cependant Traube e Leyden ont montré qu'il y avait aussi des abcès pulmonaires chroniques C'est un processus ulcératif du poumon qui de temps en temps prend u caractère aigu et présente des exacerbations.

II. Anatomie pathologique. — Dans l'abcès aigu du poumon on trouv une cavité remplie de pus. La grandeur de la cavité varie depuis le volu me d'un haricot jusqu'à celui d'une grosse pomme. Quelquefois tout un lob pulmonaire est transformé en une cavité abcédée. Dans une observation récente de Beattie il s'agissait d'un individu qui était mort à la suite d'une pneumonie fibrineuse ; presque tout le poumon droit était transformé en un abcès. La cavité est tantôt irrégulière, tantôt présente des anfractuosités et des diverticules. La paroi interne paraît inégale, déchiquetée, velue, et contient çà et là des couches de pus verdâtre, gris ou brunâtre. Presque toujours elle est entourée d'une enveloppe conjonctive, qui à la suite d'une pneumonie interstitielle existe tout autour du foyer purulent, et qui ne peut pas permettre la guérison complète, à cause de l'atrophie et de la formation de granulations qui s'y développent. De plus le contenu de la cavité possède une mauvaise odeur, qui souvent n'est que cadavérique. Il faut dans ces cas ne pas confondre ces lésions avec celles de la gangrène pulmonaire.

Le plus souvent l'abcès siège au sommet du poumon. Cependant les foyers peuvent exister ailleurs, surtout lorsque l'embolie en est la cause. Ces abcès emboliques siègent surtout à la périphérie des poumons.

III. Symptômes. — Dans l'abcès du poumon c'est principalement la *qualité de l'expectoration* qui est le symptôme important, car c'est elle seule qui permet de faire le diagnostic. L'expectoration est purulente et contient presque sans exception des débris microscopiques de parenchyme pulmonaire (Traube, Leyden).

La quantité de l'expectoration n'est pas insignifiante ; il n'est pas rare que par jour elle soit de 500 centim. cubes ; elle peut atteindre 1000 centim. cubes. L'expectoration présente ordinairement une odeur fade, aigrelette. Si l'expectoration cesse, l'odeur peut devenir putride ; mais elle s'amende, quand l'expectoration augmente de nouveau.

S'il n'y a pas d'expectoration, le pus prend facilement des propriétés putrides, et l'abcès pulmonaire se transforme en gangrène pulmonaire. Dans les cas typiques, l'expectoration ressemble tout à fait, comme aspect et comme consistance, à du pus d'abcès franc. Elle est homogène, verdâtre, opaque, elle a la consistance de la crème, et une réaction alcaline. Si on la laisse reposer un certain temps, il se forme deux couches, une inférieure granuleuse, sédimenteuse (globules blancs), et une supérieure séreuse. Quand l'expectoration est très abondante, il peut y avoir une couche d'écume. Dans bien des cas l'expectoration présente pendant un certain temps une couleur brunâtre par suite du grand nombre de cristaux de pigment sanguin. Quelquefois elle est muco-purulente, est formée de gros grumeaux et ressemble à celle de la tuberculose.

Cette expectoration purulente contient en outre des débris de parenchyme pulmonaire. Ce sont des amas jaunâtres, gris ou gris verdâtre, qui, agités dans l'eau forment des lambeaux flottants, velus. Ils sont très grands, très nombreux, et peuvent avoir un diamètre de 3 à 6 centimètres. (Traube, Leyden, Salkowski).

Au microscope on trouve dans l'expectoration des débris de parenchyme pulmonaire composés de fibres élastiques des alvéoles, entremêlées de cristaux et de schizomycètes. Outre les corpuscules purulents, les cellules épithéliales déformées, on trouve, dans les crachats, des cristaux d'acides gras; on ne rencontre pas d'aiguilles allongées d'acide margarique, mais des druses rayonnées ou en forme de houppe. Il y a aussi du pigment brun jaunâtre ou rouge brun. Mais ce qui est tout à fait caractéristique c'est l'abondance de cristaux d'hématoïdine. Tantôt ceux-ci forment des tables, tantôt des touffes, qui contiennent souvent du pigment (voir fig. 116). On trouve aussi du pigment pulmonaire noir. Nous avons enfin à signaler les schizomycètes qui sont toujours ronds et de la même grosseur, groupés les uns à côté des autres.

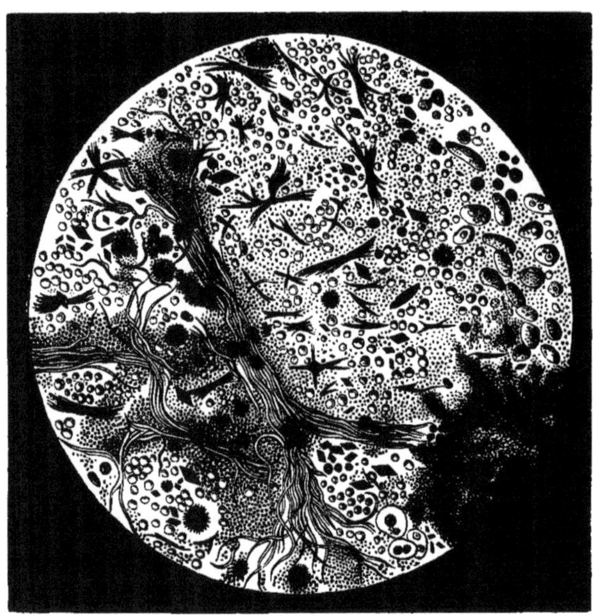

FIG. 116. —*Expectoration dans l'abcès pulmonaire.* D'après LEYDEN.

Dans les abcès chroniques des poumons il y a aussi dans l'expectoration des débris de parenchyme. Ils sont ordinairement noirs; ils présentent rarement une structure alvéolaire, sont formés de tissu cicatriciel, et contiennent souvent du mucus, des globules de pus et des cellules alvéolaires, des cristaux de cholestérine (fig. 117), qui ont de l'importance pour le diagnostic d'abcès chronique du poumon (Leyden et Tölken).

De temps en temps l'expectoration a lieu par flot, et à pleine bouche. Le malade est ordinairement couché sur le côté malade, de façon à ce que la sécrétion puisse rester plus longtemps dans la cavité de l'abcès, avant qu'elle n'atteigne la muqueuse de la bronche qui y débouche et ne donne lieu à des quintes de toux.

On trouve au niveau du *thorax* des *signes physiques cavitaires,* quand le foyer est suffisamment superficiel et que la cavité présente une certaine étendue. On perçoit à la percussion un son tympanique ou métallique, son cavitaire de Wintrich, un bruit de pôt fêlé, une respiration bronchique ou métallique, des râles métalliques ou sonores, etc. Souvent il existe une fièvre rémittente ou *hectique*, des sueurs et des frissons. L'amaigrissement se fait ordinairement avec rapidité.

L'évolution clinique d'un abcès du poumon dépend naturellement des causes qui l'ont produit. Si l'abcès est consécutif à une pneumonie fibrineuse, la crise de cette pneumonie est habituellement très longue à venir (après le 14ᵉ jour de la maladie). Quelquefois survient une nouvelle fièvre, les malades ont de la difficulté à respirer, ils ont des points de côté, et c'est

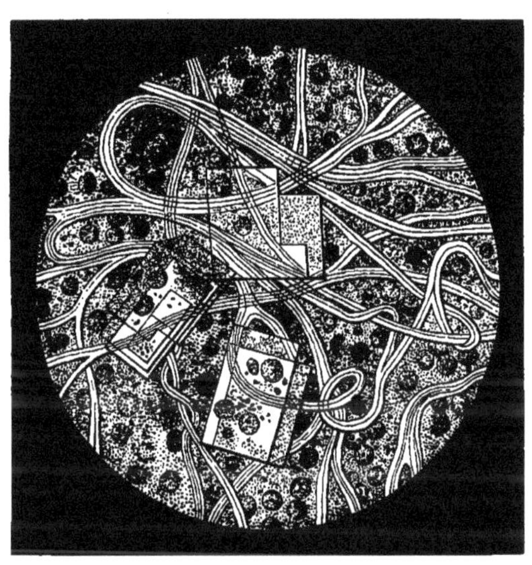

Fig. 117. — *Expectoration dans l'abcès chronique du poumon. — Fibres élastiques et plaques de cholestérine.* D'après Leyden.

l'apparition soudaine de pus dans l'expectoration qui amène un soulagement. On devra déjà être sur ses gardes quand on sera en présence de personnes affaiblies et adonnées à la boisson, atteintes de pneumonies très étendues, ou ayant une expectoration hémorrhagique. Traube a aussi montré que de temps en temps une expectoration verte alternait un ou deux jours avec l'expectoration hémorrhagique. Leyden a trouvé dans une observation les premiers débris de parenchyme pulmonaire le 16ᵉ jour après le début de la pneumonie fibrineuse qui avait occasionné l'abcès.

Dans un autre cas de Leyden, dans lequel l'abcès était de nature puerpérale embolique, les premiers débris apparurent le 23ᵉ jour après l'embolie de l'artère du poumon, et se retrouvèrent pendant trois semaines dans l'expectoration.

La *maladie peut se terminer par la guérison;* cependant les poumons conservent des cicatrices, et sont atrophiés ; ou bien la guérison *peut être incomplète;* la face interne de la cavité donne indéfiniment du pus ou du muco-pus; ou bien la mort survient par hecticité, par affaiblissement, ou par suffocation, le pus s'ouvrant dans les voies aériennes; ou bien par gangrène pulmonaire; ou bien enfin par la sortie du pus au dehors.

A la suite de l'irruption du pus, on peut observer une pleurésie ou un pneumothorax. Le pus peut aussi, après avoir traversé la plèvre pulmonaire et la plèvre costale, arriver à la paroi thoracique et donner lieu à de l'emphysème cutané (Senator). Waring Curan a publié une observation (douteuse) dans laquelle le pus, après être arrivé jusque sous la peau, descendit jusqu'à l'ombilic. Le pus (cas de Beatti) traversa le diaphragme, amena un abcès du foie et donna lieu finalement à une perforation de la poitrine au-dessous de l'omoplate.

On a plusieurs fois observé de la *péricardite* (Traube, Jürgensen).

IV. Diagnostic. — Le diagnostic d'un abcès du poumon est facile en raison de l'expectoration. On pourrait le confondre avec :

a. Un *abcès* venu du dehors et ouvert dans le poumon, par exemple un emphysème, un abcès de la colonne vertébrale, un abcès du foie, une pyopéricardite, une suppuration des ganglions bronchiques, etc. Dans le diagnostic différentiel, on s'occupera de la façon dont la maladie a évolué, et des lésions des autres organes.

b. La *tuberculose pulmonaire.* On ne trouve pas ordinairement dans la tuberculose pulmonaire des débris macroscopiques de parenchyme pulmonaire, et des cristaux d'hématoïdine dans l'expectoration. La maladie, de plus, n'a pas la même évolution.

c. La *gangrène pulmonaire.* L'expectoration sent mauvais dans la gangrène, et contient des bouchons bronchiques. On trouve des leptothrix pulmonaires et des cristaux d'acide margarique. Il y a beaucoup moins de cristaux d'hématoïdine, et très rarement des fibres élastiques.

V. Pronostic. — Les cas de guérison ne sont pas très rares, quoique la maladie soit très grave.

VI. Traitement. — Il faut soutenir les forces, restreindre la suppuration et empêcher la décomposition du pus.

On prescrira une alimentation légère et nutritive, des préparations alcooliques, du quinquina, du fer, de l'huile de foie de morue, etc.

La deuxième et la troisième indication marchent ensemble : la chambre du malade sera aérée, suffisamment spacieuse; on pulvérisera de l'eau phéniquée (2 0/0), ou du thymol (0,10 centig. 0/0), on fera faire des inhalations d'essence de térébenthine, d'acide phénique, de thymol, de salicylate de soude, de benzoate de soude, etc.

En cas de perforation menaçante, on aura recours à l'*intervention chirurgicale.* De plus en plus, avant même qu'il y ait menace de perforation, quand on suppose que l'abcès est superficiel, on a recours aux moyens chirurgicaux (cas de Teale, de Paine, de Finne).

12. — Gangrène pulmonaire.

I. Étiologie. — La gangrène pulmonaire indique une mortification du tissu pulmonaire associée à un processus de décomposition putride, ce qui n'est pas surprenant puisque le foyer gangréneux est continuellement entouré d'air humide, chaud et chargé de nombreux organismes inférieurs.

La gangrène pulmonaire est très rare, frappe *plus souvent les hommes* que les femmes, et apparaît ordinairement entre 16 et 40 ans ; les enfants et les vieillards peuvent cependant être atteints.

Une nourriture insuffisante, l'alcoolisme, l'habitation dans des endroits resserrés, humides et encombrés, favorisent la production de la maladie. Dans les établissements mal administrés, où beaucoup d'hommes vivent les uns sur les autres, on aurait observé des épidémies. On cite principalement l'épidémie décrite par Mosing (1844) qui éclata dans la prison de Lemberg ; 68 personnes jeunes et fortes succombèrent. La gangrène pulmonaire est aussi fréquente chez les *aliénés* (mélancoliques, épileptiques, alcooliques), ce qui, d'après quelques auteurs (Wunderlich) serait dû à l'encombrement et la mauvaise ventilation des asiles d'aliénés.

Quelquefois, à la suite d'affections infectieuses graves, fièvre typhoïde, rougeole, etc., la gangrène pulmonaire survient, sans doute à cause de la débilitation de l'organisme et de sa tendance au processus de mortification. Mais c'est aller trop loin que de prétendre comme quelques auteurs, principalement les anglais, qu'il y a une prédisposition primitive à la gangrène (gangrénémie). Ce n'est que dans le diabète sucré qu'existe la *gangrénémie*.

Comme causes directes de la gangrène pulmonaire signalons :

a. Les *maladies des bronches*, telles que la bronchectasie avec bronchite putride, et les corps étrangers.

Comme le processus putride qui se passe dans les bronches dilatées, est très voisin de la gangrène pulmonaire, il n'y a rien d'étonnant à ce que les parois bronchiques s'ulcèrent, se perforent, et que la décomposition putride atteigne le parenchyme pulmonaire même. Il en est de même pour les corps étrangers ; ils donnent lieu d'abord dans les bronches à un processus putride, qui gagne plus tard le tissu pulmonaire. Jaffé a décrit un cas de corps étranger par noyau de cerise, Leyden par un petit os ; on a signalé des épis de blé, et d'autres. Dans un cas décrit par Greuser la gangrène survint après 8 jours chez un enfant qui avait avalé un épi de 5 centimètres de long. Le 12e jour il l'expectora et fut guéri. Dans la carie de l'oreille, le cancer des lèvres, de la langue ou des amygdales, le noma, les opérations sur la bouche, comme l'a montré Volkmann, des substances sanieuses tombées dans le larynx et descendues plus profondément, donnent lieu plus tard à de la gangrène pulmonaire. Dans une observation récente de Trautvetter, prise à la clinique de Leyden, un abcès du cerveau donna lieu à une gangrène pulmonaire par embolie dans l'artère pulmonaire. Le cas est discutable; il est possible que la gangrène ait été primitive, et l'abcès du cerveau secondaire. Quelquefois ce sont des perforations venues d'organes voisins dans les voies respiratoires (cancer de l'œsophage, carie de la colonne vertébrale, suppuration des ganglions bronchiques, tumeurs du médiastin, etc.). Parfois ce sont des débris alimentaires qui se sont introduits dans les voies aériennes, ou qui y ont été portés par la sonde œsophagienne.

b. Les *maladies du parenchyme pulmonaire,* par exemple l'inflammation, l'abcès, la tuberculose chronique ulcéreuse, et l'échinocoque.

Il n'est pas douteux que la pneumonie fibrineuse puisse amener immédiatement une gangrène pulmonaire. Mais Laënnec, à qui l'on doit les premières recherches sur la gangrène pulmonaire, avait déjà dit de ne pas trop admettre ces rapports de fréquence. Car lorsqu'on trouve, à l'autopsie, de la gangrène à côté de parties pulmonaires hépatisées, on ne doit pas oublier que souvent l'hépatisation est la conséquence d'une gangrène existant antérieurement. La gangrène consécutive à la pneumonie atteint surtout les personnes affaiblies ou les alcooliques, lorsque l'inflammation est très étendue, alors que la circulation du sang est plus ou moins interrompue, ou, lorsqu'au début d'une inflammation pulmonaire, il se fait des hémoptysies nouvelles. D'après Rindfleisch l'existence d'une bronchite fétide n'est pas sans influence chez un malade atteint de pneumonie. Plus rarement que l'inflammation fibrineuse, la pneumonie catarrhale conduit à la gangrène. Le lien entre l'abcès du poumon et la gangrène pulmonaire se laisse facilement comprendre, car il suffit d'une décomposition putride du contenu de l'abcès, et la gangrène se forme. Traube explique la rareté de la gangrène dans les cavernes tuberculeuses par la plus grande sécheresse du contenu de la caverne. Une fois j'ai observé un cas de gangrène à la suite d'échinocoques du poumon. Corazza et d'autres ont fait les mêmes remarques.

c. Les maladies des vaisseaux des poumons, gangrène pulmonaire embolique.

La gangrène arrive nécessairement quand la circulation d'un certain territoire pulmonaire est interrompue. Il n'est pas rare qu'elle soit produite par un infarctus hémorrhagique qui vient d'une rupture des vaisseaux sanguins, ou par une embolie consécutive à une maladie du cœur ou à des thromboses veineuses. On a publié en Angleterre des cas de gangrène consécutive à une chute dans l'eau. Foot, qui a eu récemment deux observations semblables, les explique par une congestion et une hémorrhagie pulmonaires. Ces complications s'observent surtout dans les cas où les malades sont intoxiqués (thromboses marastiques, diphtérie, maladies puerpérales, abcès du foie, carie du rocher).

d. Blessures des poumons. — Les blessures du poumon donnent souvent lieu à de la gangrène. Un coup ou une chute sur la paroi thoracique, sans blessures extérieures, peut aussi la provoquer. Stokes avait déjà fait cette remarque, sur laquelle Leyden a insisté de nouveau.

S. Coupland a récemment classé 38 observations de gangrène pulmonaire d'après leur étiologie.

14 cas	consécutifs	à la pneumonie fibrineuse
6 —	—	à la pneumonie chronique
2 —	—	à la bronchectasie
3 —	—	à l'embolie
1 —	—	à la thrombose
4 —	—	au cancer du poumon
3 —	—	au cancer de l'œsophage
2 —	—	au cancer du hile du poumon
1 —	—	à l'anévrysme de la crosse de l'aorte
1 —	—	à l'hémiplégie cérébrale
1 —	—	à la dégénérescence purulente des ganglions bronchiques.
38 cas		

II. Anatomie pathologique. — On divise, depuis Laënnec, la gangrène pul·
onaire en *circonscrite* et *diffuse* ; la première représente un foyer limité, u volume d'un haricot ou d'une pomme, tandis que la seconde n'a pas de mite, et envahit tout un lobe ou même tout un poumon. Les parties malades entent mauvais, cependant l'odeur est bien moins forte sur le cadavre qu'on e pourrait s'y attendre d'après l'odeur de l'expectoration pendant la vie.

La gangrène *circonscrite* apparaît assez souvent en foyers multiples, appe plus souvent le côté droit que le gauche, le lobe inférieur, moins ouvent le lobe moyen, très rarement le lobe supérieur. Ce n'est qu'excep-onnellement qu'elle est bilatérale.

On trouve ordinairemeut le foyer gangréneux à la périphérie du poumon, lus rarement il est central.

La gangrène peut siéger au début dans un lobe supérieur, et donner lieu lus tard à des foyers dans les lobes inférieurs, une partie des matières gan-renées expectorées descendant dans les bronches.

Les premières lésions dans la gangrène circonscrite débutent par une scarre gangréneuse brune ou noir verdâtre; plus tard les parties périphé-ques de l'escarre se ramollissent, l'escarre se détache des parties voisines forme comme un véritable séquestre dans une cavité remplie d'un liquide nieux. Si la cavité communique avec une bronche, la partie de l'escarre eut être rejetée par l'expectoration, ou bien elle se ramollit complètement our être rendue à l'état liquide.

On peut donc, d'après Laënnec, distinguer 3 stades :

a, mortification récente ou formation d'une escarre gangréneuse ;

b, sphacèle liquéfié, ou gangrène humide ;

c, stade de formation cavitaire par suite de fonte, et expulsion des parties angrenées.

La cavité gangréneuse est ordinairement de forme ronde et irrégulière, elue, rongée et remplie d'un liquide à odeur infecte, gris verdâtre, conte-ant des grumeaux. Les bronches qui y arrivent sont déchiquetées à leurs xtrémités, et présentent ordinairement les traces d'une inflammation catar-hale violente.

Outre le catarrhe bronchique on trouve dans les bronches d'autres lésions telles que bronchite putride et bronchectasie.

Ordinairement il existe une oblitération des vaisseaux voisins. Ce n'es que lorsque la gangrène a évolué très rapidement, que les vaisseaux s rompent et donnent lieu à une hémorrhagie très importante.

La périphérie de la cavité gangréneuse est souvent entourée d'une espèc de capsule conjonctive, due à la pneumonie interstitielle. Elle peut amener l guérison lorsqu'elle se ratatine de plus en plus et que la caverne est obs truée par des granulations. Dans d'autres cas cependant la guérison es incomplète. La putridité du contenu disparaît, mais la paroi interne de l cavité présente les propriétés d'une membrane qui sécrète du pus.

Si la membrane enveloppe fait défaut, la gangrène, circonscrite d'abord augmente toujours de plus en plus, et se change en gangrène diffuse. I n'est pas rare de trouver les parties voisines du foyer gangréneux œdéma tiées ou hépatisées.

La *gangrène diffuse* transforme le tissu pulmonaire en une masse ver noirâtre, vert gris, qui répand une odeur repoussante, est imbibée d'u liquide fétide abondant, est ramollie, macérée, et paraît facile à déchirer. Le limites ne sont pas nettement tranchées, et ont une grande tendance à s'éten dre. Rokitansky a déjà montré qu'elle est plus fréquente à droite qu'à gauche et qu'à l'inverse de la gangrène circonscrite elle frappe plus souvent le lob supérieur que l'inférieur.

Les *ganglions bronchiques* sont ordinairement gonflés, quelquefoi même gangrenés.

III. **Symptômes.** — Il peut y avoir dans les poumons des foyers de gan grène, sans que pendant la vie des symptômes l'aient indiquée ; car on n peut être certain de la maladie que lorsqu'un foyer est en communication ave les bronches, et qu'on a constaté le rejet par les voies aériennes de débris ca ractéristiques. Certes on doit être sur ses gardes lorsque des personne atteintes d'affections pulmonaires, présentent subitement une fièvre rémi tente, dépérissent rapidement, elles ont des sueurs et des frissons, princi palement lorsque leur respiration sent mauvais, ou qu'elles se plaignen d'avoir dans la bouche un goût de viande pourrie.

Ce sont surtout les propriétés de l'expectoration qui jouent un rôle impo tant comme symptômes de la gangrène pulmonaire. L'expectoration sen mauvais et contient des débris de poumon. Dans les cas de gangrène cen trale, c'est souvent le seul symptôme.

L'importance diagnostique de l'expectoration dans la gangrène pulmo naire a été mise en évidence d'abord par Traube puis par Leyden et ses élèves L'odeur de l'expectoration est tantôt repoussante, elle ressemble à cel du raifort ou de l'ail, tantôt elle a l'odeur de viande avariée. L'air ambiar en est si rapidement imprégné qu'on est souvent obligé d'isoler les mala des. Après un certain temps la puanteur disparaît, quelquefois même que ques minutes après. Mais si on secoue fortement les crachats, l'odeu apparaît de nouveau. La quantité d'expectoration est d'au moins 100 cen bes; elle peut atteindre jusqu'à 1000 cent. cubes. On observe quelefois cette expectoration à pleine bouche décrite par Wintrich; les lades crachent peu souvent, mais chaque fois ils expectorent une quan- si considérable qu'elle sort par la bouche et le nez. L'expectoration a jours une réaction alcaline; mais une fois rendue elle devient rapide- nt acide, ce qui n'arrive pas si on la met immédiatement dans l'alcool ffé et Leyden). Par le repos elle présente trois couches (Traube), plus ictement quatre. La couche supérieure est composée d'écume, mélangée globules de pus et de mucus gris jaunâtre et gris verdâtre. La couche yenne est formée d'un liquide grisâtre ou gris verdâtre, séreux, qui con- nt des flocons. La couche inférieure est granuleuse, sédimenteuse et on y

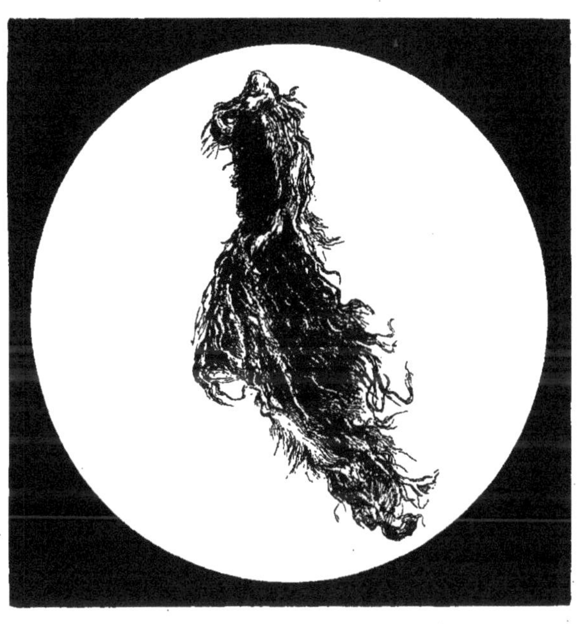

FIG. 118. — *Débris pulmonaire trouvé dans l'expectoration d'un individu de 41 ans, atteint de gangrène pulmonaire.* Grandeur naturelle.

uve des débris de parenchyme pulmonaire qui jouent un rôle si important ur le diagnostic.

Les débris de parenchyme forment des masses noires ou gris noir de grosseur d'une tête d'épingle à celle d'un ongle; placées dans l'eau, elles ttent, et leur surface est déchiquetée et velue. Elles peuvent présenter la andeur du pouce et même davantage (voir fig. 118). Au microscope on t qu'elles sont composées d'une substance fondamentale incolore, trans- ente, dans laquelle on reconnaît les alvéoles pulmonaires, et qui contient ement des fibres élastiques (fig. 119). Par place on trouve des gouttelettes isseuses jaunâtres, des îlots de pigment pulmonaire noir, et des aiguilles cide sébacique. En outre les débris de parenchyme sont parsemés de masses granuleuses qu'on reconnait être, à un fort grossissement, d champignons (leptothrix pulmonaire).

Dans la couche inférieure de l'expectoration on trouve des bouchor particuliers, décrits d'abord par Dittrich et appelés bouchons bronchiqu mycotiques ou bouchons de Dittrich. Ils varient de la grosseur d'un grain millet à celle d'un haricot, ils sont blanchâtres, gris ou bruns clair, ont consistance de la bouillie, et, quand on les écrase, répandent une odeur pa ticulièrement désagréable. Au microscope on y trouve les aiguilles d'aci sébacique décrites d'abord par Virchow (fig. 120), du pigment jaune c brunâtre, des cristaux d'hématoïdine, des gouttelettes de graisse, quelqu

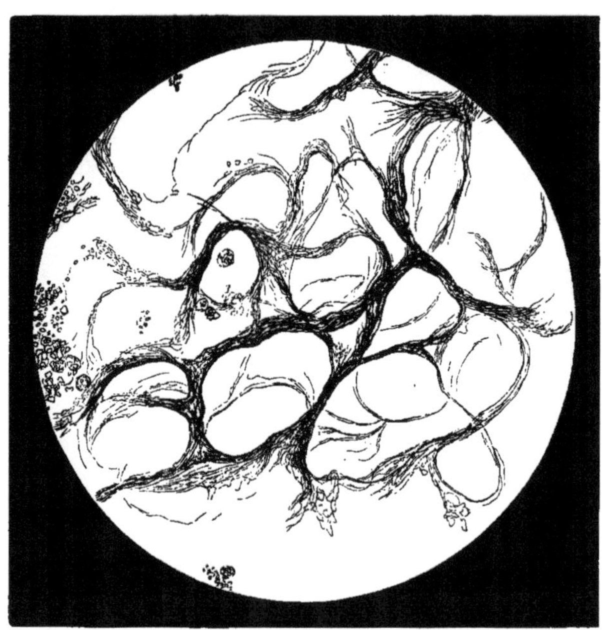

Fig. 119. — *Débris de poumon*. Gross. 275 fois. Même malade que la figure 118.

fois aussi des globules rouges plus ou moins bien conservés, des détrit granuleux, contenant des champignons en forme de granulations ou bâtonnets. Quelquefois plusieurs granulations sont réunies en forme chaînes, ou bien on trouve de longs bâtonnets ou des bâtonnets à plusieu membres (fig. 121). Il existe des mouvements très marqués que Jaffé Leyden ont justement comparés aux battements des ailes de mouches. P l'adjonction de teinture d'iode ils prennent une couleur jaune brunât bleu violet, violet pourpre, ou aussi bleue, qui envahit toujours le co tenu de l'élément cellulaire, jamais leur enveloppe. Jaffé put aussi retir des bouchons une substance blanchâtre qui bleuissait par l'iode, mais q n'était pas une matière albuminoïde, et que la salive ne transformait pas sucre.

Jaffé et Leyden ont considéré ces champignons comme des leptothrix ulmonaires, parce qu'ils en avaient l'apparence, et la réaction, ils les istinguent du leptothrix buccal, et les regardent comme un agent de utréfaction. Ces formes de champignons apparaissent quand on abandonne l'air les crachats d'autres malades; et Jaffé et Leyden ont pu donner naisance à des maladies putrides de l'appareil respiratoire, en injectant de ces ouchons à des animaux. Ces mêmes champignons remplissent aussi les ébris de parenchyme pulmonaire. Outre le leptothrix pulmonaire on renontre encore dans les bouchons et les débris de parenchyme, des *spiilles* (voir fig. 121, sp.) en quantité très considérable, surtout quand s crachats ont une odeur fade (Leyden), des filaments allongés, articulés,

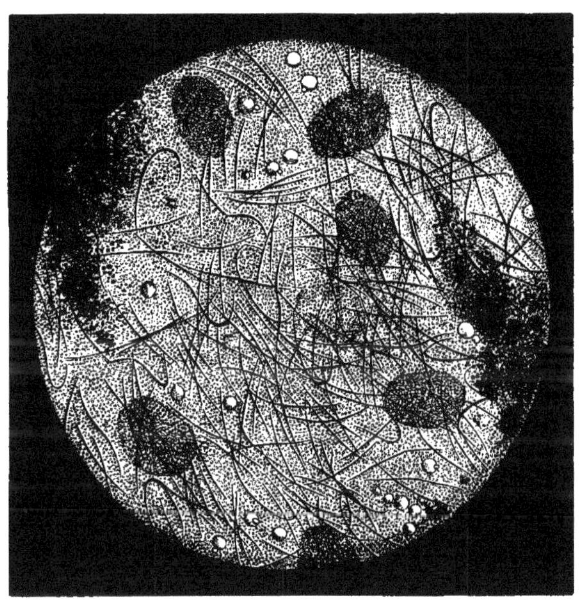

FIG. 120. — *Aiguilles d'acide sébacique, gouttelettes graisseuses et pigment pulmonaire dans la gangrène.* Gross. 275 fois. Même malade que les figures 118 et 119.

t présentant des mouvements anguilliformes (fig. 131, a.). Kannenberg découvert récemment à la clinique de Leyden deux formes d'infusoires, monas lens et le cercomonas. Le monas lens représente une sphère ui est un peu plus petite qu'un globule rouge, et qui porte un petit rolongement flagelliforme, ainsi que le cercomonas. Quelque temps après ue l'expectoration a été rendue, les mouvements de tous ces infusoires iminuent, et 24 heures après on ne peut plus guère les distinguer que coloés par le violet de méthyle. Il n'est pas rare de trouver des sarcines ig. 112).

D'ailleurs les bouchons mycotiques bronchiques ne sont pas nécessaires ans la gangrène pulmonaire; ils manquent également, d'après Traube quand la cavité gangréneuse forme un espace sphérique et quand la faç dont s'embouche la bronche principale dans la cavité permet une expecto tion facile.

Outre les débris de parenchyme et les bouchons bronchiques, on tro dans la couche sédimenteuse de l'expectoration des globules rouges plus moins déprimés, décolorés et des cristaux de phosphate magnésien (en for de couvercles de cercueil, solubles dans l'acide acétique).

Jaffé en a fait une analyse chimique complète. Il a trouvé de l'acide sé cique, de l'acide butyrique, de l'acide valérianique, de l'ammoniaque, l'acide hydrosulfurique, souvent aussi de la leucine, de la tyrosine, et traces de glycérine. Filehne, Stolnikow et Escherich y ont découvert au

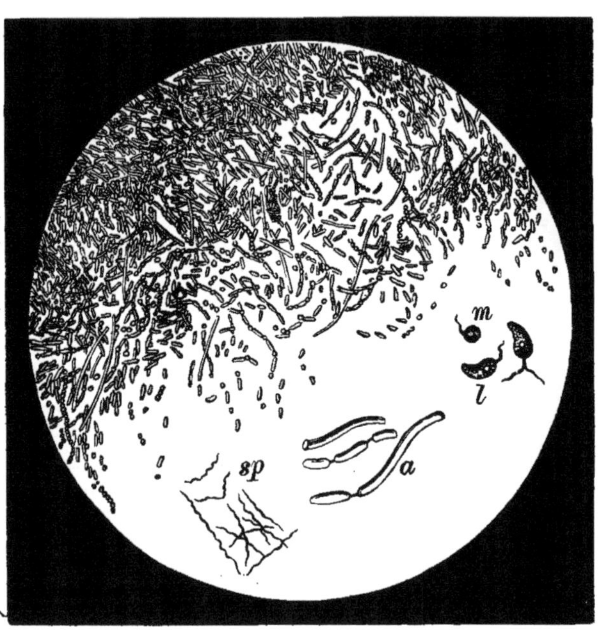

FIG. 121.— *Leptothrix pulmonaires contenus dans le bouchon mycotique.* — *sp.* Spirille. — *a.* En forme d'angu — *l.* Cercomonas.— *m.* Monas lens. Gross. 750 fois. Immersion. Même malade que les figures 118 à 12

récemment un corps analogue à la *trypsine* qui vraisemblablement dét rapidement le tissu élastique des débris de parenchyme.

Presque toujours il existe de la *fièvre* dans la gangrène pulmonaire; cas apyrétiques sont l'exception. La fièvre présente le type rémittent, p siste plusieurs jours ou plusieurs semaines, et revient à nouveau. Souv l'intervalle apyrétique d'une période dure tant que l'expectoration est abondante et a perdu son odeur putride. Il n'est pas rare d'observer *frissons*, des sueurs profuses. C'est avec raison qu'on rapporte tous symptômes à la résorption putride. Lancereaux a trouvé des organisr inférieurs dans le sang des malades, et a pu donner la mort à des lapins a quels il les avait injectés.

Le *pouls* est ordinairement très accéléré, petit et faible. Les malades perdent rapidement leurs forces ; ils maigrissent et leur visage présente un teint pâle ou gris.

Rarement les forces persistent pendant longtemps, comme dans la bronchite putride. *Traube* prétend que dans les cas douteux le diagnostic entre la gangrène et la bronchite putride est ainsi facilité.

Les *troubles locaux* font défaut quand il s'agit d'une gangrène centrale. Dans les cas de foyers périphériques on trouve les signes physiques de l'infiltration pulmonaire (matité, respiration bronchique, râles crépitants, augmentation du frémissement vocal, et bronchophonie), tandis

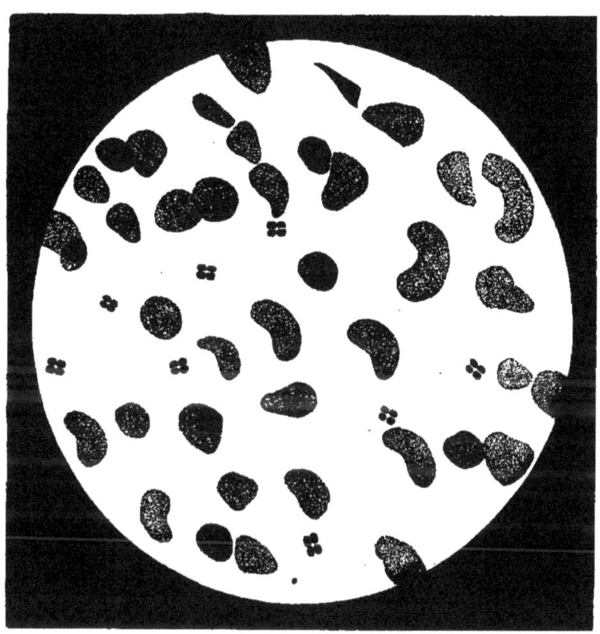

FIG. 122. — *Sarcines préparées au bleu de méthylène.* Gross. 750 fois. Immersion.

que dans la gangrène circonscrite avec formation de cavernes, on a des signes cavitaires (son tympanique, matité ou son tympanico-métallique, bruit de pôt fêlé, râles crépitants à grosses bulles ou métalliques, changement de son de Wintrich, respiration métallique, etc.) Les signes les plus certains d'une caverne pulmonaire se reconnaissent à ce qu'avant l'expectoration il existe un affaiblissement du son en un certain point, tandis qu'après l'expectoration on perçoit un son tympanique, selon que la caverne est pleine de sécrétion ou d'air. Quelquefois les limites de la matité varient lorsque le malade change de position : Budderow a publié une observation à ce sujet. Les malades préfèrent ordinairement se coucher sur le côté malade, pour que la sécrétion puisse rester un peu plus longtemps dans la cavité et qu'elle ne passe pas continuellement dans les bronches. La pos tion varie selon la disposition de l'ouverture de la bronche.

Parmi les *complications* de la gangrène pulmonaire, signalons l'hém ptysie. Quelquefois c'est le premier symptôme de la maladie ; ou bien el n'apparaît que plus tard à la suite de fortes quintes de toux, ou bien el arrive spontanément par érosion des vaisseaux. Le sang épanché peut ob truer les bronches et causer la mort, ou bien celle-ci est due à l'abondan de l'hémorrhagie.

Quelquefois il y a de la pleurésie, ou du pyopneumothorax. S'il existe d adhérences, la pleurésie peut s'ouvrir à l'extérieur, sous la peau. Le process gangréneux s'est étendu, dans une observation de Stokes, jusqu'au scrotur Halley dans un cas vit la perforation se faire au-dessous de la mamelle, donner lieu à la sortie de parenchyme pulmonaire gangréneux ; le mala guérit.

Quelquefois le foyer gangréneux perfore le diaphragme ou le médiasti ou le tube digestif ; plus rarement la trachée ou les bronches. Matz a publ une observation dans laquelle la gangrène s'était ouverte par la paroi th racique, le diaphragme, le péritoine et la rate.

Quelques malades perdent l'appétit, présentent des vomissements et de diarrhée.

Il se fait aussi des abcès métastatiques. Dans une observation de Meyer à clinique de Biermer il y avait un abcès du cerveau et du foie. Chez le mala dont les crachats ont été figurés, fig. 118 à 122, il y avait des abcès mult ples dans les articulations.

Lombroso prétend avoir trouvé dans la gangrène pulmonaire, une ode gangréneuse et de la leucine dans les urines.

La *marche de la gangrène* peut être extraordinairement rapide. C'e surtout la gangrène diffuse qui tue quelquefois en quelques jours. Da la gangrène circonscrite la maladie se prolonge souvent plusieurs sema nes et même des mois. La guérison complète ou incomplète est possibl Dans la guérison complète l'expectoration perd sa puanteur, est moi abondante, d'abord purulente puis muco-purulente, et cesse finaleme tout à fait. La caverne du début est alors remplacée par du tissu conjon tif cicatriciel. Si dans d'autres cas il persiste une cavité à parois lisse l'expectoration purulente continue, et il peut se faire une nouvelle gangrèn

Si la gangrène circonscrite n'a aucune tendance à la guérison, les mal des meurent dans un état typhoïde : fièvre, délire, fuliginosités sur les lèvr et la langue, et signes de septicémie par résorption de la matière gangr neuse.

IV. Diagnostic. — L'expectoration rend dans bien des cas facile le di gnostic de gangrène pulmonaire. On pourrait faire une confusion principal ment avec la *bronchite putride;* mais dans ce cas on ne trouverait pas da les crachats des débris de parenchyme pulmonaire. Des faisceaux de fibr élastiques peuvent se rencontrer aussi dans la bronchite putride, qua le processus de désagrégation a atteint les parois bronchiques.

Dans l'*empyème* qui s'est ouvert dans les poumons, il manque l'odeur ɔpoussante de l'expectoration, bien qu'elle soit purulente ; de plus elle ne ɔntient pas de bouchons bronchiques.

Quelquefois la *tuberculose pulmonaire* donne lieu à des crachats féti-es, quand les malades sont affaiblis au point de n'avoir plus la force d'ex-ectorer ; les crachats par suite de la stagnation, prennent une odeur infecte. es antécédents, la présence de bacilles dans les crachats mettront sur la oie du diagnostic.

Si l'expectoration fait défaut, le diagnostic restera incertain. L'odeur fé-de de l'haleine aura une certaine importance; mais elle peut provenir de la ouche. Dans l'haleine fétide l'odeur n'est pas perceptible lorsqu'on s'écarte u malade, tandis que dans la gangrène pulmonaire l'air expiré, même à ne certaine distance du malade, présente une odeur très forte.

V. Pronostic. — Le pronostic est mauvais dans la gangrène diffuse. Le ıalade perd ses forces et meurt très rapidement.

Dans la gangrène circonscrite un traitement approprié amène assez sou-ent la guérison, comme l'a montré Leyden, surtout chez les sujets jeunes, ɔrts, et lorsque le foyer gangréneux est petit. Les rémissions et les exacer-ations ne sont pas rares.

VI. Thérapeutique. — Dans le traitement de la gangrène pulmonaire on outiendra les forces du malade et on luttera contre le processus putride.

On recommandera la position couchée (Leyden), pour éviter que les sé-rétions putrides ne tombent dans les voies aériennes inférieures, et n'in-ɛctent les parties saines; on prescrira une nourriture substantielle et ɛgère, de grandes quantités d'alcool (cognac, vin fort, etc.) qui désinfec-ɛnt en même temps les parties expectorées dans l'estomac.

Les malades couchent dans des chambres séparées, pour ne pas infecter ɛurs voisins par leur odeur putride, et pour avoir le plus d'air pur possible. .a chambre sera aérée souvent. Il est très bon de pratiquer des vaporisa-ions désinfectantes dans la chambre (acide phénique 2 à 4 gr. 0/0, 4 ou fois par jour) à l'aide du spray ou dans des récipients contenant de l'es-ence de térébenthine ou de la créosote.

L'expectoration est rendue dans un crachoir bien fermé qui contient des ésinfectants (naphtaline, 2 gr., acide phénique, 5 0/0, permanganate de otasse de 5 à 10 0/0, ou de la poudre de charbon).

On agira sur le poumon par des *inhalations antiseptiques*. On em-loiera surtout les masques à inhalation inventés par Curschmann.

Le masque de Curschmann se compose d'un petit cadre en fer blanc pro-égé sur son bord libre par une lame de caoutchouc, de manière à ce qu'il uisse bien s'adapter au visage. A la partie antérieure de l'appareil se trouve n récipient dans lequel on place le désinfectant.

L'appareil anglais est en celluloïd ; il possède deux ouvertures latérales .vec soupapes qui se ferment pendant l'inspiration, tandis qu'en avant xiste une soupape qui ne s'ouvre que pendant l'inspiration ; l'air est obligé le passer par la cavité chargée de désinfectants (fig. 124).

L'appareil à inhalation de Siegle, est moins efficace (voir fig. 58). O peut y employer les désinfectants suivants : l'acide phénique de 2 à 4 0/0 le permanganate de potasse 0,10 à 0,50 0/0, l'acide borique de 2 à 4 0/0, l benzoate de soude de 5 à 10 0/0, l'acide salicylique 0,20 0/0, l'essence de téré benthine, le thymol, le baume de Tolu, le copahu, etc.

Stokes a obtenu de bons résultats des inhalations de chlore; on a auss employé le brome.

On a peu à espérer des médtcaments internes. Traube emploie l'acétat de plomb (0,05 centigr.), le tannin (0,30 centigr.). Lancereaux récemmen a donné de 4 à 5 gr. par jour d'hyposulfite de soude ; d'autres auteurs ont e de bons résultats de la teinture d'eucalyptus (2 gr.)

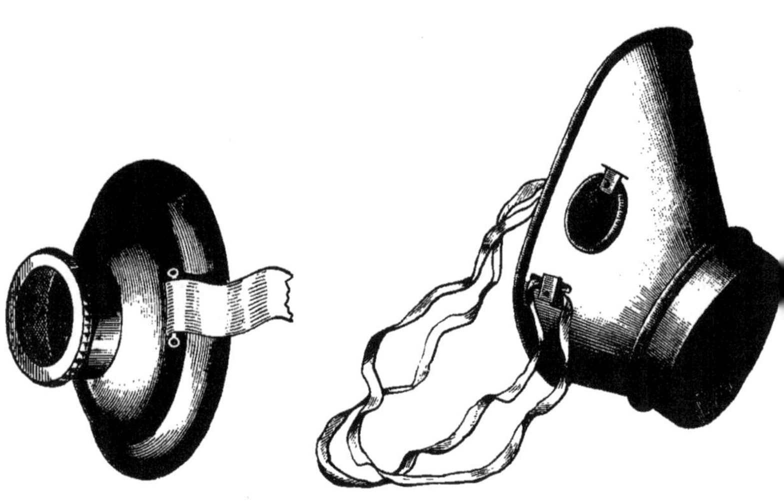

FIG. 123. — *Masque à inhalations de Curschmann.*

FIG. 124. — *Masque à inhalation anglais, avec ventilateurs latéraux.* 1/2 grandeur naturelle.

Plusieurs fois on a tenté d'ouvrir les foyers, et de faire le *traitemen chirurgical* (cas de Bull, de Fenger, de Caylay et Gould, de Caylay, d Smith et Finny). L'opération est indiquée quand le foyer est superficiel On pourrait obtenir de bons résultats d'injections d'acide phénique dan les poumons, comme Seifert l'a fait dans la bronchite putride.

Quelquefois les narcotiqnes sont indiqués pour calmer les quintes de tou trop violentes.

13. — Cancer du poumon.

I. Étiologie. — Le cancer du poumon est tantôt *primitif*, tantôt *secon daire* ; le second est le plus fréquent.

On l'observe *surtout chez les hommes*, entre 20 et 30 ans ; exceptionnel lement il frappe les enfants. M. Aldowic a observé un cas chez un enfant d 5 mois 1/2.

Les *causes du cancer primitif* du poumon sont inconnues, comme pour le cancer des autres organes. Dans bien des cas on invoque des blessures antérieures. C'est ainsi que Georgi signale un cancer du poumon chez un individu qui avait reçu une lourde pierre sur la poitrine un an auparavant.

Les remarques de Harting et de Hesse sont très intéressantes. D'après ces auteurs, le cancer primitif du poumon est très fréquent chez les montagnards qui vivent dans les mines de cobalt du Schneeberg. Sur 600 habitants, il en meurt par an de 28 à 32 et jusqu'à 75 0/0 de cancer primitif du poumon. La maladie frappe les individus d'une quarantaine d'années qui ont ainsi vécu vingt ans dans les mines.

Le *cancer pulmonaire secondaire* est ordinairement consécutif au cancer des ganglions thoraciques, mais peut survenir à la suite de manifestations cancéreuses d'autres organes. Tantôt un cancer métastatique survient consécutivement à un cancer éloigné ; les vaisseaux et les lymphatiques jouent un rôle indiscutable ; tantôt il est consécutif à un cancer d'un organe voisin, cancer de la paroi thoracique, de la colonne vertébrale, du tube digestif ou du médiastin, etc.

II. Anatomie pathologique. — Le plus fréquent est le cancer plein de suc et mou ; mais on trouve aussi souvent le cancer alvéolaire, le squirrhe et le cancer épithélial. On a distingué la forme *infiltrée* et la forme *circonscrite*. Dans la première il s'agit surtout d'une infiltration diffuse qui envahit peu à peu, sans ligne de démarcation distincte, les parties saines ; dans la forme circonscrite les noyaux sont bien limités. Dans les deux cas la partie cancéreuse principale peut envahir tout un lobe ou tout un poumon. La grosseur des noyaux peut atteindre le volume d'une tête d'enfant. Dans bien des cas on a un grand nombre de petits nodules qui donnent l'apparence de la tuberculose miliaire, c'est la *carcinose pulmonaire miliaire*.

Les noyaux cancéreux siègent dans la profondeur ou à la superficie des poumons ; souvent ils sont sous-pleuraux. Dans le dernier cas il n'est pas rare d'observer une dépression centrale ayant la forme d'un ombilic. A la coupe on trouve des masses blanchâtres, molles, presque crémeuses, qui sont souvent traversées par de fins vaisseaux injectés. Quelquefois des noyaux sont ramollis au centre ; une partie des masses molles peut aussi être évacuée pendant la vie par une bronche, et donner lieu ainsi à une cavité. Dans d'autres cas il se forme des pétrifications et des ossifications dans les noyaux cancéreux.

Reinhardt a rassemblé 27 cas de cancers pulmonaires primitifs, et a trouvé que 18 fois le poumon droit était frappé, 9 fois le gauche : c'est principalement le lobe supérieur droit qui est atteint.

Habituellement le processus envahit le hile du poumon, la paroi interne des bronches ou la couche externe, ou bien suit les vaisseaux jusqu'à la périphérie des poumons. Birch-Hirschfeld et Stilling considèrent la voie bronchique comme étant celle que suit le cancer primitif pulmonaire dans son extension.

Les avis sont partagés sur la genèse histologique du cancer pulmonaire.

Autrefois on croyait que les cellules cancéreuses naissaient au niveau du tissu pulmonaire interstitiel ; à la suite des recherches de Thiersch et de Waldeyer on admit que le cancer était d'origine épithéliale, soit dans les cellules épithéliales alvéolaires, soit dans l'endothélium des vaisseaux lymphatiques. Le cancer peut aussi débuter dans les ganglions bronchiques, passer dans le système péribronchique, et de là s'étendre dans le poumon.

Souvent d'autres organes sont envahis par le cancer, plus particulièrement les ganglions lymphatiques bronchiques, médiastinaux, supra et infra-claviculaires ou axillaires. Dans d'autres cas ces ganglions compriment les veines et donnent lieu à de l'œdème ; ou bien ils compriment les nerfs et sont la cause de névralgies. Le cancer peut aussi s'étendre directement dans les nerfs : Caylay a publié une observation dans laquelle le nerf vague était envahi par la dégénérescence cancéreuse. Le cœur, par suite du développement du poumon cancéreux, peut être déplacé, et on observe alors des troubles circulatoires. Les troubles surviennent aussi lorsque le cancer a envahi le péricarde, le cœur ou les gros vaisseaux à leur origine.

Le cancer pulmonaire peut atteindre la paroi thoracique, la perforer, et apparaître au dehors.

III. Symptômes. — Les symptômes d'un cancer pulmonaire sont faciles à trouver. Le champ respiratoire étant diminué on a des troubles respiratoires (cyanose, respiration irrégulière, courte). S'il survient une compression du cœur ou des veines, on a des troubles circulatoires : œdème, dilatation veineuse. Puis vient l'expectoration caractéristique, la dégénérescence cancéreuse des ganglions périphériques, des métastases dans les organes périphériques (cas de Lange), métastase dans les testicules, ou bien cancer de la colonne vertébrale avec paraplégie ; ou cancer du crâne, ou ulcération cancéreuse des ganglions périphériques.

Tous ces symptômes manquent lorsque le cancer est très limité.

Quelquefois la mort survient brusquement par hémoptysie (Berevidge).

Dans bien des cas on observe des symptômes confus : gêne respiratoire, attaques d'asthme, cyanose, catarrhe bronchique, oppression, douleurs lancinantes dans la poitrine, expectoration muqueuse et quelquefois sanguinolente. Ces symptômes et l'étude des antécédents permettent d'établir presque sûrement un diagnostic, surtout lorsqu'ils sont survenus à la suite de l'ablation d'un autre cancer, d'un cancer du sein par exemple. Il arrive cependant que la maladie ressemble à la tuberculose pulmonaire ou à la tuberculose miliaire, surtout lorsqu'il y a des sueurs nocturnes profuses (Beale-Salter). D'ailleurs Pirot et Suckling ont insisté sur les relations qui existaient entre la tuberculose pulmonaire et le cancer du poumon, et Suckling a trouvé des bacilles tuberculeux dans les crachats.

Parmi les signes *objectifs*, notons la *matité*. Celle-ci est souvent si irrégulière que le diagnostic différentiel avec la pleurésie, dans les cas douteux, est facile. On entend au niveau de la matité, une *respiration bronchique* lorsque la lumière de la bronche est libre. Quand la bronche est obstruée par le cancer, ou qu'elle est comprimée, on n'entend ni bruit respiratoire, ni frémissement vocal. Si le cancer envahit une grande partie du poumon, on peut observer un *élargissement de la moitié thoracique correspondante* et un *déplacement* du cœur. Quelquefois la masse cancéreuse apparaît au dehors par un espace intercostal élargi. Il n'est pas rare de voir, à la suite de compression de veines intrathoraciques, des *varices et des dilatations des veines cutanées de la poitrine* ou bien de l'*œdème* du visage, des bras ou du thorax. Les ganglions claviculaires ou axillaires sont durs, tuméfiés.

L'*expectoration* est très importante à examiner. Stokes a dit que l'expectoration présentait quelquefois un aspect gélatineux, rosé ou brun noirâtre, ressemblant à la gelée de framboises ou de groseilles. Cet aspect est manifestement dû au mélange de mucus et de sang, ce qu'on reconnaît à l'aide

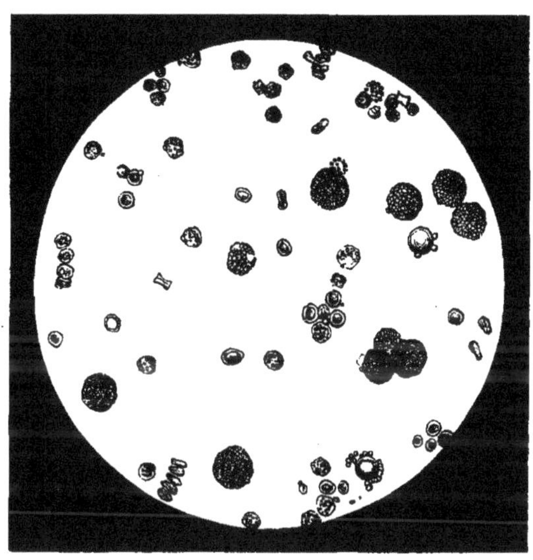

FIG. 125. — *Éléments cellulaires trouvés dans l'exsudat pleurétique chez un malade atteint primitivement de cancer du poumon, et secondairement de pleurésie cancéreuse.* (Clinique de Zurich.)

du microscope. Mais il ne faut pas croire que cette expectoration soit particulière au cancer pulmonaire. Darolles par exemple l'a trouvée deux fois dans la tuberculose pulmonaire. Elliot et Janssen décrivent une expectoration verdâtre due évidemment à des transformations de la matière colorante du sang. On trouve aussi dans les crachats des particules cancéreuses que l'on distingue même à l'œil nu.

Quelquefois le cancer pulmonaire ne se traduit que par des hémoptysies abondantes et répétées; l'expectoration répand parfois une odeur très fétide. S'il survient une pleurésie exsudative, on trouve dans le liquide de ponction de nombreuses cellules granuleuses et graisseuses qui indiquent un cancer de la plèvre et par suite un cancer du poumon (fig. 125).

La mort survient par cachexie, ou par asphyxie.

IV. Diagnostic. — On peut confondre le cancer du poumon avec la pleurésie et l'anévrysme, surtout quand le pouls du côté malade est moins fort que celui du côté sain et que, par la compression de l'aorte ou de l'artère pulmonaire, il existe un souffle systolique.

V. Pronostic et Traitement. — Le pronostic est naturellement défavorable, et la thérapeutique consistera en bonne nourriture, narcotiques, etc.

APPENDICE

Outre le cancer, les poumons peuvent être atteints de sarcome, de fibrome, de lipomes, d'enchondromes, d'ostéomes, de kystes dermoïdes.

Le sarcome pulmonaire ressemble cliniquement au cancer; aussi pendant la vie le diagnostic n'est-il pas possible.

Krönlein a récemment opéré avec succès un sarcome du poumon, qui s'était développé en même temps qu'un sarcome de la paroi thoracique. Presque toujours les sarcomes pulmonaires sont secondaires. Rütimeyer a publié une observation de sarcome pulmonaire primitif.

14. — Échinocoques du poumon.

I. Anatomie pathologique. — L'échinocoque peut être primitif dans le poumon, ou être secondaire, venant d'autres organes. Le plus souvent il est secondaire à l'échinocoque du foie, par perforation du diaphragme. Plus rarement le transport se fait par les veines hépatiques, la veine cave inférieure, le cœur droit, et de là par les artères du poumon. Plusieurs fois on a observé des échinocoques du cœur qui s'étaient rompus et qui avait produit des embolies dans le territoire de l'artère pulmonaire.

L'échinocoque du poumon siège le plus souvent dans le lobe inférieur droit, plus rarement dans le lobe supérieur. Quelquefois il existe des échinocoques dans plusieurs lobes. C'est ainsi que Chvostek et Widal ont trouvé un kyste dans les lobes moyen et inférieur du poumon droit. Il y a aussi des kystes bilatéraux (observation récente de Fräntzel).

La grosseur du kyste varie; elle peut atteindre le volume d'une tête d'adulte, envahissant tout un poumon. Il y a alors dilatation du thorax, déplacement du cœur, du diaphragme et du foie, et chez les individus jeunes, déviation de la colonne vertébrale.

Les petits kystes peuvent se calcifier et rester dans le poumon à l'état de corps inerte. Dans d'autres cas le kyste devient purulent, se rompt et se vide dans les voies respiratoires; il peut être complètement expectoré. Le kyste peut être remplacé par du tissu cicatriciel; mais il arrive que le parenchyme pulmonaire suppure, et se putréfie. La poche peut être rendue par petits fragments reconnaissables au microscope; il se fait une exfoliation insensible. Quelquefois la poche se rompt à la suite d'une quinte de toux. Si la poche siège sur la plèvre, la rupture peut se faire en même temps dans la cavité pleurale et dans une bronche ; on a alors les signes d'un pneumothorax.

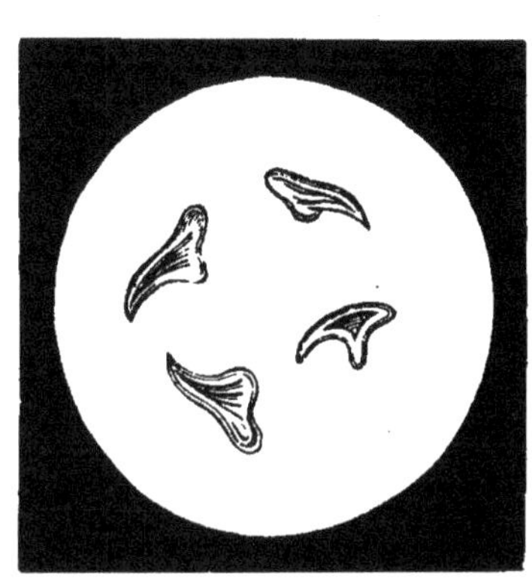

FIG. 126. — *Crochets d'échinocoques.* Gross. 300 fois.

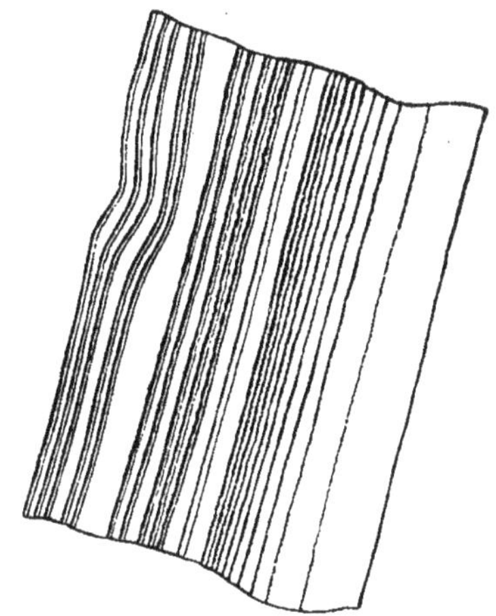

FIG. 127. — *Membrane hyaline.* Gross. 275 fois.

Scheuthauer a récemment décrit un cas d'*échinocoque multiloculaire* du poumon. Andral a trouvé un échinocoque dans les veines pulmonaires.

II. **Étiologie.** — Les échinocoques pulmonaires se rencontrent, comme tous les échinocoques, principalement dans les contrées où il y a beaucoup de chiens, où les habitations sont sales, et où les habitants vivent avec les animaux. Ils sont surtout fréquents à l'âge moyen. Toeplitz a dressé une statistique pour les enfants. Sur 1140 cas d'échinocoques, il y a 96 cas chez des enfants au-dessous de 14 ans (8,4 0/0) et 10 cas d'échinocoques pulmonaires (20,5 0/0).

III. Symptômes et Diagnostic. — Le diagnostic n'est certain que lorsqu'on trouve dans les crachats des vésicules, des débris de vésicules, ou des crochets. Il est facile de reconnaître les vésicules et leurs débris. Elles sont d'un blanc bleuâtre, ne sont pas transparentes, et ont la propriété de s'enrouler par leur bord libre (voir fig. 128). Au microscope on voit qu'elles sont formées de couches parallèles, séparées les unes des autres par des lignes granuleuses. Le contenu des poches est composé de crochets (fig. 126) et de scolex. Théoriquement on a dit que dans les cas douteux la présence, dans l'expectoration, d'acide succinique, d'inosite et de sucre était importante ; en pratique il n'en est rien.

Si on ne trouve pas de débris d'échinocoques, le diagnostic n'est pas possible. Quelquefois c'est une trouvaille d'autopsie. La mort peut survenir par rupture subite de la poche (cas de Alfter). Dans d'autres cas surviennent pendant plusieurs mois des hémorrhagies qui emportent le malade ; à l'autopsie on en a l'explication. Il survient aussi des pleurésies qui restent longtemps stationnaires, produites par des échinocoques sous-pleurau: Dans les cas d'échinocoques centraux très développés, on a des symptôm de gêne respiratoire : oppression, douleurs, étouffements, fièvre quelquefo et amaigrissement rapide, tableau analogue à celui de la tuberculose. Si kyste est volumineux, au voisinage de la plèvre, il y a de la matité, d souffle, de l'exagération du frémissement vocal, de la dilatation de que ques espaces intercostaux, du déplacement du cœur et du foie. La compres sion du poumon peut donner lieu à de la respiration bronchique.

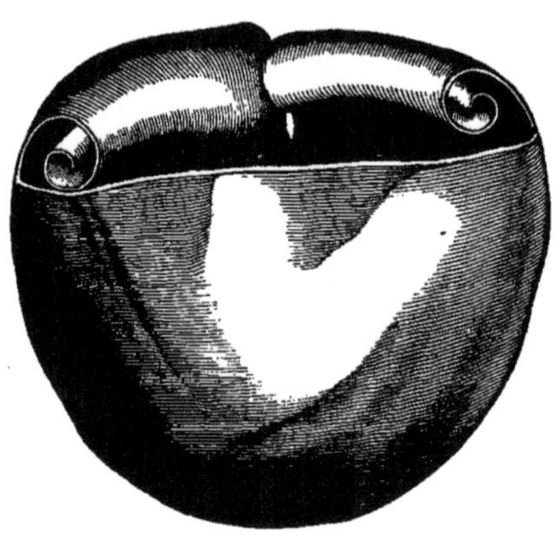

FIG. 128. — *Vésicule avec son bord libre enroulé.* Grandeur naturelle.

Lorsque les échinocoques ont été expectorés, on observe des symptôm de cavernes : son tympanique ou tympanico-métallique, bruit de pot fêl changement du son de Wintrich, respiration bronchique ou bronchio-m tallique, bronchophonie, râles ronflants ou métalliques.

Les signes cavitaires disparaissent lorsque la cicatrisation est effectué Dans d'autres cas apparaissent les signes de gangrène pulmonaire.

Quand les vésicules ont été rejetées par l'expectoration, la guérison e possible. La mort peut survenir par suffocation, lorsque les échinocoqu sont énormes. On a aussi vu la mort par hémoptysie, gangrène, pyopne mothorax, perforation du péricarde, perforation du diaphragme et péritonit

On a aussi observé la perforation par la paroi thoracique ; Laënnec a une perforation de l'estomac et de l'intestin.

Il faut être très réservé sur l'emploi des ponctions exploratrices qui pe vent produire des hémorrhagies dans la poche de l'échinocoque, et amen par suite l'asphyxie (cas de Schede, Cornil et Gibier, et Israel).

IV. **Traitement.** — On ne doit pas oublier de soutenir les forces du malad Le traitement chirurgical donne de bons résultats (cas de Fenger et Mosler). On a essayé les médications internes. Cruveilhier a employé l inhalations d'éther; on a préconisé les inhalations d'essence de térébe thine, de benzine, de chlorate de potasse, l'iodure de potassium, le mercur

Lorsque les échinocoques ont été rendus, il sera bon de prescrire, contre le processus gangréneux, des inhalations d'acide phénique (de 2 à 4 gr. 0/0), de thymol, et autres.

APPENDICE

Parmi les parasites animaux, signalons encore dans les poumons le *cysticerque celluleux*. Orth a vu un cas de *pentastomum denticulatum* (voir plus haut la *grégarinose* pulmonaire et le *distome de Ringer*). Diesing, chez un enfant de 6 ans, vit un cas de *strongylus longevaginatus*.

15. — **Pneumonomycose.**

On désigne sous le nom de pneumonomycose, d'après Virchow, la présence de parasites végétaux dans les poumons. Outre les schizomycètes on a vu dans les poumons l'oïdium albicans et l'aspergillus.

Les schizomycètes jouent dans beaucoup de maladies un rôle important, dans la bronchite putride, la gangrène pulmonaire et l'abcès du poumon. Nous n'insistons pas ici sur les pneumocoques et les bacilles de la tuberculose. Heimer à la clinique de Ziemssen trouva des *sarcines* dans l'expectoration d'un phtisique. Fischer a montré qu'on rencontrait des sarcines dans un grand nombre de maladies : bronchite, pneumonie, gangrène, tuberculose, etc.

Rosenstein trouva, dans un cas de bronchite putride, de l'oïdium albicans.

Virchow le premier découvrit l'aspergillus dans le poumon. On le trouve sur les cadavres des malades atteints d'affections chroniques des poumons (phtisie, infarctus hémorrhagique, gangrène, cancer, etc.). Fürbringer en trouva deux jours avant la mort chez un malade. Rother en a aussi rencontré sur des malades de la clinique de Leyden.

SIXIÈME PARTIE

MALADIES DE LA PLÈVRE

1. — Inflammation de la plèvre. Pleurésie.

I. Étiologie. — L'inflammation de la plèvre est une maladie très fréquent
On trouve sur la plupart des cadavres des adhérences entre la plèvre co
tale et la plèvre pulmonaire, alors que pendant la vie aucun symptôn
n'avait été observé. Mais le médecin est très souvent en présence de c
formes d'inflammations pleurales qui pendant la vie donnent lieu à d
symptômes subjectifs et objectifs.

Tous les âges, tous les sexes sont atteints. On l'a trouvée plusieurs fo
sur des fœtus. Cruveilhier a aussi montré que beaucoup de vieillards meu
rent de pleurésies ayant passé inaperçues. Lawrence récemment a aus
soutenu que la pleurésie idiopathique n'était pas rare chez les nouveau-né
Pendant l'enfance, surtout pendant la deuxième année, elle est très fréquent
Le plus grand nombre de cas a lieu entre 20 et 50 ans, ce qui s'explique pa
ce fait que pendant cette période l'individu est le plus exposé aux intempé
ries. C'est aussi ce qui explique la fréquence de la pleurésie chez l'homm

On a divisé avec raison la pleurésie en *primitive* (idiopathique, proto
pathique) et en *secondaire* (deutéropathique, symptomatique).

Dans la *pleurésie primitive* le *froid* joue un rôle prédominant, *pleurés
rhumatismale*.

Le refroidissement subit, le corps étant en sueur, donne lieu assez sou
vent à l'inflammation de la plèvre. Quelquefois le malade ne se souvien
plus que le côté a été exposé à un refroidissement subit. La pleurésie rhu
matismale frappe surtout les malades peu résistants; aussi comprend-o
facilement que les personnes qui ont été longtemps malades ou qui son
atteintes d'une maladie chronique, soient exposées aux pleurésies rhuma
tismales, même si elles ne quittent pas leur chambre, et si elles n'ont ét
qu'un instant dans un courant d'air.

Les refroidissements sont une cause importante ; les statistiques montren
qu'en hiver et au printemps les pleurésies sont plus fréquentes qu'en automn
ou en été. Les épidémies de pleurésie qu'on a publiées comme étant pro
duites par des organismes inférieurs (champignons, schizomycètes) n
tiennent pas à ces causes : si un grand nombre d'individus sont frappés e
même temps, c'est qu'ils ont été exposés aux mêmes intempéries. Il y

ussi les pleurésies infectieuses, qui doivent être séparées des pleurésies humatismales. Le froid dans ces cas prépare en quelque sorte le terrain ux champignons qui se développent plus facilement.

Outre le refroidissement, les *blessures* donnent lieu à des inflammations rimitives de la plèvre : *pleurésies traumatiques* (coup, chute, écrasement u thorax). L'inflammation de la plèvre peut exister seule ou être accompanée de lésions traumatiques des muscles thoraciques du squelette ou des oumons (pneumonie par contusion).

L'*inflammation des organes voisins* est la cause la plus fréquente des leurésies *secondaires*.

Nous devons signaler en première ligne les lésions du parenchyme pulonaire. Il est presque de règle dans la pneumonie fibrineuse de trouver e la pleurésie. Cependant dans ces cas ce n'est pas toujours une pleurésie econdaire ; la même cause qui a produit la pneumonie peut avoir amené ne pleurésie. L'inflammation de la plèvre peut aussi être produite par l'inammation catarrhale des poumons, la tuberculose pulmonaire, l'abcès pulonaire, la gangrène pulmonaire, l'infarctus hémorrhagique et l'embolie. échinocoque dans le poumon, le catarrhe bronchique et la péribronchite, ns que d'ailleurs il soit nécessaire que le processus inflammatoire siège à surface de la plèvre ; il semble que l'inflammation se propage par les mphatiques. La pleurésie survient presque toujours quand la lésion pulonaire est parvenue à perforer la plèvre.

La pleurésie peut aussi être consécutive à des inflammations du péride, du sternum, des côtes ou de la colonne vertébrale. Dans bien des s la dégénérescence cancéreuse des ganglions du thorax ou de l'œsohage, ou des abcès de l'œsophage à la suite de corps étrangers, donnent eu à des inflammations de la plèvre. Dans une observation on trouva dans plèvre une dent qui avait été déglutie, et qui, ayant perforé l'œsophage, ait tombée dans la cavité pleurale. Les inflammations du tissu cellulaire u cou ou du médiastin retentissent aussi sur la plèvre. Les inflammations e la cavité abdominale donnent également lieu à des pleurésies secondaires éritonites, abcès du foie, de la rate, ou des reins, paranéphrite, para et érityphlite, abcès du psoas, etc.) L'inflammation se propage tantôt par les ombreux lymphatiques qui traversent le diaphragme, tantôt par de petits yers de suppuration qui perforent le diaphragme et vont s'ouvrir dans la vité pleurale où ils provoquent des pleurésies secondaires. On trouve uelquefois dans la plèvre des calculs biliaires et des helminthes.

Lorsqu'une pleurésie se développe au voisinage d'un abcès, il n'est pas tal que la pleurésie soit purulente. A la clinique de Zurich chez un homme e 32 ans qui avait une collection purulente péri-rénale ouverte par mon colgue Krönlein, la ponction de la plèvre faite avant l'opération donna issue un liquide complètement séreux.

Les troubles dans l'*assimilation* et la *désassimilation* sont des causes équentes de pleurésies secondaires (mal de Bright, goutte, scorbut, chexie syphilitique, toutes les cachexies, les affections du cœur).

Dans une autre série de cas il s'agit de *pleurésies secondaires* à des *maladies infectieuses* (rougeole, scarlatine, variole, rhumatisme arti laire aigu, diphtérie, endocardite ulcéreuse, gonorrhée, pyohémie et s ticémie). Il est beaucoup plus rare d'observer la pleurésie dans la fiè typhoïde, et ordinairement elle ne survient pas avant que la fièvre soit de nue rémittente.

Enfin les pleurésies secondaires peuvent être consécutives à des *ma dies des plèvres elles-mêmes* (tuberculose, cancer et sarcome des plèvr

Dans la plupart des cas il s'agit d'une pleurésie *unilatérale*. Si la pl résie est *bilatérale* c'est qu'on est ordinairement en présence d'une tub culose, d'un cancer, d'un mal de Bright, de la goutte, du scorbut, de syphilis.

II. Anatomie pathologique. — On a divisé la pleurésie en pleurésie sè et pleurésie *liquide, humide, exsudative*, selon le produit inflammatoi La première donne lieu à des fausses membranes fibrineuses, la seco à un liquide inflammatoire. Ce liquide peut être séreux, purulent, sani ou hémorrhagique : on a alors des pleurésies séreuse *purulente* (e pyème, pyothorax), *putride*, et *hémorrhagique*. Cependant il ne faut croire que ces formes restent bien distinctes les unes des autres. Au c traire, elles sont souvent confondues; on dit alors que la pleurésie est sé fibrineuse, fibrino-purulente, etc.

Au début, les différentes formes de pleurésie se ressemblent généralem Les troubles commencent par une dilatation extrême et une hyperhémie vaisseaux sanguins sous-séreux et séreux. La partie enflammée de la plè présente alors un aspect rougeâtre, qui tantôt se répartit régulièreme tantôt présente des stries et des veines, tantôt forme des îlots très rouge des taches. En quelques points, des vaisseaux sanguins peuvent se déchire produire de petites extravasations sanguines.

A ces lésions font suite très rapidement un gonflement et un ramol sement de la plèvre séreuse et sous-séreuse, ce qui est dû manifestem à une exsudation des vaisseaux sanguins dilatés. La surface libre des plèv perd son poli et prend un aspect mat que Klebs a justement comparé à glace ternie. L'endothélium est trouble, déchiré.

A la surface des plèvres apparaissent des membranes tantôt minces, t tôt plus épaisses et plus compactes, qu'on peut facilement détacher à l'a d'un scalpel. Ces membranes sont composées de fibrine exsudée qui vi drait, selon Virchow, du parenchyme de la plèvre, et qui produite, se Rindfleisch, par les vaisseaux dilatés, se coagulerait à la surface libre de plèvre. Au microscope ces membranes sont formées d'une substa fondamentale fibroïde, au milieu de laquelle se trouve un plus ou moins gr nombre de cellules rondes.

Si on la traite par l'acide acétique, la substance fondamentale se go et prend un aspect homogène.

Dans la *pleurésie sèche*, appelée aussi pleurésie fibrineuse, le proces ne va pas plus loin. Selon qu'il s'agit d'une maladie limitée ou d'une infl mation étendue, on a une pleurésie circonscrite (locale, partielle) et

eurésie diffuse (totale). Ordinairement le processus frappe les deux feuil-
:s pleuraux d'un côté du thorax, et ce n'est que rarement qu'il est limité
a plèvre pulmonaire ou à la plèvre costale.

Si la pleurésie sèche rétrocède, les membranes se résorbent. Dans d'au-
es cas ces membranes inflammatoires s'organisent, donnent lieu à du tissu
njonctif (*adhérences*) qui unit la plèvre costale et pulmonaire. C'est la
eurésie adhésive. Quelquefois à la suite de pleurésies il ne se crée pas
adhérences, mais il se produit, par transformation conjonctive, par néo-
embranes inflammatoires, des épaississements de la plèvre qui sont blan-
âtres et ont l'aspect de cicatrices.

La forme des adhérences pleurales est très variable : tantôt tout un lobe
. tout un poumon est fixé à la paroi costale par un tissu conjonctif plus ou
oins serré ; tantôt il y a des adhérences en forme de filaments, de faisceaux
ès allongés ; tantôt enfin on a affaire à de véritables touffes qui provien-
nt d'adhérences filamenteuses détachées.

Dans la *pleurésie humide, exsudative*, les lésions premières sont les
êmes que dans la pleurésie sèche, mais elles progressent plus ou moins
pidement, ce qui amène un exsudat liquide dans la cavité pleurale. Si
xsudat est séreux, le liquide est ordinairement jaunâtre ou jaune verdâtre,
rement clair, plus souvent trouble et mélangé de flocons. Les observations
pleurésie parfaitement séreuse sont rares ; ordinairement, on trouve en
rtie dans le liquide, en partie à la surface des plèvres, des coagulations
rineuses plus ou moins épaisses, jaunâtres. Elles sont surtout abondantes
ns les parties qui sont peu influencées par les mouvements respiratoires,
ns les sillons entre les lobes pulmonaires et dans les culs-de-sac entre le
aphragme et la base des poumons. En ces points, où les masses de fibrine
touchent immédiatement au niveau de la plèvre pulmonaire et de la plè-
e costale, leur surface paraît rude et réticulée, lésions dues manifeste-
ent au déplacement réciproque et au frottement des faces pleurales.

Au microscope on voit que les coagulations fibrineuses sont formées
une substance fondamentale fibrillaire et de quelques cellules rondes.
liquide séreux est ordinairement pauvre en éléments cellulaires. On y
ouve quelques cellules rondes isolées, des cellules endothéliales détachées,
souvent aussi quelques globules rouges. Si l'exsudat existe depuis un
rtain temps, on voit que les cellules présentent des signes de dégénéres-
nce graisseuse, et on trouve, à côté des cellules graisseuses, des goutte-
tes de graisse, libres ou réunies, dans le liquide.

Dans la *pleurésie purulente, pyothorax*, le liquide ressemble au pus
dinaire d'un abcès. C'est un liquide verdâtre ou jaune verdâtre qui est
aque, et se divise, par le repos, en deux couches, l'inférieure grumeleuse
sédimenteuse contenant la partie cellulaire, tandis que la supérieure com-
end le sérum du pus : dans cette forme il existe rarement des flocons
rineux. La pleurésie purulente peut l'être d'emblée, ou succéder à une
eurésie séreuse, lorsque le nombre de globules blancs devient trop consi-
rable dans l'exsudat liquide. D'ailleurs ce dernier mode est le plus fré-
ent.

Les globules de pus proviennent de la diapédèse des globules blancs travers des vaisseaux sanguins dilatés par inflammation au niveau de la p vre. Mais quand le pus s'est formé avec une extrême rapidité, et une tı grande abondance, sans qu'on puisse trouver dans le sang une diminuti des globules blancs, on est obligé d'admettre une autre source de form tion des globules du pus.

Rindfleisch croit, à la suite d'expériences, qu'ils proviennent des cellu endothéliales par prolifération des noyaux. Les corpuscules du tissu co jonctif de la séreuse joueraient aussi un rôle dans leur production.

Au microscope on trouve, dans l'exsudat purulent, des globules de pus dégénérescence graisseuse. Dans une observation j'y ai rencontré des crista ayant la forme de pyramides doubles, et ressemblant aux cristaux asthm tiques de Charcot-Neumann et de Leyden (voir fig. 91).

Dans la *pleurésie putride* le liquide est gris verdâtre ou brun rougeât sale, et a une odeur repoussante et cadavérique.

Au *microscope* on y trouve des détritus granuleux composés en partie champignons. Dans un cas observé par moi à la clinique de Naunyn, à K nigsberg, j'ai trouvé un grand nombre d'aiguilles d'acide sébacique.

Lorsque la pleurésie putride est accompagnée de bronchite putride de gangrène pulmonaire, l'exsudat contient des bouchons particuliers co posés d'aiguilles d'acide margarique, de gouttelettes graisseuse, et de lept thrix pulmonaires.

On reconnaît aisément la *pleurésie hémorrhagique* à ce que l'exsud liquide présente une couleur hémorrhagique. Dans les cas récents et lorsq le sang est en grande quantité, le liquide semble être du sang fraîcheme sorti d'une veine, tandis que dans les cas anciens, il est rouge brun ou nc rouge. Dans le premier cas les globules rouges ne sont pas changés, tanc que lorsque l'inflammation est plus ancienne, les globules rouges sont déc lorés, dégénérés, déformés. Ordinairement il existe, en plus, des globul blancs et des cellules adipeuses. Les globules sanguins proviennent petite quantité, de l'extravasation ; le plus grand nombre vient par diap dèse des vaisseaux sanguins dans la cavité pleurale.

Récemment j'ai vu chez un typhique un exsudat sanguin qui était coule de laque et contenait de l'hémoglobine. Tous les globules rouges étaie détruits. Dans l'exsudat récemment retiré il y avait beaucoup de microc ques.

Quelquefois, dans la pleurésie cancéreuse principalement, et en dehors cancer (Debove), l'exsudat est très riche en graisse ; il rappelle le chyle le lait. Au microscope on y trouve des gouttelettes graisseuses, des cell les graisseuses et des cristaux de cholestérine.

L'exsudat, surtout purulent, peut devenir colloïde ; le liquide est alo visqueux. J'ai observé un cas analogue chez un malade atteint de pleurés cancéreuse.

La *quantité d'un exsudat pleurétique* est très variable. Souvent il n'y que quelques cuillerées de liquide, tandis que dans d'autres cas on trouve et 20 litres !

La *composition chimique* de l'exsudat a souvent été étudiée. C'est sur-ut Naunyn qui s'est occupé de cette question. La densité varie dans la upart des cas entre 1015 et 1023, et on admet avec Méhu qu'un liquide la cavité pleurale dont le poids spécifique est au-dessous de 1015, est un quide de transsudation, c'est-à-dire d'hydrothorax, tandis qu'un poids écifique dépassant 1018 a une origine pleurale. La quantité d'albumine un exsudat séreux varie entre 3,5 et 7 0/0, et tient le milieu entre la antité d'albumine du sérum de la lymphe et de celui du sang.

Gerhardt a trouvé de la paralbumine dans les exsudats séreux et purulents. ans bien des cas il y a du sucre, dans d'autres un corps glycogène, qui se ansforme en sucre spontanément ou par l'action de la salive (Eichhorst). aunyn a rencontré régulièrement de l'urée, de l'acide urique, et de la choles-rine. La cholestérine est particulièrement abondante dans les exsudats rulents exposés à l'air un certain temps. Il trouva aussi, dans les exsudats rulents, de la leucine, de la tyrosine et de la xanthine. Salomon chercha itilement, dans les exsudats pleuraux purulents, du glycogène, tandis qu'il uvait en trouver dans les abcès.

Ewald a étudié les *gaz* des *exsudats pleuraux*. Dans les exsudats séreux, quantité de CO^2 varie entre 40 et 63 0/0 et augmente avec l'âge de l'exsu-t. Dans les exsudats purulents la quantité d'acide carbonique est d'au-nt moindre que le liquide contient plus de corpuscules de pus. Il n'y a que s traces d'azote et d'oxygène. Le liquide ne peut pas toujours se mouvoir rement dans la cavité pleurale : de nombreuses adhérences entre les èvres pulmonaire et costale s'opposent aux mouvements du liquide, quel-efois même complètement. Souvent les adhérences sont si nombreuses, 'elles forment une véritable masse spongieuse dont les lacunes sont rem-es de liquide. Quelquefois il existe une adhérence entre les feuillets euraux dans toute leur hauteur ; on a appelé ces cas pleurésies *cloison-es*. Si dans la cavité pleurale il y a plusieurs cloisonnements séparés les s des autres, la pleurésie est multiloculaire. La pleurésie est rarement isonnée d'emblée ; généralement cette forme n'arrive que secondaire-ent.

Les épanchements considérables donnent lieu aux *déplacements des vis-res thoraciques et abdominaux*, et à la dilatation du thorax.

Les poumons sont les premiers viscères atteints. Au début ils nagent à la rface du liquide et peuvent encore remplir plus ou moins bien leurs fonc-ns ; mais si le liquide devient très considérable, ils sont comprimés et sont nsformés en un tissu dense, sans air. La compression commence dans les rties antéro-supérieures, plus tard elle se fait dans les parties postéro-périeures. Si elle est complète, le poumon forme une masse privée d'air, rrée, à consistance de cuir, à couleur rouge gris, rouge brun et noir acé. S'il existe des adhérences pleurales, les phénomènes de compres-n dépendent du siège et de la forme des adhérences.

Après les poumons, les organes médiastinaux, le cœur et les gros vais-aux sont comprimés et déplacés. Dans l'exsudat situé à gauche, le cœur repoussé à droite, au point de battre entre la ligne mamelonnaire droite et la ligne axillaire droite. Le cœur est complètement dévié à droite, mais l pointe reste tournée à gauche. Les déplacements du cœur tels que la pointe d cœur bat dans la partie droite du thorax, s'observent, mais sont très rare Dans la pleurésie droite le cœur est fortement repoussé à gauche, de tell sorte que sa pointe vient battre, non plus en dedans de la ligne mamillair gauche, mais sur la ligne axillaire gauche. Très souvent le cœur est plu profondément situé que normalement.

La pression produite par le liquide, se transmet aussi sur le diaphragme le foie et la rate. Le diaphragme est descendu, il a perdu sa convexit supérieure, est devenu plus plan, ou même, dans les exsudats considérables il forme une convexité dans l'abdomen. Dans les exsudats du côté droit l diaphragme et le foie sont abaissés. Habituellement le lobe hépatique dro est très profondément situé, tandis que le gauche est extraordinairemen élevé, par suite de la pression supportée par le foie.

Fräntzel et Traube ont montré avec raison que dans les épanchement considérables le diaphragme était abaissé non seulement du côté malade mais aussi du côté sain. Tout le foie est abaissé alors et non pas un seu lobe.

Dans les épanchements pleuraux gauches, la rate est déplacée. Elle es ordinairement portée en bas et en avant. Quelquefois la pression est tell qu'elle agit sur son axe longitudinal, et que celui-ci n'est plus dirigé parallè lement à la continuation des côtes, mais transversalement. Il est naturel auss que l'estomac soit déplacé. Dans tous ces cas il ne faut nécessairement pa qu'il y ait d'adhérences antérieures, ou que la pression ait à lutter contr le météorisme, des tumeurs abdominales ou une ascite.

Nous reviendrons plus loin sur les déformations thoraciques et vertébra les. Disons seulement ici que les pleurésies ayant duré un certain temp amènent souvent des dégénérescences des muscles thoraciques.

III. Symptômes. — Il est un certain nombre de pleurésies qui donnent lie à des symptômes si peu marqués, qu'elles évoluent sans être reconnue (*pleurésies latentes*). C'est ce qui arrive habituellement dans les pleu résies sèches peu étendues. Nous reviendrons bientôt sur leurs symp tômes.

Souvent les symptômes objectifs d'une inflammation pleurale se bornen à des troubles locaux, points de côtés, respiration difficile.

Dans d'autres cas, à côté des troubles locaux, on observe des symptôme généraux, principalement des symptômes fébriles. La maladie débute à l façon d'une affection aiguë, par un frisson unique ou des frissons répétés la fièvre est continue pendant 3 ou 4 semaines, jusqu'à ce que les symptôme locaux du côté de la poitrine aient disparu. Il n'est pas rare que la pleurési ait un début subaigu. Elle commence par des frissons répétés, la fièvr est irrégulière et dure 4, 6 et même 8 semaines. Enfin il est des cas chro niques dans lesquels, à des périodes fébriles, succèdent des périodes apyréti ques. Il y a des observations dans lesquelles la durée de la maladie dépass 20 ans.

La gravité des symptômes généraux ne dépend pas toujours de l'intensité les troubles locaux. Des pleurésies étendues donnent lieu souvent à des symptômes généraux peu marqués. Les symptômes locaux varient selon qu'il existe un exsudat liquide ou qu'il n'y en a pas. Aussi parlerons-nous successivement des symptômes de la pleurésie sèche et de ceux de la pleurésie humide.

A. — *Pleurésie sèche.*

Les symptômes les plus importants de la pleurésie sèche sont la *douleur* et le *frottement pleural*. La douleur n'est pas un élément de diagnostic certain, mais l'existence de frottements pleuraux indique à coup sûr une pleurésie sèche. Ils existent dans la majorité des cas, mais cependant ils peuvent manquer quoiqu'il y ait pleurésie; le diagnostic est alors incertain.

Si les malades gardent le lit, la *position* qu'ils prennent a une certaine importance; ordinairement ils se couchent sur le côté sain; s'ils se couchaient sur le côté malade, la paroi thoracique serait comprimée et cette compression augmenterait les douleurs pleurales. Traube a soutenu en outre que la position couchée sur le côté malade pouvait amener un engorgement dans les veines de la séreuse malade, et consécutivement un tiraillement des nerfs, ce qui augmenterait la douleur. Le malade cherche instinctivement à se coucher sur le côté sain, parce qu'il remarque très rapidement que dans cette position seule les douleurs sont supportables. Cependant ce n'est pas une règle absolue. Il arrive qu'au début de la maladie, alors que les douleurs sont très violentes, le malade se couche sur le côté sain, tandis que plus tard il se couche sur le dos, et même sur le côté malade.

Le côté de la poitrine malade prend *une moins grande part* aux mouvements respiratoires que le côté sain. En même temps on observe que les excursions respiratoires de la cage thoracique du côté malade sont plus lentes que celles du côté sain; le thorax se dilate alors non pas en une seule fois, mais par saccades. Ce sont encore les douleurs pleurétiques qui en sont causes. Chaque mouvement respiratoire violent amène de la douleur par compression de la plèvre, et par là même un arrêt involontaire de la respiration. Si les douleurs sont vives et étendues, le côté malade peut rester complètetement immobile pendant la respiration. Si les douleurs sont circonscrites à une moitié inférieure ou supérieure d'un côté du thorax, on trouve une différence dans les mouvements respiratoires de la moitié supérieure et inférieure de ce côté; la partie saine agit très vivement, tandis que la partie malade agit modérément.

Quelquefois il existe une *difformité* passagère de la cage thoracique. L'épaule est abaissée du côté malade, les espaces intercostaux sont plus étroits, le thorax paraît porté en dedans, la peau de la poitrine du côté malade se laisse plisser plus facilement que celle du côté sain, et la colonne vertébrale présente une scoliose à convexité tournée du côté sain. Tous ces troubles sont évidemment dus à la déviation de la colonne vertébrale. Les joues et les muqueuses peuvent être *cyanosées :* la cyanose est en raiso directe des troubles respiratoires.

La *palpation* de la cage thoracique vient compléter les résultats fourn par l'inspection. La participation moindre du côté malade aux mouvemen respiratoires se traduit du côté malade par un soulèvement plus faible de main placée sur le côté malade.

Si on comprime un espace intercostal, la douleur est plus vive que si o presse les côtes, parce que celles-ci peuvent atténuer la compression. ne faut pas, dans la palpation, appliquer le doigt çà et là, sans méthode: est nécessaire de suivre tout un espace intercostal d'avant en arrière, et d tracer la zone douloureuse avec un crayon, de manière à bien limiter partie malade. L'étendue de la partie douloureuse n'indique pas nécessair ment la grandeur du territoire emflammé, elle peut lui être inférieure. E général la douleur se retrouve dans plusieurs espaces intercosteaux. Le plu souvent ce sont les parties inférieures antérieures, et latérales du thorax q sont atteintes.

Si les frottements pleuraux sont très intenses, la main percevra un *frémis sement pleural.* On a tantôt la sensation d'un frôlement doux, fugace, ana logue à celle qu'on a en frôlant de la soie, tantôt celle d'un craquemen analogue à la crépitation que donne une balle de neige serrée entre le doigts, tantôt celle d'une lame de cuir qu'on plie. C'est le bruit de *cuir neu*

Habituellement le bruit de cuir neuf n'est pas continu, il est intermitten Souvent on ne l'entend qu'à la fin de l'inspiration, dans d'autres cas on perçoit pendant l'inspiration et l'expiration, très rarement pendant l'expi ration seule. Généralement il semble qu'on ait affaire à deux lames fro tant l'une sur l'autre et allant et venant de haut en bas. Plus raremer on perçoit des déplacements horizontaux ou obliques. Presque toujours frémissement pleural augmente en intensité lorsqu'on dit au malade d'exé cuter de fortes respirations. Une pression un peu forte dans un espace inter costal augmente quelquefois son intensité. Le frottement est souvent d'un durée très fugace ; en quelques minutes, en quelques heures il disparaît.

Dans d'autres cas on le sent diminuer sous la main, lorsque les malade ont fait plusieurs fortes inspirations, et apparaître de nouveau après un cer tain temps. Cependant il peut persister des semaines, des mois et même de années.

Le *frémissement vocal* n'est pas changé dans la pleurésie sèche, car le fausses membranes qui recouvrent la plèvre, ne sont pas en état de dimi nuer d'une façon appréciable la transmission de la voix.

A la *percussion* il n'y a rien d'anormal, tandis que l'*auscultation* donn de précieux renseignements.

Le bruit respiratoire paraît souvent affaibli et saccadé, du côté malade ce qui tient à ce que ce côté exécute des mouvements respiratoires modérés

Le symptôme principal d'une pleurésie sèche est certainement le *frotte ment pleural.* Le caractère acoustique du frottement pleural n'est pas tou jours le même. Tantôt c'est un frôlement doux, superficiel, tantôt c'est u bruit rude, élevé, un craquement. Il est aussi saccadé. Il est quelquefois si for qu'on peut l'entendre à une certaine distance ou que le patient peut le percevoir lui-même. On peut en avoir une idée en plaçant une main à plat sur l'oreille, et en exécutant avec les doigts un va-et-vient sur cette main. Stokes dit que le frottement a un timbre métallique quand l'estomac ou l'intestin sont remplis d'air.

On croyait autrefois que l'inflammation des plèvres demandait plusieurs jours avant que la transsudation fibrineuse ait atteint un certain degré et que les frottements s'entendent. Cependant Lebert a trouvé que des frottements pleuraux s'entendent déjà le premier et le second jour de la maladie; et Fräntzel dit avec raison les avoir trouvés 12 ou 14 heures après le début. D'ailleurs il n'est pas nécessaire que les deux feuillets de la plèvre soient couverts de dépôts; Küssner et Ferber trouvèrent aussi des frottements pleuraux alors que l'inflammation était limitée à un feuillet pleural (voir *Péricardite*).

Les frottements pleuraux s'entendent surtout à la fin de l'inspiration, plus rarement au début. Quelquefois ils ne se manifestent que dans les forts mouvements respiratoires. De temps en temps on les perçoit pendant l'inspiration et l'expiration, très rarement pendant l'expiration seule. Si le malade continue à respirer profondément, ils peuvent disparaître tout à coup, parce que, semble-t-il, les feuillets pleuraux sont devenus lisses par suite des violents frottements réciproques. Quelquefois, une forte pression avec le stéthoscope augmente leur intensité; dans quelques cas même on ne les perçoit qu'en appuyant fortement l'oreille sur la poitrine. Leur durée n'a rien de fixe; elle varie de quelques minutes à plusieurs années. Wintrich, par exemple, cite un malade tuberculeux chez lequel il entendit des frottements pleuraux pendant 4 ans. On les perçoit le plus souvent à la partie antérieure et latéro-inférieure du thorax. S'ils existent au sommet du poumon, on doit penser à la tuberculose.

Les frottements pleuraux peuvent présenter un rythme particulier quand l'inflammation siège au voisinage du péricarde. On trouve alors qu'ils sont sous la dépendance des mouvements du cœur; on peut les prendre pour des frottements péricardiques, ce sont les frottements pleuro-péricardiques. Nous reviendrons plus loin sur ce diagnostic différentiel.

La *toux* est très importante. Elle est souvent très pénible, et trouble le repos des malades par la forte douleur qu'elle provoque.

Bien des auteurs croient que dans la pleurésie il n'existe pas de toux. Celle-ci, d'après eux, serait due à un catarrhe bronchique concomitant. Les expériences faites sur des animaux auxquels on avait blessé les plèvres n'ont pas donné les mêmes résultats chez tous les expérimentateurs : Nothnagel ne provoqua pas de toux; Koths en observa. A mon avis, l'inflammation des plèvres chez l'homme amène de la toux. On sait que bien des pleurétiques toussent sans cracher, ou sans présenter des signes de catarrhe bronchique.

J'ai aussi pu provoquer de la toux chez des individus sains, en comprimant un espace intercostal. Chez les malades opérés de l'empyème, la toux survient quand on touche la plèvre avec un instrument. Dans l'empyème, presque toujours les malades toussent quand par une incision on vide le pus, ou qu'on fait une injection dans la cavité pleurale, etc.

Dans la pleurésie sèche il existe très souvent des *points de côté.* S'ils font défaut on peut ne reconnaître la maladie que lorsqu'il y a des frottements.

Dans quelques cas la douleur se fait sentir non pas du côté malade mais du côté sain, ce que Gerhardt explique par l'anastomose des nerfs du thorax des deux côtés dans le médiastin. Huss n'a cependant pas pu trouver ces anastomoses.

Il n'est pas rare que la maladie débute brusquement par de la *fièvre.* Un frisson unique ou plusieurs frissons ouvrent la scène, et l'élévation de la température est continue, subcontinue, ou tout à fait irrégulière. Le pouls est plus fréquent, la soif vive, le malade est déprimé, et la diurèse diminuée.

La pleurésie sèche est souvent une maladie propre, ou bien dans d'autres cas elle précède une pleurésie humide, ou apparaît après celle-ci. Nous avons déjà vu, par les lésions anatomiques, qu'une pleurésie humide débutait généralement par une pleurésie sèche. Si après une pleurésie humide l'exsudat se résorbe, les feuillets pleuraux ordinairement rugueux se rapprochent, et on a de nouveau une pleurésie sèche. Enfin il existe très souvent, le long de la ligne de niveau de l'épanchement, des dépôts fibrineux et des agglutinations sur les plèvres, si bien que les signes de l'existence de liquide dans la cavité pleurale existent en même temps que ceux d'une pleurésie sèche.

A la suite de pleurésies sèches, surviennent des adhérences pleurales qui peuvent remplir les culs-de-sac pleuraux, ou fixer les bords des poumons.

Riegel et Tuczek ont trouvé qu'il existait une *augmentation* du choc de la pointe du cœur coïncidant avec l'inspiration, quand des adhérences unissaient le bord antérieur du poumon gauche à la face externe du péricarde. Les adhérences conjonctives rapprochent également le cœur de la paroi thoracique, et pendant les inspirations le choc de la pointe du cœur est plus perceptible.

Quelquefois les synéchies pleurales sont si étendues que tout un poumon, ou même les deux, sont fixés dans toute leur étendue. Mais comme la mobilité des poumons joue un rôle capital dans la circulation du sang et dans le dégorgement de l'artère pulmonaire, on comprend facilement que ces lésions gênent considérablement l'appareil circulatoire. La circulation sanguine est entravée d'abord au niveau du ventricule droit; puis ces troubles retentissent sur le ventricule gauche très rapidement; finalement on observe une hypertrophie et une dilatation de tout le cœur. C'est surtout Bäumler qui a récemment étudié ces troubles. Dans ces conditions les symptômes d'engorgement apparaissent très facilement. Il n'est pas rare d'observer alors des signes d'emphysème au-dessous des parties adhérentes.

B. — *Pleurésie humide, exsudative.*

Comme dans la pleurésie sèche, les troubles locaux dans la pleurésie humide présentent l'intérêt principal. La *percussion* rend surtout des services pour le diagnostic, car on comprend aisément que l'existence d'un liquide dans la cavité pleurale se traduise par l'absence de sonorité. Tant que le liquide est peu considérable, c'est-à-dire tant qu'il ne dépasse pas une certaine quantité minima, il est méconnu pendant la vie. Ferber a montré expérimentalement que sur un cadavre d'un enfant de 12 ans, il fallait injecter 120 cent. cubes d'eau dans le thorax avant qu'on puisse percevoir une matité d'un doigt à la partie postéro-inférieure du thorax. Chez un adulte il faut 400 cent. cubes pour donner une matité de deux doigts. Aussi comprend-on que généralement il faille 1/2 litre de liquide pour établir avec certitude le diagnostic de pleurésie humide.

Quant à l'épaisseur de l'exsudat, elle doit être de 2 cent. pour donner de la matité. Dans ces cas il faut pratiquer une percussion légère, faible, pour trouver plus aisément la matité.

Parmi les signes fournis par l'inspection, signalons le *décubitus* des malades : car, tandis que dans la pleurésie sèche les malades se couchent volontiers sur le côté sain, dans la pleurésie liquide ils préfèrent le côté malade. Si une pleurésie sèche devient liquide, on reconnaît ce passage d'une forme à une autre, à ce que les malades changent de décubitus : ils se couchent sur le côté malade, alors qu'antérieurement ils se couchaient sur le côté sain.

La cause de ce décubitus sur le côté malade est toute mécanique. Quand le malade repose sur le côté atteint, le côté sain reste libre en haut, de telle sorte que les mouvements respiratoires sont faciles. Le poumon du côté malade est déjà gêné dans ses mouvements par le liquide ; si le malade se couchait sur le côté sain il respirerait difficilement, car du côté malade la respiration se fait mal, et du côté sain les excursions respiratrices seraient gênées par la position du corps.

Ce décubitus n'est cependant pas constant. On le trouve d'autant plus sûrement que la quantité de liquide est plus abondante, et que le besoin de respirer est plus vif. Dans certains cas douloureux, comme l'a montré Andral, les malades se couchent en *diagonale* sur le côté malade, position intermédiaire entre la position sur le dos et la position sur le côté. Cependant les malades se couchent aussi quelquefois sur le dos, ou sur le côté sain, surtout lorsque l'épanchement commence à diminuer.

Si la respiration devient très difficile, on observe en outre de l'*orthopnée*.

Du côté malade la *circonférence du thorax* est ordinairement agrandie. Le degré de l'ectasie dépend de la quantité de l'exsudat et de la souplesse du thorax ; aussi est-il plus marqué chez les individus jeunes que chez les gens plus âgés. Comme l'exsudat remplit d'abord les parties inférieures de la cavité pleurale, l'ectasie peut se limiter à ces parties seules. Cependant dans les exsudats considérables tout le thorax y prend part.

Aussi le côté du thorax malade présente-t-il une circonférence plus grande. Les espaces intercostaux paraissent plus élargis, mais sont moins apparents que ceux du côté sain. Plus rarement les espaces intercostaux peuvent bomber en dehors. La peau est plus brillante et sans plis, et il est plus difficile d'y faire des plis que du côté sain. L'épaule et l'extrémité acromiale de la clavicule sont plus élevées du côté malade, et la colonne vertébrale présente quelquefois une légère scoliose dont la convexité est tournée du côté malade.

Le degré de l'ectasie se reconnaît à l'aide d'un mètre souple : cependant il ne faut pas oublier qu'à l'état normal le côté droit a un ou deux centimètres de plus que le gauche. A défaut de mètre, une simple ficelle suffit ;

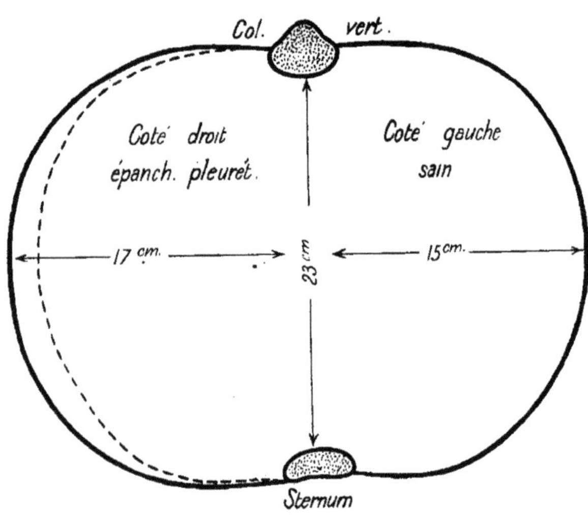

FIG. 129. — *Courbe cyrtométrique dans une pleurésie droite chez un homme de 40 ans.* La ligne ponctuée montre la différence de diamètre entre les côtés droit et gauche.

on cherche si à la même hauteur le thorax présente la même circonférence des deux côtés. Il est rare d'observer des ectasies dépassant 5 centimètres.

On obtient de bons résultats à l'aide du cyrtomètre de Woillez, ce qui permet de représenter sur le papier les contours du thorax (voir fig. 129).

Chez des enfants, Verlias trouva qu'à la suite d'emphysème pulmonaire vicariant le côté sain présentait une ectasie plus forte que le côté malade.

Gerhardt a montré avec raison que chez les adultes presque toujours le côté sain au moment de la formation de l'exsudat augmentait de 3 centimètres en diamètre.

Les *mouvements respiratoires* sont moins marqués ou abolis du côté atteint ; dans le premier cas les mouvements sont souvent plus lents que du côté sain. Il existe aussi des irrégularités et des intermittences dans les mouvements respiratoires.

Quelquefois on observe des *aspirations inspiratrices de l'épigastre,* quand le diaphragme, fortement repoussé en bas par le poids du liquide, forme une convexité dans la cavité abdominale.

La *fréquence de la respiration* est presque toujours augmentée, les causes de cette accélération sont multiples : la capacité respiratoire est diminuée par la compression d'un poumon; ou bien les malades cherchent à compenser par des respirations nombreuses la diminution du champ respiratoire.

De plus, s'il existe de la douleur, les respirations sont moins profondes; aussi le malade les multiplie-t-il. Une autre cause de cette fréquence dans la respiration s'observe quand le cœur est fortement déplacé; car les troubles circulatoires ne sont pas sans influence sur la respiration. En outre le diaphragme est refoulé en bas, ou bien les muscles intercostaux imbibés par le liquide sont frappés d'une légère parésie. S'il y a de la fièvre, l'élévation de la température est aussi une cause d'accélération de la respiration.

Quand l'exsudat a *déplacé les organes voisins*, les troubles sont très marqués. Naturellement, pour produire des désordres, il faut que l'exsudat ait atteint un certain développement : mais la facilité que présentent certains organes à se déplacer, entre aussi en ligne de compte. Si des adhérences se sont produites, les déplacements peuvent être définitifs.

C'est le cœur qui ordinairement est d'abord déplacé. On le reconnaît, dans une pleurésie gauche, aux battements du cœur qui se font à droite du sternum. Le cœur peut battre jusqu'au niveau de la ligne mamillaire droite. Presque toujours le déplacement du cœur est tel que le cœur est porté à droite en totalité; le déplacement de la pointe du cœur dans la partie droite du thorax est exceptionnel. Ce n'est pas la pointe qu'on sent alors battre à droite, c'est le bord droit du cœur.

Si le cœur est porté à gauche par un épanchement droit, le choc de la pointe se perçoit en dehors de la ligne mamillaire gauche. Il peut être perçu jusque dans la ligne axillaire.

Le déplacement du *foie* peut donner lieu à des signes visibles. On l'observe dans les inflammations de la plèvre droite, et le bord inférieur du foie forme une saillie sous la paroi abdominale peu épaisse.

Dans des cas plus rares on a observé des *pulsations* du côté du thorax malade. Presque toujours il s'agissait d'exsudat purulent, quoique Traube et Fräntzel aient publié des cas de pleurésie séreuse pulsatile. A part une observation de Geigel et un cas douteux de Heyfelder, toutes les pleurésies pulsatiles étaient du côté gauche. J'ai observé il y a quelques mois une pleurésie pulsatile séreuse droite chez un enfant de 12 ans. Comby croit qu'il s'agit toujours, dans ces cas, de pleurésies chroniques et que le pronostic est défavorable. Or chez mon malade la maladie datait de 14 jours, et la guérison a eu lieu après une opération, l'exsudat étant devenu purulent. Je ne peux pas non plus adopter l'opinion de Comby, d'après laquelle les pulsations seraient dues à ce que le poumon est privé d'air et qu'il existe des adhérences avec le péricarde. Selon moi il vaut mieux admettre que la persistance de la force du cœur, l'abondance de l'épanchement et la parésie des muscles intercostaux en sont la cause. Féréol soutient à tort qu'il doit exister des gaz dans la cavité pleurale lorsqu'on observe des pulsations thoraciques.

La palpation fournit d'excellents résultats pour le diagnostic des épanchements pleuraux. On recherche le *frémissement vocal*. Chaque fois qu'il existe du liquide le frémissement vocal est diminué ou aboli.

Une très mince lame de liquide peut modifier le frémissement vocal; cependant il ne faut pas oublier que chez les gens sains le frémissement vocal est un peu plus net à droite qu'à gauche. Pour bien marquer la limite supérieure du changement de ce frémissement, il est préférable non pas de placer sur le thorax la main à plat, mais l'extrémité des doigts, ou bien l'extrémité d'un crayon. Il est d'autant plus faible que l'épanchement est plus abondant; aussi a-t-il disparu souvent complètement dans les parties inférieures du thorax. Les causes de l'affaiblissement du frémissement vocal viennent de ce que le liquide forme dans la cavité pleurale. par rapport aux poumons contenant de l'air, un milieu d'une densité très différente, de telle sorte que la transmission des ondes vocales, des poumons à la paroi thoracique, est plus ou moins complètement diminuée.

S'il existe des adhérences pleurales au niveau de l'exsudat liquide, on trouve çà et là du frémissement vocal, dans les points où les adhérences s'insèrent à la plèvre costale. Lépine aurait même observé une exagération du frémissement vocal.

Par la palpation du thorax on a aussi la sensation de l'augmentation de résistance; en frappant la poitrine avec le doigt directement, le doigt perçoit au niveau du liquide une plus grande résistance et fournit de bons renseignements sur la hauteur du liquide: quelquefois une pression exercée sur la peau du thorax laisse une dépression; on a de l'*œdème du côté malade*.

Autrefois on le considérait comme pathognomonique d'un exsudat purulent. C'est une erreur, car il se rencontre dans l'exsudat séreux. Si l'exsudat liquide est très considérable et comprime ainsi la veine azygos, l'œdème unilatéral peut apparaître; c'est une exsudation de parties liquides et non pas de globules de pus. Cet œdème, ne se limite pas seulement à la peau du thorax, mais envahit également la peau du ventre du même côté.

Très souvent on perçoit de la *fluctuation* au niveau du thorax, surtout lorsque les espaces intercostaux font saillie en dehors.

Chez des enfants, Verlias a trouvé que la fluctuation se décelait en appuyant avec un doigt dans un espace intercostal, tandis que l'autre main comprimait en même temps de bas en haut l'hypochondre.

La palpation de la cage thoracique permet de circonscrire la *douleur* comme nous l'avons indiqué pour la pleurésie sèche.

La palpation sert encore pour constater certains troubles que la vue a permis de soupçonner, la participation moindre ou le manque de participation de la cage thoracique aux mouvements respiratoires. Elle sert également reconnaître le déplacement du cœur, du foie et de la rate. Dans le dernier cas on trouve sous l'hypochondre gauche un corps rond allongé, de consistance molle. Si le poids de l'exsudat a fortement repoussé en bas le diaphragme, on sent le long de l'hypochondre le diaphragme former une convexité au niveau de ses insertions costales. Quelquefois cette convexité apparaît subitement à la suite d'une quinte de toux ou d'un mouvement brusque.

Dernièrement je soignais une dame de 45 ans qui se plaignit subitement que quelque chose avait glissé pendant la nuit dans sa poitrine. Je trouvai sous l'hypochondre gauche une convexité très marquée formée par le diaphragme, et qui, la veille au soir, n'existait sûrement pas. Si on observe ce symptôme à gauche, il faut prendre garde de confondre le diaphragme avec la rate. Si la saillie du diaphragme existe à droite, il peut y avoir, comme Stokes l'a montré récemment, un sillon entre le diaphragme et la partie supérieure du foie; non seulement on le voit, mais on peut quelquefois le sentir. Ce sillon est important lorsqu'il s'agit de reconnaître si on est en présence d'une augmentation de volume du foie ou d'un exsudat pleural.

Récemment Morgan a employé la *spirométrie* sans grand résultat. Il en est de même de la *pneumométrie*.

Les signes fournis par la percussion et la disparition du frémissement vocal établissent le diagnostic d'un épanchement pleural.

Si on n'a pas trouvé la matité, le diagnostic est impossible. Si l'exsudat est de petite quantité, la matité sera recherchée d'abord dans les parties postéro-inférieures du thorax. Plus l'exsudat augmente, plus la matité remonte le long de la colonne vertébrale en hauteur, elle envahit les côtés, et finalement apparaît en avant. J'ai souvent trouvé dans les cas d'épanchements considérables, le long de la colonne vertébrale une bande de 3 centim. allant de haut en bas, dans laquelle existait le son pulmonaire élevé.

La matité est d'autant plus marquée qu'on se rapproche des parties inférieures, ce qui tient à ce que l'épaisseur des couches liquides est plus grande dans les parties inférieures.

Les limites supérieures de la matité dans la pleurésie liquide, sont habituellement les suivantes : en arrière près de la colonne vertébrale la matité est plus élevée qu'en avant (fig. 130). Cette disposition n'est cependant pas constante. J'ai observé plusieurs cas de pleurésies récentes de moyenne grandeur, dans lesquelles les limites de la matité étaient plus élevées en avant qu'en arrière.

Damoiseau a montré que les limites supérieures de la matité n'étaient pas toujours une ligne droite, mais formaient sur les côtés une ligne courbe (parabolique). Les causes de ce phénomène ne sont pas claires. Gerhardt l'expliquait par l'origine dentelée des muscles de la paroi thoracique.

Leichtenstern prétend ne l'avoir trouvée que dans les pleurésies qui se résorbent; les poumons, lors de la résorption, ne se développent pas en même temps et également dans toutes leurs parties : il nous paraît très vraisemblable qu'il s'agit d'accolements pleuraux irréguliers. Contre l'explication de Leichtenstern, nous dirons que nous avons vu des courbes paraboliques dans des pleurésies toutes récentes.

D'ailleurs la limite de la matité ne correspond pas complètement à la hau teur de l'exsudat. Wintrich a reconnu par des expériences cadavériques qu la matité était de 1,5 à 2 centimètres plus élevée que le liquide. On pouvai expliquer cette différence par la compression des couches voisines pulmo naires qui sont ainsi privées d'air en partie. Il est beaucoup plus rare d'ob server des changements de limite de la matité lorsque le malade est couch horizontalement ou qu'il est assis. Ordinairement il existe, le long de l limite supérieure du liquide, des accolements qui donnent une même hau- teur de matité en avant et en arrière dans la position couchée. En tout ca il faut toujours attendre un certain temps avant de juger des variations d matité.

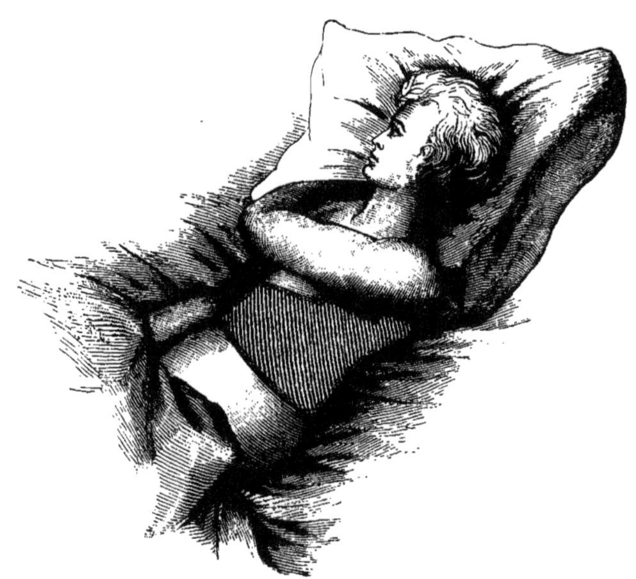

FIG. 130. — *Limites de la matité de l'exsudat de moyenne grandeur, chez un individu de 21 ans ayant un pleurésie gauche.*

Si les malades restent longtemps hors du lit, la limite supérieure du liquide, lorsqu'il sont couchés, est assez souvent plus basse que lorsqu'ils se sont levés.

Quelquefois dans les exsudats moyens et abondants la partie antérieure du thorax dans le premier et le deuxième espace intercostal, présente à la percussion un son tympanique. Les Français désignent ce signe, d'après Skoda, qui le premier l'a décrit, du nom de *son skodique.*

Si l'exsudat est si considérable que la matité règne dans tout un côté du thorax, on a le *son trachéal de William.* On le retrouve plus souvent à gauche qu'à droite, et il faut le rechercher dans le premier et le deuxième espace intercostal. On entend aussi, outre la matité, un son tympanique, qui, comme le son au niveau des cavernes, n'est autre chose que le changeent de son de Wintrich, c'est-à-dire que sa tonalité varie selon que la bouche st ouverte ou fermée. D'après Wintrich le son tympanique aurait quelquefois un timbre métallique. Dans certaines circonstances les ébranlements de percussion se propagent par l'air contenu dans la bronche principale du oumon comprimé par l'exsudat, ce qui donne lieu, comme dans toutes les avités à parois lisses, à un son tympanique dont le timbre est modifié selon ue la bouche est ouverte ou fermée.

Quelquefois on entend aussi le *bruit de pot fêlé*, lorsqu'on donne un coup ec et fort, le malade ayant la bouche ouverte.

Le bruit de pot fêlé se perçoit d'ailleurs dans la pleurésie humide, et aussi ans d'autres circonstances : on l'observe plus souvent dans les exsudats lus petits, au-dessus ou au-dessous de la limite de l'exsudat. Il n'a aucune ignification dans ce cas et on ne connaît pas encore bien sa cause.

Pour diagnostiquer une pleurésie gauche, Fräntzel et Traube ont découert un signe très important, nous voulons parler de la *diminution ou de disparition de l'espace semi-lunaire*. On sait que l'espace semi-lunaire rme une zone tympanique située au-dessous de la matité cardiaque ; elle ommence en moyenne au cinquième ou sixième cartilage costal gauche, et étend inférieurement le long du bord inférieur gauche de la cage thoracique jusqu'à la neuvième ou dixième côte. La limite supérieure s'étend jusu'au bord inférieur de la matité cardiaque, et forme une ligne courbée en rme d'arc à convexité tournée en haut. Cet espace a reçu son nom de sa rme ; anatomiquement il représente le fond de l'estomac. Si par le poids u liquide le diaphragme, et naturellement avec lui l'estomac, sont repousés en bas, l'espace semi-lunaire diminue, et peut même disparaître.

A l'*auscultation* on entend dans beaucoup de cas, au niveau de l'exsudat, murmure vésiculaire plus ou moins affaibli. L'affaiblissement du murmure ésiculaire peut être produit par différentes causes ; car il arrive que le côté alade prend une moins grande part aux mouvements respiratoires que le ôté sain ; en outre le liquide retenu entre le poumon et la paroi thoracique oit dimiuuer la transmission du bruit respiratoire du poumon à la paroi oracique. La diminution peut aller jusqu'à l'*abolition complète du murure respiratoire*.

La *respiration bronchique* s'entend au-dessus de l'exsudat, quand la ompression des poumons a donné lieu à l'évacuation de l'air, de telle sorte ue les alvéoles pulmonaires vides d'air ont perdu le pouvoir de changer en ruit vésiculaire la respiration bronchique. La respiration bronchique peut tre excessivement élevée. Si cependant l'exsudat est très épais, elle s'affailit aussi. Outre la matité due à l'épaisseur de l'épanchement, elle peut ncore être produite par une compression des bronches moyennes. Ordiairement l'affaiblissement suit une certaine progression ; la respiration ronchique commence par être moins intense pendant l'inspiration, plus ard elle est aussi plus douce pendant l'expiration.

On perçoit aussi dans des pleurésies liquides non compliquées, des *bruits espiratoires métalliques*. Trousseau l'avait déjà remarqué ; depuis on les souvent observés. Les causes en sont obscures.

Il peut y avoir des râles dans la pleurésie. Ordinairement ils sont dus ce qu'à côté de la pleurésie il existe un catarrhe des bronches.

A l'*auscultation de la voix* on perçoit un *affaiblissement de la voi* lorsqu'il s'agit d'une pleurésie liquide.

S'il existe des adhérences pleurales, la voix peut être plus élevée dans l points où les adhérences se fixent à la plèvre costale. Il se passe dans c cas ce qu'on observe pour le frémissement vocal où les adhérences sont u voie de propagation des ondes vocales. L'affaiblissement de la bronchoph nie atteint la voix non seulement dans son intensité, mais aussi dans sa ne teté. La couche épaisse de liquide en est la cause.

Dans un exsudat plus limité la bronchophonie peut être exagérée. Cet exagération vient de ce que les poumons ont été comprimés par l'exsudat que les ondes sonores arrivent plus facilement à la périphérie des poumo privés d'air, alors que le liquide n'est pas encore capable de produire u affaiblissement. Cette exagération persiste tant que l'exsudat n'a pas plus 4 centimètres d'épaisseur.

Il n'est pas rare d'observer une bronchophonie exagérée au-dess d'un exsudat pleural. C'est ce qui arrive quand les poumons sont simpl ment comprimés et par cela même plus aptes à la propagation des ond sonores.

Souvent on entend, à l'auscultation de la voix, un son nasillard et trembl tant ; c'est la voix de chèvre ou *égophonie*. On l'imite artificiellement parlant les narines étant closes. Laënnec avait cru que l'égophonie éta pathognomonique d'un exsudat pleural ; cependant Skoda a montré qu' l'observait dans les cavernes et les infiltrations pulmonaires. On trou l'égophonie plus souvent dans les exsudats moyens que dans les vast épanchements. Tantôt elle existe sur les limites de l'exsudat sous la forn d'une zone en forme de ceinture autour du thorax, qui va de la colonne vert brale au mamelon ; tantôt elle est simplement locale, principalement da la région axillaire. L'égophonie vient de ce que les bronches périphériqu ont été légèrement comprimées par la pression exercée par le liquide s les poumons, de telle sorte que les ondes sonores dépassent les points compr més et arrivent à la périphérie du thorax. Dans les exsudats considérables compression des bronches est ordinairement telle que celles-ci ne peuve plus être traversées par les ondes sonores ; aussi l'égophonie fait-elle défau Elle apparaît de nouveau quand l'exsudat tend à se résorber. Inverseme elle disparaît quand dans un exsudat moyen le liquide augmente, et que poumon est comprimé davantage.

Bacelli a beaucoup insisté dans ces derniers temps sur l'auscultation la *voix chuchotée*. On ausculte la poitrine du malade à qui on dit de chuch ter. S'il s'agit d'un exsudat séreux, on entendra du côté malade la vo chuchotée, tandis qu'on ne percevra rien d'aucun côté s'il s'agit d' exsudat d'autre nature. Je ne suis pas de cet avis. Je n'ai pas trouvé le sig de Bacelli dans toutes les pleurésies séreuses, et d'autre part dans bien d cas de pleurésies hémorrhagiques et purulentes je l'ai constaté. Quelquefo je l'ai aussi observé du côté sain, remarque faite également par Chopine n le trouve en outre dans les cavernes et les infiltrations pulmonaires, ce u'Hermet avait déjà dit.

Il n'est pas rare d'entendre des *frottements pleuraux*. Ils ont les mêmes auses que dans la pleurésie sèche, mais on ne les trouve jamais dans les oints où les feuillets pleuraux sont séparés l'un de l'autre par du liquide. ls existent au début, alors que la pleurésie a commencé par être sèche. On es trouve aussi pendant la période d'exsudat le long de la limite supérieure u liquide. Ils sont alors d'un pronostic tantôt favorable, tantôt défavorable. ls indiquent dans le premier cas, la résorption et l'accolement des feuillets leuraux par place ; dans le second cas l'extension du processus inflamma-oire. On se basera donc sur d'autres signes pour admettre la première ou a seconde signification.

La *toux* peut, comme dans la pleurésie sèche, être due tantôt à un ca-arrhe bronchique concomitant, tantôt à l'inflammation des plèvres, ce qui st surtout le cas au début de la pleurésie. Aussi les quintes de toux sont-lles ordinairement d'autant plus vives que la maladie présente un carac-ère plus aigu. Si une pleurésie s'installe en silence, la toux peut manquer omplètement. Mais il y a aussi certaines causes tenant aux malades mêmes, t la toux n'a pas toujours la même intensité.

Dans la pleurésie liquide les symptômes généraux sont nombreux, car il 'y a pour ainsi dire pas un organe important qui ne subisse le contre-coup e la maladie.

Il n'est pas rare d'observer des changements dans la *couleur de la peau*. i dans un exsudat peu considérable, la fièvre est vive, le visage prend une ougeur fébrile. Dans les vastes épanchements, la cyanose peut être très onsidérable. Si l'exsudat est purulent, les malades ont une pâleur parti-ulière, un aspect presque cachectique, qui apparaît au début, ou bien orsque la maladie dure depuis un certain temps.

Si dans le cours d'un exsudat liquide aigu, la peau pâlit tout à coup, on eut penser avec raison que l'exsudat est hémorrhagique ; on observe même es symptômes d'une grande hémorrhagie interne, pouls fréquent et petit, efroidissement de la peau, abaissement de la température, tintements l'oreille, vertiges, nausées, lipothymies (signes d'anémie cérébrale).

La *conservation des forces* dépend des causes de la maladie, et de sa lurée. Dans les pleurésies chroniques l'amaigrissement peut être extrême, i bien que les malades avec leur visage pâle, livide, ressemblent à des uberculeux, d'autant plus qu'ils sont encore affaiblis par des sueurs noc-urnes abondantes. Il en est de même dans la pleurésie purulente. Les forces se perdent d'autant plus rapidement que l'appétit du malade est moindre.

L'*élévation de la température* peut dans le cours d'une pleurésie liquide aire complètement défaut : même dans les pleurésies purulentes j'ai observé 'absence de fièvre pendant plusieurs semaines. Ordinairement la maladie lébute par un seul ou par plusieurs frissons, ou par des petits frissons répé-és. Ensuite peut apparaître une fièvre continue, subcontinue ou rémittente. La courbe thermique ne fournit pas de renseignements certains sur la nature lu liquide ; cependant dans la pleurésie purulente, plus souvent que dans la pleurésie séreuse, la fièvre est rémittente et même hectique. Il n'est pas rar de voir dans une pleurésie jusqu'alors apyrétique, la température monte brusquement, sans qu'on puisse en trouver la cause. Tantôt la fièvre tomb brusquement, tantôt elle cède peu à peu.

Il arrive souvent que la *température locale* de la peau du côté malade e du côté sain ne soit pas la même. Mais les auteurs ne s'accordent pas sur c point : pour les uns la température est plus élevée du côté malade, pour le autres cette observation n'est vraie que dans certaines formes de pleure sies ; pour d'autres enfin elle n'existerait pas. D'après mes observation personnelles, je pense que l'élévation de la température du côte malade n'e pas constante, que la nature de la pleurésie a une certaine influence, et qu c'est tantôt un côté, tantôt l'autre, qui a une température plus ou moin élevée, dans le cours même de la maladie, à différents jours, comme o l'observe aussi du reste chez les gens bien portants.

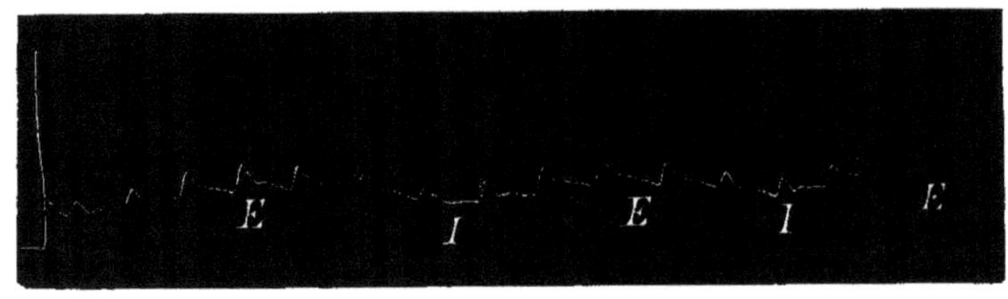

FIG. 131. — *Pouls radial droit chez un homme de 41 ans atteint de pleurésie séreuse gauche. L'exsudat remonta jusqu'à l'épine de l'omoplate.* — I. Inspiration. — E. Expiration.

La *fréquence du pouls* est presque toujours augmentée. S'il existe de l fièvre, on trouve que le nombre des pulsations est ordinairement plus gran que ne l'indiquerait la température du corps. Aussi est-il juste de dire que l pleurésie par elle-même donne lieu à une augmentation de fréquence d pouls. Les causes tiennent à l'élévation de la pression sanguine et à la résis tance produite par l'exsudat qui comprime les poumons dans le territoir de l'artère pulmonaire. Le pouls est ordinairement petit, parce que l'aort est moins remplie de sang.

Leichtenstern observa dans deux cas le *pouls paradoxal* (intermittenc pendant l'inspiration) ; le pouls radial à chaque inspiration disparaissa presque.

Les phases de la respiration ont une très grande influence sur l'ampleu du pouls dans la pleurésie exsudative. On le voit dans la figure 131 ; chaque expiration le pouls est plus élevé. Douglas Powel trouva une foi dans un empyème droit chez un malade ayant un anévrysme de l'aorte, qu le pouls ne se sentait pas dans la carotide droite et dans la radiale ; il fu perçu après que le liquide eût été évacué par une opération.

L'*appétit* est ordinairement perdu. Les malades se plaignent aussi, dan certains cas, d'une constriction et même d'une douleur dans la région d l'estomac, ce qui évidemment est dû à la compression du diaphragme et d estomac par l'épanchement. Plusieurs fois j'ai observé des *vomissements* u'on pouvait expliquer par une irritation mécanique de l'estomac.

Le *foie* est souvent abaissé ; il est plus résistant et augmenté de volume. ette augmentation de volume tient à la stase qui existe dans la veine cave férieure.

Nous avons déjà parlé de la possibilité de sentir la *rate* par la palpation, ans les pleurésies gauches.

La *quantité des urines* est presque toujours abaissée, parce que la tenon dans le système aortique est diminuée à la suite de la gêne circulatoire roduite par l'exsudat. Les urines sont fortement colorées, sédimenteuses, ur poids spécifique est augmenté. Quelquefois on trouve de l'albumine et es cylindres rénaux dans le sédiment, ce qui indique une certaine stase dans s veines rénales.

Dans la pleurésie purulente, Maixner a découvert de la peptone dans l'une, tandis que Brieger, dans la pleurésie fétide, a trouvé de grandes quanté de phénol.

Les *complications dans l'inflammation* des plèvres peuvent tenir au ège de l'inflammation, mais aussi à la quantité et à la nature de l'exsudat.

Signalons la *pleurésie diaphragmatique*, inflammation de cette partie des lèvres qui recouvre le diaphragme.

La maladie commence habituellement très brusquement par des signes bjectifs violents. Les malades se plaignent d'une douleur sous l'hypoondre qui se prolonge jusque dans les reins et même jusque dans l'épaule ; s se couchent sur le dos, sur les flancs, du côté sain, ou bien, comme Ferber a observé, sur le ventre. Bien des malades se plaignent de souffrir endant la déglutition, dès que le bol alimentaire a franchi l'orifice œsophaien.

Si l'inflammation siège à gauche, on observe souvent des vomissements, es douleurs gastriques ; si elle siège à droite, l'*ictère* n'est pas rare ; il est à sans doute à la gêne qu'éprouve le foie dans les mouvements respiratois, gêne qui rend plus difficile l'écoulement de la bile. Une pression du bord férieur du thorax est ordinairement très douloureuse, ainsi que celle des erniers espaces intercostaux au voisinage de la colonne vertébrale. Il en t de même de la pression faite sur les côtés du larynx, au niveau de la artie cervicale du phrénique. Le thorax reste presque immobile du côté alade dans sa partie inférieure pendant la respiration ; le bruit respiratoire est aussi affaibli. La respiration est gênée ; la fièvre fait souvent absoluent défaut. De temps en temps apparaissent, au niveau du bord inférieur u poumon, des frottements pleuraux, à gauche par exemple au-dessus de espace semi-lunaire. S'il n'existe pas d'exsudat, le diaphragme reste élevé. a percussion ne fournit aucun renseignement.

Dans la pleurésie gauche on trouve assez souvent de la péricardite par ropagation. Quelquefois on observe de l'endocardite. Wilks a décrit, dans n cas, de l'endocardite ulcéreuse consécutive à un empyème.

On observe rarement un *œdème généralisé*. Il n'apparaît que dans les as de cachexie consécutive à une pleurésie de longue date, ou dans les dégénérescences amyloïdes des ganglions abdominaux dues à une pleuré purulente chronique, ou enfin dans les cas de tumeurs malignes.

J'ai soigné dernièrement un homme atteint de pleurésie chronique q présentait une *thrombose veineuse marastique* dans la veine crurale droi

Quelquefois apparaissent des *troubles circulatoires* dans la cavité cr nienne ; les malades se plaignent de congestions céphaliques, de tintemer d'oreille, de faiblesses. Lorsque la fièvre est très élevée on peut obser comme dans les autres maladies fébriles, des troubles cérébraux, et, chez l enfants, des convulsions.

On a noté plusieurs fois des *syncopes* et la *mort* dans la pleurésie ex dative. Tantôt ces accidents surviennent à la suite de mouvements bru ques, lorsque les malades se dressent rapidement, qu'ils sont pris de for quintes de toux, qu'ils font des efforts pour aller à la selle, etc. ; tantôt surviennent sans cause. Les malades tombent en syncope d'où ils ne sorte plus, ou bien ils meurent brusquement.

Les causes de ces accidents, sont très variables. Dans bien des cas il s' git, comme Leichtenstern l'a montré récemment, d'une anémie subite cerveau et du cœur. Dans d'autres cas ce sont des embolies venues thromboses cardiaques produites par le ralentissement de la circulatic D'après le siège des thromboses cardiaques, les embolies peuvent pass du cœur droit dans l'artère pulmonaire et ses branches, ou bien elles pa tent des veines pulmonaires et du cœur gauche, et arrivent au cervea L'arrêt de la circulation dans une branche de l'artère pulmonaire est d'a tant plus grave dans la pleurésie, que le poumon du côté malade est de plus ou moins complètement fermé à la respiration. Bartels a cherché expliquer la mort subite dans la pleurésie par une rupture de veine cave inférieure, ce qui diminue naturellement le retour du sang cœur. D'après Leichtenstern la théorie de Bartels serait exagérée.

Enfin dans une autre série de cas la mort subite est due à une dégén rescence du muscle cardiaque.

Wille a publié deux observations d'aliénation mentale dans le cours de pleurésie ; Naether et Bettelheim ont observé dans l'empyème des *abc du cerveau* qui étaient métastatiques.

Si la quantité de l'exsudat est par trop grande, il y a des menaces *d'a phyxie*. Ce n'est pas seulement le poumon malade qui est comprimé et pri d'air ; le poumon sain l'est aussi. Le cœur alors est plus ou moins déplac aussi la respiration et la circulation sont-elles troublées au point que l fonctions vitales deviennent impossibles. Dans les derniers moments le m lade est pris d'un œdème pulmonaire.

Dans la pleurésie purulente (empyème, pyothorax), le pus s'ouvre u voie au dehors, si on ne lui a pas donné issue. Tantôt le pus s'ouvre dehors, tantôt dans les poumons, ou dans un organe voisin.

Si le pus sort au dehors, on dit qu'il y a un *empyème de nécessi* Ordinairement on le reconnaît facilement. On trouve d'abord un œdèr circonscrit de la peau de la poitrine, la région est de plus en plus saillan chaude ; on y perçoit de la fluctuation. Pour le diagnostic il est importa l'examiner la tumeur pendant la respiration ; à chaque inspiration elle diminue de volume, tandis qu'à l'inspiration, pendant la toux, elle fait une saillie. Ordinairement la pression fait diminuer la tumeur ; cependant il faut agir avec ménagement dans ces recherches si on veut éviter la perforation de la peau. Quelquefois on trouve des pulsations au niveau de la tumeur qui est soulevée en masse comme dans les anévrysmes (Kussmaul et Müller).

Lorsque la perforation est sur le point de se faire, la peau rougit, s'amincit de plus en plus, se perfore dans un mouvement brusque. L'ouverture peut être large et le pus sort avec facilité, ou bien il se fait une fistule, et le pus sort difficilement. On a ainsi, dans l'empyème de nécessité, une fistule thoracique. Très rarement le pus coule par deux ouvertures, voisines l'une de l'autre. En un jour il peut en sortir plus d'un litre. Ordinairement le pus ressemble au pus louable d'un abcès ; cependant après un certain temps il prend souvent une odeur aigre de petit lait.

Le chemin le plus naturel pour le pus serait qu'il s'ouvrît au dehors en un point profond, là où les muscles du thorax sont particulièrement minces. Bien des auteurs disent que l'empyème de nécessité se fait le plus souvent en avant dans l'espace compris entre l'extrémité sternale du cartilage costal inférieur et le bord du sternum, parce qu'en ce point les muscles intercostaux externes manquent. D'après mes observations ce ne serait pas général. Presque toutes les fistules thoraciques spontanées que j'ai vues étaient entre la ligne mamillaire et la ligne axillaire, soit dans le cinquième, soit dans le sixième espace intercostal.

Quelquefois le pus fuse sous la peau en bas, et se fait jour en un point très éloigné du thorax. Encore récemment, j'observai un malade présentant une fistule au-dessus de la crête iliaque droite en arrière, et je me demandai si c'était une empyème ou un abcès paranéphritique. Il existe aussi des observations de fistules au-dessus du ligament de Poupart, et même dans le creux poplité. Bouveret a publié un cas d'empyème de nécessité dans la région des lombes, animé de battements et qui fut presque confondu avec un anévrysme.

Les premiers jours après la sortie du pus sont souvent suivis de changements favorables : les malades se trouvent allégés, respirent mieux, et n'ont plus de fièvre. Mais il ne faut pas croire que la maladie prenne une tendance favorable.

Il est rare que le pus sorte complètement, que la fistule se ferme, et que la guérison ait lieu. Généralement, il se reforme toujours, et les malades perdent peu à peu leurs forces et meurent d'hecticité après des années. Une longue suppuration peut aussi amener une dégénérescence amyloïde des gros ganglions abdominaux, de telle sorte que les malades meurent soit d'hydropisie, soit de diarrhée opiniâtre. Il n'est pas rare que la fistule se ferme passagèrement. Les malades se portent assez bien des semaines et même des mois ; mais ils perdent l'appétit, ont des frissons, des sueurs, de la fièvre, souvent aussi une douleur dans un côté, la fistule se rouvre de nouveau, et le pus recommence à couler pendant longtemps. De cette façon les malades peuvent traîner plusieurs années avec leur fistule thoracique. Quelquefois les os de la cage thoracique sont atteints, les côtes se carient et s nécrosent.

Si l'empyème *s'ouvre dans les poumons*, l'ouverture peut se faire d deux façons, soit brusquement, soit peu à peu. Dans les deux cas, il fau qu'il y ait nécessairement une érosion et une destruction de la plèvre pulmo naire. L'ouverture subite dans les poumons se révèle par la grande quanti de pus rejetée par les malades, dès que le pus qui a passé dans les poumon est parvenu dans la lumière d'une grosse bronche. Il n'est pas rare que le grosses bronches soient remplies si subitement d'une grande quantité d pus, que les malades sont pris de symptômes très graves d'étouffements, e meurent asphyxiés, avant que le pus soit rejeté au dehors. Cet accident es surtout à craindre quand la perforation a lieu pendant le sommeil ou que l pus retombe dans la bronche du poumon sain qui ne peut plus ainsi recevoi de l'air.

La quantité du pus rendu par la toux peut être très importante et dépasse un litre. A l'examen microscopique Friedreich et Biermer ont trouvé de l cholestérine et des cristaux d'hématoïdine. Dans une observation j'y a vu des cristaux de Charcot et Neumann (cristaux asthmatiques de Leyden) Les globules de pus sont plus ou moins dégénérés.

L'expectoration purulente dure plusieurs jours. Tandis que dans les pre miers temps le pus a une odeur ordinairement aigrelette, il répand plus tar une odeur infecte et putride, surtout quand il coule en moindre abondanc et qu'il reste stagnant dans les bronches. En tout cas il faut se garder d conclure à une décomposition de l'exsudat, par l'odeur putride de l'expecto ration purulente. On ne la soupçonnera habituellement que lorsque l'air aur pénétré dans la cavité pleurale par l'ouverture de la perforation, et qu'i aura produit un pneumothorax. C'est une erreur que de croire comme quel ques auteurs, que ce fait ne se produit jamais ; il est très rare toutefois parce que la fistule est ordinairement disposée de telle façon qu'elle ne peu s'ouvrir que dans un sens, de la cavité pleurale aux poumons.

De temps en temps l'expectoration purulente cesse, et la fièvre se montr de nouveau; l'exsudat stagne dans la cavité pleurale, et après un certai temps il se fait une nouvelle rupture. Ces faits peuvent se répéter plusieur fois.

La perforation a lieu plus souvent au niveau des lobes moyen et supérieur qu'au niveau des lobes inférieurs des poumons.

Il arrive aussi qu'il puisse se faire une perforation générale d'un empyèm par les poumons. Si la plèvre pulmonaire est détruite en un ou plusieur endroits, le pus peu à peu tend à passer par le tissu pulmonaire comme pa une éponge, pénètre dans les alvéoles et de là dans les bronches. L'expecto ration est alors très abondante, gris jaunâtre, ou jaune verdâtre, et attein un litre dans un jour. Elle est très riche en globules de pus, et par le repo laisse déposer une couche sédimenteuse grumeleuse, composée presqu exclusivement de globules de pus. L'abondance surprenante de l'expec toration et la disparition simultanée de l'exsudat doivent mettre sur la voie du diagnostic.

On observe de graves complications dans la pleurésie, quand le pus pénètre dans le péricarde, le médiastin, une bronche importante ou la trachée, dans l'autre cavité pleurale, dans le tube digestif, dans l'estomac, l'intestin ou dans un autre organe.

Du côté des *reins*, signalons la *néphrite aiguë*, qui n'est pas rare.

La *durée d'une pleurésie exsudative* est très variable. D'après sa durée on l'a divisée en pleurésie aiguë, subaiguë et chronique : ces formes peuvent, cependant, être mélangées. Avant tout la durée dépend de la quantité de l'exsudat et de sa nature. Une pleurésie de moyenne grandeur, c'est-à-dire remontant jusque vers le milieu de l'omoplate, à exsudat séreux, dure de 3 à 6 semaines avant de se résorber. L'exsudat purulent ne disparaît que par exception spontanément ; la durée de la maladie dépend du traitement. Les rémissions et les exacerbations ne sont pas rares. Souvent si le malade se lève trop tôt, on observe une aggravation. Certains exsudats de longue date se résorbent quelquefois très rapidement, lorsque les malades sont pris d'une forte diarrhée, du choléra par exemple, ou d'abondantes sueurs.

Traube a décrit une forme spéciale, la *pleurésie suraiguë* ; elle évolue à la façon d'une maladie infectieuse, avec des symptômes généraux graves, une fièvre élevée, une langue sèche et fendillée, du météorisme, de l'augmentation de volume de la rate, de la diarrhée et de la roséole ; on pourrait la confondre avec une fièvre typhoïde.

Naturellement l'*issue* la plus favorable est la *résorption complète spontanée* de l'exsudat. Mais cette terminaison n'est pas très fréquente. Elle n'a lieu que dans la pleurésie séreuse. Plus l'épanchement séreux a été abondant, plus il a duré, moins le rétablissement est complet.

Il reste très souvent, pendant des années ou même toute la vie, des *adhérences pleurales* qui donnent lieu à des troubles ; le malade se plaint, dans les fortes inspirations ou les mouvements violents, de points de côté, et respire difficilement. Les parties complémentaires de la cavité pleurale peuvent s'oblitérer, comme nous l'avons dit à propos de la pleurésie sèche. Des synéchies totales déplacent le cœur et amènent la mort après plusieurs années par insuffisance cardiaque. Des adhérences et des épaississements de la plèvre d'une certaine étendue donnent lieu à de la matité, de l'affaiblissement du frémissement vocal, et de la diminution du murmure vésiculaire.

Si une pleurésie a duré longtemps et a comprimé les poumons, les alvéoles comprimés s'oblitèrent et sont fermés à l'air pour toujours. De plus il se fait des *rétractions* thoraciques localisées ou totales.

On voit très nettement fig. 132 et 133 que le côté malade est rétracté. Cette rétraction est surtout marquée au niveau des 6ᵉ, 7ᵉ et 8ᵉ espace intercostal, sur le côté. Les espaces intercostaux sont plus étroits, et si la rétraction a été forte, les côtes peuvent se rapprocher et se couvrir à la façon des tuiles d'un toit. Le mamelon est plus abaissé que celui du côté sain, ainsi que l'omoplate, et la colonne vertébrale présente une scoliose dont la convexité est tournée du côté sain. L'omoplate est déviée, sa pointe est dirigée en dedans. Le côté rétracté prend une faible part aux mouvements respiratoires.

A la palpation on s'aperçoit aussi de cette diminution. En même temps il existe une certaine résistance au doigt. Le frémissement vocal est presque toujours affaibli. La circonférence du thorax et son diamètre sont diminués. Il peut y avoir une différence de 9 centim. dans la circonférence. Ordinairement cette différence n'est que de 2 à 3 centim. On ne doit pas oublier que normalement le côté droit présente de 1 à 2 centim. de plus que le côté gauche. Au cyrtomètre (fig. 134) on trouve aussi du côté rétracté une diminution de diamètre.

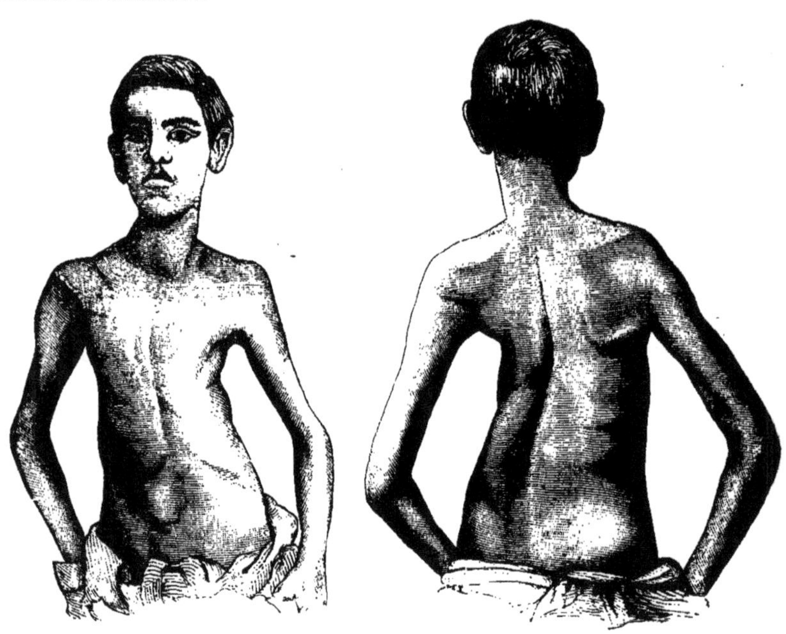

FIG. 132 et 133. — *Rétraction thoracique consécutive à une pleurésie gauche chez un jeune homme de 18 ans*

A la percussion on perçoit ordinairement, du côté rétracté, une matité évidente qui est due à la configuration anormale du squelette. Le murmure vésiculaire est diminué, ou si toute une partie de poumon ne reçoit plus d'air, on entend de la respiration bronchique.

Différents facteurs jouent un rôle dans la production de la *rétraction thoracique*. Le plus important est la pression atmosphérique extérieure qui refoule en dedans la paroi thoracique dès qu'il existe un espace vide d'air dans la cage thoracique. Il faut également signaler la rétraction des membranes pleurales, qui peuvent atteindre 3 centim. d'épaisseur et présenter une consistance cartilagineuse, se calcifier ou former à la surface du poumon de profonds sillons ; c'est la *pleurésie déformante*. Dans un cas j'ai observé une calcification telle que tout le poumon gauche était entouré d'un manteau calcaire.

Si les poumons ont perdu une grande partie de leur faculté d'expansion, on trouve assez souvent, outre la rétraction du thorax, une *dislocation des organes voisins*. Dans la rétraction gauche, le cœur bat très loin dans la cage thoracique à gauche, de telle sorte que sa pointe se perçoit au niveau de la ligne axillaire. Souvent il bat excessivement haut, ce qui augmente l'espace semi-lunaire. Dans la rétraction droite le foie est énormément remonté. Plus les poumons se meuvent difficilement, plus la dislocation des organes voisins est marquée. La dislocation provient aussi d'adhérences qui ont fixé

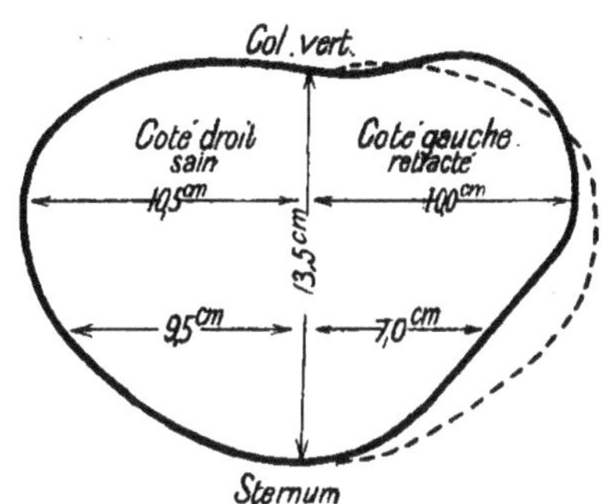

FIG. 134. — *Cyrtométrie dans un cas de rétraction thoracique gauche, consécutive à une pleurésie chez une jeune fille de 12 ans.* La ligne ponctuée donne la différence entre les 2 côtés, à la hauteur du 4e cartilage costal. 1/4 grandeur naturelle. (Obs. personnelle.)

les organes pendant qu'ils étaient déplacés par l'exsudat. C'est surtout ce qu'on observe pour le cœur, dans la pleurésie gauche, alors qu'il est porté dans la ligne mamillaire droite. Cette situation anormale dure toute la vie.

S'il s'est formé des adhérences dans les parties supérieures des poumons, il peut arriver que le récurrent soit englobé dans ces adhérences, et paralysé, surtout à droite. Dans la pleurésie cancéreuse, il y a paralysie du récurrent parce qu'il est comprimé par les ganglions carcinomateux.

Bien des pleurétiques deviennent plus tard *tuberculeux*. Les manifestations tuberculeuses apparaissent tantôt très rapidement après la pleurésie, tantôt après des mois ou des années. La pleurésie séreuse est presque plus à craindre que la pleurésie purulente, surtout si le pus a été retiré de bonne heure. Si on a laissé traîner une pleurésie purulente, l'envahissement par les bacilles est plus à redouter. Dans la pleurésie séreuse, la tuberculose miliaire sera d'autant plus à craindre que la résorption a été très rapide. Les individus ayant des ascendants tuberculeux y sont très exposés. Ce n'est pas toujours le poumon dont la plèvre a été le siège de l'inflammation, qui devient tuberculeux.

A la suite d'un empyème de nécessité, si la suppuration dure longtemps, on observe quelquefois une *dégénérescence amyloïde* de la rate, du foie et des reins, qui se traduit par l'hypertrophie de ces organes, de l'albuminurie, de l'œdème, etc. Quelquefois s'établit un *mal de Bright chronique*, ordinairement une néphrite parenchymateuse chronique. La *paranéphrite* est aussi une complication de la pleurésie.

IV. Diagnostic. — Il faut distinguer dans le diagnostic, la pleurésie sèche et la pleurésie humide.

On reconnaît facilement une *pleurésie sèche* aux frottements pleuraux Certains *ronchus sonores* peuvent ressembler aux frottements. Mais si on comprime le thorax avec le stéthoscope, les bruits anormaux augmentent d'intensité, quand ils appartiennent à la plèvre, tandis que les ronchus sonores ne sont pas modifiés. La toux modifie les ronchus, les frottements ne changent pas par la toux. En général les ronchus sont moins localisés que les frottements.

S'il existe une pleurésie sèche au voisinage du péricarde, on pourrait hésiter entre une pleurésie et une *péricardite*, parce que les frottements dépendent non seulement de la respiration, mais aussi des mouvements du cœur ce sont les frottements *pleuro-péricardiques* ou *péricardiques externes*

Cependant on se souviendra que :

a. La respiration plus ou moins forte exagère ou diminue les frottements pleuraux.

b. Si la respiration est suspendue, ils disparaissent et s'entendent de nouveau quand le malade respire, tandis que pendant la suspension de la respiration les frottements pleuro-péricardiques se perçoivent nettement

c. Pendant la suspension de la respiration, les frottements péricardiques d'après Traube, sont plus perceptibles.

d. Enfin les frottements pleuro-péricardiques au voisinage de la pointe du cœur se perçoivent principalement sur le bord gauche du cœur, tandis que les frottements péricardiques sont ordinairement entendus près du bord gauche du sternum dans le 3ᵉ et le 4ᵉ espace intercostal gauche.

Si les frottements pleuraux font défaut, le diagnostic de pleurésie sèche est très difficile, car il n'est basé que sur la douleur. On peut avoir affaire à une névralgie intercostale, à une inflammation des côtes, à un rhumatisme musculaire, et à une inflammation de la peau.

Dans la *névralgie intercostale* la douleur est rarement persistante ; elle est intermittente. Signalons aussi les *points de Valleix* dans la névralgie intercostale ; en général on en trouve trois, un point vertébral, au voisinage de la colonne vertébrale, un point latéral au niveau de la partie moyenne de l'espace intercostal (rameau perforant latéral) et un point sternal, à côté du sternum (rameau perforant antérieur).

Dans la *carie des côtes*, la douleur est bien localisée à une côte, elle augmente par la pression sur cette côte ; la peau est rouge, etc.

Le *rhumatisme musculaire* est quelquefois d'un diagnostic très difficile, surtout lorsqu'il est très étendu ; les mouvements, la respiration produisent de la douleur ; les malades ont de la difficulté à respirer. Si le rhumatisme se localise aux gros muscles de la poitrine, la douleur augmente par la pression, entre les doigts, des masses musculaires atteintes.

L'*inflammation de la peau* se traduit par les signes ordinaires : rougeur, chaleur, gonflement.

Dans le diagnostic de la *pleurésie humide*, il faut reconnaître deux choses : l'*existence* du liquide dans la cavité pleurale, et sa *nature*.

La différence entre la pleurésie exsudative et l'*infiltration des alvéoles pulmonaires* par des masses fibrineuses ou caséeuses est ordinairement très facile. Le frémissement vocal est diminué dans la pleurésie, et augmenté dans la pneumonie. Il n'est diminué dans la pneumonie que lorsqu'il existe à côté de la pneumonie une pleurésie liquide, ou que la bronche qui s'ouvre au niveau du foyer pneumonique est remplie de sécrétion ou de productions fibrineuses. Cependant les fortes secousses de toux rejettent les sécrétions, rendent la bronche libre, et par cela même le frémissement vocal s'exagère. Nous devons cependant excepter le cas de pneumonies massives (voir plus haut).

Dans les cas douteux on recherchera avec soin le *genre et la forme de la matité*. Dans la pleurésie, la matité est habituellement d'autant plus marquée qu'on se rapproche des parties inférieures ; si la matité est plus forte dans les couches supérieures que dans les inférieures, on penchera vers la pneumonie. Dans la pleurésie, la matité va de la partie postéro-supérieure vers la partie antéro-inférieure, tandis que dans la pneumonie la limite supérieure de la matité suit une ligne tout à fait irrégulière. Dans la pleurésie gauche la recherche de l'espace semi-lunaire est très importante ; il est diminué ou aboli dans la pleurésie, tandis que dans la pneumonie il n'est pas modifié, sauf dans les cas de pneumonies très étendues, lorsque le volume du poumon est si considérable que l'espace semi-lunaire est diminué et que le cœur est déplacé. Dans la pneumonie il existe une expectoration rouillée. Enfin le début aigu, et la marche d'une pneumonie avec sa terminaison critique ont de l'importance dans le diagnostic.

Il est quelquefois très difficile de différencier les *tumeurs étendues du poumon*, et la pleurésie ; car lorsque les bronches sont comprimées par des tumeurs, la matité est assez grande, et le frémissement vocal disparaît. Le diagnostic différentiel repose sur l'absence de déplacement des organes voisins, et d'élargissement du thorax. Cependant le diagnostic entre la pleurésie et de *grosses tumeurs des plèvres* peut être impossible.

Des *pleurésies circonscrites* peuvent donner lieu à des erreurs, lorsqu'elles siègent au voisinage du cœur ou au-dessus de la rate. Dans le premier cas on peut les confondre avec une *péricardite* : cependant généralement la limite de la matité est plus irrégulière que dans la péricardite ; dans l'inflammation du péricarde il existe des troubles caractéristiques du choc de la pointe, des frottements péricardiques, et des troubles dans les battements du cœur. Quand la pleurésie siège au voisinage de la rate, il arrive qu'on croit que la plèvre est saine et qu'on a affaire à des tumeurs de la rate. Il faut avant tout chercher à sentir la rate. Lorsque la rate est augmentée de volume, la matité change à chaque mouvement respiratoire, tandis qu'elle reste la même dans la pleurésie circonscrite, ou tout au moins elle est à peine modifiée. Enfin il faudra baser ses recherches sur l'étiologie.

Le liquide dans la cavité pleurale droite peut faire croire à l'existence d'une *hypertrophie du foie*. Mais il est rare que l'augmentation de volume du foie n'existe qu'à sa partie supérieure ; aussi lorsque la limite inférieure du foie est normale, doit-on penser à un épanchement pleural. Tandis que la matité dans la pleurésie liquide remonte ordinairement plus haut en arrière qu'en avant, on trouve que dans les échinocoques ou abcès du foie elle remonte souvent plus haut en avant et en arrière que sur la ligne axillaire. La matité qui dépend du foie varie avec les mouvements respiratoires ce qui n'existe pas dans la pleurésie. Dans les exsudats pleuraux les espaces intercostaux ont ordinairement disparu, tandis qu'ils sont conservés dans les tumeurs du foie. Par contre dans ces cas il arrive souvent que les dernières côtes soient repoussées en dehors. Stokes a fait remarquer que dans les exsudats pleuraux considérables il existait à la suite du déplacement du foie un sillon entre la face supérieure du foie et le bord inférieur de la cage thoracique, qui, lorsqu'il est très marqué, est non seulement perçu, mais peut être vu. Toutefois Frerichs a montré avec raison que ce sillon pouvait manquer, et que par contre il existait quelquefois dans les cas de tumeurs hépatiques siégeant au voisinage du bord inférieur du thorax. Dans bien des cas on devra rechercher avec soin les antécédents, les causes de la maladie, les troubles fonctionnels, l'ictère, etc.

Si on est en présence d'un *empyème de nécessité*, on se demandera si on a affaire à un abcès par *congestion de la colonne vertébrale*, à un *abcès péripleural* ou *sous-cutané*, ou à une *carie costale*, ou à un *anévrysme* surtout quand il s'agit d'un empyème pulsatile. Kussmaul et Müller ont indiqué les différences suivantes :

a. Les anévrysmes siègent le plus souvent à droite et en haut du thorax l'empyème pulsatile à gauche et en bas.

b. Le volume d'un empyème change avec les mouvements respiratoires ce qu'on n'observe pas avec les anévrysmes.

c. Dans les anévrysmes, la matité est limitée à l'étendue de la tumeur

d. Ordinairement les anévrysmes donnent lieu à des bruits circulatoires qui font défaut dans l'empyème.

Pour déterminer avec certitude la *nature d'un épanchement* pleurétique il est nécessaire de pratiquer une ponction exploratrice. Elle n'est pas dangereuse et n'est pas plus douloureuse qu'une piqûre d'épingle. On se sert de la seringue de Pravaz, qu'on a soin de désinfecter. L'aiguille est introduite dans un espace intercostal au niveau duquel on a constaté de la matité et on aspire le liquide. Il faut éviter de casser l'aiguille, ce qui serait la cause d'accidents et de complications. Si on ne retire pas de liquide, ce qui arrive lorsque l'aiguille est très étroite, et qu'un bouchon fibrineux l'a obstruée, il faut retirer la canule, la nettoyer, et pratiquer une piqûre en un autre point. La piqûre sera recouverte d'un morceau de taffetas.

On reconnaît alors facilement la sérosité, le pus, le sang. Il peut se faire que dans une pleurésie purulente les globules de pus soient rassemblés dans les couches inférieures, et que les couches supérieures soient claires et séreuses. C'est une cause d'erreur possible, si la ponction a été praquée un peu haut.

Pour éviter cette erreur, on a conseillé de secouer fortement le malade avant de le ponctionner, de manière à mélanger le liquide (!). Cette manière de traiter un malade comme un colis nous paraît peu médicale.

Ces ponctions exploratrices fournissent aussi de précieux renseignements au point de vue étiologique; c'est ainsi que dans le liquide retiré on a pu quelquefois trouver des éléments carcinomateux. Les schizomycètes font presque toujours défaut dans le liquide ; ils n'existent que dans les pleurésies emboliques (A. Fränkel) ; on les trouve régulièrement dans les pleurésies purulentes et hémorrhagiques consécutives à des maladies infectieuses.

Les signes cliniques ne permettent pas d'établir d'une façon certaine la nature de l'exsudat, parce que les exceptions à la règle sont trop nombreuses. La formation rapide d'un exsudat abondant, les signes d'une profonde anémie parlent en faveur d'un épanchement sanguin. Une fièvre hectique, des frissons répétés, des sueurs et une perte rapide des forces s'observent surtout dans les pleurésies purulentes. Les pleurésies doubles sont ordinairement purulentes ou hémorrhagiques.

L'étiologie permet encore de déterminer la nature du liquide. Les exsudats hémorrhagiques s'observent principalement dans la tuberculose, la carcinose des plèvres, le scorbut, le mal de Bright. S'il existe des signes de pyohémie et de septicémie, l'exsudat est le plus souvent purulent, tandis que les pleurésies rhumatismales sont dans la plupart des cas séreuses. Les maladies gangréneuses et les affections pyohémiques des poumons donnent lieu à des épanchements putrides.

Quincke et Unverricht ont remarqué qu'au niveau des points où on avait fait des ponctions, dans les pleurésies carcinomateuses, il n'était pas rare de voir se former des noyaux cancéreux sous la peau.

Enfin l'*âge* du malade joue un certain rôle ; chez les enfants, les épanchements pleuraux sont très souvents purulents.

V. Pronostic. — Le pronostic dans la pleurésie dépend avant tout de l'étiologie et de la nature de l'inflammation. Dans bien des cas le pronostic est défavorable parce que les maladies qui ont donné lieu à l'épanchement sont incurables (pyohémie, mal de Bright, et affections chroniques des poumons).

Les pleurésies sèches sont ordinairement d'un pronostic favorable. Nous devons excepter ces pleurésies sèches à répétition siégeant au sommet des poumons ; elles sont souvent l'indice d'une tuberculose latente des plèvres.

Dans la pleurésie liquide le pronostic dépend de la *nature du liquide*, et de sa quantité. Les pleurésies séreuses sont les plus favorables, et se résorbent spontanément. Les pleurésies purulentes ne se résorbent spontanément que par exception. Le pronostic sera d'autant plus favorable que le diagnostic de la nature de l'épanchement aura été établi de bonne heure de manière à l'évacuer le plus tôt possible. Dans les épanchements putrides et hémorrhagiques le pronostic est très défavorable.

La *quantité de l'épanchement* peut, par action mécanique, donner lieu à des accidents, parce que les organes voisins peuvent subir des déplacements incompatibles avec la vie. De plus les exsudats très considérables se résorbent difficilement, parce que, vraisemblablement, les lymphatiques sont comprimés et ne peuvent plus résorber le liquide.

Il faut aussi songer à la *durée* et à la *marche* de l'inflammation. Les pleurésies suraiguës sont très graves. Plus un exsudat dure longtemps moins il se résorbera facilement. Après plusieurs semaines la guérison s'obtient rarement sans que le médecin retire le liquide.

Hippocrate avait déjà dit que la pleurésie droite était moins favorable que la gauche. C'est aussi l'avis des auteurs contemporains, parce que la tuberculose pulmonaire est plus fréquente à la suite de la pleurésie droite. Les statistiques montrent que les pleurésies gauches sont plus nombreuses que les droites.

Il faudra être toujours réservé dans son pronostic, parce que le malade peut quelquefois mourir brusquement.

Enfin les pleurésies peuvent donner lieu plus tard à de la tuberculose pulmonaire.

Méhu a dit que le pronostic était d'autant meilleur que l'exsudat contenait plus de particules fixes. Les exsudats pauvres en particules fixes seraient plus graves.

VI. Thérapeutique. — Le traitement varie selon qu'on est en présence d'une pleurésie sèche ou d'une pleurésie humide. Dans le dernier cas il faut distinguer entre la pleurésie séreuse et la pleurésie purulente.

Contre la *pleurésie sèche* on prescrira le repos au lit, ce que, dans les cas légers, le malade n'acceptera pas sans répugnance; le repos au lit est pourtant nécessaire, car il éloigne les dangers d'inflammation et de la formation d'un exsudat. Contre les points de côté on prescrira des cataplasmes chauds. Le sac de glace est souvent moins bien supporté et calme moins sûrement les douleurs. Si les points de côté sont très violents, et si la fièvre n'est pas élevée, on pourra pratiquer au niveau du point douloureux une injection sous-cutanée de morphine.

Chlorhydrate de morphine................	0,30 centig.
Glycérine................................ }	ãã 5 gr.
Eau distillée............................ }	

Une demi-seringue en injection.

Contre les fortes quintes de toux il sera préférable de donner la morphine par la bouche, en poudre ou dans une décoction de racines de guimauve, ou dans une infusion d'ipécacuanha.

Chlorhydrate de morphine	0,005 millig.
Sucre....................................	0,60 centigr.

Faire 10 paquets semblables. En donner 3 ou 4 par jour.

Eau..................................	180 gr.
Racines de guimauve..................	10 gr.
Chlorhydrate de morphine..............	0,01 centigr.
Sirop simple..........................	20 gr.

Toutes les 2 heures une cuillerée à soupe.

Racines d'ipécacuanha	0,50 centigr.
Eau	180 gr.
Chlorhydrate de morphine	0,01 centigr.
Sirop simple	20 gr.

Toutes les 2 heures une cuillerée à soupe,

Contre la *pleurodynie* on prescrit aussi des ventouses sèches ou scari-es, des vésicatoires ou des frictions avec le liniment chloroformique.

Chloroforme	10 gr.
Huile d'amandes douces	40 gr.

3 frictions par jour.

Si la fièvre est assez marquée, ou si les malades ont en même temps une onchite, on emploie les moyens appropriés.

Contre une *pleurésie séreuse*, récente, non compliquée, on ne prescrit n au début. Si après la deuxième ou troisième semaine, aucun change-nt ne s'est produit, on cherche à faciliter la résorption, comme nous le ver-is plus loin. Si à la quatrième et cinquième semaine l'exsudat est très consi-rable, ou s'il augmente, il faut vider la cavité pleurale artificiellement r une *ponction*, qu'on répétera si le liquide se reforme après un certain nps. Quand on s'aperçoit que l'exsudat est purulent, on emploie le traite-nt spécial à cette forme d'épanchement. La ponction est encore indiquée tes les fois que le liquide contenu dans la cavité pleurale est si considéra-que la vie est menacée par suite des compressions et des déplacements.

Nous devons insister sur quelques points particuliers.

Les malades atteints de pleurésies séreuses récentes doivent avant tout rder le lit, même quand il ne souffrent pas. Contre la toux on leur don-a des *narcotiques*, et on empêchera la constipation, au moyen de laxa-s légers.

Aloès	âà 1 gr.
Extrait de rhubarbe	
Racine de jalap	

Excipient q. s. pour 30 pilules. 3 pilules le soir.

On recouvrira le côté d'un *cataplasme chaud* : le malade sera à la diète t, œufs, bouillon, bière et vin) : on lui donnera peu à boire et on tâchera le faire uriner abondamment.

On a souvent pensé pouvoir arrêter une inflammation récente des plèvres les *antiphlogistiques* (sangsues, saignées, préparations mercurielles). mme ces méthodes de traitement étaient et sont encore très employées Angleterre, on les a appelées méthodes anglaises.

Quand à la fin de la deuxième ou de la troisième semaine le liquide ne s'est s résorbé, on cherche à faciliter la résorption par des médicaments (diu-iques, drastiques, diaphorétiques).

Signalons les préparations iodées comme *résorbants*.

Si l'iodure de potassium (10 gr. dans 200 gr. d'eau, 3 fois par jour une cuillerée à soupe) a été donné à l'intérieur, l'iodure passe dans le liqu pleural, comme l'a montré Schotte à la clinique de Frerichs ; on a, dans but, employé la teinture d'iode, l'iodoforme (3 gr. lanoline 25 gr.) sur tégument externe, de manière à agir directement sur le liquide, le mé cament appliqué sur le côté malade étant résorbé.

La teinture d'iode en badigeonnage a l'inconvénient d'irriter la peau de produire à la longue une inflammation. Si l'épiderme est enlevé, il nécessaire de suspendre les badigeonnages, jusqu'à ce qu'il se soit formé. Les préparations iodées donnent lieu à de l'iodisme (acné, conjon tivite, éternuements, etc.). Il faut donc les employer avec ménagement.

Les *diurétiques* sont particulièrement indiqués quand la diurèse est p abondante.

Infusion :

Feuilles de digitale	1 gr.
Solution d'acétate de potasse	30 gr.
Sirop simple	10 gr.

Une cuillerée à soupe toutes les deux heures.

Infusion :

Feuille de digitale	10 gr.
Eau	180 gr.
Nitrate de potasse	10 gr.
Sirop simple	20 gr.

Toutes les deux heures une cuillerée à soupe.

Eau	200 gr.
Nitrate de potasse	15 gr.

Toutes les deux heures une cuillerée à soupe.

Eau distillée	180 gr.
Bitartrate de potasse	20 gr.
Sirop de Tolu	20 gr.

Toutes les deux heures une cuillerée à soupe.

Eau	180 gr.
Racines de guimauve en décoction	10 gr.
Sirop simple	20 gr.
Bitartrate de potasse	10 gr.

Une cuillerée à soupe toutes les deux heures.

Vinaigre scillitique	30 gr.

Carbonate de potasse, q. s. pour saturer.

Eau	150 gr.
Oxymel scillitique	20 gr.

Une cuillerée à soupe toutes les deux heures.

On prescrira aussi les eaux chargées d'acide carbonique, qui sont, com le sait, diurétiques. Le sel marin possède des propriétés diurétiques, mme l'ont montré Glax et Körner, et récemment aussi Mosler.

Une diurèse abondante a l'avantage de retirer du sang une grande quané d'eau, et naturellement de favoriser ainsi la résorption du liquide.

Les *laxatifs* sont réservés aux personnes résistantes, et non aux personnes aiblies et débilitées; ils sont avantageux quand les malades sont très nstipés. On a vu des pleurétiques guéris très rapidement à la suite d'atques de choléra asiatique. On emploiera soit les drastiques, soit les laxas légers.

Infusion de séné composée	180 gr.
Sulfate de soude	20 gr.

Quatre fois par jour une cuillerée à soupe.

Fruit de coloquinte en infusion	1 gr.
Eau	180 gr.
Sirop de séné et de manne	20 gr.

Trois fois par jour une cuillerée à soupe.

Huile de croton	V gouttes
Huile de ricin	30 gr.
Gomme arabique	7 gr. 50
Eau distillée	150 gr.
Sirop de séné	20 gr.

Deux ou trois fois par jour une cuillerée à soupe.

Parmi les *diaphorétiques* il faudra rarement prescrire les bains d'eau aude ou les bains d'air, parce qu'ils augmentent trop la difficulté respitoire. On ne se servira de cette méthode que dans les cas d'exsudat peu ondant ou dans un reste d'exsudat. J'ai récemment employé plusieurs fois, n sans succès, les bains de vapeur.

Depuis un certain temps on se sert assez souvent d'injections sous-cutanées pilocarpine ; j'ai obtenu des résultats surprenants. Une injection tous les urs (pilocarpine 0,10 centig., eau 10 gr.) amène des sueurs profuses et une sorption souvent très rapide. On a soin de faire prendre avant l'injection, et ndant la période de sueurs, du vin pur ou du cognac, pour s'opposer aux missements, et aux défaillances subites. J'ai obtenu un résultat très favoble en donnant de l'acide salicylique et du salicylate de soude (3 gr. en fois, à 1/4 d'heure d'intervalle) : le malade présenta de fortes sueurs qui nenèrent la résorption très rapide d'un exsudat ancien. Mais dans ce aitement, plus encore que par l'emploi de la pilocarpine, on doit surilller soi-même le malade qui peut facilement tomber dans le collapsus.

Signalons encore le cas de Schmidt qui, à la suite d'un érysipèle siégeant r le thorax, vit une pleurésie séreuse disparaître en quelques jours.

Chez les personnes anémiques et affaiblies la résorption est facilitée ır une bonne nourriture et des toniques. Dans bien des cas le *régime cté* donne de bons résultats. Les malades ne prennent que du lait et commencent par boire de 60 à 180 gr. de lait 3 fois par jour pour augmenter pe peu. Le lait doit être donné chaque fois par petite quantité. Signalons au l'utilité des préparations de fer et de quinquina.

Pour amener un épaississement du sang, et par là même faciliter la réso tion de l'exsudat pleural, on se sert souvent du traitement de Schroth consiste à supprimer de l'alimentation la plus grande quantité possible liquide. Mais ce traitement est difficilement supporté.

Quelquefois j'ai observé, alors que le liquide se résorbait, une fiè subite et sans cause apparente chez des malades qui jusqu'alors n'en avai pas présentée; c'est une fièvre due à la résorption.

Si après la 4e ou la 5e semaine, malgré la thérapeutique, le liquide s'est pas résorbé ou a augmenté, il faut vider la cavité pleurale par u *ponction*. Si le liquide se reproduit après la ponction, il faut en refaire u seconde. Les ponctions sont de plus en plus employées, et j'ai vu plusie fois la ponction faite à la fin de la première semaine amener une guéris complète; mais dans la plupart des cas le liquide se reforme. Il faut se m tre à l'abri des germes de l'air qui amènent une transformation purulente même putride.

Si on emploie un *trocart simple*, le liquide ne sortira que lorsque la pr sion de la cavité pleurale sera supérieure à celle de l'air extérieur. Géné lement c'est ainsi que cela se passe; cependant il y a aussi des exceptio comme Traube l'a déjà montré, et il arrive quelquefois que l'évacuation liquide à l'aide d'un trocart simple ne puisse pas se faire.

Dans ces derniers temps on a étudié la pression des exsudats pleurau D'après Leyden le maximum est de 28 millim. de mercure. Les observ tions dans lesquelles la pression était nulle, ne sont pas rares. Fränk et Schreiber ont publié une observation dans laquelle la pression de la cavi pleurale était négative (— 6 millim. de mercure). Dans ces conditions est impossible de vider la cavité pleurale à l'aide d'un trocart simple, c l'air extérieur serait aspiré par le trocart dans la cavité pleurale jusqu ce que la pression soit la même dans la cavité et extérieurement.

De plus, il peut arriver qu'une forte respiration ou une forte toux change dans la cavité pleurale la pression, qui devient alors négative; l'air extérie est aspiré. On peut donc dire que la ponction du thorax avec un troca simple doit être rejetée.

Cependant pour diminuer les chances d'entrée de l'air dans la plèv par le trocart simple, nous recommandons d'employer un moyen très simp et sûr, c'est l'usage d'un condom mouillé. On fait passer le trocart par condom, et on fixe la baudruche à l'extrémité de la canule du trocart l'aide d'un fil. Le trocart armé est introduit dans la cavité pleurale, on reti le stylet, et on rabat la baudruche sur l'ouverture de la canule. Si l'écoul ment s'arrête, ou si la pression de la cavité pleurale devient négative, l minces parois de baudruche s'appliquent l'une sur l'autre, et ferment l'o verture de la canule; l'air atmosphérique ne peut pas ainsi pénétrer dar la cavité pleurale.

Signalons encore l'emploi du *trocart à robinet* (voir fig. 135). Le trocart binet est muni à son extrémité libre d'un robinet qui permet de fermer mplètement la canule. Une marque tracée sur le stylet permet de voir que pointe antérieure du stylet retiré a passé le robinet. Voici comment on ère : on enfonce le trocart, on retire le stylet jusqu'à ce qu'on aperçoive la arque, on ferme le robinet et on sort complètement le stylet de la canule. l'extrémité libre de la canule on adapte un tube en caoutchouc d'une cer-ine longueur qu'on fixe par un fil. L'autre bout du tube est placé dans de au contenue dans un récipient en verre. Si alors on ouvre le robinet, le uide contenu dans la cavité pleurale peut sortir, tandis que l'air atmos-érique ne peut pas pénétrer, parce que l'ouverture libre du tube en caout-ouc se trouve sous l'eau.

Avec l'usage du condom, ainsi que du trocart à robinet, il reste toujours e certaine quantité de liquide, car le liquide ne peut couler que lorsque pression de la cavité pleurale est supérieure à celle de l'air extérieur. ussi est-il préférable de se servir dans tous les cas des *appareils aspi-teurs.*

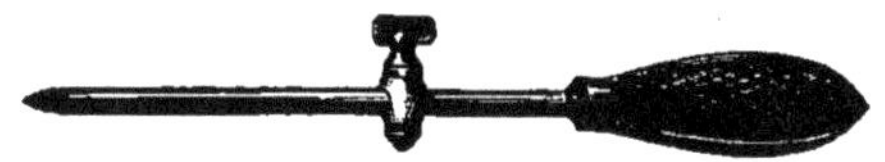

FIG. 135. — *Trocart simple à robinet.*

Dans la pratique, le plus commode et le plus simple de ces appareils nous raît être l'*appareil aspirateur de Dieulafoy.*

Dans un appareil de ce genre, il faudra attacher une grande importance ce que le cylindre de verre soit partout de même calibre, parce que dans la upart des cas on n'a que des instruments dont le calibre varie, de sorte que piston obéit à la traction tantôt facilement, tantôt difficilement, et que par droits il n'adhère pas. L'appareil se divise par devant en deux tuyaux i ont une pièce d'adaptation commune ; au moyen de deux robinets on ut mettre l'intérieur de l'appareil en communication tantôt avec l'embou-ure libre d'un des tuyaux, tantôt en communication avec l'autre. Le dessin g. 136) reproduit la position neutre dans laquelle les deux tuyaux sont olés du cylindre de l'appareil. On a ainsi la possibilité de pousser un uide par un tube et de le faire ressortir par l'autre.

Pour mettre en communication une canule de l'appareil avec la cavité eurale, on peut se servir du trocart à robinet décrit précédemment ; on troduit donc le trocart suivant la méthode déjà décrite, dans la cavité eurale ; on réunit la canule du trocart au moyen d'un tuyau de caoutchouc ec un des tubes de l'appareil aspirateur, on tourne le robinet de l'appareil côté de la canule du trocart, on tire le piston, et on aspire ainsi l'air con-nu jusqu'au robinet du trocart. On ouvre alors le robinet du trocart, et, tirant le piston, on fait monter lentement le liquide dans l'appareil. Lors-e l'appareil est plein, on tourne le robinet de la canule, on sépare ainsi : ntérieur de l'appareil, de la cavité pleurale. En poussant doucement le ston vers la base, on chasse le liquide par l'autre canule en dehors de la seringue. En répétant souvent cette manipulation, on videra la cav pleurale.

Le canule qui est destinée à faire écouler le liquide au dehors s munie d'un tube de caoutchouc un peu long qui plongera dans un rés voir en verre. Si ce dernier est gradué, on pourra déduire la quantité liquide extrait. Pour empêcher l'entrée de l'air, on remplira le réservoir

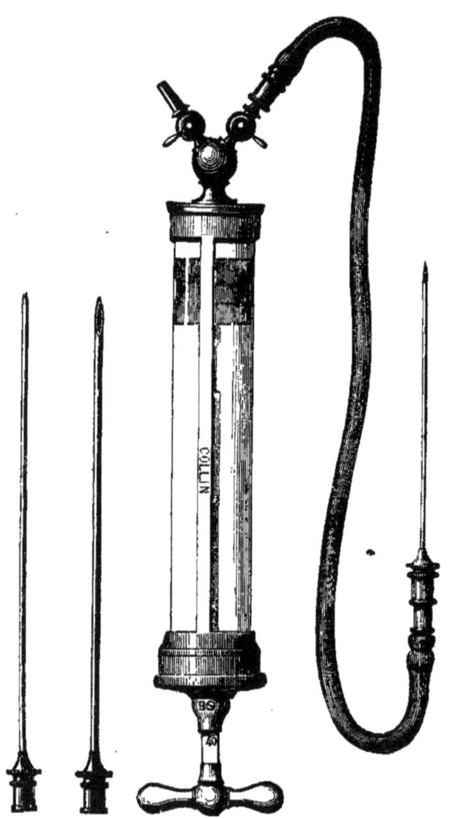

Fig. 136. — *Appareil aspirateur de Dieulafoy muni de son aiguille creuse et de son tube de dégagement, à neutre.* 1/4 grandeur naturelle.

partie d'eau et on y laissera plonger le tube d'échappement. De même il faut pas vider l'appareil complètement, mais on y laissera toujours partie déterminée du liquide aspiré auparavant, de façon que l'ouvert de la canule qui communique avec la cavité pleurale soit toujours mergée, et empêche un retour de l'air venant de l'autre canule, qui pc rait se produire à l'intérieur de la seringue.

Le trocart sera de mince calibre ; cependant il ne faut pas prendre à lettre le nom de trocart capillaire. On peut suppléer à l'emploi d'un t cart, en se servant d'aiguille creuse à pointe en bec de flûte, qui resse e à l'aiguille de la seringue de Pravaz. Par sa pointe aiguisée, l'aiguille euse réunit en elle les qualités d'un stylet et d'une canule de trocart oyez fig. 136).

Dans les exsudats très fibrineux, il peut arriver que des flocons un peu os viennent se placer devant l'ouverture intérieure de la canule, et rendent coulement du liquide impossible. Cette circonstance est particulièrement grettable lorsqu'elle se produit au commencement d'une aspiration, car

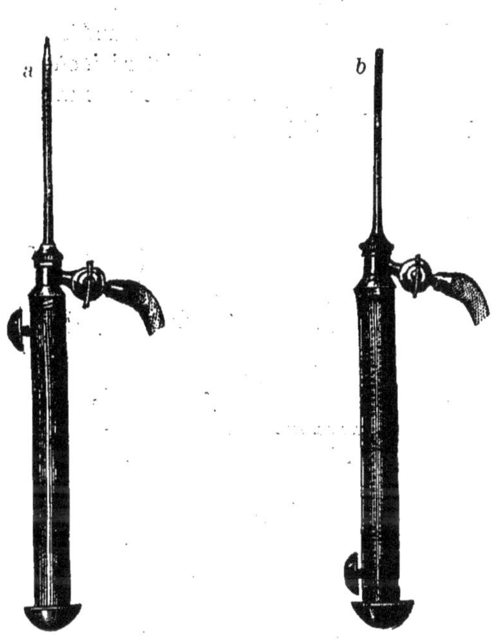

FIG. 137. — *Trocart de Fräntzel.* a. Stylet sorti. b. Stylet rentré.

le compromet le succès de l'opération. Comme la ponction est une opération e peu d'importance, on retirera l'aiguille creuse qu'on introduira dans ne autre partie du thorax. Mais on a toujours soin d'avertir l'entourage de possibilité d'une ponction blanche, afin que le médecin ne soit pas soupçonné de maladresse et qu'il obtienne la permission de faire d'autres ponctions. En aucun cas on ne doit se débarrasser des obstacles, en faisant monter ou descendre le piston, ou les repousser dans la cavité pleurale; car la artie une fois aspirée ne doit plus être rejetée dans la cavité pleurale. Tout e qu'il est permis de faire c'est d'essayer si, par l'expiration, on réussit à aire entrer dans la canule les matières qui font obstacle.

Pour éviter que la canule ne se bouche, Fräntzel a construit un trocart très ingénieux que nous allons décrire et représenter brièvement sous le nom de rocart de Fräntzel (fig. 137).

Il consiste en un stylet qui se meut de haut en bas et inversement au moyen 'une vis placée de côté dans une canule étroite (canule capillaire); on introduit l'instrument en poussant le stylet dans la cavité thoracique, on le reti on ouvre le robinet situé au côté de la canule, et on aspire au moyen l'appareil le liquide, en employant le système de robinets décrits plus ha Si la canule venait à se boucher, il suffirait de pousser de nouveau stylet et d'éloigner mécaniquement de la canule les matières qui font obs cle. Car ce qui fait l'originalité du trocart de Fräntzel et qui constitue grand progrès dans ce genre d'instruments, c'est que le mouvement du sty est disposé de telle sorte que la canule fine ne laisse jamais pénétrer l'a

Quant à une foule d'appareils qui sont recommandés pour la ponction la cavité pleurale, nous ne pouvons pas y insister ici, où nous n'avons qu but pratique et nullement historique. Ceux que nous avons décrits sont plus simples et plus sûrs dans la pratique.

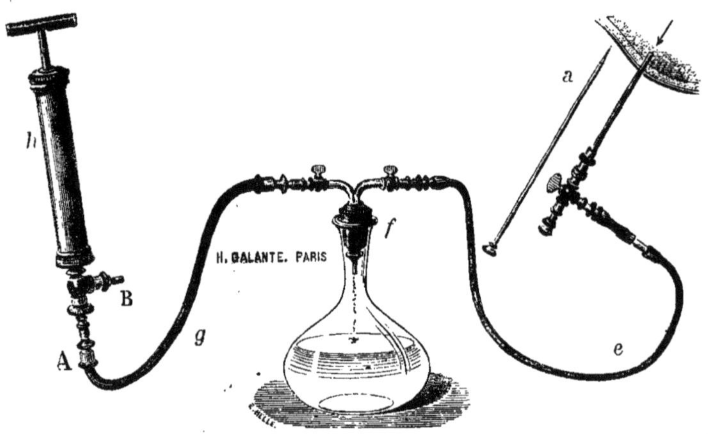

FIG. 138. — *Appareil de Potain.* 1/4 Grandeur naturelle.

Nous parlerons encore brièvement de l'appareil Potain (fig. 138). Il cc siste en un trocart *a*, que l'on peut allonger par un petit système de v On fixe dans ce dernier un tube avec système de robinet, et tuyau d'éco lement. Le tube latéral peut être mis en communication par le tube *e* av le bouchon en caoutchouc *f* à 2 robinets, bouchon qui est fixé sur une bo teille. L'autre robinet du bouchon est mis en communication avec le tuyau et par suite avec l'appareil d'aspiration *h*. Le mode d'emploi de l'appar est le suivant. Après avoir disposé l'appareil comme nous l'avons décr on ferme le robinet qui conduit en *e*, tandis qu'on ouvre le robinet q appartient au système *g*, et qu'on raréfie l'air contenu dans la bouteille pompant avec l'appareil *h*. Lorsque le piston de la seringue ne peut pl être mu facilement par suite de la raréfaction de l'air, on ferme le robinet A ce moment le trocart est introduit dans la cavité pleurale, on tire dou ment le stylet jusqu'au point d'arrêt. Si maintenant on ouvre en *f* le robin qui appartient à *e*, l'exsudat pleural est aspiré dans la bouteille où l'air e raréfié. Lorsque la bouteille est à peu près pleine, on ferme le robinet on enlève le bouchon, on vide la bouteille, on rebouche avec f, on ouvre le robinet en g, et de nouveau on fait le vide dans la bouteille ; et ainsi de suite, jusqu'à ce que la ponction soit terminée.

Dans ces derniers temps on a souvent recommandé de se servir de la méthode du siphon. Nous nous servons de l'aiguille creuse que nous mettons en communication avec un tuyau hermétiquement clos. On place un petit entonnoir à l'extrémité ouverte du tuyau de caoutchouc ; on remplit le tout avec une solution d'acide salicylique, et on fixe tout près de l'aiguille creuse une vis à pression qui empêche le liquide de sortir. L'aiguille creuse est introduite dans la cavité pleurale, le petit entonnoir est abaissé, la vis de pression est enlevée, puis le liquide s'écoule à l'extérieur.

La ponction thoracique est une opération de si peu d'importance qu'on n'a pas besoin d'un anesthésique pour la pratiquer. Car il s'agit tout au plus d'une piqûre d'aiguille un peu grosse.

L'âge ne donne pas de contre-indication. J'ai souvent pratiqué la ponction chez des enfants de 2 à 3 ans, sans assistance médicale, et simplement avec l'aide de la mère ou d'une domestique. On a souvent estimé qu'un état apyrétique était nécessaire pour autoriser la ponction ; c'est inexact ; au contraire on verra presque toujours la fièvre disparaître ou au moins diminuer après la ponction.

Le malade prend pour la ponction une position qui tient le milieu entre la position horizontale et la position verticale, moitié sur le côté sain, moitié sur le dos. Le lit est placé au milieu de la chambre pour permettre de circuler librement.

Près du lit on a eu soin de disposer les instruments bien désinfectés et vérifiés. On a mis à sa portée du vin, de l'eau de Cologne, de l'ammoniaque en cas de faiblesse du malade.

En général il est bon de montrer au malade l'aiguille ou le trocart capillaire, et de lui expliquer qu'il ne s'agit que d'une simple piqûre de la peau. Le meilleur endroit pour la ponction est ordinairement l'espace situé entre la ligne axillaire et la ligne partant de la pointe de l'omoplate. Il faut faire la ponction le plus bas possible. Naturellement on évitera de piquer le foie ou la rate. Le liquide devra être aspiré lentement et peu à peu ; on s'arrêtera de temps en temps. On retirera la canule en serrant fortement la peau entre le pouce et l'index, et on recouvrira la petite plaie d'un morceau de taffetas. Traube a l'habitude de placer pendant 24 heures une vessie de glace au niveau de la piqûre.

Doit-on retirer tout le liquide? Non. L'expérience nous apprend que le liquide se résorbe très rapidement spontanément, après qu'on en a retiré, par ponction, même une petite quantité. Cela tient à ce que les voies de résorption sont fermées par suite de la forte pression du liquide sur la paroi thoracique, que la ponction les ouvre de nouveau, et permet ainsi à la résorption de se faire. Tous ceux qui ont pratiqué cette opération ont souvent été étonnés de la résorption facile à la suite d'une légère ponction.

Il ne faut pas évacuer complètement le liquide séreux ; une restitution ad integrum ne serait possible, à la suite d'une évacuation totale, que si les poumons étaient complètement mobiles et expansibles, et que si la paroi thor cique déformée pouvait reprendre sa situation normale. Quand ces condi tions n'existent pas, il se forme dans la cavité pleurale un espace où il exist une pression négative très forte, qui naturellement n'est pas sans influenc sur la circulation pulmonaire. Le poumon se trouve, dans cet espace con tenant de l'air raréfié, comme dans une espèce de ventouse, et la dilatatio excessive des vaisseaux du poumon peut donner lieu à de l'œdème pulmo naire qui tue rapidement le malade.

FIG. 139. — *Tracé du pouls de la radiale droite chez un homme de 20 ans atteint de pleurésie, avant la ponction* (Clinique de Zurich.)

Litten repousse l'évacuation complète de l'exsudat pour une autre cause comme il a vu qu'une résorption spontanée rapide d'un exsudat pleura séreux avait dans plus d'un cas été suivie de tuberculose miliaire, il crain que celle-ci ne puisse survenir lorsqu'on vide complètement la poitrine : ce n'est pas juste, car c'est tout autre chose de retirer directement un exsudat ou de le laisser lui-même chercher son issue naturelle.

Il est difficile de dire la quantité qu'on peut soustraire par une ponction parce qu'elle varie selon les individus. Il faut faire entrer en ligne de compte la facilité avec laquelle le liquide est aspiré, l'élasticité et la souplesse du

FIG. 140. — *Le même tracé après la ponction.* On a retiré 2 litres 1/2 de liquide.

thorax, ainsi que le pouvoir d'expansion des poumons. On doit toujours arrêter la ponction, quand un liquide franchement séreux devient sanguino lent, quand apparaissent de fortes quintes de toux et de vives douleurs, ou bien quand on sent le poumon frotter sur la canule du trocart. Le pouls après une ponction, présente aussi des changements frappants ; il devien plus plein et se ralentit de moitié. On le reconnaît à l'aide du sphygmo graphe (fig. 139 et 140). La diurèse augmente également. Laboulbène e Bourneville trouvèrent une légère élévation de température dans le rectum (0,2 dixièmes à 0,3 dixièmes).

Après la ponction on ne fait plus rien au malade pendant 10 à 14 jours.

S'il ne s'est produit aucun changement ou si le liquide s'est reformé, on peut recommencer l'opération.

La ponction est non seulement une intervention insignifiante, mais presque toujours aussi une intervention non dangereuse. Les cas fâcheux sont heureusement très rares. Il arrive quelquefois que le malade est pris d'une syncope par peur. D'autres syncopes très sérieuses sont produites par une anémie du cerveau, qui ne reçoit plus tout à coup la même quantité de sang, le poumon étant rendu à la circulation. Cet accident est d'autant plus à craindre qu'on a retiré plus rapidement le liquide. La mort subite peut en être la conséquence. Dans ces cas, on arrêtera la ponction, on couchera le malade la tête très basse, on lui fera respirer de l'ammoniaque, on l'aspergera avec de l'eau de Cologne, ou du vinaigre, on frictionnera la peau, on donnera du vin à l'intérieur, etc. Assez souvent, la mort subite est due à un processus embolique; une thrombose cardiaque ou des veines pulmonaires, lorsque après la ponction la circulation change, se détache facilement et donne lieu à une embolie. Ensuite, il peut se faire une embolie dans l'artère pulmonaire ou dans le cerveau.

Nous avons déjà parlé de la possibilité de l'œdème pulmonaire : la thérapeutique doit être très énergique, mais elle n'est pas différente de celle qui est employée dans les autres œdèmes pulmonaires (voir plus haut).

Quelquefois apparaissent, dans le poumon qui a été comprimé, des affections pneumoniques appelées *pneumonies séreuses*. Fräntzel a observé chez un malade une hémoptysie mortelle; elle provenait d'un vaisseau situé dans une caverne comprise dans un poumon qui avait été comprimé.

Dans la *pleurésie purulente* on ne doit pas compter sur la résorption. Chaque jour perdu aggrave le pronostic et fait courir un plus grand danger au malade. Il faut opérer le plus tôt possible.

Quand on a fait, dans une pleurésie purulente, une ponction exploratrice, e plus souvent le liquide se reproduit de nouveau; on prolonge donc ainsi la maladie, et on fait perdre au malade ses forces de par le fait de la formation nouvelle de pus. Si la guérison par ponction est possible chez l'enfant, ce n'est que dans les cas où l'inflammation des plèvres est récente. On a cherché plusieurs fois à retirer une partie du pus par une ponction, et à injecter dans la cavité pleurale un liquide antiseptique, pour diluer le liquide restant; ensuite on retire ce mélange par une ponction aspiratrice, et on répète cette opération jusqu'à ce que le liquide sorte clair. Nous ne doutons pas, comme le montrent quelques exemples favorables, que la guérison ne puisse être obtenue de cette manière ; mais nous n'y avons cependant pas grande confiance.

Une ponction dans une pleurésie purulente ne nous paraît pas seulement dangereuse parce qu'elle affaiblit le malade; mais elle peut encore par elle-même donner lieu à des accidents. On a décrit des cas de pneumothorax consécutifs à des ponctions, ce qui a lieu surtout lorsque la plèvre pulmonaire est plus ou moins malade par le fait de la présence du pus qui l'a irritée.

Lorsqu'on ne se sent pas très habile opérateur, on fait bien de confier l'opération à un chirurgien expérimenté.

Je crois que, comme le pensent presque tous les chirurgiens, dans la pleurésie purulente l'incision est indiquée : c'est une intervention sans danger et efficace.

Les résultats de l'opération de l'empyème par l'incision seraient encore plus brillants, si l'opération était toujours faite par des mains chirurgicales exercées, surtout si on a eu soin de la faire précéder d'une ponction exploratrice.

L'âge n'est pas une contre-indication à l'opération. J'ai opéré plusieurs fois des enfants de 2 à 3 ans, et je les ai vus guérir rapidement. Dans une observation de Braun il s'agissait d'un enfant de 3 ans qui à la suite d'une scarlatine présenta un empyème double. On opéra d'abord un côté, 10 jours après l'autre, et la guérison ne se fit pas attendre.

Il est bon d'employer pour l'incision, le chloroforme. Cependant on ne s'en servira pas lorsqu'il ne s'agira que d'une incision simple dans un espace intercostal. On réséquera un morceau de côte, ce qui ne complique en rien l'opération et ne l'aggrave point, et ce qui rend la guérison plus rapide ; on résèque donc d'abord un morceau de côte, et à ce niveau on incise la plèvre costale.

Le lieu d'élection est la ligne axillaire entre la 5e et la 8e côte.

Langenbeck préfère la *trépanation* d'une côte à sa résection ; on lui a objecté avec raison que l'ouverture faite par le trépan était souvent trop petite, et que la côte se fracturait facilement. C'est d'ailleurs un procédé indiqué déjà en 1855 par Sédillot qui faisait traverser la côte par le trocart.

Dans *l'empyème multiloculaire*, l'incision n'ouvre évidemment qu'une loge. Plus tard une loge voisine peut s'ouvrir spontanément, ou bien on est obligé de faire une seconde incision. Darwin dans un cas, malgré une incision double, ne parvint pas à donner issue au pus ; il n'était pas tombé sur les loges.

Après *l'opération de l'empyème*, comme après la ponction, on observe des accidents ; ceux-ci sont cependant très rares. Il peut survenir des syncopes, des convulsions, des mouvements choréiques (Weill), des monoplégies, tantôt sans lésion anatomique, tantôt avec une embolie de la carotide ou des artères cérébrales qui ont pris naissance au niveau de thromboses des veines pulmonaires ou dans le ventricule gauche.

Quelquefois ces accidents ne sont pas les suites directes de l'opération, mais surviennent lorsque les cavités purulentes ont été vidées, parce que le courant d'eau qu'on y a fait passer a frappé directement le cœur et les poumons, et y a détaché des thromboses. On a aussi signalé des troubles vaso-moteurs, et de l'hyperhydrose.

Je connais un cas dans lequel la mort survint longtemps après l'opération, par hémorrhagie d'une artère intercostale qui s'était ulcérée.

L'opération doit se faire d'après la méthode de Lister. Tous les anciens appareils compliqués sont inutiles ; il suffit après l'incision de laver la cavité pleurale avec une solution d'acide salicylique. L'acide phénique peut donner lieu à des intoxications. Dans la plaie on place un drain qui permette un libre écoulement des liquides, et on applique un pansement antieptique. J'ai souvent vu des malades traités par la méthode antiseptique uérir complètement en un temps très court, même de petits enfants. uelquefois la plaie ne veut pas se fermer, et il reste une fistule thoracique. 'est surtout ce qu'on observe lorsqu'il s'agit de tuberculose, ou que le iorax, ayant perdu sa souplesse, est trop peu flexible pour s'appliquer sur le oumon. Dans le dernier cas on est obligé de réséquer plusieurs côtes pour emédier à cette perte de souplesse. Quelquefois une fistule thoracique peut urer plusieurs années; dans une observation de Roser elle persista 17 ans hez un médecin qui, malgré cela, pouvait exercer sa profession; chez un autre alade, qui mourut de dégénérescence amyloïde du poumon, elle dura 10 ans.

Lorsque l'exsudat purulent a donné lieu à un *empyème de nécessité*, les iêmes procédés opératoires sont indiqués, mais il n'est plus possible de ioisir le point pour opérer; il faut opérer au niveau du point où le pus fait aillie. De là est venu le nom d'empyème de nécessité.

Si l'empyème s'est ouvert dans les poumons, il est encore nécessaire opérer, quand l'expectoration cesse, quand la stagnation du pus a donné eu à de la fièvre hectique, que le liquide ne change pas ou qu'il augmente. st-on contraint par suite de la décomposition putride, de faire suivre l'insion par un lavage de la cavité pleurale, on prendra garde à la possibilité phénomènes asphyxiques dus à la pénétration du liquide dans les bronies, puisqu'il existe une communication entre la cavité pleurale, les pouons et les bronches.

Les *pleurésies des tuberculeux* doivent-elles être opérées? D'après nous, mpyème aussi bien que la pleurésie séreuse doivent être opérés, lorsque r leur abondance ils menacent la vie : autrement on attendra. Les anciens teurs ont remarqué qu'une inflammation de la plèvre ralentissait la marie de la tuberculose.

Le traitement d'une *pleurésie putride* est analogue à celui de l'emème; on incise. Cependant dans ces cas il sera utile de traiter la cavité eurale à l'aide d'antiseptiques jusqu'à ce que la mauvaise odeur ait disru. L'acide phénique ne sera pas employé, ou bien il le sera avec grande udence, parce que l'acide phénique est très facilement absorbé, il intoxique malade et peut donner lieu rapidement à un collapsus mortel. Il est éférable d'employer l'acide borique (2 à 10 pour cent), le thymol (0,10 cent. ur 100), le chlorure de zinc (de 3 à 6 pour 100) ou les préparations d'acide licylique. Comme dans la plupart des cas il existe, dans la pleurésie tride, de la gangrène, il faut désinfecter le foyer. Dans ce but on emie les inhalations d'acide phénique, de térébenthine, les expectorants, et lcool à haute dose. Quelquefois il sort par la plaie opératoire de gros bris de poumons gangrenés, qui se sont détachés.

S'il reste une fistule thoracique, le traitement sera le même que dans mpyème.

La *pleurésie hémorrhagique* est presque toujours très grave. On évia tout traitement local, tant que ce sera possible; on n'opérera que lorsque quantité de liquide menacera l'existence : on retirera une partie du liquide r une ponction.

Il n'est pas rare que dans le cours d'une pleurésie certains symptômes deviennent si menaçants, qu'il soit nécessaire de s'en occuper avant de traiter la pleurésie. Nous rangeons dans cette catégorie une *fièvre élevée*. Dans ces cas on ordonnera de l'antipyrine (de 4 à 6 gr. dans 50 gr. d'eau en lavement), et l'alcool à haute dose pour lutter contre la perte des forces. Il sera bon aussi d'appliquer de la glace sur le côté malade.

Un traitement par l'antipyrine, les bains froids et les excitants rendent service dans la *pleurésie suraiguë*.

Contre la *toux* violente, on donnera des narcotiques et des expectorants.

Si à la suite de la résorption il persiste une *rétraction du thorax*, on recommandera la gymnastique du poumon; le malade plusieurs fois par jour fait de fortes inspirations le bras du côté malade écarté du corps. Nous n'aimons pas les bains d'air comprimé qui nous paraissent peu rationnels; ils peuvent amener une distension exagérée du poumon sain. Corval en a cependant obtenu de bons résultats.

On a aussi cherché à remédier à la rétraction thoracique par une résection des côtes. Voir à cet égard les traités de chirurgie.

Chez les personnes affaiblies il est bon de recommander de vivre aux bords de la mer ou dans les montagnes.

2. — Pneumothorax. Hydropneumothorax.

I. **Étiologie.** — Le pneumothorax est la présence de l'air dans la cavité pleurale : habituellement on trouve, en plus de l'air, du liquide; aussi observe-t-on plus souvent l'hydropneumothorax que le pneumothorax pur. Selon que le liquide est séreux, purulent ou sanguin, on a un pneumothorax séreux, un pyopneumothorax, ou un hémopneumothorax.

Souvent il commence à se former du liquide, surtout du pus, dans la cavité pleurale, et le pneumothorax arrive secondairement. Dans d'autres cas c'est le contraire, le pneumothorax débute, la pleurésie exsudative est secondaire. On a déjà cherché à différencier ces formes de début par le nom même; dans le premier cas c'est l'hydropneumothorax, dans le second c'est le pneumohydrothorax. Cependant il faut remarquer que cette distinction n'est pas toujours exacte : dans certains cas de rupture de caverne, par exemple, dans la cavité pleurale, le gaz et le liquide peuvent arriver en même temps.

Le pneumothorax et l'hydropneumothorax sont tantôt libres, tantôt circonscrits, selon que le gaz et le liquide se meuvent dans la cavité pleurale ou qu'ils n'ont qu'un espace limité par des adhérences.

Les conditions pour la formation d'un pneumothorax sont données lorsqu'un espace rempli d'air se met en communication avec les plèvres. Il n'y a pas d'autres causes.

La vieille médecine croyait au pneumothorax spontané dû à ce que les vaisseaux sanguins exhalaient de l'air dans la cavité pleurale. On a aussi pensé que des exsudats pleuraux pouvaient produire un pneumothorax, parce qu'à la suite de la résorption du liquide, il restait une cavité vide d'air dans laquelle l'air pouvait se rassembler. On sait aujourd'hui que ces conditions ne sont pas possibles.

On se demande encore si la décomposition de l'exsudat purulent peut donner naissance à des gaz dans la cavité pleurale, et par là même à un pneumothorax. De grands praticiens tels qu'Oppolzer ont soutenu cette hypothèse. Les analyses récentes de gaz parlent contre la formation spontanée de gaz. Cependant il existe toute une série d'observations dans lesquelles il n'a pas été possible de trouver une communication d'un pyopneumothorax avec une autre cavité contenant de l'air.

Les *pneumothorax* sont fréquents dans les *maladies des poumons*, surtout dans la *tuberculose pulmonaire*. Un tubercule caséeux du poumon s'ouvre sur la plèvre pulmonaire et l'air passe ainsi du poumon dans la cavité pleurale. Quelquefois la perforation se fait sans donner lieu à aucun symptôme, tandis que, dans d'autres cas, la perforation se traduit par des quintes de toux, des étouffements et de la suffocation.

La perforation de la plèvre pulmonaire siège rarement au sommet du poumon ; ordinairement elle a lieu au bord inférieur du lobe supérieur, ou au bord supérieur du lobe moyen, plus rarement dans les parties supérieures du lobe inférieur. Le point le plus fréquent est la région située entre la ligne mamillaire et la ligne axillaire, à la hauteur du deuxième et du troisième espace intercostal.

Comme la tuberculose pulmonaire, dans l'étiologie du pneumothorax, joue le rôle principal, et que les lésions tuberculeuses sont ordinairement plus marquées dans le poumon gauche que dans le droit, il est tout naturel que le pneumothorax siège plus souvent à gauche qu'à droite. D'après Powel le pneumothorax existait chez 5 pour cent de ses phtisiques, et sur 17 cas cet auteur trouva le pneumothorax :

A gauche :	10 fois	(58,9 0/0).
A droite :	5 fois	(29,3 0/0).
Double :	1 fois	(5,9 0/0).
Indéterminé :	1 fois	(5,9 0/0).

West observa le pneumothorax chez 5 pour cent de ses phtisiques (101 observations); le côté droit était cependant aussi souvent atteint que le gauche.

En pratique, il est important de savoir que ce ne sont pas seulement les grosses cavernes qui donnent naissance au pneumothorax, mais aussi les petits foyers caséeux périphériques. Ceux-ci sont quelquefois si petits, que le diagnostic de tuberculose n'a pu être établi, et que le pneumothorax semble ainsi éclater chez des sujets sains. L'autopsie montre que le poumon est atteint antérieurement.

Outre la tuberculose, toutes les affections du parenchyme pulmonaire donnant lieu à un processus ulcératif du poumon, peuvent occasionner le pneumothorax. Signalons les *abcès du poumon*, emboliques ou non, la *gangrène pulmonaire*, et les *échinocoques* situés au voisinage de la plèvre pulmonaire.

Dans bien des cas le pneumothorax est consécutif à une *blessure* du poumon, directe ou indirecte.

Une piqûre, un coup de feu, peuvent non seulement blesser la paroi thoracique, mais aussi le poumon; une côte fracturée peut ne pas ouvrir la cage thoracique, mais blesser par sa pointe la plèvre pulmonaire et le poumon, et amener ainsi un pneumothorax. A la suite de blessures et de traumatismes de la poitrine, on peut voir survenir un pneumothorax par rupture du poumon, sans que les côtes et la paroi thoracique portent des traces. C'est à Hewson qu'on doit les premières observations de ce genre. Sée, qui récemment a insisté sur ce point, croit que la sortie de l'air du poumon se fait tantôt au niveau du traumatisme, tantôt en un point opposé, par contre-coup. Pour qu'un pareil pneumothorax se produise, il faut que le thorax soit flexible, ce qui permet à la pression d'être reçue sans être modifiée; il faut en outre que la pression ait lieu à un moment où les cordes vocales sont fermées.

A côté de ces cas, signalons ceux dans lesquels on a vu une déchirure du poumon et un pneumothorax, à la suite de *violents efforts* ou de *toux*.

Il n'est pas rare de voir des personnes jusqu'alors très bien portantes être prises brusquement de pneumothorax en soulevant un violent fardeau. Plusieurs fois la coqueluche a donné lieu à du pneumothorax, ainsi que l'asthme. Enfin on a signalé un individu qui avait un pneumothorax consécutif au coït.

Ces accidents sont particulièrement dangereux quand ils frappent des individus emphysémateux, chez lesquels les ectasies alvéolaires situées à la périphérie peuvent se rompre. Il semble que dans certains cas une atrophie progressive et un amincissement produisent une rupture spontanée. C'est ce qui arriva dans une observation décrite par Bajasinski; il s'agit d'un homme de 30 ans, emphysémateux, chez lequel se développa un pneumothorax pendant son sommeil, sans qu'il eût présenté de toux. Bull a publié une intéressante observation dans laquelle plusieurs pneumothorax s'étaient produits successivement chez un emphysémateux. Quelquefois le pneumothorax est consécutif à l'ouverture dans la cavité pleurale d'une *bronchectasie* située à la périphérie.

On observe un pneumothorax dans l'empyème, quand le pus se fait un chemin par les poumons ou par la paroi thoracique. Cependant nous avons vu, à propos de la pleurésie, que tout empyème perforant ne donnait pas lieu à un pneumothorax, parce que l'ouverture souvent fistuleuse présentait une espèce de valvule disposée de telle façon que le pus pouvait sortir de la cavité pleurale, mais que l'air ne pouvait y rentrer. Naturellement le pyo-pneumothorax se produit aussi quand l'empyème s'ouvre dans d'autres organes remplis d'air, bronches, trachée, œsophage, estomac, intestin.

Les *blessures de la paroi thoracique* donnent nécessairement lieu au pneumothorax quand elles rendent possible l'entrée de l'air extérieur dans la cavité pleurale. Dans les blessures simples par instruments piquants, le pneumothorax n'est pas fréquent; Wintrich a montré, par des expériences sur les animaux, qu'il est très difficile de produire un pneumothorax par plaies quantes, même quand on avait blessé non seulement la paroi thoracique, ais aussi le poumon. Il n'est pas nécessaire qu'il s'agisse toujours d'une verture traumatique de la paroi thoracique ; des abcès, des altérations ingréneuses, des ulcérations cancéreuses de la paroi thoracique, et autres, uvent être suivis des mêmes accidents. Enfin, dans le traitement de l'em- ème, on fait artificiellemeut et à dessein un pneumothorax par l'incision 'on pratique.

Quelquefois le pneumothorax est consécutif à des *maladies de certains ganes médiastinaux*. C'est ainsi que la dégénérescence purulente des nglions lymphatiques bronchiques qui s'ouvrent en même temps dans les onches et dans la cavité pleurale, donnent lieu à un pneumothorax et à un opneumothorax. Dans d'autres cas il s'agit d'abcès et de cancer de l'œso- age qui s'ouvrent dans la cavité pleurale. Dans certains cathétérismes considérés de l'œsophage, la sonde a pu pénétrer dans la cavité pleurale et oduire un pneumothorax.

Dans une dernière série de faits, le pneumothorax est dû aux *maladies s organes abdominaux*, cancers de l'estomac, de l'intestin. Oppolzer, dans cours d'une fièvre typhoïde, observa un pneumothorax dû au ramollisse- ent de l'estomac et du diaphragme, qui s'était rompu dans la cavité eurale.

Biach a dressé un tableau sur la fréquence des causes du pneumothorax. s'agit de 918 cas qui se sont présentés en 38 ans dans trois grands hôpi- ux de Vienne.

Tuberculose pulmonaire	715 fois
Gangrène pulmonaire	65 —
Empyème	45 —
Traumatismes	32 —
Bronchectasies	10 —
Abcès du poumon	10 —
Emphysème	7 —
Infarctus hémorrhagiques putréfiés	4 —
Thoracocentèse	3 —
Perforation de l'œsophage	2 —
— l'estomac	2 —
Ascarides dans la cavité pleurale	2 —
Échinocoques pulmonaires	1 —
Ouverture d'un exsudat péritonéal enkysté	1 —
Ouverture de ganglions bronchiques	1 —
Carie des côtes	1 —
Carie du sternum	1 —
Abcès des ganglions thoraciques	1 —
Fistule entre plèvre et côlon à la suite d'hydatides	1 —
Causes indéterminées	14 —
Total	918 fois

Dans l'enfance, Lentz donne les résultats suivants sur 35 cas :

Tuberculose pulmonaire	14 fois
Gangrène pulmonaire	11 —
Emphysème	3 —
Apoplexie pulmonaire	3 —
Fractures de côtes	1 —
Empyème	1 —
Bronchectasie	1 —
Infarctus hémorrhagique	1 —
Total	35 fois

Les cas de pneumothorax pur sont rares : même lorsque l'air seul est entr dans une cavité pleurale jusqu'alors intacte, le pneumothorax est suivi d'u hydropneumothorax. Wintrich a démontré, par de nombreuses expérience que dans ces cas c'était l'air atmosphérique qui possédait des propriété inflammatoires. Quand l'hydropneumothorax vient accompagner le pneumo thorax, il faut incriminer les organismes inférieurs qui sont nombreux dan l'air. Si l'air ne contient pas de schizomycètes, le pneumothorax reste simpl Le pneumothorax simple s'observe ordinairement dans l'emphysème, ou à l suite d'un effort. Cependant Stéphanides cite un cas de perforation de l'es tomac ou du duodénum dans la cavité pleurale droite, à la suite d'ulcération qui produisit un pneumothorax simple qui se résorba plus tard spontanémen

Si l'hydropneumothorax vient s'ajouter au pneumothorax, il n'est pa rare de voir le pneumothorax disparaître par résorption de l'air, et un pleurésie exsudative simple persister seule. Le plus souvent le liquide e purulent : les observations de pneumothorax séreux sont très rares. He daeus cite un cas de pneumothorax chez un phtisique, qui se transform rapidement en pneumothorax séreux. Tout récemment je soignais un ind vidu tuberculeux qui fut pris de pneumothorax ; huit jours plus ta je trouvai, à la ponction de l'hydrothorax concomitant, un liquide clai séreux. Plus rarement encore on observe un hémopneumothorax, part culièrement dans les contusions et les blessures des poumons.

La disposition de la fistule a une grande influence sur les signes clin ques et anatomiques. Weil a décrit 4 espèces de pneumothorax, qu'il désignés du nom de pneumothorax ouvert, à soupape, fermé, et interm diaire aux trois formes.

Dans le *pneumothorax ouvert*, l'ouverture est disposée de telle faç que l'air peut entrer et sortir ; l'ouverture est en forme de fissure, ou bi ronde, ou irrégulière. Dans les cavernes tuberculeuses j'ai plusieurs fo trouvé dans la plèvre pulmonaire des ouvertures rondes, dont le diamètre av presque 3 centim. Naturellement dans ces cas l'air pénétrera dans la cavi pleurale, jusqu'à ce que la pression soit égale à celle de l'air atmosphériqu

Un genre particulier du pneumothorax ouvert est le *pneumothora ouvert double* ; une ouverture conduit aux poumons, une autre à la par thoracique. C'est ce qu'on voit quand un empyème s'est rompu dans les poumons, et qu'en outre la paroi thoracique a été ouverte à la suite d'une opération.

Dans le *pneumothorax à soupape*, la soupape est disposée de telle façon que l'air n'entre dans la cavité pleurale que pendant l'inspiration, tandis qu'il ne peut pas sortir pendant l'expiration. Dans ces conditions, les mouvements inspiratoires agissent à la façon d'une pompe foulante qui remplirait au maximum d'air la cavité pleurale ; la pression peut y être de beaucoup supérieure à la pression atmosphérique. L'air cesse d'entrer quand la pression est au maximum, ou que l'augmentation de pression a fermé la fistule, ou qu'enfin l'ouverture de la fistule s'est fermée spontanément. On comprend aisément que de pareilles dispositions doivent avoir une grande influence sur les organes voisins, et que, plus la pression monte dans la cavité pleurale, plus les poumons, le cœur, le diaphragme, le foie, la rate sont comprimés.

Dans le *pneumothorax fermé* la communication entre l'air de la cavité pleurale et l'air atmosphérique est impossible, parce que la fistule s'est fermée d'elle-même : la pression dans la cavité pleurale, et les signes de compression, dépendent alors de la quantité d'air qui a pénétré. Ils sont naturellement d'autant plus marqués que la plèvre contient une plus grande quantité d'air.

Les *formes intermédiaires* aux trois formes de pneumothorax connues représentent un stade intermédiaire ou consécutif. C'est ainsi qu'un pneumothorax à soupape peut se transformer en un pneumothorax fermé ou ouvert, etc.

II. **Anatomie pathologique.** — Les cadavres atteints de pneumothorax présentent très souvent une forte dilatation d'un côté de la poitrine ; cependant elle peut être moins marquée que pendant la vie, le gaz s'étant résorbé. Si la pression de la cavité pleurale est supérieure à celle de l'air atmosphérique, on entend, lorsqu'on perfore le thorax, un sifflement qui peut faire vaciller la flamme d'une bougie. Chomel pratiquait une incision de la peau, formait ainsi une petite cupule qu'il remplissait d'eau ; lorsqu'il perforait en ce point le thorax, on voyait les bulles de gaz éclater à la surface du liquide.

Le gaz peut n'avoir aucune odeur. Dans d'autres cas il sent l'acide sulfhydrique. Il contient de l'azote, de l'oxygène, de l'acide carbonique et des traces d'hydrogène protocarboné (Kretschy). La quantité de gaz peut aller jusqu'à 2000 cent. cubes et davantage.

Outre le gaz, la cavité pleurale contient un exsudat. Dans la règle c'est du pus, quelquefois du sérum ou du sang. S'il s'agit d'un pneumothorax ouvert, il se produit rarement une décomposition du pus dans la cavité pleurale, plus rarement qu'on ne peut le supposer théoriquement.

Si le pneumothorax est libre, le poumon est en collapsus, et transformé par la compression en une masse vide d'air située au voisinage de la colonne vertébrale. Aussi le cœur, le diaphragme, le foie ou la rate sont-ils déplacés.

S'il s'agit d'un pneumothorax ouvert, dans bien des cas on trouvera imm diatement le point de la perforation. Dans d'autres conditions il est néc saire d'insuffler le poumon, placé sous l'eau, par un tube introduit dans l bronche; on voit alors l'endroit d'où sortent les bulles de gaz. Cepend cette recherche est quelquefois très difficile, de fausses membranes ay obstrué l'ouverture très rapidement.

III. Symptômes. — Parmi les symptômes d'un pneumothorax, les *sign locaux* jouent un très grand rôle, car il n'est pas rare qu'un pneumothorax produise si sournoisement qu'on ne puisse reconnaître la maladie qu'à examen attentif.

A l'inspection, lorsqu'il s'agit d'un pneumothorax libre, on voit que *côté malade est élargi.* On peut s'en apercevoir à l'aide d'un mètre; différence est quelquefois de 5 à 8 centimètres.

Corbin trouva dans un cas 12 centim. Les sillons intercostaux ont ordin rement disparu; ils bombent souvent en dehors. Le côté malade prend p ou pas du tout de part aux *mouvements respiratoires;* dans le premier c les excursions du thorax sont retardées, irrégulières et se font par intervall

Si un hydrothorax vient compliquer un pneumothorax, la cage thoraciq peut se dilater de plus en plus, quoique l'air dans la cavité pleurale s complètement résorbé (pression par l'exsudat).

Le *déplacement du cœur et du foie* donne lieu à des troubles tr marqués. Dans le pneumothorax siégeant à gauche, le cœur est repouss droite, de telle sorte qu'on le sent battre quelquefois jusqu'en dehors de ligne mamillaire droite. En même temps le foie descend de plus en plus, région hépatique paraît fortement abaissée, fait une saillie considérable, bien le bord inférieur du foie forme sous la paroi abdominale une sail superficielle se déplaçant avec les mouvements respiratoires. Si le pneum thorax siège à droite, on le reconnaît à ce que la pointe du cœur bat dehors de la ligne mamillaire gauche, et même sur la ligne axillaire gauch D'ailleurs le degré de déplacement dépend non seulement de la quantité d' renfermé dans la cavité pleurale, mais aussi de la mobilité des organ voisins.

Presque toujours les malades se *couchent dans certaines positions.* Po permettre au poumon sain de prendre la plus grande part possible aux mo vements respiratoires, ils se couchent instinctivement sur le côté malad Chez les phtisiques dont le pneumothorax s'est installé sournoisement, u position subite et continue sur le côté doit faire penser à un pneumothora parce que ces malades ne recherchent pas ordinairement la position co chée sur le côté du poumon le plus atteint de tuberculose. Bien souvent restent assis et respirent avec grande difficulté.

Dans les cas où il s'agit d'un hydropneumothorax ouvert, il peut arriv que les malades recherchent d'autres positions, quelquefois très particuli res, lorsqu'ils remarquent que le liquide est expectoré facilement dans cet situation. C'est ainsi qu'Henoch a décrit une observation souvent citée Romberg, dans laquelle un homme se plaçait de temps en temps sur le d tête très en bas, parce qu'il pouvait ainsi rejeter une grande quantité de quide; vraisemblablement l'ouverture de la fistule fermée était située ès haut. Le malade recherchait spontanément cette position particu-re, chaque fois que la quantité de l'exsudat qui s'était formé de nou-au, commençait à lui peser. On a aussi décrit la position sur le ventre, rsque le pneumothorax ouvert et enkysté siégeait sur la paroi thora-que antérieure, parce que le malade peut éviter l'écoulement ininter-mpu de liquide par la fistule dans les bronches, ainsi que les quintes de ux. Si le malade par contre dans ces conditions se couche de temps en mps sur le dos, il n'évacue le liquide que pendant ce temps.

Quand le pneumothorax se produit dans un poumon jusqu'alors sain ou u touché, on observe des signes de *dyspnée objective*. La respiration t accélérée et difficile; les muscles auxiliaires de la respiration entrent jeu, et la cyanose est plus ou moins considérable.

Par la palpation, les résultats de l'inspection sont en partie confirmés. ais cette méthode de recherche est aussi importante pour le diagnostic fournit d'importantes indications. Avant tout il faut rechercher le *frémis-ment vocal* qui, dans le pneumothorax et dans l'hydropneumothorax, t affaibli ou complètement supprimé, parce que le liquide aussi bien que gaz dans la cavité pleurale diminuent la transmission des ondes vocales s voies aériennes à la paroi thoracique. Si cependant il existe des adhéren-s pleurales, on trouve, en certains points au niveau des adhérences, la nservation du frémissement vocal, et même de l'augmentation.

La *résistance du thorax* paraît ordinairement accrue. La recherche de sensation de résistance dans l'hydropneumothorax a une signification ute particulière, parce que cette sensation devient sensible entre le liquide la couche de gaz située au-dessus; on peut ainsi limiter d'une façon pré-se le niveau du liquide.

Si la cavité pleurale contient en même temps du gaz et du liquide, on nt en secouant fortement le malade un bruit de glougou particulier, dû déplacement du liquide contre la paroi thoracique, qui ressemble au bruit e donne une bouteille remplie d'eau qu'on agite. Quelquefois on perçoit niveau d'un espace intercostal une *sensation de fluctuation*.

Les signes fournis par la percussion sont variables, et dépendent en emière ligne de la tension de la paroi thoracique. Si on est en présence un pneumothorax ouvert le *son à la percussion* est très haut et tympa-que. Quelquefois il a un timbre métallique.

Dans bien des cas on peut ne percevoir le bruit métallique qu'en appli-ant l'oreille très près de la poitrine ou bien en auscultant pendant 'un aide percute. Heubner recommande, pour produire les tons élevés i donnent le timbre métallique, de percuter le plessimètre non pas avec caoutchouc, mais avec le manche ou avec la tête métallique du marteau; esque en même temps Stern conseillait de percuter non avec la pulpe doigt, mais avec l'ongle. On perçoit ainsi un son métallique l'oreille étant ntôt directement appliquée sur le thorax, tantôt à une certaine distance, 6 cent. environ.

Si la tension de la paroi thoracique à la suite d'un pneumothorax à s pape ou fermé, est très considérable, la qualité du son tympanique dispar il est remplacé par un son mat. L'expérience de Skoda le démontre : estomac rempli d'air donne à la percussion un son tympanique, tandis par trop distendu il perd son timbre tympanique.

C'est avec raison que Traube a montré qu'une tension excessive de paroi thoracique pouvait aussi rendre confus le son métallique à la perc sion, ou le faire disparaître, alors que le son métallique se laisse quelque percevoir de nouveau sur le cadavre, quand à la suite de la réfrigération tension du gaz, et par là même celle de la paroi thoracique, est deve moindre. Il disparaît de nouveau en exerçant sur l'abdomen et sur le d phragme une forte pression de bas en haut, et en augmentant ainsi art ciellement la tension du gaz.

Tant qu'une fistule externe ou interne persiste, on perçoit le *bruit pot fêlé*, à une percussion courte et forte. Il tient à ce qu'à chaque coup fra l'air est à une pression plus forte dans le pneumothorax, et s'échappe la fistule ouverte. Nothnagel trouva, chez les malades ayant une fist externe consécutive à une blessure, que le bruit de pot fêlé disparaissait qu'on obturait avec le doigt la plaie thoracique. Lorsqu'on percute la p tie postérieure du thorax, on doit d'ailleurs se souvenir que souvent ce br ne se propage pas jusqu'à l'oreille du médecin placé derrière le malad aussi on fera bien de laisser un aide percuter et de tenir son oreille au dev de la bouche fortement ouverte du malade. L'ouverture de la bouche par nécessaire, parce que la propagation du bruit au dehors est alors t favorisée.

On voit donc par ce que nous avons dit que l'existence du bruit de fêlé dans le pneumothorax indique que la fistule est ouverte, et qu'il dis raît quand elle est fermée.

Quelquefois on perçoit dans le pneumothorax, le *changement de s* Dans les cas de fistule externe le son à la percussion est plus profond qua on ferme la fistule avec le doigt. S'il existe une plus grande ouverture sur plèvre pulmonaire, on entend les *signes du changement de son Wintrich*, selon que la bouche est ouverte ou fermée ; dans le premier le son est plus haut, dans le second il est plus profond. On voit donc qu son est variable, selon que la bouche est ouverte ou fermée, lorsque la cav pleurale est en communication avec les bronches. Si le changement de s de Wintrich disparaît tout à coup dans un pneumothorax, on est en droit croire, comme pour la disparition du bruit de pot fêlé, que la fistule s' fermée.

La percussion fournit de très précieux renseignements, quand il existe même temps du gaz et du liquide dans la cavité pleurale. Ce qui est car téristique, c'est que les résultats fournis par la percussion varient a les différentes positions du corps, parce que le liquide tend toujours occuper les parties inférieures, et le gaz les couches supérieures.

Dans la position sur le dos la limite supérieure de la matité, comme da la pleurésie, est plus élevée en arrière près de la colonne vertébrale qu' vant ; dans la position assise la limite supérieure de la matité forme une gne horizontale tout autour du thorax ; dans la position couchée sur le côté ain la matité latérale peut disparaître complètement.

Signalons aussi le changement de son de Biermer ; Biermer, qui l'a décrit premier, trouva que dans la position assise le son à la percussion était plus rofond, ce qu'il a expliqué ainsi : dans la position assise, le liquide repousse rtement en bas le diaphragme parésié, de telle sorte que le plus grand diamètre du pneumothorax s'élargit.

Bjornström a aussi observé des changements dans la hauteur du son métallique à la percussion, pendant les différentes phases de la respiration ; endant l'inspiration il est plus élevé que pendant l'expiration. Si le pneumothorax est au voisinage du cœur, à chaque systole il peut arriver que le ruit métallique change de hauteur, le muscle cardiaque changeant de vome et par cela même l'espace pneumothoracique.

Le changement de hauteur du son du timbre métallique peut, indépendamment de la position du corps, se produire dans l'hydropneumothorax, quand quantité de liquide augmente, alors que l'espace rempli de gaz devient lus petit ; car dans ces conditions le plus grand diamètre de la cavité emplie d'air diminue également.

Le bruit de pot fêlé et l'hydropneumothorax ne s'excluent pas, mais naturellement le premier ne peut subsister que lorsque la fistule ouverte est placée u-dessus de la couche supérieure du liquide, ou qu'elle devient libre dans ertains déplacements du corps.

A l'*auscultation* on recherchera avant tout la *succussion hippocratique* ; n ne la trouve que dans l'hydropneumothorax. Si on saisit le malade par les paules et si on le secoue, on perçoit un glouglou métallique analogue au ruit perçu lorsqu'on secoue une bouteille à moitié remplie d'eau. L'intenité du bruit est variable. Dans bien des cas on ne percevra ce bruit qu'en ppliquant directement l'oreille sur le thorax ; quelquefois il est si fort u'on l'entend à l'autre extrémité de la chambre.

Guttmann rapporte que chez un malade il put produire le bruit à volonté n le frappant avec les doigts. Dans des cas plus rares le glouglou paraît tre sous la dépendance des mouvements du cœur (Biermer).

Naturellement le bruit hippocratique se rencontre non seulement dans hydropneumothorax, mais dans tous les cas où une cavité à parois lisses ontient en même temps de l'air et du liquide, comme dans les cavernes ulmonaires par exemple. Cependant on peut dire que c'est un signe athognomonique de l'hydropneumothorax.

Outre la succussion, on perçoit quelquefois dans l'hydropneumothorax *bruit de la goutte tombante, gutta cadens*. Leichtenstern a montré dans ne observation que ce nom était bien donné : il s'agissait d'un malade qui résentait ce bruit, chaque fois qu'il s'asseyait alors qu'il avait été couché. l'autopsie on trouva, sur les feuillets pleuraux, des appendices fibrineux ui, pendant la vie, plongeaient dans le liquide alors que le malade était ouché sur le dos, et qui, lorsque le malade s'asseyait, laissaient égoutter e liquide.

Dans le pneumothorax pur les signes d'auscultation changent. Dans bie des cas on n'entend pas le *bruit respiratoire* ; ce n'est pas sans raison qu'o a pensé qu'une très forte ectasie du thorax, lorsque le bruit respiratoire ma quait, devait faire penser au pneumothorax. Dans d'autres cas on entend l bruit respiratoire avec une résonance amphorique ou un timbre métalli que. Tous les bruits qui partent du poumon prennent alors une résonanc métallique.

C'est surtout dans l'espace interscapulaire qu'on perçoit le mieux le signes métalliques, parce qu'en ce point les poumons reposent généralemen le plus près de la paroi thoracique. Quelquefois on ne les entend que pen dant l'expiration, dans d'autres cas pendant les deux phases respiratoires Biermer trouve qu'ils sont plus haut et plus marqués pendant l'inspiratio que pendant l'expiration.

S'il existe des *râles* dans les poumons, ils revêtent un timbre métalliqu On peut même entendre le bruit de la goutte tombante, lorsque les râle sont isolés.

La *bronchophonie* est affaiblie comme dans la pleurésie ; elle présent cependant un timbre métallique dû au pneumothorax.

Quelquefois on observe dans un côté du thorax un pneumothorax, et dan l'autre une pleurésie exsudative ; il existe aussi quelques cas de pneumo thorax doubles.

Les symptômes de pneumothorax peuvent se borner aux troubles locau déjà décrits, et les malades ne présentent rien d'extraordinaire. On peu alors penser à l'existence de grandes cavernes tuberculeuses.

Il survient généralement des troubles très pénibles, quand un pneum thorax se fait inopinément dans un poumon jusqu'alors intact.

Les malades ont conscience de leur état. Ils ont soif d'air, et se plaigne de vives douleurs, qu'ils localisent ordinairement dans la partie inférieu de la poitrine.

Les *mouvements du cœur* sont accélérés, et plus perceptibles. Les bat tements du cœur peuvent aussi présenter un timbre métallique. Ils so quelquefois si forts, comme Cornil en a décrit récemment un cas, qu'o peut les entendre à une certaine distance du malade.

Les *veines périphériques* présentent des signes de *troubles circula toires ;* elles sont très gonflées. Si le pneumothorax dure plus longtemps les troubles veineux se traduisent par de l'*œdème* de la peau qui attei d'abord les extrémités et le visage. On observe aussi des vertiges, de pesanteurs de tête, des tintements d'oreille, etc., dus aux troubles circu latoires.

Dans le pneumothorax droit, le foie peut être abaissé si fortement que s limite supérieure atteint le bord inférieur de la cage thoracique. Dans l pneumothorax gauche la rate est abaissée et repoussée vers la ligne mé diane ; à la palpation on la sent dans l'hypochondre gauche.

Quelquefois la mort survient en quelques minutes par suffocation. Si l vie persiste, les signes d'une respiration troublée apparaissent. La voix es souvent aphone.

La *diurèse* est diminuée ; il n'est pas rare de trouver des traces d'albumine dans les urines. Quelquefois le pneumothorax s'accompagne d'*emphysème* de la peau, lorsque l'air a pénétré non seulement dans la cavité pleurale, mais aussi dans le tissu conjonctif interstitiel du poumon, ou bien qu'il vient de l'œsophage dans le tissu conjonctif du médiastin, et de là dans le tissu conjonctif sous-cutané.

Les signes d'un pneumothorax pur peuvent persister plusieurs semaines, quelques mois même. Dans l'hydropneumothorax la maladie peut durer plusieurs années. Dans ces conditions, lorsqu'il s'agit d'un épanchement purulent, la dégénérescence amyloïde peut apparaître, et les malades tombent alors dans un marasme profond.

IV. Diagnostic. — Le diagnostic d'un pneumothorax pur et d'un hydropneumothorax est ordinairement assez facile, surtout quand on trouve tous les symptômes physiques réunis. Le liquide est le plus souvent purulent ; mais, comme dans la pleurésie, il est nécessaire de s'en assurer par une ponction exploratrice.

Le pneumothorax circonscrit donne lieu très souvent à de très grandes difficultés de diagnostic ; on peut le confondre avec les cavernes, le gonflement de l'estomac par des gaz, la hernie du diaphragme, ou avec un pyopneumothorax sous-diaphragmatique (Leyden).

La confusion d'un hydropneumothorax enkysté et d'une caverne pulmonaire superficielle est d'autant plus facile à faire, que les signes anatomiques et physiques sont presque les mêmes. En général cependant les espaces intercostaux situés au-dessus d'une caverne sont ordinairement déprimés, tandis que dans le pneumothorax ils font une saillie ; le frémissement vocal est plus marqué, au niveau des cavernes, tandis que dans le pneumothorax il est affaibli. L'erreur est d'autant plus aisée à commettre que les signes du *changement de hauteur* du son de Wintrich existent pendant l'ouverture et la fermeture de la bouche, car ce sont des signes très importants de cavernes pulmonaires. Le bruit de succussion appartient plutôt à l'hydropneumothorax ; il est exceptionnel dans les cavernes.

S'il existe du *météorisme de l'abdomen, et une forte dilatation de l'estomac* par des gaz, l'estomac vient se placer si intimement contre la partie inférieure du thorax que les bruits respiratoires, les râles, et les bruits du cœur prennent un timbre métallique par la résonance dans l'estomac. Il peut exister à la percussion un son tympanique ou métallo-tympanique, et si l'estomac contient, outre le gaz, du liquide, on a le bruit de succussion en secouant le malade. La dyspnée peut aussi exister, car le diaphragme est gêné dans ses mouvements. On comprend combien le diagnostic est alors hésitant ; mais les signes métalliques dépendant de l'estomac changent rapidement, le début n'est pas le même, etc.

On peut encore avoir affaire à une *hernie diaphragmatique*, comme dans une observation de Treutham-Butlin, où un individu, à la suite d'une forte contusion du thorax, était mort avec tous les signes d'un pneumothorax. A l'autopsie on trouva que les signes de pneumothorax étaient dus à ce que la moitié gauche du diaphragme s'était déchirée, et que l'estomac et une part du côlon avaient pénétré dans la cavité pleurale gauche.

Leyden a publié des cas de *pyopneumothorax sous-diaphragmatiq* dans lesquels il existait des cavités au-dessous du diaphragme, rempli de gaz et de liquide (pus) et proéminant à tel point dans la cavité thoraciqu qu'elles faisaient croire à l'existence d'un hydropneumothorax vrai. Cossy, q a décrit des cas analogues, les appelle faux pneumothorax. Il trouva dans deu observations que le diaphragme était détruit jusqu'à la plèvre, de telle sort que la plèvre diaphragmatique était fortement soulevée en haut par le ga Ces états sont ordinairement consécutifs à des perforations de l'estomac o de l'intestin à la suite de corps étrangers ou d'abcès. Paetsch obser récemment un malade analogue ; l'appendice vermiforme avait été perfor Starke vit un abcès sous-diaphragmatique consécutif à une paratyphlit Leyden a insisté sur le diagnostic ; dans les pneumothorax sous-di phragmatiques on observe des symptômes de perforation péritonéal tandis qu'ordinairement la toux et l'expectoration font défaut. Les pou mons peuvent rester intacts. On trouve à l'aide du manomètre que la pres sion pendant l'inspiration augmente, et diminue pendant l'expiration, c qui est précisément le contraire dans le pneumothorax vrai. Il y a cepen dant des exceptions, comme Schreiber l'a montré. Enfin, d'après Cossy quand le gaz retiré par ponction possède une odeur fécaloïde, c'est qu'il s'a git toujours d'un pyopneumothorax sous-diaphragmatique.

Dans beaucoup de cas de pneumothorax libres ou enkystés, ou d'hydro pneumothorax, il peut être important de savoir si la *fistule* est déjà fermé ou non. On suppose que la fistule est ouverte quand à la percussion le bru de pot fêlé est perçu. On doit aussi supposer une fistule ouverte, quan le son tympanique à la percussion change de tonalité selon que la bouche e ouverte ou fermée : on doit alors penser dans ces cas à une grande ouvertu existant au niveau de la plèvre. Mais naturellement ces particularités ne s'ol servent que dans le pneumothorax ouvert, car dans le pneumothorax à sou pape le mouvement de l'air n'est possible que dans un sens, et précisémen le courant est dirigé de la cavité pleurale vers les voies bronchiques.

Dans le pneumothorax à soupape, pour reconnaître le genre de la fistul on peut faire l'analyse du gaz contenu dans la cavité pleurale, ou prat quer l'aspiration de l'air contenu dans la cavité pleurale.

Ewald trouva dans des analyses de gaz qu'il y avait plus de 10 pour cen d'acide carbonique dans le pneumothorax enkysté, tandis que de 5 à 1 pour cent indiquait une fermeture incomplète, et qu'au-dessous de 5 pou cent d'acide carbonique il n'y a pas de fermeture. Comme l'air atmosph rique dans le pneumothorax pénètre dans la cavité pleurale, il est tou naturel que le gaz accumulé soit composé d'oxygène, d'azote et d'acide ca bonique ; mais leur combinaison varie naturellement selon qu'une fistule e ouverte ou non, parce que ces différents gaz sont facilement absorbés pa la plèvre.

Dans l'hydropneumothorax, si on retire par l'aspiration une partie de l'ai contenu dans la cavité pleurale, on obtient quelquefois une telle raréfactio que l'air, aussi longtemps que la fistule à soupape reste ouverte, sort du poumon et monte à la surface du liquide en produisant un bruit de gargouillement. Unverricht, qui a récemment étudié ce symptôme, lui donne le nom de *bruit de sifflet d'eau*. Naturellement ce bruit de sifflet disparaît quand la fistule se ferme.

Riegel, qui a appelé ce bruit, *bruit de fistule pulmonaire*, l'a aussi entendu, dans un cas où on n'avait pas pratiqué d'aspiration, pendant l'inspiration et l'expiration. Si on faisait lever le malade, il toussait et crachait une grande quantité de pus, ce qui raréfiait l'air dans la cavité pleurale, et pendant l'inspiration une nouvelle quantité d'air arrivait de nouveau par la fistule ouverte.

Boisseau dit avoir trouvé que dans la fistule ouverte les signes métalliques sont bien plus marqués que dans la fistule fermée.

Si un empyème s'est ouvert et a donné lieu à un pyopneumothorax, l'expectoration indique quelquefois l'existence de l'ouverture de la fistule. Les malades crachent du pus en quantité souvent très considérable, à *pleine bouche*, selon l'expression de Wintrich. Ils ne crachent que peu de fois en un jour, mais chaque fois ils expectorent de grandes quantités. Ce mode d'expectoration tient à ce que le malade ne tousse que lorsque le liquide est en quantité suffisante pour atteindre le niveau de la fistule et s'écouler dans les voies aériennes.

Pour distinguer un pneumothorax ouvert d'un pneumothorax fermé ou à soupape, on se sert du manomètre qu'on fixe à un trocart de Fräntzel. Si la pression du gaz dans la cavité pleurale est égale à celle de l'air extérieur, il s'agit évidemment d'un pneumothorax ouvert, tandis que, si elle est supérieure à celle de l'air extérieur, on est en présence d'un pneumothorax fermé ou à soupape. Si on aspire en partie le gaz de la cavité pleurale, la pression sera moins forte qu'avant l'aspiration, dans les cas de pneumothorax fermé, et elle sera toujours égale à celle de l'air extérieur si le pneumothorax est ouvert ; dans le pneumothorax à soupape la pression augmentera de plus en plus par suite de l'air qui arrive aisément dans la cavité pleurale, et elle finira par être supérieure à celle de l'air atmosphérique.

Ordinairement, il est facile de reconnaître à côté d'un pneumothorax ouvert au dehors, une fistule ouverte interne. Les malades crachent un liquide coloré qu'on a fait pénétrer dans la cavité pleurale. On peut aussi employer les liquides qu'on reconnaît chimiquement tels qu'une solution d'acide salicylique, qui devient violette par addition de perchlorure de fer. Dans le liquide rendu par la fistule, on peut aussi rencontrer quelquefois des fibres élastiques ou d'autres éléments.

V. Pronostic. — Le pronostic du pneumothorax et de l'hydropneumothorax est très grave. En général un pneumothorax ouvert ou fermé est d'un pronostic plus favorable qu'un pneumothorax à soupape. De même un pneumothorax libre est moins favorable qu'un pneumothorax fermé, parce que dans le dernier cas les signes de déplacement sont moins marqués.

Dans bien des cas le pronostic est déjà défavorable parce que la *maladie principale ne peut pas guérir*.

L'état des organes de la respiration est important à connaître pour le pronostic; si les poumons sont déjà très malades, s'il existe une pleurésie exsudative dans l'autre côté de la poitrine, ou s'il se forme un pneumothorax double, le pronostic est naturellement plus mauvais.

Quelquefois un pneumothorax peut améliorer un malade. Hérard Czernicki, Toussaint, Dumontpallier et Fräntzel ont montré que la production d'un pneumothorax chez certains phtisiques arrêtait la marche de la tuberculose, et diminuait la toux et la sécrétion.

Chez les malades atteints d'empyème on a observé quelquefois que la sortie du pus, bien que donnant lieu à un pneumothorax, amenait un soulagement.

VI. Thérapeutique. — Il y a quelques points de vue importants à considérer dans le traitement du pneumothorax.

Dans le pneumothorax pur qui frappe inopinément un poumon sain, il faut lutter contre l'asphyxie et le collapsus par l'alcool, les préparations éthérées, le camphre, la valériane, le castoréum, etc., ainsi que les révulsifs cutanés, sinapismes, frictions, ventouses, etc. Quant à la dyspnée, si elle est nerveuse, on prescrira les antispasmodiques dont nous avons parlé; on soulagera en tout cas les malades en leur donnant des *narcotiques* (morphine en injection sous-cutanée).

Si les organes voisins sont manifestement comprimés ainsi que les poumons, il faut évacuer l'air du thorax. Naturellement on n'agira pas ainsi dans les cas de fistule ouverte, car l'air rentrerait à mesure qu'on l'évacuerait. On retire de l'air par ponction jusqu'à ce que la pression intérieure soit égale à celle de l'extérieur. Mais il ne faut pas employer un trocart simple parce que dans les mouvements respiratoires violents l'air atmosphérique serait facilement aspiré. On se servira du trocart à robinet ou du trocart de Fräntzel, ou de l'aiguille creuse; à ces trocarts on fixera un tube en caoutchouc dont l'extrémité plongera dans du liquide.

Quant au liquide, on reconnaîtra sa nature par une ponction aspiratrice ce sera souvent du pus. Il faudra alors traiter le malade comme pour une pleurésie purulente, c'est-à-dire inciser la paroi thoracique.

Quand l'hydropneumothorax accompagnera la tuberculose pulmonaire on n'opérera pas, à moins que la vie ne soit en danger. Car il n'est pas rare de voir après l'opération une poussée de tuberculose qui emporte rapidement le malade.

3. — Hydrothorax.

I. Étiologie. — L'hydrothorax est l'accumulation d'un liquide œdémateux dans la cavité pleurale. Ce n'est pas un processus inflammatoire ou exsudatif, c'est une simple transsudation. Presque toujours l'hydrothorax es accompagné d'œdème en d'autres parties, aux extrémités particulièrement; presque tous ces troubles reconnaissent la même cause.

Le plus souvent on a affaire à un *œdème par engorgement* consécutif à les affections du cœur ou des poumons.

Il se produit de l'œdème dans la cavité pleurale dès qu'il y a arrêt de l'afflux sanguin de la veine cave supérieure au cœur, et que la pression des veines azygos est trop grande. Rarement l'œdème est dû à des tumeurs du médiastin qui compriment les vaisseaux.

Dans un deuxième groupe de cas l'*hydrothorax* est dû à un *appauvrissement de l'albumine du sang* (mal de Bright, cachexie cancéreuse, malaria, syphilis, diarrhée chronique, dysenterie, leucémie et toutes les cachexies).

Cohnheim et Lichtheim ont montré par des expériences que ce n'était pas l'hypoalbuminose du sang qui amenait une transsudation excessive, mais qu'il s'agissait de troubles nutritifs des parois des vaisseaux dépendant de la pauvreté du sang en albumine.

L'*hydrothorax* est la conséquence de *troubles* des *parois vasculaires* quand il arrive à la suite de refroidissement ou de certains exanthèmes, la scarlatine principalement, sans qu'il y ait de néphrite ou d'albumine.

L'*obstruction des vaisseaux lymphatiques* conduit très rarement à l'hydrothorax, parce que les lymphatiques collatéraux sont très nombreux. Fräntzel a observé récemment un cas d'hydrothorax à la suite de la compression du *canal thoracique*.

Très souvent l'hydrothorax se forme pendant l'*agonie*, et on trouve chez la plupart des cadavres un liquide séreux dans la cavité pleurale, c'est l'*hydrothorax agonique*.

On voit donc que l'hydrothorax n'est jamais une maladie propre, mais toujours un symptôme dont les causes sont variées.

II. Anatomie pathologique. — Le liquide de l'hydrothorax est clair et se trouve presque toujours dans les deux cavités pleurales. Sa couleur est jaune ambre ou jaune verdâtre; il est plus ou moins fluorescent. Il n'est sanguinolent qu'après une longue agonie. Il est ordinairement clair, pas visqueux, et contient quelquefois de petites coagulations grises. Dans les transsudations anciennes on trouve des cristaux de cholestérine. Un liquide trouble et très floconneux indique toujours un processus inflammatoire. Sa réaction est alcaline et son poids spécifique oscille entre 1009 et 1012, sauf dans les maladies du cœur où le liquide a un poids spécifique supérieur, 1020 à 1023, bien qu'il n'y ait pas de troubles inflammatoires.

D'après Méhu le liquide pleural dont le poids spécifique est inférieur à 1015 est une transsudation; les exsudats ont un poids spécifique inférieur à 1018.

La quantité de liquide est tantôt une cuillerée à soupe, tantôt plus grande, 15 à 18 livres. Souvent la quantité de liquide est plus considérable dans la cavité pleurale droite que dans la gauche, ce qui s'explique par une cause mécanique, les malades se couchant volontiers sur le côté droit.

Ordinairement le liquide est mobile dans la cavité pleurale, sauf quand il existe de vieilles adhérences; le liquide peut alors être enkysté.

Les *recherches chimiques* ont montré que chez un malade présentant des transsudations en différents points, la transsudation de la cavité pleurale contient en plus grande quantité des particules solides; ensuite viennent le péritoine, les ventricules cérébraux, et le tissu conjonctif sous-cutané.

Voici quelques analyses :

	SCHMIDT	HOPPE-SEYLER	SCHERER
Eau	963,95	957,59	935,52
Particules solides	36,05	42,41	64,48
Matières organiques	28,50	—	—
Fibrine	—	—	0,62
Albumine	—	27,82	49,77
Extrait éthéré	—	14,59	2,14
Extrait alcoolique	—		1,84
Extrait aqueux	—		1,62
Sels inorganiques	7,55		7,98

D'après Ewald, l'analyse des gaz donne :

CO^2 =	74	84.
O =	0,29	1,01
N =	1,01	2,47

Au *microscope* on trouve dans le liquide d'hydrothorax des cellules endothéliales dégénérées, graisseuses, des globules blancs, des globules rouges et des corpuscules graisseux.

Les *plèvres* paraissent assez souvent blanc opaques. Le tissu sous-séreux présente des transformations; il est ramolli.

Les *poumons* sont plus ou moins comprimés; dans les cas graves, ils peuvent être, comme dans la pleurésie, transformés en une masse solide vide d'air, située au voisinage de la colonne vertébrale; ils sont rougeâtres ou brun grisâtres. Presque toujours ils se laissent remplir d'air par insufflation bronchique.

Le *cœur*, le *foie*, la *rate*, le *diaphragme* subissent des déplacements.

III. Symptômes et Diagnostic. — Les symptômes subjectifs de l'hydrothorax sont, presque sans exception, la suite de compression du poumon et de déplacement du cœur, et se traduisent par une dyspnée croissante, de la cyanose, une accélération et une petitesse du pouls. Naturellement on peut diagnostiquer un hydrothorax sans que tous ces symptômes existent.

Un diagnostic certain n'est vraiment possible que par l'examen des symptômes objectifs. Les troubles locaux ressemblent beaucoup à ceux d'une pleurésie liquide.

A l'*inspection* on trouve assez souvent une *dilatation* du thorax, quoiqu dinairement elle soit moins prononcée que dans la pleurésie liquide, parce e la pression du liquide est moindre et que la paroi thoracique et le diaragme présentent une plus grande résistance. Les espaces intercostaux sont uvent élargis, mais n'ont pas disparu; en tout cas ils ne forment pas de ussure en dehors. Dans l'hydrothorax comme dans la pleurésie les *mouments respiratoires* sont moindres. Il n'y a pas de *déplacement du ur*, quand l'hydrothorax existe des 2 côtés et exerce sur le cœur une ession égale; en tout cas le déplacement n'est jamais si marqué que dans pleurésie. Par contre le foie et la rate présentent assez souvent des déplaments importants.

A *la palpation* dans les deux maladies, le *frémissement vocal* est dimié ou aboli au niveau du liquide, tandis que la sensation de résistance au igt paraît augmentée.

On trouve d'importantes différences à la *percussion;* certes dans les deux ections il existe de la *matité*, mais la matité dans l'hydrothorax se déace ordinairement pendant la respiration, et change dans les différentes sitions après un certain temps, parce que la ligne supérieure du liquide ste toujours horizontale, sauf dans l'hydrothorax enkysté.

De plus, dans l'hydrothorax la matité est ordinairement des deux côtés, ce i est l'exception dans la pleurésie. Au début sans doute l'hydrothorax est ssi unilatéral, et il existe dans le côté sur lequel le malade a l'habitude de coucher. Comme la plupart des malades se couchent sur le côté droit, il t tout naturel qu'au début on observe souvent un hydrothorax droit, et plus rd un hydrothorax plus marqué à droite qu'à gauche. Un hydrothorax ilatéral persistant ne se trouve, que quand une cavité pleurale est oblitérée telle sorte qu'il n'y ait pas de place pour le liquide. L'oblitération de la vité pleurale se produit souvent dans la tuberculose pulmonaire.

A *l'auscultation* on trouve, comme dans la pleurésie, un affaiblissement murmure vésiculaire ou un abolissement. La respiration bronchique bserve moins souvent que dans la pleurésie; on la rencontre surtout dans space interscapulaire où sont placés les poumons comprimés. A la limite périeure de la transsudation en entend de *l'égophonie*. J'ai plusieurs fois rçu le signe de Bacelli. La *bronchophonie* est affaiblie.

Dans les cas douteux, on recherchera les causes, on ponctionnera pour aminer le poids spécifique du liquide, qui, dans l'hydrothorax, et presque ujours au-dessous de 1015. D'ailleurs il n'est par rare que le début d'un drothorax s'accompagne d'une pleurésie; on le reconnaît pendant la vie à qu'il existe des douleurs pleurétiques, et que le liquide ponctionné est ouble, floconneux, et d'un poids spécifique supérieur.

La *durée de la maladie* est de plusieurs semaines à plusieurs mois, avec acerbations et rémissions.

IV. Pronostic et Traitement. — Le pronostic dépend de la cause; l'hydroorax peut guérir, il peut se résorber, mais souvent il se reproduit, et le alade meurt.

Le *traitement* de l'hydrothorax dépend de la cause (diurétiques, drastiques, diaphorétiques). Si le liquide, par son abondance, menace la vie malade, il faut pratiquer la ponction et l'aspiration.

La ponction est souvent refaite plusieurs fois, quand on n'a pu supprin la cause. Ziemssen l'a pratiquée 16 fois en 3 mois et demi chez un indiv qui était mourant avant la première ponction.

4. — Hémothorax. Hématothorax.

I. **Étiologie**. — C'est l'accumulation de sang dans la cavité pleurale peut être traumatique ou reconnaître des causes internes. Wintrich a ré les dernières : anévrysme de l'aorte rompu dans la cavité pleurale, surt la gauche, blessures de la paroi de l'aorte par ulcération, ulcérations veines pulmonaires, ou des veines caves, ruptures de varices de la cav pleurale, caries costales ayant amené une déchirure des artères interc tales. Quelquefois on observe des hémorrhagies abondantes comme dan tuberculose pulmonaire et la gangrène.

II. — **Anatomie. Symptômes. Diagnostic**. — On est en présence tantôt d hémothorax pur, tantôt d'un hémothorax avec une certaine quantité d'a c'est alors l'*hémopneumothorax*. Le sang se résorbe assez souvent t rapidement, en quelques jours quelquefois. Wintrich, dans de nombreu expériences, a vu que le sang se résorbait très rapidement dans la cav pleurale, sans laisser de matières pigmentaires. Dans d'autres cas le sa épanché donne lieu à une pleurésie secondaire, et la maladie dure longtem

Les signes d'un hémothorax ressemblent à ceux d'une pleurésie liqui Pour le diagnostic différentiel, on se basera sur l'étiologie et sur les sig qui indiquent une hémorrhagie interne, pâleur de la peau, abaissement la température, bourdonnements d'oreille, pouls petit et fréquent, etc.

III. **Pronostic**. — Le pronostic dépend de la quantité de sang épanc parce qu'une grande perte de sang peut directement tuer le malade ; plus le sang peut comprimer les poumons et amener des troubles foncti nels qui emportent le patient.

IV. **Thérapeutique**. — Il faut soutenir les forces par des excitants, arrê l'hémorrhagie par des vessies de glace et des injections sous-cutan d'ergotine, retirer le sang à l'aide de ponctions, quand par son abonda il menace la vie.

5. — Chylothorax.

Quincke et Thaden ont décrit des observations de chylothorax, c'est dire d'accumulation de chyle dans les cavités pleurales. Dans deux cas chylothorax était dû à des traumatismes, et vraisemblablement le canal th ique s'était rompu dans une cavité pleurale. D'ailleurs dans les deux cas il s'agissait pas d'un chylothorax pur, mais d'un hémo-chylothorax. Le uide présentait un aspect laiteux, et par le repos laissait déposer une forte iche crémeuse. Il était alcalin, sans goût, contenait du sucre (0,43 gr. ur 100 d'après Thaden) et, au microscope, des corpuscules lymphatiques. ns les deux cas c'était la cavité pleurale droite qui était prise, et les ma-es ne guérirent pas par la ponction. A l'autopsie les feuillets pleuraux ient couverts d'un coagulum blanchâtre, crémeux.

Récemment Kirchner a publié une observation de chylothorax trauma-ue qui se termina par la guérison. Il put réunir dans la littérature médi-e 9 cas de chylothorax. Il faut prendre garde de ne pas les confondre avec exsudat graisseux, comme ceux qu'on observe dans le carcinome des vres (Debove).

Les symptômes, la marche et le traitement sont ceux de l'hémothorax.

6. — Cancer des plèvres.

I. **Anatomie pathologique**. — Le cancer des plèvres est presque toujours *condaire*. Le plus souvent le point de départ est dans les poumons, ou les nglions de la poitrine, les ganglions bronchiques, les ganglions de l'ais-le, le péritoine, ou un organe de l'abdomen. Tantôt il s'agit d'un cancer isin de la plèvre, tantôt d'un cancer éloigné.

Le plus souvent c'est un carcinome médullaire ; cependant on a observé cancer fasciculé, colloïde et même épithélial. Le cancer est plus souvent ilatéral.

La grosseur et le nombre des noyaux cancéreux sont très variables. elquefois ce sont des noyaux presque miliaires qui rappellent la tuber-lose miliaire, tandis que dans d'autres cas il y a de grosses masses can-reuses, de la grosseur d'une tête d'adulte, qui compriment les autres ganes et les déplacent. Le cancer peut être circonscrit ou diffus. Par-s on voit des traînées cancéreuses le long des lymphatiques jusque dans ganglions.

Très souvent la cavité pleurale contient du liquide, habituellement une nssudation, plus rarement un exsudat (pleurésie cancéreuse). Celle-ci est reuse, plus souvent purulente, putride ou hémorrhagique.

II. **Symptômes et Diagnostic**. — Le diagnostic d'un cancer pleural est très ficile ; presque toujours on ne peut que le soupçonner.

Les petits noyaux cancéreux donnent lieu à des râles circonscrits, qui ivent éveiller l'attention, quand il existe des cancers dans d'autres orga-s.

Très souvent les malades présentent une *toux fatigante* qui ne laisse de pos ni nuit ni jour. Ils expectorent des crachats muqueux ou muco-puru-nts qui n'ont rien de caractéristique. L'examen des organes thoraciques est souvent négatif, et c'est l'existence d'un cancer dans d'au organes qui peut éveiller l'attention.

Si le cancer s'accompagne *d'hydrothorax* ou de *pleurésie*, on a symptômes que nous avons décrits.

Les cancers pleuraux vastes donnent de la *matité* ; ils peuvent affai ou abolir le *frémissement vocal*, mais ce n'est pas constant. Quand sont énormes, ils donnent lieu à une *dilatation du thorax* et au *dépla ment* des organes voisins (cœur, foie, rate). Ils peuvent aussi compri les poumons comme une pleurésie liquide, les repousser contre la colo vertébrale et donner lieu à de la respiration bronchique. Quelquefois tumeurs viennent faire saillie sous la peau.

Comprimant l'aorte ou les veines caves, elles amènent des *troubles c culatoires*.

Les malades se plaignent de douleurs et d'oppression dans la poitri la toux et la dyspnée vont en augmentant.

On peut *confondre le cancer pleural* avec :

a. La *pleurésie liquide* ou *l'hydrothorax*. Dans les tumeurs la matité souvent tout à fait irrégulière, et le changement de position du malade déplace pas la matité.

b. *L'anévrysme de l'aorte*. S'il s'agit d'un cancer pleural pulsatile, on perçoit qu'un soulèvement simple, tandis que dans l'anévrysme la pulsat se propage.

c. *Transformation caséeuse dans les poumons*. Le frémissement vo est augmenté, et on entend habituellement une respiration bronchique t forte ; il n'y a pas de dilatation du thorax, et pas de signes de dépla ment.

d. Les *tumeurs nées* d'organes voisins (poumon, médiastin, etc.)

Le diagnostic est souvent impossible.

III. Pronostic et Traitement. — Le pronostic, comme dans tout cancer, mauvais. On cherchera à soulager le plus possible les malades. Si le liqu est en trop grande abondance dans la cavité pleurale, on pratiquera ponction.

APPENDICE

Le *sarcome* est plus rare sur la plèvre que le cancer. Les symptômes s les mêmes que ceux du cancer.

L'*enchondrome* et les *kystes dermoïdes* des plèvres sont plutôt des rare anatomiques.

7. — Parasites animaux de la plèvre.

I. Échinocoques. — Les échinocoques des plèvres peuvent surveni la suite d'ulcérations du foie ou des poumons, ou bien, ce qui est beauco plus rare, être primitifs. Ils peuvent atteindre le diamètre d'une tête d'adul

ater le thorax, déplacer le foie et le cœur et exercer une telle compres-
n sur les poumons qu'ils tuent le malade par étouffement. Il n'est pas
re qu'ils entraînent une inflammation purulente des plèvres.

Ils donnent lieu aux *symptômes* suivants : douleur, toux, dyspnée ; le tho-
x peut être dilaté, les organes voisins déplacés, le frémissement vocal
; diminué ou aboli ; la matité est plus ou moins grande, la respiration ne
ntend plus. La maladie est facilement confondue avec une pleurésie, avec
s tumeurs de la plèvre. La ponction exploratrice lève tous les doutes ;
ns l'échinocoque on retire un liquide clair, transparent contenant des
bris d'hydatide, des crochets, etc. (voir fig. 112).

Les *moyens internes* ne donnent aucun résultat ; le traitement est chirur-
cal, il faut inciser et vider le kyste.

II. **Cysticerque**. — On l'a trouvé plusieurs fois dans la cavité pleurale,
ais le diagnostic n'avait pas été fait pendant la vie.

SEPTIÈME PARTIE

MALADIES DES ARTÈRES PULMONAIRES

1. — Anévrysme de l'artère pulmonaire.

I. Anatomie pathologique. — Ces anévrysmes sont très rares. Crisp, s 915 cas d'anévrysmes, n'en trouve que 4 (0,4 pour cent) de l'artère pulm naire. Ordinairement l'anévrysme siège sur la branche principale ; il est sa ciforme ou fusiforme : les parois de l'artère sont *sclérosées*. Dans un c de Wolfram la sclérose se poursuivait jusque dans les plus petites ran fications.

Souvent il existe aussi de l'endocardite. Buchwald et Foulis signalent plus la persistance du trou de Botal.

II. Étiologie. — Les causes sont inconnues ; ces anévrysmes apparaisse quelquefois à un âge assez jeune ; dans une observation de Buchwald il s' gissait d'une jeune fille de 17 ans ; dans une autre de Dowse, d'une femme 19 ans.

III. Symptômes et Diagnostic. — Les symptômes sont peu caractéristique et la maladie passe souvent inapercue. Avant tout on constatera une hype trophie et une dilatation du cœur droit, de la matité et un soulèvement pu satile au niveau du 2e espace intercostal gauche ; signalons la dyspné la cyanose, les hémoptysies, etc.

Ordinairement ce n'est pas aussi simple. Souvent les deux ventricules cœur sont dilatés et hypertrophiés ; on entend aussi des souffles au nive de plusieurs valvules du cœur, de telle sorte qu'il est difficile de les localise On peut confondre cet anévrysme avec celui de l'aorte. La mort survient p étouffement, par péricardite, ou par rupture de l'anévrysme.

IV. Pronostic et Traitement. — Voir ce que nous avons dit à propos l'anévrysme de l'aorte.

2. — Embolie de l'artère pulmonaire.

I. Étiologie. — Cette embolie n'est pas rare. Le plus souvent il s'agit particules fibrineuses du sang, plus rarement de débris de tumeurs, d'éc ques, de graisse (Homillon et Sanders), ou de gaz (Bavazé et Jürgen-dans le territoire de l'artère pulmonaire.

il s'agit d'une embolie fibrineuse, ce sont des débris détachés de throm-s venues du cœur droit ou de thromboses des veines périphériques. On bserve dans l'endocardite et dans les insuffisances du cœur droit, dans thromboses cardiaques, les thromboses veineuses marastiques, après ouchement, après les opérations sur l'appareil génital, dans les inflam-ons de la prostate, de la vessie, etc. Les fractures, les phlegmons, les fu-les, les varices, le décubitus prolongé; les contusions de la peau ont quefois donné lieu à des embolies de l'artère pulmonaire, quand il exis-des thromboses des veines voisines de l'inflammation : quelquefois des olies partent d'anévrysmes de l'artère pulmonaire. Souvent l'embolie spontanée, d'autres fois elle survient à la suite de pressions immodérées niveau de thromboses veineuses, par exemple de recherches faites par édecin, etc.

Symptômes. — Il n'est pas rare qu'une embolie pulmonaire soit la cause e mort subite. Les malades poussent un cri et meurent. Un grand nom-de morts subites à la suite de l'accouchement, surtout lorque les mala-se lèvent pour la première fois, sont dues à des embolies de l'artère nonaire. C'est surtout lorsque le tronc ou une branche principale est ruée que la mort arrive subitement.

l'obstruction n'est pas complète, ou bien si de plus petites branches rielles sont atteintes, le malade peut vivre quelques heures et même ques jours : il ressent tout à coup une angoisse extrême et une suffo-n ; il respire avec difficulté, tousse, les traits sont défigurés, la paraît pâle, cyanosée, froide, couverte de sueur ; le pouls n'est plus eptible ; le cœur bat faiblement et irrégulièrement ; les forces se per-, des convulsions précèdent quelquefois la mort. L'embolus a été le t de départ d'une thrombose qui s'est développée dans l'artère pul-aire ; cette thrombose tantôt envahit plusieurs branches, tantôt rétrécit lus en plus la lumière du vaisseau ; aussi existe-t-il des troubles dans changes gazeux pulmonaires et de l'anémie cérébrale, ou bien, dans le nd cas, le sang n'arrive plus au poumon, et indirectement au ventricule he et au cerveau.

nfin l'embolie pulmonaire donne lieu à l'infarctus hémorrhagique sur el nous n'avons pas à revenir (voir plus haut).

gnalons aussi les formes particulières d'embolies, dites embolies infec-ses.

. **Anatomie pathologique.** — Quand des masses solides ont été le point de rt d'embolies de l'artère pulmonaire, elles se sont arrêtées dans l'artère nonaire comme dans d'autres vaisseaux, au niveau des points de division rtères : il existe de longues traînées fibrineuses dans plusieurs rameaux ns. Si le malade continue à vivre, il se forme un infarctus en forme de bien étudié par Virchow et par Cohnheim. Tout embolus n'est pas nécessairement suivi d'un infarctus cunéiforme, car pour cela il est né saire que l'embolus ait complètement obstrué la lumière du vaisseau et ait produit lentement une thrombose secondaire.

De plus petits infarctus peuvent se résorber complètement. Dans d'au cas ils se ratatinent et se transforment en un tissu cicatriciel ; d'autres encore ils sèchent, deviennent caséeux et même se calcifient. Naturellemen embolies infectieuses peuvent produire des abcès.

Les embolies sont aussi quelquefois des échinocoques ou des particule tumeurs.

Dans les embolies graisseuses, les capillaires des poumons sont rem de gouttes de graisse qui peuvent pénétrer dans le tissu conjonctif int titiel des poumons, ou dans les veines pulmonaires, et de là produire des bolies des capillaires du cerveau ou d'autres organes.

Les embolies gazeuses sont résorbées dans le sang, si elles sont peu sidérables, ou bien on trouve les plus fins capillaires des poumons rem de bulles de gaz.

IV. Diagnostic. — Il est souvent impossible de reconnaître les emb pulmonaires. Dans les maladies du cœur on pensera à une embolie de l'ar pulmonaire, quand on observera de l'hémoptysie. En somme c'est sur l'étiologie qui mettra sur la voie du diagnostic, quand un malade présen des causes d'embolie.

V. Pronostic. — Toujours grave, surtout quand il existe un état infecti

VI. Traitement. — On prescrira des excitants. Les saignées ont do peu de succès.

3. — Thrombose de l'artère pulmonaire.

La thrombose de l'artère pulmonaire reconnaît les mêmes causes celle des autres vaisseaux de l'économie. Les maladies longues, débilitan de toute sorte et qui maintiennent le malade pendant un long temps dan même position couchée, en sont les causes les plus fréquentes. Vraisem blement la thrombose de l'artère pulmonaire est plus fréquente qu'on n croit ordinairement, et bien souvent on a affaire non à des embolies, ma des thromboses autochthones. Naturellement les thromboses sont suivies mêmes conséquences que les embolies ; il se forme un infarctus cunéifo hémorrhagique.

4. — Rétrécissement de l'artère pulmonaire.

Un rétrécissement d'une branche principale de l'artère pulmonaire d'une branche importante peut reconnaître différentes causes. Tantôt il s'a d'un anévrysme de l'aorte qui comprime l'artère pulmonaire, tantôt d' ıeur du médiastin, d'une hypertrophie des ganglions lymphatiques ou d'un •cessus atrophique dans le médiastin (médiastino-périchondrite) ou dans poumons. W. Müller et plus tard Immermann ont décrit des rétrécisse-nts de l'artère pulmonaire consécutifs à l'atrophie des ganglions bronchi-s. Plus rarement un épaississement de la tunique interne du vaisseau a ıné lieu à une sténose. Chez des individus à thorax souple il n'est pas e de produire, en appuyant avec le stéthoscope, un bruit de sténose dans tère pulmonaire.

.es *symptômes de la sténose de l'artère pulmonaire* consistent princi-ement en un souffle systolique au niveau de l'artère pulmonaire, avec ;mentation du bruit diastolique. Quelquefois on perçoit aussi un bruit stolique dû à la forte dilatation de l'orifice pulmonaire et à l'insuffisance ıtive des valvules de l'artère pulmonaire. Ensuite viennent la dilatation et pertrophie du ventricule droit, des battements de cœur, de la dyspnée et la cyanose. Le bruit systolique est quelquefois aussi perceptible dans l'es-e interscapulaire. Le *traitement* est le même que celui de la sténose de ifice pulmonaire.

HUITIÈME PARTIE

MALADIES DU MÉDIASTIN

1. — Tumeurs du médiastin.

I. Étiologie et Anatomie pathologique. — Parmi les tumeurs du média[illegible] le *cancer* et le *sarcome* sont les plus fréquentes. On y observe aus[illegible] lipome, le fibrome, le kyste dermoïde, l'ostéome, des kystes, et dans un décrit par Virchow, un *tératome myomatode*. Wunderlich, dans un a trouvé un kyste hydatique.

Les *cancers* sont ordinairement très mous et riches en suc cancér[illegible] tandis que les squirrhes durs s'observent plus rarement. Dans un cas d[illegible] par Horstmann il s'agissait d'un carcinome épithélial.

Les *sarcomes* sont assez souvent des lympho-sarcomes.

Les *lipomes* et les *fibromes* sont dus à l'hyperplasie excessive du [illegible] graisseux et cellulaire du médiastin, tandis que les *ostéomes* sont cons[illegible] tifs à la scrofulose et à la syphilis du sternum.

Dans les *kystes dermoïdes* il s'agit presque toujours d'une dispos[illegible] fœtale, et d'un trouble embryologique. On y a trouvé, comme dans les ky[illegible] des autres parties, des poils, des dents, et des morceaux d'os.

Le *point de départ* de la tumeur est très souvent dans les ganglions [illegible] phatiques médiastinaux et le tissu cellulaire médiastinal. Dans d'autres c[illegible] point de départ vient d'organes qui sont situés dans le médiastin ou à [illegible] voisinage. Par exemple il n'est pas rare que des dégénérescences des [illegible] glions du thymus donnent lieu à des tumeurs du médiastin ; ou bien ce [illegible] des tumeurs du péricarde, ou d'autres organes du médiastin.

Les tumeurs du médiastin sont beaucoup plus fréquentes chez les *hom*[illegible] que chez les *femmes*.

Sur 35 cas, j'ai trouvé 26 hommes (74,3 pour cent) et 9 femmes (25,7 [illegible] cent) : le rapport est de 3 à 1. D'après Riegel il serait comme 2,4 est à 1[illegible]

L'*âge* n'est pas sans influence ; le plus souvent c'est de 20 à 60 ans.

Sur 34 cas.

De 1 à 10 ans	4 cas	(11,8 pour cent).
De 20 à 30 ans	5 —	(14,7).
De 38 à 40 ans	9 —	(26,5).
De 40 à 50 ans	7 —	(14,7).
De 50 à 60 ans	3 —	(8,8).
De 60 à 70 ans	1 —	(2,9).

On ne connaît pas l'*influence de l'hérédité*. La *syphilis* ne jouerait aucun ôle ; cependant, d'après les auteurs français, il y a des ostéomes qui partent le la partie interne du sternum, et qui sont dus à la syphilis. Dans bien des as la *scrofule* doit être incriminée, surtout dans l'enfance. La *leucémie* peut ussi engendrer les tumeurs médiastinales, les ganglions du médiastin, omme ceux des autres parties s'hypertrophiant. Il en est de même quelque-ois dans la *pseudo-leucémie* (maladie de Hodgkin).

Quelquefois les malades accusent des *blessures extérieures*, des *contu-ions* violentes : ce sont des points très discutables : cependant il semble ue la maladie évolue plus rapidement à la suite de coups. Très souvent n trouve des tumeurs non seulement dans le médiastin, mais aussi dans l'autres organes; elles sont dues à la métastase; cependant dans le cas de umeurs voisines du médiastin il peut exister une propagation.

II. **Symptômes.** — Les symptômes principaux sont ceux de *compres-ion* des organes voisins, alors même que les tumeurs sont très petites. Si on est en présence de tumeurs plus considérables, elles font saillie, lonnent de la matité, et déplacent les organes voisins.

Dans les cas de tumeurs du médiastin antérieur la saillie se produit le plus ouvent au-dessus de la partie supérieure du sternum, et au niveau de la moi-ié supérieure du sternum, et des espaces intercostaux voisins. La peau araît en ces points particulièrement brillante et sans pli. La saillie peut être i faible qu'on ne la reconnaisse qu'en l'examinant par l'éclairage oblique. Quelquefois ces tumeurs usent le sternum et les côtes, ou bien englo-ent complètement les parties osseuses. Elles sont alors élastiques, quel-uefois fluctuantes, et présentent des pulsations qui leur sont données ar les artères sous-jacentes. Si elles ne se localisent pas seulement dans e médiastin, mais pénètrent dans l'une ou l'autre moitié du thorax, tout un ôté du thorax peut présenter une énorme dilatation.

Lorsqu'elles siègent tout contre la paroi thoracique, la percussion donne le la *matité*, qui se percevra au niveau de la partie supérieure du sternum, uand elles siégeront dans le médiastin antérieur, et au niveau de la partie ostérieure du thorax quand elles siégeront dans le médiastin postérieur Dans le premier cas la matité de la tumeur se confondra avec celle du cœur, t on pourra penser à une péricardite ou à un anévrysme.

Très souvent le *cœur est déplacé*. Dans les cas de tumeurs du médiastin ntérieur le déplacement se fait en bas et à gauche, de telle sorte que le choc le la pointe est perçu plus bas que le 5e espace intercostal gauche, et sou-ent aussi en dehors de la ligne mamillaire gauche. Les tumeurs du médiastin ostérieur repoussent ordinairement plus fortement le cœur contre la paroi horacique antérieure. Si les tumeurs remplissent toute la cavité du médias-in, *le foie lui-même peut être déplacé*, ainsi que la rate : on observe éga-ement des signes de compression du côté des vaisseaux, des organes de la espiration, du nerf vague, du sympathique et du tube digestif.

Le plus souvent il existe une *compression* ou une *obturation* d'une ou les deux veines brachio-céphaliques. Si ces phénomènes pathologiques n'existent que d'un seul côté, on trouve un œdème unilatéral du visage du cou, ainsi que du bras; les veines sous-cutanées sont très développé et sinueuses sur la peau de la poitrine, parce que le sang veineux cherc à revenir au cœur par des collatérales. Si les deux veines brachio-cépha ques ou la veine cave supérieure sont prises, ces signes apparaissent s les deux moitiés du corps. Il arrive aussi que la compression et l'obturati ne se fassent que sur une veine sous-clavière; on trouve alors de l' dème, une couleur livide, un abaissement de température, une dilatati et une sinuosité des veines sous-cutanées du bras correspondant. Ces tro bles peuvent aussi être produits par la compression exercée par les ganglio axillaires dégénérés qui compriment la veine sous-clavière. D'après le siè anatomique on comprend aisément que la veine azygos et la petite azyg peuvent être atteintes; la peau du ventre est œdématiée, et les veines cette région sont dilatées et sinueuses.

Les gros troncs artériels opposent une bien plus grande résistance à compression; cependant on observe aussi des *bruits* de *sténose artériel* et des troubles du côté du pouls radial.

Les *troubles respiratoires* sont très variables. Il n'est pas rare que poumons soient comprimés au point d'amener des symptômes d'asphyx Cet accident est très à craindre lorsque le parenchyme pulmonaire lui-mê est traversé par la tumeur. Dans d'autres cas une *bronche* ou la *trach* sont *comprimées*. Ces compressions se traduisent par une forte dyspn une participation moindre du thorax aux mouvements respiratoires, un aff blissement du frémissement vocal, un son tympanique à la percussion.

Habituellement la dyspnée est liée à *certains décubitus*, surtout à la po tion assise ou à la position couchée sur le côté.

Souvent apparaissent *des crises d'étouffement* dues à l'irritation du n vague ; ce sont de véritables attaques d'asthme qui se produisent surt lorsque le malade prend certaines positions.

A l'aide du laryngoscope on observe souvent des troubles nerveux *niveau des cordes vocales*. Ordinairement il existe une paralysie d'un des deux nerfs récurrents, et par conséquent une paralysie d'une ou des de cordes vocales. Dans un cas Riegel, à l'aide du laryngoscope, put voir rétrécissement de la trachée. Si les deux cordes vocales sont paralysées, malade est aphone.

Dans une observation publiée par Anderson, il y avait des changeme dans la voix, lorsque le malade prenait certaines positions. La voix ét plus forte lorsqu'il tournait la tête à gauche ou qu'il se couchait sur le d la tête fortement portée en arrière. Anderson expliquait ce fait ainsi : compression du nerf récurrent était différente selon que le malade était da telle ou telle position.

A l'autopsie on n'a d'ailleurs pas toujours trouvé une atrophie simple compression au niveau du nerf récurrent ; mais quelquefois, comme da une observation de Cayley, il existait une propagation de la tumeur dans névrilème du nerf vague.

Les paralysies du nerf récurrent présentent le grand danger de gêner *églutition;* par suite de la paralysie de l'épiglotte, et de l'obturation complète de l'entrée du larynx, les aliments peuvent facilement pénétrer ans le larynx, et produire dans les poumons des processus inflammatoires gangréneux.

Le cœur se ressent aussi de la paralysie ou de l'irritation du nerf vague ; s contractions du cœur sont irrégulières, ralenties (paralysie), ou dans autres cas extraordinairement accélérées (irritation). Si les filets du nerf gue qui vont aux muscles de l'œsophage et de l'estomac sont aussi atteints n observe alors du *spasme œsophagien, et des vomissements.*

La paralysie ou l'irritation du sympathique au cou produit un *rétrécissement de la pupille;* une des pupilles est très grande, l'autre très petite.

Dans quelques cas on a observé de l'*exophtalmie.*

La compression de l'*œsophage* donne lieu à des troubles de déglutition, ui, dans les cas de petites tumeurs, sont souvent les seuls symptômes. Les rosses tumeurs peuvent le comprimer au point de rendre impossible le passage des aliments, et le malade meurt d'inanition.

Les malades se plaignent d'une *douleur brûlante*, derrière le sternum, ui est continue ou intermittente. Ils ont aussi des *douleurs névralgiques* ans les extrémités, des douleurs dans la colonne vertébrale, principalement quand la tumeur a envahi la colonne.

Il n'est pas rare d'observer des *vertiges*, des tintements d'oreille, des scintillements, troubles dus à l'hyperhémie cérébrale. L'insomnie est fréquente.

Les malades prennent souvent très rapidement un *aspect cachectique;* au microscope l'examen du sang montre quelquefois l'existence d'une *leucocytose.* Il peut exister une toux fatigante avec expectoration peu abondante, catarrhale, souvent aussi teintée de sang. La mort peut même survenir par hémoptysie.

Plusieurs fois on a signalé la *présence de cheveux* dans l'expectoration ; s'agissait alors de kystes dermoïdes du médiastin.

La *durée de la maladie* dépend avant tout de la rapidité avec laquelle croît la tumeur, et de la façon dont les organes voisins remplissent leurs fonctions. On connaît des cas dans lesquels la maladie dura 5 à 7 ans, tandis que dans d'autres la marche était aiguë, de quelques semaines seulement. D'après Destard, la durée moyenne serait de 3 à 7 mois.

La mort survient de façons très différentes : tantôt les malades meurent dans le marasme ; ils sont hydropiques, perdent peu à peu leurs forces, ont de l'albumine et meurent d'épuisement. Dans d'autres cas la mort est due à des signes de compression des poumons, de la trachée, ou d'une grosse bronche. Si les nerfs récurrents sont paralysés la mort peut être la conséquence de pneumonie ou de gangrène, produites par la pénétration de corps étrangers dans les poumons. Si l'œsophage est trop comprimé, la mort survient quelquefois par inanition. Plus rarement elle est due à une hémorrhagie cérébrale. Dans bien des cas le malade est enlevé par des complications telles que pleurésie, inflammation pulmonaire et péricardite.

III. **Diagnostic.** — Le diagnostic des tumeurs du médiastin n'est pas facile.

Les tumeurs du médiastin de petite dimension passent complètement in- perçues quand elles n'exercent aucune compression sur les organes voisin. Dans d'autres cas c'est cette compression seule qui met sur la voie du di- gnostic. Signalons particulièrement la paralysie unilatérale ou bilatérale d récurrent, les difficultés de la déglutition et les inégalités pupillaires. faudra alors ne pas faire de confusion avec un *anévrysme de l'aort* dans lequel on aura un retard du pouls, et un souffle; l'âge du mala ne sera pas le même. Dans le *cancer de l'œsophage* l'âge jouera aussi u rôle important; de plus on pratiquera le cathétérisme de l'œsophage, et c regardera si la sonde ne ramène pas de débris cancéreux.

Si les tumeurs du médiastin ont un développement tel qu'elles donne lieu à une matité énorme, on peut les confondre, lorsqu'elles siègent da le médiastin antérieur, avec des *anévrysmes* ou une *péricardite*. Dans l tumeurs du médiastin postérieur, l'erreur pourra être faite avec une *pleur- sie*. La difficulté est très grande quand la tumeur s'accompagne de pleurési Dans les tumeurs pulsatiles, ce qui les distinguera des anévrysmes, c'est soulèvement simple et l'abaissement de la tumeur sans pulsations de to côtés.

La confusion d'une tumeur médiastinale avec un *abcès du médiastin* e rare, parce que dans l'abcès la maladie est la conséquence d'une blessu ou d'un refroidissement, et présente des manifestations fébriles et une ma che aiguë.

Le diagnostic anatomique n'est toujours pas facile. L'accroisseme rapide, l'envahissement des ganglions de l'aisselle, du creux sus-clavic laire et du creux inguinal parlent en faveur du cancer et du sarcome. Po le cancer l'âge joue aussi un rôle.

IV. Pronostic et Traitement. — Plus la tumeur croît avec rapidité, plus terminaison fatale est à craindre.

Le traitement est symptomatique. Les préparations iodées à l'intérie ou à l'extérieur ne donneront pas de bons résultats; contre le sarcome et lympho-sarcome on peut employer les préparations d'arsenic. Dans u récente observation publiée par König, on pratiqua la résection du sternu ce qui permit de retirer la tumeur.

2. — Inflammation dans le médiastin. Médiastinite.

I. Étiologie et Anatomie pathologique. — L'inflammation du tissu cellulai du médiastin est assez rare. D'après le siège de l'inflammation on disting une médiastinite antérieure et une médiastinite postérieure, et, d'après marche, une médiastinite aiguë et une médiastinite chronique. La média- tinite aiguë donne lieu à la formation de pus, et à un abcès du médiasti tandis que la forme chronique amène assez souvent des formations cicatr cielles dures, qui ont une influence fâcheuse sur les organes situés dans médiastin.

Il est rare que les médiastinites aiguës ou chroniques soient *primitives*, ›uf après *les coups* ou *blessures* de la poitrine, ou après un *refroidisse-* ›*ent.*

Dans la plupart des cas il s'agit d'une *médiastinite secondaire.* On l'ob- ›rve principalement à la suite d'inflammation d'organes voisins (caries du ›rnum, des côtes ou de la colonne vertébrale, inflammations du péricarde de la plèvre). Dans d'autres cas, la médiastinite survient à la suite de la ›nétration de pus dans le médiastin, le pus venant du péricarde, des plèvres (rarement) d'un abcès du poumon. Des abcès froids de la colonne verté- ›ale, des ganglions suppurés ou des abcès du tissu cellulaire du cou peu- ›t fuser dans le médiastin, et y produire une inflammation secondaire.

A la suite de *maladies infectieuses* et de *pyohémie*, on a plusieurs fois vu ›s inflammations métastatiques et des abcès dans le médiastin.

Enfin la médiastinite chronique paraît dans bien des cas être consécutive à ›s *maladies chroniques des poumons* (tuberculose pulmonaire, emphy- ›ne, pneumonie interstitielle, bronchectasie).

II. Symptômes. — Les symptômes varient dans la médiastinite aiguë et ›ronique, la première ayant une marche orageuse, la seconde une marche ›idieuse.

Dans la *médiastinite aiguë* les symptômes généraux se traduisent par la *fièvre,* des *frissons.*

Parmi les symptômes locaux se placent une sensation d'angoisse et d'op- ›ssion et une vive douleur derrière le sternum. Un léger choc sur le ster- ›n ou une pression sur la colonne vertébrale ou à son voisinage occasion- ›t ordinairement une forte douleur, selon qu'il s'agit d'une médiastinite ›érieure ou postérieure. La *peau* de la région sternale paraît assez sou- ›t chaude, rouge et œdémateuse. Signalons des battements et des faux › du cœur, de la dyspnée, de l'angoisse, de la toux et une expectoration ›ez souvent sanglante, ou muco-purulente. Si l'inflammation diminue, ces ›ubles disparaissent généralement.

Si par contre il se forme un *abcès du médiastin*, on perçoit à la partie ›érieure ou postérieure de la poitrine une matité anormale, comme dans tumeurs du médiastin. Si l'abcès prend une grande dimension, on a des ›nptômes de compression des organes voisins, comme dans les tumeurs médiastin ; les veines sous-cutanées sont sinueuses, dilatées, l'œdème considérable.

Souvent le pus se fait jour au dehors ; il peut perforer le sternum, et venir ›mer une tumeur fluctuante sous la peau de la poitrine. Le plus ordinaire- ›nt, d'après Daudé, le pus apparaîtrait au niveau du bord gauche du ster- ›n dans le deuxième espace intercostal. Quelquefois cependant le pus peut ›er très loin, dans le pli inguinal ou dans le voisinage de la hanche.

Il arrive aussi que le pus s'ouvre dans les *organes internes* ; c'est surtout ›s le péricarde, dans les plèvres, dans une bronche, dans les poumons ou ›s l'œsophage ; naturellement ces complications donnent lieu à des in- ›nmations secondaires. Une terminaison très importante est l'ouverture d'une grosse artère (aorte mammaire, interne), etc., qui s'est ulcérée ; la m arrive par hémorrhagie.

Dans la médiastinite aiguë la mort est souvent extraordinairement rapi mais la maladie dure souvent un certain temps.

La *médiastinite chronique* est tantôt consécutive à l'aiguë, tantôt elle chronique d'emblée. Nous en avons déjà parlé à propos de la médiastino-pé cardite. Des brides conjonctives au voisinage de l'œsophage peuvent, com l'a montré Tiedermann, amener des diverticules par traction de l'œsopha qui peuvent se perforer et donner la mort. Signalons aussi, ce qui est p rare, les diverticules par traction, au niveau des voies aériennes, les s noses de l'aorte, des veines pulmonaires et de l'artère pulmonaire. Enfi est possible que dans ces conditions le récurrent soit touché et paraly

III. Diagnostic. Pronostic et Traitement. — Le diagnostic d'une médiastin est difficile. La médiastinite aiguë reste souvent cachée derrière la mala principale, tandis que la médiastinite chronique n'est bien reconnue q lorsqu'on a examiné les causes étiologiques.

Le *pronostic* est grave dans la médiastinite aiguë, parce qu'on ne p atteindre que difficilement l'inflammation, par suite de son siège profo mais la médiastinite chronique est aussi grave quand on ne peut agir su cause.

Le *traitement* est local dans la médiastinite aiguë, glace et saignées ; plus on soutiendra les forces du malade en lui donnant du vin et une bo nourriture. Si on soupçonne du pus dans le médiastin, on pratique la tré nation du sternum. L'antisepsie rigoureuse est importante.

Quant aux rétractions conjonctives de la médiastinite chronique, les p parations iodées rendront peu de service.

3.— Hémorrhagies dans le médiastin.

De petites hémorrhagies dans le tissu conjonctif du médiastin se renc trent dans un bon nombre d'affections, telles que les formes graves d'ict les exanthèmes hémorrhagiques, les maladies infectieuses, le scorbu autres. Naturellement ces hémorrhagies ne donnent lieu à aucun sympt clinique.

Dans d'autres cas apparaissent des hémorrhagies considérables dan médiastin, lorsque de grosses artères sont perforées. Ordinairement les a dents évoluent avec une très grande rapidité.

Enfin de grandes hémorrhagies peuvent être la suite de coups, de chu de blessures pénétrantes. Elles donnent lieu, d'après Daudé, à des ecchym pathognomoniques dans la région lombaire, du deuxième au troisième j De plus on observe de la matité dans le médiastin, des signes de comp sion des organes voisins, le pouls est petit, la peau froide, le malade p L'hémorrhagie peut tuer par son abondance ou par la compression qu exerce sur les organes voisins, ou bien enfin donner lieu à un abcès médiastin. On prescrira des antiphlogistiques locaux, et des excitants.

4. — Emphysème interstitiel du médiastin.

Des observations de Bartels et d'Edlefsen, de Petersen et de Quincke, ›ntrent que quelquefois, dans des efforts, le tissu conjonctif se déchire au isinage du hile des poumons et que l'air pénètre entre la plèvre péricar-que et le péricarde. Cet accident donne lieu à un bruit particulier de cra-ement isochrone aux battements du cœur, et si élevé qu'on peut le perce-ir à l'extrémité de la chambre.

L'emphysème médiastinal s'observe en outre à la suite de la rupture de ;sophage, de l'estomac ou de l'intestin, mais dans ces deux derniers cas il it que le diaphragme ait été perforé; il y a de la dyspnée et de l'oppres-n.

APPENDICE

Maladies du thymus. — Les fonctions du thymus sont complètement ;onnues; aussi ne pouvons-nous que signaler les signes locaux de ses ections.

1. Le thymus siège dans le médiastin antérieur, et recouvre la partie térieure du péricarde et la naissance des gros vaisseaux. Quelquefois il monte si haut qu'il touche le corps thyroïde, ou bien il atteint en bas le car-ıge de la 5e côte. Jusqu'à la deuxième année il augmente de volume, puis ıe change plus de volume jusqu'à la puberté. Vers quinze ans il *s'atro-ie*, est envahi par la dégénérescence graisseuse; chez l'adulte ordinaire-nt il ne forme plus qu'un lobule graisseux. Chez l'enfant il peut aller du au 4e cartilage costal, et donner lieu à une matité d'un travers de doigt.

2. L'*hypertrophie du thymus* a été souvent décrite. Kopp a pensé que spasme de la glotte chez les enfants dépendait d'une hypertrophie du ymus; mais cette supposition n'est pas juste parce que le spasme de la otte se rencontre sans hypertrophie du thymus, et qu'il y a des hypertro-ies du thymus sans spasme de la glotte. Certes il est naturel de penser 'une très grande hypertrophie donne lieu à des troubles circulatoires et spiratoires, et à des signes d'engorgement. Pendant la vie le diagnostic ıypertrophie du thymus n'est pas possible.

La persistance du thymus à un âge plus avancé peut être considérée mme une hypertrophie.

3. Les *hémorrhagies dans le thymus* accompagnent les hémorrhagies ıutres organes. Leur abondance varie de la grosseur d'une tête d'épingle elle d'un haricot. On les trouve chez les enfants morts asphyxiés, et dans maladies dues à la décomposition du sang.

4. La *formation d'abcès* dans le thymus a été observée pour la premi fois par Dubois, dans la syphilis congénitale. Il faut prendre garde de c fondre le suc laiteux du thymus avec le pus, la distinction se fait facilem à l'aide du microscope : les abcès peuvent s'observer en dehors de la syphi Pürkhauer a publié un cas dans lequel un enfant de 4 ans était mort rapi ment ; en pleine santé il avait présenté des signes d'étouffement. A l'autop on trouva une dégénérescence purulente de tout le thymus, et le pus av pénétré dans une bronche.

5. *Tumeurs du thymus*. — On a souvent observé du cancer du thym principalement du sarcome et du lympho-sarcome, qui avaient donné lieu, lc qu'ils avaient une certaine étendue, à des signes de tumeurs du médias Signalons également dans le thymus les kystes et les kystes dermoïdes.

A. Martha

Ancien interne des hôpitaux.

IMPRIMERIE LEMALE ET Cie, HAVRE

A LA MÊME LIBRAIRIE

BALME. — **De l'hypertrophie des amygdales (palatines, p guale).** Prix. . . . .

BOURDEL, ancien interne des hôpitaux. — **De la spléno-pneumonie**, avec tracés de température. Prix . . . .

BUDOR, ancien interne des hôpitaux. — **Oblitération des artères cardi lésions du myocarde.** Prix . . . .

DANDIEU. — **De la pyridine et de la collidine comme médica ratoires**, étude expérimentale et clinique avec une note physiologique du Dr Prix . . . .

DASSIEU — **Étude sur l'infection pneumonique.** Prix. . . . .

DURAND, ancien interne, lauréat des hôpitaux de Lille. — **De l'action co médicaments cardiaques. — Étude sur l'adonidine.** — Avec 99 phiques. Prix. . . . .

FOUBERT, ancien interne des hôpitaux. — **Des variations passagères de du cœur.** Prix . . . .

GILLET, ancien interne des hôpitaux. — **De l'embryocardie ou rythme bruits du cœur.** Prix . . . .

LEFEBVRE. — **Contribution à l'étude de l'angine de poitrine.** Prix . . .

LEFLAIVE, ancien interne des hôpitaux. — **De la rhinobronchite asthme d'été.** Prix. . . . .

LEUDET, ancien interne des hôpitaux. — **Essai sur le rétrécisseme dien.** Avec 2 planches en chromo-lithographie. Prix. . . . .

LIEBERMEISTER. — **Leçons de pathologie interne et de (Maladies infectieuses).** Traduction par le Dr Guiraud, ancien 7 gravures sur bois. Prix. . . . .

MAGÉ. — **Rétrécissement mitral pur.** Prix . . . .

MARTY. — **Le lupus du larynx.** Prix. . . . .

MENETRIER, ancien interne des hôpitaux. — **Grippe et pneumonie** nombreux tracés thermométriques. Prix. . . . .

MULETTE. — **Contribution à l'étude de la pneumonie typhoïde.** Prix. . .

ODRIOZOLA. — **Étude sur le cœur sénile, lésions du cœur co l'athérome des coronaires**, avec 4 chromo-lithographies. Prix. . . . .

OLLIVIER (A.), professeur agrégé, médecin de l'hôpital des Enfants-Malades. — **de pathologie et de clinique médicales.** Prix. . . . .

PIGNOL, ancien interne des hôpitaux. — **Recherches sur quelques sign thoscopiques.** Prix. . . . .

PLANCHARD, ancien interne des hôpitaux. — **De l'anémie dite pernici gressive.** Prix. . . . .

RENAULT. — **Manuel de trachéotomie** (Préface du Dr Jules Simon). édition. Prix cartonné. . . . .

RENÉ, professeur agrégé de la Faculté de médecine de Nancy. — **Propriétés logiques du muscle cardiaque.** Prix. . . . .

ROUCHÈS. — **Du claquement d'ouverture de la mitrale.** Étude cliniq logique et pathogénique. Prix . . . .

THOUVENET, ancien interne des hôpitaux. — **Hypertrophie du cœur et sclérose dans les maladies de l'appareil urinaire.** Prix. . . . .

WURTZ, ancien interne des hôpitaux. — **Les leucomaïnes du sang** Prix. . . . .

IMPRIMERIE LEMALE ET Cie, HAVRE